国家执业药师资格考试辅导用书

药学专业知识（二）

YAOXUE ZHUANYE ZHISHI（ER）

主编　费小凡

中国科学技术出版社
·北京·

图书在版编目(CIP)数据

药学专业知识(二)/费小凡主编. —北京:中国科学技术出版社,2020.11
ISBN 978 - 7 - 5046 - 8714 - 2

Ⅰ. ①药… Ⅱ. ①费… Ⅲ. ①药物学—资格考试—自学参考资料 Ⅳ. ①R9

中国版本图书馆 CIP 数据核字(2020)第 111948 号

策划编辑	张　晶　崔晓荣
责任编辑	张晶晶　孟凡祎
装帧设计	北京创意弘图
责任校对	凌　雪
责任印制	马宇晨

出　　版	中国科学技术出版社
发　　行	中国科学技术出版社有限公司发行部
地　　址	北京市海淀区中关村南大街 16 号
邮　　编	100081
发行电话	010 - 62173865
传　　真	010 - 62173081
网　　址	http://www.cspbooks.com.cn

开　　本	787mm×1092mm　1/16
字　　数	800 千字
印　　张	32
版　　次	2020 年 11 月第 1 版
印　　次	2020 年 11 月第 1 次印刷
印　　刷	天津翔远印刷有限公司
书　　号	ISBN 978 - 7 - 5046 - 8714 - 2/R · 2572
定　　价	119.00 元

编者名单

主　编　费小凡

副主编　宋　毅　金朝辉

编　者　（以姓氏笔画为序）

于　磊　付真燕　刘　伟

严　郁　李文尧　杨　霞

杨少熙　肖　敏　吴晓娇

吴筱霓　张　蕊　张　露

张锦源　林芸竹　胡廷婷

钟　婷　钟　燕　龚巧燕

内容提要

本书是国家执业药师资格考试药学专业知识二的复习参考用书，由具有丰富考试辅导经验的专家按照最新考试大纲的要求，在认真总结历年考试的命题规律后精心编写而成。本书在编写结构上分为复习指导及正文两部分，复习指导对各部分知识点进行了分析，提示考生在复习时需要掌握的重点内容，正文部分知识点全面，重点突出，对常考和可能会考的重要知识点以波浪线的形式加以标注，关键词以黑体字的形式加以强调。本书准确把握了考试的命题方向，是复习应考的必备参考用书。

前　言

本套考试辅导丛书包括了国家执业药师资格考试的所有科目，分为药学和中药学两类，除了"药事管理与法规"是药学和中药学类的共同考试科目外，药学类还包括"药学专业知识（一）""药学专业知识（二）""药学综合知识与技能"3 个科目，中药学类还包括"中药学专业知识（一）""中药学专业知识（二）""中药学综合知识与技能"3 个科目；因此共 7 个分册。

为了帮助广大参加执业药师资格考试的人员准确、全面地理解和掌握应试内容，顺利通过考试，本套丛书的内容紧扣考试大纲，对教材内容进行了高度概括、浓缩，重点突出考试内容，帮助考生减少复习的盲目性。在复习章节内容的基础上，辅以针对性的同步练习，可以帮助考生掌握考点，加深记忆。每个科目另有相应的模拟试卷作为实战训练，使考生能熟悉考试题型、明确要点和考点，适用于临考前的实战训练。

本年度除共同考试科目"药事管理与法规"外，其他科目考试仍然继续使用 2015 年国家食品药品监督管理总局制定的《国家执业药师资格考试大纲》。2019 年，"药事管理与法规"科目由国家药品监督管理局执业药师资格认证中心根据《国家执业药师资格考试大纲（第七版）》（以下简称《大纲》）相关规定及国家新印发或修订的药事管理法律法规进行相应的调整。其中在第一章第一小单元中增加第五细目"执业药师执业活动的监督管理"及要点"监督检查的内容""违法违规参加资格考试，不按规定配备、注册及'挂证'行为的处理"。在第二章第一小单元中增加第五细目"改革完善仿制药的供应保障及使用政策"及要点"《改革完善仿制药供应保障及使用政策的意见》的主要内容"。在第三章第一小单元第二细目对应要点中，将"卫生计生部门职责"变更为"卫生健康部门职责"，"工商行政管理部门职责"变更为"市场监管部门职责"，增加"医疗保障部门的职责"。在第五章第二小单元中增加要点"药物临床应用管理"。在第六章第四小单元中增加细目"古代经典名方中药复方制剂的管理"和要点"古代经典名方目录""古代经典名方的中药复方制剂的管理要求"。

希望本套辅导丛书能帮助参加执业药师考试的应试者节省复习时间，提高考试通过率。若有疏漏或不当之处，敬请广大读者予以斧正。

四川大学华西医院　费小凡

前　言

出版说明

　　我国执业药师资格考试工作实行全国统一大纲、统一考试、统一注册、统一管理、分类执业。为帮助广大考生在繁忙的工作之余做好考前复习，我们组织了四川大学华西医院的药学专家对近年考试的命题规律及考试特点进行了精心分析及研究，并按照最新的考试大纲及科学、严谨的命题要求编写了这套《国家执业药师资格考试辅导用书》。本辅导丛书包括两个系列：应试指导系列和模拟试卷系列。

　　应试指导系列共 7 个分册，即：《药事管理与法规》《药学专业知识（一）》《药学专业知识（二）》《药学综合知识与技能》《中药学专业知识（一）》《中药学专业知识（二）》《中药学综合知识与技能》。均根据应试需求，由权威药学专家倾力打造，紧扣新大纲和考点，内容精练，重点突出，对重要的知识点及考点予以提示并加以强调，是一套契合大纲、真题的考试辅导用书，便于考生在有限的时间内进行有针对性的复习。

　　模拟试卷系列共 7 个分册，每个分册共包含 5 套试卷，即：《药事管理与法规模拟试卷》《药学专业知识（一）模拟试卷》《药学专业知识（二）模拟试卷》《药学综合知识与技能模拟试卷》《中药学专业知识（一）模拟试卷》《中药学专业知识（二）模拟试卷》《中药学综合知识与技能模拟试卷》。这个系列的突出特点是贴近真实考试的出题思路及出题方向，试题质量高，题型全面，题量丰富。题后附有答案及解析，可使考生通过做题强化对重要知识点的理解及记忆。

　　本套考试辅导用书对考点的把握准确，试题的仿真度非常高。在编写过程中，编者进行了大量的研究和总结工作，并广泛查阅文献资料，付出了大量心血和努力，感谢专家们的辛勤工作！由于编写及出版的时间紧、任务重，书中的不足之处，请读者批评指正。

中国科学技术出版社

目　录

第一章　精神与中枢神经系统疾病用药 ………………………………… 1

一、镇静与催眠药 …………………………………………………… 1

二、抗癫痫药 ………………………………………………………… 6

三、抗抑郁药 ………………………………………………………… 14

四、脑功能改善及抗记忆障碍药 …………………………………… 22

五、镇痛药 …………………………………………………………… 26

第二章　解热镇痛抗炎药及抗痛风药 …………………………………… 36

一、解热镇痛抗炎药 ………………………………………………… 36

二、抗痛风药 ………………………………………………………… 47

第三章　呼吸系统疾病用药 ……………………………………………… 54

一、镇咳药 …………………………………………………………… 54

二、祛痰药 …………………………………………………………… 59

三、平喘药 …………………………………………………………… 65

第四章　消化系统疾病用药 ……………………………………………… 87

一、抗酸药与抑酸药 ………………………………………………… 87

二、黏膜保护药 ……………………………………………………… 98

三、助消化药 ………………………………………………………… 101

四、解痉药与促胃肠动力药 ………………………………………… 105

五、泻药与止泻药、微生态制剂 …………………………………… 113

六、肝胆疾病辅助用药 ……………………………………………… 122

第五章　循环系统疾病用药 ……………………………………………… 128

一、抗心功能不全药 ………………………………………………… 128

二、抗心律失常药 …………………………………………………… 134

三、抗心绞痛药 ……………………………………………………… 141

四、抗高血压药 ……………………………………………………… 148

五、调血脂药 ………………………………………………………… 158

第六章　血液系统疾病用药 ……………………………………………… 166

一、促凝血药 ………………………………………………………… 166

二、抗凝血药 ………………………………………………………… 172

三、溶血栓药 ………………………………………………………… 185

四、抗血小板药 ·· 190

五、抗贫血药 ·· 200

六、升白细胞药 ·· 209

第七章　利尿药及泌尿系统疾病用药 ······················· 213

一、利尿药 ·· 213

二、抗前列腺增生药 ··· 226

三、治疗男性勃起功能障碍药物 ···························· 232

第八章　内分泌系统疾病用药 ······························ 241

一、肾上腺糖皮质激素 ······································ 241

二、雌激素 ·· 246

三、孕激素 ·· 249

四、避孕药 ·· 251

五、蛋白同化激素 ··· 253

六、甲状腺激素及抗甲状腺药 ······························ 255

七、胰岛素及胰岛素类似物 ·································· 259

八、口服降血糖药 ··· 262

九、调节骨代谢与形成药 ···································· 270

第九章　调节水、电解质、酸碱平衡药 ····················· 276

一、调节水、电解质药 ······································ 276

二、调节酸碱平衡药 ··· 282

三、葡萄糖与果糖 ··· 287

四、维生素 ·· 289

五、氨基酸 ·· 297

第十章　抗菌药物 ··· 301

一、青霉素类抗菌药物 ······································ 301

二、头孢菌素类抗菌药物 ···································· 308

三、其他 β - 内酰胺类抗菌药物 ····························· 323

四、氨基糖苷类抗菌药物 ···································· 331

五、大环内酯类抗菌药物 ···································· 338

六、四环素类抗菌药物 ······································ 344

七、林可霉素类抗菌药物 ···································· 350

八、多肽类抗菌药物 ··· 353

九、酰胺醇类抗菌药物 ······································ 360

十、氟喹诺酮类药物 ··· 364

十一、硝基呋喃类抗菌药物 369

十二、硝基咪唑类抗菌药物 371

十三、磺胺类抗菌药物及甲氧苄啶 375

十四、其他抗菌药物 378

十五、抗结核分枝杆菌药 382

十六、抗真菌药 391

第十一章　抗病毒药 402

第十二章　抗寄生虫药 410

一、抗疟药 410

二、抗肠蠕虫药 413

第十三章　抗肿瘤药 418

一、直接影响 DNA 结构和功能的药物 418

二、干扰核酸生物合成的药物（抗代谢药） 428

三、干扰转录过程和阻止 RNA 合成的药物（作用于核酸转录药物） ... 434

四、抑制蛋白质合成与功能的药物 439

五、调节体内激素平衡的药物 444

六、靶向抗肿瘤药 449

七、放疗与化疗止吐药 456

第十四章　眼科疾病用药 462

一、抗眼部细菌感染药 462

二、降低眼压药 467

三、抗眼部病毒感染药 471

四、眼用局部麻醉药 474

五、散瞳药 477

第十五章　耳鼻喉科疾病用药 481

一、消毒防腐药 481

二、减鼻充血药 481

第十六章　皮肤科疾病用药 484

一、皮肤寄生虫感染治疗药 484

二、痤疮治疗药 487

三、皮肤真菌感染治疗药 491

四、外用糖皮质激素 496

第一章　精神与中枢神经系统疾病用药

一、镇静与催眠药

【复习指导】本章需要掌握镇静催眠药的分类和作用特点，根据睡眠状态合理选择用药；掌握地西泮、佐匹克隆、唑吡坦的临床应用；熟悉各类镇静催眠药典型的不良反应和禁忌证，以及相互作用。

（一）药理作用和临床评价

1. 分类和作用特点

（1）巴比妥类：巴比妥类药物可与 $GABA_A$ 受体复合体 γ-氨基丁酸（GABA）位点结合，增加 Cl^- 内流时间。随着给药剂量增加，中枢抑制作用逐渐增加（镇静—催眠—抗惊厥—麻醉）。该类药物为弱酸性，起效快慢主要由其脂溶性和体液 pH 决定，脂溶性低的药物如苯巴比妥不易透过血脑屏障，静脉注射后需要 15 min 起效；脂溶性高的药物如硫喷妥钠，C2 位上的 O 被 S 取代，静脉注射后立即生效，主要用于静脉和诱导麻醉。

（2）苯二氮䓬类：与 $GABA_A$ 受体结合，促进 GABA 与受体上的结合位点结合，增加 Cl^- 通道的开放频率，使神经细胞超极化，产生突触后抑制效应。该类药物血浆蛋白结合率高，地西泮可达 99%；口服吸收快，其中地西泮吸收最快。根据药物作用所维持的时间，可以将苯二氮䓬类药物分为 3 类，即长效类，$t_{1/2} > 24$ h，代表药物为地西泮、氟西泮、夸西泮；中效类，$t_{1/2}$ 为 $12 \sim 24$ h，代表药物为硝西泮、艾司唑仑、劳拉西泮、替马西泮；短效类，$t_{1/2} < 12$ h，代表药物为三唑仑、奥沙西泮。

（3）其他：环吡咯酮类如佐匹克隆，其右旋异构体为艾司佐匹克隆，通过与苯二氮䓬类受体结合，增加 GABA 的抑制作用，与苯二氮䓬类药物相比具有高效、低毒、成瘾性小的特点，适用于各种情况引起的失眠症，也有抗焦虑、抗惊厥、肌肉松弛的作用。咪唑并吡啶结构如吡唑坦和扎来普隆，可选择性作用于苯二氮䓬类结合位点的 BZ_1 亚型，该类药物仅具有镇静催眠作用，而无肌肉松弛和抗癫痫作用。

2. 典型不良反应和禁忌证

（1）不良反应

①巴比妥类：催眠剂量次晨可出现头晕、嗜睡、肌无力、步履蹒跚等"宿醉"现象；中等剂量即可出现呼吸抑制，抑制程度与剂量成正比；静脉注射速度过快，治疗剂量也可引起呼吸抑制。长期应用尤其是苯巴比妥可产生耐受性、依赖性和成瘾性，因此突然停药易出现"反跳"现象，成瘾后停药易出现戒断症状。偶见叶酸缺乏和低钙血症，罕见巨幼细胞贫血和软骨化，少数患者出现皮疹，严重者可见剥脱性皮炎。

②苯二氮䓬类：常见嗜睡、头晕、乏力等；大剂量可有易激惹、共济失调、震颤；罕见皮疹、肝损害、骨髓抑制；长期连续用药可产生依赖性和成瘾性，停药可能发生撤药症状。

③佐匹克隆：偶见口苦、口干、头痛、乏力、震颤、记忆损害、嗜睡、肝肾毒性，停药出现戒断症状。

④吡唑坦：少数患者可见恶心、呕吐、头痛、眩晕、嗜睡、记忆减退、腹泻、摔倒。

（2）禁忌证

①过敏、严重肺功能不全、肝硬化、卟啉病、贫血、哮喘病史、未控制的糖尿病禁用巴比妥类药物。

②孕妇、妊娠期妇女、新生儿、过敏者禁用苯二氮䓬类药物；老年患者、驾驶员、高空作业、肝肾功能不全、严重呼吸衰竭、睡眠呼吸暂停综合征、急性闭角型青光眼及重症肌无力患者慎用。

③过敏、严重呼吸功能不全、睡眠呼吸暂停综合征，以及严重、急性或慢性肝功能不全（有肝性脑病风险）、肌无力患者禁用唑吡坦。

④过敏、失代偿呼吸功能不全、重症肌无力、重症睡眠呼吸暂停综合征患者禁用佐匹克隆。

3. 具有临床意义的药物相互作用

（1）巴比妥类：为肝药酶诱导药，可提高肝药酶活性，长期用药不但加速自身代谢，还可加速其他药物代谢。与以下药物合用可降低其疗效，如乙酰氨基酚类药、口服避孕药或雌激素、糖皮质激素、洋地黄类、土霉素、三环类抗抑郁药、环孢素、奎尼丁、抗凝血药（应定期测定凝血酶原时间）。与钙离子拮抗药合用，可引起血压下降；与氟哌啶醇合用治疗癫痫时，可引起癫痫发作类型改变，需调整用量；与吩噻嗪类和四环类抗抑郁药合用时，可增加抑制作用，降低抽搐阈值；与布洛芬类合用，可缩短本品半衰期，降低其作用强度。

（2）苯二氮䓬类：与抗高血压药和利尿降压药合用，增强降压作用；与钙通道阻滞药合用，可使直立性低血压加重；与西咪替丁、异烟肼合用，使本品清除减慢，血浆药物浓度升高；与利福平、卡马西平合用，由于后者的肝药酶诱导作用，可缩短本品的半衰期，减弱本品的效应；与扑米酮合用减慢后者代谢，需调整剂量；与地高辛合用，可延长后者半衰期而致中毒；与左旋多巴合用时，可降低后者的疗效；与普萘洛尔合用，可导致癫痫发作类型或频率改变，应及时调整剂量。

（3）其他类

①唑吡坦：在合并使用抗精神病药、镇静催眠药、抗抑郁药、麻醉性镇痛药、抗癫痫药、麻醉药和抗组胺药时，可能发生中枢抑制作用的加重；在使用麻醉性镇静药时，也可能发生欣快感增强，导致精神依赖增强；与利福平合用，唑吡坦药效作用降低；与酮康唑合用，前者镇静作用增强。

②佐匹克隆：与神经肌肉阻滞药（筒箭毒、肌松药）或其他中枢神经抑制药同服，可增强中枢抑制作用；与苯二氮䓬类镇静催眠药同服，可增加戒断综合征的出现。

（二）用药监护

1. 药物选择 在不同镇静催眠药之间选择时，应根据失眠类型（如入睡困难型或睡眠维持困难型）和药物作用持续时间来选择。

（1）原发性失眠患者首选唑吡坦。

（2）入睡困难型失眠患者，首选扎来普隆和艾司唑仑。此类药物作用时间较短，可改善失眠，并且次日早晨的残留嗜睡较少。

（3）睡眠维持困难型失眠患者优选长效药物，包括唑吡坦缓释药、右佐匹克隆、替马西泮等，但是这些药物可能增加宿醉性镇静的风险。

（4）夜间醒来的患者，可夜间使用扎来普隆和唑吡坦舌下含片，但要求给药后至少还剩余4个小时的睡眠时间。

（5）焦虑患者产生的继发失眠，可选用苯二氮䓬类药物，如氟西泮或三唑仑。

（6）对抑郁患者产生的继发失眠，优先选择抗抑郁治疗，可加用苯二氮䓬类药物作为辅助。

（7）对于精神紧张、情绪恐惧或肌肉疼痛所致的失眠，睡前服用氯美扎酮。

（8）自主神经功能紊乱、内分泌平衡障碍及精神神经失调所致的失眠，可选用谷维素连续服用。

（9）老年患者应避免使用长效苯二氮䓬类药物，以防发生共济失调、呼吸抑制、肌无力等不良反应。可选用 10% 水合氯醛糖浆，起效快，引起近似生理睡眠，无蓄积作用。

（10）偶发性失眠患者可选择吡唑坦、雷美替胺。

（11）由于巴比妥类药物可能引起严重的不良反应，不推荐常规应用巴比妥类药物治疗失眠。

2. 注意用药安全

（1）如果在早期妊娠使用镇静催眠药，可能增加胎儿畸形的风险。

（2）使用镇静催眠药时不应饮酒，易发生过度镇静和呼吸抑制的风险。

（3）镇静催眠药长期使用易产生耐药性和依赖性，应交替、短期使用。

（4）许多镇静催眠药是呼吸抑制药，可加重阻塞性睡眠呼吸暂停或通气不足，肺疾病或睡眠呼吸暂停患者慎用。

（5）服用后应注意避免从事驾驶、操纵机器和高空作业等需要注意力高度集中的工作。

（6）老年人服用镇静催眠药发生不良反应的风险增加，特别是 75 岁以上患者。

3. 苯二氮䓬类的合理应用

（1）对于焦虑症常选用苯二氮䓬类药物；对持续焦虑患者宜选用长效类药物，如地西泮和氟西泮；对间歇性严重焦虑状态宜选用中效类药物及短效类药物，如硝西泮、三唑仑和奥沙西泮。

（2）相比于巴比妥类药物，苯二氮䓬类药物呼吸抑制作用小、治疗指数高、安全范围大，对肝药酶几乎无诱导作用，依赖性和戒断症状轻，但仍需关注老年人的安全用药。老年患者静脉注射可出现呼吸抑制、低血压、心动过缓，甚至心搏骤停。

（3）可产生过度镇静、肌肉松弛作用，尤其是老年人，觉醒后可发生头晕、思维迟缓、肌无力等"宿醉"现象，极易跌倒和受伤，必须告知患者晨起时宜小心。

4. 镇静催眠药中毒解救　镇静催眠药中毒表现以中枢神经系统抑制症状为主，如意识障碍、昏迷、呼吸抑制、血压下降，甚至休克。通常应用 5～10 倍催眠量可引起中度中毒；10～15 倍催眠量则重度中毒；血中药物浓度高于 8～10 mg/100 ml 时，有生命危险。

（1）洗胃：立即用 1∶5000 高锰酸钾溶液或生理盐水、温开水反复洗胃。

（2）促进排泄。

①静脉补液：静脉滴注 5%～10% 葡萄糖注射液或 0.9% 氯化钠注射液。

②利尿：静脉滴注 20% 甘露醇 250 ml，或加用呋塞米。

③导泻：洗胃后可留置硫酸钠溶液或生大黄煎液，或注入药用活性炭悬浮液，促进药物排泄。

④血液透析：如无条件可进行腹膜透析。

⑤碱化尿液：静脉滴注 5% 碳酸氢钠碱化尿液，加速排泄。

（3）解除呼吸抑制：常规使用人工呼吸机。酌情使用贝美格、尼可刹米等中枢兴奋药。

（4）拮抗药的应用：氟马西尼是苯二氮䓬类受体拮抗药，可用于苯二氮䓬类药物过量的诊断和治疗，但对巴比妥类药物过量引起的中枢抑制无拮抗作用，应注意长期应用苯二氮䓬类药物可诱发戒断症状。

（三）常用药物的临床应用

1. 地西泮

【适应证】用于抗焦虑、镇静催眠、抗癫痫和抗惊厥、缓解炎症所引起的反射性肌肉痉挛等作用；用于治疗惊恐症、肌紧张性头痛；可治疗家族性、老年性和特发性震颤；可用于麻醉前给药。

【注意事项】

（1）以下情况慎用：严重的急性酒精中毒、重度重症肌无力、急性或隐性发生闭角型青光眼、低蛋白血症、多动症、严重慢性阻塞性肺部病变、外科或长期卧床患者、有药物滥用和成瘾史者。

（2）静脉注射易发生静脉血栓或静脉炎，注射速度过快可导致呼吸暂停、低血压、心动过缓或心搏骤停。除癫痫持续状态外，原则上不应做连续静脉滴注。

（3）避免长期大量使用而成瘾，如长期应用应逐渐减量，不宜骤停。

（4）在妊娠3个月内，本药有增加胎儿致畸的危险；孕妇长期服用可成瘾，使新生儿呈现撤药症状，如激惹、震颤、呕吐、腹泻；妊娠后期用药影响新生儿中枢神经活动；分娩前及分娩时用药可导致新生儿肌张力减弱，应禁用。

（5）本品可分泌进入乳汁，哺乳期妇女应避免使用。

【用法与用量】

（1）口服

①成人常用剂量：抗焦虑，一次2.5～10 mg，每日2～4次；镇静，一次2.5～5 mg，每日3次；催眠，一次5～10 mg，睡前服；急性酒精戒断，第1日一次10 mg，每日3～4次，以后按需要减少到一次5 mg，每日3～4次。

②小儿常用剂量：6个月以下婴儿不用；6个月以上小儿，一次1～2.5 mg或按体重40～200 μg/kg或按体表面积1.17～6 mg/m²，每日3～4次，用量根据情况酌量增减，最大剂量不超过10 mg。

（2）肌内或静脉注射

①成人常用剂量：基础麻醉或静脉全身麻醉，一次10～30 mg；镇静、催眠或急性酒精戒断，开始用量10 mg，以后按需每隔3～4 h增加5～10 mg，24 h总量以40～50 mg为限；癫痫持续状态和严重频发性癫痫，开始静脉注射10 mg，每隔10～15 min可按需增加，甚至达最大限用剂量；破伤风可能需要较大剂量，静脉注射宜缓慢，每分钟2～5 mg。

②小儿常用剂量：抗癫痫、癫痫持续状态和严重频发性癫痫，出生30 d至5岁小儿，静脉注射为宜，每2～5 min给予0.2～0.5 mg，最大限用剂量为5 mg；5岁以上小儿，每2～5 min给予1 mg，最大限用剂量为10 mg；如需要，2～4 h后可重复治疗。重症破伤风解痉时，出生30 d至5岁小儿给予1～2 mg，必要时3～4 h后可重复注射；5岁以上小儿，注射5～10 mg。小儿静脉注射宜缓慢，3 min内按体重不超过0.25 mg/kg，间隔15～30 min可重复。新生儿慎用。

【剂型和规格】片剂：2.5 mg；注射剂：10 mg（2 ml）。

2. 佐匹克隆

【适应证】失眠症。尤其适用于不能耐受次日早晨残余作用的患者。

【注意事项】

（1）肌无力患者用药时，需注意医疗监护；呼吸功能不全和肝、肾功能不全患者适当调整剂量。

（2）使用本品时应绝对禁止摄入酒精饮料。

（3）用药时间不宜过长，一般不超过 4 周。

（4）长期用药后突然停药易引起戒断症状，服药期间不宜操作机械或驾驶。

（5）孕期妇女慎用；因本品在乳汁中浓度高，哺乳期妇女不宜应用。

（6）15 岁以下儿童不宜使用本品。

【用法与用量】口服：7.5 mg，临睡时服用。老年人最初用量为 3.75 mg，临睡时服用，仅在必要时服用 7.5 mg。

【剂型和规格】片剂：3.75 mg，7.5 mg；胶囊剂：7.5 mg。

3. 吡唑坦

【适应证】用于治疗偶发性失眠和暂时性失眠症。

【注意事项】

（1）本品起效快，因此服药后应立即睡觉。

（2）肝功能不全、肺功能不全、重症肌无力和抑郁症患者慎用本品。

（3）饮酒或与其他精神类药物合用，有助于药物依赖性的发生。

（4）因唑吡坦引起意识水平下降和肌无力等原因，患者可能发生跌伤、撞伤或其他严重损害，老年患者应尤其注意。

（5）部分患者服用唑吡坦后，次日早晨出现头晕、困倦、乏力、精神警觉度降低等状况，在此状况下或服药不足 8 h，不建议驾驶机动车、操纵机械或从事其他需要精神警觉度的工作。

（6）如出现腹部或胃部痉挛、肌痉挛、激惹神经症或痛的感觉、抽搐震颤、难以控制哭喊、不明原因疲劳无力等症状，须立即停药，并在停药 48 h 后随访。

【用法与用量】口服：成人常用剂量，一次 10 mg，每日 1 次；老年患者或肝功能不全的患者，剂量应减半，即为 5 mg，每日剂量不得超过 10 mg。本品应在临睡前服用或上床后服用。本品的治疗时间应尽可能短，最长不超过 4 周，包括逐渐减量期，不建议长期使用唑吡坦。对偶发性失眠建议治疗 2～5 d，对暂时性失眠建议治疗 2～3 周。

【剂型和规格】片剂：10 mg。

【同步练习】

一、A 型题（最佳选择题）

1. 下列药物中，属于非苯二氮䓬类的杂环类镇静催眠药是（　　）

A. 佐匹克隆　　　　　B. 地西泮　　　　　C. 劳拉西泮　　　　　D. 阿普唑仑

E. 三唑仑

本题考点：镇静催眠药分类。

2. 内分泌平衡障碍及精神神经失调所致的失眠，可选的药物是（　　）

A. 艾司唑仑　　　　　B. 谷维素　　　　　C. 水合氯醛　　　　　D. 夸西泮

E. 乙琥胺

本题考点：镇静催眠药应根据失眠类型（如入睡困难型或睡眠维持困难型）和药物作用持续时间来选择。

3. 可加速自身代谢，还可加速其他合用药物代谢的肝药酶诱导药是（　　）

A. 佐匹克隆　　　　　B. 氯硝西泮　　　　　C. 唑吡坦　　　　　D. 苯巴比妥
E. 阿普唑仑
本题考点：镇静催眠药的药物相互作用。

4. 地西泮的适应证不包括（　　　）
A. 镇静催眠　　　　　　　　　　　　　B. 抗癫痫和抗惊厥
C. 肌紧张性头痛　　　　　　　　　　　D. 特发性震颤
E. 三叉神经痛
本题考点：地西泮的临床应用（适应证）。

5. 以下关于镇静催眠药，描述错误的是（　　　）
A. 由小剂量或作用弱引起镇静效果的药物称为镇静药
B. 由中等剂量或作用强而短起到催眠作用的药物称为催眠药
C. 所有镇静催眠药均有麻醉效果
D. 有些镇静催眠药还有抗癫痫作用
E. 有些镇静催眠药小剂量镇静、中剂量催眠、大剂量麻醉
本题考点：镇静催眠药的作用特点和综合知识点的考察。

6. 下列属于环吡咯酮类的镇静催眠药是（　　　）
A. 唑吡坦　　　　　　　B. 佐匹克隆　　　　　C. 扎来普隆　　　　　D. 水合氯醛
E. 甲喹酮
本题考点：镇静催眠药的分类。

二、B 型题（配伍选择题）
（7～8 题共用备选答案）
A. 佐匹克隆　　　　　　B. 氯硝西泮　　　　　C. 苯巴比妥　　　　　D. 唑吡坦
E. 异戊巴比妥
7. 属于环吡咯酮类催眠药，具有抗焦虑、抗惊厥、肌肉松弛作用的药物是（　　　）
8. 含有咪唑并吡啶结构，可选择性作用于苯二氮䓬类结合位点的BZ_1亚型催眠药是（　　　）
本题考点：镇静催眠药的分类和作用特点。

（9～10 题共用备选答案）
9. 脂溶性较高，起效快，属于巴比妥类的镇静催眠药是（　　　）
10. 没有镇静和"宿醉"现象，不属于巴比妥类和苯二氮䓬类的镇静催眠药是（　　　）
A. 阿普唑仑　　　　　　B. 氟西泮　　　　　C. 异戊巴比妥　　　　　D. 苯巴比妥
E. 佐匹克隆
本题考点：考察镇静催眠药分类和作用特点、不良反应。

参考答案：1. A　2. B　3. D　4. E　5. C　6. B　7. A　8. D　9. C　10. E

二、抗癫痫药

【复习指导】本章需要掌握抗癫痫药的分类和作用机制、合理用药，以及卡马西平、丙戊酸钠、苯妥英钠、苯巴比妥的临床应用；熟悉各类抗癫痫药典型的不良反应和禁忌证、相

互作用。

（一）药理作用和临床评价

1. 分类和作用特点

（1）巴比妥类：该类药物可激活 $GABA_A$ 型受体，通过延长 GABA 介导的氯离子通道开放时间，来增强 GABA 的作用，该过程使跨膜的 Cl^- 内流，引起神经元的超极化。该类药物还可调节钠、钾、钙通道，阻滞 Na^+ 依赖性动作电位的快速发放，产生抗惊厥作用。代表药物有苯巴比妥、异戊巴比妥、扑米酮。

（2）苯二氮䓬类：与 $GABA_A$ 受体结合，促进 GABA 与受体上的结合位点结合，增加氯离子通道的开放，因此可增强内源性 GABA 的抑制作用；可加强脊髓神经元的突触前抑制，抑制多突触反射，引起中枢性神经松弛。代表药物有地西泮、硝西泮、氯硝西泮、氯巴占。地西泮是癫痫持续状态的首选药，静脉注射显效快；硝西泮主要用于失神发作，特别是肌阵挛性发作及幼儿痉挛；氯硝西泮、氯巴占抗癫痫谱较广，可用于各种癫痫发作，尤其对失神发作和肌阵挛性发作疗效突出。

（3）乙内酰脲类：该类药物可阻断电压依赖性神经元的钠通道，阻断 Na^+ 内流，稳定神经细胞膜，抑制癫痫病灶神经元的高频异常放电及其放电的扩散。此外，该类药物还能阻滞神经元 Ca^{2+} 通道，抑制 Ca^{2+} 内流，可通过抑制钙/钙调蛋白磷酸化影响第二信使系统。代表药物为苯妥英钠。该药口服吸收慢且不规则，常用剂量个体差异大；因刺激性大，不宜肌内注射，宜静脉注射；血浆蛋白结合率高，大部分经肝药酶代谢为无活性的羟基苯妥英。

（4）二苯并氮杂䓬类：该类药物抗癫痫机制为阻滞电压依赖性钠通道，稳定细胞膜，抑制快速动作电位的产生，抑制突触传递的兴奋性；也可阻断突触前 Na^+ 通道与动作电位发放，阻断神经递质释放。代表药物有卡马西平、奥卡西平。卡马西平口服吸收慢而不规则，经肝代谢为具有活性的环氧化物，该药是肝药酶强效广谱诱导药；奥卡西平为前体药物，体内代谢为有活性的 10 - 羟基代谢物。

（5）γ - 氨基丁酸类似物：该类药物为 GABA 的类似物或衍生物，能提高中枢神经系统 GABA 的浓度。代表药物有加巴喷丁、氨己烯酸。加巴喷丁口服易吸收，广泛分布于全身，大部分不与血浆蛋白结合，以原型药经肾排泄，其清除率与肌酐消除率一致，无明显的药物相互作用；氨己烯酸不可逆抑制 GABA 氨基转移酶（简称转氨酶），减少 GABA 降解，从而提高脑内 GABA 浓度，口服易吸收，不与血浆蛋白结合，以原型药物由肾排泄。

（6）脂肪酸类：为广谱抗癫痫药，其机制可能与增强 GABA 的作用有关，能促进脑内 GABA 的生成和抑制其转化，使 GABA 含量增高，并能提高突触后膜对 GABA 的反应性。代表药物丙戊酸钠。该药口服吸收迅速而完全，血浆蛋白结合率高，生物利用度近 100%；大部分经肝代谢，主要代谢产物由肾排泄，少量随粪便排出及呼出；严重毒性为肝损害，用药期间定期检查肝功能。

2. 典型不良反应和禁忌证

（1）不良反应

①乙内酰脲类（苯妥英钠）：本药局部刺激性大，口服可引起恶心、呕吐等不良反应，故宜饭后服用；静脉注射可发生静脉炎。长期服用可见齿龈增生，儿童发生率高，应加强口腔卫生和按摩齿龈，服用维生素 C 可有一定预防作用；由于抑制叶酸的吸收并加速其代谢，以及抑制二氢叶酸还原酶活性，长期用药可致巨幼细胞贫血，可用叶酸加维生素 B_{12} 防治；小儿长期服用可使骨和矿物质代谢改变，并使骨密度降低，可补充钙和维生素 D；可引起过

敏反应，常见皮疹伴高热，罕见严重皮肤反应，如剥脱性皮炎、系统性红斑狼疮等，一旦出现症状立即停药并采取相应措施；可抑制抗利尿激素和胰岛素分泌使血糖升高。神经系统不良反应与剂量相关，常见意识模糊、言语不清、复视、共济失调，以及神经病变。久服骤停可使癫痫发作加剧，甚至诱发癫痫持续状态。

②二苯并氮杂䓬类（卡马西平）：可见头晕、头痛、嗜睡、视物模糊、复视、皮疹瘙痒、胃肠道不适、因刺激抗利尿激素分泌引起水潴留和低钠血症，以及白细胞减少、再生障碍性贫血，较少见史－约综合征或中毒性表皮坏死松解症。

③γ－氨基丁酸类似物：可见嗜睡、乏力、头痛、头晕、共济失调、视觉障碍、周围性水肿等。

④脂肪酸类（丙戊酸钠）：常见恶心、呕吐、脱发，易发生瘀斑及震颤、体重增加、肥胖、胰岛素抵抗及代谢综合征、多囊卵巢综合征、急性胰腺炎。长期服用偶见血小板减少和其他凝血障碍。长期治疗期间可能出现谷丙转氨酶（丙氨酸氨基转移酶）升高，甚至更严重的肝毒性，用药期间应定期检查肝功能。

（2）禁忌证

①乙内酰脲类（苯妥英钠）：过敏患者及阿－斯综合征、窦性心动过缓、窦房结传导阻滞、二度至三度房室传导阻滞等心功能损害患者禁用乙内酰脲类药。

②二苯并氮杂䓬类（卡马西平）：对卡马西平或三环类抗抑郁药过敏患者，以及有房室传导阻滞、血小板及血清铁严重异常、骨髓功能抑制、严重肝功能不全患者禁用卡马西平。

③γ－氨基丁酸类似物：对该药过敏患者及急性胰腺炎患者禁用。

④脂肪酸类（丙戊酸钠）：对丙戊酸钠过敏患者及明显肝损害患者禁用丙戊酸钠。

3. 具有临床意义的药物相互作用

（1）乙内酰脲类（苯妥英钠）：为肝药酶诱导药，可加速皮质激素、洋地黄类、口服避孕药和雌激素、环孢素、左旋多巴、奎尼丁、土霉素、卡马西平或三环抗抑郁药的代谢，使上述药物的血药浓度降低。与氯霉素、异烟肼、保泰松、磺胺类药合用，可降低苯妥英钠的代谢，使血药浓度增加；与对乙酰氨基酚合用，可增加肝中毒的危险；与抗凝血药合用，开始可增加抗凝效应，持续应用则降低；苯妥英钠可使血糖升高，与降血糖药或胰岛素合用时，需调整后者用量；与利多卡因或普萘洛尔（心得安）合用，可加强心脏的抑制作用；因苯巴比妥或扑米酮对本品的影响大，合用应经常监测血药浓度；与丙戊酸钠可竞争血浆蛋白结合位点，合用应经常监测血药浓度；与大量抗精神病药或三环类抗抑郁药合用，可能诱发癫痫发作，需调整本苯妥英钠用量。

（2）二苯并氮杂䓬类（卡马西平）：为肝药酶诱导药，与抗精神病药、抗抑郁药、抗癫痫药、口服避孕药合用，可降低后者血药浓度；与香豆素类抗凝血药合用，使抗凝血药的血药浓度降低，抗凝效应减弱，应监测凝血酶原时间，调整用药剂量；与碳酸酐酶抑制药合用，使骨质疏松的风险增加。单次超量或长期大量与对乙酰氨基酚合用，肝毒性增加；与锂盐合用可引起严重的神经毒性，锂盐亦可以降低本品的抗利尿作用；与丙戊酸钠、氟西汀合用，可抑制本品的代谢，增加本品的血药浓度。本品与三环类抗抑郁药结构相似，与单胺氧化酶（MAO）抑制药合用，需至少间隔14 d，否则可能引起高热或高血压危象、严重惊厥，甚至死亡。

（3）脂肪酸类（丙戊酸钠）：与苯二氮䓬类药、巴比妥类药、抗抑郁药、单胺氧化酶抑制药合用，可以增加中枢神经系统的抑制作用，须及时调整用量以控制发作；与抗凝血药

（华法林或肝素等）及溶血栓药合用，易引起出血；与阿司匹林（乙酰水杨酸）或双嘧达莫合用，减少了血小板凝聚而导致出血时间延长；由于丙戊酸钠对肝代谢有抑制作用，与扑米酮、苯巴比妥合用，可引起后者的血药浓度升高，导致中毒；与氨曲南合用，可使丙戊酸钠的血药浓度降低，导致痉挛性反应；与拉莫三嗪合用，丙戊酸钠可抑制其肝代谢，产生严重皮肤反应；与卡马西平、苯妥英钠合用，由于后者对肝药酶的诱导而致丙戊酸钠代谢加速，血药浓度降低，故必须监测血药浓度以决定是否需要调整用量。

（二）用药监护

1. 抗癫痫药用药原则

（1）药物的选择：根据发作类型选择抗癫痫药，开始治疗应使用单种药物，如果选用的第一种抗癫痫药因为不良反应或仍有发作而治疗失败，应试用另一种药物。换用药物需加量至足够剂量后，再将第一种药物缓慢地减量。单药治疗不能控制才推荐联合治疗。

（2）剂量选择：用药量需从较小的剂量开始，缓慢的增加直至发作控制或最大可耐受剂量。儿童一律按体重计算药量，但最大剂量不应该超过成人剂量。治疗过程中患者如果出现与剂量相关的不良反应，可暂时停止增加剂量或酌情减少当前用量，待不良反应消退后再继续增加用量至目标剂量。

（3）停药原则：癫痫患者需要长期用药，若持续无发作2年以上可根据具体情况减停药物。单药治疗时，减药过程应当不少于6个月；多药治疗时，每种抗癫痫药减停时间不少于3个月，一次只撤停一种药；如撤药过程中再次出现癫痫发作，应当将药物恢复至减量前一次的剂量。

2. 关注特殊人群的安全性

（1）老年患者：老年患者对药物的代谢能力降低，通常对抗癫痫药较敏感，应尽量缓慢加量，维持较低的有效治疗剂量。老年癫痫患者常合并其他慢性疾病，应系统性考虑患者服用药物的相互作用。绝经后女性患者容易出现骨质疏松，建议尽可能避免使用有肝药酶诱导作用的抗癫痫药，并可补充维生素D和钙剂。

（2）妊娠及哺乳期妇女：妊娠及哺乳期妇女应用抗癫痫药有致畸风险，应尽可能采取单药治疗方案，尽量将抗癫痫药调整至单药治疗的最低有效剂量。服用抗癫痫药，特别是丙戊酸钠、扑米酮、苯巴比妥等，应在早期妊娠阶段口服大剂量叶酸以降低胎儿发生先天畸形的风险。服用卡马西平、奥卡西平、苯妥英钠、托吡酯等可能导致新生儿出血性疾病的抗癫痫药时，可在妊娠最后一个月每日口服维生素 K_1，减少胎儿发生出血性疾病的风险。在分娩过程中，一旦癫痫发作，应立即给予地西泮缓慢静脉注射终止发作，必要时按照癫痫持续状态处理。对于分娩期间出现剧烈呕吐无法服药的患者，可暂时给予注射苯妥英钠替代口服以控制发作。

（3）儿童：新生儿和小婴儿肝和肾功能发育尚未完全成熟，对药物的代谢和排泄能力差，药物在体内半衰期长，容易蓄积中毒。婴幼儿至学龄前期儿童体内药物代谢速率快，半衰期短，因此，应在血药浓度监测下根据临床疗效调整剂量。治疗期间应定期检查肝功能、血常规等，尤其应注意丙戊酸钠在年龄小于2岁或有遗传代谢病的儿童发生肝损害的危险性增加。

3. 抗癫痫药物的选择　在为新发癫痫患者选择一种抗癫痫药时，重要的是区分患者是部分性发作还是全身性癫痫综合征。不同抗癫痫药被划分为广谱药物或窄谱药物。广谱药物可治疗部分性发作和全身性癫痫综合征，而窄谱药物只可治疗其中一种，如果临床医生不确定癫痫综合征是部分性还是全身性，则通常选择广谱药物。其中广谱药物有布瓦西坦、氯巴占、非尔氨酯、左乙拉西坦、吡仑帕奈、卢非酰胺、拉莫三嗪、托吡酯、丙戊酸钠、唑尼沙胺；窄谱药物有乙琥胺、加巴喷丁、卡马西平、奥卡西平、艾司利卡西平、拉科酰胺、苯巴比妥、苯妥英钠、普瑞巴林、噻加宾、氨己烯酸等。

（1）部分性发作：首选卡马西平、奥卡西平、拉莫三嗪或左乙拉西坦、丙戊酸钠；二线药包括氯巴占、托吡酯、唑尼沙胺、加巴喷丁、噻加宾。颞叶性发作首选加巴喷丁。

（2）全身性发作

①强直　阵挛发作（大发作）：首选丙戊酸钠，若丙戊酸钠不适用，则使用苯巴比妥、拉莫三嗪；二线药物为左乙拉西坦、氯巴占、托吡酯。卡马西平和奥卡西平可用于仅有癫痫大发作（全身性强直–阵挛发作）的患者。

②肌阵挛发作：首选丙戊酸钠，若无效可选左乙拉西坦和托吡酯、拉莫三嗪，但拉莫三嗪可能会加重肌阵挛发作；二线用药为氯巴占、氯硝西泮、唑尼沙胺。

③失神发作（小发作）：典型失神发作首选乙琥胺、丙戊酸钠，如果出现癫痫大发作（全身性强直–阵挛发作）的风险增高，应优先考虑丙戊酸钠；如果两种一线抗癫痫药无效，可考虑乙琥胺、丙戊酸钠和拉莫三嗪 3 种药物中的两种药物联合使用；如果联合治疗无效或不能耐受，可选用氯硝西泮、氯巴占、左乙拉西坦、托吡酯或唑尼沙胺。

④失张力和强直发作：通常出现于儿童。首选丙戊酸钠；若无效或不能耐受，可选拉莫三嗪添加治疗；若仍无效或不能耐受，考虑托吡酯。

⑤癫痫持续状态：首选静脉注射地西泮，可选苯巴比妥、丙戊酸钠。

（三）常用药物的临床应用

1. 卡马西平

【适应证】用于治疗癫痫、三叉神经痛和舌咽神经痛、中枢性部分性尿崩症、糖尿病周围神经痛、酒精癖的戒断综合征，预防和治疗躁狂抑郁症。

【注意事项】

（1）本品能通过胎盘，孕妇用药可能引起胎儿畸形。

（2）本品能随乳汁分泌，约为血药浓度的 60%，哺乳期妇女不宜应用。

（3）老年患者对本品敏感者多，常可引起认知功能障碍、激越、不安、焦虑、精神错乱、房室传导阻滞或心动过缓，也可引起再生障碍性贫血。

（4）以下情况慎用，如酒精中毒、心脏损害、冠心病、糖尿病、青光眼，以及对其他药物有血液方面不良反应病史的患者（易诱发骨髓抑制）、肝病、抗利尿激素分泌异常或其他内分泌紊乱、尿潴留、肾病。

（5）用药期间注意随访检查全血细胞（血小板、网织红细胞及血清铁，应经常复查 2～3 年）、尿常规、肝功能、眼科，并监测血浆药物浓度。

（6）遇以下情况应停药，如肝中毒或骨髓功能抑制、出现心血管系统不良反应或皮疹。用于特异性疼痛综合征镇痛时，如果疼痛完全缓解，应每月减量至停药。

（7）饭后服用可减少胃肠反应，漏服时应尽快补服，不可一次服双倍剂量，可每日内分次补足。

【用法与用量】

（1）抗癫痫

①成人：起始剂量，一次 100～200 mg，每日 1～2 次，逐渐增至最佳疗效剂量（每日 400 mg，分 2～3 次），某些患者罕有增加至每日 1600 mg。

②儿童：每日 10～20 mg/kg，维持血药浓度在 4～12 μg/ml。

（2）镇痛：起始剂量，一次 0.1 g，每日 2 次；第 2 日后每隔 1 日增加 0.1～0.2 g，直到疼痛缓解；维持剂量，每日 0.4～0.8 g，分次服用；最高剂量，每日不超过 1.2 g。

（3）尿崩症：单用时，每日 0.3～0.6 g；如与其他抗利尿药合用，每日 0.2～0.4 g，分 3 次服用。

（4）抗躁狂或抗精神病：起始每日 0.2～0.4 g，1 周逐渐增加至最大剂量 1.6 g，分 3～4 次服用。每日限量，12～15 岁小儿不超过 1 g，15 岁以上不超过 1.2 g，有少数用至 1.6 g。

【剂型和规格】片剂：100 mg，200 mg；胶囊剂：100 mg，200 mg；注射剂：100 mg（5 ml）。

2. 丙戊酸钠

【适应证】用于各种类型的癫痫，包括全身性及部分性发作；用于治疗与双相情感障碍相关的躁狂发作。

【注意事项】

（1）用药期间避免饮酒，饮酒可加重镇静作用。

（2）用药前和用药期间应定期做全血细胞（包括血小板）计数、凝血功能、肝肾功能检查。应在治疗前 6 个月定期监测肝功能。

（3）有罕见的严重肝损害伴黄疸，尤其是 3 岁以下的儿童风险最大。

（4）老年患者给药剂量更应缓慢增加，易发生嗜睡等不良反应。

（5）由于丙戊酸钠可部分代谢为酮体，应注意其对怀疑为酮症酸中毒的糖尿病患者进行的酮体排泄检验结果，可能产生假阳性的影响。

（6）妊娠期间应用该药的妇女，其胎儿可能致畸。本品可由乳汁分泌，哺乳期妇女慎用。

（7）出现急性腹痛或包括恶心、呕吐和（或）厌食等的胃肠道症状时，必须考虑进行胰腺炎的诊断。

【用法与用量】

（1）抗癫痫

①口服：每日剂量应根据患者的年龄和体重确定。成人，起始剂量通常为每日 10～15 mg/kg，随后递增至疗效满意为止；一般剂量为每日 20～30 mg/kg，分为 1～2 次服用。儿童，常规剂量为每日 30 mg/kg。

②静脉滴注：用于临时替代（如等待手术时），末次口服给药 4～6 h 后静脉给药，需溶于 0.9% 生理盐水注射液中，持续静脉滴注超过 24 h，或在最大剂量范围内［通常平均剂量为 20～30 mg/（kg·d）］，每日分 4 次静脉滴注，每次用药时间需超过 1 h；需要快速达到有效血浆药物浓度并维持时，以 15 mg/kg 剂量缓慢静脉推注，超过 5 min，然后以每小时 1 mg/kg 的速度静脉滴注，使血浆丙戊酸钠浓度达到 75 mg/L，并根据临床情况调整静脉滴注速度。一旦停止静脉滴注，必须立即口服给药，以补充有效成分，口服剂量可用以前的剂量或调整后的剂量。

（2）抗躁狂症：躁狂症应从小剂量开始，推荐起始给药剂量为每日 500 mg，分两次服用，早晚各 1 次。应该尽可能快地增加给药剂量，第 3 日达到 1000 mg，第 1 周末达到 1500 mg，此后维持剂量在每日 1000～2000 mg，最大剂量不超过每日 3000 mg，治疗时血药浓度在 50～125 μg/ml。

【剂型和规格】片剂：100 mg，200 mg，250 mg，500 mg；胶囊剂：200 mg，250 mg；

注射剂：400 mg。

3. 苯妥英钠

【适应证】用于治疗癫痫大发作（全身性强直－阵挛发作）、复杂部分性发作（精神运动性发作、颞叶癫痫）、单纯部分性发作（局限性发作）和癫痫持续状态；可用于治疗三叉神经痛、隐性营养不良型大疱性表皮松解症、发作性舞蹈手足徐动症、发作性控制障碍（包括发怒、焦虑和失眠的兴奋过度等行为障碍疾病）、肌强直及三环类抗抑郁药过量时心脏传导障碍等；本品也适用于洋地黄中毒所致的室性及室上性心律失常。

【注意事项】

（1）用药期间需检查血象、肝功能、血钙、口腔、脑电图、甲状腺功能，并经常监测血药浓度，妊娠期每月测定 1 次、产后每周测定 1 次血药浓度，以确定是否需要调整剂量。静脉注射应进行持续的心电图、血压监测。

（2）长期服用或血药浓度超过 30 μg/ml 后可见神经系统不良反应，应减量或停药。

（3）下列情况应慎用，如嗜酒，使本品的血药浓度降低；贫血，增加严重感染的危险性；心血管疾病（尤其老人）；糖尿病，可能升高血糖；肝肾损害，改变本品的代谢和排泄；甲状腺功能异常者。

（4）本品能透过胎盘屏障，可能致畸，应权衡利弊；凡用本品能控制发作的患者，妊娠期应继续服用，并保持有效血药浓度，分娩后再重新调整；产前 1 个月应补充维生素 K，产后立即给新生儿注射维生素 K，减少出血危险；本品可分泌进入乳汁，服药的哺乳期妇女应避免母乳喂养。

【用法与用量】

（1）抗癫痫：口服。

①成人常用剂量：每日 250～300 mg。开始时 100 mg，每日 2 次；1～3 周增加至 250～300 mg，分 3 次服用；极量一次 300 mg，每日 500 mg。由于个体差异及该药药动学特点，用药需个体化。应用达到控制发作和血药浓度达稳态后，可改用长效（控释）制剂，一次顿服。如发作频繁，可按体重 12～15 mg/kg，分 2～3 次服用，每隔 6 h 给药 1 次，第 2 日开始给予 100 mg（或按体重 1.5～2 mg/kg），每日 3 次，直到调整至恰当剂量为止。

②小儿常用剂量：开始每日 5 mg/kg，分 2～3 次服用，按需调整，每日不超过 250 mg；维持剂量为 4～8 mg/kg 或按体表面积 250 mg/m^2，分 2～3 次服用。

（2）抗心律失常

①成人常用剂量：100～300 mg，1 次服用或分 2～3 次服用，或第 1 日服用 10～15 mg/kg，第 2～4 日服用 7.5～10 mg/kg，维持剂量 2～6 mg/kg。

②小儿常用剂量：开始按体重 5 mg/kg，分 2～3 次口服，根据病情调整每日剂量不超过 300 mg，维持剂量 4～8 mg/kg，或按体表面积 250 mg/m^2，分 2～3 次口服。

【剂型和规格】片剂：50 mg，100 mg；注射剂：100 mg，250 mg。

4. 苯巴比妥

【适应证】用于治疗焦虑、失眠（用于睡眠时间短早醒患者）、癫痫及运动障碍，是治疗癫痫大发作及部分性发作的重要药物，也可用作抗高胆红素血症及麻醉前给药。

【注意事项】

（1）长期用药可产生精神或躯体的药物依赖性，停药需要逐渐减量，以免引起撤药症状。

（2）本药可透过胎盘，妊娠期长期服用可引起依赖性及致新生儿撤药综合征；可能由于维生素 K 含量减少引起新生儿出血；妊娠晚期或分娩期应用，由于胎儿肝功能尚未成熟引起新生儿（尤其是早产儿）的呼吸抑制，可能对胎儿产生致畸作用；哺乳期应用可引起婴儿的中枢神经系统抑制。

（3）静脉注射巴比妥类药，特别是快速给药时，容易出现呼吸抑制及暂停、支气管痉挛、反射消失、瞳孔缩小、心律失常、体温降低，甚至昏迷等中毒症状。

（4）下列情况慎用，如轻微脑功能障碍（MBD）、低血压、高血压、贫血、甲状腺功能减退、肾上腺功能减退、心肝肾功能损害患者及高空作业、驾驶员、精细和危险工种作业者。

【用法与用量】

（1）口服

①成人常用剂量：催眠，一次 30～100 mg，晚上 1 次，顿服；镇静，一次 15～30 mg，每日 2～3 次。抗癫痫，一次 15～30 mg，每日 3 次。抗惊厥，每日 90～180 mg，可在晚上一次顿服；或一次 30～60 mg，每日 3 次；极量一次 250 mg，每日 500 mg。抗高胆红素血症，一次 30～60 mg，每日 3 次。

②小儿常用剂量：用药应个体化。镇静，每次按体重 2 mg/kg，或按体表面积 60 mg/m^2，每日 2～3 次；抗惊厥，每次按体重 3～5 mg/kg；抗高胆红素血症，每次按体重 5～8 mg/kg，分次口服，3～7 d 见效。

（2）肌内注射：成人。催眠，一次 100 mg；极量一次 250 mg，每日 500 mg。镇静、抗癫痫，一次 16～100 mg。

（3）静脉注射：癫痫持续状态，成人一次 100～250 mg，必要时 6 h 重复 1 次；一次剂量为 250 mg，每日 500 mg，注射应缓慢。

【剂型和规格】片剂：15 mg，30 mg，100 mg；注射剂：50 mg，100 mg，200 mg。

【同步练习】

一、A 型题（最佳选择题）

1. 可引起齿龈增生的抗癫痫药是（　　）

A. 卡马西平　　　　B. 苯巴比妥　　　　C. 丙戊酸钠　　　　D. 扑米酮

E. 苯妥英钠

本题考点：乙内酰脲类药物不良反应。

2. 下列不属于苯妥英钠适应证的是（　　）

A. 癫痫强直　阵挛发作

B. 三叉神经痛

C. 洋地黄中毒引起的室性心律失常

D. 癫痫部分性发作

E. 抑郁症

本题考点：苯妥英钠适应证。

3. 下列对抗癫痫药的叙述，错误的是（　　）

A. 在撤用抗癫痫药后，可立即驾车

B. 抗癫痫药应避免突然停药，尤其是巴比妥类及苯二氮革类药

C. 减少剂量应循序渐减，撤药甚至可能需要几个月的时间

D. 接受几种抗癫痫药治疗时，不能同时停药

E. 要避免在患者的青春期、月经期、妊娠期停药

本题考点：抗癫痫药的合理应用。

4. 对癫痫小发作疗效最好的药物是（　　）

A. 乙琥胺　　　　B. 卡马西平　　　　C. 拉莫三嗪　　　　D. 地西泮

E. 扑米酮

本题考点：抗癫痫药的合理应用，根据癫痫发作类型选择用药。

5. 下列抗癫痫药具有明显肝毒性的是（　　）

A. 苯巴比妥　　　　B. 丙戊酸钠　　　　C. 卡马西平　　　　D. 苯妥英钠

E. 扑米酮

本题考点：抗癫痫药不良反应。

6. 与单胺氧化酶抑制药合用，可引起高血压危象的抗癫痫药是（　　）

A. 乙琥胺　　　　B. 苯巴比妥　　　　C. 丙戊酸钠　　　　D. 卡马西平

E. 地西泮

本题考点：抗癫痫药的相互作用。

7. 对多种癫痫类型都有效的广谱抗癫痫药是（　　）

A. 乙琥胺　　　　B. 苯巴比妥　　　　C. 丙戊酸钠　　　　D. 苯妥英钠

E. 地西泮

本题考点：抗癫痫药的合理应用。

二、B型题（配伍选择题）

（8～10题共用备选答案）

A. 苯妥英钠　　　　B. 丙戊酸钠　　　　C. 卡马西平　　　　D. 苯巴比妥

E. 氯硝西泮

8. 阻滞电压依赖性的钠通道，属于二苯并氮杂革类抗癫痫药的是（　　）

9. 减少钠离子内流而使神经细胞膜稳定，属于乙内酰脲类抗癫痫药的是（　　）

10. 激动苯二氮（革）类受体，属于苯二氮革类抗癫痫药的是（　　）

本题考点：抗癫痫药的分类和作用特点。

参考答案：1. E　2. E　3. A　4. A　5. B　6. D　7. C　8. C　9. A　10. E

三、抗抑郁药

【复习指导】本章需掌握抗抑郁药的分类和作用特点、用药监护，以及氟西汀、帕罗西汀、舍曲林、西酞普兰、氯米帕明、文拉法辛、米氮平、度洛西汀的临床应用；熟悉各类抗抑郁药典型的不良反应和禁忌证、相互作用。

（一）药理作用与临床评价

1. 分类和作用特点

（1）三环类抗抑郁药：该类药物主要通过抑制突触前膜对5-羟色胺（5-HT）和去甲肾上腺素的再摄取，增加突触间隙中神经递质的浓度，从而发挥抗抑郁作用。代表药物为阿米替林、氯米帕明、丙咪嗪、地昔帕明和多塞平。该类药物在小肠快速完全吸收，药物随后进入门静脉循环并在肝发生首过代谢，大多数三环类抗抑郁药血浆蛋白结合率超过90%，代谢和消除主要发生在肝，代谢产物主要由尿液排出。很多代谢物都有抗抑郁活性，如阿米替林的去甲基代谢物为去甲替林，而丙米嗪的去甲基代谢物为地昔帕明。三环类抗抑郁药的作用机制在于抑制5-HT及NA再摄取，但选择性差，不良反应多，临床上应用较少。去甲替林、地昔帕明耐受性相对较好。

（2）四环类抗抑郁药：四环类抗抑郁药为选择性去甲肾上腺素再摄取抑制药，对5-HT的摄取几乎没有影响，对组胺H_1受体亲和力较强，因此具有较强的镇静作用。代表药物为马普替林。马普替林血浆蛋白结合率约90%，在肝代谢为具有活性的去甲马普替林。

（3）选择性5-羟色胺再摄取抑制药（SSRI）：通过选择性抑制5-HT的再摄取，增加了突触间隙5-HT浓度，发挥抗抑郁作用，通常用作一线抗抑郁药。除帕罗西汀对胆碱受体有轻微的拮抗作用外，其他SSRI都不会显著影响肾上腺素能受体、组胺受体或胆碱受体。SSRI在胃肠道内被充分吸收，广泛分布于全身，代谢和消除主要发生在肝，大多可抑制细胞色素P450酶，西酞普兰、艾司西酞普兰对肝药酶的抑制程度相对较轻。SSRI与单胺氧化酶抑制药（MAOI）能发生相互作用，因此，SSRI禁用于有超敏反应的患者及前2周内使用过MAOI的患者，以免导致5-羟色胺综合征。代表药物为西酞普兰、艾司西酞普兰、氟西汀、舍曲林、帕罗西汀、氟伏沙明。其中西酞普兰为消旋体，主要的疗效是由左旋体艾司西酞普兰产生的。

（4）单胺氧化酶抑制物：对单胺氧化酶A（MAO-A）有可逆性的抑制作用，使多巴胺、去甲肾上腺上素和5-羟色胺代谢减少，从而产生抗抑郁作用。代表药物为吗氯贝胺，该药口服吸收迅速、完全，50%与血浆蛋白结合，主要经肝代谢，代谢物经肾排出，极少通过乳汁分泌。

（5）5-HT及去甲肾上腺素再摄取抑制药（SNRI）：本类药物主要通过阻断突触前5-羟色胺及去甲肾上腺素转运蛋白，抑制5-HT及NE再摄取发挥抗抑郁作用。代表药物文拉法辛、度洛西汀。文拉法辛口服吸收迅速良好，血浆结合率小，约27%，主要在代谢，存在首过效应，大部分通过肾排泄；度洛西汀口服吸收完全，蛋白结合率高，在肝中代谢，大部分以代谢产物经尿液排出，其余经粪便排出。本类药物对难治性抑郁症的疗效明显优于5-HT再摄取抑制药，对多种抗抑郁药治疗失败者有效。SNRI的主要适应证为抑郁障碍和焦虑障碍，也用于慢性疼痛综合征，包括糖尿病周围神经病、纤维肌痛和慢性肌肉骨骼痛。

（6）非典型抗抑郁药：对于SSRI一线治疗疗效欠佳或不能忍受其不良反应的重症抑郁患者，通常使用非典型抗抑郁药进行治疗。代表药物有安非他酮、米氮平、曲唑酮、米安色林。米氮平阻断了突触前肾上腺素α_2受体，增加去甲肾上腺素和5-羟色胺的释放，阻断突触后$5-HT_{2c}$、$5-HT_3$受体，增加了$5-HT_1$受体介导的神经传递，与H_1受体也有很高的亲和力，可能与该药的镇静特性有关。

2. 典型不良反应和禁忌证

（1）不良反应

①三环类抗抑郁药：可见多汗、口干、视物模糊、尿潴留、便秘等抗胆碱反应及镇静、谵妄、食欲增加等抗组胺作用；可引起心脏毒性、心律失常、心肌梗死、直立性低血压、性

功能障碍或中毒性肝损害；可降低癫痫发作阈值。

②四环类抗抑郁药：常见口干、出汗、便秘、尿潴留、眼内压增高等抗胆碱效应，偶见眩晕、嗜睡、肝转氨酶 AST 及 ALT 升高等。

③选择性 5 - 羟色胺再摄取抑制药：可见过敏、寒战、光敏反应、5 - 羟色胺综合征等全身不良反应；胃肠功能紊乱、口干等消化系统症状；头痛、睡眠异常（如梦境反常、失眠、困倦）、头晕、厌食、疲乏、欣快、短暂的动作异常（如抽搐、共济失调、战栗、肌阵挛）、痉挛发作及罕见的精神运动性不安/静坐不能等神经系统不良反应；幻觉、躁狂反应、意识错乱、激越、焦虑、注意力及思考能力减弱、惊恐发作、自杀观念和行为等精神障碍；尿潴留、尿频等泌尿系统不良反应；性功能障碍（如延迟或缺少射精、性高潮缺乏）、阴茎异常勃起、溢乳等生殖紊乱。恶心和镇静或许更可能发生于使用帕罗西汀或氟伏沙明时；而腹泻更常见于使用舍曲林时；焦虑和激越更可能发生于使用氟西汀或舍曲林时。

④单胺氧化酶抑制药：吗氯贝胺常见头晕、头痛、口干、恶心、出汗、震颤、心悸、睡眠障碍及无症状性转氨酶升高。

⑤5 - HT 及去甲肾上腺素再摄取抑制药：可见恶心、头晕、头痛、出汗、厌食、腹泻、无力、嗜睡或失眠、震颤；少见不良反应有血压升高、过敏性皮疹及性功能减退。大剂量时可诱发癫痫。

⑥米氮平：可见疲倦、镇静、食欲增大、直立性低血压、躁狂症、惊厥发作、震颤和肌痉挛、皮疹、急性骨髓抑制、血清转氨酶升高。

（2）禁忌证

①严重心脏病、近期有心肌梗死发作病史、高血压、癫痫、青光眼、尿潴留、肝肾功能不全、正在服用单胺氧化酶抑制药患者及对三环类药物过敏患者禁用三环类抗抑郁药。

②急性心肌梗死或心脏传导阻滞、严重肝肾功能不全、癫痫或惊厥患者及尿潴留、闭角型青光眼、服用单胺氧化酶抑制药患者禁用马普替林。

③服用单胺氧化酶抑制药及对该类药物过敏患者禁用选择性 5 - HT 再摄取抑制药。

④有意识障碍及患嗜铬细胞瘤、服用 5 - 羟色胺再摄取抑制药患者禁用吗氯呗胺。服药期间忌服奶酪、酵母提取物，发酵的大豆类含高酪胺饮食。

⑤正在服用单胺氧化酶抑制药的患者禁用；未经治疗的闭角型青光眼、癫痫及严重心脏疾病患者慎用文拉法辛和度洛西汀。

3. 具有临床意义的药物相互作用

（1）三环类抗抑郁药：与乙醇或其他中枢神经系统抑制药合用，后者中枢神经抑制作用增强；与肾上腺素、去甲肾上腺素等拟交感神经药合用，易导致阵发性高血压及心律失常；与胍乙啶、倍他尼定、利舍平（利血平）、可乐定和甲基多巴等肾上腺素能神经元阻滞药合用，后者抗高血压作用减弱；与吩噻嗪、抗帕金森药、抗组胺药、阿托品及比哌立登合用，抗胆碱作用增强；与奎尼丁等抗心律失常药、SSRI、西咪替丁、哌甲酯合用，可增加后者的血浆药物浓度；与单胺氧化酶抑制药合用或先后用药，可引起 5 - HT 综合征。

（2）四环类抗抑郁药：马普替林与单胺氧化酶抑制药合用可抑制其代谢，增高血药浓度，引起 5 - HT 综合征，一般在停止使用单胺氧化酶抑制药（MAOI）治疗至少 14 d 后才可用；与抗糖尿病药合用，可致低血糖；与抗精神病药合用，可导致惊厥；与抗凝血药合用，可增强其抗凝血效应；可以增强拟交感神经药，如肾上腺素、去甲肾上腺素、异丙肾上腺素、麻黄碱、苯肾上腺素的心血管效应；与巴比妥类镇静催眠药、选择性 5 - HT 色胺再摄取抑制药、H₂ 受体阻滞药合用，马普替林血药浓度增加。

（3）选择性 5 - HT 再摄取抑制药：与单胺氧化酶抑制药、5 - HT 激动药（如曲马多、曲坦类）合用，可引起 5 - HT 综合征；与曲坦类药物合用，增加冠状动脉血管收缩和高血压的风险；舍曲林与锂盐合用，可能产生药效学相互作用，出现震颤；与口服抗凝血药华法林合用，可增加出血风险。

（4）单胺氧化酶抑制药：西咪替丁可延长吗氯贝胺的代谢，所以合并用药时，吗氯贝胺的剂量应减少为常用量的 1/3～1/2。

（5）5 - HT 及去甲肾上腺素再摄取抑制药：与选择性 5 - 羟色胺再摄取抑制药或单胺氧化酶抑制药合用时，可引起 5 - HT 综合征；与氟西汀、氟伏沙明、西咪替丁及喹诺酮类抗生素合用时，可使本品血药浓度升高；与普萘洛尔、美托洛尔等 β - 受体阻滞药或三环类抗抑郁药，或普罗帕酮、可待因和右美沙芬（美沙芬）等抗心律失常药合用，可竞争性地抑制本品的代谢。

（6）米氮平可能会加重酒精、苯并二氮杂草类对中枢神经系统的抑制作用。

（二）用药监护

1. 给药剂量和方式　起始剂量和目标剂量因人而异，取决于患者的 BMI、药物的代谢速率及对副作用的耐受性等因素。一般从最低的有效剂量开始用药，以避免副作用，并且根据需要缓慢增加剂量。SSRI 的等效起始剂量分别为西酞普兰 20 mg、艾司西酞普兰 10 mg、氟西汀 20 mg、氟伏沙明 50～100 mg、帕罗西汀 20 mg、舍曲林 50 mg。SSRI 的消除半衰期平均约 24 h，通常每日给予 SSRI 的全剂量 1 次；氟伏沙明因其半衰期较短，每日总剂量超过 100 mg 时，分 2 次给药。三环类抗抑郁药的消除半衰期平均约为 24 h，所以通常全剂量每日给药 1 次，这些药物具有镇静作用，一般在睡前给药；如果患者不能耐受相对较高单次剂量的三环类药物，可将日剂量平均分为 2 次或 3 次给予，或日间给予较低剂量，睡前给予较高剂量。米氮平治疗重症抑郁的通常起始剂量是 15 mg，睡前服用；对于 2～4 周后没有起效的患者，剂量增加到 30 mg，睡前服用；对于 2～4 周后仍为抑郁状态的患者，剂量增加到 45 mg 的最大剂量，睡前服用。SNRI 与食物同服可能减轻恶心。

2. 成人停用抗抑郁药　抗抑郁药的突然停用或快速减量通常会引起不良反应，其中撤药症状在突然停用选择性 5 - 羟色胺再摄取抑制药（SSRI）的患者中最为典型，因此，停用抗抑郁药应该逐渐减量。撤药症状的处理方法取决于撤药症状的严重程度和出现的时间点，如果药物在逐步减量 2～4 周过程中出现中度至重度撤药症状，临床医生可降低减药速度，用 6～12 周时间将药物逐渐减量至停药；如果停药后出现令患者苦恼的症状，则重新启用该抗抑郁药，并采用没有症状时的剂量，然后重新开始药物的逐步减量，并且采用的减药速度比初次减药速度更慢。对于难以将选择性 5 - 羟色胺再摄取抑制药（SSRI）或文拉法辛逐渐减量至停用的患者，合理的做法是立即将所用药物更换为氟西汀 10～20 mg/d，然后可将氟西汀逐渐减量至停用。三环类抗抑郁药通常用 2～4 周时间逐渐减量至停药；单胺氧化酶抑制药（MAOI）通常至少用 4 周时间将其逐步减量至停药。

3. 启用或停用单胺氧化酶抑制药　在开始使用单胺氧化酶抑制药的前 2 周就应停用其他抗抑郁药，以免诱发高血压反应和 5 - 羟色胺综合征。由于氟西汀的半衰期较长，在使用 MAOI 的前 5 周就应停用氟西汀。此外，停用 MAOI 后，至少应经过 2 周才能开始使用 5 - HT 再摄取抑制药。

（三）常用药物的临床应用

1. 氟西汀

【适应证】用于抑郁症、强迫症及神经性贪食症。

【注意事项】

（1）不稳定性抽搐发作或癫痫患者慎用；患者发生抽搐发作或抽搐发作频率增加，应立即停药；躁狂症、肝肾损害、心脏疾病、糖尿病、有出血病史患者及驾驶和机械操作者慎用。

（2）停药时，发生撤药反应比较普遍。常见的停药反应包括头晕、感觉障碍（包括感觉异常）、睡眠障碍（失眠和多梦）、衰弱、激越或焦虑、恶心和（或）呕吐、震颤，以及头痛。停药反应通常发生在停药的前几天内，症状一般具有自限性，通常会在停药 2 周内缓解，部分患者可能会迁延不愈（2～3 个月或更长）。

【用法与用量】口服。

（1）抑郁症：成人及老年患者，每日 20～60 mg。推荐的起始剂量为每日 20 mg，如果治疗 3 周仍未见效，应考虑增加药物剂量。

（2）强迫症：成人及老年患者，每日 20～60 mg。推荐的起始剂量为每日 20 mg，如果治疗 2 周仍未见效，应考虑增加药物剂量。如果治疗 10 周仍无改善，应考虑换药。

（3）神经性贪食症：成人及老年患者，推荐剂量为每日 60 mg。儿童和青少年（不足 18 岁）不推荐使用氟西汀。老年人应注意增加剂量和日剂量一般不宜超过 40 mg，最高推荐日剂量为 60 mg。

【剂型和规格】片剂：10 mg，20 mg，90 mg；胶囊剂：10 mg，20 mg。

2. 帕罗西汀

【适应证】用于抑郁症、强迫性神经症、惊恐障碍及社交恐怖症等。

【注意事项】同氟西汀。

【用法与用量】口服。

（1）抑郁症：成人，一般剂量为每日 20 mg，服用 2～3 周后根据患者的反应，某些患者需要增加剂量，每周以 10 mg 的量递增，每日最大剂量可达 50 mg。

（2）强迫性神经症：一般口服剂量为每日 40 mg，起始剂量为每日 20 mg，每周以 10 mg 的量递增，每日最大剂量可达 60 mg。

（3）惊恐障碍：一般剂量为每日 40 mg，起始剂量为每日 10 mg，根据患者的反应，每周以 10 mg 的量递增，每日最大剂量可达 50 mg。

（4）社交恐怖症/社交焦虑症：一般剂量为每日 20 mg，每周以 10 mg 的量递增，每日最大剂量可达 50 mg，剂量改变应至少有 1 周的间歇期。

【剂型和规格】片剂：20 mg。

3. 舍曲林

【适应证】用于治疗抑郁症的相关症状，包括伴随焦虑、有或无躁狂史的抑郁症。疗效满意后，继续服用可有效防止抑郁症的复发和再发；治疗强迫症，治疗满意后，继续服用可有效防止强迫症初始症状的复发。

【注意事项】同氟西汀。

【用法与用量】口服。

（1）成人：起始剂量为每日服用舍曲林 50 mg，疗效不佳而对药物耐受性较好的患者可增加剂量，因舍曲林的消除半衰期为 24 h，调整剂量的时间间隔不应短于 1 周，最大剂量为每日 200 mg。

（2）儿童（6～12 岁）：本品起始剂量应为 25 mg，每日 1 次。

（3）青少年（13～17 岁）：本品起始剂量应为 50 mg，每日 1 次。

【剂型和规格】片剂：50 mg。

4. 西酞普兰

【适应证】用于各种类型的抑郁症。

【注意事项】同氟西汀。

【用法与用量】口服。成人每日 20 mg～60 mg，每日 1 次，可酌情增加至 60 mg，即每日最大剂量，增加剂量需间隔 2～3 周。为防止复发，治疗至少持续 6 个月。超过 65 岁的老年患者和肝功能损害的患者，剂量减半，常用剂量为每日 10～30 mg，从每日 10 mg 开始；推荐常用剂量为每日 20 mg，每日最大剂量为 40 mg。

【剂型和规格】片剂：10 mg，20 mg，40 mg。

5. 氯米帕明

【适应证】用于抑郁症、强迫症、社交恐怖症。

【注意事项】

（1）心血管疾病患者，尤其是患有心血管功能不全、传导异常（如一度至三度房室传导阻滞）或心律失常的患者慎用；有眼内压增高病史及患有闭角型青光眼或尿潴留（如前列腺疾病）、严重肝病和肾上腺髓质肿瘤（如嗜铬细胞瘤、神经母细胞瘤）、甲状腺功能亢进、慢性便秘的患者慎用。

（2）当患者患有肝病时，建议定期监测肝酶水平。心血管疾病患者及老年患者应监测心脏功能与心电图。在长期治疗中，应定期进行牙科、血白细胞计数检查。

【用法与用量】

（1）口服：治疗抑郁症与强迫性神经症，起始剂量一次 25 mg，每日 2～3 次，1～2 周内缓慢增加至治疗剂量，每日 0.15～0.25 g，最高剂量每日不超过 0.3 g。老年人开始每日 10 mg，根据耐受情况调整用药剂量，每日不超过 30～50 mg 为宜；儿童开始每日 100 mg，10 d 后，5～7 岁儿童增至 20 mg，8～14 岁儿童增至 20～25 mg，14 岁儿童增至 50 mg，分 2～3 次服用。治疗恐怖性神经症，剂量为每日 0.075～0.15 g，分 2～3 次服用。

（2）静脉滴注：开始用 25～50 mg 稀释于 250～500 ml 葡萄糖盐水注射液中，在 1.5～3 h 滴完，每日 1 次，缓慢增加至每日 50～150 mg，最高剂量每日不超过 200 mg。

【剂型和规格】片剂：25 mg；注射剂为 2ml：25 mg。

6. 文拉法辛

【适应证】用于各种类型抑郁障碍、广泛性焦虑障碍。

【注意事项】

（1）闭角型青光眼、癫痫、严重心脏疾病、高血压、甲状腺疾病、血液病患者慎用；肝肾功能不全者慎用或减少用量。

（2）用药过程中应监测血压，血压升高应减量或停药。

（3）停用时应逐渐减少剂量，已应用本品 6 周或更长时间患者，应在 2 周内逐渐减量。

（4）患者出现转向躁狂发作倾向时，应立即停药。

（5）用药期间不宜驾驶车辆、操作机械或高空作业。

【用法与用量】口服：起始剂量为一次 25 mg，每日 2～3 次；逐渐增至每日 75～225 mg，分 2～3 次；最高剂量为每日 350 mg。

【剂型和规格】缓释胶囊剂：75 mg，150 mg；胶囊剂：25 mg；片剂：37.5 mg。

7. 米氮平

【适应证】用于抑郁症。

【注意事项】

（1）癫痫及器质性脑病综合征、肝肾功能不全、心血管疾病、低血压、排尿困难（如前列腺增生）、急性闭角型青光眼的眼内压升高、糖尿病、精神分裂症患者及孕妇、哺乳期妇女慎用。

（2）如果患者出现黄疸应立即中止治疗。

（3）服用本品可能影响注意力和反应性，因此，应避免从事需较高注意力和反应性要求的操作活动，如驾驶等。

【用法与用量】

（1）口服：成人治疗的起始剂量为一次 15 mg，每日 1 次，而后逐步加大剂量以达最佳疗效，有效口服剂量通常为每日 15～45 mg。

（2）有肝肾功能损害的患者：米氮平的清除能力下降，需适当减量。米氮平的半衰期为 20～40 h，因而用药可以每日 1 次，于睡觉前服下效果更佳；也可分服，早晚各 1 次。患者应持续服药，最好在症状完全消失 4～6 个月后再停药。合适的剂量在 2～4 周内就会有显著疗效。如效果不明显，可将剂量增加，直至最大剂量；如增加剂量后 2～4 周内仍无显著疗效，应立即停止用药。

【剂型和规格】片剂：15 mg，30 mg。

8. 度洛西汀

【适应证】用于各种抑郁症。

【注意事项】

（1）度洛西汀和酒精相互作用可引起肝损害或加剧已有的肝病恶化，所以通常不用于有习惯性饮酒和慢性肝病患者的治疗。

（2）既往有癫痫发作病史、躁狂病史者及已稳定的闭角型青光眼患者慎用。

（3）肝功能不全患者使用度洛西汀，其血药浓度会明显增加，因此不推荐此类患者服用度洛西汀。

（4）终末期肾病（需要透析）和严重肾功能不全（肌酐清除率＜30 ml/min）患者使用度洛西汀，其血浆药物浓度会增加，尤其是其代谢物。因此，不推荐终末期肾病患者使用本品。

（5）可引起直立性低血压，治疗开始前、后应监测血压。

【用法与用量】口服：推荐的起始剂量为每日 40 mg（一次 20 mg，每日 2 次）至每日 60 mg（每日 1 次或 30 mg，每日 2 次）。一些患者可能需要以每日 30 mg 为起始剂量，1 周后调整至每日 60 mg。

【剂型和规格】肠溶片剂：20 mg；胶囊剂：30 mg，60 mg。

【同步练习】

一、A 型题（最佳选择题）

1. 某抑郁症患者服用单胺氧化酶抑制药，想换用 5 - HT 再摄取抑制药。要更换药物，需要先停用前种药物的应用时间是（　　）

A. 3 d
B. 7 d
C. 10 d
D. 14 d
E. 30 d

本题考点：抗抑郁药的用药监护，单胺氧化酶抑制药的合理应用。

2. 艾司西酞普兰用于抑郁症的机制是（　　）

A. 抑制 5 - HT 再摄取
B. 抑制神经末梢突触的 α_2 受体
C. 抑制 5 - HT 及 NE 再摄取
D. 选择性抑制 NE 再摄取
E. 阻断 5 - HT 受体及抑制 5 - HT 再摄取

本题考点：抗抑郁药的作用机制。

3. 对吗氯贝胺的描述，错误的是（　　）

A. 吗氯贝胺常见多汗、口干、失眠
B. 可引起可逆性意识模糊
C. 可引起肝转氨酶 AST 及 ALT 升高
D. 正在服用选择性 5 - HT 再摄取抑制药的患者禁用吗氯贝胺
E. 可以与四环类抗抑郁药合用，增强疗效，减少不良反应

本题考点：吗氯贝胺的不良反应和禁忌证。

4. 抗焦虑、抑郁选用的是（　　）

A. 丙戊酸钠
B. 佐匹克隆
C. 多奈哌齐
D. 布桂嗪
E. 舍曲林

本题考点：本章常用药物的适应证。

5. 以下不属于四环类抗抑郁药马普替林禁忌证的是（　　）

A. 急性心肌梗死
B. 尿潴留
C. 甲状腺功能亢进
D. 闭角型青光眼
E. 癫痫或有惊厥病史

本题考点：马普替林的禁忌证。

6. 以下关于抗抑郁药的使用，叙述错误的是（　　）

A. 氟西汀需停药 5 周才能换用单胺氧化酶抑制药
B. 使用某抗抑郁药 1 周无效，可更换其他抗抑郁药治疗
C. 单胺氧化酶抑制药在停用 2 周后才能换用 5 - HT 再摄取抑制药
D. 抗抑郁药作用缓慢，需要足够长的疗程，切忌频繁换药
E. 使用抗抑郁药应从小剂量开始，再根据情况逐渐增至足量

本题考点：抗抑郁药的合理应用。

二、B 型题（配伍选择题）

（7～9题共用备选答案）

A. 阿米替林   B. 氟西汀   C. 吗氯贝胺   D. 文拉法辛

E. 米氮平

7. 属于选择性5－羟色胺再摄取抑制药（SSRI）的是（ ）

8. 属于单胺氧化酶A抑制药（MAOI）的是（ ）

9. 属于5－羟色胺和去甲肾上腺素再摄取抑制药（SNRI）的是（ ）

本题考点：抗抑郁药的分类。

参考答案： 1. D 2. A 3. E 4. E 5. C 6. B 7. B 8. C 9. D

四、脑功能改善及抗记忆障碍药

【复习指导】本章内容较简单，需要掌握脑功能改善及抗记忆障碍药的分类和作用特点，以及吡拉西坦、多奈哌齐、石杉碱甲、银杏叶的临床应用；熟悉各类脑功能改善及抗记忆障碍药典型的不良反应和禁忌证、相互作用。

（一）药理作用与临床评价

1. 分类和作用特点

（1）酰胺类中枢兴奋药：该药为γ－氨基丁酸环形衍生物，可促进乙酰胆碱合成，并增强神经兴奋的传导，具有促进脑内代谢的作用，可抗物理和化学因素所致的脑功能损害。该药进入血液后透过血脑屏障到达脑和脑脊液，易透过胎盘屏障。代表药物有吡拉西坦、奥拉西坦、茴拉西坦。

（2）乙酰胆碱酯酶抑制药：抑制中枢乙酰胆碱酯酶对乙酰胆碱的水解，从而提高大脑突触间隙乙酰胆碱的含量。代表药物为多奈哌齐、加兰他敏、卡巴拉汀、石杉碱甲和利斯的明。多奈哌齐口服吸收完全，生物利用度为100%，主要由肝药酶代谢，代谢产物中6－O－脱甲基衍生物的体外抗AChE活性与母体药物相同，代谢产物及少量原形药物经肾排泄。加兰他敏口服吸收快，生物利用度可达100%，用药6～8周后疗效显著。石杉碱甲是由石杉科植物千层塔中提取的生物碱，为我国首创的可逆性高选择性AChE抑制药，兼具抗氧化应激和抗神经细胞凋亡作用，保护神经细胞，口服吸收迅速，生物利用度为96.9%，易透过血脑屏障。

（3）非竞争性N－甲基－D－天冬氨酸（NMDA）受体拮抗药：该药可阻断谷氨酸浓度病理性升高导致的神经元损伤，代表药物为美金刚。该药口服易吸收，绝对生物利用度约为100%，大部分以原形存在，小部分代谢为无活性代谢物，主要经肾排泄。

（4）其他：包括胞磷胆碱钠、银杏叶提取物、艾地苯醌等。胞磷胆碱钠为核苷衍生物，可增强脑干网状结构，改善大脑循环，减少大脑血流阻力而促进大脑物质代谢，促进大脑功能恢复。银杏叶提取物具有抗氧化性，可清除自由基，抑制细胞膜脂质过氧化反应，降低过氧化脂质产生，提高SOD活性，进而改善脑功能。艾地苯醌可激活脑线粒体呼吸活性，改善脑内葡萄糖利用率，促进脑内ATP产生，改善脑能量代谢，抑制脑线粒体膜脂质过氧化作用所致的膜障碍。

2. 典型不良反应和禁忌证

（1）不良反应

①酰胺类中枢兴奋药：常见恶心、纳差、腹胀、腹痛等消化道不良反应，以及兴奋、易激动、头晕、头痛和失眠等中枢神经系统不良反应，但症状轻微，停药后以上症状消失。偶

见轻度肝功能损害，表现为轻度转氨酶升高。

②乙酰胆碱酯酶抑制药：常见的不良反应为腹泻、恶心、呕吐、食欲缺乏、肌痉挛、乏力和失眠、头痛、头晕、心动过缓和少见的窦房传导阻滞、房室传导阻滞和癫痫；有厌食、胃十二指肠溃疡和胃肠道出血、血肌酸激酶浓度轻微增高的报道。多奈哌齐最常见的不良反应为腹泻；卡巴拉汀最常见呕吐，最少见眩晕；加兰他敏最常见食欲缺乏，最少见眩晕。

③非竞争性 NMDA 受体拮抗药：美金刚常见不良反应有头晕、头痛、便秘、高血压；少见的不良反应有焦虑、呕吐、膀胱炎、肌张力增高和性欲增加。

④银杏叶提取物：可能出现血压降低、头晕、头痛、四肢疼痛、发热，减量或停药后可自行缓解。

（2）禁忌证

①酰胺类中枢兴奋药：锥体外系疾病、享廷顿（Huntington）舞蹈症患者及孕妇、新生儿禁用吡拉西坦；对茴拉西坦过敏或对其他吡咯酮类药不能耐受患者禁用茴拉西坦；对奥拉西坦过敏、严重肾功能损害患者禁用奥拉西坦。

②乙酰胆碱酯酶抑制药：对多奈哌齐、吡啶衍生物或制剂中的赋形剂过敏患者及妊娠期妇女禁用多奈哌齐；对利斯的明、氨基甲酸衍生物过敏及严重肝功能损害患者禁用利斯的明；癫痫、肾功能不全、机械性肠梗阻、尿路梗阻、心绞痛、心动过缓及支气管哮喘等患者禁用石杉碱甲；在麻醉的情况下、心绞痛及心动过缓患者、严重哮喘或肺功能障碍的患者，以及重度肝肾损害、机械性肠梗阻、尿路梗阻或膀胱术后恢复期患者禁用加兰他敏。

3. 具有临床意义的药物相互作用

（1）酰胺类中枢兴奋药：与华法林等香豆素类抗凝血药合用时，可抑制血小板聚集，延长凝血酶原时间。

（2）乙酰胆碱酯酶抑制药：本类药物与琥珀酰胆碱、其他神经 - 肌肉接头阻滞药或胆碱受体激动药或 β 受体阻滞药合用均可产生协同效应；与卡巴胆碱（氨甲酰胆碱）合用，胆碱能作用叠加，出现胆碱能不良反应的风险增加；多奈哌齐与酮康唑、伊曲康唑、红霉素等可抑制 CYP3A4 的药物，或与氟西汀、奎尼丁等可抑制 CYP2D6 的药物合用，可抑制多奈哌齐的代谢；与利福平、苯妥英钠、卡马西平等肝药酶诱导药合用，可降低前者的血浆药物浓度。

（3）非竞争性 NMDA 受体拮抗药：与左旋多巴、多巴胺受体激动药和抗胆碱能药合用，后者的作用可能会增强；与巴比妥类和神经阻滞药合用，后者的作用有可能减弱。避免与金刚烷胺、氯胺酮或右美沙芬等化学结构上都是 NMDA 的拮抗药合用，以免发生药物中毒性精神病。与西咪替丁、雷尼替丁、普鲁卡因胺（普鲁卡因酰胺）、奎尼丁、奎宁，以及尼古丁、金刚烷胺竞争肾阳离子转运系统，可导致后者血浆药物浓度水平升高；与氢氯噻嗪（双氢克尿噻）合用，可能使氢氯噻嗪的血清水平降低。

（4）银杏叶提取物：与抗凝血药、抗血小板药合用，血小板活化因子诱导的血小板聚集作用均被银杏苷 B 抑制，出血的风险增加；避免与小牛血提取物制剂混合使用，不宜与碱性药物混合使用。

（二）用药监护

乙酰胆碱酯酶抑制药的合理应用　乙酰胆碱酯酶抑制药是治疗轻中度 AD 的一线用药，患者达到中期 AD 时，常会在胆碱酯酶抑制药治疗的基础上加用美金刚。

由于乙酰胆碱酯酶抑制药可诱导剂量依赖性胆碱能效应，故应从小剂量用起，并依据其反应和耐受性增加剂量。

（1）多奈哌齐是仍在使用的最老的胆碱酯酶抑制药，因为每日给药1次，使用方便，所以仍是这类药物中广泛使用的优选药物。多奈哌齐的推荐起始剂量为每日5 mg，4～6周后增加至每日10 mg。多奈哌齐有片剂和口腔崩解片剂两种剂型，后者用于无法或不愿吞服药片的患者。由于夜间给药可能引起生动梦境或梦魇，通常在早晨开始给药以避免睡眠紊乱，如果白天出现恶心，随后改为夜间给药。

（2）加兰他敏有每日2次的片剂或溶液，也有每日1次的缓释胶囊剂，优选缓释胶囊剂，除非患者无法吞咽胶囊。推荐的起始剂量为8 mg，每日1次，4周后增加至16 mg，每日1次，再过4周后调整至目标维持剂量，即24 mg，每日1次。

（3）卡巴拉汀有口服制剂和透皮贴剂，透皮贴剂耐受性更好且效果类似，因此优于口服制剂。透皮贴剂有3种剂量水平：4.6 mg/24 h、9.5 mg/24 h和13.3 mg/24 h。推荐起始剂量为4.6 mg/24 h，可以每4周逐渐上调剂量。贴剂会引起皮肤刺激，应轮换用药部位。对于轻度至中度肝损害患者、低体重（<50kg）患者透皮贴剂仅使用最低剂量（4.6 mg/24 h）。若使用口服卡巴拉汀，应随食物同服，因为该药会增加恶心、呕吐、厌食和头痛的风险，调整剂量时应比其他药物更缓慢。卡巴拉汀片剂或溶液每日给药2次，起始剂量为1.5 mg，每2～4周上调1次剂量，每剂增加1.5 mg；若治疗中断超过数日，应重新开始使用最低日剂量，之后再逐渐调整。

（三）常用药物的临床应用

1. 吡拉西坦

【适应证】适用于急性、慢性脑血管疾病及脑外伤、各种中毒性脑病等多种原因所导致的记忆减退及轻度、中度脑功能障碍；也可用于儿童智能发育迟缓。

【注意事项】肝肾功能障碍患者慎用，并应适当减少剂量。

【用法与用量】

（1）口服：一次0.8～1.6 g，每日3次，4～8周为1个疗程。儿童用量减半。

（2）静脉注射：一次4～6 g，用20 ml注射用水或生理盐水溶解后使用，每日2次。

（3）静脉滴注：一次4～8 g，每日1次，用20 ml注射用水或生理盐水溶解，然后移加到250 ml 5%或10%葡萄糖注射液或氯化钠注射液后使用。

【剂型和规格】片剂：0.4 g；胶囊剂：0.2 g，0.4 g；口服液：0.8 g（10 ml）；注射剂：8 g（250 ml），1 g（5 ml），20 g（100 ml）。

2. 多奈哌齐

【适应证】用于轻度、中度阿尔茨海默病性痴呆症状的治疗。

【注意事项】

（1）轻度、中度肝功能不全患者宜适当调整剂量，病态窦房结综合征或其他室上性传导阻滞、癫痫、消化性溃疡或胃肠道出血患者，以及有哮喘病史或阻塞性肺疾病病史的患者慎用。

（2）本品为胆碱酯酶抑制药，麻醉时可能会增强琥珀酰胆碱型药物的肌肉松弛作用。

（3）胆碱酯酶抑制药因其对心率产生迷走样作用（如心动过缓），患有病态窦房结综合征或其他室上性心脏传导疾病患者尤其注意。

（4）服用本品时应避免合用其他乙酰胆碱酯酶抑制药、胆碱能系统的激动药或拮抗药。

【用法与用量】口服：起始治疗用量为一次5 mg，每日1次，睡前口服。每日5 mg的剂量应至少维持 1 个月，以评价早期的临床反应及达到盐酸多奈哌齐稳态血药浓度。用每日 5 mg 治疗 1 个月，做出临床评估后，可以将剂量增加到一次 10 mg，每日 1 次。推荐最大剂量为 10 mg。

【剂型和规格】片剂：5 mg，10 mg；胶囊剂：5 mg。

3. 石杉碱甲

【适应证】适用于良性记忆障碍，提高患者指向记忆、联想学习、图像回忆、无意义图形再认及人像回忆等能力。对痴呆患者和脑器质性病变引起的记忆障碍亦有改善作用。另外，本品亦用于重症肌无力的治疗。

【注意事项】心动过缓、支气管哮喘患者慎用。本品为胆碱酯酶抑制药，其用量有个体差异，一般应从小剂量开始，逐渐增加剂量。

【用法与用量】

（1）口服：一次 0.1～0.2 mg，每日 2 次，疗程 1～2 个月。每日剂量不得超过 0.45 mg。

（2）肌肉注射：治疗良性记忆障碍，一次 0.2 mg，每日 1 次；治疗重症肌无力，一次 0.2～0.4 mg，每日 1 次。

【剂型和规格】片剂：0.05 mg；注射剂：0.2 g（1 ml）；胶囊剂：0.05 mg。

4. 银杏叶提取物

【适应证】用于治疗缺血性心脑血管疾病，如脑供血不足、脑血栓形成、脑栓塞、冠心病、心绞痛、心肌梗死，以及脑功能障碍、阿尔茨海默病（老年性痴呆）、高血压、高脂血症等疾病。

【注意事项】

（1）高乳酸血症、甲醇中毒、果糖和山梨醇耐受性不佳者及果糖-1，6-双磷酸酶缺乏患者，给药剂量一次不可超过 25 ml。

（2）对冠心病患者，在静脉滴注时应注意观察心率、血压的变化。

（3）心力衰竭、孕妇及过敏体质患者慎用。

【用法与用量】

（1）口服：一次 80 mg，每日 3 次，或遵医嘱。

（2）静脉缓慢滴注：一次 100～250 ml，每日 1 次，10～15 d 为 1 个疗程，或遵医嘱。

【剂型和规格】片剂：40 mg（内含总黄酮醇 9.6 mg，萜类内酯 2.4 mg）；注射剂：17.5 mg（5 ml）；滴丸剂：63 mg（相当于银杏叶提取物 16 mg）。

【同步练习】

一、A 型题（最佳选择题）

1. 能抑制胆碱酯酶活性，提高脑内乙酰胆碱含量的药物是（　　）

A. 艾地苯醌　　　　　　　　　　　B. 多奈哌齐

C. 米氮平　　　　　　　　　　　　D. 吡拉西坦

E. 银杏叶提取物

本题考点：脑功能改善及抗记忆障碍药作用机制。

2. 下列药物中，属于酰胺类脑功能改善及抗记忆障碍的药是（　　）

A. 吡拉西坦　　　　B. 胞磷胆碱　　　　C. 利斯的明　　　　D. 多奈哌齐

E. 石杉碱甲

本题考点： 脑功能改善及抗记忆障碍药分类。

3. 多奈哌齐罕见的不良反应是（　　）

A. 肌痉挛　　　　　　　　　　　　　B. 锥体外系反应

C. 十二指肠溃疡　　　　　　　　　　D. 消化道出血

E. 视物模糊

本题考点： 脑功能改善及抗记忆障碍药不良反应。

4. 可增加多奈哌齐血药浓度的是（　　）

A. 伊曲康唑　　　　B. 利福平　　　　C. 卡马西平　　　　D. 苯妥英钠

E. 华法林

本题考点： 脑功能改善及抗记忆障碍药的药物相互作用。

5. 不属于脑功能改善及抗记忆障碍药的是（　　）

A. 吡拉西坦　　　　B. 多奈哌齐　　　　C. 石杉碱甲　　　　D. 银杏叶提取物

E. 尼莫地平

本题考点： 脑功能改善及抗记忆障碍药常用药物。

二、X 型题（多项选择题）

6. 以下属于吡拉西坦适应证的是（　　）

A. 记忆减退　　　　　　　　　　　　B. 儿童智能发育迟缓

C. 焦虑性抑郁　　　　　　　　　　　D. 轻、中度脑功能障碍

E. 视物模糊

本题考点： 脑功能改善及抗记忆障碍药常用药物的适应证。

参考答案： 1. B　2. A　3. B　4. A　5. E　6. ABD

五、镇痛药

【复习指导】 本章内容比较重要，需掌握镇痛药的分类和作用特点、用药监护，以及吗啡、哌替啶、可待因、曲马多、芬太尼、羟考酮、布桂嗪的临床应用；熟悉各类镇痛药典型的不良反应和禁忌证、相互作用。

（一）药理作用和临床评价

1. 分类和作用特点　阿片类药物通过与阿片特异性受体结合发挥作用，主要包括 μ、κ 和 δ 受体。基于阿片类药物对 μ 受体的作用，通常将其分为纯阿片受体激动药、激动－拮抗药（存在两种亚型，部分激动药和混合激动－拮抗药）及纯拮抗药。部分激动药有丁丙诺啡；混合激动－拮抗药有布托啡诺、喷他佐辛、地佐辛；纯 μ 受体激动药包括吗啡、羟考酮、可待因、芬太尼、美沙酮。

（1）阿片生物碱类镇痛药

①阿片受体激动药：阿片纯 μ 受体激动药有强大的镇痛作用，代表药物为吗啡、可待因。吗啡对各种疼痛都有效，尤其是其他镇痛药无效的急性剧痛，可通过降低延髓呼吸中枢对二氧化碳的敏感性及直接抑制脑桥呼吸调节中枢产生呼吸抑制作用；可兴奋平滑肌，使肠道、胆道、支气管平滑肌及膀胱括约肌张力增加，导致便秘、胆绞痛、尿潴留、哮喘等不

良反应；可使外周血管扩张，易发生直立性低血压；尚有缩瞳、催吐等作用。可待因选择性地抑制延髓咳嗽中枢，镇咳作用强而迅速，可抑制支气管腺体的分泌，使痰液黏稠难以咳出，不宜用于痰多、黏稠的患者，其镇痛作用为吗啡的 $1/12 \sim 1/7$。该类药物口服易吸收，分布广泛，最终转化为葡糖醛酸结合物经肾排泄。

②阿片受体部分激动药：代表药物为丁丙诺啡、布托啡诺。

（2）人工合成镇痛药

①阿片受体激动药：苯哌啶类有哌替啶、芬太尼、舒芬太尼和阿芬太尼、瑞芬太尼。芬太尼，是一种高脂溶性的阿片类药物，可经胃肠外给药，或使用透皮吸收或口腔黏膜吸收的剂型。除瑞芬太尼在体内被非特异性脂酶迅速水解外，其他均依赖肝代谢、肾排泄。氨基酮类有美沙酮，其他结构的药物还有曲马多、布桂嗪、羟考酮。

②阿片受体部分激动药：苯并吗啡烷类，如喷他佐辛、非那佐辛。

2. 典型不良反应和禁忌证

（1）不良反应

①阿片生物碱类镇痛药：吗啡常见恶心、呕吐、嗜睡、眩晕、便秘、尿潴留、胆绞痛、低血压等；偶见瘙痒、荨麻疹、呼吸抑制。连用 $3 \sim 5$ d 即产生耐药性，1 周以上可成瘾，但对于晚期中度、重度癌性疼痛患者，如果治疗适当，少见依赖及成瘾现象。本品急性中毒出现昏迷、呼吸深度抑制、针尖样瞳孔缩小、血压下降、严重缺氧甚至休克。可待因常见微弱或不规则呼吸、心律失常、惊厥、耳鸣、震颤或肌肉不自主运动、皮疹等过敏反应及肌肉强直等不良反应，长期应用也可成瘾。该类药物抗利尿作用以吗啡最为明显。

②人工合成镇痛药：哌替啶常见口干、恶心、呕吐、头晕、出汗、便秘、尿潴留、胆绞痛、低血压等；偶见皮肤过敏、呼吸抑制、震颤、肌挛缩、惊厥；长期应用易成瘾，耐受性和成瘾性程度介于吗啡与可待因之间。芬太尼可见恶心、呕吐、皮肤过敏、奥迪括约肌痉挛；静脉注射太快时可能引起胸壁肌强直，静脉注射给药剂量过高可出现呼吸抑制。曲马多常见出汗、恶心、呕吐、头晕、乏力，可诱发癫痫。

（2）禁忌证

①吗啡：颅内压增高和颅脑损伤、支气管哮喘、慢性阻塞性肺疾病、肺源性心脏病代偿失调、前列腺增生及排尿困难、严重肝功能受损、炎性肠梗阻等患者，以及分娩、哺乳期妇女、新生儿、婴儿禁用吗啡。

②羟考酮：颅脑损伤、麻痹性肠梗阻、缺氧性呼吸抑制、慢性支气管哮喘、慢性阻塞性呼吸道疾病、肺源性心脏病、中重度肝功能损害、重度肾功能障碍患者及孕妇或哺乳期妇女禁用。手术前后 24 h 内不宜使用羟考酮；禁止与单胺氧化酶抑制药合用。

③可待因：多痰患者禁用，以防因抑制咳嗽反射，使大量痰液阻塞呼吸道，继发感染而加重病情。

④哌替啶：颅脑损伤、支气管哮喘、慢性阻塞性肺疾病、肺源性心脏病患者禁用。单胺氧化酶抑制药可干扰哌替啶的代谢，严禁同用。

⑤芬太尼：支气管哮喘、颅脑损伤、脑肿瘤、重症肌无力患者及 2 岁以下患儿禁用。禁止与单胺氧化酶抑制药合用。

⑥曲马多：颅内压增高和颅脑损伤、呼吸功能紊乱患者，以及对本品高度敏感者、1 岁以下婴幼儿、服用单胺氧化酶抑制药患者禁用。

3. 具有临床意义的药物相互作用

（1）阿片生物碱类镇痛药：与酒精、镇静催眠药、麻醉药、抗精神病药、肌松药、抗抑郁药和抗高血压药、单胺氧化酶抑制药合用，可加剧及延长阿片生物碱类镇痛药的抑制作用。同时接受其他中枢神经系统抑制药的患者应减少起始剂量。本品胆碱受体阻滞药合用时，可加重便秘或尿潴留的不良反应。已经使用过或正在使用纯激动药阿片镇痛药（如羟考酮）治疗的患者，再使用激动/拮抗混合型镇痛药（如喷他佐辛、纳布啡和布托啡诺）可能诱发戒断症状。

（2）哌替啶：与双香豆素、茚满二酮等抗凝血药合用，可增强后者的抗凝血效应；注射剂与苯妥英钠、巴比妥类药钠盐、氨茶碱、肝素钠、磺胺嘧啶、磺胺甲噁唑、碘化物、碳酸氢钠、甲氧西林配伍，会产生浑浊。

（3）芬太尼：不宜与单胺氧化酶抑制药（如苯乙肼、帕吉林等）合用；与中枢抑制药如苯巴比妥合用，芬太尼的镇痛作用增强，合用时芬太尼剂量应减少 $1/4 \sim 1/3$。

（二）用药监护

1. 阿片类药物的合理应用

（1）癌性疼痛的长期治疗首选口服和透皮给药途径。

（2）大多数阿片类药物应该从较低剂量逐渐增加到疼痛症状消失，并且应避免害怕成瘾等原因引起的治疗不足。

（3）对于疼痛严重需要阿片类药物治疗的阿片类未耐受患者，通常选用一种阿片类药物与非阿片类药物的复方制剂，如含短效氢可酮的氢可酮/对乙酰氨基酚或含短效羟考酮的羟考酮/对乙酰氨基酚复方制剂。或以较低初始剂量给予一种纯 μ 受体激动药，如吗啡、氢吗啡酮或芬太尼。

（4）暴发性疼痛是一种短暂性重度急性疼痛，对于该类患者，应在固定方案给予长效药物的基础上，根据需要联合一种短效补充性阿片类药物。解救药物可能为一种单一成分的口服制剂，如速释吗啡、羟考酮、氢吗啡酮或羟吗啡酮，或一种复方制剂（如氨酚羟考酮），也可使用新型迅速起效的芬太尼经黏膜吸收剂型。典型解救剂量为每日所需基础阿片类药物的 $5\% \sim 15\%$。

（5）对于重度疼痛患者，可使用患者自控镇痛（PCA）药泵，通过静脉或皮下持续输注阿片类药物，并间歇性快速给予"解救剂量"。静脉途径起效最快。

（6）硬膜外与蛛网膜下隙给药不得使用含防腐剂的制剂，给药后需加强随访，如出现呼吸抑制或低血压等，应立即予以纠正。

（7）对于肾衰竭患者，哌替啶活性代谢产物去甲哌替啶在肾功能障碍或长期大剂量应用时会发生蓄积。吗啡会部分代谢为强效阿片类代谢产物 M6G 及会引起神经毒性的代谢产物 M3G，经肾排泄，在肾功能不全患者中代谢产物会蓄积。氢吗啡酮、芬太尼的活性代谢产物浓度相对较低，对于肾功能不全患者，氢吗啡酮可能为首选药物。如果肾功能不全患者对氢吗啡酮的耐受较差，则首选替代药物可能为芬太尼。

（8）肝衰竭患者禁用可待因和哌替啶。可待因是一种前体药物，在 P450 肝药酶系统的 CYP2D6 同工酶作用下转化为吗啡，代谢减少可能影响其镇痛作用。在肝病患者中，哌替啶的清除减少，半衰期延长。

（9）对于刚开始使用阿片类药物或正在调整剂量的患者，应避免驾驶或操作重型机械，直到阿片类药物的剂量已至少稳定 1 周，且自觉无认知改变。

（10）"按时"给药而不是"按需"给药，即避免只在疼痛时给药，以达到最低血浆药物浓度、峰值与谷值比。

2. 癌症患者镇痛的阶梯疗法

(1) 对轻度疼痛患者，给予阿司匹林、对乙酰氨基酚、布洛芬等解热镇痛抗炎药。

(2) 对中度疼痛患者，选用可待因、曲马多或可待因与解热镇痛抗炎药合用。

(3) 对剧烈疼痛患者，使用吗啡、哌替啶、芬太尼、美沙酮等。

3. 药物过量

(1) 本品轻度中毒症状：表现为头晕、头痛、恶心、呕吐、口渴、出汗、便秘、尿潴留等症状；重度中毒时出现昏迷、针尖样瞳孔和呼吸极度抑制的三联症状，但缺氧时瞳孔可见散大。

(2) 中毒解救，在口服 4~6 h 内应立即洗胃，以排出胃中药物；有呼吸抑制时，保持呼吸道通畅和积极有效给氧，并给予阿托品刺激中枢；血压下降应给予升压药提高血压，β肾上腺素受体阻滞药减慢心率，应补液维持循环功能；急性中毒可静脉注射阿片受体阻滞药纳洛酮，亦可用烯丙吗啡。禁用中枢兴奋药，以免诱发惊厥；禁用阿扑吗啡催吐，以免加重中毒。

4. 戒毒 戒毒包括脱毒、康复和后续照管 3 个阶段。对于阿片类药物成瘾而出现的戒断症状，可采用可乐定、莨菪制剂或中药治疗，也可采用成瘾性较轻的美沙酮，实施逐步减量替代的脱毒疗法。成瘾者对阿片的极度渴求心理（心瘾）是戒毒治疗失败的主要原因。

(三) 常用药物的临床应用

1. 吗啡

【适应证】本品为强效镇痛药，适用于其他镇痛药无效的急性剧痛，如严重创伤、战伤、烧伤、晚期癌症等疼痛；心肌梗死而血压尚正常者，应用本品可使患者镇静，并减轻心脏负担；应用于心源性哮喘，可使肺水肿症状暂时有所缓解；麻醉和手术前给药可保持患者安静进入嗜睡。因本品对平滑肌的兴奋作用较强，故不能单独用于内脏绞痛（如胆绞痛、肾绞痛等），而应与有效的解痉药阿托品等合用。根据世界卫生组织和国家食品药品监督管理局提出的癌性疼痛治疗三阶梯方案的要求，吗啡是治疗重度癌性疼痛的代表性药物。

【注意事项】

(1) 本品为国家特殊管理的麻醉药品，务必严格遵守国家对麻醉药品的管理条例，医院和病室的贮存药物处均必须加锁，处方颜色应与其他药处方区别开。各级负责保管人员均应遵守交接班制度，不可稍有疏忽。使用本品医生处方量每次不应超过 3 d 常用剂量，处方留存 3 年备查。

(2) 未明确诊断的疼痛，尽可能不用本品，以免掩盖病情，贻误诊断。

(3) 可干扰对颅内压增高的病因诊断，这是因为本品使二氧化碳滞留，导致脑血管扩张。

(4) 能促使胆道括约肌收缩，引起胆管系的内压上升，可使血浆淀粉酶和脂肪酶均升高。

(5) 对血清碱性磷酸酶、谷丙转氨酶、谷草转氨酶、胆红素、乳酸脱氢酶等测定有一定影响，故应在本品停药 24 h 以上方可进行以上项目测定，以防出现假阳性。

(6) 因本品对平滑肌的兴奋作用较强，故不能单独用于内脏绞痛（如胆绞痛、肾绞痛），而应与阿托品等有效的解痉药合用，单独使用反使绞痛加剧。

(7) 吗啡注入硬膜外隙或蛛网膜下隙后，应监测呼吸和循环功能，前者 24 h，后者

12 h。

（8）本品可透过胎盘屏障，少量经乳汁分泌，禁用于婴儿、孕妇、哺乳期妇女。

（9）本品能对抗催产素对子宫的兴奋作用而延长产程，禁用于临盆产妇。

（10）注射药液不得与氨茶碱、巴比妥类药的钠盐等碱性液、溴或碘化合物、碳酸氢盐、氧化剂（如高锰酸钾）、植物收敛剂、氢氯噻嗪、肝素钠、苯妥英钠、呋喃妥因、新生霉素、甲氧西林、氯丙嗪、异丙嗪、哌替啶、磺胺嘧啶、磺胺甲异噁唑，以及铁、铝、镁、银、锌化合物等接触或混合，以免发生浑浊甚至出现沉淀。

【用法与用量】

（1）口服

①普通片剂：常用剂量，一次 5～15 mg，每日 15～60 mg；极量，一次 30 mg，每日 100 mg；对于重度癌性疼痛患者，应按时口服，个体化给药，逐渐增加剂量，以充分缓解癌性疼痛。首次剂量范围可较大，每日 3～6 次，临睡前的一次剂量可加倍。

②缓释片剂：盐酸吗啡缓释片必须整片吞服，不可掰开或嚼碎。成人每隔 12 h 按时服用 1 次，用量应根据疼痛的严重程度、年龄及服用镇痛药病史决定用药剂量，个体间可存在较大差异。最初应用本品患者，宜从每 12 h 服用 10 mg 或 20 mg 开始，根据镇痛效果调整剂量，以及随时增加剂量，达到缓解疼痛的目的。

（2）皮下注射：成人常用剂量为一次 5～15 mg，每日 10～40 mg；极量为一次 20 mg，每日 60 mg。

（3）静脉注射：成人镇痛时常用剂量为 5～10 mg；用作静脉全身麻醉按体重不得超过 1 mg/kg，不够时加用作用时效短的本类镇痛药，以免苏醒迟延及术后发生血压下降和长时间呼吸抑制。

手术后镇痛药注入硬膜外隙，成人自腰脊部位注入，一次极限剂量为 5 mg，胸脊部位注入应减为 2～3 mg，按一定的间隔时间可重复给药多次。注入蛛网膜下隙，一次 0.1～0.3 mg，原则上不再重复给药。

【剂型和规格】注射剂：10 mg（1 ml）；片剂：5 mg，10 mg，20 mg，30 mg，50 mg；缓释片剂：30 mg；控释片剂：10 mg，30 mg，60 mg；酊剂：含无水吗啡 1.0%±0.05%。

2. 哌替啶

【适应证】本品为强效镇痛药，适用于各种剧痛，如创伤性疼痛、手术后疼痛及麻醉前用药，或局部麻醉与静脉–吸入复合麻醉辅助用药等。对内脏绞痛应与阿托品配伍应用；用于分娩镇痛时，须监护本品对新生儿的呼吸抑制作用；麻醉前给药、人工冬眠时，常与氯丙嗪、异丙嗪组成人工冬眠合剂应用于心源性哮喘，有利于肺水肿的消除；慢性重度疼痛的晚期癌症患者，不宜长期使用本品。

【注意事项】

（1）本品为国家特殊管理的麻醉药品，务必严格遵守国家对麻醉药品的管理条例，医院和病室的贮存药物处均必须加锁。处方颜色应与其他药处方区别开。各级负责保管人员均应遵守交接班制度，不可稍有疏忽。使用本品医生处方量每次不应超过 3 d 常用剂量。处方留存两年备查。

（2）未明确诊断的疼痛，尽可能不用本品，以免掩盖病情贻误诊治。

（3）肝功能损害、甲状腺功能不全患者及运动员慎用。

（4）静脉注射后可出现外周血管扩张、血压下降，尤其与吩噻嗪类药物（如氯丙嗪等）

及中枢抑制药并用时。

（5）本品务必在单胺氧化酶抑制药（如呋喃唑酮、丙卡巴肼等）停用 14 d 以上方可给药，而且应先试用小剂量（1/4 常用剂量），否则会发生难以预料的、严重的并发症，临床表现为多汗、肌肉僵直、血压先升高后剧降、呼吸抑制、紫绀、昏迷、高热、惊厥，最终导致循环衰竭而死亡。

（6）注意勿将药液注射到外周神经干附近，否则产生局部麻醉或神经阻滞。

（7）不宜用于患者自控镇痛（PCA）药泵，特别不能做皮下 PCA。

（8）本品可透过胎盘屏障及分泌进入乳汁，因此，产妇分娩镇痛及哺乳期间用量酌减。

【用法与用量】

（1）镇痛

①口服：成人常用剂量一次 50～100 mg，每日 200～400 mg；极量一次 150 mg，每日 600 mg。小儿按体重一次以 1.1～1.76 mg/kg 为度。对于重度癌性疼痛患者，首次剂量视情况可以大于常规剂量。

②注射：成人肌内注射，常用剂量为一次 25～100 mg，每日 100～400 mg；极量为一次 150 mg，每日 600 mg。静脉注射，成人一次按体重以 0.3 mg/kg 为限。

（2）分娩镇痛：阵痛开始时肌内注射，常用剂量为 25～50 mg，每 4～6 h 按需重复；极量以一次剂量 50～100 mg 为限。

（3）麻醉前用药：30～60 min 前，按体重肌内注射 1.0～2.0 mg/kg；麻醉维持中，按体重 1.2 mg/kg 计算 60～90 min 总用量，配成稀释液，成人一般每分钟静脉滴注 1 mg，小儿滴速相应减慢。

（4）手术后镇痛：硬膜外隙注药，24 h 总用量按体重以 2.1～2.5 mg/kg 为限。

（5）晚期癌症患者解除中度、重度疼痛：因个体化给药，剂量可较常规为大，应逐渐增加剂量，直至疼痛满意缓解，但不提倡使用。

（6）小儿基础麻醉：在硫喷妥钠按体重 3～5 mg/kg 应用 10～15 min 后，追加哌替啶 1 mg/kg 加异丙嗪 0.5 mg/kg 至 10 ml 缓慢静脉注射。

【剂型和规格】片剂：25 mg，50 mg；注射剂：50 mg（1 ml），100 mg（2 ml）。

3. 可待因

【适应证】镇咳，用于较剧的频繁干咳，如痰液量较多宜并用祛痰药；镇痛，用于中度以上的疼痛；镇静，用于局部麻醉或全身麻醉时。

【注意事项】

（1）下列情况应慎用：支气管哮喘；胆结石，可引起胆管痉挛；急腹症，在诊断未明确时，可能掩盖真相造成误诊；原因不明的腹泻，可使肠道蠕动减弱、减轻腹泻症状而误诊；颅脑外伤或颅内病变，本品可引起瞳孔变小，模糊临床体征；前列腺增生应用本品易引起尿潴留而加重病情。

（2）重复给药可产生耐药性，久用有成瘾性。

（3）本品可透过胎盘屏障，使胎儿成瘾，引起新生儿的戒断症状，如过度啼哭、打喷嚏、打呵欠、腹泻、呕吐等；分娩时应用本品可引起新生儿呼吸抑制；本品可由乳汁排出，哺乳期妇女慎用。

【用法与用量】口服。

（1）成人常用剂量：一次 15～30 mg，每日 30～90 mg；极量一次 100 mg，每日

250 mg。

（2）小儿常用剂量：镇痛，按体重一次 0.5～1 mg/kg，每日 3 次；镇咳用量为上述剂量的 1/2～1/3。

【剂型和规格】片剂：15 mg，30 mg；缓释片剂：15 mg，30 mg，45 mg；糖浆剂：10 ml，100 ml；洛芬待因片剂：含布洛芬 0.2 g、可待因 13 mg；氨酚待因片剂：含对乙酰氨基酚 0.5 g、可待因 8.4 mg，或对乙酰氨基酚 0.3 g、可待因 15 mg；萘普待因片：含萘普生 150 mg、可待因 15 mg。

4. 曲马多

【适应证】用于急性、慢性疼痛及中度、轻度癌性疼痛、骨折或各种术后疼痛、牙痛；亦用于心脏病突发性疼痛、关节痛、神经痛及分娩镇痛。

【注意事项】

（1）肾、肝功能不全、心脏疾病患者酌情减量使用或慎用。

（2）不得与单胺氧化酶抑制药同用。

（3）有药物滥用或依赖性倾向的患者，只能短期使用。

（4）长期使用本品应注意耐药性或药物依赖性的形成，疗程不应超过治疗所需，并不适合用作替代治疗药物。

（5）即使按照指导的服法服用，本品也有可能影响患者的驾驶或机械操作的反应能力。

（6）如用量超过规定剂量或与中枢神经镇静药合用，可能会出现呼吸抑制。

（7）突然撤药可能引起戒断症状，建议缓慢减药。

（8）妊娠期间长期应用，新生儿出生后会出现戒断症状。

（9）如在哺乳期使用，乳汁中盐酸曲马多的量为母体血液含量的 0.1%，单次给药不需终止哺乳。

【用法与用量】

（1）口服：一般成人及 14 岁以上中度疼痛的患者，盐酸曲马多的单剂量为 50～100 mg。体重≥25 kg 的 1 岁以上儿童的服用剂量按体重为 1～2 mg/kg，必要时 4～6 h 后可重复使用，每日最高剂量通常不超过 0.4 g。治疗癌性疼痛时也可以考虑使用相对的大剂量。

（2）肌内注射：一次 50～100 mg，必要时可重复。

（3）静脉注射：一次 100 mg，缓慢注射或以 5%～10% 的葡萄糖注射液稀释后滴注，每日剂量不超过 400 mg。

【剂型和规格】片剂：50 mg，100 mg；胶囊剂：50 mg，100 mg；缓释片剂：100 mg；缓释胶囊剂：100 mg；滴剂：0.5 g（5 ml）；栓剂：0.1 g；泡腾颗粒剂：0.05 g；注射剂：100 mg（2 ml），50 mg（1 ml）；注射用粉针剂：0.05 g，0.1 g。

5. 芬太尼

【适应证】用于各种疼痛和术后镇痛，亦可作为麻醉辅助药。在患者自控镇痛（PCA）中广泛应用。

【注意事项】

（1）下列情况应慎用，如肝肾功能不全、心律失常、慢性阻塞性肺疾病患者及呼吸储备能力降低、脑外伤昏迷、颅内压增高、脂肪肿瘤等易陷入呼吸抑制的患者，以及运动员、妊娠期妇女。

（2）静脉注射时可能引起胸壁肌肉强直，一旦出现，需用肌肉松弛药对抗。

（3）静脉注射太快时，还可能出现呼吸抑制。烯丙吗啡能对抗其呼吸抑制作用，但镇痛作用随之消失。

【用法与用量】

（1）静脉注射：全身麻醉时起始剂量，小手术按体重为 $1 \sim 2\ \mu g/kg$，大手术按体重为 $2 \sim 4\ \mu g/kg$；体外循环手术起始剂量为 $0.02 \sim 0.05\ mg/kg$，维持剂量为起始剂量的 50%；PCA 术后镇痛用量为每日 $0.19 \sim 2\ mg$。

（2）外用：贴剂。未使用过阿片类药物的患者，建议使用低剂量的阿片类药物进行剂量调整，直至与规格为 $25\ \mu g/h$ 的本品等效，随后转换为规格为 $25\ \mu g/h$ 的本品；如有需要，可进行剂量调整，调整幅度为 $12\ \mu g/h$ 或 $25\ \mu g/h$，依据镇痛需要来补足剂量，以达到最低的适合剂量。对阿片类药物耐受的患者，可从口服或非胃肠道给予阿片类药物转变为使用本品。本品可以持续贴用 72 h，在更换贴剂时，应更换粘贴部位，几天后才可在相同的部位重复贴用。

【剂型和规格】注射剂：$0.5\ mg$（10 ml）。透皮贴剂：$12\ \mu g/h$，$2.1\ mg/$贴；$25\mu g/h$，$4.2\ mg/$贴；$50\ \mu g/h$，$8.4\ mg/$贴；$75\ \mu g/h$，$12.6\ mg/$贴。

6. 羟考酮

【适应证】用于缓解持续的中度到重度疼痛。

【注意事项】

（1）下列情况应当慎用，如急性酒精中毒、肾上腺皮质功能不全、中枢神经系统抑制或昏迷、震颤性谵妄、体弱的患者及伴呼吸抑制的脊柱后凸、黏液性水肿、甲状腺功能减退、前列腺增生或尿道狭窄、重度肝或肺或肾功能损害、中毒性精神病，以及可能出现麻痹性肠梗阻患者。

（2）使用羟考酮可能会掩盖急腹症的临床表现而影响诊断，可能加剧惊厥性疾病患者的惊厥症状。阿片类药物在某些临床情况下可以诱发和加重癫痫发作。

（3）服药期间不得从事驾驶或操作机器等工作。

（4）对于门诊手术和术后，不适合用于超前镇痛（术前给药以治疗术后疼痛），不适用于术后即刻镇痛治疗（手术后 12～24 h 内），不适用于术后的轻度或非持续的疼痛治疗。仅适用于术前已经接受本品治疗的术后患者，或术后出现中度至重度并且持续时间较长的疼痛。医生应采用个体化治疗方案，由非胃肠道给药转至口服镇痛药物治疗。

【用法与用量】口服：首次服用阿片类药物或用弱阿片类药物不能控制其疼痛的中度、重度患者，起始用药剂量一般为 5 mg，每 12 h 服用 1 次。继后，根据病情仔细调整剂量，直至理想镇痛。大多数患者的最高用药剂量为 200 mg/12 h，少数患者可能需要更高的剂量。迄今，临床报道的个体用药最高剂量为 520 mg/12 h。已接受口服吗啡治疗的患者，改用本品的每日用药剂量换算比例为口服本品 10 mg 相当于口服吗啡 20 mg。由于存在个体差异，因此，应根据患者的个体情况调整用药剂量。

【剂型和规格】控释片剂：5 mg，10 mg，20 mg，40 mg。

7. 布桂嗪

【适应证】本品为中等强度的镇痛药。适用于偏头痛、三叉神经痛、牙痛、炎症性疼痛、神经痛、月经痛、关节痛、外伤性疼痛、手术后疼痛，以及癌性疼痛（属二阶梯镇痛药）等。

【注意事项】本品为国家特殊管理的麻醉药品，务必严格遵守国家对麻醉药品的管理规定，医院和病室的贮药处均须实行双人双锁管理，处方颜色为淡红色专用处方。医疗机构使用该药医生处方量每次不应超过 1 次常用剂量。处方留存 3 年备查。

【用法与用量】

（1）口服：成人一次 30～60 mg，每日 90～180 mg；小儿每次 1 mg/kg。

（2）皮下或肌内注射：成人一次 50～100 mg，每日 1～2 次。

疼痛剧烈时用量可酌增。对于慢性中度、重度癌性疼痛患者，剂量可逐渐增加，首次及总量可以不受常规剂量的限制。

【剂型和规格】 片剂：30 mg，60 mg；注射剂：50 mg（2 ml），100 mg（2 ml）。

【同步练习】

一、A 型题（最佳选择题）

1. 抗利尿作用最明显的镇痛药是（   ）

A. 哌替啶   B. 美沙酮

C. 羟考酮   D. 吗啡

E. 可待因

本题考点：镇痛药的不良反应。

2. 麻痹性肠梗阻患者禁用的药物是（   ）

A. 吗啡   B. 阿司匹林

C. 哌替啶   D. 纳洛酮

E. 可待因

本题考点：镇痛药的禁忌证。

3. 吗啡的镇痛作用最适用于（   ）

A. 诊断未明的急腹症   B. 分娩镇痛

C. 颅脑外伤的疼痛   D. 其他药物无效的急性锐痛

E. 用于哺乳期妇女的镇痛

本题考点：镇痛药吗啡的适应证。

4. 布桂嗪的适应证不包括（   ）

A. 心绞痛   B. 三叉神经痛

C. 偏头痛   D. 癌性疼痛

E. 手术后疼痛

本题考点：镇痛药布桂嗪的适应证。

5. 以下镇痛药中，主要用于剧烈干咳的药物是（   ）

A. 吗啡   B. 哌替啶

C. 布桂嗪   D. 布洛芬

E. 可待因

本题考点：临床常用镇痛药的适应证。

6. 慢性钝痛时，不宜用吗啡的主要原因是（   ）

A. 对钝痛效果差   B. 治疗量就抑制呼吸

C. 可致便秘
D. 易成瘾
E. 易引起直立性低血压

本题考点： 吗啡的合理应用和不良反应。

7. 治疗胆绞痛最应该选用的药物是（　　）

A. 哌替啶
B. 阿托品
C. 阿司匹林＋哌替啶
D. 阿托品＋哌替啶
E. 氯丙嗪＋哌替啶

本题考点： 镇痛药的不良反应和综合知识考点。

二、B 型题（配伍选择题）

（8～12 题共用备选答案）

A. 多奈哌齐
B. 可待因
C. 吗啡
D. 阿司匹林
E. 纳洛酮

8. 轻度疼痛选用的药物是（　　）
9. 用于中度疼痛和癌性疼痛的药物是（　　）
10. 用于重度癌性疼痛的药物是（　　）
11. 解救吗啡中毒的药物是（　　）
12. 禁用于分娩镇痛的药物是（　　）

本题考点： 镇痛药的阶梯疗法、中毒解救、合理应用。

参考答案： 1. D　2. A　3. D　4. A　5. E　6. D　7. D　8. D　9. B　10. C　11. E　12. C

第二章 解热镇痛抗炎药及抗痛风药

一、解热镇痛抗炎药

【复习指导】本单元重点掌握非甾体抗炎药的共同药理作用和作用机制；掌握非甾体抗炎药共同的胃肠道反应及各种药物特殊的不良反应；熟悉选择性 COX－2 抑制药的代表药物；熟悉各种药物特殊的禁忌证；了解非甾体抗炎药潜在的心血管风险；了解昔布类的类磺胺反应。

（一）药理作用和临床评价

1. 分类和作用特点 解热镇痛抗炎药亦称为非甾体抗炎药（nonsteroidal anti－inflammatory drugs，NSAIDs）是一类具有解热、镇痛作用的非固醇结构的药物，绝大多数还兼有抗炎和抗风湿作用，该类药物通过抑制前列腺素合成所需的环加氧酶（cyclo－oxygenase，COX），进而减少前列腺素和血栓素的合成，从而使临床肿痛症状得以改善。本类药物可通过抑制下丘脑体温调节中枢引起外周血管扩张、皮肤血流增加、出汗，使散热增加而发挥解热作用。

COX 至少有两种同工酶，即固有型 COX（COX－1）和诱生型 COX（COX－2）。近来在人类大脑皮质和心脏组织发现了一种新的同工酶 COX－3。COX－1 在胃壁、肾、血小板等处产生，参与血小板聚集、血管舒缩、胃黏膜血流及肾血流的调节，以维持细胞、组织和器官生理功能的稳定。炎症损伤诱导 COX－2 生成，COX－2 是触发后续炎症反应的关键环节。最新观点认为，COX－1 和 COX－2 在功能上有重叠和互补性，共同发挥对机体的保护作用。

非甾体抗炎药按其化学结构与作用机制分为水杨酸类、乙酰苯胺类、吡唑酮类、芳基乙酸类、芳基丙酸类、1，2－苯并噻嗪类和选择性 COX－2 抑制药。

（1）水杨酸类代表药物有阿司匹林、贝诺酯。阿司匹林口服吸收迅速、完全，吸收率和溶解度与胃肠道 pH 有关。食物可降低吸收速率，阿司匹林的血浆蛋白结合率低。在碱性尿液中游离型水杨酸增多，排泄速度加快，在酸性尿液中则相反。贝诺酯在胃肠道不被水解以原型药物吸收。

（2）乙酰苯胺类代表药物有乙酰氨基酚。本类药抗炎作用弱，其中间代谢产物对肝有不良反应。

（3）芳基乙酸类代表药物有吲哚美辛、双氯芬酸、萘美丁酮等。本类药物血浆蛋白结合率高，舒林酸和萘美丁酮均为前药。

（4）芳基丙酸类代表药物有布洛芬、萘普生。布洛芬口服易吸收，与食物同时服用时吸收减慢，但吸收量不受影响；血浆蛋白结合率高，约 99%。萘普生服后吸收迅速而完全，与食物、含铝和镁的物质同服吸收速度降低，与碳酸氢钠同服吸收速度加快。

（5）1，2－苯并噻嗪类代表药物有吡罗昔康、美洛昔康。对 COX－2 抑制作用强于 COX－1，有一定的选择性。本类药物口服吸收好，血浆蛋白结合率高，在肝代谢，大部分经肾排泄，少部分经胆汁排泄。

（6）选择性 COX－2 抑制药代表药物有塞来昔布、依托考昔、尼美舒利。塞来昔布血浆蛋白结合率高，可透过血脑屏障，主要通过肝药酶 CYP2C9 代谢；依托考昔生物利用度 100%，蛋白结合率高，主要通过肝 CYP3A4 代谢；尼美舒利与食物同服不影响吸收速率与程度，血浆蛋白结合率高，在肝代谢，代谢产物大部分经尿排出，其余随粪便排出。

2. 典型不良反应和禁忌证

（1）典型不良反应：NSAIDs 以胃肠道的不良反应最为常见，症状包括胃十二指肠溃疡及出血、胃穿孔等，COX－1 抑制药较易出现。选择性 COX－2 抑制药胃肠道反应轻，但抑制血管内皮的前列腺素生成，使血栓素升高，从而促进血栓形成，使心血管系统不良反应风险增高；还可引起潜在性肾病和一过性肾功能不全；其他可见肝坏死、肝衰竭、哮喘、支气管痉挛加重、血小板计数减少、再生障碍性贫血、中毒性表皮坏死松解症等。塞来昔布有类磺胺样过敏反应，严重者出现史－约综合征、中毒性表皮坏死松解症、剥脱性皮炎。尼美舒利还可引起肝损害，表现为肝酶升高、黄疸，个别患者有轻度肾毒性表现。

（2）禁忌证

①大部分 NSAIDs：可透过胎盘屏障，由乳汁中分泌，故妊娠及哺乳期妇女禁用。

②对乙酰氨基酚：严重肝肾功能不全患者禁用。

③吲哚美辛：已知对本品过敏患者禁用；服用吲哚美辛、阿司匹林或其他非甾体抗炎药后诱发哮喘、荨麻疹或过敏反应患者禁用；有应用非甾体抗炎药后发生胃肠道出血或穿孔病史患者禁用；有胃肠道损伤患者禁用；有活动性消化性溃疡/消化道出血，或者既往曾复发溃疡/出血患者禁用；重度心力衰竭患者禁用；血友病、其他出血性疾病、血管性水肿、支气管痉挛患者禁用；肾功能不全患者、孕妇、哺乳期妇女和 14 岁以下小儿禁用；禁用于冠状动脉旁路移植术（CABG）围手术期疼痛的治疗。

④布洛芬：对本药过敏患者禁用；对阿司匹林或其他非甾体抗炎药过敏患者禁用；活动性消化性溃疡患者禁用；活动性或既往有消化性溃疡病史、胃肠道出血或穿孔患者禁用；有失血倾向患者、孕妇、哺乳期妇女禁用。

⑤双氯芬酸：已知对本品过敏患者禁用；服用阿司匹林或其他非甾体抗炎药后诱发哮喘、荨麻疹或过敏反应患者禁用；有应用非甾体抗炎药后发生胃肠道出血或穿孔病史患者禁用；有活动性消化性溃疡/消化道出血，或者既往曾复发溃疡/出血患者禁用；重度心力衰竭患者禁用；严重的肝、肾和心脏功能衰竭患者禁用；禁用于冠状动脉旁路移植术（CABG）围手术期疼痛的治疗；妊娠后 3 个月禁用。

⑥美洛昔康：对本药过敏患者禁用；孕妇或哺乳期妇女禁用；对使用阿司匹林（乙酰水杨酸）或其他非类固醇抗炎药后出现哮喘、鼻息肉、血管水肿或荨麻疹等症状患者禁用；活动性消化性溃疡患者或有消化性溃疡再发病史患者禁用；严重肝功能不全患者禁用；非透析性严重肾功能不全患者禁用；胃肠道出血、脑出血或其他出血症患者禁用；严重的未控制的心力衰竭患者禁用。

⑦尼美舒利：具有阿司匹林或其他非甾体抗炎药过敏史患者（支气管痉挛、鼻炎、风疹）禁用；应用非甾体抗炎药后发生胃肠道出血或穿孔病史患者禁用；有活动性消化性溃疡/消化道出血、脑出血或其他活动性出血/出血性疾病者，或既往曾复发溃疡/出血的患者禁用；严重肾功能不全患者禁用；禁用于冠状动脉旁路移植术（CABG）围手术期疼痛的治疗。

⑧塞来昔布：对磺胺过敏患者禁用；服用阿司匹林或其他 NSAIDs 后诱发哮喘、荨麻疹或过敏反应的患者，以及有活动性消化性溃疡/消化道出血患者禁用；有重度心力衰竭患者禁用；禁用于冠状动脉旁路移植术（CABG）围手术期疼痛的治疗。

3. 具有临床意义的药物相互作用

（1）对乙酰氨基酚：应用巴比妥类（如苯巴比妥）或解痉药（如颠茄）的患者，长期应用本品可导致肝损害。本品与氯霉素同服，可增加后者的毒性。

（2）吲哚美辛：本品与对乙酰氨基酚长期合用可增加肾毒性；与其他非甾体抗炎药同用时，消化道溃疡的发病率增高。阿司匹林可降低本品的血药浓度，合用时并不能加强疗效，而胃肠道副作用则明显增多，由于抑制血小板聚集的作用加强，可增加出血风险。饮酒或与皮质激素、促肾上腺皮质激素同用，可增加胃肠道溃疡或出血的危险；与洋地黄类药物同时应用，本品可使洋地黄的血药浓度升高（因抑制从肾的清除）而增加毒性，因而需调整洋地黄剂量；与肝素、口服抗凝血药及溶栓药合用时，因本品与之竞争结合蛋白，使抗凝作用加强，同时本品有抑制血小板聚集作用，因此有增加出血的潜在危险；本品与胰岛素或口服降血糖药合用，可加强降血糖效应，须调整降血糖药的剂量；与噻嗪类利尿药（如呋塞米）同用时，可减弱后者排钠及抗高血压作用，其原因可能是抑制了肾内前列腺素的合成，本品还有阻止呋塞米、布美他尼及吲达帕胺等对血浆肾素活性增强的作用；与氨苯蝶啶合用时可导致肾功能减退（肌酐清除率下降、氮质血症）；与硝苯地平或维拉帕米同用时，可导致后二者血药浓度增高，因而毒性增加；丙磺舒可减少本品自肾及胆汁的清除，增高血药浓度，使毒性增加，合用时须减量；与秋水仙碱、磺吡酮合用时可增加胃肠溃疡及出血的危险；与锂盐合用时，可减少锂自尿排泄，使血药浓度增高，毒性加大；本品可增高氨甲蝶呤的血药浓度，并延长高血药浓度持续的时间。正在使用本品的患者如需做中剂量或大剂量氨甲蝶呤治疗，应于 24～48 h 前停用本品，以免增加其毒性；与抗病毒药齐多夫定同用时，可使后者清除率降低，毒性增加。二氟尼柳可增加本品的血药浓度；β 受体阻滞药可降低本品的抗高血压的作用；服用米非司酮，用药 8～12 d 后才能开始服用本品。

（3）布洛芬：与其他解热、镇痛、抗炎药物同用时，可增加胃肠道不良反应，并可能导致溃疡；与肝素双香豆素类（如毕法林）等抗凝血药同用时，可导致凝血酶原时间延长，增加出血倾向；与地高辛、氨甲蝶呤、口服降血糖药同用时，能使这些药物的血药浓度增高，不宜同用；与呋塞米（呋喃苯胺酸）同用时，后者的排钠和降血压作用减弱；与抗高血压药同用时，也降低后者的降血压效果；与氨基糖苷类、糖皮质激素、抗血小板药（如阿司匹林）、环孢素（环孢霉素）、利尿药、锂、喹诺酮类药物、齐多夫定、选择性 5－羟色胺再摄取抑制药联合使用，已有相互作用的报道，应慎用。

（4）双氯芬酸：与锂剂同时使用时，双氯芬酸可提高血浆锂剂浓度，应当检测血浆锂剂水平；与地高辛合用时，本品可提高血浆地高辛浓度，应当检测血浆地高辛水平；与利尿药和抗高血压药（如 β 受体阻滞药、血管紧张素转换酶抑制药）联合使用时，抗高血压效果可能会降低，因此联合使用时，应当谨慎给药，并定期检查患者血压，尤其是老年患者。应给予患者充分的补水，并且考虑初始联合治疗开始后对肾功能进行监测并且在此后定期检查；与保钾利尿药合用时，可能会产生血清钾水平升高，引起高钾血症，因此有必要监测血清钾浓度；与呋塞米同用时，后者的排钠和降压作用减弱；与其他非甾体抗炎药或皮质激素联合使用时，可能增加胃肠道不良反应的频率；与抗凝血药或选择性 5－羟色胺再摄取抑制药合用时，可增加出血危险性；用氨甲蝶呤治疗前后 24 h 内，应慎用本品，因为氨甲蝶呤的血药浓度可能被提高，其毒性也可能增加；由于对肾前列腺素的影响，可能会增加环孢素的肾毒性，因此对接受环孢素治疗患者使用量应低于非使用者；与喹诺酮类抗生素合用可能产生惊厥；长期与对乙酰氨基酚同用时，可增加对肾的不良反应；与维拉帕米、硝苯地平（硝苯啶）同用时，本品的血药浓度增高；丙磺舒可降低本品的排泄，增加血药浓度，从而增加毒性，故同用时宜减少本品剂量；与强效 CYP2C9 抑制药（如磺吡酮和伏立康唑）联合应用，由于强效 CYP2C9 抑制药对双氯芬酸代谢的抑制作用，可能引起双氯芬酸血浆药物浓度峰值及暴露量的显著升高；与苯妥英合用时，由于苯妥英的暴露量可能会升高，因此建议监控苯妥英的血浆药物浓度。

（5）美洛昔康：与其他几种非类固醇抗炎药同时使用时，可能通过协同作用增加胃肠道溃疡和出血的可能性；与口服抗凝血药合用，因为抑制血小板功能和破坏胃十二指肠黏膜的作用，会增加出血的危险，如果无法避免合用，则需仔细监测 INR；血管紧张素Ⅱ受体阻滞药对肾小球滤过有协同抑制作用，当肾功能受影响时症状会加重；对于老年患者和（或）脱水患者，合用本品和血管紧张素Ⅱ受体阻滞药时，由于直接影响肾小球滤过，可能引起急性肾衰竭，在治疗开始时应监测肾功能且定期给患者补水；本品会降低血管紧张素转换酶抑制药（ACEI）、血管紧张素Ⅱ受体阻滞药、β 受体阻滞药的抗高血压效果，导致部分疗效丧失（由于前列腺素的血管舒张作用被抑制）；增加环孢素的肾毒性，在合用期间要测定肾功能，对老年患者尤其需要仔细监测肾功能；可增加锂的血浆药物浓度（通过抑制肾对锂的排泌），可能会达到产生毒性的浓度，建议非类固醇抗炎药不与锂剂合用，如需合用，建议在开始使用、调节和停用美洛昔康时监控血浆锂水平。降低氨甲蝶呤从肾小管的分泌，从而升高氨甲蝶呤的血浆药物浓度，因此对于接受较高剂量氨甲蝶呤（每周大于 15 mg）的患者，建议不合用本品；对于接受较低剂量氨甲蝶呤的患者，也应考虑与本品发生药物相互作用的可能，特别对于肾功能不全的患者，如果合用应监控血细胞计数和肾功能；在非类固醇抗炎药和氨甲蝶呤合用 3 d 内，应特别注意血浆氨甲蝶呤浓度可能升高并引起毒性增加。通过影响肝肠循环，考来烯胺（消胆胺）加速美洛昔康的消除，美洛昔康的清除加快 50%。

（6）尼美舒利：由于本品血浆蛋白结合率高，可能会置换其他蛋白结合的药物。

（7）塞来昔布：塞来昔布主要经肝细胞色素 P4502C9 代谢，与有抑制细胞色素 P4502C9 作用的药物同时服用时应加注意；会减弱血管紧张素转换酶抑制药和血管紧张素Ⅱ阻滞药的抗高血压作用；老年人、血容量不足患者（包括利尿药治疗患者）或肾功能受损患者，合用本品与 ACEI 时，可能导致肾功能恶化，包括可能出现急性肾衰竭，通常是可逆的；降低呋塞米（速尿）和噻嗪类利尿药的促尿钠排泄作用；同阿司匹林联合使用时，胃肠道的溃疡和其他并发症的发生率会增加；与氟康唑和锂之间有潜在明显药物相互作用，接受氟康唑治疗的患者应给予塞来昔布最低的推荐剂量；合用塞来昔布和华法林的患者中（主要是老年人），会有因凝血酶原时间延长而导致出血事件的发生。

（二）用药监护

1. 重视 NSAIDs 所致胃肠道出血、溃疡的风险。在使用所有非甾体抗炎药治疗过程中的任何时候，都可能出现胃肠道出血、溃疡和穿孔的不良反应，其风险可能是致命的，这些不良反应可能伴有或不伴有警示症状，也无论患者是否有胃肠道不良反应病史或严重的胃肠事件病史。既往有胃肠道病史（溃疡性大肠炎、克罗恩病）的患者应谨慎使用非甾体抗炎药，以免使病情恶化。当患者服用该药发生胃肠道出血或溃疡时，应停药。老年患者使用非甾体抗炎药出现不良反应的频率增加，尤其是胃肠道出血和穿孔，其风险可能是致命的。为减少药物对胃肠道的刺激，本品宜于饭后服用或与食物或制酸药同服。

2. 关注 NSAIDs 潜在的心血管风险。NSAIDs 可能引起严重心血管血栓性不良事件、心肌梗死和卒中的风险增加，其风险可能是致命的。所有的 NSAIDs，包括选择性 COX－2 或非选择性药物，可能有相似的风险，有心血管疾病或心血管疾病危险因素的患者，其风险更大；即使既往没有心血管症状，医生和患者也应对此类事件的发生保持警惕；应告知患者严重心血管事件的症状和（或）体征，以及如果发生应采取的措施；患者应该警惕如胸痛、气短、无力、言语含糊等症状和体征，而且当有任何上述症状或体征发生后应该马上寻求医生的帮助；本类药物可导致新发高血压或使已有的高血压症状加重，其中的任何一种都可导致心血管事件的发生率增加。服用噻嗪类或髓袢利尿药的患者服用NSAIDs时，可能会影响这些药物的疗效；高血压病患者应慎用NSAIDs，在整个治疗过程中应密切监测血压。

3. 关注NSAIDs引起其他系统的不良反应。NSAIDs可能引起致命的、严重的皮肤不良反应，如剥脱性皮炎、史-约（Stevens-Johnson）综合征（SJS）和中毒性表皮坏死松解症（TEN），这些严重事件可在没有征兆的情况下出现。应告知患者严重皮肤反应的症状和体征，在第一次出现皮疹或过敏反应的其他征象时，应停用本类药物。

4. 警惕交叉过敏反应。NSAIDs与阿司匹林有交叉过敏性。由阿司匹林过敏引起的喘息患者，应用本类药物时可引起支气管痉挛。

（三）常用药物的临床应用

1. 对乙酰氨基酚

【适应证】用于普通感冒或流行性感冒引起的发热；也用于缓解轻度至中度疼痛，如头痛、关节痛、神经痛、肌肉痛、偏头痛、牙痛及痛经等。

【注意事项】

（1）用于退热连续使用不超过3 d，用于镇痛不超过5 d。

（2）对阿司匹林过敏患者、肝肾功能不全镇者、孕妇及哺乳期妇女慎用。

（3）服用本品期间不应同时服用其他含有解热镇痛药的药物（如某些复方抗感冒药）。

（4）服用本品期间不应饮酒或饮用含有酒精的饮料。

（5）勿过量服药，如服药过量或有严重不良反应时应立即就医。如若过量服药则有可能严重影响肝，并有发生肝衰竭的风险，症状有可能在3 d以后才会出现；若在过量服药后根据医嘱在$10\sim12$ h内静脉给予N-乙酰半胱氨酸或口服蛋氨酸，对肝有保护作用。肝氧化酶过剩者，如酗酒或服用巴比妥类药物及营养不良患者可能对对乙酰氨基酚毒性更敏感。当服用过量的药物后，无论成人或儿童即使无任何症状也应尽早治疗。

【用法与用量】口服。

（1）用于退热镇痛：①成人一次$0.3\sim0.6$ g，每日$3\sim4$次；每日不得超过2 g，退热疗程一般不超过3 d，镇痛不宜超过5 d。②儿童一次$10\sim15$ mg/kg，每次间隔$4\sim6$ h，或每日1.5 g/m^2，分次服用，每次间隔$4\sim6$ h；12岁以下儿童每24 h不超过5次的剂量；解热用药一般不超过3 d，镇痛遵医嘱。

（2）用于骨关节炎：成人常用剂量，口服缓释片剂，一次$0.65\sim1.3$ g，用药间隔8 h；每日最大剂量不超过4 g，疗程按医嘱。

【剂型与规格】片剂：0.1 g，0.3 g，0.5 g；缓释片剂：0.65 g；混悬剂：1.5 g（15ml）；复方阿司匹林片：含阿司匹林226.8 mg、咖啡因35 mg、对乙酰氨基酚126 mg；复方对乙酰氨基酚片：含对乙酰氨基酚0.13 g、阿司匹林0.2 g、咖啡因0.035 g；氨酚双氢可待因片：含双氢可待因酒石酸盐10 mg、对乙酰氨基酚500 mg。

2. 吲哚美辛

【适应证】用于缓解轻度、中度或重度风湿病的炎症疼痛及急性骨骼肌损伤，以及急性痛风性关节炎、痛经等的疼痛；亦可用于高热的对症解热。

【注意事项】

（1）避免与其他非甾体抗炎药，包括选择性 COX-2 抑制药合并用药。

（2）根据控制症状的需要，在最短治疗时间内使用最低有效剂量，可以使不良反应降到最低。

（3）既往有胃肠道病史（溃疡性大肠炎、克罗恩病）的患者、老年患者应慎用。

（4）为减少药物对胃肠道的刺激，本品宜于饭后服用或与食物或抑酸药同服。

（5）本品可能引起严重心血管血栓性不良事件、心肌梗死和卒中的风险增加，其风险可能是致命的。有心血管疾病或心血管疾病危险因素的患者，其风险更大。

（6）有高血压和（或）心力衰竭（如液体潴留和水肿）病史的患者应慎用本品，在开始本品治疗和整个治疗过程中应密切监测血压。

（7）本品可能引起致命的、严重的皮肤不良反应，如剥脱性皮炎、史-约综合征（SJS）和中毒性表皮坏死松解症（TEN），在第 1 次出现皮疹或过敏反应的其他征象时，应停用本品。

（8）对诊断的干扰。本品因对血小板聚集有抑制作用，可使出血时间延长，停药后此作用可持续 1 d，用药期间血尿素氮及血肌酐含量也常增高。吲哚美辛可能掩盖感染性疾病的症状和体征。

（9）下列情况应慎用。癫痫、帕金森病及精神病患者，本品可使病情加重；本品由肝代谢，经肾排泄，对肝、肾均有一定毒性，故肝、肾功能不全时应慎用或禁用；因本品可使出血时间延长，加重出血倾向，故血友病及其他出血性疾病患者应慎用，此外，本品对造血系统有抑制作用，再生障碍性贫血、粒细胞减少等患者也应慎用。

（10）长期用药者应定期进行眼科检查，本品能导致角膜沉着及视网膜改变（包括黄斑病变），遇有视力模糊时应立即做眼科检查。服用本品后如出现眩晕，不应驾驶车辆或操作机器。

【用法与用量】

（1）成人口服：①抗风湿，首次剂量一次 25～50 mg，每日 2～3 次，餐时或餐后立即服用，每日最大量不超过 150 mg，关节炎患者如有持续性夜间疼痛或晨起时关节发僵，睡前使用本品肛门栓剂 50～100 mg；②抗痛风，首次剂量一次 25～50 mg，此后每次 25 mg，每日 3 次；③痛经，一次 25 mg，每日 3 次；④退热，一次 12.5～25 mg，每日不超过 3 次。

（2）成人直肠给药：每日 50～100 mg，睡前用药。

（3）口服与直肠联合用药：每日最大剂量 150～200 mg。

【剂型与规格】胶囊剂：25 mg；缓释胶囊剂：30 mg；控释胶囊剂：25 mg，75 mg；栓剂：25 mg，50 mg，100 mg。

3. 布洛芬

【适应证】用于缓解轻度至中度疼痛，如头痛、关节痛、偏头痛、牙痛、肌肉痛、神经痛、痛经；也可用于普通感冒或流行性感冒引起的发热。

【注意事项】

（1）不宜长期或大量使用，用于镇痛不得超过 5 d，用于退热不得超过 3 d。

（2）本品最好在餐中或餐后服用。

（3）服用本品期间不应同时服用含有其他解热镇痛药的药物（如某些复方抗感冒药）。

（4）服用本品期间不应饮酒或饮用含有酒精的饮料。

（5）以下患者应慎用，如60岁以上、支气管哮喘（可能引起支气管痉挛）和过敏性疾病患者，以及凝血机制或血小板功能障碍（如血友病或其他出血性疾病）、胃肠道不适、近期进行过胃部手术、溃疡性结肠炎或克罗恩病（Crohn's disease）、心功能不全、高血压、已被告知有动脉狭窄（症状包括运动时小腿疼痛或小卒中）、有系统性红斑狼疮或混合性结缔组织病及免疫系统疾病导致关节疼痛、皮肤改变和其他器官的病症患者（因为增加无菌性脑膜炎的风险）。

【用法与用量】

（1）成人：布洛芬片（胶囊），抗风湿一次0.4～0.6 g，每日3～4次，类风湿关节炎比骨性关节炎用量更大；轻度、中度疼痛，一次0.2～0.4 g，间隔4～6 h，每日最大剂量为2.4 g。缓释剂型，一次0.3 g，每日2次。软膏剂，每日3次，外用。

（2）儿童：12岁以下一次5～10 mg/kg，每日3次，口服。

【剂型与规格】 片剂：0.1 g，0.2 g；胶囊剂：0.1 g，0.2 g；缓释胶囊剂：0.3 g；口服液：0.1 g（10 ml）；混悬剂：0.1 g（10 ml）；滴剂：15 ml，60 ml；软膏剂：每支20 g。

4. 双氯芬酸

【适应证】 用于各种急性、慢性关节炎和软组织风湿所致的疼痛，以及创伤后和术后的疼痛、牙痛、头痛等；用于发热；双氯芬酸钾用于痛经及拔牙后镇痛。

【注意事项】

（1）服药期间不应同时服用其他非甾体抗炎药。

（2）根据控制症状的需要，在最短治疗时间内使用最低有效剂量，可以使不良反应降到最低。

（3）既往有胃肠道病史（溃疡性大肠炎、克罗恩病）及老年患者应慎用。

（4）为减少药物对胃肠道的刺激，本品宜于饭后服用或与食物或制酸药同服。

（5）本品可能引起严重心血管血栓性不良事件、心肌梗死和卒中的风险增加，其风险可能是致命的；有心血管疾病或心血管疾病危险因素的患者，其风险更大。

（6）有高血压和（或）心力衰竭（如液体潴留和水肿）病史的患者应慎用本品，在开始本品治疗和整个治疗过程中应密切监测血压。

（7）因本品含钠，对钠盐摄入量有限制的患者应慎用。

（8）因本品可导致血清尿酸含量下降，尿中尿酸含量升高，可干扰诊断。

（9）有视觉障碍、头晕、眩晕、嗜睡或其他中枢神经系统紊乱的患者服用本品后，不应驾驶或操作机械。

【用法与用量】

（1）肠溶片剂：口服。成人用于关节炎，一次25～50 mg，每日3次；用于急性疼痛首次剂量50 mg，以后一次25～50 mg，间隔6～8 h。儿童常用剂量为0.5～2 mg/（kg·d），每日最大剂量为3 mg/kg，分3次服用。

（2）缓释胶囊剂：口服。成人用于关节炎，一次75～100 mg，每日1～2次，每日最大剂量为15 mg。

（3）栓剂：直肠给药。成人一次50 mg，每日50～100 mg。

（4）乳胶剂：外用，每日3次。

【剂型与规格】 肠溶片剂：25 mg，50 mg；缓释胶囊剂：50 mg，100 mg；乳胶剂（双氯芬酸钠二乙胺盐）：20 g；栓剂：50 mg，100 mg；片剂：25 mg。

5. 美洛昔康

【适应证】用于慢性关节病，包括缓解急、慢性脊椎关节病及类风湿关节炎、骨性关节炎等的疼痛、肿胀及软组织炎症，以及创伤性疼痛、手术后疼痛。

【注意事项】

(1) 有食管炎、胃炎和（或）消化性溃疡患者，使用本品应定期注意这些疾病的复发可能。

(2) 胃肠道出血或溃疡/穿孔可在本品治疗的任何时期出现，个别情况下是致命的。

(3) 罕有报道严重的皮肤不良反应（有些是致命的）出现。患者一旦开始出现皮疹、黏膜损害或任何其他超敏体征时，则应当立即停止使用本品。

(4) 曾报道血清转氨酶或其他肝功能指标偶有升高，大多数病例只是轻度和暂时性的高于正常范围。如果异常显著或呈持续性，应停用本品并进行随访检查。

(5) 可能引起钠、钾和水潴留，并干扰利尿药的排钠作用。易感患者可能出现或加重心功能衰竭或者高血压。

(6) 对肾前列腺素的合成具有抑制作用；对于肾血流和血容量减少的患者，可以促进肾功能失代偿的发生。但停药后，肾功能通常恢复到治疗前水平。

(7) 疗效不佳时，也不应超最大推荐日剂量或加用另一种非甾体抗炎药，否则不仅不增加疗效还会增加毒性反应。

(8) 本品可能会损伤生育能力，因此，准备受孕的妇女不推荐使用本品；对受孕困难或正接受不孕检查的妇女，应停用美洛昔康。

【用法与用量】

(1) 口服：①骨关节炎，每日 7.5 mg，每日最大剂量为 15 mg。②强直性脊柱炎和类风湿关节炎，每日 15 mg，分 2 次服用（也可每日 7.5 mg）；成人每日最大剂量为 15 mg，老年人每日最大剂量为 7.5 mg。

(2) 直肠给药：①骨关节炎，7.5～15 mg，睡前肛内塞入。②强直性脊柱炎和类风湿关节炎，给予 15 mg 或 7.5 mg，睡前肛内塞入；老年人给予 7.5 mg，睡前肛内塞入；15 岁以下儿童不推荐使用。

【剂型与规格】片剂：7.5 mg；栓剂：15 mg。

6. 尼美舒利

【适应证】用于慢性关节炎（如骨性关节炎、类风湿关节炎等）、手术和急性创伤后疼痛、耳鼻咽部炎症引起的疼痛、痛经及上呼吸道感染引起的发热等症状。

【注意事项】

(1) 根据控制症状的需要，在最短治疗时间内使用最低有效剂量，可以使不良反应降到最低。

(2) 长期应用应监测肝、肾、心脏功能等。对服用本品治疗期间出现肝损害症状（如厌食、恶心、呕吐、腹痛、疲倦、尿赤）的患者及肝功能检查出现异常的患者，应该终止治疗。有报道显示，本品短期服用后引起肝损害，其中绝大多数属于可逆性病变。

(3) 服用本品进行治疗期间必须避免同时使用已知的肝损害性药物与过量饮酒，因为任何一种因素均可能增加本品肝损害的风险。

(4) 不推荐联合应用其他非甾体抗炎药物。

(5) 本品在治疗期间内的任何时间均有可能导致患者出现消化道出血或溃疡/穿孔，如果出现消化道出血或溃疡，应终止本品的治疗。对于伴有消化性溃疡病史、消化道出血病史、溃疡性结肠炎或克罗恩病在内的消化道疾病的患者，应谨慎使用本品。老年患者使用非甾体抗炎药出现不良反应的频率增加，尤其是胃肠道出血和穿孔，其风险可能是致命的。

（6）对肾功能损害或心功能不全的患者，应谨慎使用本品，因为本品可能导致肾功能损害。一旦发生肾功能损害，应终止本品的治疗。

（7）由于本品可影响血小板的功能，因此，对于伴有出血倾向的患者应谨慎使用。然而，本品不能作为阿司匹林预防心血管事件方面的替代品。

（8）本品可能掩盖潜在细菌感染引起的发热。

（9）本品可能损害女性的生育能力，因此不推荐用于准备受孕的女性；对于受孕困难或正在进行不孕原因检查的女性患者，应考虑终止使用本品。

（10）严重心血管血栓性不良事件、心肌梗死和卒中的风险增加，其风险可能是致命的；有心血管疾病或心血管疾病危险因素的患者，其风险更大；有高血压和（或）心力衰竭（如液体潴留和水肿）病史的患者，应慎用本品，在开始本品治疗和整个治疗过程中应密切监测血压。

【用法与用量】本品仅用于成人。

（1）口服：一次 50～100 mg，每日 2 次，餐后服用。按照病情的轻重和患者的需要，可增加到每日 200 mg，分 2 次服用。老年人用药剂量应严格遵照医生规定，医生可以根据情况适当减少剂量。

（2）直肠给药：一次 200 mg，每日 2 次。

【剂型与规格】片剂：100 mg；颗粒剂：0.1 g，50 mg；混悬剂（1%）：60 ml，100 ml，200 ml；栓剂：200 mg。

7. 塞来昔布

【适应证】用于缓解骨关节炎的症状和体征；用于缓解成人类风湿关节炎的症状和体征；用于治疗成人急性疼痛；用于缓解强直性脊柱炎的症状和体征。

【注意事项】

（1）长期使用塞来昔布可能增加严重心血管血栓性不良事件、心肌梗死和卒中的风险，其风险可能是致命的。

（2）可导致高血压或加重高血压，故服药期间应密切监测血压。服用噻嗪类或髓袢利尿药的患者服用本品时，可能会影响这些治疗的疗效。

（3）慎用于有体液潴留或心力衰竭的患者。

（4）会引发严重胃肠道不良事件，其中包括发生在食管、胃、小肠或大肠的炎症、出血、溃疡和穿孔，这些不良反应均可致命。既往有消化性溃疡和（或）胃肠出血病史的患者，风险更大。

（5）为使潜在的胃肠道风险最小化，应根据每例患者的治疗目标，在最短治疗时间内使用最低有效剂量。

（6）若患者出现肝脏毒性反应的症状和体征（如恶心、疲劳、嗜睡、腹泻、瘙痒、黄疸、右上腹触痛和"感冒样"症状），或有全身表现（如嗜酸粒细胞增多症、皮疹等），则立即停用本品，并对患者进行临床评估。

（7）长期用药会引起肾毒性（如肾乳头坏死）。

（8）塞来昔布是一种磺胺类药物，可能引起致命的、严重的皮肤不良反应，如剥脱性皮炎、史－约综合征（SJS）和中毒性表皮坏死松解症，这些严重事件可在没有征兆的情况下和既往未知对磺胺过敏的患者中出现。

（9）从妊娠期的第 30 周开始应避免使用本品，因可能导致胎儿动脉导管过早闭合。

（10）鉴于有发生弥散性血管内凝血的风险，将塞来昔布用于全身型幼年类风湿关节炎患者时应谨慎。

【用法与用量】口服。

（1）骨性关节炎：每日 200 mg，一次性服用，可适当增加剂量；最大剂量为一次 200 mg，每日 2 次，不推荐儿童使用。

（2）类风湿关节炎及强直性脊柱炎：一次 200 mg，每日 1～2 次，不推荐儿童使用。

（3）推荐剂量：第 1 日首次剂量给予 400 mg，必要时可再服 200 mg；随后根据需要，给予一次 200 mg，每日 2 次。

【剂型与规格】胶囊剂：100 mg，200 mg。

【同步练习】

一、A 型题（最佳选择题）

1. 溃疡病患者发热时，宜用的退热药为（　　　）

A. 阿司匹林　　　　　　B. 吡罗昔康　　　　　　C. 吲哚美辛　　　　　　D. 保泰松

E. 对乙酰氨基酚

本题考点：选择性 COX－2 抑制药胃肠道不良反应相对非选择性 COX 抑制药轻，对于溃疡病患者宜选用选择性 COX－2 抑制药吡罗昔康。

2. 对乙酰氨基酚的药理作用特点是（　　　）

A. 抗炎作用强，解热镇痛作用很弱

B. 解热镇痛作用缓和持久，抗炎、抗风湿作用很弱

C. 抑制血栓形成

D. 对 COX－2 的抑制作用比 COX－1 强

E. 大剂量可减少对肾小管尿酸盐的再吸收

本题考点：对乙酰氨基酚主要药理作用是解热，抗炎、抗风湿作用很弱。

3. 出现史－约综合征的药物是（　　　）

A. 阿司匹林　　　　　　B. 吡罗昔康　　　　　　C. 吲哚美辛　　　　　　D. 保泰松

E. 塞来昔布

本题考点：塞来昔布是一种磺胺类药物，可发生严重的皮肤反应，如剥脱性皮炎、史－约综合征（Stevens－Johnson 综合征）和中毒性表皮坏死松解症（TEN）。

4. 阿司匹林与其他药物合用时，以下说法正确的是（　　　）

A. 与其他 NSAIDs 合用时，可升高后者生物利用度

B. 增强 ACEI 的降血压作用

C. 增强血管紧张素 Ⅱ 受体阻滞药的降血压作用

D. 增强 β 受体阻滞药的降血压作用

E. 可增加环孢素的肾毒性

本题考点： 非甾体抗炎药（如阿司匹林）可增加环孢素的肾毒性。

二、B 型题（配伍选择题）

（5～7 题共用备选答案）

A. 阿司匹林   B. 消炎痛
C. 布洛芬   D. 保泰松
E. 对乙酰氨基酚（扑热息痛）

5. 几乎无抗炎作用的药物是（　　）
6. 胃肠道反应轻的药物是（　　）
7. 能导致瑞氏综合征的药物是（　　）

本题考点： 非甾体抗炎药不同种类的典型不良反应。

（8～10 题共用备选答案）

A. 塞来昔布   B. 消炎痛
C. 布洛芬   D. 尼美舒利
E. 对乙酰氨基酚

8. 有类磺胺过敏反应的药物是（　　）
9. 发热时首选的药物是（　　）
10. 仅用于成人的药物是（　　）

本题考点： 非甾体抗炎药不同种类的用药特点。

（11～15 题共用备选答案）

A. 塞来昔布   B. 吲哚美辛   C. 布洛芬   D. 阿司匹林
E. 双氯芬酸

11. 血友病或血小板减少症患者，禁用的药物是（　　）
12. 14 岁以下儿童及鼻息肉综合征、血管性水肿患者，禁用的药物是（　　）
13. 避免加重癫痫、帕金森病及精神疾病患者的病情，禁用的药物是（　　）
14. 有心肌梗死病史或脑卒中病史者，禁用的药物是（　　）
15. 肛门炎者，禁止直肠给予的药物是（　　）

本题考点： 非甾体抗炎药不同种类的禁忌证。

三、X 型题（多项选择题）

16. 下列解热镇痛抗炎药中，属于选择性诱导型环加氧酶抑制药的有（　　）

A. 美洛昔康   B. 阿司匹林   C. 吡罗昔康   D. 塞来昔布
E. 吲哚美辛

本题考点： 选择性诱导型环加氧酶抑制药（COX-2 抑制药）的代表药物。

17. 阿司匹林（乙酰水杨酸）的药理作用包括（　　）

A. 解热   B. 抗炎、抗风湿
C. 镇痛   D. 抗菌
E. 抗过敏

本题考点： 阿司匹林的药理作用。

18. 阿司匹林的作用特点有（　　）

A. 胃肠道 pH 低的情况下吸收加快

B. 在碱性尿液中游离型水杨酸增多，排泄速度加快

C. 在酸性尿液中游离型水杨酸增多，排泄速度加快

D. 血浆蛋白结合率高

E. 食物可增加吸收速率

本题考点： 阿司匹林的作用特点。

19. 属于选择性 COX－2 抑制药的有（　　）

A. 塞来昔布　　　　　B. 依托考昔　　　　　C. 尼美舒利　　　　　D. 吲哚美辛

E. 乙酰氨基酚

本题考点： 选择性 COX－2 抑制药的代表药物。

20. 对乙酰氨基酚的适应证有（　　）

A. 中度、重度发热　　　　　　　　　B. 痛经

C. 轻度、中度骨性关节炎首选药　　　D. 急性痛风性关节炎

E. 癌性疼痛

本题考点： 对乙酰氨基酚的适应证。

21. 使用布洛芬时应注意的是（　　）

A. 与阿司匹林或其他非甾体抗炎药有交叉过敏反应

B. 可增加胃肠道出血的风险，并导致水钠潴留

C. 避免与小剂量阿司匹林同用

D. 急性痛风性关节炎

本题考点： 布洛芬的用药注意事项。

22. 使用双氯芬酸时应注意的是（　　）

A. 增加胃肠道出血的风险

B. 升高血压

C. 胃肠道溃疡病史患者禁用

D. 心肌梗死史患者慎用

E. 有眩晕或其他中枢神经疾病史的患者，用药期间应禁止驾驶车辆或操作器械

本题考点： 双氯芬酸的用药注意事项。

参考答案： 1. B　2. B　3. E　4. E　5. E　6. C　7. A　8. A　9. E　10. D　11. D　12. C
13. B　14. A　15. E　16. ACD　17. ABC　18. AB　19. ABC　20. ABCE
21. ABCD　22. ABCE

二、抗痛风药

【复习指导】掌握抗痛风药的分类、代表药物及作用特点；掌握各类抗痛风药的典型不良反应及秋水仙碱、丙磺舒、苯溴马隆的禁忌证；熟悉各类抗痛风药的主要药物相互作用；熟悉抗痛风药的用药监护、痛风的分期给药；熟悉秋水仙碱、别嘌醇、苯溴马隆的适应证和

注意事项。

（一）药理作用和临床评价

1. 分类和作用特点　痛风是因体内嘌呤代谢紊乱所致的疾病，血中尿酸增高，尿酸盐在关节、肾及结缔组织中结晶沉积而导致关节炎症及粒细胞浸润，临床表现为急性或慢性痛风性关节炎、痛风性肾病、尿酸性肾结石、痛风结节和高尿酸血症等。抗痛风药通过抑制尿酸的生成或促进尿酸的排泄，以降低血中尿酸水平。

抗痛风药根据其作用机制分为：①选择性抗急性痛风性关节炎药，控制关节炎的红、肿、痛等症状；②抑制尿酸生成药；③促进尿酸排泄药；④促进尿酸分解药。

（1）选择性抗痛风性关节炎药：代表药物为秋水仙碱。其作用机制如下。①与中性粒细胞微管蛋白的亚单位结合而改变细胞膜功能，包括抑制中性粒细胞的趋化、黏附和吞噬作用；②抑制磷脂酶 A_2，减少单核细胞和中性粒细胞释放前列腺素和白三烯；③抑制局部细胞产生白细胞介素 – 6 等；④本药不影响尿酸盐的生成、溶解及排泄，因而无降低血尿酸作用。

（2）抑制尿酸生成药：代表药物为别嘌醇、非索布坦。①别嘌醇及其代谢产物氧嘌呤醇通过抑制黄嘌呤氧化酶的活性（后者能使次黄嘌呤转为黄嘌呤，再使黄嘌呤转变成尿酸），使尿酸生成减少；②非索布坦是非嘌呤类黄嘌呤氧化酶选择性抑制药，常规治疗浓度下不会抑制其他参与嘌呤和嘧啶合成与代谢的酶，对氧化型和还原型的黄嘌呤氧化酶均有显著抑制作用，通过抑制尿酸生成降低血清尿酸浓度。

（3）促进尿酸排泄药：代表药物为丙磺舒、苯溴马隆。通过抑制尿酸盐在肾小管的主动再吸收，增加尿酸盐的排泄，从而降低血中尿酸盐的浓度。可缓解或防止尿酸盐结晶的生成，减少关节的损伤，亦可促进已形成的尿酸盐结晶的溶解。

（4）促进尿酸分解药：外源性拉布立酶和聚乙二醇尿酸酶促进尿酸转化为尿囊素，尿囊素因溶解性好易被肾排出，进而降低尿酸水平。

2. 典型不良反应和禁忌证

（1）典型不良反应

①秋水仙碱：不良反应与剂量大小有明显相关性，口服较静脉注射安全性高。胃肠道反应：发生率高达80%，以腹痛、腹泻、恶心、呕吐及食欲缺乏为常见的早期不良反应，严重者可表现为脱水及电解质紊乱等；长期用药者可发生严重的出血性胃肠炎或吸收不良综合征。血液系统毒性：可发生血小板减少、中性粒细胞减少，甚至发生再生障碍性贫血，严重时可危及生命。肌神经病变：不常见，往往在预防痛风而需长期服用患者和有轻度肾功能不全患者出现。休克：多见于老年人，病死率高，可表现为少尿、血尿、抽搐及意识障碍。其他：也可见发热、皮疹、脱发及肝损害等。

②别嘌醇：皮疹，可呈瘙痒性丘疹或荨麻疹，若皮疹严重且经对症处理无效，应考虑停药。国内曾有报道，服用本品发生剥脱性皮炎型药疹。胃肠道反应，可表现为腹痛、腹泻、恶心、呕吐等。若出现血小板减少、白细胞减少或贫血，均应考虑停药。其他，也可引起发热、脱发、淋巴结肿大、过敏性血管炎、肝毒性及间质性肾炎等。

③丙磺舒：胃肠道症状如恶心、呕吐等，见于约5%的服用者，偶可引起消化性溃疡；因本品可促进肾结石形成，故服用期间应保证尿 $pH \geqslant 6.5$，大量饮水并同服碱化尿液的药物；偶引起白细胞减少、骨髓抑制及肝坏死等少见不良反应；与磺胺出现交叉过敏反应，包括皮疹、皮肤瘙痒及发热等，但少见。

④苯溴马隆：本品耐受性好，不良反应一般为轻度。有时会出现肠胃不适感，如恶心、呕吐、胃内饱胀感和腹泻等现象，极少出现荨麻疹（风疹）。在个别情况下还会出现眼结膜发炎（结膜炎）、短时间的阳痿、变态性的局部皮肤湿疹（皮疹）、头疼和尿意频增感；在有些情况下还要观察是否加重了肝病（细胞溶解性肝炎）。GOT、GPT及碱性磷酸酶升高。

（2）禁忌证

①秋水仙碱：对骨髓增生低下、肝肾功能不全患者禁用。

②别嘌醇：对本品过敏、严重肝肾功能不全和明显血细胞低下患者禁用。

③丙磺舒：对本品及磺胺类药过敏患者禁用；肾功能不全患者禁用；伴有肿瘤的高尿酸血症患者，或使用细胞毒的抗癌药、放射治疗患者，可引起急性肾病，均应禁用。

④苯溴马隆：孕妇、有可能怀孕妇女及哺乳期妇女禁用；中度、重度肾功能损害患者（肾小球滤过率低于 20 ml/min）及患有肾结石的患者禁用。

3. 具有临床意义的药物相互作用

（1）秋水仙碱：①本品可导致可逆性的维生素 B_{12} 吸收不良；②可使中枢神经系统抑制药增效，拟交感神经药的反应性加强。

（2）别嘌醇：①饮酒、噻嗪类利尿药、吡嗪酰胺、氯噻酮、依他尼酸、呋塞米、美托拉宗均可增加血清中尿酸含量。本品与噻嗪类利尿药合用时，对肾功能不全或高血压的患者，有引起肾衰竭及过敏反应的报道。②本品与氨苄西林同用时，皮疹的发生率增多，尤其对高尿酸血症患者。③本品可加强抗凝血药（双香豆素、茚满二酮衍生物等）的效应，两者合用时应注意调整剂量。④本品与硫唑嘌呤或巯嘌呤同用时，后者的用量一般要减少 1/4～1/3。⑤本品与环磷酰胺合用时，可增加对骨髓的抑制作用。⑥本品与尿酸化药同用时，可增加肾结石形成的可能；不宜与铁剂同服。

（3）丙磺舒：①与阿司匹林或其他水杨酸盐同用时，可抑制本品的排尿酸作用。②与吲哚美辛、氨苯砜、萘普生等同用时，后者的血药浓度增高，毒性因而加大。③与各类青霉素、头孢菌素同用时，后者的血药浓度增高，并维持较长时间，毒性因而加大，尤其是对肾的毒性；与口服降血糖药同用时，后者的效应增强。④与氨甲蝶呤合用时，可能增高氨甲蝶呤的血药浓度，从而毒性反应增大。⑤因本品抑制肾小管的分泌作用，与呋喃妥因同用时，可使呋喃妥因在尿中抗感染的疗效减低。⑥与利福平同用时，因与后者竞争肝脏的摄取，可使利福平的血药浓度增高、代谢时间延长、毒性加大。⑦临床上一般不主张为了提高利福平的血药浓度而两药并用。⑧因可减慢磺胺药的肾排泄，与其同用时可增加后者的血药浓度，故长期同用时应定期检测磺胺药的血药浓度。

（4）苯溴马隆：①苯溴马隆促进尿酸排泄作用可因水杨酸盐和磺吡酮（苯磺唑酮）而减弱；②不宜与阿司匹林和其他水杨酸制剂合用；③不宜与抗凝血药合用。

（二）用药监护

应重视非药物治疗，包括禁酒、饮食控制（限制嘌呤摄入，应<100～150 mg/d）、生活调节（多食草莓、香蕉、橙子、橘子或果汁），如能坚持可避免或减少抑制尿酸生成药和排泄尿酸药的不良反应和剂量。

1. 痛风的分期给药

（1）痛风性关节炎急性发作期：表现为剧烈疼痛、炎症、白细胞趋化或坏死、关节或肢体功能受限。常用非甾体抗炎药（阿司匹林及水杨酸钠除外）和秋水仙碱，以控制关节炎症和发作，抑制粒细胞浸润和白细胞趋化，或减少细胞坏死、缓解疼痛。若以上两类药物疗效差，或不宜使用，可考虑应用糖皮质激素（关节腔内注射或口服）。

（2）间歇期：为两次急性发作的间隔期，反复发作、未治疗或治疗不彻底患者，可表现为多关节受累，尿酸盐可在关节的软骨、滑膜、肌腱等处沉积，从而形成痛风石。若仅为血尿酸浓度增高，可无明显临床症状。

（3）慢性期：血中和尿中的尿酸均持续升高，关节损伤轻重不等，伴有骨质破坏、肾损害和痛风性关节炎。应长期乃至终身抑制尿酸生成，同时用促进尿酸排泄药（如苯溴马隆、丙磺舒）。

（4）缓解期：无疼痛、无粒细胞浸润和炎症，仅有高尿酸血症。在关节炎症控制后 1～2 周开始应用别嘌醇，以控制血尿酸水平，预防急性关节炎复发，减少尿酸结石所致关节骨破坏、肾结石形成；尽快排泄尿酸和抑制尿酸生成。

痛风早期、中期主要选用促尿酸排泄药；中期、晚期主要选用抑制尿酸生成药或促进尿酸分解药；当急性发作期、病情突然加重或侵犯新关节时，应及时给予非甾体抗炎药或秋水仙碱。

2. 谨慎选用秋水仙碱。尽量避免静脉注射和长期口服给药（痛风急性发作期亦不可以）。因肾排泄功能下降时本品易蓄积，肝功能不良可使毒性加重，故对于老年人及肝肾功能不全的患者应减量；长期服用本品可引起肌炎和周围神经病变，过量口服或静脉给药时可发生严重甚至致命性的毒性反应；本品不应用作痛风性关节炎发作的长期预防用药，长期用药可导致维生素 B_{12} 吸收不良，反应是可逆的，维生素 B_6 可减轻其毒性反应。静脉注射给药仅限于禁食患者（术后等），为防止局部静脉炎的发生，应适量稀释后在 10～20 min 静脉注射。

3. 痛风性关节炎急性发作期禁用抑制尿酸生成药。别嘌醇对痛风性关节炎急性期无效（无抗白细胞趋化、抗炎或镇痛作用），用药初期因可减少组织中尿酸结晶并快速降低尿酸水平，促使关节痛风结节表面溶解，形成不溶性结晶，从而加重炎症，诱发痛风。建议开始用药的 4～8 周与小剂量秋水仙碱联合使用。

4. 根据肾功能和尿酸排泄量选择抑制尿酸生成药或促进尿酸排泄药。对于肾功能正常或轻度受损患者，宜选苯溴马隆；24 h 尿尿酸≤600 mg，无肾结石或尿路结石患者，宜选用丙磺舒；24 h 尿尿酸≥1000 mg，肾功能受损、有尿路结石病史或促进尿酸排泄药无效时，可选择抑制尿酸生成药别嘌醇。但应注意肾功能不全患者体内别嘌呤易蓄积，可使不良反应增多。

5. 为防止肾结石的形成，在服用丙磺舒期间应多饮水（每日 2500 ml 左右），并适当补充碳酸氢钠（每日 3～6 g）以使尿呈碱性且尿道通畅，必要时可合用枸橼酸钠。服用苯溴马隆过程中也应保持摄入足量的水，并碱化尿液。

（三）常用药物的临床应用

1. 秋水仙碱

【适应证】用于治疗痛风性关节炎的急性发作，预防复发性痛风性关节炎的急性发作。

【注意事项】

（1）如发生呕吐、腹泻等反应，应减小用量，严重者应立即停药。

（2）骨髓造血功能不全、严重心脏病、肾功能不全及胃肠道疾病患者慎用。

（3）用药期间应定期监测血象及肝、肾功能。

（4）在服药期间及停药以后数周内，女性患者不得妊娠。

【用法与用量】口服。

（1）急性期：成人常用剂量为每 1～2 h 服用 0.5～1 mg，直至关节症状缓解，或出现腹泻或呕吐；达到治疗剂量一般需 3～5 mg，24 h 内不宜超过 6 mg。停服 72 h 后，每日剂量为 0.5～1.5 mg，分次服用，共 7 d。

（2）预防：每日 0.5～1 mg，分次服用，但疗程酌定，如出现不良反应时应随时停药。

【剂型与规格】片剂：0.5 mg，1 mg。

2. 别嘌醇

【适应证】用于原发性和继发性高尿酸血症，尤其是尿酸生成过多而引起的高尿酸血症；用于反复发作或慢性痛风患者及痛风石、尿酸性肾结石和（或）尿酸性肾病、有肾功能不全的高尿酸血症。

【注意事项】

（1）由于本品促使尿酸结晶重新溶解时可再次诱发并加重关节炎急性期的症状，故本品不能控制痛风性关节炎的急性炎症症状，不能作为抗炎药使用。

（2）本品必须在痛风性关节炎的急性炎症症状消失后（一般在发作后 2 周左右）方开始应用。

（3）为促进尿酸排泄，服药期间应多饮水，并使尿液呈中性或碱性。

（4）本品用于血尿酸和 24 h 尿尿酸过多，或者痛风石，或有泌尿系统结石及不宜使用促尿酸排出药患者。

（5）本品应从小剂量开始给药，逐渐递增至有效剂量以维持正常的血尿酸和尿尿酸水平，之后逐渐减量，用最小有效剂量维持较长时间。

（6）与排尿酸药合用可加强疗效。

（7）用药前及用药期间应定期监测血尿酸及 24 h 尿尿酸水平，以此作为调整药物剂量的依据。

（8）老年患者及有肾、肝功能损害患者应谨慎用药，并应减少每日用量。

（9）用药期间应定期监测血象及肝、肾功能。

【用法与用量】口服。

（1）痛风：起始剂量为 50 mg，每日 1～2 次，1 周可递增 50～100 mg，至每日 200～300 mg，分 2～3 次服；或一次 300 mg，每日 1 次。每 2 周测血液和尿液的尿酸水平，如已达正常水平，则不再增加剂量；如测定值仍高，可再增加剂量，每日最大用量不宜超过 600 mg。

（2）尿酸结石：一次 100～200 mg，每日 1～4 次；或一次 300 mg，每日 1 次。

【剂型与规格】片剂：100 mg。

3. 苯溴马隆

【适应证】适用于原发性高尿酸血症、痛风性关节炎间歇期及痛风结节肿等。

【注意事项】

（1）不能在痛风急性发作期服用本品，因为开始治疗阶段，随着组织中尿酸溶出，有可能加重病症。

（2）为了避免治疗初期病风急性发作，建议在给药最初几天合用秋水仙碱或抗炎药。

（3）治疗期间需大量饮水以增加尿量（治疗初期饮水量不得少于 1.5～2 L），以免在排泄的尿中由于尿酸过多导致尿酸结晶。定期测量尿液的酸碱度，为促进尿液碱化，可酌情给予碳酸氢钠或枸橼酸合剂，并注意酸碱平衡。患者尿液的 pH 应调节在 6.5～6.8。

（4）在开始治疗时有大量尿酸随尿随出，因此，在此时的用药剂量要小（起始剂量）。

（5）在用药前后应定期监测肝、肾功能；在用药过程中应密切注意食欲缺乏、恶心、呕吐、全身倦怠感、腹痛、腹泻、发热、尿浓染、眼球结膜黄染等现象，一旦发生应立即停药并告知医生。

（6）在开始治疗时有大量尿酸随尿排出，因此，初期应从小剂量开始用药。

【用法与用量】口服。成人每次口服 50 mg，每日 1 次，早餐后服用。用药 1～3 周检查血清尿酸浓度。在后续的治疗中，成人和 14 岁以上的年轻人每日服用 50～100 mg，或遵医嘱。

【剂型与规格】片剂：25 mg，50 mg，100 mg；胶囊剂：50 mg。

【同步练习】

一、A 型题（最佳选择题）

1. 与丙磺舒联合应用，有增效作用的药物是（　　）
A. 四环素　　　　　B. 氯霉素　　　　　C. 青霉素　　　　　D. 红霉素
E. 罗红霉素
本题考点： 丙磺舒的药物相互作用。

2. 对还原型及氧化型的黄嘌呤氧化酶均有显著抑制作用的药物是（　　）
A. 非索布坦　　　B. 别嘌醇　　　　C. 秋水仙碱　　　D. 丙磺舒
E. 苯溴马隆
本题考点： 非索布坦的药理作用。

3. 与别嘌醇合用，皮疹发生率增多的药物是（　　）
A. 非索布坦　　　B. 氨苄西林　　　C. 秋水仙碱　　　D. 丙磺舒
E. 苯溴马隆
本题考点： 别嘌醇的药物相互作用。

二、B 型题（配伍选择题）

（4～7 题共用备选答案）
A. 秋水仙碱　　　B. 别嘌醇　　　　C. 丙磺舒　　　　D. 阿司匹林
E. 拉布立酶
4. 属于选择性抗痛风性关节炎的药物是（　　）
5. 属于抑制尿酸生成的药物是（　　）
6. 属于促进尿酸排泄的药物是（　　）
7. 属于促进尿酸分解的药物是（　　）
本题考点： 抗痛风药的分类及代表药物。

（8～10 题共用备选答案）
A. 秋水仙碱　　　B. 别嘌醇　　　　C. 丙磺舒　　　　D. 阿司匹林
E. 拉布立酶
8. 痛风性关节炎急性发作期宜选用的药物是（　　）
9. 痛风慢性期宜选用的药物是（　　）
10. 痛风缓解期宜选用的药物是（　　）
本题考点： 痛风分期给药的药物选择。

三、X 型题（多项选择题）

11. 与别嘌醇合用，需调整别嘌醇剂量的药物是（　　）

A. 依他尼酸　　　　B. 美托拉宗　　　　C. 吡嗪酰胺　　　　D. 呋塞米

E. 氢氯噻嗪

本题考点： 使血清中尿酸含量增高的影响因素包括饮酒、噻嗪类利尿药、吡嗪酰胺、氯噻酮、依他尼酸、呋塞米、美托拉宗。

12. 应用秋水仙碱时的注意事项包括（　　）

A. 慎重用药

B. 急性痛风每疗程应停药 3 d

C. 痛风发作期禁止同时静脉注射与口服

D. 心功能不全患者慎用

E. 控制痛风性关节炎症状后可减少剂量及用药时程，并与降血尿酸药联用

本题考点： 秋水仙碱的用药注意事项。

参考答案： 1. C　2. A　3. B　4. A　5. B　6. C　7. E　8. A　9. C　10. B　11. ABCDE
　　　　　12. ABCDE

第三章 呼吸系统疾病用药

呼吸系统是人体与外界空气进行气体交换的一系列器官的总称，由呼吸道和肺两部分组成。其中呼吸道由鼻、咽、喉、气管和各级支气管组成；肺则包括肺实质、肺间质等组织。临床上常将鼻、咽、喉称为上呼吸道，气管以下的气体通道（包括肺内各级支气管）部分称为下呼吸道。

呼吸系统疾病常见的症状主要有咳嗽、咳痰、咯血、胸痛和呼吸困难等。其中咳嗽、咳痰、呼吸困难（喘息）等是呼吸系统疾病的常见临床症状，多因感染或变态反应等其他多种原因所引起。因此，临床治疗药物可分为两大类：一类是针对感染治疗的药物，如抗菌药、抗结核药、抗真菌药和抗病毒药等；另一类为消除、缓解或减轻呼吸道症状，减轻患者痛苦及减少并发症发生的药物，如镇咳药、祛痰药和平喘药。本章主要介绍消除、缓解或减轻呼吸系统症状的药物，包括镇咳药、祛痰药和平喘药。

一、镇咳药

【复习指导】本部分应掌握和熟悉内容为中枢性镇咳药和外周性镇咳药的作用特点、主要代表药物、药理作用和临床应用。

咳嗽是一种呈突然、暴发性的呼气运动，有助于清除呼吸道分泌物。咳嗽是由多种原因引起的一种临床症状，本质上是呼吸系统受到刺激时产生的一种保护性反射活动。通过咳嗽可排出呼吸道内的黏液和异物，从而保持呼吸道内的清洁和通畅。在排出黏液和异物后，咳嗽症状多有缓解。咳嗽是呼吸门诊常见的症状之一，由于咳嗽症状特异性，且病因复杂，常诊断不明确。

咳嗽属于人体的防御性反射，有利于清除呼吸道分泌物和有害物质，但过于频繁和剧烈的咳嗽常会影响患者的工作、学习和生活。咳嗽可以分为小于 3 周的急性咳嗽、3～8 周的亚急性咳嗽和大于 8 周的慢性咳嗽。不同分类的咳嗽具有不同的病因分布特点。镇咳药起止咳作用，其作用机制为抑制咳嗽反射，减轻咳嗽频度和强度。轻度的咳嗽有利于排出痰液，为保护性反射，所以一般不宜使用镇咳药。当痰液较多时，单用镇咳药可能会将痰液滞留于气道造成支气管阻塞，甚至窒息。因此，只有在无痰或少痰而剧烈咳嗽时，才可选用镇咳药或配合祛痰药和其他药物等进行联合治疗。

（一）药理作用和临床评价

1. 分类和作用特点 镇咳药根据其作用部位的不同，可分为中枢性镇咳药和外周性镇咳药。中枢性镇咳药的作用机制为直接抑制延髓咳嗽中枢；外周性镇咳药作用机制为抑制咳嗽反射弧中的某一环节（如咳嗽反射弧中末梢感受器、传入神经或传出神经等），通过局部麻醉、缓解对咽喉部黏膜的刺激、解除支气管平滑肌痉挛、消除呼吸道炎症等方式进而发挥镇咳作用。但在中枢性镇咳药中有一些药物，如喷托维林、依普拉酮、那可丁等也兼具了较明显的外周作用，具有中枢性和外周性双重镇咳作用。

（1）中枢性镇咳药：又可分为成瘾性镇咳药（如吗啡、可待因等）与非成瘾性镇咳药（如右美沙芬、喷托维林、氯哌斯汀等）。

①吗啡：吗啡为强阿片受体激动药，中枢性镇咳作用最强，但过量服用可导致呼吸衰竭甚至死亡，且连续使用 3～5 d 即可产生耐药性，连续 1 周以上即可能成瘾。吗啡目前主要

用于支气管癌或主动脉瘤引起的剧烈咳嗽、急性肺梗死或急性左侧心力衰竭伴有的剧烈咳嗽。注意下列患者禁用吗啡：低血压或休克、慢性阻塞性肺疾病（COPD）、炎症性肠梗阻、神志障碍及晚期危重伴呼吸抑制患者。

②可待因：可待因为阿片生物碱的一种，为吗啡的 3 位甲醚衍生物。可待因直接作用于吗啡受体，直接抑制延髓咳嗽中枢，所以具有强效镇咳作用。可待因口服吸收后，易透过血脑屏障和胎盘屏障，约有 15% 的可待因在体内脱甲基而成吗啡，其镇咳作用约为吗啡的 1/4，作用维持 4～6 h。长期用药亦有成瘾性。可待因目前是临床最有效的镇咳药之一，适用于各种原因引起的剧烈干咳和刺激性咳嗽（尤其适合于伴有胸痛的剧烈干咳），但不宜用于痰液量多且黏稠患者使用，因为可待因可抑制支气管腺体的分泌，使痰液黏稠，难以咳出。可待因对呼吸不畅或支气管哮喘引起的咳嗽也应慎用。过量使用可待因可导致中枢兴奋、烦躁不安和呼吸衰竭。注意痰多者禁用本品。

③喷托维林：外周性镇咳，为人工合成的非成瘾性中枢性镇咳药，可选择性抑制延髓咳嗽中枢；其同时兼具微弱的阿托品样作用和局部麻醉作用，可轻度抑制支气管内感受器，减弱咳嗽反射；同时喷托维林可松弛痉挛的支气管平滑肌，降低气道内阻力，所以还兼有外周镇咳作用。喷托维林的镇咳强度为可待因的 1/3，口服易吸收，约 20～30 min 起效，喷托维林 1 次给药后可维持 4～6 h 的镇咳作用。常用于上呼吸道感染引起的无痰干咳、百日咳等。其偶有头晕、恶心、口干、便秘等不良反应。痰多患者配合祛痰药联合使用，注意青光眼、心力衰竭、呼吸功能不全患者禁用本品。

④右美沙芬：右美沙芬为合成的吗啡类衍生物，作用机制为抑制延髓咳嗽中枢而发挥中枢性镇咳作用。右美沙芬镇咳作用强度约与可待因相等。右美沙芬口服吸收好，起效快，在 15～30 min 起效，其镇咳作用可维持 3～6 h。主要用于无痰干咳，常用剂量无成瘾性。常与抗组胺药联合用于上呼吸道感染、急慢性支气管炎、支气管哮喘及肺结核引起的咳嗽。其偶见头晕、轻度嗜睡、口干、便秘等不良反应。注意妊娠 3 个月内的妇女禁用本品。

（2）外周性镇咳药：外周性镇咳药的作用机制为通过抑制咳嗽反射弧而发挥镇咳作用。根据其作用方式可分为通过局部麻醉而产生镇咳作用的药物（如那可丁、苯佐那酯等）和通过缓和对咽部黏膜刺激而产生镇咳作用的药物（如甘草流浸膏等）。

苯丙哌林：苯丙哌林为非麻醉性镇咳药，具有较强的镇咳作用。其通过阻断肺 - 胸膜的牵张感受器产生肺 - 迷走神经反射，从而抑制咳嗽冲动的传入。苯丙哌林的镇咳作用具有中枢性和外周性的双重机制，因为其不仅可以直接抑制咳嗽中枢，还有罂粟样平滑肌解痉作用。苯丙哌林无麻醉作用，所以不抑制呼吸，也不引起胆道和十二指肠痉挛或收缩，不造成便秘。所以苯丙哌林无成瘾性，未发现耐受性；口服易吸收，服药后 15～20 min 起效，镇咳作用维持 4～7 h；对刺激性干咳效果好。

2. 典型不良反应和禁忌证

（1）中枢性镇咳药（可待因、喷托维林、福尔可定、右美沙芬）

①不良反应：中枢性镇咳药常见不良反应有幻想；少见为惊厥、耳鸣、震颤或不能自控的肌肉运动、寒战、流涕、睡眠障碍、嗜睡、疲乏、无力、多汗、情绪激动或原因不明的发热；长期使用本类药物可产生耐受性和成瘾性，亦可引起便秘。常用量所引起耐受性和成瘾性的倾向较其他吗啡类药为轻。呼吸系统常见呼吸微弱、缓慢或不规则；少见不良反应有打喷嚏、打哈欠；偶见胸闷。

②禁忌证：注意 12 岁以下儿童、孕妇及哺乳期妇女及高龄患者慎用；有药物过敏病史

患者慎用；青光眼、心功能不全伴有肺淤血的患者及呼吸困难患者禁用。

（2）外周性镇咳药（如苯丙哌林）

①不良反应：外周性镇咳药偶见口干、口渴、食欲缺乏、困倦、胃灼热、头晕、疲乏、无力和药疹等。苯丙哌林口服后可出现一过性口腔和咽喉麻木感。

②禁忌证：注意妊娠期妇女慎用；对药物过敏患者慎用。

3. 具有临床意义的药物相互作用

（1）可待因、右美沙芬与阿片受体阻滞药合用可能出现戒断综合征。

（2）与奋乃静、异戊巴比妥、阿伐斯汀、阿吡坦、阿扎他定、巴氯芬、溴哌利多、溴苯那敏、丁苯诺啡、丁螺环酮、水合氯醛等药合用时，可增加喷托维林的呼吸抑制作用。

（二）用药监护

镇咳药物的监护要点如下。

1. 选择镇咳药物应依据咳嗽的性质、临床表现和咳嗽类型

（1）患者咳嗽症状较轻时，可选喷托维林（直接抑制咳嗽中枢，镇咳作用约为可待因的1/3）

（2）患者症状以刺激性干咳或阵发性咳嗽为主，可考虑选苯丙哌林或喷托维林治疗。

（3）患者症状以剧烈咳嗽为主时，可首选苯丙哌林（非麻醉性强效镇咳药，起效迅速，镇咳效果明显）；次可选右美沙芬。

（4）患者咳嗽表现为频繁、剧烈、无痰干咳及刺激性咳嗽，可选可待因（直接抑制延髓的咳嗽中枢，强度约为吗啡的1/4，尤其适用于胸膜炎伴胸痛的咳嗽患者。）

（5）患者以日间咳嗽为主，可选用苯丙哌林。

（6）患者以夜间咳嗽为主，宜选用右美沙芬（镇咳作用显著比相同剂量的可待因作用时间长，故能抑制夜间咳嗽以保证睡眠）。

2. 注意伴有痰液患者，镇咳药应与祛痰药联合使用

（1）因使用镇咳药后可引起痰液增稠，应避免用于慢性肺部感染患者。

（2）镇咳药可能增加呼吸抑制的风险，避免用于哮喘患者。对支气管痉挛患者可考虑选择外周性镇咳药，外周性镇咳药有局部麻醉作用、支气管平滑肌解痉作用和呼吸道黏膜保护作用，可在呼吸道壁形成保护膜，保护咽部黏膜免受刺激，消除呼吸道炎症和减少痰液，起到缓解咳嗽的效应。此类药物推荐复方甘草合剂（片）、甘草流浸膏、甘草糖浆、咳嗽糖浆。

（3）对痰液较多的咳嗽，治疗不宜单用镇咳药，应与祛痰药联合使用，且应以祛痰治疗为主从而有利于痰液排出和加强镇咳效果。

（4）对呼吸道有大量痰液的患者，有阻塞呼吸道的风险，并可引起呼吸困难、窒息，应及时使用司坦类黏液调节药（羧甲司坦）以降低痰液黏度，使痰液易于排出。

3. 注意镇咳药临床应用的安全性

（1）因为患者使用镇咳药后可能出现嗜睡，服药后不可从事高空作业、驾驶汽车等有危险性的机械操作。

（2）应注意可待因在治疗剂量范围内，虽然不良反应比吗啡减轻，但过量使用仍可产生兴奋和惊厥，同时也具有成瘾性，故应控制剂量与疗程。

（3）可待因为前药，需在体内经肝药酶 CYP2D6 代谢为吗啡，起镇痛和镇咳作用。但由于体内基因表达的差异，超速代谢型患者易致中毒，尤其是哺乳期妇女及受乳的婴儿。

（4）可待因或右美沙芬与阿片受体阻滞药合用，可导致戒断综合征，如过度啼哭、打喷

嚏、打哈欠、腹泻等。

（5）哺乳期妇女服用可待因后可导致婴儿发生严重不良反应，因此服用可待因权衡利弊，必要时选用最低剂量。同时应告知哺乳期妇女如何辨别母子体内吗啡含量过高的表现，如在服用时出现极度困倦，或护理婴儿困难，或受乳婴儿一次睡眠时间较常规延长，且同时伴有呼吸困难、疲倦等症状，请马上与专业医生联系。

（三）常用药物的临床应用

1. 喷托维林

【适应证】用于各种原因引起的干咳。

【注意事项】青光眼和心功能不全患者慎用；痰量多者宜与祛痰药并用。

【用法与用量】口服：餐后服用。成人一次 25 mg，每日 3～4 次；5 岁以上儿童一次 6.25～12.5 mg，每日 2～3 次。

【剂型与规格】片剂：25 mg；滴丸剂：25 mg。

2. 右美沙芬

【适应证】用于干咳，包括上呼吸道感染（如感冒和咽炎）、支气管炎等引起的咳嗽。

【注意事项】痰多、哮喘患者慎用；肝肾功能不全患者慎用；对本品过敏患者禁用；妊娠早期（3 个月内）妇女、有精神病史者及哺乳期妇女禁用。

【用法与用量】口服：成人一次 10～15 mg，每日 3～4 次；2～6 岁儿童一次 2.5～5 mg，每日 3～4 次；6～12 岁儿童一次 5～10 mg，每日 3～4 次。

【剂型与规格】片剂：10 mg，15 mg；咀嚼片剂：5 mg，15 mg；胶囊剂：15 mg；混悬剂：0.6 g（100ml）；糖浆剂：15 mg（20 ml），150 mg（100 ml）。

【同步练习】

一、A 型题（最佳选择题）

1. 关于可待因的作用特点，描述错误的是（　　）

A. 中枢性镇痛、镇静作用

B. 镇咳作用强而迅速，类似吗啡

C. 作用于吗啡受体，选择性地直接抑制延髓咳嗽中枢

D. 抑制支气管腺体的分泌，促进痰液咳出

E. 作用维持 4～6 h

本题考点：可待因的作用特点为作用于吗啡受体，直接抑制延髓咳嗽中枢；可待因的镇咳作用类似吗啡，强而迅速，有中枢性镇痛、镇静作用；可待因镇咳时间一般可维持 4～6 h。

2. 对频繁、剧烈、无痰干咳及刺激性咳嗽的患者可考虑使用（　　）

A. 喷他佐辛　　　　B. 右美沙芬　　　　C. 喷托维林　　　　D. 苯丙哌林

E. 吗啡

本题考点：频繁、剧烈、无痰干咳及刺激性咳嗽患者的选药。

3. 以刺激性干咳或阵发咳嗽症状为主的患者，最宜选用的药物是（　　）

A. 阿司匹林　　　　B. 右美沙芬　　　　C. 喷托维林　　　　D. 喷他佐辛

E. 吗啡

本题考点：刺激性干咳或阵咳的患者宜选喷托维林。

4. 关于右美沙芬的作用特点，描述不正确的是（　　）

A. 口服吸收迅速

B. 有镇痛作用

C. 主要用于干咳

D. 其镇咳强度与可待因相等或略强

E. 通过抑制延髓咳嗽中枢而发挥中枢性镇咳作用

本题考点：右美沙芬的作用机制不包括镇痛作用。

5. 关于苯丙哌林的叙述，错误的是（　　）

A. 抑制延髓咳嗽中枢

B. 可抑制呼吸

C. 具有罂粟样平滑肌解痉作用

D. 阻断肺－胸膜的牵张感受器产生的肺－迷走神经反射

E. 镇咳作用兼具中枢性和外周性双重机制

本题考点：苯丙哌林没有抑制呼吸的作用。

二、B 型题（配伍选择题）

(6～8 题共用备选答案)

A. 苯丙哌林　　　　　B. 右美沙芬　　　　　C. 喷托维林　　　　　D. 喷他佐辛

E. 可待因

6. 可以阻断肺－胸膜的牵张感受器产生的肺－迷走神经反射，并具有罂粟样平滑肌解痉作用的药物是（　　）

7. 有微弱的阿托品样作用和局部麻醉作用的药物是（　　）

8. 抑制支气管腺体的分泌，使痰液黏稠难以咳出的药物是（　　）

本题考点：可待因、喷托维林和苯丙哌林不同的作用机制。

(9～11 题共用备选答案)

A. 喷托维林　　　　　B. 可待因　　　　　C. 喷他佐辛　　　　　D. 吗啡

E. 右美沙芬

9. 为临床最有效的镇咳药之一，适用于各种原因引起的剧烈干咳和刺激性咳嗽，此药是（　　）

10. 为合成的吗啡类衍生物，常用量无成瘾性的药物是（　　）

11. 对夜间咳嗽宜选用的药物是（　　）

本题考点：可待因、右美沙芬和喷托维林的不同临床应用。

三、C 型题（综合分析选择题）

(12～13 题共用题干)

患者，男性，21 岁。因受凉后出现感冒症状，咽喉部疼痛，咳嗽较剧烈，有黏痰。

12. 对于上述症状的治疗，除了镇咳治疗外，还需合用的药物是（　　）

A. 地西泮　　　　　B. 沙丁胺醇　　　　　C. 乙琥胺　　　　　D. 氟西汀

E. 氨溴索

本题考点：青年患者感冒后剧烈咳嗽，有黏痰，除选择镇咳药外，还可以应用祛痰药物。

13. 对于上述症状引起的咳嗽，可以考虑选择的镇咳药是（　　）

A. 纳洛酮　　　　　　B. 氨溴索　　　　　　C. 右美沙芬　　　　　　D. 布洛芬

E. 阿司匹林

本题考点：青年患者感冒后剧烈咳嗽，有黏痰，如何选择镇咳药。

四、X 型题（多项选择题）

14. 关于右美沙芬的注意事项，下列说法正确的有（　　）

A. 胺碘酮可提高右美沙芬的血浆药物浓度

B. 过敏体质、肝肾功能不全、哮喘、痰多患者慎用

C. 酒精可增强右美沙芬的镇静作用，用药期间不宜饮酒

D. 用药 7 d 后若症状未缓解，需停药就医

E. 右美沙芬与氟西汀、帕罗西汀合用，可加重本品的不良反应

本题考点：右美沙芬临床应用的注意事项。

15. 关于喷托维林的用法与用量，描述正确的是（　　）

A. 成人口服，一次 25 mg，每日 2 次

B. 成人口服，一次 25 mg，每日 3～4 次

C. 5 岁以上儿童口服，一次 6.25～12.5 mg，每日 2～3 次

D. 成人口服，一次 10 mg，每日 2 次

E. 5 岁以上儿童口服，一次 3.25～6.5 mg，每日 2～3 次

本题考点：喷托维林的成人和儿童用法与用量。

16. 右美沙芬的禁忌证包括（　　）

A. 昏迷　　　　　　　　　　　　　B. 呼吸困难

C. 有精神病史的患者　　　　　　　D. 老年人

E. 妊娠期妇女

本题考点：右美沙芬的应用禁忌证。

参考答案： 1. D　2. D　3. C　4. B　5. B　6. A　7. C　8. E　9. B　10. A　11. E　12. E
　　　　　　13. C　14. ABCDE　15. BC　16. ABCE

二、祛痰药

【复习指导】本部分掌握和熟悉内容为祛痰药的分类、药理作用及常用祛痰药的临床应用。

正常人呼吸道内仅有少量黏液覆盖，借以湿化保护黏膜，参与呼吸道异物的清除。在呼吸道炎症时，呼吸道内的黏液分泌增多，可刺激黏膜下感受器和传入神经末梢，使咳嗽加剧；同时黏液高分泌可导致呼吸道阻塞，使病原菌滋生繁殖，导致感染不易控制，甚至使呼吸道组织进一步损伤，造成恶性循环。

根据痰液的性状，可将痰液分为黏液性、浆液性、脓性、血性痰等。其性状常对诊断有提示作用，如①脓痰或黏液性脓痰：常提示化脓性感染。当感染细菌为铜绿假单胞菌时，有

时呈黄绿色或翠绿色脓痰。②红色或棕红色血痰：主要因呼吸道出血所致，如为粉红色，多为左心功能不全的特征性表现。③铁锈色的痰：因痰中所含血红蛋白变性产生大量含铁血黄素颗粒所致，见于大叶性肺炎、肺梗死、特发性肺含铁血黄素沉着症等。但现在由于抗菌药广泛使用，有时候很难见到。

祛痰药是一类能降低痰液黏稠度或增加呼吸道黏膜纤毛运动，使痰液易于咳出的药物。通过应用祛痰药可排出呼吸道内积痰，减少痰液对呼吸道黏膜的刺激，且间接起到镇咳、平喘作用，同时有利于控制继发性感染。

（一）药理作用和临床评价

1. 分类和作用特点

（1）作用特点

①改善痰液的理化特性，降低其黏滞度，使其有利于外排。

②恢复呼吸道上皮黏液层的正常结构及纤毛清除功能。

③促进黏膜纤毛运动，从而加快黏液转运。

④抑制痰液黏蛋白产生及分泌，从而减少高黏度的黏液生成。

（2）分类：祛痰药按其作用机制可分为恶心性祛痰药、黏液溶解药和黏液调节药3类。

①恶心性祛痰药：此类药物口服后可刺激胃黏膜感受器，兴奋迷走神经，引起轻微的恶心，促进支气管腺体分泌水分增加，从而使痰液稀释易于咳出。代表药物为氯化铵、愈创甘油醚等。

氯化铵：口服氯化铵后因可刺激胃黏膜，从而反射性兴奋迷走神经，促使支气管腺体分泌；部分药物可分泌到呼吸道，提高管腔内渗透压，并保留水分稀释痰液。但本品祛痰作用效果较弱，常作为复合制剂的组成部分，用于急性呼吸道炎症、痰液黏稠不易咳出的患者。氯化铵剂量过大可引起恶心、呕吐及支气管痉挛，甚至可致高氯性酸中毒。血氨过高、溃疡、严重肝肾功能障碍患者禁用本品。

②黏痰溶解药：本类药物可通过降低痰液黏稠度或调节黏液的成分，使痰液易于排出。黏痰溶解药根据作用机制又可分为以下几种。

a. 促使黏痰中酸性黏蛋白纤维裂解，导致糖蛋白的肽链断裂，形成小分子物，减低痰液的黏稠度。代表药物，如溴己新、氨溴索。

b. 结构中含有巯基的氨基酸，吸入后与黏蛋白的二硫键结合，可使黏蛋白分子裂解，从而降低痰液的黏稠度，使黏性痰液化而易于咳出的药物。代表药物，如乙酰半胱氨酸、美司坦等。

c. 利用脱氧核糖核酸酶来溶解与 DNA 结合的黏蛋白，促使脓性痰中 DNA 分解，使脓痰黏度下降。代表药物，如糜蛋白酶、脱氧核糖核酸酶等。

d. 利用表面活性剂来降低痰液表面张力，从而降低痰液的黏稠度，使其在黏膜表面的黏附力降低，易于咳出。代表药物有乙酰半胱氨酸。

③黏痰调节药：可通过作用于气管的腺体细胞促使其分泌黏滞性较低的小分子黏蛋白，抑制黏多糖的合成，从而使呼吸道分泌液的流变性恢复正常，痰液由黏变稀，易于咳出。主要代表药有羧甲司坦、厄多司坦等。

2. 典型不良反应和禁忌证

（1）不良反应

①痰液稀释药（氯化铵）：氯化铵经常作为祛痰合剂的组成部分。剂量过大时可引起恶

心、呕吐及支气管痉挛；注意溃疡病及肝肾功能不全患者慎用本品。

②黏痰溶解药（溴己新、氨溴索、乙酰半胱氨酸）：偶见支气管痉挛、直立性低血压、心动过速、心悸、遗尿、颅内高压、异常心电图。

③黏痰调节药（羧甲司坦、厄多司坦）：偶见困倦、疲乏、无力、头晕、嗜睡、口干、口渴、胃部烧灼感等。口服后可出现一过性口腔和咽喉部麻木感。

（2）禁忌证：妊娠初期及哺乳期妇女，以及昏迷、呼吸困难、有精神病病史的患者禁用。

3. 具有临床意义的药物相互作用

（1）祛痰药与可待因、复方桔梗片、右美沙芬等中枢性强效镇咳药联合使用，可能导致稀释后痰液堵塞气管。

（2）乙酰半胱氨酸能减弱青霉素、头孢菌素、四环素类药物的抗菌活性，故不宜与这些抗菌药联合使用。必须使用时，可间隔 4 h 或交替用药。

（二）用药监护

祛痰药的监护要点如下。

1. 祛痰药应注意与镇咳药的联合应用

（1）对痰液较多的咳嗽，首先应以祛痰治疗为主，不宜单纯使用镇咳药。应先用或联用祛痰药，以利于痰液排出和加强镇咳效果，避免痰液阻塞气道。且对痰液特别多的咳嗽，更应慎重给药，以免痰液排出受阻而滞留于呼吸道内或加重感染。

（2）乙酰半胱氨酸能溶解白色黏痰及脓性痰，对于一般祛痰药无效者，可考虑使用乙酰半胱氨酸。

（3）由于被稀释后的痰液借助咳嗽反射而排出，在使用司坦类黏液调节药时应慎用强效镇咳药，注意被稀释的痰液阻塞呼吸道。

（4）祛痰药仅对咳痰症状有改善作用，对引起咳嗽、咳痰的病因无治疗作用，如使用 7 d 后未见好转，应及时就医。祛痰药应用 4 周治疗后若无效，应停止用药。

2. 注意祛痰药与平喘药的联合应用　对由支气管哮喘引起的咳嗽，因呼气阻力增加使肺膨胀，肺牵张感受器接受刺激增强，反射性引起咳嗽，同时因支气管阻塞而排痰更加困难，此时宜适当合并使用平喘药，可先舒张支气管，再加以镇咳和祛痰治疗。

（三）常用药物的临床应用

1. 溴己新

【适应证】本品主要用于慢性支气管炎、哮喘等引起的黏痰不易咳出的患者。

【注意事项】

（1）本品对胃肠道黏膜有刺激性，胃炎或胃溃疡患者慎用。

（2）肝功能不全患者，应在医生指导下使用。

（3）对本品过敏患者禁用，过敏体质患者慎用。

（4）本品性状发生改变时，禁止使用。

（5）请将本品放在儿童不能接触的地方。

（6）儿童必须在成人监护下使用。

（7）如正在使用其他药品，使用本品前请咨询医生或药师。

【用法与用量】

（1）口服：成人一次 8～16 mg，每日 3 次；6 岁以上儿童一次 4～8 mg，每日 3 次。

（2）肌内或静脉注射：一次 4 mg，每日 8～12 mg。静脉注射时用葡萄糖注射液稀释后使用。

（3）气雾剂吸入：一次 2 ml，每日 2～3 次。

【剂型与规格】片剂：2 mg，8 mg；气雾剂（0.2%）：10 ml；注射剂（0.02%）：2 mg（1 ml），4 mg（2 ml）；注射用粉针剂：4 mg。

2. 氨溴索

【适应证】用于伴有痰液分泌不正常及排痰功能不良的急性、慢性肺部疾病。

【注意事项】

（1）孕妇、哺乳期妇女慎用。

（2）儿童用量请咨询医生或药师。

（3）应避免与中枢性镇咳药（如右美沙芬等）同时使用，以免稀释的痰液阻塞呼吸道。

（4）本品为一种黏液调节药，仅对咳痰症状有一定作用，在使用时应注意咳嗽、咳痰的原因，如使用 7 d 后未见好转，应及时就医。

（5）如服用过量或发生严重不良反应时，应立即就医。

（6）对本品过敏患者禁用，过敏体质患者慎用。

（7）本品性状发生改变时禁止使用。

（8）儿童必须在成人监护下使用。

（9）如正在使用其他药物，使用本品前请咨询医生或药师。

【用法与用量】

（1）口服：成人及 12 岁以上儿童，一次 30 mg，每日 3 次，餐后口服；长期服用，一次 30 mg，每日 2 次。缓释胶囊剂，一次 75 mg，每日 1 次，餐后口服；5～12 岁儿童，一次 15 mg，每日 3 次，餐后口服；2～5 岁儿童，一次 7.5 mg，每日 3 次，餐后口服；2 岁以下儿童，一次 7.5 mg，每日 2 次，餐后口服。长期服用者，每日 2 次即可。缓释胶囊剂按体重每日 1.2～1.6 mg/kg 计算。

（2）雾化吸入：一次 15～30 mg，每日 3 次。

（3）皮下注射：一次 15 mg，每日 2 次。

（4）肌内注射：将本品用 5% 葡萄糖注射液或氯化钠注射液 10～20 ml 稀释后缓慢注射。

（5）静脉注射：成人及 12 岁以上儿童，一次 15 mg，每日 2～3 次，严重病例可以增加至一次 30 mg；每 15 mg 用注射用水 5 ml 溶解，注射应缓慢。6～12 岁儿童，一次 15 mg，每日 2～3 次；2～6 岁儿童，一次 7.5 mg，每日 3 次；2 岁以下儿童，一次 7.5 mg，每日 2 次。以上注射均应缓慢。用于婴儿呼吸窘迫综合征，一次 7.5 mg/kg，每日 4 次，应使用注射泵给药，静脉注射时间至少 5 min。

（6）静脉滴注：一次 15～30 mg，一日 2 次，用氯化钠注射液或 5% 葡萄糖注射液 100 ml 稀释后 30 min 内缓慢滴注。

【剂型与规格】片剂：30 mg；溶液剂：15 mg（5 ml），30 mg（5 ml），180 mg（60 ml）；气雾剂：15 mg（2 ml）；糖浆剂：5 mg（2 ml）；注射剂：15 mg（2 ml）；注射用粉针剂：15 mg。

3. 乙酰半胱氨酸

【适应证】用于急性、慢性支气管炎等咳嗽、有黏痰而不易咳出的患者。

【注意事项】

（1）老年患者伴有严重呼吸功能不全慎用。

（2）消化性溃疡患者，应在医生指导下使用。

（3）对本品过敏患者禁用，过敏体质患者慎用。

（4）本品性状发生改变时，禁止使用。

（5）请将本品放在儿童不能接触的地方。儿童必须在成人监护下使用。

【用法与用量】

（1）口服：成人一次 0.2 g，每日 2～3 次；儿童一次 0.1 g，每日 2～3 次。

（2）雾化吸入：一次 3 ml，每日 1～2 次。医生可根据患者的临床反应和治疗效果对用药的相关剂量和次数进行调整。

【剂型与规格】片剂：200 mg，500 mg；喷雾剂：500 mg，1000 mg；泡腾片剂：600 mg；颗粒剂：100 mg，1000 mg；胶囊剂：200 mg。

4. 羧甲司坦

【适应证】用于治疗慢性支气管炎、支气管哮喘等疾病引起的痰液黏稠、咳痰困难患者。

【注意事项】

（1）用药 7 d 后，如症状未缓解，应立即就医。

（2）有消化性溃疡病史患者慎用。

（3）2 岁以下儿童用量请咨询医生或药师。

（4）孕妇、哺乳期妇女慎用。

（5）对本品过敏患者禁用，过敏体质患者慎用

（6）本品性状发生改变时，禁止使用。

（7）请将本品放在儿童不能接触的地方，儿童必须在成人监护下使用。

（8）如正在使用其他药品，使用本品前请咨询医生或药师。

【用法与用量】口服：成人一次 0.25～0.5 g，每日 3 次；2～4 岁儿童一次 0.5 g，每日 3 次；5～8 岁儿童一次 0.2 g，每日 3 次；8～12 岁儿童一次 0.25 g，每日 3 次。

【剂型与规格】片剂：100 mg，250 mg，600 mg；颗粒剂：200 mg，500 mg；糖浆剂（2%）：2 mg（1 ml）；泡腾片剂：500 mg。

【同步练习】

一、A 型题（最佳选择题）

1. 关于溴己新的用法与用量，正确的是（　　　）

A. 气雾剂吸入：一次 3 ml，每日 2～3 次

B. 成人口服：一次 2～4 mg，每日 3 次

C. 气雾剂吸入：一次 1 ml，每日 2～3 次

D. 成人口服：一次 8～16 mg，每日 3 次

E. 气雾剂吸入：一次 5 ml，每日 2～3 次

本题考点： 溴己新用法与用量。成人口服，一次 8～16 mg，每日 3 次。

2. 关于氨溴索的注意事项，叙述错误的是（　　　）

A. 应避免与中枢性镇咳药同时使用

B. 对哺乳期妇女慎用

C. 可与右美沙芬等同时使用

D. 应避免与右美沙芬等同时使用

E. 对过敏体质者慎用

本题考点：氨溴索的临床应用。

3. 关于镇咳药的用药监护，下列叙述不正确的是（　　）

A. 乙酰半胱氨酸能溶解白色黏痰及脓性痰

B. 祛痰药仅对咳痰症状有改善作用，在使用中还应注意咳嗽、咳痰的病因

C. 对痰液较多的湿性咳嗽，应以镇咳为主

D. 对痰液特别多的湿性咳嗽如肺脓肿，应该慎重给药，以免痰液排出受阻而滞留于呼吸道内或加重感染

E. 在使用司坦类黏液调节药后，暂缓应用强效镇咳药，以免被稀释的痰液阻塞呼吸道

本题考点：对痰液较多的湿性咳嗽应以祛痰治疗为主。

4. 关于黏痰调节药的作用特点，下列描述错误的是（　　）

A. 促使脓性痰中 DNA 分解

B. 能分裂黏蛋白、糖蛋白多肽链上等分子间的二硫键

C. 调节黏液的分泌

D. 改变其组分和流变学特性

E. 增加黏膜纤毛的转运

本题考点：黏痰调节药无促使脓性痰中 DNA 分解的作用

5. 关于溴己新的禁忌证，下列描述错误的是（　　）

A. 胃炎、胃溃疡　　　　　　　　B. 过敏体质

C. 哺乳期妇女　　　　　　　　　D. 支气管扩张

E. 严重肝、肾功能不全患者

本题考点：支气管扩张不是溴己新的禁忌证。

二、B 型题（配伍选择题）

（6～10 题共用备选答案）

A. 多糖纤维素分解药　　　　　　B. 含有分解脱氧核糖核酸的酶类

C. 表面活性药　　　　　　　　　D. 黏痰溶解药

E. 黏痰调节药

6. 可降低痰液的表面张力，以降低痰液黏稠度的药物是（　　）

7. 能分裂黏蛋白、糖蛋白多肽链上等分子间的二硫键，使分子变小，降低痰液黏度的药物是（　　）

8. 促使脓性痰中 DNA 分解的药物是（　　）

9. 促使黏痰中酸性黏蛋白纤维裂解，导致糖蛋白肽链断裂的药物是（　　）

10. 结构中含硫基的氨基酸，吸入后与黏蛋白的双硫键结合的药物是（　　）

本题考点：不同祛痰药物作用机制的区别。

（11～13 题共用备选答案）

A. 喷他佐辛　　　　　　　　　　B. 地尔硫草

C. 乙酰半胱氨酸　　　　　　　　D. 氨溴索

E. 厄多司坦

11. 属于黏痰调节药的是（　　）
12. 属于黏痰溶解药的是（　　）
13. 属于多糖纤维素分解药的是（　　）

本题考点： 不同祛痰药的分类。

三、C 型题（综合分析选择题）

（14～15 题共用题干）

患者，男性，52 岁，职业为环卫工人。1 个半月前相继出现鼻塞、寒战的症状，而且还咳嗽、有痰。近 3 d 内最高体温 38.6 ℃，咳嗽、咳痰比以前更严重，痰液浓，呈黏稠状。

14. 对于上述咳嗽、咳痰症状，除了化痰外，还需合用的药物是（　　）

A. 青霉素　　　　　B. 博来霉素　　　　　C. 特布他林　　　　　D. 右美沙芬

E. 美托洛尔

本题考点： 祛痰治疗什么时候可以和镇咳药组合治疗

15. 对于上述症状，可以考虑选择的化痰药是（　　）

A. 乙酰半胱氨酸　　　B. 氯丙嗪　　　　　C. 吗啡　　　　　D. 头孢西丁

E. 布洛芬

本题考点： 祛痰药的选择。

四、X 型题（多项选择题）

16. 下列药物可被乙酰半胱氨酸减弱其抗菌活性的是（　　）

A. 头孢呋辛　　　　B. 头孢氨苄　　　　　C. 青霉素　　　　　D. 头孢他啶

E. 四环素

本题考点： 乙酰半胱氨酸的相互作用。

17. 羧甲司坦可能的不良反应有（　　）

A. 呼吸困难　　　　B. 胃肠道出血　　　　C. 腹泻　　　　　D. 上腹部隐痛

E. 口干

本题考点： 羧甲司坦的不良反应。

18. 氨溴索可能的不良反应有（　　）

A. 心动过速　　　　　　　　　　　B. 遗尿

C. 直立性低血压　　　　　　　　　D. 支气管痉挛

E. 心悸

本题考点： 氨溴索的常见不良反应。

参考答案： 1. D　2. C　3. C　4. A　5. D　6. C　7. E　8. B　9. A　10. D　11. E　12. C
13. D　14. D　15. A　16. ABCDE　17. BCDE　18. ABCDE

三、平喘药

【复习指导】 本部分需要掌握和熟悉的内容包括平喘药的药理作用、临床评价、用药监护和常用药物的临床应用。

支气管哮喘（简称哮喘）是常见的呼吸系统疾病之一，哮喘主要特征为气道慢性炎症、气道高反应、可逆性气流受限和气道结构改变（即气道重塑）。典型哮喘发作常常因为吸入或接触过敏原，从而引起的免疫异常及炎症反应所致。其临床表现为反复发作的喘息、胸闷或咳嗽等症状。哮喘常在夜间和（或）清晨发作和加剧，多数患者可自行缓解或经药物治疗后缓解。

根据全球哮喘防治创议（GINA）委员会估计，全球约有3亿人受到哮喘的困扰；据世界卫生组织（WHO）统计，全球哮喘患者数达275亿人，每年有超过18万人死于哮喘。目前我国的哮喘发病率为1%～4%，儿童患病率约为2%，老年人发病率近年来有增高趋势，城市高于农村。哮喘发病的危险因素包括遗传因素和环境因素两个方面。哮喘主要是由于免疫性和非免疫性刺激后，引起组胺、白三烯 C_4 和白三烯 D_4（LTC_4、LTD_4）、前列腺素 D_2（PGD_2）、血栓烷 A_2（TXA_2）、血小板活化因子（PAF）等炎症介质释放，导致血管通透性增加、气道分泌物增多、黏膜水肿等炎性反应，同时伴有平滑肌痉挛、气道狭窄、阻力增高。在另一方面，炎症介质产生的活性氧自由基等使支气管上皮细胞损伤脱落，感觉神经末梢暴露，从而使气道对对某些化学物质、空气等刺激的敏感性增高，即气道高反应性。气道高反应性常在夜间或清晨发作加剧，出现气道阻塞引起反复发作性的喘息、气急胸闷或咳嗽等症状，更易诱发和加重哮喘。慢性病患者有支气管平滑肌、腺体及基膜增生等气管重构变化。

平喘药是一类可作用于哮喘发病的不同环节，能够预防、缓解或消除哮喘症状的药物。其治疗目标由过去的控制哮喘急性发作，转变为现在的防治慢性支气管炎症，最终防治哮喘发作。并且通过制成吸入性制剂或复方制剂，以增强呼吸道局部疗效，减轻全身用药的不良反应。

平喘药从控制临床症状作用方面可以分为控制药物和缓解药物。

①控制药物：指需长期服用的药物。该类药物包括吸入性糖皮质激素、全身用激素、白三烯调节药、长效 β_2 受体激动药（LABA）、长效茶碱类药、色甘酸类药、口服激素类药、抗1gE抗体及其他有助于减少全身激素剂量的药物等。

②缓解药物：又称急救药物，指急性发作时按需使用的药物，可通过迅速解除支气管痉挛从而缓解哮喘症状。该类药物有短效 β_2 受体激动药（SABA）、吸入性短效胆碱受体阻滞药（SAMA）、短效茶碱药等。

平喘药从其药理作用方面又分为3类，即支气管扩张药：包括选择性 β_2 受体激动药、胆碱受体阻滞药和茶碱类药；抗炎平喘药：包括糖皮质激素、抗白三烯药；抗过敏药：炎症介质阻滞药。

（一）支气管扩张药

目前临床常用的支气管扩张药主要有肾上腺素（β_2）受体激动药、胆碱（M）受体阻滞药和茶碱类药。

1. 药理作用和临床评价

（1）分类和作用特点

1）肾上腺素（β_2）受体激动药：β_2 受体激动药的作用机制为兴奋气管平滑肌细胞膜 β_2 受体，进而活化腺苷酸环化酶，提高环腺苷酸（cAMP）的含量，通过降低细胞内钙离子（Ca^{2+}）浓度，使肌球蛋白轻链激酶失活、开放钾通道，从而起到松弛气管平滑肌作用。临床按照起效时间和作用时间的长短，可以分为短效 β_2 受体激动药和长效 β_2 受体激动药。

①短效 β_2 受体激动药

a. 沙丁胺醇：沙丁胺醇为选择性 β_2 受体激动药，支气管扩张作用明显。沙丁胺醇对心脏 β_1 受体激动作用较弱，其增强心率的作用仅为异丙肾上腺素的 1/10。其吸入后可快速起效，时间为 $3\sim5$ min，支气管扩张的作用可维持 $3\sim6$ h；口服给药后 30 min 内起效，$2\sim3$ h 达最大效应。临床上沙丁胺醇常用于缓解支气管哮喘、哮喘型支气管炎和肺气肿等患者的支气管痉挛急性症状。

b. 特布他林：特布他林为间苯二酚的衍生物，对气管 β_2 受体选择性较高。临床用于治疗支气管哮喘、喘息性支气管炎、肺气肿等。连续静脉滴注特布他林可激动子宫平滑肌 β_2 受体，抑制子宫收缩，预防早产。与沙丁胺醇相比，其对支气管的扩张作用相当或稍弱。特布他林对 β_1 受体的作用极小，对心脏的兴奋作用仅为异丙肾上腺素的 1/100、沙丁胺醇的 1/10。特布他林血浆半衰期约 17 h。

②长效 β_2 受体激动药

a. 福莫特罗：福莫特罗为长效制剂，其扩张支气管作用可维持 12 h，并具有明显的抗炎活性，药效高而用量小。福莫特罗的起效速度和沙丁胺醇相似（为 $3\sim5$ min），所以按需用于哮喘急性发作，特别适用于哮喘夜间发作患者缓解短程症状，还能有效预防运动性哮喘的发作。

b. 沙美特罗：沙美特罗吸入给药 $10\sim20$ min 开始起效，支气管扩张作用可持续 12 h。吸入本品 25 µg 引起的支气管扩张程度与吸入沙丁胺醇 200 µg 相当。沙美特罗常与糖皮质激素联合使用，目前是治疗哮喘夜间发作和哮喘维持治疗的一线方案。应注意沙美特罗不适用于缓解支气管痉挛的急性发作症状，其适应证为慢性支气管哮喘预防和维持治疗，特别是防治夜间哮喘发作，也用于慢性阻塞性肺疾病（包括肺气肿、慢性支气管炎）同时伴气道痉挛的治疗。

c. 班布特罗：班布特罗是将特布他林结构环上两个酚羟基酯化制成的双二甲氨基甲酸酯前药，吸收后在体内经肝代谢成为有活性的特布他林而发挥作用。支气管扩张作用可维持 24 h，其每日用药次数较少（每日 1 次），适用于夜间哮喘患者的预防和治疗，也用于哮喘性支气管炎、阻塞性肺气肿及其他伴有支气管痉挛的肺部疾病。

2）胆碱（M）受体阻滞药：胆碱（M）受体阻滞药主要作用机制为选择性阻滞 M_1、M_3 胆碱受体，可引起支气管平滑肌扩张。阿托品为非选择性 M 胆碱受体阻滞药，其作用广、副作用多，不能用于治疗哮喘；异丙托溴铵可阻滞 M_1、M_2、M_3 胆碱受体；噻托溴铵可阻滞 M_1、M_2、M_3 胆碱受体，但对 M_1 和 M_3 胆碱受体解离时间长于 M_2 受体。噻托溴铵半衰期长，支气管扩张作用可维持 24 h。临床按照起效时间和作用时间的长短，可以分为短效胆碱（M）受体阻滞药和长效胆碱（M）受体阻滞药。

①短效胆碱（M）受体阻滞药

异丙托溴铵：异丙托溴铵为短效 M 胆碱受体阻滞药，其舒张支气管的作用弱，起效也较慢，但长期应用不易产生耐药性，对老年患者的疗效较佳，适宜用于有吸烟史的老年哮喘患者。异丙托溴铵为季铵盐，口服不易吸收，制成气雾剂，吸入后 5 min 起效，给药后 $30\sim60$ min 达到血药浓度顶峰，异丙托溴铵持续时间一般为 $3\sim6$ h，每日给药 3 次通常能保持支气管舒张。用于防治支气管哮喘和喘息性慢性支气管炎和轻症 COPD 患者，注意异丙托溴铵气雾剂仅用于短期缓解症状。

②长效胆碱（M）受体阻滞药

噻托溴铵：噻托溴铵为长效胆碱（M）受体阻滞药，其作用时间长于异丙托溴铵，临床常用每日1次维持治疗。其制剂为干粉吸入剂从肺吸收，生物利用度约20%。噻托溴铵适用于慢性阻塞性肺疾病（COPD）的维持治疗，包括慢性支气管炎和肺气肿、伴随性呼吸困难的维持治疗及急性发作的预防。作为长效M胆碱受体阻滞药，不适用于缓解急性支气管痉挛，适用于可逆性气道阻塞的维持治疗和COPD。但与其他胆碱受体阻滞药一样，对于闭角型青光眼、前列腺增生，或膀胱颈梗阻的患者应谨慎使用噻托溴铵。

3）茶碱类药（磷酸二酯酶抑制药）

①作用机制：茶碱类药是一类甲基黄嘌呤类衍生物，其扩张支气管的作用机制众多，可能包括抑制磷酸二酯酶，使细胞内环腺苷酸（cAMP）水平升高而舒张支气管平滑肌；阻滞腺苷受体，抑制过敏介质释放而缓解气道收缩；影响钙离子（Ca^{2+}）转运，降低细胞内Ca^{2+}浓度而松弛气道收缩；促进内源性儿茶酚胺的释放，间接舒张支气管平滑肌；免疫调节与抗炎作用；增加膈肌收缩力，减轻呼吸肌疲劳。

②临床常用茶碱类药：有茶碱、氨茶碱、多索茶碱、二羟丙茶碱。其主要用于治疗哮喘、慢性阻塞性肺疾病和中枢型睡眠呼吸暂停综合征等。但应注意茶碱类药的安全范围较窄，常见的不良反应有胃肠道反应、中枢兴奋，以及中毒反应。临床上应对茶碱类药进行治疗浓度监测。

a. 茶碱：茶碱可抑制磷酸二酯酶，同时也是嘌呤受体阻滞药，可对抗腺嘌呤对呼吸道的收缩作用，改善慢性阻塞性肺疾病（COPD）患者膈肌收缩力，减少呼吸肌疲劳，改善肺功能。茶碱增加心排血量，扩张入球和出球肾小动脉，增加肾小球滤过率和肾血流量，抑制肾小管重吸收钠离子和氯离子而具有利尿作用。茶碱具有一定的抗炎作用，机制为抑制肥大细胞和嗜碱性粒细胞释放组胺。茶碱对呼吸道平滑肌有直接松弛作用，口服易吸收，吸收后在肝被肝药酶代谢。通常用于支气管哮喘、喘息性支气管炎、阻塞性肺气肿等缓解喘息症状；也可用于心力衰竭时喘息的治疗。茶碱有效血药浓度为$5\sim20\ \mu g/ml$，当茶碱血液浓度大于$20\ \mu g/ml$时，即可产生中毒反应。早期不良反应多见恶心、呕吐、易激动、失眠等；当茶碱血药浓度大于$20\ \mu g/ml$时，可出现心动过速、心律失常表现；当茶碱的血药浓度中超过$40\ \mu g/ml$时，可出现发热、失水、惊厥等中毒症状；严重的甚至引起呼吸、心搏骤停致死。

b. 氨茶碱：氨茶碱是茶碱和乙二胺的复合物，含茶碱77%～83%。乙二胺可增强茶碱的水溶性、生物利用度和作用强度，进入体内后释放出茶碱。静脉注射必须非常缓慢（超过20 min）；肌内注射刺激性较大，氨茶碱很少用于哮喘重度发作。一般临床上氨茶碱用于治疗支气管哮喘、喘息性支气管炎、阻塞性肺气肿等，也可用于心力衰竭时喘息的治疗。

c. 多索茶碱：多索茶碱是茶碱衍生物，作用机制同样为抑制平滑肌细胞内的磷酸二酯酶，使支气管平滑肌松弛，且不阻断腺苷受体。多索茶碱90%以上在肝中代谢，主要代谢产物β-羟乙基茶碱无药理活性作用。多索茶碱支气管平滑肌松弛作用较氨茶碱强10～15倍，并具有茶碱所不具有的镇咳作用。不阻断腺苷受体，与茶碱相比，多索茶碱较少引起中枢、胃肠道和心血管等肺外系统的不良反应，但大剂给药仍然会引起血压下降等。多索茶碱的临床适应证为支气管哮喘、慢性喘息性支气管炎、COPD等；也可用于心功能不全和心源性哮喘的治疗。

d. 二羟丙茶碱：二羟丙茶碱是茶碱衍生物，系茶碱N-7位上增加了一个二羟丙基。药理作用与氨茶碱相似，对血管、支气管平滑肌均有舒张作用，能扩张冠状动脉和支气管，增加冠状动脉血流量，并兴奋心肌，增加心排血量，有较强的利尿作用。二羟丙茶碱药理作用与氨茶碱相似，但平喘作用只有氨茶碱的 1/10，心脏兴奋作用仅为氨茶碱的 1/20～1/10，对心脏和神经系统的影响较小，尤其适用于伴有心动过速的哮喘患者。其口服易吸收，生物利用度为 72%，82%～88% 以原型药物随尿液排出。乳汁中药物浓度较高，是母体血浆药物浓度的 2 倍。

（2）典型不良反应和禁忌证

1）肾上腺素（β_2）受体激动药

①不良反应：有心脏反应（兴奋心脏）、肌肉震颤反应、代谢紊乱（如糖原分解，血中乳酸、丙酮酸升高，糖尿病患者甚至可引起酮中毒、乳酸中毒）、低钾血症。

②禁忌证：妊娠期妇女。

2）胆碱（M）受体阻滞药

①不良反应：部分患者应用胆碱（M）受体阻滞药后可能立即发生过敏反应，如皮疹、荨麻疹和血管性水肿等。胆碱受体阻滞药长期使用不易产生耐药性，但可引起口腔干燥、口苦。有研究报道称，异丙托溴铵在与沙丁胺醇合用时更容易发生急性闭角型青光眼。

②禁忌证：对阿托品或其衍生物过敏的患者禁用。

3）茶碱类（磷酸二酯酶抑制药）

①不良反应：常见不良反应有烦躁、兴奋、呼吸急促、加重心律失常、震颤和眩晕等。应用茶碱后少见过敏反应，如接触性皮炎、湿疹或脱皮。部分患者应用茶碱后因胃肠道刺激，可见血性呕吐物或柏油样便。当茶碱血药浓度较高时可见毒性反应，如心动过速、严重心律失常、发热、惊厥、阵发性痉挛等表现，严重者甚至因呼吸、心搏骤停而致死。

②禁忌证：不耐受茶碱的患者、严重心功能不全患者、急性心肌梗死伴有低血压患者，以及活动性消化性溃疡、癫痫、未经控制的惊厥性疾病患者，不适用于哮喘持续状态或急性支气管痉挛发作的患者。

应注意，茶碱类药可透过胎盘屏障，脐带血浆药物浓度几乎和母体血浆药物浓度相当，使胎儿血清茶碱浓度升高到危险水平。应权衡利弊，只有当对妊娠期妇女的益处大于对胎儿的危害之后，方可考虑使用。

（3）具有临床意义的药物相互作用

1）肾上腺素（β_2）受体激动药

①危重型哮喘或急性哮喘发作时，可能出现低钾血症，所以合用糖皮质激素、利尿药可加重低钾血症风险，故合并用药时需要监测患者在用药前、中、后的血清钾浓度。

②肾上腺素 β 受体阻滞药（如普萘洛尔等）能拮抗本类药的支气管扩张作用，故不宜联用。

③与非留钾利尿药（噻嗪类利尿药等）联用，能引起心电图改变和低钾血症，β_2 受体激动药可使上述症状急性恶化，故合用须谨慎。

④与茶碱类药合用，可降低茶碱的血药浓度。

⑤沙美特罗与三环类抗抑郁药合用，可增强心血管的兴奋性，两者不宜合用。在前者停用 2 周后，方可使用本品。

2）胆碱（M）受体阻滞药：胆碱（M）受体阻滞与 β_2 受体激动药联用，可产生协同作用，临床上常联合吸入。

3）茶碱类（磷酸二酯酶抑制药）

①与糖皮质激素联合使用，对哮喘具有协同治疗作用，联用适合中度、重度哮喘的长期

控制，有助于减少激素剂量，尤其适用于预防夜间哮喘发作和夜间咳嗽；与泼尼松合用，可使茶碱的生物利用度降低。

②与普萘洛尔等非选择性 β 受体阻滞药合用，药理作用相互拮抗，茶碱的支气管扩张作用受到抑制，同时茶碱的清除率降低，血浆药物浓度升高。

③茶碱类药经肝药酶代谢，注意相关药物不良反应，如依诺沙星、氧氟沙星、环丙沙星、红霉素、利福平、克林霉素、林可霉素、苯妥英钠、西咪替丁、雷尼替丁、苯巴比妥、卡马西平、维拉帕米、美西律、咖啡因或其他黄嘌呤类药，可干扰茶碱在肝内的代谢，使茶碱血浆药物浓度增加，毒性增大。其中西咪替丁、依诺沙星、苯巴比妥、苯妥英钠、卡马西平的影响比较显著，故联合用药需要慎重考虑。应适当减少茶碱剂量，并同时监测茶碱血浆药物浓度。

④硫酸镁可拮抗茶碱所引起的室性心律失常。

2. 用药监护

（1）肾上腺素（β_2）受体激动药的监护要点

1）哮喘急性发作时，宜选用短效肾上腺素（β_2）受体激动药。短效 β_2 受体激动药临床常用吸入装置包括：压力型定量手控气雾剂（pMDI）和干粉吸入装置。短效 β_2 受体激动药可在数分钟内起效，适用于迅速缓解轻度、中度哮喘急性症状，也可用于运动性哮喘。应注意，短效吸入剂应按患者的实际需求间歇使用，不宜长期单一使用，也不宜过量应用，如果长期单一应用，可能引起骨骼肌的震颤、低钾血症和心律失常等不良反应发生；且吸入短效 β_2 受体激动药不适用于重度哮喘发作。β_2 受体激动药的缓释及控释制剂因平喘作用时间较长，所以适用于防治反复发作性哮喘和夜间哮喘。

2）推荐不同作用机制的平喘药联合应用。推荐吸入性糖皮质激素（ICS）与长效 β_2 受体激动药，或长效 β_2 受体激动药加长效 M 胆碱受体阻滞药联合使用，因任意两者之间联用均具有协同的抗炎平喘作用。联合用药可增加平喘强度，增加患者的用药依从性，减少用药剂量和不良反应，适合中度、重度持续哮喘患者的长期治疗，也可考虑三者联合治疗，即吸入性糖皮质激素＋长效 β_2 受体激动药＋长效 M 胆碱受体阻滞药。其中三联用药的优势如下。

①平喘治疗靶位多样且广泛。

②吸入性糖皮质激素局部抗炎作用强大，可提高 β_2 受体对药物的敏感性。

③长效 β_2 受体与 β_2 受体的外结点稳固结合，对 β_2 受体选择性高，激动药松弛平滑肌的作用强大，且亲脂性大，作用持久。

④吸入性糖皮质激素可减低哮喘患者体内多种炎症介质的水平，其作用机制表现为使组蛋白脱酰基化，抑制炎性因子基因转录，抑制炎性因子基因的表达，使特异性的 mRNA 表达下调，减少前炎性细胞因子的产生和释放。不同作用机制联合用药可有效改善喘息等临床症状，减少哮喘急性发作频率。

3）呼吸系统特色给药方法（吸入给药法）

①肺部疾病可考虑首选吸入给药，包括定量气雾剂吸入、干粉吸入、持续雾化吸入，药物吸入气道后直接作用于呼吸道，局部浓度高且起效迅速，只需较小剂量，全身性不良反应较少。

②吸入方法，如气雾剂、粉雾剂、雾化吸入溶液的疗效受使用方法的影响很大，必须教会患者使用吸入给药。其中干粉吸入方法较易掌握，持续雾化吸入多用于重症患者和儿童，使用方法简单，患者易于配合。

③储雾器装置使用可改善药物的给药利用效率，5岁以下儿童推荐使用储雾器连接压力定量气雾剂。压力型定量手控气雾剂对轻度、中度哮喘有很好疗效且使用方便。儿童或重症患者可在定量气雾剂上加储雾瓶，雾化释出的药物在储雾瓶中停留数秒，患者可从容吸入，并可减少雾滴在口咽部沉积。

④在运动前吸入短效 β_2 受体激动药可减少运动所诱发的哮喘，但对于频繁发生的运动性哮喘可能治疗效果不佳，需要重新评估哮喘治疗。

⑤特殊人群用药。妊娠期妇女宜避免使用注射剂，选择吸入剂，因为注射剂会影响子宫肌层，也可影响心脏。儿童也应选择吸入制剂，因吸入对大多数儿童有效，即使小于18个月的婴幼儿也有效果。

⑥当严重哮喘或哮喘持续发作时，可考虑静脉糖皮质激素治疗，待缓解后改为维持量或改为吸入 β_2 受体激动药。注意静脉 β_2 受体激动药会增加血糖浓度，故糖尿病患者使用 β_2 受体激动药期间，需要加强血糖的监测。

4）注意平喘药应用的安全性

①本类药物存在交叉过敏，患者只要对其中一种药物过敏，即不宜使用本类其他药物。

②对于严重哮喘发作患者，沙丁胺醇和特布他林雾化给药时最好配合吸氧，因为 β_2 受体激动药可以增加动脉低氧血症。

③COPD患者行雾化治疗时，雾化器给药量可能显著高于气雾剂剂量，应注意不应超过处方剂量用药，否则存在发生不良反应风险。

④按推荐的吸入剂量，短效的沙丁胺醇、特布他林的支气管扩张作用维持时间一般为 $3\sim5$ h，长效的沙美特罗和福莫特罗作用时间为12 h。需向患者说明，β_2 受体激动药24 h内吸入的药量、次数和最大喷数；同时告知患者，如果使用 β_2 受体激动药不能缓解症状，应及时就医。

（2）M胆碱受体阻滞药的监护要点

1）不同作用机制药物联合用药

①M胆碱受体阻滞药可与 β_2 受体激动药、茶碱类药及吸入性糖皮质激素联合应用，联用有协同作用，可增加本品对支气管的扩张作用，使支气管舒张作用增强并持久，尤其适于喘息控制不佳、夜间哮喘及多痰患者。

②长期、反复应用 β_2 受体激动药可致 β_2 受体下调，但长期应用噻托溴铵和溴化异丙托品对 β 受体无影响。M胆碱受体阻滞药和 β_2 受体激动药联合应用有协同作用。

③某些哮喘患儿应用较大剂量 β_2 受体激动药不良反应明显，可改用M胆碱受体阻滞药，尤其适用于夜间哮喘及痰多患儿。

2）用药的安全性监护

①注意胆碱受体阻滞药的常见不良反应，如口干、便秘、视物模糊、瞳孔散大和眼压升高、眼睑炎、排尿困难、心悸，临床应用时应注意监护。

②应防止雾化液和药粉接触患者的眼睛。如雾化药物在使用中不慎污染眼睛，而引起眼睛疼痛或不适、视物模糊、结膜充血、角膜水肿并视物有光晕、有色成像等闭角型青光眼的表现时，应立即就医，并使用缩瞳药处理。

（3）茶碱类药物的监护要点

1）依据监测血浆药物浓度来调整剂量和用药

①茶碱治疗窗窄，中毒剂量与治疗剂量相近，有效血浆药物浓度（$5\sim20$ μg/ml）与中

毒药物浓度（＞20 μg/ml）较为接近，所以应监测茶碱治疗时血浆药物浓度。

②茶碱类药血浆药物浓度个体差异大、安全范围窄，需根据监测的血浆药物浓度制订和调整用药剂量和用药间隔时间。茶碱、氨茶碱可以通过监测茶碱血浆药物浓度来制订和调整用药方案；多索茶碱和二羟丙茶碱是茶碱衍生物，体内不能被代谢成茶碱，无法通过测定茶碱血浆药物浓度来制订和调整用药方案，需分别监测多索茶碱或二羟丙茶碱的血浆药物浓度。

③患者如果已经在口服茶碱或氨茶碱，当需要增加氨茶碱注射治疗时，成分累加，所以此时测定茶碱血浆药物浓度意义更大，以免惊厥和心律失常发生概率增高。

④理论上，茶碱剂量每增加 0.5 mg/kg，血药浓度就升高 1 μg/ml。哮喘患者在连续用药 3 d 后的茶碱血药浓度控制在 10～20 μg/ml 较为有效、安全。当茶碱药物浓度高于 20 μg/ml，则其发生不良反应频率和程度明显增加；当茶碱血药浓度超过 40 μg/ml，则可能发生发热、失水、惊厥等症状，甚至引起呼吸、心搏骤停致死的严重不良反应。

2）注意不同给药途径的差异

①空腹口服（餐后 2 h 至餐前 1 h）给药，吸收较快。如在进餐时或餐后服药可导致吸收减慢，但可减少对胃肠道的刺激。

②茶碱口服缓释、控释制剂昼夜血浆药物浓度平稳，不良反应较少，易于维持较好的治疗浓度，平喘作用可维持 12～24 h，适于控制夜间哮喘。

③氨茶碱静脉注射时，需稀释至低于 25 mg/ml 或再稀释后改为静脉滴注。

④肌内注射可刺激注射部位，引起疼痛、红肿，目前已少用。

3）掌握平喘药服用时间（时辰药理学）

①一般情况下，因夜晚或清晨气道阻力增加，呼吸道开放能力下降，可诱发哮喘；凌晨 0：00～2：00 发作哮喘患者，是对乙酰胆碱和组胺反应最为敏感的时间。

②在黎明之前肾上腺素和环磷腺苷浓度、肾皮质激素水平低下，是哮喘的好发时间；此时患者多为沉睡状态，体内皮质激素水平最低，哮喘也多发生在此时。故夜间睡前应用平喘药，如糖皮质激素、茶碱缓释剂治疗，可明显减轻哮喘的夜间发作。

③茶碱类药于白天吸收快，而晚间吸收较慢，根据这一特点，也可采取日低夜高的给药剂量。另外，氨茶碱的治疗量与中毒量很接近，早晨 7 时服用效果最好，毒性最低，所以适合晨服。

3. 常用药物的临床应用

（1）沙丁胺醇

【适应证】用于缓解哮喘或慢性阻塞性肺疾病（可逆性气道阻塞疾病）患者的支气管痉挛及紧急预防运动诱发的哮喘或其他过敏原诱发的支气管痉挛。

【注意事项】

①哮喘的控制应常规按照阶梯治疗原则进行，并通过临床和肺功能试验监测患者的治疗反应。其中支气管扩张药不应作为严重哮喘及不稳定性哮喘患者唯一的或主要的治疗药物。

②动物实验显示，一些拟交感神经药物在高剂量下，会引起心脏反应。因此，不能排除长期使用这类药物治疗造成心肌损害的可能性。

③甲状腺毒症患者慎用沙丁胺醇。

④过量使用沙丁胺醇可能诱发耐受状态，并导致低氧血症的恶化。

⑤经肠道外或雾化吸入 β_2 受体激动药有引起严重低钾血症发生的潜在风险。应注意沙

丁胺醇有诱发低钾血症而造成的心律失常的可能性，特别是在洋地黄化患者注射沙丁胺醇后。

⑥同时服用黄嘌呤衍生物、类固醇激素、利尿药，以及缺氧状态会增加低钾血症出现的可能，建议对上述患者进行血清钾水平监测。

⑦指导患者正确使用吸入制剂，确保吸药与吸气同步进行，以使药物最大程度达到肺部。

⑧只有在医生的指导下方可增加用药剂量或用药频率，症状变化及时就诊。

⑨运动员慎用。

【用法与用量】

①吸入

a. 成人：用于缓解哮喘急性发作（包括支气管痉挛），以1揿（100 μg）作为最小起始剂量，如有必要可增至2揿；用于预防过敏原或运动引发的症状（运动前或接触过敏原前10～15 min给药），对于长期治疗，最大剂量为每日给药4次，每次2揿。

b. 老年人用药：老年患者的起始用药剂量应低于推荐的成年患者用量，如果没有达到充分的支气管扩张作用，应逐渐增加剂量。

c. 儿童：用于缓解哮喘急性发作，包括支气管痉挛或在接触过敏原之前及运动前给药，推荐剂量为1揿，如有必要可增至2揿；长期治疗，最大剂量为每日给药4次，每次2揿。

②口服：成人一次4～5 mg，每日3次。

③静脉滴注：一次0.4 mg，用0.9%氯化钠注射液100 ml稀释后，3～20 μg/min滴注。

【剂型与规格】气雾剂：每揿100 μg，200揿/瓶；雾化吸入溶液：100 mg（20 ml），150 mg（10 ml）；片剂：2 mg；注射剂：0.4 mg（2 ml）。

（2）特布他林

【适应证】用于治疗支气管哮喘、慢性支气管炎、肺气肿和其他伴有支气管痉挛的肺部疾病。

【注意事项】

①少数病例用药后有手指震颤、头痛、心悸及胃肠道障碍等不良反应。口服5 mg时，手指震颤发生率可达20%～33%。

②甲状腺功能亢进、冠心病、高血压、糖尿病患者慎用。

③大剂量应用可使有癫痫病史的患者发生酮症酸中毒。

④长期应用本品可产生耐受性，使疗效降低。

⑤本品 β_2 受体激动药可能会引起低钾血症，当与黄嘌呤衍生物、类固醇、利尿药合用及缺氧都可能增加低钾血症的发生，因此，上述情况下需监测血清钾的浓度。

⑥运动员慎用。

【用法与用量】

①吸入：气雾剂，一次0.25～0.5 mg（1～2揿），每日3～4次；重症患者一次1.5 mg（6揿），24 h内的总量不应超过6 mg（24揿）。雾化液，成人及20 kg以上儿童一次5 mg，每日3次；20 kg以下的儿童一次2.5 mg，每日3次，不应超过4次。

②口服：成人，开始1～2周，一次1.25 mg，每日2～3次；以后可加至一次2.5 mg，每日3次；儿童，一次0.065 mg/kg（一次总量不应超过1.25 mg），每日3次。

③静脉注射：一次0.25 mg，必要时每隔15～30 min给予1次，但4 h内用量不能超过

0.5 mg。

【剂型与规格】气雾剂：每揿0.25 mg，200揿/瓶，或400揿/瓶；雾化液：5 mg（2 ml）；片剂：25 mg；注射剂：1 mg。

（3）沙美特罗：临床常用沙美特罗制剂为复方制剂（沙美特罗替卡松粉吸入剂）。

【适应证】以联合用药形式（支气管扩张药和吸入性皮质激素），用于可逆性气道阻塞性气道疾病的规律治疗，包括成人和儿童哮喘。这可包括：接受有效维持剂量的长效β受体激动药和吸入性皮质激素治疗的患者；目前使用吸入性皮质激素治疗但仍有症状的患者；接受支气管扩张药规律治疗，但仍然需要吸入性皮质激素的患者。

【注意事项】

①运动员慎用。

②对可逆性阻塞性气道疾病（包括哮喘）的处理，应常规遵循阶梯方案，并通过临床症状及肺功能测定监测患者的反应。

③本品不适用于缓解急性哮喘症状，而需要使用快速短效的支气管扩张药（如沙丁胺醇）。建议患者随时携带能够快速缓解症状的药物。本品不推荐作为哮喘控制的起始治疗药物，应在病情所需皮质激素的合适剂量已确定时使用。

④如增加使用短效支气管扩张药来缓解哮喘症状，提示对哮喘的控制尚不满意，且患者应由医生再次评估。

⑤哮喘控制的突发性和进行性恶化有可能危及生命，应请医生对患者进行紧急复查，并应考虑增加皮质激素治疗。同样，当本品目前剂量不足以控制哮喘时，患者也应找医生复查。

⑥对哮喘患者同时应考虑给予其他的皮质激素治疗，如有急性加重伴有感染还应加用抗生素。

⑦不可突然中断本品的治疗，因为这可能引起病情恶化。与其他吸入治疗一样，用药后可能出现支气管异常痉挛，并立即出现喘鸣加重。

⑧与所有吸入性皮质激素药物一样，肺结核患者慎用本品。

⑨甲状腺功能亢进的患者慎用本品。

⑩所有拟交感神经兴奋药物，特别是服用剂量较高时，均可能出现一过性血钾水平降低。因此，有低钾血症倾向的患者应谨慎使用本品。所有拟交感神经兴奋药物，特别是服用剂量较高时，均可能导致心血管系统反应，如收缩压升高和心率加快。因此，已患有心血管疾病的患者应谨慎使用本品。

【用法与用量】复方干粉剂吸入。沙美特罗替卡松粉吸入剂：成人、12岁及以上的青少年，根据病情选择3种制剂中的任何1种，一次1吸，每日2次；4岁及以下的儿童，沙美特罗/丙酸氟替卡松（50 μg/100 μg），一次1吸，每日2次。本品可逐渐减量至每日1次。

【剂型与规格】复方干粉吸入剂：含沙美特罗50 μg、丙酸氟替卡松100 μg；沙美特罗50 μg、丙酸氟替卡松250 μg；沙美特罗50 μg、丙酸氟替卡松500 μg。

（4）异丙托溴铵

【适应证】用于预防和治疗与慢性阻塞性气道疾病相关的呼吸困难，如慢性阻塞性支气管炎伴或不伴有肺气肿、轻度至中度支气管哮喘。

【注意事项】

①伴有尿道梗阻的患者，用药后尿潴留危险性增高。

②对于慢性持续性哮喘，异丙托溴铵可短期缓解症状，但与短效β_2受体激动药相比，

后者因起效更快而作为首选；对于威胁生命的哮喘，或标准治疗无效的急性哮喘，异丙托溴铵雾化溶液可加入其他治疗方案中。

【用法与用量】

①溶液：吸入。成人（包括老年人）和12岁以上青少年，一次500 μg。

②气雾剂：成人及学龄儿童推荐剂量，一次40～80 μg，每日3～4次。

【剂型与规格】吸入用溶液：50 μg（2 ml），250 μg（2 ml），500 μg（2 ml），500 μg（20 ml）。气雾剂：每揿20 μg，200 揿/瓶；每揿40 μg，200 揿/瓶。

（5）噻托溴铵

【适应证】适用于慢性阻塞性肺疾病（COPD）的维持治疗，包括慢性支气管炎和肺气肿、伴随呼吸困难的维持治疗及急性发作的预防。

【注意事项】

①噻托溴铵作为每日1次维持治疗的支气管扩张药，不应用作支气管痉挛急性发作的起始治疗，即抢救治疗药物。

②在吸入噻托溴铵干粉剂后，可能出现速发型超敏反应。

③与其他胆碱受体阻滞药一样，对于闭角型青光眼、前列腺增生，或膀胱颈梗阻的患者，应谨慎使用噻托溴铵。

④吸入药物可能引起吸入性支气管痉挛。

⑤在中度或重度肾功能不全（肌酐清除率≤50 ml/min）患者中，血浆药物浓度随肾功能的降低而增高；在这些患者中，仅应在预期受益超过潜在风险时使用噻托溴铵。在重度肾功能不全患者中，尚无长期用药经验。

⑥避免让药物粉末进入眼内。应告知患者药物进入眼内可能引发或加重闭角型青光眼、眼睛疼痛或不适、暂时性视物模糊、视觉晕轮或彩色影像，并伴有结膜充血引起的红眼和角膜水肿。如果出现任何上述征象，应停用噻托溴铵，并立即咨询医疗专业人士。

⑦已经观察到胆碱受体阻滞药治疗伴有口干，长期口干与龋齿可能有关。

【用法与用量】吸入：一次18 μg，每日1次。

【剂型与规格】粉吸入剂（胶囊）：18 μg。

（6）茶碱

【适应证】适用于支气管哮喘、喘息性支气管炎、阻塞性肺气肿等缓解喘息症状；也可用于心力衰竭时的喘息。

【注意事项】

①与其他茶碱缓释制剂一样，本品不适用于哮喘持续状态或急性支气管痉挛发作的患者。

②应定期监测血清茶碱浓度，以保证最大的疗效而不发生血药浓度过高的危险。

③肾功能或肝功能不全的患者、年龄超过55岁特别是男性和伴发慢性肺部疾病的患者、任何原因引起的心力衰竭患者、持续发热患者、使用某些药物的患者及茶碱清除率减低患者，在停用合用药物后，血清茶碱浓度的维持时间往往显著延长，应酌情调整用药剂量或延长用药间隔时间。

④茶碱制剂可导致心律失常和（或）使原有的心律失常恶化，患者心率和（或）节律的任何改变均应进行监测和研究。

⑤低氧血症、高血压或消化性溃疡病史的患者，慎用本品。

【用法与用量】口服。

①片剂：成人一次 0.1～0.2 g，每日 3 次；极量一次 0.3 g，每日 1 g。

②控释胶囊剂：成人一次 0.2 g，每日 1～2 次；最大剂量为每日 0.6 g。

③缓释片剂：成人一次 0.2～0.4 g，每日 1 次，晚间服用。

④3 岁以上儿童可以按 0.1 g 开始治疗，每日最大剂量不应超过 10 mg/kg。

【剂型与规格】片剂：0.1 g；缓释片剂：0.1 g，0.2 g，0.3 g，0.5 g；控释片剂：0.1 g；控释胶囊剂：0.1 g，0.3 g。

（7）氨茶碱

【适应证】适用于支气管哮喘、慢性喘息性支气管炎、慢性阻塞性肺疾病等缓解喘息症状；也可用于心功能不全和心源性哮喘。

【注意事项】

①应定期监测血清茶碱浓度，以保证最大的疗效而不发生血药浓度过高的危险。

②肾功能或肝功能不全的患者、年龄超过 55 岁、特别是男性和伴发慢性肺部疾病的患者、任何原因引起的心功能不全患者、持续发热患者、使用某些药物的患者及茶碱清除率降低患者，血清茶碱浓度的维持时间往往显著延长，应酌情调整用药剂量或延长用药间隔时间。

③茶碱制剂可导致心律失常和（或）使原有的心率加重，患者心率和（或）节律的任何改变均应进行监测。

④高血压或非活动性消化性溃疡病史的患者慎用本品。

【用法与用量】

①口服：成人一次 0.1～0.2 g，每日 3 次；极量一次 0.5 g，每日 1 g；儿童每日 4～6 mg/kg，分 2～3 次服。

②静脉注射：成人一次 0.125～0.25 g，用 25% 葡萄糖注射液稀释后，缓慢静脉注射，注射时间不得少于 10 min；极量一次 0.5 g，每日 1 g；儿童一次 2～4 mg/kg。

③静脉滴注：一次 0.25～0.5 g，用 5% 葡萄糖注射液 250 ml 稀释后缓慢滴注。

【剂型与规格】片剂：100 mg，200 mg；注射剂：250 mg（2 ml），500 mg（2 ml）。

（二）抗炎平喘药

抗炎平喘药主要包括糖皮质激素、抗白三烯药（白三烯受体拮抗药）。

1．药理作用和临床评价

（1）分类和作用特点

1）糖皮质激素：糖皮质激素具有强大而非特异性的抗炎作用，降低气道高反应性，提高平滑肌对儿茶酚胺的敏感性，使其扩张支气管及收缩血管的作用增强。是当前控制气道炎症、哮喘症状、预防哮喘发作的最有效药物。多项临床研究证明，吸入性糖皮质激素在哮喘治疗中是最有效的抗炎药物，糖皮质激素在改善肺部功能、降低气道的高反应性、缓解患者的症状、降低疾病恶化的频率及提高生活质量方面均有明显疗效，是哮喘长期控制的首选药。目前临床常用吸入性糖皮质激素有丙酸氟替卡松、布地奈德、丙酸倍氯米松，此类药物均可用于持续性哮喘患者。

①丙酸倍氯米松：丙酸倍氯米松的局部抗炎作用是氟轻松和曲安奈德的 5 倍，局部收缩微血管作用为氢化可的松的 5000 倍。生物利用度为 10%～25%，吸入后可有部分残留在口腔，其中 75% 咽下后经胃肠道吸收，肝中存在首过效应，被代谢为没有活性的倍氯米松，使

全身不良反应较少。

②布地奈德：布地奈德对激素受体的亲和力约为可的松的 200 倍，其局部抗炎作用比可的松强 1000 倍，适用于支气管哮喘和气道高反应性状态。布地奈德在吸入后，能在气道维持较长时间，所以只需要每日 1 次给药，提高患者的依从性。

③丙酸氟替卡松：丙酸氟替卡松在体内经肝药酶介导水解，成为没有活性的 17β－羧酸，气雾剂通过口腔吸收，全身生物利用度很小，全身不良反应较小，目前是国外防治慢性哮喘的最常用药。

2）抗白三烯药（白三烯受体拮抗药）：白三烯是一组炎症介质，是由花生四烯酸（AA）经 5－脂加氧酶（5－LOX）途径代谢产生。体外实验证明，白三烯对人体支气管平滑肌的收缩作用比组胺、血小板活化因子的平喘作用强约 1000 倍，还可刺激黏液分泌，增加血管的通透性及促进黏膜水肿的形成。此外，白三烯还可促使嗜酸性粒细胞和中性粒细胞向肺内进行迁移聚集，增加中性粒细胞黏附到血管内皮和脱颗粒释放溶酶体酶。所以，白三烯在气道炎性反应过程中具有重要作用。近年来，随着对白三烯认识的增多和深入，白三烯受体拮抗药与白三烯合成抑制药用于防治哮喘中的地位日益引起关注。白三烯受体拮抗药能阻滞半胱氨酰白三烯受体，有抑制炎症等作用；临床上常与激素合用，可增强疗效，减少激素用量。常用代表药物有孟鲁司特和扎鲁司特。

①孟鲁司特：孟鲁司特可起到预防白三烯引起的血管通透性增加、气道水肿、支气管平滑肌收缩，以及抑制嗜酸性粒细胞、淋巴细胞等的浸润作用，同时减少因肺泡巨噬细胞刺激所产生的过氧化物，从而减轻气道炎症而起到缓解哮喘症状的作用。联用孟鲁司和吸入性糖皮质激素可产生协同治疗持续性哮喘的作用，并可减少糖皮质激素的剂量。孟鲁司特临床适应证为哮喘的预防和长期治疗，包括预防日间和夜间的哮喘症状。孟鲁司特还常用于治疗阿司匹林哮喘患者和预防运动性哮喘。

②扎鲁司特：扎鲁司特可减轻气管收缩，减少哮喘发作、夜间憋醒次数，减少 β₂ 受体激动药的使用，并能改善肺功能；扎鲁司特还能抑制多种刺激（如冷空气、运动和二氧化硫）引起的支气管痉挛，降低多种抗原（如花粉、猫毛屑等）引起的速发型及迟发型超敏反应，预防运动和过敏原引起的哮喘发作。其适用于哮喘的预防和长期治疗，对使用 β₂ 受体激动药治疗但未获得理想疗效的哮喘患者，本品可作为一线维持治疗用药。

（2）典型不良反应和禁忌证

1）吸入性糖皮质激素（常见药物有丙酸氟替卡松、布地奈德和丙酸倍氯米松）

①不良反应：主要为口腔及咽喉部的念珠菌定植与感染（又称鹅口疮）、声音嘶哑、咽喉部不适；长期、大剂量可出现皮肤瘀斑、骨密度降低、抑制肾上腺功能；儿童长疗程、大剂量用药可能影响生长发育与性格，出现生长发育迟缓、活动过度和易激怒的倾向；如果长期、大剂量用药，可能会轻度增加患者青光眼、白内障的危险；应注意吸入性糖皮质激素还有诱发反常性的支气管异常痉挛伴哮喘加重的风险。

②禁忌证：在缓解急性哮喘发作时不应单独应用；妊娠期妇女若必须使用糖皮质激素，宜优先选用吸入性糖皮质激素；吸入性糖皮质激素也可由乳汁分泌，哺乳期妇女应避免使用，或在用药期间可暂停哺乳。

2）抗白三烯药（白三烯受体拮抗药）

①不良反应：抗白三烯药不良反应常见血管炎性皮疹、嗜酸性粒细胞增多、心肺系统异常或末梢神经系统异常；部分患者用药期间，还可能出现过敏反应（荨麻疹和血管性水肿）、

腹痛、头痛、肢体水肿、肝转氨酶升高、高胆红素血症，反应一般比较轻微，无须停药，一般停药后不良反应即会消失。

②禁忌证：本类药物可由乳汁中分泌，哺乳期妇女不宜使用；肝功能不全患者禁用扎鲁司特。

（3）具有临床意义的药物相互作用

1）糖皮质激素

①吸入性糖皮质激素临床常与其他作用机制平喘药，如长效 β_2 受体激动药、茶碱缓释或控释制剂、白三烯受体拮抗药合用，联用可产生协同作用，联用可减少吸入性糖皮质激素的剂量，减轻糖皮质激素的不良反应。

②糖皮质激素与排钾利尿药（氢氯噻嗪、呋塞米等）合用，可以造成身体内血钾过度流失。

③糖皮质激素与非甾体抗炎药合用时，可使消化道出血和溃疡的发生率增高。

2）抗白三烯药（白三烯受体拮抗药）

①白三烯受体拮抗药可与其他不同作用机制平喘药联用。此类药物在与吸入性糖皮质激素、支气管扩张药、抗菌药、抗组胺药和口服避孕药等合用时未见不良相互作用。

②因白三烯受体拮抗药可抑制肝药酶 CYP1A2 活性，从而使茶碱血浆药物浓度升高；此外不宜与阿司咪唑、咪达唑仑或三唑仑合用；与克拉霉素联合用药时，应考虑调整克拉霉素剂量；肝药酶诱导药利福平、苯巴比妥，可减少本品的生物利用度。

2. 用药监护

（1）糖皮质激素

1）急性哮喘发作时不宜选用

①吸入性激素作为预防和控制呼吸道炎症的药物，其起效缓慢且需连续和规律地应用 2 d 以上才可能充分发挥作用，因此，即使是在患者无症状时仍应该常规持续使用。

②吸入性糖皮质激素仅能较低程度地起到应急性扩张支气管作用，在哮喘发作时并不能马上起效，所以急性哮喘患者不宜使用吸入性激素，吸入激素不应作为哮喘急性发作的首选药。

③吸入性糖皮质激素如气雾剂和干粉吸入剂，通常需要连续、规律地吸入 1 周后方能生效。

④哮喘急性发作时，可能会减少达到小气道的吸入药物剂量，故此时应首先使用起效快速、短效的支气管扩张药（如沙丁胺醇），在急性症状控制后，再改用吸入性糖皮质激素维持治疗。

⑤应依据支气管哮喘的严重程度给予适宜的治疗剂量。用药剂量可分为起始剂量和维持剂量。起始剂量需根据患者病情的严重程度给药；维持剂量需根据能控制临床症状和气道炎症的最低剂量确定。当患者发生严重哮喘或哮喘持续发作时，可考虑给予全身性糖皮质激素治疗，待缓解后改为激素的维持量或转为吸入给药。

2）吸入性糖皮质激素的合理应用

①下列患者慎用吸入性激素：患有活动性肺结核及肺部真菌、病毒感染患者，以及儿童、妊娠及哺乳期妇女。

②应注意长期、大剂量使用吸入性激素时，也有发生全身不良反应的风险，如肾上腺皮质功能减退及导致儿童、青少年的发育迟缓、骨内矿物质密度减少、白内障和青光眼等。虽然吸入性糖皮质激素上述反应发生的可能性和程度远小于系统糖皮质激素治疗，但对长期接

受吸入激素治疗的患儿仍建议定期监测身高。

③从接受口服激素治疗转为用吸入激素治疗的患者，有可能出现肾上腺功能减退，应谨慎用药并定期监测肾上腺皮质功能。

④少数患者在应用吸入性糖皮质激素后可能发生局部不良反应，如声音嘶哑及口腔、咽喉部位的念珠菌感染等。所以，应用吸入性糖皮质激素后应立即漱口，以降低进入体内的激素药量，减少吸入激素残留导致口腔真菌继发感染的机会。

⑤吸入性糖皮质激素对掌握吸入技术要求较高，部分儿童可能难以掌握吸入技术，使其疗效显著降低。所以，应正确指导患者使用吸入制剂，使用前应轻摇喷雾剂药瓶，按压喷嘴应与吸气同步，以使药物能有效地吸入至肺部。针对年幼儿童，应使用带有面罩的气雾剂吸入辅助装置，儿童尤其是5岁以下儿童在使用吸入性糖皮质激素时，建议使用大容积储雾罐装置，以提高药物在气道的沉积，同时还可减少口咽部的沉积。

⑥联合应用茶碱等药时，建议对茶碱进行血浆药物浓度监测。

3）吸入给药与全身给药转换的注意事项

①在治疗期间若发生反常性支气管痉挛伴哮喘加重，此时应停用吸入激素，立即吸入速效支气管扩张药（如沙丁胺醇等）。

②当哮喘控制不理想时，需及时评估和调整用量；可考虑将吸入性激素用量增加4倍，并连续应用7～14 d。

③哮喘轻度、中度急性发作时，可考虑口服糖皮质激素。口服激素参考剂量为泼尼松或泼尼松龙起始剂量30～60 mg/d，待哮喘症状缓解后逐减至10 mg/d以下；症状缓解后逐减至停用，也可改用吸入性激素治疗，如雾化吸入布地奈德混悬液2～4 mg/d。

④严重急性哮喘发作时，应及时全身静脉给予激素。琥珀酸钠氢化可的松静脉用药参考剂量为200～1000 mg/d或甲泼尼龙为40～160 mg/d。通常无糖皮质激素依赖倾向患者，可在短期内停药；但有糖皮质激素依赖倾向患者，可适当延长激素静脉给药时间，当控制哮喘症状后再逐渐减量。

4）吸入性糖皮质激素不良反应的防治

①部分患者在使用吸入性激素后可能发生声音嘶哑和口腔、咽喉的念珠菌感染等局部不良反应，所以吸入后应立即漱口，以减低进入体内的药量和减少因口腔残留激素继发真菌感染的机会。

②应注意，如果长期大剂量使用吸入性糖皮质激素还可能导致患者骨矿物质密度降低，从而导致骨质疏松症。可考虑加用钙剂和维生素D，促进钙的吸收，以减少骨折的风险。

③如吸入糖皮质激素后导致患者咳嗽，可考虑应用 β_2 受体激动药。

（2）抗白三烯药（白三烯受体拮抗药）

1）注意在急性哮喘发作时不宜应用白三烯受体拮抗药

①在治疗哮喘上不宜单独使用白三烯受体拮抗药，且12岁以下儿童、妊娠及哺乳期妇女应慎重权衡利弊后应用。

②白三烯受体拮抗药平喘作用较弱且起效缓慢，仅适用于轻度、中度哮喘和稳定期的控制，或合用以减少糖皮质激素和 β_2 受体激动药的剂量。

③治疗急性哮喘时，因白三烯受体拮抗药疗效尚不明确，所以不宜用于哮喘支气管痉挛急性发作的治疗，也不能完全代替糖皮质激素（可能导致撤药综合征，即在撤除糖皮质激素后，出现嗜酸性粒细胞增多、心肌病、肺浸润等）。

2）提倡与糖皮质激素联合应用：在与吸入性糖皮质激素的联合治疗方案中，应减少合用药物剂量。患者使用吸入性糖皮质激素，合用白三烯受体拮抗药后，糖皮质激素需渐减少剂量，少数患者逐渐减量后甚至可完全停用糖皮质激素。

3. 常用药物的临床应用

（1）倍氯米松

【适应证】本品有治疗和预防作用，可用气雾吸入法以缓解哮喘症状和变应性鼻炎的治疗。

【注意事项】

①儿童、妊娠期妇女及活动性肺结核患者慎用本品。

②部分患者吸入本品后出现声音嘶哑，可暂停吸入。

③长期连续吸入可有口腔念珠菌感染（女性多于男性），可应用抗真菌药治疗。

④吸入激素与气管扩张药不同，不能立即生效，所以应定时使用。对哮喘患者在症状控制后逐渐停药，一般在应用后 $4 \sim 5$ d 缓慢减量。

⑤对伴有皮肤细菌、病毒感染的湿疹、疱疹水痘、皮肤结核、化脓性感染和皮炎患者，原则上不得使用激素；如需外用时，应同时使用抗感染药物。

⑥每日给予 400 μg 和 800 μg 丙酸倍氯米松 2 周疗程的研究中，可观察到儿童下肢生长抑制，但其长期的影响，对成年期身高的影响观察资料较少。

⑦吸入给药的绝对生物利用度，因采用的装置不同而异，为 12%～26%。

【用法与用量】

①气雾吸入：成人及 12 岁以上儿童用于轻微哮喘，每日 200～400 μg 或以上，分 2～4 次用药；用于中度哮喘，每日 600～1200 μg，分 2～4 次用药；用于严重哮喘，每日 1000～2000 μg，分 2～4 次用药；5～12 岁儿童，每日 200～1000 μg；4 岁以下儿童，每日总剂量 100～400 μg，分 2～4 次用药。

②鼻腔喷雾：一次一侧 100 μg，每日 2 次；也可一次 50 μg，每日 3～4 次；每日最大剂量不宜超过 400 μg。6 岁以上儿童剂量同成人。

【剂型与规格】吸入气雾剂：每揿 50 μg，每揿 250 μg；粉吸入剂：每吸 50 μg，每吸 100 μg，每吸 200 μg；鼻气雾剂：10 mg，每揿 50 μg。

（2）布地奈德

【适应证】治疗支气管哮喘。用于替代或减少口服激素治疗。

【注意事项】

①运动员慎用。

②部分患者可能出现口服激素撤药后相关的症状，如关节和（或）肌肉痛、倦怠及情绪低落。

③由于吸入激素仍存在全身吸收的可能性，所以吸入激素时仍需监测激素全身的不良反应。术后或肾上腺功能不全的患者更需要严密的观察。

④吸入用布地奈德混悬液持续治疗，对儿童生长速度的潜在影响需权衡利弊。

⑤部分患者用药后出现了口腔和咽部的局部白念珠菌感染，如果发生此类感染，可能需要相应的抗真菌治疗和（或）中断吸入性布地奈德混悬液的治疗。

⑥呼吸道存在活动性或非活动性结核感染及未加治疗的全身性真菌、细菌、病毒或寄生虫感染，或眼单纯疱疹的患者需慎用吸入激素。

⑦在吸入类固醇激素治疗后，罕有青光眼、眼压升高，以及白内障的病例报道。

⑧布地奈德不是支气管扩张药，因而不应用于快速缓解急性支气管痉挛或者其他哮喘急性发作。

【用法与用量】

①吸入气雾剂：严重哮喘和停用，或减量使用口服糖皮质激素的患者，开始剂量为成人每日 $200 \sim 1600\ \mu g$，分 $2 \sim 4$ 次吸入。轻症一次 $200 \sim 400\ \mu g$，每日 2 次；重症一次 $200 \sim 400\ \mu g$，每日 4 次，每日共 $800\ \mu g$。$2 \sim 7$ 岁儿童，每日 $200 \sim 400\ \mu g$，分 $2 \sim 4$ 次吸入；8 岁以上儿童，每日 $200 \sim 800\ \mu g$，分 $2 \sim 4$ 次吸入。

②粉吸入剂：成人治疗哮喘。未使用过口服糖皮质激患者，一次 $200 \sim 400\ \mu g$，每日 1 次，或一次 $100 \sim 400\ \mu g$，每日 2 次；正在使用口服糖皮质激素患者，一次 $400 \sim 800\ \mu g$，每日 2 次；成人的最高推荐剂量为一次 $800\ \mu g$，每日 2 次。治疗 6 岁及以上儿童哮喘：未使用过口服糖皮质激素患儿，一次 $200 \sim 400\ \mu g$，每日 1 次，或一次 $100 \sim 200\ \mu g$，每日 2 次；使用口服糖皮质激素患儿，一次 $200 \sim 400\ \mu g$，每日 1 次；儿童的最高推荐剂量为一次 $400\ \mu g$，每日 2 次。当哮喘控制后，应减至最低剂量。治疗哮喘维持剂量的范围：成人每日 $100 \sim 1600\ \mu g$，儿童每日 $100 \sim 800\ \mu g$。COPD 的治疗，推荐剂量是 $400\ \mu g$，每日 2 次；口服糖皮质激素的患者若减少口服糖皮质激素剂量，本品用量和哮喘的推荐剂量相同。

③吸入用混悬剂：成人严重哮喘期或减少口服糖皮质激素时的剂量，一次 $1 \sim 2\ mg$，每日 2 次；维持剂量一次 $0.5 \sim 1\ mg$，每日 2 次。儿童一次 $0.5 \sim 1\ mg$，每日 2 次。

④布地奈德福莫特罗粉吸入剂：每喷 $160\ \mu g/4.5\ \mu g$。成人、12 岁及以上患者，一次 $1 \sim 2$ 喷，每日 2 次。每喷 $80\ \mu g/4.5\ \mu g$，成人一次 $1 \sim 2$ 喷，每日 2 次，或一次 4 喷，每日 2 次；$12 \sim 17$ 岁患者，一次 $1 \sim 2$ 喷，每日 2 次；6 岁及以上患儿，一次 2 喷，每日 2 次。在常规治疗中，当每日 2 次剂量可有效控制症状时，应逐渐减少剂量直至最低有效剂量，甚至每日 1 次给予本品。

【剂型与规格】

①吸入气雾剂：每喷 $50\ \mu g$，200 喷/瓶；每喷 $200\ \mu g$，100 喷/瓶。

②粉吸入剂：每喷 $100\ \mu g$，200 喷/瓶。

③混悬剂：$0.5\ mg$（2 ml），$1\ mg$（2ml）。

④布地奈德福莫特罗粉吸入剂：布地奈德 $80\ \mu g$，富马酸福莫特罗 $4.5\ \mu g$，60 喷/瓶；布地奈德 $160\ \mu g$，富马酸福莫特罗 $4.5\ \mu g$，60 喷/瓶，或 120 喷/瓶。

（3）氟替卡松

【适应证】持续性哮喘的长期治疗、季节性变应性鼻炎（包括花粉症）和常年性变应性鼻炎的预防和治疗；外用制剂可缓解炎症性和瘙痒性皮肤病。

【注意事项】

①鼻腔感染时，应给予恰当治疗。

②儿童、哺乳期妇女慎用。

③吸入气雾剂为预防性质，即使无症状也应定期使用，$4 \sim 7\ d$ 显效。

④与其他吸入疗法一样，给药后由于喘息立刻增加可出现反常性的支气管痉挛，此时应立即吸入速效支气管扩张药，停用丙酸氟替卡松气雾剂；如果需要则改用其他疗法。

⑤长期吸入较大剂量的糖皮质激素，患者骨矿物质密度可能会降低，导致骨质疏松症，

建议患者加服钙剂和维生素 D，促进钙的吸收，以减少骨折的风险。

⑥如吸入糖皮质激素后导致咳嗽，预先应用 β_2 受体激动药可能会缓解。

⑦运动员慎用。

【用法与用量】

①鼻气雾剂：成人、老年患者和 12 岁以上儿童，每日 1 次，每个鼻孔各 2 喷，以早晨用药为好；某些患者需每日 2 次，每个鼻孔各 2 喷；当症状得到控制时，维持剂量为每日 1 次，每鼻孔各 1 喷；若症状复发，可相应增加剂量，每日最大剂量为每个鼻孔不超过 4 喷。4～11 岁儿童，每日 1 次，每个鼻孔各 1 喷；某些患者需每日 2 次，每鼻孔各 1 喷，最大剂量为每个鼻孔不超过 2 喷。

②吸入气雾剂：用于轻度哮喘，一次 100～250 μg，每日 2 次；用于中度哮喘，一次 250～500 μg，每日 2 次；用于重度哮喘，一次 500～1000 μg，每日 2 次。后可根据每个患者效果调整剂量至哮喘控制或降低至最小有效剂量。另一种方法是，丙酸氟替卡松的开始剂量以定量气雾剂给药时的丙酸倍氯米松日剂量的 50% 为标准或相当量。4 岁以上儿童，一次 50～100 μg，每日 2 次。

【剂型与规格】

①鼻喷剂：每喷 50μg，120 喷/瓶。

②吸入气雾剂：每喷 125μg，60 喷/瓶；每喷 250 μg，60 喷/瓶。

（4）孟鲁司特

【适应证】用于 15 岁及 15 岁以上哮喘患者的预防和长期治疗，包括预防日间和夜间的哮喘症状、治疗对阿司匹林敏感的哮喘，以及预防运动诱发的支气管哮喘，也用于减轻季节性变应性鼻炎引起的症状。

【注意事项】患者无论在哮喘控制阶段，还是恶化阶段，都可坚持服用本品。

【用法与用量】口服：成人及 15 岁以上儿童，一次 10 mg，每日 1 次；6～14 岁儿童，一次 5 mg，每日 1 次；2～5 岁儿童，一次 4 mg，每日 1 次。睡前服用咀嚼片。

【剂型与规格】片剂：4 mg，5 mg，10 mg；②咀嚼片剂：5 mg。

（三）抗过敏平喘药

1. 药理作用和临床评价

（1）分类和作用特点：抗过敏平喘药通过抑制过敏性炎症介质释放和拮抗炎症介质的作用而预防和治疗哮喘发作。代表药物有色甘酸钠、组胺（H_1）受体阻滞药（如酮替芬）。

①色甘酸钠：色甘酸钠的主要作用为稳定肥大细胞膜，阻滞过敏介质释放；降低气道感觉神经末梢功能，抑制气道神经源性炎症；抑制巨噬细胞与嗜酸性粒细胞介导的炎性反应。色甘酸钠为非脂溶性药物，口服不吸收，临床上常用色甘酸钠的粉吸入剂预防哮喘。

②酮替芬：酮替芬除了具有类似色甘酸钠的作用外，还有阻滞组胺 H_1 受体、加强 β_2 受体激动药的平喘作用等。临床上用于预防轻度、中度哮喘。

（2）典型不良反应和禁忌证

①不良反应：较少，少数患者可有咽痛、气管刺激症状，甚至诱发哮喘，与少量异丙肾上腺素同时吸入可预防哮喘。如需停药，应逐步减量后停药。可见镇静、嗜睡，继续服用可消失，儿童较少发生。

②禁忌证：孕妇慎用。

（3）具有临床意义的药物相互作用：正在用肾上腺皮质激素或其他平喘药治疗患者，用本品后应继续用原药至少 1 周或至症状明显改善后，才能逐渐减量，或停用药物。

2. 用药监护与监护要点　少数患者吸入粉吸入剂后产生刺激，出现口干、咽喉干痒、胸部紧迫感，甚至诱发哮喘，同时吸入异丙肾上腺素可避免其发生。获明显疗效后，可减少给药次数；如需停药，亦逐步减量后停药，不能突然停药，以防哮喘复发。

【同步练习】

一、A 型题（最佳选择题）

1. 氨茶碱的适应证，下列描述不正确的是（　　）
A. 慢性阻塞性肺疾病　　　　　　　　B. 喘息性支气管炎
C. 慢性心功能不全　　　　　　　　　D. 支气管哮喘
E. 心源性哮喘
本题考点：氨茶碱的适应证为支气管哮喘、心源性哮喘、慢性阻塞性肺疾病、喘息性支气管炎。

2. 关于异丙托溴铵的作用特点，下列叙述错误的是（　　）
A. 适宜用于有吸烟史的老年哮喘患者　　B. 长期应用易产生耐药性
C. 起效较慢　　　　　　　　　　　　D. M 胆碱受体阻滞药
E. 舒张支气管的作用弱
本题考点：异丙托溴铵的作用特点。

3. 沙美特罗的给药方式是（　　）
A. 吸入给药　　　　B. 口服给药　　　　C. 静脉注射　　　　D. 肌内注射
E. 静脉滴注
本题考点：沙美特罗是吸入给药。

4. 关于孟鲁司特的适应证，下列描述错误的是（　　）
A. 对阿司匹林哮喘无效
B. 可预防白天和夜间的哮喘症状
C. 用于 15 岁及以上哮喘患者的预防和长期治疗
D. 预防运动诱发的支气管哮喘
E. 减轻季节性变应性鼻炎引起的症状
本题考点：孟鲁司特的适应证。

5. 下列不属于特布他林适应证的是（　　）
A. 伴有支气管痉挛的肺部疾病　　　　　B. 肺气肿
C. 心律失常　　　　　　　　　　　　　D. 慢性支气管炎
E. 支气管哮喘
本题考点：特布他林的适应证是伴有支气管痉挛的肺部疾病、肺气肿、慢性支气管炎和支气管哮喘。

6. 关于特布他林用药的注意事项，下列叙述错误的是（　　）
A. 12 岁以下儿童可使用片剂、注射剂等剂型
B. 患者推荐短期、间断使用，以吸入为主

C. 妊娠期妇女慎用

D. 5 岁以下儿童不宜使用

E. 久用易产生耐受性，使药效降低

本题考点：特布他林用药注意事项错误的为 12 岁以下儿童可使用片剂、注射剂等剂型。

7. 下列属于短效 β_2 受体激动药的是（   ）

A. 沙美特罗   B. 青霉素   C. 特布他林   D. 异丙托溴铵

E. 福莫特罗

本题考点：特布他林为短效 β_2 受体激动药。

8. β_2 受体激动药首选的给药方式是（   ）

A. 皮下注射   B. 口服给药   C. 吸入给药   D. 静脉注射

E. 静脉滴注

本题考点：β_2 受体激动药首选吸入给药。

9. 高剂量 β_2 受体激动药可引起的严重不良反应是（   ）

A. 高钠血症   B. 高钾血症   C. 低钠血症   D. 低钾血症

E. 高镁血症

本题考点：高剂量 β_2 受体激动药可引起严重的低钾血症。

10. 关于沙丁胺醇用药的注意事项，下列叙述不正确的是（   ）

A. 控制发作时，适宜选取气雾或粉雾吸入剂

B. 本品除支气管平滑肌有扩张作用外，对其他平滑肌也有扩张作用

C. 注射液易引起心悸，多用于严重哮喘，并且只在其他疗法无效时使用

D. 预防用药时，宜选取口服给药

E. 久用易产生耐受性，使药效降低

本题考点：沙丁胺醇的用药注意事项。

11. 关于沙美特罗的作用特点，描述错误的是（   ）

A. 与糖皮质激素配伍使用，为目前治疗哮喘夜间发作和哮喘维持治疗的理想方案

B. 不适用于缓解支气管痉挛的急性症状

C. 吸入给药 10～20 min 开始起效，支气管扩张作用持续 12 h

D. 吸入本品 25 μg 引起的支气管扩张程度与吸入沙丁胺醇 200 μg 相当

E. 可缓解支气管痉挛的急性症状

本题考点：沙美特罗的作用特点。

12. 关于平喘药的类型，错误的是（   ）

A. M 胆碱受体激动药   B. 吸入性糖皮质激素

C. 磷酸二酯酶抑制药   D. 白三烯受体拮抗药

E. β_2 受体激动药

本题考点：关于平喘药的类型包括 β_2 受体激动药、吸入性糖皮质激素、磷酸二酯酶抑制药和白三烯受体拮抗药。

二、B 型题（配伍选择题）

(13～14 题共用备选答案)

A. 沙美特罗　　　　B. 特布他林　　　　C. 孟鲁司特　　　　D. 茶碱

E. 倍氯米松

13. 属于短效 β_2 受体激动药的是（　　　）

14. 属于长效 β_2 受体激动药的是（　　　）

本题考点： 短效 β_2 受体激动药和长效 β_2 受体激动药的代表药物。

(15～19 题共用备选答案)

A. 茶碱　　　　　　B. 异丙托溴铵　　　　C. 孟鲁司特　　　　D. 倍氯米松

E. 特布他林

15. 属于磷酸二酯酶抑制药的是（　　　）

16. 属于 M 胆碱受体阻滞药的是（　　　）

17. 属于 β_2 受体激动药的是（　　　）

18. 属于吸入性糖皮质激素的是（　　　）

19. 属于白三烯受体拮抗药的是（　　　）

本题考点： 平喘药的分类。

三、C 型题（综合分析选择题）

(20～21 共用题干)

患者，男性，87 岁。既往有哮喘病史，近日来哮喘急性发作，喘息、呼吸困难、胸闷，夜间及凌晨发作较多，运动、冷空气等诱发加重，气道反应性测定存在高反应性。

20. 对于上述患者的用药注意事项，描述错误的是（　　　）

A. 预防用药时，宜选取口服给药

B. 控制发作时，适宜选取气雾或粉吸入剂

C. 注射液易引起心悸，多用于严重哮喘

D. 久用易产生耐受性，使药效降低

E. 当雾化吸入溶液常规剂量无效时，可增加剂量或给药频次

本题考点： 73 岁男性患者哮喘急性发作，夜间及凌晨发作较多，气道高反应的选药注意事项。

21. 对于上述症状，可以考虑选择的治疗药物是（　　　）

A. 孟鲁司特　　　　B. 沙丁胺醇　　　　C. 右美沙芬　　　　D. 扎鲁司特

E. 布洛芬

本题考点： 针对具体患者的药物选择。

四、X 型题（多项选择题）

22. 与糖皮质激素合用，可以减少吸入性糖皮质激素的剂量、减轻糖皮质激素不良反应的药物包括（　　　）

A. 茶碱缓释或控释制剂　　　　　　　　B. 短效 β_2 受体激动药

C. 长效 β_2 受体激动药　　　　　　　　D. M 胆碱受体阻滞药

E. 白三烯受体拮抗药

本题考点： 糖皮质激素药物与其他药物的协同反应。

23. 关于布地奈德的作用特点包括（　　）
A. 局部抗炎作用较可的松强 1000 倍
B. 维持治疗时需要每日给药 2 次
C. 适用于支气管哮喘和气道高反应性状态
D. 吸入后，在气道维持较长时间的抗炎作用
E. 对糖皮质激素受体的亲和力为可的松的 200 倍

本题考点： 布地奈德的作用特点。

24. 倍氯米松的临床适应证包括（　　）
A. 活动性肺结核
B. 需长期全身应用糖皮质激素或非激素类药物治疗无效的慢性支气管哮喘患者
C. 血管收缩性鼻炎
D. 季节性变应性鼻炎
E. 心源性哮喘

本题考点： 倍氯米松的临床适应证。

25. 茶碱临床适应证有（　　）
A. 心源性哮喘
B. 哮喘急性发作后的维持治疗
C. 缓解阻塞性肺疾病伴有的支气管痉挛的症状
D. 缓解成人和 3 岁以上儿童的支气管哮喘的发作
E. 手术麻醉前给药

本题考点： 茶碱用于哮喘急性发作后的维持治疗、缓解阻塞性肺疾病伴有的支气管痉挛的症状、缓解成人和 3 岁以上儿童的支气管哮喘的发作。

参考答案： 1. C　2. B　3. A　4. A　5. C　6. A　7. C　8. C　9. D　10. B　11. E　12. A
13. B　14. A　15. A　16. B　17. E　18. D　19. C　20. E　21. B　22. ACE
23. ACDE　24. BCD　25. BCD

第四章　消化系统疾病用药

人体消化系统是由消化道和消化腺两大部分组成。其中消化道包括口腔、咽、食管、胃、小肠（十二指肠、空肠、回肠）和大肠（盲肠、阑尾、结肠、直肠、肛管）。消化腺则由小消化腺和大消化腺组成。小消化腺散在于消化管各部的管壁内，大消化腺包括3对唾液腺（腮腺、下颌下腺、舌下腺）、肝和胰。近年来，消化系统疾病发病率逐渐升高，对消化系统的疾病认识和重视程度也逐年增加，消化系疾病与全身性疾病关系密切，可有消化系统以外其他系统或全身表现，有时全身疾病常以消化系症状为其主要表现，或消化系统病变仅是全身疾病的一个组成部分。随着消化系统疾病的增加，其治疗药物也日益受到重视。

常见消化系统药是指主要作用于胃肠道、肝胆系统的药物，具体包括以下7类，即①抗酸药与抑酸药；②黏膜保护药；③助消化药；④解痉药与促胃肠动力药；⑤泻药与止泻药；⑥肝胆疾病辅助用药。消化系统药种类繁多，但作用机制相对简单。

一、抗酸药与抑酸药

【复习指导】本部分需要熟悉和掌握抗酸药与抑酸药的药理作用、临床评价、不良反应、禁忌证、用药监护与常用药物的临床应用。

（一）药理作用和临床评价

1. 分类和作用特点

（1）抗酸药：抗酸药主要为无机弱碱性物质。其作用机制为缓冲或中和过多的胃酸，抑制胃蛋白酶活性，降低或解除胃酸、胃蛋白酶对胃、十二指肠黏膜和溃疡面的侵蚀、刺激，从而起到缓解疼痛和促进溃疡面愈合的作用。但应注意，抗酸药对胃酸分泌并无直接抑制作用。此外，有些抗酸药（如氢氧化铝、三硅酸镁等）还能在体内形成胶状保护膜，覆盖于胃黏膜和溃疡面，达到对胃黏膜和溃疡面的物理保护作用。

本类药物的抗酸作用与胃内充盈度有关，通常在餐后1～1.5 h服用效果最好。理想的抗酸药作用持久、不吸收、不产气、不引起腹泻及便秘，同时对肠黏膜及溃疡面有保护、收敛作用。常用的复方制剂［如复方氢氧化铝（胃舒平）、胃得乐等］可增强抗酸作用，并减少不良反应。临床上抗酸药代表药物有氢氧化镁、三硅酸镁、氧化镁、氢氧化铝、碳酸钙、碳酸氢钠等。其作用差别在于抗酸强度、显效时间、维持时间等。

（2）抑酸药：抑酸药作用机制为抑制胃酸分泌。人体内的胃酸主要由胃壁细胞分泌，胃壁细胞受中枢和外周诸多因子调控，包括胆碱受体（M_3）、组胺受体（H_2）、促胃液素受体（CCK_2），以及神经递质（ACh）、内分泌（促胃液素）及旁分泌（组胺、前列腺素）等。其中组胺直接作用于胃黏膜的壁细胞，与壁细胞上 H_2 受体结合后，活化腺苷酸环化酶，细胞内环腺苷酸（cAMP）水平增加，后通过一系列生物化学反应，使壁细胞顶端囊泡壁上的 H^+，K^+ – ATP 酶激活，泵出氢离子（H^+）。促胃液素和乙酰胆碱通过中介受体提高胞内钙离子（Ca^{2+}）水平，激活胞内的蛋白激酶，活化 H^+、钾离子（K^+）泵，促进胃酸分泌。因此，H_2 受体和 H^+，K^+ – ATP 酶（质子泵）就成为抑制胃酸分泌药物的主要作用靶点。H_2 受体阻滞药和 H^+，K^+ – ATP 酶抑制药是临床应用最为广泛的抑酸药物。此外，M 胆碱受体阻滞药和促胃液素受体阻滞药也可抑制胃酸分泌；前列腺素类也能抑制由进食、促胃液素、高血糖或迷走神经兴奋等刺激引起的胃酸分泌。

随着对消化系统生理及病理学研究的推进和深入，新的消化系统治疗药物不断涌现，尤其是治疗消化性溃疡的药物研究取得了创新性和突破性进展。20世纪70年代伊始，以西咪替丁、雷尼替丁为代表的组胺（H_2）受体阻滞药问世，其阻滞药作用机制为选择性阻断壁细胞上的组胺H_2受体，从而抑制胃酸分泌。H_2受体阻滞药的作用较M_3胆碱受体阻滞药药效更强，并且作用时间也更持久，所以其治疗消化性溃疡的疗程较短，愈合率较高，同时其不良反应较少。此外，抗酸药与H_2受体阻滞药联合应用比单用H_2受体阻滞药更有效。常用H_2受体阻滞药有西咪替丁、雷尼替丁、法莫替丁、尼扎替丁和罗沙替丁。

80年代后期，特异性抑制H^+，K^+-ATP酶的质子泵抑制药相继上市，如奥美拉唑、兰索拉唑、泮托拉唑等，逐步成为治疗消化性溃疡的一线治疗药物。近年来随着新药的研发，奥美拉唑的左旋体埃索美拉唑成为第一个手性质子泵抑制药，其可用于治疗对组胺H_2受体阻滞药疗效不佳的患者。质子泵抑制药主要在小肠吸收，可特异性地作用于胃壁细胞内小管膜H^+，K^+-ATP酶（即质子泵）。质子泵能把H^+从壁细胞内转运到胃腔，同时将K^+从胃腔转运到壁细胞内，进行H^+、K^+交换。质子泵抑制药通过与质子泵不可逆结合使其失去活性，从而抑制胃酸分泌，直到新的质子泵产生，壁细胞才能恢复泌酸功能。质子泵抑制药使胃内pH的值全天都维持在较高水平，是目前公认的作用最强的胃酸分泌抑制药。质子泵抑制药除了强大、持久的抑制胃酸分泌作用，还能使胃蛋白酶分泌减少，同时对幽门螺杆菌（Hp）也有抑制作用。此类药物临床常用的有：第一代质子泵抑制药奥美拉唑，第二代质子泵抑制药兰索拉唑，而泮他拉唑和雷贝拉唑等都属于第三代质子泵抑制药。

质子泵抑制药自问世以来，显著地改善了酸相关性疾病的临床结局，对酸相关性疾病的治疗有重大意义。目前质子泵抑制药的临床应用范围不断地扩大，处方量也与日俱增。但是，近几年来，质子泵抑制药过度使用，如超适应证、超剂量、超疗程用药等的问题都日益突出，同时其潜在的不良反应也备受重视

还有一类抑酸药为M胆碱受体阻滞药。该类药物作用机制为阻断胃壁细胞的M胆碱受体，抑制胃酸分泌；同时也阻断胃黏膜中的嗜铬细胞G细胞表面M受体，减少组胺和促胃液素等物质释放，间接减少胃酸的分泌。此外，M胆碱受体阻滞药还有解痉作用。此类代表药物有哌仑西平。

2. 典型不良反应和禁忌证

（1）抗酸药

1）不良反应

①碳酸氢钠、碳酸钙可出现呃逆、腹胀和嗳气，引起反跳性胃酸分泌增加。

②可能引起腹泻、高镁血症、高钙血症。

③铝剂、钙剂可导致便秘。

④氢氧化镁对肾功能不良患者，可引起血镁过高。

⑤铝离子可引起胃排空延迟和便秘，可被镁离子对抗，抵消便秘和腹泻等不良反应。

2）禁忌证

①禁用于高镁血症、高钙血症、高钙尿症、肾结石病史患者。

②服用强心苷药物时，禁用复方碳酸钙。

③阑尾炎、急腹症患者，以及早产儿和婴幼儿禁用氢氧化铝。

（2）抑酸药

1）不良反应

①常见头痛、头晕、嗜睡、口干、恶心、腹胀、失眠。

②少见定向力障碍、意识混乱、男性乳房肿胀、精神异常。

③偶见血浆泌乳素升高、男性乳房女性化、女性泌乳、阴茎勃起功能障碍、精子数量减少。

④偶有皮疹、外周神经炎。

⑤长期用药可诱发胃内感染，可持续抑制胃酸分泌，使胃内细菌过度繁殖；长期使用也可引起高促胃液素血症。

⑥突然停药可能引起慢性消化性溃疡、穿孔。

2）禁忌证

①妊娠及哺乳期妇女禁用。

②急性胰腺炎患者禁用西咪替丁。

③3～8岁以下儿童及苯丙酮尿症、急性间歇性血卟啉病患者禁用雷尼替丁。

3. 具有临床意义的药物相互作用

（1）抗酸药

①合用导致吸收减少，如铝剂、镁剂与阿奇霉素等口服制剂。

②合用导致疗效下降，如含铝、钙或镁的抗酸药和水杨酸盐类药。

③合用诱发低血糖反应，如含镁的抗酸药和格列本脲。

④合用可减少不良反应（如嗳气、便秘等），如碳酸钙与氧化镁。

⑤合用可能发生高钙血症，如碳酸钙与噻嗪类利尿药。

（2）抑酸药

①抑酸药合用苯妥英钠或甲硝唑、苯巴比妥、三环类抗抑郁药，使后者血浆药物浓度升高，可能导致药物中毒。

②抑酸药合用硫糖铝，可能硫糖铝疗效降低。

③抑酸药合用环孢素或茶碱、阿司匹林、卡马西平、华法林、利多卡因、地高辛、阿片类药、地西泮，可降低后者的药物消除速率。

④西咪替丁合用麻醉性镇痛药，有引起不良反应的风险。

⑤抑酸药合用甲氧氯普胺，可导致西咪替丁血浆药物浓度降低，故需要适当增加剂量。

⑥抑酸药在与氨基糖苷类抗生素合用时，因均有神经肌肉阻断的不良反应，合用后可能导致患者出现呼吸抑制或呼吸停止，临床应慎重合用。

⑦雷尼替丁合用华法林、利多卡因、地西泮、环孢素、普萘洛尔，可升高这些药物的血浆药物浓度，表现出不良反应。

⑧雷尼替丁合用格列吡嗪、格列本脲，可增加糖尿病患者口服磺酰脲类促胰岛素分泌药的降糖作用，诱发严重低血糖的危险。

⑨雷尼替丁同用口服药依诺沙星，依诺沙星的吸收减少，血浆药物浓度降低。

⑩质子泵抑制药可抑制肝药酶，合用可能导致苯妥英钠、地西泮、华法林等代谢减慢作用增强。

（二）用药监护

1. 抗酸药的监护要点

（1）下列方法可增强抗酸药的作用

①因抗酸药不能抑制胃酸分泌，所以尽量使用复方制剂，以增强其抗酸作用，同时减少不良反应。

②抗酸药在胃内容物将近排空或完全排空后才能充分发挥抗酸作用，所以最佳服用时间是胃不适症状出现或将要出现时。

③为增加药物在胃黏膜的附着，此类片剂适宜嚼碎服用。

④抗酸药作用时间短，应增加日服药次数。

（2）注意规避抗酸药的相关用药禁忌证

①肾衰竭患者长期使用氢氧化铝制剂，可引起骨软化、痴呆及贫血。

②阑尾炎患者服用氢氧化铝制剂可使病情加重，增加阑尾穿孔的风险。

2. 抑酸药的监护要点

（1）注意监测抑酸药的用药安全性

①一般不推荐儿童使用 H_2 受体阻滞药。

②胃溃疡患者用药前应排除胃癌的可能性。

③治疗上消化道出血时，通常先用注射液，待病情缓解后再改为口服。

④长期使用抑酸药应定期监测肝肾功能及血细胞。

⑤抑酸药于餐后服用比餐前效果为佳，鉴于相同的原因，不宜与促胃肠动力药联合应用。

⑥应注意使用抑酸药易产生耐药性，其机制不明。老年人大剂量使用抑酸药可出现精神紊乱、言语含糊、幻觉，甚至昏迷。所以，当患者出现明显窦性心动过缓或精神症状时，应立即停药。

⑦长期服用质子泵抑制药应定期检查胃黏膜有无肿瘤样增生。

（2）因为抑酸药（雷尼替丁、西咪替丁、法莫替丁等）能引起幻觉、定向力障碍，所以驾车司机、高空作业者、精密仪器操作者慎用。

（三）常用药物的临床应用

1. 复方碳酸钙

【适应证】用于治疗因胃酸分泌过多引起的胃痛、胃灼热感（烧心）、反酸。

【注意事项】

（1）本品连续使用不得超过 7 d，若症状未缓解及时就医。

（2）碳酸钙空腹服用作用时间短，必须在餐后 1～2 h 服用，或睡前服用，以增加作用持续时间。

（3）因本品每片含有蔗糖 475 mg，糖尿病患者使用时应注意。

（4）本品与含铝的抗酸药同用，则铝的吸收增多。

（5）本品可释放二氧化碳，可导致腹胀、嗳气。

（6）大剂量长期服用可发生高钙血症、肾结石、胃酸反跳性增高、便秘。

【用法与用量】含服或嚼碎服：一次 1～2 片，每日 2～3 次；也可在症状发作时服用。

【剂型与规格】复方碳酸钙咀嚼片：每片含碳酸钙 680 mg、含重质碳酸镁 80 mg。

2. 氢氧化铝

【适应证】用于治疗、缓解胃酸过多引起的胃痛、胃灼热感（烧心）、反酸，也可用于慢性胃炎。

【注意事项】

（1）本品连续使用不得超过 7 d，症状未缓解及时就医。

（2）妊娠期早期（前 3 个月）、肾功能不全患者、长期便秘者慎用。

（3）因本品能妨碍磷的吸收，故不宜长期大剂量使用。且低磷血症患者慎用。

（4）前列腺增生、青光眼、高血压、心脏病、胃肠道阻塞性疾病、甲状腺功能亢进、溃疡性结肠炎等患者慎用。

（5）对本品过敏患者禁用。

【用法与用量】口服。

（1）凝胶剂：一次5～8 ml，每日3次，餐前1 h服用，病情严重时剂量可加倍。

（2）片剂：一次0.6～0.9 g，每日3次，餐前1 h服用。

（3）复方氢氧化铝片：一次2～4片，每日4次，餐前30 min或胃痛发作时嚼碎后服用。

【剂型与规格】片剂：0.3 g，0.5 g；凝胶剂：（4 g）100 ml；复方氢氧化铝片：每片含氢氧化铝0.245 g、三硅酸镁0.105 g、颠茄流浸膏0.0 026 g。

3. 西咪替丁

【适应证】用于十二指肠溃疡、胃溃疡、反流性食管炎、应激性溃疡及佐林格－埃利森（Zollinger–Ellison）综合征治疗。

【注意事项】

（1）癌性溃疡患者使用本品前应先明确诊断，以免延误治疗。

（2）老年患者由于肾功能减退，导致对药物的清除减少、减慢，可导致血药浓度升高，因此更易发生毒性反应，出现眩晕、谵妄等症状。

（3）严重心脏及呼吸系统疾病、系统性红斑狼疮（西咪替丁的骨髓毒性可能增高）、器质性脑病、肝肾功能损害患者慎用本品。

（4）注意本品对诊断的干扰，口服15 min内胃液隐血试验可出现假阳性；血液水杨酸浓度、血清肌酐、催乳素、转氨酶等浓度均可能升高；甲状旁腺激素浓度则可能降低。

（5）为避免肾毒性，用药期间应注意检查肾功能。

（6）本品对骨髓有一定的抑制作用，用药期间应注意检查血象。

（7）本品的神经毒性症状与中枢胆碱受体阻滞药所致极为相似，可用毒扁豆碱治疗改善症状。

（8）应避免本品与中枢胆碱受体阻滞药同时使用，以防加重中枢神经毒性反应。

（9）有研究指出，在老年患者、慢性肺疾病患者、糖尿病及免疫缺陷的患者中，本品可增加社区获得性肺炎的危险性。

【用法与用量】

（1）成人口服

①用于十二指肠溃疡活动期：最好睡前单次口服。研究提示，睡前分别服用400 mg、800 mg或1600 mg对溃疡愈合均有良好疗效。

②用于十二指肠溃疡维持期：推荐剂量为单次400 mg，睡前服用。

③用于胃溃疡活动期：推荐剂量为睡前一次服用800 mg；或一次300 mg，每日4次，进食时及睡前服用；或一次400 mg，每日2次，早晚服用。

④用于胃溃疡维持期：推荐单次剂量为400 mg，睡前服用，适用于老年人或合并其他疾病患者的长期治疗。

⑤用于胃食管反流：推荐剂量为每日1600 mg，分次口服（一次800 mg，每日2次；或一次400 mg，每日4次），连续服用12周。

⑥用于病理性胃酸分泌过多：推荐剂量为一次 300 mg，每日 4 次。

（2）肌内注射：病理性分泌过多、有顽固性溃疡或不能口服给药的患者，可肌内注射，推荐剂量为一次 300 mg，每隔 6～8 h 给予 1 次，不需要稀释。

（3）静脉注射。

①病理性分泌过多、有顽固性溃疡或不能口服给药的患者，推荐剂量为一次 300 mg，每隔 6～8 h 给予 1 次。间断性静脉滴注，推荐剂量为一次 300 mg，每隔 6～8 h 给予 1 次，滴注时间不少于 15～20 min；连续性静脉滴注，通常推荐剂量为 37.5 mg/h（即每日 900 mg）。

②预防上消化道出血（预防应激性溃疡），推荐剂量为 50 mg/h。

③胃泌素瘤，为迅速控制胃泌素瘤，推荐先静脉注射 300 mg，随后以 1 mg/（kg·h）的速度静脉滴注。

【剂型与规格】片剂：200 mg，400 mg，800 mg；胶囊剂：200 mg；注射剂：200 mg。

4. 雷尼替丁

【适应证】用于十二指肠溃疡、胃溃疡、反流性食管炎、佐林格－埃利林综合征及其他高胃酸分泌疾病治疗。

【注意事项】

（1）疑为癌性溃疡患者，使用本品前应先明确诊断，以免延误治疗。

（2）本品有一定肝毒性，但一般停药后即可恢复。

（3）肝功能不全及老年患者，偶见服药后出现定向力障碍、嗜睡、焦虑等精神状态。

（4）肝、肾功能不全患者慎用。

（5）少见男性乳房女性化，其发病率随年龄的增加而升高。

（6）本品可降低维生素 B_{12} 的吸收，长期使用，可导致 B_{12} 缺乏。

（7）对本品过敏患者禁用。

【用法与用量】

（1）口服

①成人用于消化性溃疡急性期，一次 150 mg，每日 2 次，早晚餐时服用；或 300 mg 睡前顿服。疗程 4～8 周，如需要，可治疗 12 周。用于维持治疗，每日 150 mg，夜间顿服，疗程 1 年以上。

②成人用于非甾体抗炎药相关胃黏膜损伤急性期，一次 150 mg，每日 2 次；或 300 mg 夜间顿服，疗程 8～12 周。用于预防用药，一次 150 mg，每日 2 次；或 300 mg 夜间顿服。

③用于胃食管反流病，一次 150 mg，每日 2 次；或 300 mg 夜间顿服，疗程 8～12 周。中度至重度食管炎时，剂量可增加至一次 150 mg，每日 4 次，疗程 12 周；维持治疗，一次 150 mg，每日 2 次。

④用于佐林格－埃利森综合征，宜用大剂量，每日 600～1200 mg。

⑤用于间歇性发作性消化不良，一次 150 mg，每日 2 次，疗程 6 周。

⑥用于重症患者的应激性溃疡出血或消化性溃疡反复出血预防，一次 150 mg，每日 2 次，以代替注射给药。

⑦用于 Mendelcon 综合征预防，手术患者麻醉前 2 h 服用 150 mg，最好麻醉前 1 日晚上服用 150 mg。

⑧严重肾功能损害患者（肌酐清除率＜50 ml/min）：口服剂量一次 75 mg，每日 2 次；注射推荐剂量为 25 mg。肝功能不全患者剂量应减少；老年人的肝肾功能降低，为保证用药

安全，剂量应进行调整；长期非卧床腹膜透析或长期血液透析的患者，于透析后应立即口服150 mg。

（2）肌内注射：溃疡病出血，一次 25～50 mg，每隔 4～8 h 给予 1 次。

（3）静脉注射：将本品 50 mg 用 0.9% 氯化钠注射液或 5% 葡萄糖注射液稀释至 20 ml，做缓慢静脉注射（超过 2 min）；消化性溃疡出血，一次 25～50 mg，每隔 4～8 h 给予 1 次；术前用药，于术前 1.5 h 静脉注射 100 mg。

（4）静脉滴注：消化性溃疡出血以每 25 mg/h 的速度间歇静脉滴注 2 h，每日 2 次或每隔 6～8 h 给予 1 次；术前用药，100～300 mg 加入 5% 葡萄糖注射液 100 ml 中，30 min 滴完。

【剂型与规格】片剂：150 mg，300 mg；胶囊剂：200 mg；注射剂：50 mg，100 mg。

5. 法莫替丁

【适应证】用于消化性溃疡（胃、十二指肠溃疡）、应激性溃疡、急性胃黏膜出血、胃泌素瘤，以及反流性食管炎等治疗。

【注意事项】应排除胃癌后才能使用；肝肾功能不全患者慎用。

【用法与用量】

（1）口服

①用于活动性胃、十二指肠溃疡：成人一次 20 mg，每日 2 次，早晚服用；或睡前一次服用 40 mg，疗程 4～6 周。

②用于十二指肠溃疡的维持治疗或预防复发：每日 20 mg，睡前顿服。

③用于胃食管反流病：Ⅰ度/Ⅱ度，每日 20 mg；Ⅲ度/Ⅳ度，每日 40 mg，分 2 次于早晚餐后服用，疗程 4～8 周。

④用于佐林格－埃利森综合征：起始剂量为一次 20 mg，每隔 6 h 给予 1 次，以后可根据病情相应调整剂量。

（2）静脉注射：消化性溃疡出血或应激性溃疡出血，一次 20 mg，每 12 h 给予 1 次，一次不能超过 20 mg，溶于 0.9% 的氯化钠注射液 5～10 ml 中，缓慢注射（至少 2 min）。

（3）静脉滴注：剂量同静脉注射，溶于 5% 葡萄糖注射液 100 ml 中，滴注时间为 15～30 min。

【剂型与规格】片剂：10 mg，20 mg，40 mg；胶囊剂：20 mg；注射剂：20 mg。

6. 奥美拉唑

【适应证】用于胃溃疡、十二指肠溃疡、应激性溃疡、反流性食管炎和佐林格－埃利森综合征（胃泌素瘤）治疗。

【注意事项】

（1）治疗胃溃疡时，应首先排除溃疡型胃癌的可能，因用本品治疗可减轻其症状，从而延误治疗。

（2）肝肾功能不全患者慎用。

（3）如制剂为肠溶胶囊，服用时应注意不要嚼碎，以免药物在胃内过早释放而影响疗效。

【用法与用量】

（1）口服

①用于胃、十二指肠溃疡：单次剂量为 20 mg，清晨顿服，十二指肠溃疡疗程 2～4 周，

胃溃疡疗程4～8周。

②用于难治性消化性溃疡：一次 20 mg，每日 2 次；或一次 40 mg，每日 1 次。

③用于胃食管反流病：单次剂量为 20～60 mg，晨起顿服或早、晚各 1 次，疗程 4～8 周。

④用于佐林格－埃利森综合征：起始剂量为一次 60 mg，每日 1 次，以后酌情调整为每日 20～120 mg；如剂量大于每日 80 mg，则应 2 次给药，其疗程视临床情况而定。

（2）静脉注射：用于消化性溃疡出血，一次 40 mg，每隔 12 h 给予 1 次，连续 3 日。首次剂量可加倍，推注速度不宜过快（每 40 mg 不可少于 2.5 min）。

（3）静脉滴注：出血量大时，可用首次剂量 80 mg 静脉滴注，之后改为每隔 1 h 给予 8 mg 维持，至出血停止。

【剂型与规格】片剂：10 mg，20 mg；缓释胶囊剂：10 mg，20 mg；肠溶片剂：10 mg，20 mg；肠溶胶囊剂：20 mg；注射用粉针剂：40 mg。

7. 兰索拉唑

【适应证】胃溃疡、十二指肠溃疡、反流性食道炎、吻合口部溃疡。

【注意事项】

（1）在治疗过程中，应充分观察，按其症状使用治疗上所需最小剂量。

（2）下列患者慎重用药，如曾发生药物过敏症的患者、肝功能障碍的患者。

（3）对老年患者的用药，一般而言，老年患者的胃酸分泌能力和其他生理功能均会降低，故用药期间请注意观察。

（4）对孕妇及哺乳期妇女的用药，已确认兰索拉唑在大白鼠胎仔的血浆浓度比在母鼠中高。又在兔子（经口给药 30 mg/kg）的实验发现胎仔死亡率增加，故对孕妇或有可能怀孕的妇女，需事先判断治疗上的益处超过危险性时，方可用药。曾有报告指出，在动物实验中药物会转移到乳汁中。所以，本品不适合用于正在哺乳中的妇女，如不得已需服药时，应避免哺乳。

（5）对小儿的用药，由于在小儿的临床经验极少，所以对小儿的安全性尚未被确立。

（6）因本药会掩盖胃癌的症状，所以须先排除胃癌，方可给药。

【用法与用量】口服：成人常规剂量，用于胃及十二指肠溃疡，单次剂量为 15～30 mg，于清晨口服，十二指肠溃疡疗程为 4 周，胃溃疡为 4～6 周，胃食管反流病为 8～10 周；用于佐格林－埃利森综合征，因人而异，可加大至每日 120 mg；肝肾功能不全者，口服一次 15 mg，每日 1 次。

【剂型与规格】片剂：15 mg，30 mg；肠溶胶囊剂：15 mg，30 mg。

8. 泮托拉唑

【适应证】适用于活动性消化性溃疡出血（胃、十二指肠溃疡）、反流性食管炎和佐格林－埃利森综合征。

【注意事项】

（1）如果制剂为肠溶制剂，服用时请勿咀嚼。

（2）当怀疑胃溃疡时，应首先排除癌症的可能性，因为本品治疗可减轻其症状，从而延误诊断。

（3）肾功能不全患者慎用；严重肝病时本品清除延缓，应减少用量。

（4）本品不宜同时服用其他抗酸药和抑酸药。为防止抑酸过度，除佐格林－埃利森综合征外，建议用于消化性溃疡等病时，不宜大剂量长期服用。

【用法与用量】

（1）口服：单次剂量为 40 mg，于早餐前顿服，十二指肠溃疡疗程为 2～4 周，胃溃疡及胃食管反流病疗程为 4～8 周。肾功能不全患者，剂量不宜超过每日 40 mg；肝功能不全、严重肝衰竭患者，剂量应减少至隔日 40 mg；老年人剂量不宜超过每日 40 mg；在根除 Hp 治疗时，参照常规剂量。

（2）静脉滴注：每日 1 次，一次 40 mg，加入 0.9% 氯化钠注射液 100 ml 中，疗程根据临床需要酌情掌握，但通常不超过 8 周。

【剂型与规格】肠溶片剂：40 mg；肠溶胶囊剂：40 mg；注射用粉针剂：40 mg。

【同步练习】

一、A 型题（最佳选择题）

1. 关于抗酸药的典型不良反应，叙述不正确的是（　　　）

A. 碳酸氢钠可出现呃逆、腹胀和嗳气，引起反跳性胃酸分泌增加

B. 氢氧化铝可能引起便秘

C. 氢氧化镁对肾功能不良患者可引起血镁过高

D. 铝离子可引起胃排空延迟和便秘，可被镁离子对抗，抵消便秘和腹泻等不良反应

E. 铝剂、钙剂可致便秘，与剂量无关

本题考点：抗酸药的典型不良反应：碳酸氢钠可出现呃逆、腹胀和嗳气，引起反跳性胃酸分泌；增加氢氧化铝可能引起便秘，氢氧化镁对肾功能不良患者可引起血镁过高，铝离子可引起胃排空延迟和便秘，可被镁离子对抗，抵消便秘和腹泻等不良反应。

2. 雷尼替丁抑制胃酸分泌的机制主要为（　　　）

A. 阻断 M 受体　　　　　　　　　　B. 保护胃黏膜

C. 促进 PGE 的合成　　　　　　　　D. 阻断 H_2 受体

E. 抑制 H^+，K^+ - ATP 酶的活性

本题考点：雷尼替丁抑制胃酸分泌的机制是阻断 H_2 受体。

3. 下列药物适合于晚餐后和睡前服用，有效地抑制夜间基础胃酸分泌，促进十二指肠溃疡愈合的是（　　　）

A. 奥美拉唑　　　　B. 铝碳酸镁　　　　C. 西咪替丁　　　　D. 兰索拉唑

E. 复方碳酸钙

本题考点：西咪替丁适合于晚餐后和睡前服用，可有效地抑制夜间基础胃酸分泌，促进十二指肠溃疡愈合。

4. 复方碳酸钙的作用特点，正确的是（　　　）

A. 促进 PGE 合成

B. 中和胃酸，并能形成保护膜，覆盖于胃黏膜表面

C. 抑制 H^+，K^+ - ATP 酶的活性

D. 阻断 M 受体

E. 阻断 H_2 受体

本题考点：复方碳酸钙的作用特点为中和胃酸，并能形成保护膜，覆盖于胃黏膜表面。

5. 可与抗菌药、铋剂联合，用于幽门螺杆菌（Hp）感染根除治疗的药物是（　　）

A. 氢氧化铝　　　B. 法莫替丁　　　C. 兰索拉唑　　　D. 雷尼替丁

E. 复方碳酸钙

本题考点：质子泵抑制药可与抗菌药、铋剂联合，用于幽门螺杆菌（Hp）感染的根除治疗。

6. 关于下列药物的用法，正确的是（　　）

A. 复方碳酸钙在症状发作时吞服

B. 西咪替丁，用于十二指肠溃疡活动期最好睡前单次口服

C. 复方氢氧化铝片餐后 30 min 嚼碎后服用

D. 氢氧化铝凝胶剂餐后 1 h 服用

E. 奥美拉唑用于胃、十二指肠溃疡，每日进餐时及睡前口服 20 mg

本题考点：抗酸药和抑酸药的临床应用。

7. 氢氧化铝常见不良反应为（　　）

A. 收敛溃疡表面　　　　　　　　　B. 腹泻

C. 产气　　　　　　　　　　　　　D. 便秘

E. 起效快

本题考点：氢氧化铝常见不良反应为便秘。

二、B 型题（配伍选择题）

（8～11 题共用备选答案）

A. 复方碳酸钙　　　B. 氢氧化铝　　　C. 西咪替丁　　　D. 胶体果胶铋

E. 奥美拉唑

8. 吸收性抗酸药是（　　）

9. 非吸收性抗酸药是（　　）

10. 质子泵抑制药是（　　）

11. 组胺 H_2 受体阻滞药是（　　）

本题考点：抗酸药和抑酸药的药物分类。

（12～14 题共用备选答案）

A. 复方碳酸钙　　　B. 雷尼替丁　　　C. 兰索拉唑　　　D. 硫糖铝

E. 枸橼酸铋钾

12. 用药监护中，司机和高空作业者应避免服用的抑酸药物是（　　）

13. 用药监护中，关注患者骨折和低镁血症风险的药物是（　　）

14. 用药监护中，尽可能增强抗酸药作用的药物是（　　）

本题考点：抗酸药和抑酸药的用药监护。

三、C 型题（综合分析选择题）

（15～16 题共用备选答案）

患者，男性，63 岁。因腹部不适，黑粪 3 d，呕血 2 d，于 5 月 13 日入急诊观察室。患者于 5 月 15 日，排黑粪 1 次，便成形，未予重视，16 日午饭后先感上腹部饱胀不适，随后排柏油样便 3 次，自感头晕、四肢无力、心悸、冷汗、恶心，测脉搏快、血压下降，晕厥在

床。患者自诉 10 年前有十二指肠球部溃疡病史。经胃镜检查，该患者为糜烂性胃炎、十二指肠球部溃疡。B 超检查肝胆胰未见异常。临床诊断：十二指肠球部溃疡伴出血性休克。治疗方法：静脉滴注法莫替丁注射液。

15. 幽门螺杆菌（Hp）感染根除治疗的药物是（　　）

A. 抗菌药 + 氢氧化铝 + 法莫替丁

B. 抗菌药 + 氢氧化铝 + 兰索拉唑

C. 抗菌药 + 铋剂 + 奥美拉唑

D. 抗菌药 + 铋剂 + 法莫替丁

E. 氢氧化铝 + 铋剂 + 泮托拉唑

本题考点： 幽门螺旋杆菌感染的治疗药物。

16. 法莫替丁注射液静脉滴注，用法与用量正确的是（　　）

A. 一次 40 mg，溶于 0.9% 的氯化钠注射液 5～10 ml 中，滴注时间 15～30 min

B. 一次 20 mg，溶于 5% 的葡萄糖注射液 100 ml 中，滴注时间 15～30 min

C. 一次 20 mg，溶于 0.9% 的氯化钠注射液 5～10 ml 中，滴注时间 30～60 min

D. 一次 40 mg，溶于 5% 的葡萄糖注射液 100 ml 中，滴注时间 15～30 min

E. 一次 40 mg，溶于 5% 的葡萄糖注射液 100 ml 中，滴注时间 30～60 min

本题考点： 临床具体病例应用抑酸药的实例。

四、X 型题（多项选择题）

17. 抗酸药抗消化性溃疡的作用主要表现包括（　　）

A. 解除胃酸对十二指肠黏膜侵蚀和对溃疡面的刺激

B. 降低胃蛋白酶分解胃壁蛋白的活性

C. 中和过多的胃酸

D. 抑制 H^+，K^+ – ATP 酶的活性

E. 抑制胃酸分泌

本题考点： 抗酸药抗消化性溃疡的作用主要表现为解除胃酸对十二指肠黏膜侵蚀和对溃疡面的刺激，降低胃蛋白酶分解胃壁蛋白的活性和中和过多的胃酸。

18. 在用药监护中，可增强抗酸药作用的有（　　）

A. 选最佳服用时间，即胃不适症状出现或将要出现时

B. 增加日服药次数

C. 片剂适宜嚼碎服用

D. 抗酸药尽量使用其复方制剂，以增强其抗酸作用，减少不良反应

E. 一般不需要多次给药

本题考点： 选最佳服用时间，即胃不适症状出现或将要出现时；应增加日服药次数，片剂适宜嚼碎服用和尽量使用其复方制剂，以增强其抗酸作用，减少不良反应。以上措施均可增强抗酸药作用。

19. 抑酸药中质子泵抑制药（PPI）典型不良反应是（　　）

A. 少见定向力障碍、意识混乱、男性乳房肿胀、精神异常

B. 少见肠嗜铬细胞增生、高促胃液素血症、息肉、胃癌

C. 连续使用 3 个月以上可导致低镁血症

D. 可致便秘

E. 长期或高剂量使用，可引起患者髋骨、腕骨、脊椎骨骨折

本题考点：抑酸药中质子泵抑制药（PPI）典型不良反应有长期或高剂量使用可引起患者髋骨、腕骨、脊椎骨骨折；连续使用 3 个月以上可导致低镁血症；少见肠嗜铬细胞增生、高促胃液素血症、息肉、胃类癌等。

20. 下列药物相互作用，叙述正确的是（　　　）

A. 西咪替丁与麻醉性镇痛药合用时，有引起毒性反应的风险

B. 雷尼替丁与口服药依诺沙星同用，使后者的吸收增加，血浆药物浓度升高

C. 含镁的抗酸药可促进格列本脲的吸收，引发低血糖反应，不宜合用

D. 质子泵抑制药与氯吡格雷同时使用，可以防止或减轻氯吡格雷引起的胃灼热和胃溃疡相关症状

E. 雷尼替丁与苯妥英钠合用，可使苯妥英钠血浆药物浓度升高

本题考点：抗酸药和抑酸药代表药物的临床应用注意事项。

参考答案：1. E　2. D　3. C　4. B　5. C　6. B　7. D　8. A　9. B　10. E　11. C　12. B　13. C　14. E　15. C　16. B　17. ABC　18. ABCD　19. BCE　20. ACDE

二、黏膜保护药

【复习指导】熟悉和掌握胃黏膜保护药的药理作用、临床评价、不良反应、禁忌证、用药监护及常用代表药物的临床应用。

胃黏膜屏障是由细胞屏障和黏液 - 碳酸氢盐（HCO_3^-）屏障组成。其中细胞屏障是由胃黏膜细胞顶部的细胞膜和细胞间的紧密连接组成起，到抵抗胃酸和胃蛋白酶的作用。黏液 - 碳酸氢盐屏障由大量凝胶黏液和碳酸氢盐共同构成，中和 H^+，避免 H^+ 对胃黏膜的直接侵蚀作用，同时避免胃蛋白酶原在胃黏膜上皮细胞侧被激活，有效防止了胃蛋白酶对胃黏膜的消化作用。

胃黏膜保护药主要的作用机制为通过促进胃黏液和碳酸氢盐分泌、促进胃黏膜细胞前列腺素的合成和增加胃黏膜血流量，从而起到发挥预防和治疗胃黏膜损伤、保护胃黏膜、促进组织修复和溃疡愈合的作用。某些胃黏膜保护药还兼有一定的抗幽门螺杆菌（Hp）和抗酸作用。临床代表药物有前列腺素及其衍生物、胶体铋剂及螯合剂等。

（一）药理作用和临床评价

1. 分类和作用特点　胃黏膜保护药可促使消化道黏膜细胞分泌黏液，从而在胃黏膜表面形成一层牢固的保护膜，从而增强胃黏膜的屏障功能。

2. 典型不良反应和禁忌证

（1）不良反应：硫糖铝服用后可能出现腹胀、腹泻等胃肠道反应；枸橼酸铋钾、胶体果胶铋可引起便秘，服药期间口中可能带有氨味，并可使舌、粪便变黑，牙齿短暂变色，上述不良反应在停药后多能自行消失。

（2）禁忌证：特殊人群用药，如孕妇、哺乳期妇女、早产儿及未成熟新生儿禁用此类药物；严重肾功能不全患者、妊娠期妇女禁用铋剂。

3. 具有临床意义的药物相互作用

（1）本类药物可在酸性环境中产生保护胃、十二指肠黏膜的作用，所以不宜与碱性药物

合用。

（2）不宜与 H_2 受体阻滞药、质子泵抑制药合用，因可干扰硫糖铝及铋剂的吸收。

（3）为防止铋中毒，一般两种铋剂不宜联用。

（二）用药监护

1. 硫糖铝的监护要点　需选择适宜的时间服用硫糖铝：胃黏膜保护药与抑酸药联合应用时，宜间隔 1 h；硫糖铝须空腹或餐前 0.5～1 h 服用，不宜与牛奶、抗酸药同服，连续用药不宜超过 8 周；果胶铋应在餐前 0.5～1 h 服用或睡前服用，以达最佳疗效。

2. 铋剂的监护要点　应注意铋剂的应用安全性：因铋剂覆盖于溃疡表面，所以服药期间舌苔和粪便可能呈无光泽的灰黑色，属于正常现象。但铋剂过量时，有发生神经毒性的危险。为了防止铋中毒，连续用铋剂不宜超过 2 个月，且两种铋剂不宜联用。

（三）常用药物的临床应用

1. 枸橼酸铋钾

【适应证】用于慢性胃炎及缓解胃酸过多引起的胃痛、胃灼热感（烧心）和反酸的治疗。

【注意事项】

（1）本品连续使用不得超过 7 d，症状未缓解请咨询医生或药师。

（2）儿童用量请咨询医生或药师。

（3）服用本品期间不得服用其他铋制剂，且不宜大剂量、长期服用。

（4）如服用过量或出现严重不良反应，应立即就医。

（5）对本品过敏患者禁用，过敏体质患者慎用。

（6）本品性状发生改变时禁止使用。

（7）请将本品放在儿童不能接触的地方。

【用法与用量】口服：一次 0.3 g，每日 4 次，前 3 次于三餐前 0.5 h 服用，第 4 次于晚餐后 2 h 服用；或每日 2 次，早晚各服 0.6 g。疗程 4 周。

【剂型与规格】颗粒剂：1.0 g（含铋 0.11 g），1.2 g（含铋 0.11 g）；胶囊剂：0.3 g（含铋 0.11 g）。

2. 胶体果胶铋

【适应证】用于慢性胃炎及缓解胃酸过多引起的胃痛、胃灼热感（烧心）、反酸。

【注意事项】

（1）本品连续使用不得超过 7 d，症状未缓解，请咨询医生或药师。

（2）儿童用量请咨询医生或药师。

（3）服用本品期间不得服用其他铋制剂，且本品不宜长期大量服用。

（4）如服用过量或出现严重不良反应，应立即就医。

（5）对本品过敏患者禁用，过敏体质患者慎用。

（6）本品性状发生改变时禁止使用。

（7）请将本品放在儿童不能接触的地方。

【用法与用量】口服：用于消化性溃疡和慢性胃炎，一次 120～150 mg（以铋计），每日 4 次，分别于三餐前 1 h 及临睡时服用；并发消化道出血患者，将胶囊内药物取出，用水冲开搅匀后服用，将日服剂量 1 次服用。

【剂型与规格】胶囊剂（以铋计）：40 mg，50 mg。

【同步练习】

一、A 型题（单项选择题）

1. 下列药物须空腹或餐前 0.5～1 h 服用，且不宜与牛奶、抗酸药同服的是（　　）

A. 西咪替丁

B. 地衣芽孢杆菌制剂

C. 复方碳酸钙

D. 硫糖铝

E. 双歧三联活菌制剂

本题考点： 硫糖铝须空腹或餐前 0.5～1 h 服用，且不宜与牛奶、抗酸药同服。

2. 对硫糖铝作用的描述，错误的是（　　）

A. 抑制胃蛋白酶分解蛋白

B. 阻止胃酸、胃蛋白酶和胆汁渗透

C. 利用黏膜再生和溃疡愈合

D. 抑制胃酸分泌

E. 促进内源性前列腺素 E 的合成

本题考点： 硫糖铝作用特点有抑制胃蛋白酶分解蛋白，阻止胃酸、胃蛋白酶和胆汁渗透，利用黏膜再生和溃疡愈合、促进内源性前列腺素 E 的合成。但注意硫糖铝不能抑制胃酸分泌。

3. 下面不属于胃黏膜保护药典型不良反应的是（　　）

A. 导致低镁血症

B. 口中可能带有氨味

C. 可引起便秘

D. 舌、粪便变黑

E. 牙齿短暂变色

本题考点： 导致低镁血症不是胃黏膜保护药的典型不良反应。

4. 属于胃黏膜保护药的是（　　）

A. 兰索拉唑

B. 乳酶生

C. 枸橼酸铋钾

D. 氢氧化铝

E. 法莫替丁

本题考点： 枸橼酸铋钾属于胃黏膜保护药。

二、B 型题（配伍选择题）

（5～9 题共用备选答案）

A. 氢氧化铝

B. 山莨菪碱

C. 胃蛋白酶

D. 奥美拉唑

E. 枸橼酸铋钾

5. 助消化药是（　　）

6. 解痉药是（　　）

7. 肌内注射每日剂量不宜超过 0.5 mg/kg，否则易引起锥体外系反应的药物是（　　）

8. 胃黏膜保护药是（　　）

9. 质子泵抑制药是（　　）

本题考点： 常用胃黏膜保护药、质子泵抑制药、助消化药物、解痉药物的代表药物。

三、X 型题（多项选择题）

10. 下列属于枸橼酸铋钾使用注意事项的是（　　）

A. 服药时不得同食高蛋白饮食

B. 连续用药不宜超过 2 个月

C. 正处于急性胃黏膜病的患者，不推荐使用

D. 治疗期间不宜饮用含乙醇或碳酸的饮料

E. 用药期间患者可能出现舌苔及粪便呈现灰黑色，停药后即自行消失

本题考点： 枸橼酸铋钾使用的注意事项有服药时不得同食高蛋白饮食；连续用药不宜超过 2 个月；正处于急性胃黏膜病的患者，不推荐使用；治疗期间不宜饮用含乙醇或碳酸的饮料；用药期间患者可能出现舌苔及粪便呈现灰黑色，停药后即自行消失。

11. 下列属于胶体果胶铋使用注意事项的是（　　　）

A. 宜在餐前 1 h 左右服用

B. 不得与抗酸药同服

C. 不得和牛奶同服

D. 宜在餐后 30 min 左右服用

E. 与抗酸药同服可增强黏膜保护作用

本题考点： 胶体果胶铋使用的注意事项包括宜在餐前 1 h 左右服用，不得与抗酸药和牛奶同服。

参考答案： 1. D　2. D　3. A　4. C　5. C　6. B　7. A　8. E　9. D　10. ABCDE　11. ABC

三、助消化药

【复习指导】 本部分需要熟悉助消化药的药理作用、临床评价、不良反应、禁忌证、用药监护与常用药物的临床应用。

助消化药多为消化液中成分或促进消化液分泌的药物，从而促进食物消化。该类药物主要适应证为临床消化道分泌功能减弱或消化不良等。本类药物中某些药物还能阻止肠道的过度发酵，所以也用于消化不良的治疗。

（一）药理作用和临床评价

1. 分类和作用特点

（1）乳酶生：乳酶生为干燥活乳酸杆菌制剂，可在肠内分解糖类产生乳酸，降低胃内 pH，抑制腐败菌的繁殖；还可以防止蛋白质发酵，减少肠内产气，促进消化和止泻。所以，临床常用于治疗消化不良、腹泻及小儿消化不良性腹泻等。此外，本品也可提高阴道酸度，可用于菌群失调所致的细菌性阴道感染。

（2）乳酸菌素：乳酸菌素可在肠道形成保护层，起到阻止病原菌、病毒的侵袭作用，乳酸菌素还有刺激肠道分泌抗体，提高肠道免疫力，促进有益菌的生长；调节肠黏膜水、电解质平衡，促进胃液分泌，增强消化功能等作用。

（3）胰酶：胰酶为多种酶的混合物，主要包括胰蛋白酶、胰淀粉酶和胰脂肪酶。胰酶在中性或弱碱性条件下活性较强，但在酸性环境中易破坏。胰蛋白酶能使蛋白质转化为蛋白胨，胰淀粉酶使淀粉转化为糊精与糖，胰脂肪酶则使脂肪分解为甘油和脂肪酸。胰酶有消化蛋白质、脂肪和淀粉的作用，临床常用于治疗消化不良、食欲缺乏、慢性胃炎、肝病和糖尿病患者的消化障碍。胰酶片禁忌与稀盐酸同服，由于胰酶遇酸则被破坏而失效。

（4）稀盐酸：主要增加胃液酸度，提高胃蛋白酶活性。用于慢性萎缩性胃炎等胃酸缺乏性疾病，与胃蛋白酶合用效果较好。常有腹胀、嗳气等不良反应。

（5）胃蛋白酶：主要作用是分解蛋白质，亦能水解多肽。常与稀盐酸合用治疗胃蛋白酶缺乏症及消化功能减退。遇碱破坏失效，故不能与碱性药物配伍使用。

（6）干酵母：干酵母含有 B 族维生素，临床一般用于食欲缺乏、消化不良及维生素 B 缺乏性疾病的辅助治疗。干酵母宜嚼碎吞服，剂量过大可引起腹泻。

2. 典型不良反应和禁忌证

（1）不良反应：助消化药一般比较安全，不良反应较少。

（2）禁忌证：急性胰腺炎早期患者、对蛋白制剂过敏患者禁用胰酶。

3. 具有临床意义的药物相互作用

（1）铋剂、鞣酸蛋白与乳酶生、乳酸菌素合用，可抑制、吸附或杀灭乳酸杆菌，使乳酶生、乳酸菌素疗效降低。

（2）乳酶生与氨基酸、干酵母合用，后者可增强乳酶生疗效。

（3）胰酶与等量碳酸氢钠同服，可增强胰酶的疗效。

（4）H_2 受体阻滞药与胰酶合用，可能防止胰酶失活，增强口服胰酶的疗效，合用时需要减少胰酶剂量。

（5）含胰酶的制剂禁忌与酸性药物同时使用，因其在酸性溶液中活性减弱，甚至被分解灭活。

（6）胰酶与阿卡波糖合用时，可使阿卡波糖的药效降低，故应避免同时服用。

（7）胰酶可干扰叶酸的吸收，故长期服用胰酶的患者应注意补充叶酸。

（二）用药监护

消化酶的监护要点：应注意保护消化酶的活性。

（1）助消化药可抑制或杀灭抗菌药的活性，使效价降低，如需合用时应间隔 2~3 h。

（2）吸附剂（双八面蒙脱石、活性炭等）可吸附此类药物，降低疗效，如需合用时应间隔 2~3 h。

（3）酸和碱都可能降低助消化药的效价，服用助消化药时应禁用酸碱性较强的药物和食物。

（4）应注意胃蛋白酶在弱酸性环境中消化力最强；在中性、碱性及强酸性环境中消化力减弱。

（5）含有消化酶的助消化药，遇热不稳定，宜在冷处或凉暗处保存。应注意胰酶的合理应用。

（6）胰酶在中性或弱碱性条件下活性较强，故肠溶衣片剂或肠溶胶囊剂的胰酶比普通胰酶的疗效更好；为增强胰酶疗效，可加服碳酸氢钠片剂。

（7）pH<5.5 的酸性食物（如鸡汤、牛肉、绿豆）可使含胰酶的肠溶片剂在胃内溶解，故用药期间不宜食用这些酸性食物。

（8）服用时不可嚼碎，以免药粉残留于口腔内，导致严重的口腔溃疡。

（三）常用药物的临床应用

1. 乳酶生

【适应证】用于消化不良、腹胀及小儿饮食失调所引起的腹泻、绿便等。

【注意事项】①本品为活菌制剂，不应置于高温处；②对本品过敏患者禁用，过敏体质患者慎用；③本品性状发生改变时禁止使用；④请将本品放在儿童不能接触的地方；⑤儿童必须在成人监护下使用；⑥如正在使用其他药物，使用本品前请咨询医生或药师。

【用法与用量】口服：成人一次 0.3～1 g，每日 3 次；1 岁以下儿童一次 0.1 g，每日 3 次；5 岁以下儿童一次 0.2～0.3 g，每日 3 次；5 岁以上儿童一次 0.3～0.6 g，每日 3 次。

【剂型与规格】片剂：0.1 g，0.15 g；胶囊剂：0.25 g。

2. 乳酸菌素

【适应证】用于肠内营养发酵、消化不良、肠炎和小儿腹泻。

【注意事项】①如服用过量或出现严重不良反应，应立即就医；②对本品过敏患者禁用，过敏体质患者慎用；③当本品性状发生改变时禁用；④请将本品放在儿童不能接触的地方；⑤儿童必须在成人监护下使用；⑥如正在使用其他药物，使用本品前请咨询医生或药师。

【用法与用量】口服（嚼服）：成人一次 1.2～2.4 g（按乳酸菌素计），每日 3 次；儿童一次 0.4～0.8 g（按乳酸菌素计），每日 3 次。

【剂型与规格】片剂：0.2 g，0.4 g，1.2 g；颗粒剂：0.1 g，2 g，6 g；散剂：2.4 g，4.8 g。

3. 胰酶

【适应证】用于治疗消化不良、胰腺疾病引起的消化障碍和各种原因引起的胰腺分泌功能不足的替代。

【注意事项】①本品在酸性条件下易被破坏，服用时不可嚼碎；②为防止溶解肠溶包衣，避免与碱性食物同时服用或放置；③当本品性状发生改变时禁用。

【用法与用量】口服：成人一次 0.3～1.0 g，每日 3 次；5 岁以上的儿童一次 0.3 g，每日 3 次。

【剂型与规格】肠溶片剂：0.3 g，0.5 g；肠溶胶囊剂：0.15 g，0.22 g。

4. 胃蛋白酶

【适应证】用于胃蛋白酶缺乏或消化功能减退引起的消化不良。

【注意事项】①对本品过敏患者禁用；②病情变化及时就医，使用本品前请咨询医生或药师。

【用法与用量】口服：胃蛋白酶片，一次 0.2～0.4 g，每日 3 次，同服稀盐酸一次 0.5～2 ml。含糖胃蛋白酶片，一次 2～4 g，每日 3 次，同服稀盐酸一次 0.5～2 ml。含胃蛋白酶合剂，一次 10～20 ml，每日 3 次。5 岁以上儿童一次 1 片，一日 3 次。

【剂型与规格】片剂：0.1 g；含糖片剂：每 1 g 不低于 120 活力单位；合剂：100 ml 含胃蛋白酶 3 g、稀盐酸 3 ml、橙皮酊 3 ml、糖浆 10 ml、甘油 6 ml。

5. 干酵母

【适应证】用于营养不良、消化不良、食欲缺乏及 B 族维生素缺乏病。

【注意事项】①对本品过敏患者禁用；②妊娠及哺乳期妇女应在医生指导下使用；③病情变化及时就医。

【用法与用量】口服：成人一次 0.5～4 g，每日 3 次，嚼碎后服；儿童一次 0.3～0.9 g，每日 3 次，嚼碎后服。

【剂型与规格】片剂：0.3 g，0.5 g；复方制剂：每片含干酵母 0.2 g、碳酸钙 0.04 g；维他益片剂：每片含啤酒酵母 0.2 g、碳酸钙 0.025 g。

【同步练习】

一、A 型题（最佳选择题）

1. 下面描述不属于乳酸菌素作用特点的是（　　）

A. 可在肠道形成保护层，阻止病原菌和病毒的侵袭

B. 提高肠道的免疫力

C. 促进有益菌的生长，并选择性杀死肠道致病菌

D. 可抑制胃液的分泌

E. 有调节肠黏膜水、电解质平衡作用

本题考点： 乳酸菌素的作用特点。

2. 下面关于胰酶说法，不正确的是（　　）

A. 胰酶与阿卡波糖合用会降低阿卡波糖的疗效，故应避免同时服用

B. H_2受体阻滞药与胰酶合用时需要减少胰酶剂量

C. 胰酶忌与稀盐酸等酸性药同服

D. 胰酶与等量碳酸氢钠同服可使疗效减弱

E. 因为胰酶可干扰叶酸的吸收，故长期服用胰酶的患者需要补充叶酸。

本题考点： 胰酶在与阿卡波糖合用时，后者的药效降低，故应避免同时服用；胰酶忌与稀盐酸等酸性药同服，胰酶可干扰叶酸的吸收，故长期服用胰酶的患者需要补充叶酸。

3. 下面关于胃蛋白酶使用注意事项，错误的是（　　）

A. 不宜存放温度过高的地方

B. 不宜与碱性药物同服

C. 胃蛋白酶吸潮后活性降低或变性，不宜使用

D. 宜与双八面蒙脱石合用，增强疗效

E. 宜于进餐前或进餐时服用

本题考点： 胃蛋白酶使用不宜与双八面蒙脱石合用，增强疗效。

4. 用于治疗消化不良、食欲缺乏及慢性萎缩性胃炎的是（　　）

A. 聚乙二醇　　　　B. 胃蛋白酶　　　　C. 乳果糖　　　　D. 硫酸镁

E. 酚酞

本题考点： 胃蛋白酶可用于治疗消化不良、食欲缺乏及慢性萎缩性胃炎。

二、B 型题（配伍选择题）

(5～8 题共用备选答案)

A. 多潘立酮　　　　B. 胃蛋白酶　　　　C. 复方碳酸钙　　　　D. 山莨菪碱

E. 枸橼酸铋钾

5. 用于治疗因胃酸分泌过多引起的胃痛、胃灼热感（烧心）、反酸的药物是（　　）

6. 用于治疗胃及十二指肠溃疡、急慢性胃炎及 Hp 感染根除治疗的药物是（　　）

7. 用于解除平滑肌痉挛、胃肠绞痛、胆道痉挛的药物是（　　）

8. 用于治疗消化不良、食欲缺乏及慢性萎缩性胃炎等的药物是（　　）

本题考点： 助消化药物的分类和药理作用。

三、X 型题（多项选择题）

9. 下面属于助消化药物的是（　　　）

A. 胶体果胶铋　　　　B. 乳酶生　　　　C. 硫糖铝　　　　D. 胰酶

E. 西咪替丁

本题考点：乳酶生和胰酶属于助消化药物。

10. 下面关于保护消化酶活性说法，正确的是（　　　）

A. 服用消化酶时，应禁用酸碱性较强的药物和食物

B. 与双八面蒙脱石合用时，应间隔 2～3 h

C. 含有消化酶的助消化药，遇热不稳定，宜在冷处或凉暗处保存

D. 消化酶与铋剂合用疗效增强

E. 消化酶与抗菌药合用时，应间隔 2～3 h

本题考点：为保护消化酶活性在服用消化酶时，应禁用酸碱性较强的药物和食物，与双八面蒙脱石合用时应间隔 2～3 h，消化酶与铋剂合用疗效增强，消化酶与抗菌药物合用时应间隔 2～3 h。

参考答案：1. D　2. D　3. D　4. B　5. C　6. E　7. D　8. B　9. BD　10. ABCE

四、解痉药与促胃肠动力药

【复习指导】本部分需要熟悉和掌握解痉药与促胃肠动力药的药理作用、临床评价、不良反应、禁忌证、用药监护，以及常用药物的临床应用。

（一）药理作用和临床评价

1. 分类和作用特点

（1）解痉药：胃肠解痉药，又称抑制胃肠动力药。此类代表药物为 M 胆碱受体阻滞药，包括颠茄生物碱类及其衍生物和大量人工合成代用品。胃肠痉挛是由于胆碱神经介质与受体的结合，引起胃肠平滑肌强直性收缩，诱发疼痛。本类药物作用机制是通过阻断胆碱神经介质与受体的结合，解除胃肠痉挛，松弛胃肠平滑肌，缓解疼痛，抑制多种腺体（如汗腺、唾液腺、胃液等）分泌，从而达到镇痛的作用。临床上解痉药分为抗 M 胆碱受体药、季铵类胆碱受体阻滞药、罂粟碱衍生物、胃肠道功能调节药等。常用药物有颠茄、山莨菪碱、阿托品等。

①抗 M 胆碱受体药：具有松弛胃肠平滑肌作用，从而解除平滑肌痉挛，缓解或消除胃肠平滑肌痉挛所致的绞痛。大剂量可抑制胃酸分泌，但对胃酸浓度、胃蛋白酶和黏液的影响很小。

②季铵类胆碱受体阻滞药（溴铵类）：可阻断钙离子流入肠壁平滑肌细胞，防止肌肉过度收缩而达到解痉的作用，能消除肠壁平滑肌高反应性，并增加肠道蠕动能力，如匹维溴铵。

③罂粟碱衍生物（维林类）：为人工合成罂粟碱衍生物，是一种特异性平滑肌解痉药，对血管、胃肠道、胆道的平滑肌都有松弛作用，可用于解除或预防功能性或神经性平滑肌痉挛。

（2）促胃肠动力药：又称胃动力药或胃肠推动药，其作用是增加胃肠推进、蠕动。常用于治疗胃肠胀满、食管反流、胃轻瘫、功能性消化不良及放化疗患者恶心、呕吐等症状。目

前临床常用的胃动力药有以下几种。

①多巴胺 D_2 受体阻滞药：可以直接阻断胃肠道多巴胺 D_2 受体，促进胃肠蠕动。代表药物如甲氧氯普胺。

②外周性多巴胺受体阻滞药：如多潘立酮。多潘立酮易吸收，给药方式多样，口服、肌内注射、静脉滴注或直肠给药均可。临床用于各种原因引起的胃轻瘫、功能性消化不良、胃食管反流及恶心、呕吐等，但对术后或由于麻醉、化疗引起的呕吐无效。注意孕妇及 1 岁以下婴儿慎用。

③选择性 5 - HT 受体激动药：此类药物可促进乙酰胆碱释放，刺激胃肠道，发挥促动力作用。如西沙必利可促进全胃肠道的动力，在临床上应用广泛，对胃食管反流、胃轻瘫综合征、非溃疡性消化不良、特发性便秘等均有良好的效果。莫沙必利可用于治疗食管反流，并在慢性胃炎及手术后使用。莫沙必利不影响胃酸分泌，可增强胃肠运动，而且无锥体外系反应和腹泻等副作用。盐酸伊托必利主要用于功能性消化不良的治疗，其特点是全胃肠道促动力作用。伊托必利可迅速缓解患者症状，且无锥体外系副作用。

2. 典型不良反应和禁忌证

（1）解痉药

①不良反应：口鼻咽喉干燥、便秘、出汗减少、瞳孔散大、视物模糊、眼睑炎、眼压升高、排尿困难、心悸、皮肤潮红、胃肠动力低下、胃食管反流等。

②禁忌证：青光眼、前列腺增生、高热、重症肌无力、幽门梗阻及肠梗阻患者禁用。

（2）促胃肠动力药

①不良反应：可致锥体外系反应、尖端扭转型心律失常、心电图 Q - T 间期延长、泌乳、乳房肿痛、月经失调；甲氧氯普胺易透过血脑屏障，故易引起锥体外系反应，常见嗜睡和倦怠；多潘立酮不能透过血脑屏障，对脑内多巴胺受体几乎无拮抗作用，故正常剂量下不易导致锥体外系反应；莫沙必利不会引起锥体外系反应。

②禁忌证：包括妊娠期妇女、胃肠道出血、机械性梗阻或穿孔、嗜铬细胞瘤、乳腺癌、分泌泌乳素的垂体肿瘤、胃肠道穿孔患者。

3. 具有临床意义的药物相互作用

（1）解痉药

①与需要舌下含化的药物（如硝酸甘油、硝酸异山梨酯、丹参滴丸等）合用时，可能导致崩解减慢，从而吸收减慢。

②与哌替啶合用，有协同并加强解痉和镇痛作用。

③莨菪生物碱类药物可拮抗毛果芸香碱的促分泌作用。

④阿托品与吩噻嗪类、三环类抗抑郁药、金刚烷胺合用，可增强阿托品的不良反应，如氯丙嗪与阿托品合用，可增强阿托品引起的口干、视物模糊、尿潴留，诱发青光的眼的风险增加。

⑤阿托品加重胺碘酮所致的心动过缓。

⑥普萘洛尔可拮抗阿托品所致的心动过速。

（2）促胃肠动力药

①由于增强胃动力，因此减少了部分口服药物，如氨茶碱、地高辛、铝镁制剂及缓释、控释制剂在胃内的滞留时间，吸收减少，疗效减弱。

②与胆碱受体阻滞药合用可以发生药理性拮抗，可能会减弱本类药物的作用，因此，与

胆碱受体阻滞药并用时应分开，间隔使用。

③抗酸药、H_2 受体阻滞药可影响胃内 pH，从而减少促胃肠动力药的吸收，故不宜合用。

④甲氧氯普胺与西咪替丁、地高辛合用，使后两药的胃肠道吸收减少，如需联用，可间隔 2 h 以上。多潘立酮与酮康唑、氟康唑、伏立康唑、红霉素、克拉霉素、胺碘酮合用，会增加发生尖端扭转型室性心动过速的风险，故禁止与上述药物合用。莫沙必利与红霉素合用，可使莫沙必利血浆药物浓度升高、半衰期延长、曲线下面积增大。

⑤促胃肠动力药与可引起低钾血症的药物和延长 Q-T 间期的药物合用，可增加心律失常的危险，应谨慎联用。

（二）用药监护

1. 解痉药的监护要点

（1）监护用药风险

①特殊人群用药：妊娠期静脉注射阿托品可使胎儿心动过速，应用需谨慎；哺乳期应用莨菪生物碱类药物可抑制腺体分泌，导致乳汁分泌减少，所以应注意哺乳期妇女不宜使用；婴幼儿对莨菪生物碱的毒性较敏感，一般宜慎用；老年人应用莨菪生物碱类药物对膀胱逼尿肌、输尿管都有解痉作用，用药后容易发生排尿困难、便秘、口干，若在静脉滴注过程中出现排尿困难，可考虑肌内注射新斯的明 0.5～1 mg 消除症状。此外因莨菪生物碱类药物可抑制腺体分泌，夏季用药时，可使体温升高，老年人夏天尤要慎用。

②莨菪生物碱类药物易诱发未经诊断的青光眼。

（2）注意解痉药与促胃肠动力药合用产生的拮抗作用

①解痉药（颠茄、阿托品、丁溴东莨菪碱）有降低促胃肠动力药作用的可能，并抑制胃肠动力，合用时应有适宜的间隔时间。

②阿托品可逆转甲氧氯普胺引起的食管下端张力升高。

③甲氧氯普胺可逆转阿托品引起的食管下端张力降低。

④莨菪生物碱类药物能延长胃排空时间，故能增加很多药物的吸收率，有增加其不良反应的发生风险。

2. 促胃肠动力药的监护要点

（1）注意监护促胃肠动力药所致的锥体外系反应。

①甲氧氯普胺可阻断多巴胺受体，使胆碱受体相对亢进而致锥体外系反应，所以用药期间应密切观察锥体外系反应。无论成人还是儿童，每日剂量不宜超过 0.5 mg/kg，大剂量或长期用药可能导致锥体外系反应。锥体外系反应主要表现为帕金森综合征，出现头向后倾、肌震颤、斜颈、阵发性双眼向上注视、发音困难、共济失调等症状。老年人大量长期应用容易出现锥体外系症状。

②与可能引起锥体外系反应的药物，如吩噻嗪类抗精神病药（氯丙嗪、氟哌啶醇、奋乃静、氟奋乃静、五氟利多、三氟拉嗪、氯氮平）、三环类抗抑郁药（丙咪嗪、阿米替林、多塞平、氟米帕明、去甲替林、地昔帕明）、抗震颤麻痹药（左旋多巴）、抗菌药（红霉素、琥乙红霉素、克拉霉素、阿奇霉素）等合用，可使锥体外系反应的发生率与反应严重程度均增加。

（2）注意促胃肠动力药可能导致高泌乳素血症。除莫沙必利外，促胃肠动力药，如多潘立酮、甲氧氯普胺、伊托必利可刺激垂体泌乳素的过度分泌，从而引起女性泌乳、卵巢功能紊乱、排卵减少、乳房肿胀、生殖器萎缩、阴毛减少、多食、肥胖，甚至闭经；男性可致乳房发育、性欲减退、阴茎勃起功能障碍，停药后即可恢复正常。维生素 B_6 可抑制泌乳素分泌，减轻本品泌乳反应。

（三）常用药物的临床应用

1. 颠茄

【适应证】用于缓解胃肠道痉挛性疼痛。

【注意事项】

（1）妊娠期妇女、高血压、心脏病、反流性食管炎、胃肠道阻塞性疾病、甲状腺功能亢进症、溃疡性结肠炎患者慎用本品。

（2）对本品过敏患者禁用。

【用法与用量】口服。

（1）颠茄酊剂：一次 0.3～1.0 ml，极量一次 1.5 ml，每日 3 次。

（2）颠茄浸膏剂：一次 8～16 mg，极量一次 50 mg。

（3）颠茄片：成人一次 10 mg，必要时可间隔 4 h 重复给药 1 次；复方颠茄片一次 1 片。

【剂型与规格】酊剂：0.03%（以生物碱计）；片剂：10 mg；复方颠茄片：含颠茄浸膏 0.01 g，含苯巴比妥 0.015 g。

2. 阿托品

【适应证】

（1）用于各种内脏绞痛，如胃肠绞痛及膀胱刺激症状治疗。对胆绞痛、肾绞痛的疗效较差。

（2）用于迷走神经过度兴奋所致的窦房传导阻滞、房室传导阻滞等缓慢性心律失常，也可用于继发于窦房结功能障碍而出现的室性异位节律的治疗。

（3）用于解救有机磷酸酯类中毒。

【注意事项】

（1）注意对其他颠茄生物碱类药物不耐受患者，对本品也不耐受。

（2）妊娠期用药：妊娠期妇女静脉注射阿托品可使胎儿心动过速。

（3）哺乳期用药：阿托品可分泌入乳汁，并有抑制泌乳作用。

（4）婴幼儿用药：婴幼儿对本品的毒性反应极敏感，应用时要严密观察。

（5）老年人用药：老年人容易出现胆碱样副作用，如排尿困难、便秘、口干（特别是男性），也易诱发老年人未经诊断的青光眼，一经发现应即停药。本品可能导致老年人汗液分泌减少，影响散热，故夏天慎用。

（6）有下列情况的患者应慎用：心脏病患者，尤其是心律失常、充血性心力衰竭、冠心病、二尖瓣狭窄等；脑损害患者，特别是儿童；反流性食管炎、胃幽门梗阻、食管下端括约肌松弛患者，因阿托品可使胃排空延迟，从而形成胃潴留，并增加胃食管的反流；溃疡性结肠炎患者，因阿托品大剂量时可导致肠蠕动减弱，可导致麻痹性肠梗阻，并可诱发加重中毒性巨结肠症；前列腺增生引起的尿路感染（膀胱张力减低）及尿路阻塞性疾病，可导致完全性尿潴留。

（7）青光眼患者禁用。

（8）对诊断的干扰：酚磺酞试验时可减少酚磺酞的排出量。

【用法与用量】

（1）口服：成人一次 0.3～6 mg，每日 3 次；极量一次 1 mg 或每日 3 mg。儿童一次 0.01 mg/kg，每隔 4～6 h 给药 1 次。

（2）皮下注射、肌内注射、静脉注射：一般一次 0.3～0.5 mg，每日 0.5～3 mg；极量一次 2 mg。麻醉前用药，成人于术前 0.5～1 h 肌内注射 0.5 mg；抗心律失常，成人静脉注射 0.5～1 mg，按需间隔 1～2 h 给药 1 次，最大剂量为 2 mg；抗休克及改善微循环，成人一次 0.02～0.05 mg/kg，应用 5% 的葡萄糖注射液稀释后静脉注射；用于有机磷中毒，肌内注射和静脉注射 1～2 mg（严重有机磷中毒时剂量可加大 5～10 倍），每隔 10～20 min 重复 1 次，直到青紫消失、病情稳定，然后应用维持剂量。

【剂型与规格】片剂：0.3 mg；注射剂：（0.5 mg）1 ml，（1 mg）1 ml，（5 mg）1ml，（25 mg）5 ml。

3. 山莨菪碱

【适应证】用于缓解胃肠痉挛所致的疼痛。

【注意事项】①对本品过敏患者禁用；②严重心力衰竭、心律失常患者及妊娠期妇女慎用；③儿童、老年人慎用。

【用法与用量】

（1）口服：一次 5～10 mg，每日 3 次。

（2）肌内注射：一般慢性疾病，成人一次为 5～10 mg；儿童为 0.1～0.2 mg/kg。

（3）静脉注射：用于抗休克及有机磷中毒，成人一次 10～40 mg，必要时每隔 10～30 min 重复给药，也可增加剂量，病情好转时逐渐延长给药间隔时间，直至停药。

【剂型与规格】片剂：5 mg，10 mg；注射剂：（5 mg）1 ml，（10 mg）1 ml，（20 mg）1 ml。

4. 东莨菪碱

【适应证】用于胃、十二指肠、结肠内镜检查的术前准备，以及内镜逆行胰胆管造影和胃、十二指肠、结肠的气钡低张造影或腹部 CT 扫描的术前准备，可减少或抑制胃肠道蠕动；用于各种病因引起的胃肠道痉挛、胆绞痛、肾绞痛或胃肠道蠕动亢进等。

【注意事项】

（1）本品应用出现过敏反应时应停药。

（2）对于血压偏低患者应用本品时，应注意防止产生直立性低血压。

（3）皮下或肌内注射时，要注意避开神经与血管，如需反复注射应不在同一部位，宜左右交替注射。

（4）禁与碱、碘及鞣酸配伍。

【用法与用量】

（1）口服：片剂、胶囊剂，一次 10～20 mg，每日 3～5 次，应整片或整粒吞服；溶液剂，一次 10 mg，每日 3～5 次。

（2）肌内注射：一次 20～40 mg，或一次 20 mg，间隔 20～30 min 后再用 20 mg；急性绞痛发作，一次 20 mg，每日数次。

（3）静脉注射：一次 20～40 mg，或一次 20 mg，间隔 20～30 min 后再用 20 mg；急性绞痛发作，一次 20 mg，每日数次，速度不宜过快。

（4）静脉滴注：一次 20～40 mg，或一次 20 mg，间隔 20～30 min 后再用 20 mg；急性绞痛发作，一次 20 mg，每日数次，将本品溶于 5% 葡萄糖注射液或 0.9% 氯化钠注射液中静脉滴注。

【剂型与规格】片剂：10 mg；胶囊剂：10 mg；注射剂：（10 mg）1 ml，（20 mg）1 ml，（20 mg）2 ml；口服液：（5 mg）5 ml。

5. 甲氧氯普胺

【适应证】本品作用机制为镇吐，主要用于以下情况。

（1）用于各种病因所致的恶心、呕吐、嗳气、消化不良、胃部胀满、胃酸过多等症状的治疗。

（2）用于反流性食管炎、胆汁反流性胃炎、功能性胃滞留、胃下垂等的治疗。

（3）用于残胃排空延迟症、迷走神经切除后胃排空延缓的治疗。

（4）用于糖尿病性胃轻瘫、尿毒症、硬皮病等结缔组织疾病所致胃排空障碍的治疗。

【注意事项】

（1）醛固酮与血清催乳素浓度可因甲氧氯普胺的使用而升高。

（2）严重肾功能不全患者使用剂量至少需减少 60%，这类患者容易出现锥体外系症状。

（3）因本品可降低西咪替丁的口服生物利用度，若两药必须合用，间隔时间至少要 1 h。

（4）本品遇光变成黄色或黄棕色后，毒性增高。

【用法与用量】

（1）口服：用于一般性治疗，一次 5～10 mg，每日 10～30 mg，餐前 30 min 服用；用于糖尿病性胃排空功能障碍，于症状出现前 30 min 服用 10 mg，或于三餐前及睡前口服 5～10 mg，每日 4 次。

②肌内注射：一次 10～20 mg，每日剂量不宜超过 0.5 mg/kg，否则易引起锥体外系反应。

③静脉滴注：一次 10～20 mg，用于不能口服患者或治疗急性呕吐；严重肾功能不全患者剂量至少需减少 60%。

【剂型与规格】片剂：5 mg，10 mg，20 mg；注射剂：10 mg，20 mg。

6. 多潘立酮

【适应证】本品用于消化不良、腹胀、嗳气、恶心、呕吐、腹部胀痛。

【注意事项】

（1）妊娠期妇女慎用。

（2）哺乳期妇女使用本品期间应停止哺乳。

（3）建议儿童使用多潘立酮混悬液制剂。

（4）心脏病患者（心律失常）以及接受化疗的肿瘤患者需慎用本品，因为有可能加重其心律失常。

（5）对本品过敏患者禁用。

【用法与用量】口服：成人一次 10 mg 或 10 ml，每日 3～4 次；儿童一次 0.3 mg/kg。均为餐前 15～30 min 服用。

【剂型与规格】片剂：10 mg；混悬剂：（1 mg）1 ml。

7. 莫沙必利

【适应证】用于功能性消化不良伴有胃灼热、嗳气、恶心、呕吐、早饱、上腹胀等消化道症状的治疗；也可用于胃食管反流性疾病、糖尿病性胃轻瘫及部分胃切除患者的胃功能障碍的症状治疗。

【注意事项】服用一段时间（通常为 2 周）消化道症状没有改变时，应停止服用。

【用法与用量】口服：一次 5 mg，每日 3 次，餐前服用。

【剂型与规格】片剂：5 mg。

【同步练习】

一、A 型题（最佳选择题）

1. 下列可能会引起锥体外系反应的药物是（　　）

A. 甲氧氯普胺　　　　B. 阿司匹林　　　　　C. 硫酸镁　　　　　D. 多酶片

E. 维生素 K

本题考点：甲氧氯普胺可能引起锥体外系反应。

2. 下列药物属于解痉药的是（　　）

A. 洛哌丁胺　　　　　B. 枸橼酸铋钾　　　　C. 颠茄　　　　　　D. 多潘立酮

E. 莫沙必利

本题考点：颠茄属于解痉药。

3. 甲氧氯普胺可以逆转下列某种药物引起的食管下端张力降低，这种药物是（　　）

A. 洛哌丁胺　　　　B. 阿托品　　　　C. 多潘立酮　　　　D. 莫沙必利

E. 枸橼酸铋钾

本题考点：甲氧氯普胺可以逆转阿托品引起的食管下端张力降低。

4. 可以抑制多潘立酮引起的泌乳反应的药物是（　　）

A. 维生素 A　　　　B. 鱼精蛋白　　　　C. 乳果糖　　　　　D. 维生素 E

E. 维生素 B_6

本题考点：维生素 B_6 可以抑制多潘立酮引起的泌乳反应。

5. 下列关于解痉类药物相互作用说法，不正确的是（　　）

A. 莨菪生物碱类药物同舌下含化的药物合用，会使舌下含化药物的疗效减弱

B. 氯丙嗪与阿托品合用，可减弱阿托品的不良反应

C. 莨菪生物碱类药物可拮抗毛果芸香碱的促分泌作用

D. 莨菪生物碱类药物与哌替啶合用，有协同解痉和镇痛作用

E. 普萘洛尔可拮抗阿托品所致的心动过速

本题考点：考查解痉类药物的相互作用。

6. 关于应用多潘立酮的注意事项，以下说法错误的是（　　）

A. 本品可少量分泌进入乳汁，哺乳期妇女慎用

B. 不宜用作预防术后呕吐的常规用药

C. 慢性消化不良患者，以口服本品为佳

D. 儿童口服给药时，建议使用本品片剂

E. 心脏病患者使用本品时，有可能加重心律失常

本题考点：多潘立酮临床使用的相关注意事项。

二、B 型题（配伍选择题）

（7～8 题共用备选答案）

A. 甲氧氯普胺　　　　B. 山莨菪碱　　　　C. 奥美拉唑　　　　D. 多潘立酮

E. 莫沙必利

7. 静脉注射用于抗休克及有机磷中毒，成人一次 10～40 mg 的药物是（　　）

8. 静脉注射用于消化性溃疡出血，一次 40 mg，每隔 12 h 给药 1 次，连续用 3 d 的药物是（　　）

9. 肌内注射每日剂量不宜超过 0.5 mg/kg，否则易引起锥体外系反应的药物是（　　）

本题考点： 山莨菪碱、奥美拉唑和甲氧氯普胺的用法与用量。

（10～12 题共用备选答案）

A. 阻断 M 胆碱受体
B. 阻断 β 受体
C. 阻断胃肠道多巴胺 D_2 受体
D. 选择性激动 5 - HT 受体
E. 阻断组胺 H_2 受体

10. 莫沙必利促胃肠动力药的作用特点是（　　）

11. 东莨菪碱对内脏平滑肌的作用特点是（　　）

12. 甲氧氯普胺促胃肠动力药的作用特点是（　　）

本题考点： 解痉药的作用特点。

三、X 型题（多项选择题）

13. 阿托品典型的不良反应是（　　）

A. 出汗增加
B. 口鼻咽喉干燥
C. 瞳孔缩小
D. 眼压升高
E. 心悸、皮肤潮红

本题考点： 阿托品典型的不良反应包括口鼻咽喉干燥、眼压升高和心悸、皮肤潮红。

14. 阿托品可用于（　　）

A. 有机磷中毒抢救
B. 全身麻醉前给药
C. 各种内脏绞痛
D. 抗休克
E. 缓慢性心律失常

本题考点： 阿托品可用于有机磷中毒抢救、全身麻醉前给药、各种内脏绞痛、各种内脏绞痛、抗休克和缓慢性心律失常。

15. 阿托品中毒症状和剂量的关系，正确的是（　　）

A. 阿托品为 0.5 mg 时，可出现轻微心率减慢，略有口干及少汗
B. 阿托品为 1 mg 时，可出现口干、心率加快、瞳孔轻度散大
C. 阿托品为 2 mg 时，可出现心悸、显著口干、瞳孔扩大，有时出现视物模糊
D. 阿托品小于 200 mg 时，可出现呼吸麻痹
E. 阿托品大于 200 mg 时，可出现幻听、谵妄

本题考点： 阿托品为 0.5 mg 时，可出现轻微心率减慢，略有口干及少汗；阿托品为 1 mg 时，可出现口干、心率加快、瞳孔轻度散大；阿托品为 2 mg 时，可出现心悸、显著口干、瞳孔扩大，有时出现视物模糊。

16. 解痉药禁用于（　　）

A. 肠梗阻患者
B. 胃肠绞痛患者
C. 高热患者
D. 青光眼患者
E. 重症肌无力患者

本题考点： 解痉药的禁忌证。

17. 下列关于解痉类药物监护用药风险的说法，正确的是（   ）

A. 妊娠期妇女静脉注射阿托品需谨慎

B. 哺乳期妇女不宜使用

C. 老年人夏天应用莨菪生物碱类药物尤要慎用

D. 青光眼患者可以使用本品

E. 20 岁以上患者，如果存在潜隐性青光眼时使用阿托品有诱发的风险

本题考点： 解痉类药物监护用药风险包括妊娠期妇女需慎用静脉注射阿托品、哺乳期妇女不宜使用、老年人夏天应慎用莨菪生物碱类药物和 20 岁以上患者存在潜隐性青光眼时，使用阿托品有诱发的风险。

18. 属于促胃肠动力药甲氧氯普胺典型不良反应的是（   ）

A. 泌乳
B. 锥体外系反应
C. 心律失常
D. 乳房肿胀
E. 出汗减少、视物模糊

本题考点： 甲氧氯普胺的典型不良反应包括泌乳、乳房肿胀、锥体外系反应、心律失常。

参考答案： 1. A 2. C 3. B 4. E 5. B 6. D 7. B 8. C 9. A 10. D 11. A 12. C 13. BDE 14. ABCDE 15. ABC 16. ACDE 17. ABCE 18. ABCD

五、泻药与止泻药、微生态制剂

【复习指导】本部分应注意掌握和熟悉泻药和止泻药的临床应用和代表药物。

（一）药理作用和临床评价

1. 分类和作用特点

（1）泻药：便秘是指排便次数减少，同时排便困难、粪便干结。使用泻药能增加肠内水分、刺激肠蠕动、软化粪便、润滑肠道，从而促进排便。泻药临床主要用于治疗功能性便秘，泻药可分为容积性、渗透性、刺激性、润滑性和膨胀性泻药。

①容积性泻药：增加粪便量，刺激肠蠕动，从而缓解便秘症状。

②渗透性泻药：通过将身体的水分吸收到肠道或防止粪便中的水分被吸收来增加肠道中的水分。

③刺激性泻药：对肠壁有较强的刺激作用，引起广泛性结肠蠕动，产生反射性排便。

④润滑性泻药：具有温和的刺激作用，局部作用于直肠。

⑤膨胀性泻药：肠内吸收水分后膨胀形成胶体，使肠内容物变软，体积增大，反射性增加肠蠕动而刺激排便。

（2）止泻药：腹泻是常见消化道症状，指排便次数明显超过日常习惯的频率，同时粪质稀薄，水分增加，每日排便量超过 200 g，或含未消化食物或脓血、黏液。腹泻的发生常伴有排便急迫感、肛门不适、失禁等症状。正常人每日大约有 9 L 液体进入胃肠道，通过肠道对水分的吸收，最终粪便中水分仅为 100～200 ml。若进入结肠的液体量超过结肠的吸收能力或（和）结肠的吸收容量减少，就会导致粪便中水分排出量增加，产生腹泻。根据腹泻的病程长短，可将其分为急性和慢性腹泻两类。急性腹泻大多系感染引起，指发病急剧，病程在 2～3 周之内；慢性腹泻指病程在 2 个月以上或间歇期在 2～4 周内的复发性腹泻。慢性腹

泻发病原因更为复杂，可分为感染性或非感染性因素。腹泻是临床多种疾病的常见症状，治疗时主要采取对因治疗，如肠道细菌感染引起的腹泻，应当首先考虑使用抗菌药物。但剧烈而持久的腹泻可引起脱水和电解质紊乱，应在对因治疗的同时，适当给予止泻药控制症状。常用止泻药作用机制包括以下几方面。

①吸附、收敛药：可覆盖消化道黏膜，促进损伤的消化道黏膜上皮再生，修复损伤的细胞间桥，促进细胞紧密连接；吸附消化道内气体和其他各种攻击因子；平衡消化道正常菌群，提高消化道的免疫功能，对消化道局部有止血作用；促进肠黏膜细胞的吸收功能，减少其分泌，可缓解渗透性腹泻。

②抗动力药：直接作用于肠壁的阿片受体，阻止乙酰胆碱和前列腺素的释放，抑制肠道平滑肌收缩，从而抑制肠蠕动。

（3）微生态制剂：微生态制剂可抑制肠内有害菌，维持人体微生态平衡；维持正常肠蠕动，缓解便秘。微生态制剂在体内可起到屏障、营养和免疫作用。临床常用药物为地衣芽孢杆菌制剂和双歧三联活菌制剂。

2. 典型不良反应和禁忌证

（1）泻药

①不良反应：部分泻药连续使用可导致肠梗阻；长期、连续用药影响电解质平衡，如低钾血症；过度使用刺激性泻药会引起腹泻。

②禁忌证

a. 急腹症、肠道失血、妊娠及经期妇女禁用硫酸镁。

b. 糖尿病、颅内活动性出血、头痛、呕吐患者，以及完全无尿、严重脱水、急性肺水肿或即将发生急性肺水肿患者、严重心力衰竭患者禁用甘油。

c. 不明原因的腹痛、阑尾炎、胃肠道梗阻、乳酸血症、尿毒症和糖尿病酸中毒患者均禁用乳果糖。

d. 未确诊的腹痛及炎症性、器质性肠病禁用聚乙二醇4000。

e. 婴儿和哺乳期妇女禁用酚酞。

（2）止泻药

①不良反应：抗动力药（洛哌丁胺、地芬诺酯）常见不良反应包括厌食、体温升高、红斑、瘙痒、头痛、心悸。

②禁忌证：2岁以下儿童、肠梗阻患者、应用广谱抗菌药物引起的假膜性肠炎患者、细菌性小肠结肠炎患者禁用洛哌丁胺、地芬诺酯。

（3）微生态制剂

①不良反应：偶见大便干燥、腹胀。因微生态制剂大多数为细菌或蛋白质，服用时宜注意过敏反应。

②禁忌证：过敏患者禁用。

3. 具有临床意义的药物相互作用

（1）泻药：硫酸钠、硫酸镁用于导泻时，一般采用口服给药，较少与其他药物产生不良相互作用。

（2）止泻药

①双八面体蒙脱石与诺氟沙星合用，可提高对致病性细菌感染的疗效。

②双八面体蒙脱石可减轻红霉素的胃肠道反应，提高红霉素的疗效。

③地芬诺酯本身具有中枢神经抑制作用，可加强中枢神经抑制药的作用，不宜与巴比妥类、阿片类、水合氯醛、格鲁米特等中枢神经抑制药合用。

④地芬诺酯与单胺氧化酶抑制药合用，有发生高血压危象的潜在风险。

（3）微生态制剂

①地衣芽孢杆菌制剂对第三代头孢菌素、庆大霉素、哌拉西林等药物影响不大，对环丙沙星、亚胺培南、西司他丁等高度敏感，故服用本品时应停用此类抗菌药物。

②双歧三联活菌制剂对头孢菌素、庆大霉素、环丙沙星、亚胺培南、西司他丁等高度敏感，服用时应停用此类抗菌药物；本品与抗酸药合用可减弱其疗效，应分开服用。

（二）用药监护

1. 泻药的监护要点

（1）依据便秘的类型选择

①对于长期慢性便秘者，不宜长期大量使用刺激性泻药，因为药物可损伤肠壁神经丛细胞，造成进一步便秘。

②刺激性泻药能够增加肠道蠕动，常引起腹痛，所以肠梗阻患者应禁用。

③结肠低张力所致的便秘，应于睡前服用刺激性泻药，以达次日清晨排便。

④结肠痉挛所致的便秘，可用膨胀性或润滑性泻药，并增加食物中纤维的量来缓解便秘。

（2）应注意泻药不可长期使用

①应避免习惯性服用泻药。注意口服泻药仅是临时的措施，一旦便秘缓解，就应停用。注意泻药连续使用不宜超过 7 d，因长期用药可能引起对泻药的药物依赖性。

②使用硫酸镁导泻时，如果服用浓度过高或用量过大，可能使硫酸镁从组织内吸收大量水分而导致脱水。

2. 止泻药的监护要点

（1）监护由腹泻所致的电解质失衡

①由于胃肠液中钾离子浓度较高，腹泻常导致体内钾离子的过量丢失，导致低钾血症，低血钾可影响到心脏功能，故剧烈腹泻患者需特别注意补充钾盐。

②长期或剧烈腹泻时，人体内水、电解质的代谢会发生紊乱，常见的为脱水和钠、钾代谢的紊乱，严重者可危及生命。所以在治疗疾病的同时，还应及时补充水和电解质，以调整不平衡状态。

③腹泻时由于大量水分排出，可使全身血容量下降，血液黏稠度增加和流动缓慢，使脑血液循环恶化，可能诱发脑动脉闭塞、脑血流不足、脑梗死，也应给予关注。

（2）对感染性腹泻应联合应用抗菌药。对伴有感染的腹泻应联合应用有效的抗菌药，因常用止泻药无抗感染作用，所以不能单独用于感染性腹泻的治疗。

3. 微生态制剂

（1）按临床需求选择用药

①如需要尽快建立一个肠道正常菌群宜用双歧三联活菌胶囊，其作用快而持久。

②对于痉挛性和功能性便秘者，可考虑选用双歧杆菌、嗜酸乳杆菌、乳酸菌、乳酸菌素等促使粪便中水量增多而使粪便易于排出。

③对假膜性肠炎或食物中毒，可首选酪酸菌，其耐酸且抗腐败性强。

④因微生态制剂大多数为细菌或蛋白，所以在服用时应注意过敏反应。

（2）注意保护活菌制剂的活性

①部分微生态制剂要求冷链和冷处（2～10 ℃）保存。

②部分活菌不耐酸，宜在餐前 30 min 服用，如双歧杆菌活菌。

③大多数微生态制剂不耐热，服用时不宜以热水送服，宜选用温水。

④不宜与抗菌药、小檗碱、活性炭、鞣酸蛋白、铋剂或氢氧化铝同服，以免杀灭菌株或减弱药效，可间隔时间约 2 h。

（三）常用药物的临床应用

1. 硫酸镁

【适应证】可作为抗惊厥药。常用于妊娠高血压，降低血压，治疗先兆子痫和子痫，也用于治疗早产。

【注意事项】

（1）应用硫酸镁注射液前必须检查肾功能，如肾功能不全应慎用，用药量应减少。

（2）有心肌损害、心脏传导阻滞时应慎用或不用。

（3）每次用药前和用药过程中，定时做膝腱反射检查、测定呼吸次数、观察排尿量、抽血查血镁浓度，如出现膝腱反射明显减弱或消失，或呼吸次数每分钟少于 14～16 次，以及每小时尿量少于 25～30 ml 或 24 h 少于 600 ml，应及时停药。

（4）用药过程中突然出现胸闷、胸痛、呼吸急促，应及时听诊，必要时摄胸部 X 线片，以便及早发现肺水肿。

（5）如出现急性镁中毒现象，可用钙剂静脉注射解救，常用 10% 葡萄糖酸钙注射液 10 ml 缓慢注射。

（6）保胎治疗时，不宜与肾上腺素 β 受体激动药同时使用，否则容易引起心血管的不良反应。

【用法与用量】口服：用于导泻，一次 5～20 g，每日 1 次，用 100～400 ml 水溶解后顿服；用于利胆，服用 33% 的溶液，一次 10 ml，每日 3 次。

【剂型与规格】溶液：100 ml；注射剂：1 g（10 ml），（2.5 g）10 ml。

2. 酚酞

【适应证】用于治疗习惯性顽固性便秘。

【注意事项】

（1）酚酞可干扰酚酞排泄试验，使尿色变成品红或橘红色，同时酚磺酞排泄加快。

（2）长期应用可使血糖升高、血压降低。

（3）长期应用可引起对药物的依赖性。

【用法与用量】口服：成人每日 50～200 mg；1～2.5 岁儿童每日 15～20 mg；2.5 岁以上儿童每日 30～60 mg。一般应于睡前顿服。

【剂型与规格】片剂：50 mg，100 mg。

3. 甘油

【适应证】用于小儿及年老体弱者便秘的治疗。

【注意事项】

（1）注药导管的开口应光滑，以免擦伤肛门或直肠。

（2）对本品过敏患者禁用，过敏体质慎用。

（3）如本品性状发生改变时禁止使用。

（4）请将本品放在儿童不能接触的地方。

【用法与用量】直肠塞入：栓剂一次 1 粒塞入肛门（成人用 3 g，儿童用 1.5 g），对儿童及年老体弱者较为适宜，也可用本品 50% 溶液灌肠。

【剂型与规格】甘油栓剂：1.5 g，3 g；甘油灌肠剂：110 ml；开塞露（甘油）：10 ml，20 ml。

4. 乳果糖

【适应证】

（1）便秘：调节结肠的生理节律。

（2）肝性脑病：用于治疗和预防肝性脑病，或昏迷前状态。

【注意事项】

（1）如果在治疗 2～3 d 后，便秘症状无改善或反复出现，请咨询医生。

（2）本品如用于乳糖酶缺乏症患者，需注意本品中乳糖的含量。

（3）本品在便秘治疗剂量下，不会对糖尿病患者带来任何问题。本品用于治疗肝性脑病，或昏迷前期的剂量较高，糖尿病患者应慎用。

（4）本品在治疗剂量下对驾驶和机械操作无影响。

（5）请置于儿童不能触及处。

【用法与用量】口服：成人一次 10 ml，每日 3 次。

【剂型与规格】口服液：5 g（10 ml）。

5. 聚乙二醇 4000

【适应证】用于成人及 8 岁以上儿童（包括 8 岁）便秘的治疗。儿童应为短期治疗，最长疗程不应超过 3 个月。

【注意事项】

（1）治疗开始之前应排除器质性疾病。用药后如果症状持续，应考虑潜在原因。

（2）偶尔便秘可能与近期生活规律改变（如旅游）有关，本品可用作此症状的短期治疗。但任何近期出现的非生活方式改变引起的便秘，以及任何伴有疼痛、发热和腹胀的便秘需要遵医嘱。

（3）便秘的药物治疗需要辅以生活习惯和饮食的调整，如增加富含植物纤维食物的摄取、增加饮水量、适当的体育锻炼、定时排便、去除心理压力和恢复排便反射的训练等。

（4）本品可以用于糖尿病或需要无乳糖饮食的患者。

（5）如需长期使用本品请遵医嘱。

【用法与用量】口服：成人和 8 岁以上儿童一次 10 g，每日 1～2 次；或每日 20 g，一次顿服，将每袋本品溶解在一杯水中服用。

【剂型与规格】聚乙二醇：10 g。

6. 双八面体蒙脱石

【适应证】用于成人及儿童急性、慢性腹泻。

【注意事项】

（1）治疗急性腹泻时，应注意纠正脱水。

（2）如出现便秘，可减少剂量继续服用。

（3）需同服肠道杀菌药时，请咨询医生。

（4）儿童用量请咨询医生或药师。

（5）儿童急性腹泻服用本品 1 d 后、慢性腹泻服用 2～3 d 后症状未改善，请咨询医生或药师。

（6）如服用过量或出现严重不良反应，应立即就医。

（7）对本品过敏患者禁用，过敏体质患者慎用。

（8）本品性状发生改变时禁止使用。

（9）请将本品放在儿童不能接触的地方。

（10）儿童必须在成人监护下使用。

【用法与用量】口服：成人一次 3 g，每日 3 次，将 3 g 倒入 50 ml 温水中，摇匀服用；1 岁以下幼儿每日 3 g，分 2 次服用；1～3 岁幼儿一次 3 g，平均每日 1～2 次。急性腹泻患者首次剂量加倍。

【剂型与规格】散剂：3 g。

7. 洛哌丁胺

【适应证】止泻药。用于控制急性、慢性腹泻的症状；用于回肠造瘘术患者，可减少排便量及次数，增加粪便稠硬度。

【注意事项】

（1）腹泻患者尤其是儿童，经常发生水和电解质丢失，补充水和电解质是最重要的治疗措施。

（2）对于急性腹泻，如服用本品 48 h 后临床症状无改善，应停用本品，建议咨询医生。

（3）艾滋病患者使用本品治疗腹泻时，如出现腹胀的早期症状，应停止本品的治疗。曾有个别艾滋病患者使用盐酸洛哌丁胺治疗病毒及细菌引起的传染性结肠炎而出现中毒性巨结肠的报道。

（4）虽然尚无本品在肝功能障碍患者体内的药代动力学资料，但由于本品有较高的首过代谢特性，肝功能障碍可能导致药物相对过量，应注意中枢神经系统毒性反应症状。

（5）由于本品的大部分可以代谢，代谢产物和原形药物经粪便排泄，因此，肾病患者不需进行剂量调整。

（6）本品治疗腹泻时，可能出现乏力、头晕或困倦的症状。因此，在驾驶和操作机器时，应予以注意。

【用法与用量】口服：成人起始剂量一次 2～4 mg，以后根据维持粪便正常情况调节剂量，每日可用 2～12 mg。成人最大剂量每日不超过 16 mg，儿童每日不超过 8～12 mg。

【剂型与规格】胶囊剂：2 mg。

8. 地芬诺酯

【适应证】用于急性、慢性功能性腹泻及慢性肠炎。

【注意事项】

（1）慢性肝病患者、正在服用成瘾性药物患者、腹泻早期或腹胀患者、哺乳期妇女慎用。

（2）妊娠期妇女长期服用本品可引起新生儿的戒断及呼吸抑制症状。

（3）儿童对本品比较敏感，可能出现呼吸抑制等不良反应及迟发性地芬诺酯中毒。2～13 岁儿童应使用本品溶液剂而不要使用片剂。

（4）不能用作细菌性痢疾的基本治疗药，可与抗菌药合用治疗细菌性痢疾，以控制腹泻症状。

（5）地芬诺酯具有阿片样作用，长期大量服用可产生欣快感，并可能出现药物依赖性，但常用剂量短期治疗，则产生依赖性的可能很小，与阿托品合用，可减少依赖性倾向。

（6）急性腹泻通常在 48 h 内就可以得到改善，使用本品每日剂量 20 mg，治疗 10 d 后，如果慢性腹泻仍无临床改善，加大剂量也不太可能改善症状。

（7）可增加巴比妥类、阿片类和其他中枢抑制药的作用，不宜合用。

（8）本品可以减慢肠蠕动，影响其他药物的吸收。

【用法与用量】

（1）口服：成人一次 2.5～5 mg，每日 2～3 次。

（2）复方溶液剂：2～5 岁儿童一次 5 ml，每日 2 次；5～8 岁儿童一次 5 ml，每日 3 次；8～12 岁儿童一次 5 ml，每日 4 次。

【剂型与规格】片剂：2.5 mg；复方片剂：含地芬诺酯 2.5 mg、硫酸阿托品 0.025 mg；复方溶液剂：每 5 ml 含地芬诺酯 2.5 mg、硫酸阿托品 0.025 mg。

9. 地衣芽孢杆菌制剂

【适应证】用于细菌或真菌引起的急、慢性肠炎、腹泻；也可用于其他原因引起的胃肠道菌群失调的防治。

【注意事项】

（1）本品为活菌制剂，切勿将本品置于高温处，溶解时水温不宜高于 40 ℃。

（2）服用本品时应避免与抗菌药合用。

（3）对本品过敏患者禁用，过敏体质患者慎用。

（4）本品性状发生改变时禁止使用。

（5）请将本品放在儿童不能接触的地方。

（6）儿童必须在成人监护下使用。

（7）如正在使用其他药物，使用本品前请咨询医生或药师。

【用法与用量】口服：成人一次 0.5 g，每日 3 次，首次剂量加倍；儿童剂量减半。

【剂型与规格】胶囊剂：0.25 g（含 2.5 亿活菌）。

10. 双歧三联活菌制剂

【适应证】用于治疗肠道菌群失调引起的腹泻、慢性腹泻及抗生素治疗无效的腹泻及便秘。

【注意事项】

（1）适宜于冷藏保存。

（2）本品真空封装，开袋后应尽快服用。

【用法与用量】口服：成人一次 420～840 mg，每日 2～3 次；1 岁以下儿童一次 105 mg；1～6 岁儿童一次 210 mg；6～13 岁儿童一次 210～420 mg。均为每日 2～3 次。婴幼儿可剥开胶囊倒出药粉或将药片碾碎溶于温热（约 40 ml）牛奶中服用，幼儿可直接嚼服。

【剂型与规格】胶囊剂：210 mg（0.5×10^8 个活菌）；片剂：0.5 g（0.5 亿个活菌）。

【同步练习】

一、A 型题（单项选择题）

1. 关于地芬诺酯禁忌证的说法，不正确的是（　　　）

A. 2 岁以下儿童禁用

B. 肠梗阻患者禁用

C. 应用广谱抗菌药物引起的假膜性肠炎患者禁用

D. 细菌性小肠结肠炎患者禁用

E. 急性、慢性功能性腹泻及慢性肠炎患者禁用

本题考点： 地芬诺酯禁忌证：2 岁以下儿童、肠梗阻患者禁用，应用广谱抗菌药物引起的假膜性肠炎者和细菌性小肠结肠炎患者禁用。

2. 聚乙二醇 4000 属于泻药的类型是（   ）

A. 润滑性泻药   B. 膨胀性泻药

C. 渗透性泻药   D. 容积性泻药

E. 刺激性泻药

本题考点： 聚乙二醇 4000 属于膨胀性泻药。

3. 用于治疗便秘，也可在结肠镜检查或 X 线检查时用作肠道清洁剂的药物是（   ）

A. 多潘立酮   B. 阿司匹林   C. 华法林   D. 酚酞

E. 利伐沙班

本题考点： 可在结肠镜检查或 X 线检查时用作肠道清洁剂的泻药有酚酞。

4. 微生态制剂地衣芽孢杆菌制剂典型的不良反应为（   ）

A. 排尿困难   B. 视物模糊   C. 嗜睡和倦怠   D. 过敏反应

E. 心率加快

本题考点： 微生态制剂地衣芽孢杆菌制剂典型的不良反应为过敏反应。

5. 下列药物用于止泻的是（   ）

A. 聚乙二醇   B. 乳果糖   C. 硫酸钠   D. 洛哌丁胺

E. 酚酞

本题考点： 洛哌丁胺可用于止泻。

6. 宜早上空腹服用，并大量饮水的导泻药是（   ）

A. 洛哌丁胺   B. 地芬诺酯   C. 硫酸镁   D. 酚酞

E. 甘油

本题考点： 硫酸镁宜早上空腹服用，并大量饮水。

二、B 型题（配伍选择题）

（7～9 题共用备选答案）

A. 硫酸镁   B. 甘油   C. 乳果糖   D. 酚酞

E. 聚乙二醇

7. 刺激性泻药是（   ）

8. 渗透性泻药是（   ）

9. 容积性泻药是（   ）

本题考点： 泻药的临床分类。

（10～12 题共用备选答案）

A. 乳果糖   B. 双歧三联活菌制剂

C. 地芬诺酯　　　　　　　　　　　　D. 甘草酸二胺

E. 聚乙二醇

10. 用于成人及 8 岁以上儿童（包括 8 岁）便秘对症治疗的药物是（　　）

11. 用于治疗慢性功能性便秘、高氨血症及由血氨升高引起疾病的药物是（　　）

12. 用于肠道菌群失调引起的腹泻和腹胀及轻、中型急性腹泻、慢性腹泻的药物是（　　）

本题考点： 止泻药的临床应用。

三、X 型题（多项选择题）

13. 乳果糖使用的注意事项，说法正确的是（　　）

A. 糖尿病患者、妊娠早期 3 个月内妇女慎用

B. 服药超过 6 个月的老、弱患者应及时监测血清蛋白

C. 剂量过大可引起腹部不适

D. 与抗酸药合用，增强本品疗效，宜合用

E. 治疗初期容易发生腹泻，腹泻严重应减少剂量

本题考点： 糖尿病患者、妊娠早期 3 个月内妇女慎用乳果糖；服用乳果糖超过 6 个月的老、弱患者应及时监测血清蛋白；乳果糖剂量过大可引起腹部不适，且治疗初期容易发生腹泻，腹泻严重应减少剂量。

14. 下列不宜与止泻药地芬诺酯合用，以免增加其神经抑制作用的药物包括（　　）

A. 水合氯醛　　　B. 阿莫西林　　　C. 阿片类　　　D. 巴比妥类

E. 格鲁米特

本题考点： 止泻药的相互作用。

15. 根据便秘类型选择药物，以下说法正确的是（　　）

A. 长期慢性便秘者，不宜长期大量使用刺激性泻药

B. 结肠低张力所致的便秘，可于睡前服用刺激性泻药

C. 结肠痉挛所致的便秘，不宜用膨胀性或润滑性泻药

D. 刺激性泻药能够增加肠道蠕动，常引起腹痛，所以肠梗阻患者应禁用

E. 对结肠痉挛所致的便秘，可通过增加食物中纤维的量缓解

本题考点： 不同便秘类型应选择不同种类的泻药。

16. 关于泻药说法正确的是（　　）

A. 应避免习惯性服用泻药

B. 泻药连续使用不宜超过 7 d

C. 长期用泻药不会引起药物的依赖性

D. 使用硫酸镁导泻时，如果服用浓度过高或用量过大，硫酸镁从组织内吸收大量水分而导致脱水

E. 口服泻药仅是临时的措施，一旦便秘缓解，就应停用

本题考点： 泻药的用药监护要点。

17. 下面属于双八面体蒙脱石作用特点的是（　　）

A. 对消化道局部有止血作用

B. 直接作用于肠壁的阿片受体，阻止乙酰胆碱和前列腺素的释放

C. 促进肠黏膜细胞的吸收功能，减少其分泌

D. 平衡消化道正常菌群，提高消化道的免疫功能

E. 覆盖消化道黏膜

本题考点：双八面体蒙脱石的作用特点。

参考答案： 1. E 2. B 3. D 4. D 5. D 6. C 7. D 8. C 9. A 10. E 11. A 12. B
13. ABCE 14. ACD 15. ABDE 16. ABDE 17. ACDE

六、肝胆疾病辅助用药

【复习指导】本部分应熟悉常见肝胆疾病辅助用药的临床应用。

（一）药理作用和临床评价

1. 分类和作用特点

（1）促进代谢及维生素类药物：可促进物质代谢和能量代谢，保持代谢所需各种酶的活性。

（2）磷脂类药物：代表药物为多烯磷脂酰胆碱。磷脂属于肝合成脂蛋白，磷脂缺乏常由脂蛋白合成受阻导致脂肪肝造成。多烯磷脂酰胆碱可通过进入肝细胞，以完整的分子与肝细胞膜及细胞器膜相结合，因此其具有下列生理功能，即通过直接影响膜结构，使受损的肝功能和酶活力恢复正常；调节肝的能量平衡，促进肝组织再生；将中性脂肪和胆固醇转化成容易代谢的形式，稳定胆汁。多烯磷脂酰胆碱临床上主要用于肝病辅助治疗。临床应用多烯磷脂酰胆碱注射液时，需要注意禁止与电解质溶液配伍。

（3）解毒类药物：代表药物有还原型谷胱甘肽、葡醛内酯等。此类药物可以提供巯基或葡糖醛酸，增强解毒功能。还原型谷胱甘肽主要存在于细胞质中，在多种细胞生化功能中起作用。临床多用于防治药物（如化疗药物、抗结核药物、精神神经科药物、扑热息痛等）、放射治疗、酒精和有机磷等引起的组织细胞损害；对各种原因引起的肝损害具有保护作用。

（4）抗炎类药物：代表药物有甘草酸二胺。此类药物有类似激素的作用，可通过各种机制发挥抗炎作用。甘草酸二铵可通过保护肝细胞膜及改善肝功能的作用，对多种肝毒性药物所致肝损害均有防治作用。

（5）降酶类药物：代表药物有联苯双酯。其作用为降低血清谷丙转氨酶（ALT）。联苯双酯可增强肝解毒功能，减轻肝的病理损害，促进肝细胞再生，并保护肝细胞，从而改善肝功能。相关实验证明，联苯双酯对由激素诱导肝蛋白所引起的血清谷丙转氨酶升高有明显的降低作用。

（6）利胆类药物：利胆药是一类具有促进胆汁分泌，或促进胆囊排空的药物。胆汁的基本成分是胆汁酸，胆汁酸中胆酸、鹅脱氧胆酸和脱氧胆酸占95%，其次成分有石胆酸和熊脱氧胆酸等。胆汁酸具有多项生理功能，如反馈性抑制胆酸合成，引起胆汁流动；调节胆固醇合成与消除；促进脂质和脂溶性维生素吸收等。临床常用利胆药物的作用涉及胆汁酸，如熊脱氧胆酸可促进胆汁分泌，减轻胆汁淤滞。

2. 典型不良反应和禁忌证

（1）不良反应：甘草甜素制剂（甘草酸二铵、复方甘草酸苷）可引起低钾血症。

（2）禁忌证

①严重低钾血症、高钠血症、高血压、心力衰竭和肾衰竭患者禁用甘草酸二铵。

②复方甘草酸苷可加重低钾血症和高血压，故醛固酮增多症、肌病、低钾血症患者禁用；亦禁用于有血氨升高倾向的末期肝硬化患者。

③妊娠及哺乳期妇女、严重肝功能不全、胆道完全梗阻、急性胆囊炎、胆管炎患者，以及胆结石钙化患者出现胆管痉挛或胆绞痛时禁用熊脱氧胆酸。

3. 具有临床意义的药物相互作用　复方甘草酸苷与袢利尿药（依他尼酸、呋塞米等）、噻嗪类利尿药（三氯甲噻嗪、氯噻酮等）同时使用时，可能出现低钾血症。

（二）用药监护

甘草制剂（甘草酸二铵、复方甘草酸苷）可引起低钾血症，而门冬氨酸钾镁可引起高钾血症，尤其是给药速度过快时可引起高钾血症，故用药期间应监测血钾水平。

（三）常用药物的临床应用

1. 多烯磷脂酰胆碱

【适应证】辅助改善中毒性肝损害（如药物、毒物、化学物质和酒精引起的肝损害等）及脂肪肝和肝炎患者的食欲缺乏、右上腹压迫感。

【注意事项】

（1）本品为辅助治疗药，第 1 次使用本品前应咨询医生。治疗期间应定期到医院检查。

（2）使用本品时，必须同时避免有害物质（如酒精等）的摄入，以预防出现更严重的损害。

（3）对于慢性肝炎患者，使用本品治疗后如不能明显改善主观临床症状，应停药并就医。

（4）不推荐在妊娠或哺乳期间应用本品。

（5）多烯磷脂酰胆碱注射液为澄清胶体溶液，主要成分为天然多烯磷脂酰胆碱，含有大量的不饱和脂肪酸，主要为亚油酸（约占 70%）、亚麻酸和油酸。电解质，如氯化钠、氯化钾等可破坏其稳定性，所以，多烯磷脂酰胆碱注射液禁止与电解质溶液配伍。

【用法与用量】

（1）静脉注射：成人和青少年一般每日缓慢静脉注射 5～10 ml；严重病例每日注射 10～20 ml，一次可注射 10 ml 的剂量。不可与其他任何注射液混合注射。

（2）静脉滴注：严重病例每日 10～20 ml；如需要，每日剂量可增至 30～40 ml。

（3）口服：一次 456 mg，每日 2 次。

【剂型与规格】注射剂：每支 5 ml，含多烯磷脂酰胆碱 232.5 mg；胶囊剂：28 mg。

2. 还原型谷胱甘肽

【适应证】

（1）化疗患者：包括用顺氯铵铂、环磷酰胺、阿霉素、柔红霉素、博来霉素化疗，尤其是大剂量化疗。

（2）放射治疗患者。

（3）各种低氧血症：如急性贫血、成人呼吸窘迫综合征、败血症等。

（4）肝病：包括病毒性、药物毒性、酒精毒性（包括酒精性脂肪肝、酒精性肝纤维化、酒精性肝硬化、急性酒精性肝炎）及其他化学物质毒性引起的肝损害。

（5）用于有机磷、胺基或硝基化合物中毒的辅助治疗。

（6）解药物毒性［如肿瘤化疗药物、抗结核药物、精神神经科药物、抗抑郁药物、对乙酰氨基酚（扑热息痛）等］。

【注意事项】

（1）在医生的监护下，在医院内使用本品。

（2）注射前必须完全溶解，外观澄清、无色。

（3）放在儿童不宜触及的地方。

（4）如在用药过程中出现皮疹、面色苍白、血压下降、脉搏异常等症状，应立即停药。

（5）肌内注射仅限于需要此途径给药使用，并避免同一部位反复注射。

【用法与用量】

（1）口服：成人一次 400 mg，每日 3 次，疗程 12 周。

（2）静脉注射：用于病毒性肝炎，每日 1200 mg，连续 30 d；用于重症肝炎，每日 1200 ～2400 mg，连续 30 d；活动性肝硬化，每日 1200 mg，连续 30 d；用于脂肪肝，每日 1800 mg，连续 30 d；用于酒精性肝炎，每日 1800 mg，连续 14 ～30 d；用于药物性肝炎，每日 1200 ～1800 mg，连续 14 ～30 d；用于放疗辅助用药，于照射后给药，剂量 150 mg/m²，或遵医嘱。

【剂型与规格】片剂：0.1 g；注射用粉针剂：0.6 g。

3. 甘草酸二胺

【适应证】本品适用于伴谷丙转氨酶升高的急性、慢性病毒性肝炎的治疗。

【注意事项】

（1）本品未经稀释不得进行注射。

（2）治疗过程中应定期检测血压及血清钾、钠浓度，如出现高血压、血钠潴留、低钾血症等情况，应停药或适当减量。

【用法与用量】

（1）口服：一次 150 mg，每日 3 次。

（2）静脉注射：一次 150 mg，以 10% 葡萄糖注射液 250 ml 稀释后缓慢滴注，每日 1 次。每日最大用量为 300 mg。

【剂型与规格】胶囊剂：50 mg；注射剂：50 mg，150 mg。

4. 复方甘草酸苷

【适应证】用于慢性肝病，改善肝功能异常；用于湿疹、皮肤炎、斑秃。

【注意事项】

（1）对高龄患者应慎重给药（高龄患者低钾血症发生率高）。

（2）由于该制剂中含甘草酸苷，所以与其他甘草制剂并用时，可增加体内甘草酸苷含量，容易出现假性醛固酮增多症，应予注意。

【用法与用量】

（1）口服：片剂，成人一次 2 ～3 片，每日 3 次，可依年龄、症状适当增减；儿童一次 1 片，每日 3 次，餐后服用。

（2）静脉注射：成人一次 5 ～20 ml，每日 1 次，可依年龄、症状适当增减；慢性肝病可一次 40 ～60 ml 静脉注射或静脉滴注，可依年龄、症状适当增减。增加剂量时用药剂量限度为每日 100 ml。

【剂型与规格】片剂：每片含甘草甜素 25 mg、甘氨酸 25 mg、蛋氨酸 25 mg；注射剂：每支 20 ml，含甘草酸苷 40 mg、甘氨酸 400 mg、盐酸半胱氨酸 20 mg。

5. 葡醛内酯

【适应证】用于急性、慢性肝炎的辅助治疗。

【注意事项】

（1）本品为肝病辅助治疗药，第 1 次使用本品前应咨询医生，治疗期间应定期到医院检查。

（2）如服用过量或出现严重不良反应，应立即就医。

（3）对本品过敏患者禁用，过敏体质患者慎用。

（4）本品性状发生改变时禁止使用。

（5）请将本品放在儿童不能接触的地方。

（6）儿童必须在成人监护下使用。

（7）如正在使用其他药品，使用本品前请咨询医生或药师。

【用法与用量】

（1）口服：每日 1 次，一次 $0.1 \sim 0.2$ g。

（2）肌内注射或静脉注射：每日 $1 \sim 2$ 次，一次 $0.1 \sim 0.2$ g。

【剂型与规格】片剂：0.05 g，0.1 g；注射剂：0.1 g（2 ml）。

6. 熊脱氧胆酸

【适应证】本品用于胆固醇型胆结石形成及胆汁缺乏性脂肪泻，也可用于预防药物性结石形成及治疗脂肪痢（回肠切除术后）。

【注意事项】

（1）长期使用本品可增加外周血小板的数量。

（2）如治疗胆固醇结石中出现反复胆绞痛发作，症状无改善甚至加重，或出现明显结石钙化时，则宜中止治疗，并进行外科手术。

（3）本品不能溶解胆色素结石、混合结石及不透 X 线的结石。

【用法与用量】口服：成人每日 $8 \sim 10$ mg/kg，早、晚进餐时分 2 次给予。用于胆汁反流性胃炎时，每日 250 mg，睡前服用。

【剂型与规格】片剂：50 mg，150 mg，250 mg；胶囊剂：50 mg，150 mg，250 mg。

【同步练习】

一、A 型题（最佳选择题）

1. 通过发挥抗炎作用治疗各型肝炎的药物是（　　）

A. 多烯磷脂酰胆碱　　　　　　　　B. 联苯双酯

C. 甘草酸二铵　　　　　　　　　　D. 熊脱氧胆酸

E. 葡醛内酯

本题考点：甘草酸二铵通过发挥抗炎作用来治疗各型肝炎。

2. 甘草甜素制剂典型的药物不良反应是（　　）

A. 可引起高钙血症　　　　　　　　B. 可引起低钾血症

C. 可引起低钙血症　　　　　　　　D. 可引起肾结石

E. 可引起过敏

本题考点：甘草甜素制剂典型不良反应是可引起低钾血症。

3. 属于解毒类治疗肝炎的药物是（　　　）

A. 葡醛内酯　　　　　　　　　　　B. 甘草酸二铵

C. 洛哌丁胺　　　　　　　　　　　D. 阿托品

E. 硫酸镁

本题考点： 葡醛内酯属于解毒类药物。

4. 下列关于多烯磷脂酰胆碱使用注意事项，正确的是（　　　）

A. 缓慢静脉注射

B. 使用复方氯化钠注射液稀释

C. 使用 5% 葡萄糖氯化钠注射液稀释

D. 使用 0.9% 氯化钠注射液稀释

E. 使用乳酸林格注射液稀释

本题考点： 多烯磷脂酰胆碱的使用时，不能应用含电解质的溶媒并应缓慢静脉注射。

二、B 型题（配伍选择题）

(5～7 题共用备选答案)

A. 门冬氨酸钾镁　　　　　　　　　B. 多烯磷脂酰胆碱

C. 还原型谷胱甘肽　　　　　　　　D. 阿托品

E. 熊脱氧胆酸

5. 属于磷脂类肝炎辅助治疗的药物是（　　　）

6. 利胆药物是（　　　）

7. 属于解毒类肝炎辅助治疗的药物是（　　　）

本题考点： 肝炎辅助治疗药分类。

三、X 型题（多项选择题）

8. 与复方甘草酸苷合用，可能引起低钾血症的药物是（　　　）

A. 青霉素　　　　B. 依他尼酸　　　　C. 呋塞米　　　　D. 三氯甲噻嗪

E. 氯噻酮

本题考点： 袢利尿药（如依他尼酸、呋塞米）、三氯甲噻嗪和氯噻酮与复方甘草酸苷合用，均可能引起低钾血症。

9. 临床上还原型谷胱甘肽用于治疗的疾病是（　　　）

A. 糖尿病并发症、糖尿病神经病变

B. 肾损害，包括急性药物性肾损害、尿毒症

C. 用于化疗、放疗保护

D. 肝损害，包括病毒性肝病、药物性肝病等

E. 缺血缺氧性脑病、各种低氧血症

本题考点： 还原型谷胱甘肽临床上用于治疗糖尿病并发症、糖尿病神经病变；肾损害，包括急性药物性肾损害、尿毒症；化疗、放疗保护；肝损伤，包括病毒性肝病、药物性肝病；缺血缺氧性脑病、各种低氧血症等。

10. 关于甘草酸二铵使用的注意事项，说法正确的是（　　　）

A. 妊娠期妇女不宜使用

B. 注射液未经稀释不得进行注射

C. 甘草酸二铵短期内效果显著，但停药后可能有反跳

D. 与利尿药并用时，应特别注意观察血钾的测定

E. 甘草酸二铵不宜与其他保肝降酶药物联合应用

本题考点： 甘草酸二铵可以与其他保肝降酶药物联合应用。

11. 下列患者禁用熊脱氧胆酸的包括（   ）

A. 胆管炎患者　　　　　　　　　　　　B. 胆道完全梗阻患者

C. 严重肝功能不全患者　　　　　　　　D. 急性胆囊炎患者

E. 妊娠和哺乳期妇女

本题考点： 胆管炎、胆道完全梗阻、严重肝功能不全、急性胆囊炎患者和妊娠、哺乳期妇女禁用熊脱氧胆酸。

参考答案： 1. C　2. B　3. A　4. A　5. B　6. E　7. C　8. BCDE　9. ABCDE　10. ABCD
　　　　　　11. ABCDE

第五章 循环系统疾病用药

循环系统疾病用药包括 5 类：抗心力衰竭药、抗心律失常药、抗心绞痛药、抗高血压药、调节血脂药。

一、抗心功能不全药

【复习指导】本部分内容是属于高频考点，历年必考，应重点复习。重点论述强心苷类正性肌力药和非强心苷类正性肌力药。掌握强心苷类药物抗心力衰竭的作用机制、不良反应、禁忌证等；掌握强心苷药物的中毒症状及解救方法；掌握主要药物的适应证，并熟知其用法、用量。掌握非强心苷类药物的作用特点；熟知其不良反应、禁忌证和主要药物的适应证、注意事项及用法、用量。

心力衰竭（简称心衰）是心脏疾病发展到一定程度导致心脏泵血功能低下，组织血液灌流不足及肺循环和体循环淤血为主要特征的一种综合征，也称充血性心力衰竭。临床表现为左侧心力衰竭（呼吸困难、胸闷、粉红色泡沫样痰）、右侧心力衰竭（颈静脉怒张、下肢水肿）。

心力衰竭的药物治疗原则：增强心肌收缩力；抑制心肌肥厚，治疗舒张功能障碍；扩张血管，降低外周阻力，排钠利尿减少血容量，减轻心脏负荷。抗心衰药物的分类如下。

①**血管紧张素转换酶抑制药**：如卡托普利等，抑制心肌肥厚及重构，改善左心室功能，明显降低病死率。

②**血管紧张素Ⅱ受体阻滞药**：如氯沙坦等，预防和逆转心血管的重构，且不引起咳嗽，用于不耐受血管紧张素转换酶抑制药的患者。

③**醛固酮受体阻滞药**：如螺内酯等，纠正"醛固酮系统逃逸现象"，与血管紧张素转换酶抑制药或血管紧张素Ⅱ受体阻滞药合用疗效佳。

④**利尿药**：如呋塞米、噻嗪类等，促水、钠排出，减少心衰患者的液体潴留，降低心脏负荷，消除或缓解组织水肿。

⑤**β 受体阻滞药**：如普萘洛尔、美托洛尔、卡维地洛等，缓解心力衰竭症状疗效明显（变异型心绞痛除外），降低病死率。可诱发和加重哮喘，糖尿病患者易引起低血糖。

⑥**强心苷**：如地高辛（中效）、洋地黄毒苷（慢效）、毒毛花苷 K（速效）、去乙酰毛花苷（速效）等。

⑦**扩张血管药**：如硝普钠、哌唑嗪降低前后负荷；硝酸酯类扩张静脉，降低前负荷；肼屈嗪扩张动脉，降低后负荷。扩张血管，减轻心脏负荷，降低心肌耗氧量，增加心排血量，减轻肺淤血，改善心功能。

⑧**非苷类正性肌力药**：如米力农、多巴胺、多巴酚丁胺。

（一）强心苷类抗心功能不全药

1. 药理作用与临床评价

（1）作用特点

①**正性肌力作用**：与心肌细胞膜 Na^+，K^+ – ATP 酶结合，**抑制其活性**，减少 Na^+ – K^+ 交换，增加 Na^+ – Ca^{2+} 交换，使心肌细胞 Na^+ 内流减少，促使细胞 Ca^{2+} 内流，胞质内 Ca^{2+} 浓度增加，从而增加心肌收缩力。

②**负性频率作用**：减慢窦性心律。

③减少心肌总耗氧量。

④对心肌电生理作用：降低窦房结自律性，缩短心房不应期；提高浦肯野纤维自律性，缩短有效不应期；减慢房室结传导速度。

⑤强心苷只增加心衰患者的心排血量而不增加正常人的心排血量，可明显减轻症状和改善心功能。

（2）典型不良反应：强心苷安全范围小，易引起中毒。**消化道系统不良反应**常见厌食、恶心、呕吐等，是**最早出现的强心苷中毒症状**；强心苷**严重中毒**表现为**心律失常**，如室性期前收缩（常见）、室性心动过速、二联律、三联律、房室传导阻滞、窦性心动过缓等；神经系统不良反应表现为眩晕、头痛、昏睡、亢奋、精神错乱，以及视觉改变（如黄视、绿视等）。

（3）禁忌证：肺源性心脏病（常伴低氧血症）、急性心肌梗死、低钾血症、低镁血症、甲状腺功能减退、高钙血症、肾功能不全、急性缺血性心脏病患者应慎用；孕妇、哺乳期妇女及儿童慎用；**室性心动过速**、房室传导阻滞、**单纯二尖瓣狭窄**、窦性心律时发生的肺淤血症状、梗阻性肥厚型心肌病、预激综合征合并阵发性室上性心动过速（简称室上速）、心房颤动或心房扑动患者**禁用**。

（4）药物相互作用

①与**维拉帕米、胺碘酮、奎尼丁**等合用时，可增加地高辛血药浓度，地高辛剂量应减半。

②与噻嗪类和袢利尿药合用，诱发低钾血症和低镁血症，增加洋地黄中毒的危险。

③服用地高辛的同时，口服**大环内酯类抗生素、环孢素、四环素、普罗帕酮、螺内酯**等，地高辛生物利用度和血药浓度增加。

④**青霉胺、新霉素、柳氮磺胺吡啶、考来烯胺、考来替泊、抑酸药**等会抑制地高辛的吸收，从而**减弱**其作用。

2. 用药监护　强心苷类抗心功能不全药用药前后及用药时应监测心电图、血压、心率、心律、心功能等，注意避免低钾血症、高钙血症、低镁血症、缺氧，用药数日后应监测血清钾、肌酐等。根据临床制订个体化用药，**严密监测血药浓度**，发现中毒的早期症状，应及时停药。对由**强心苷中毒**导致的**快速性**心律失常患者，选用静脉注射**苯妥英钠（首选）**或利多卡因。快速性心律失常患者可用钾盐静脉缓慢滴注，轻者可口服。对**缓慢性**心律失常患者及传导阻滞患者采用**静脉注射阿托品**治疗。危及生命的严重强心苷中毒可用地高辛抗体 Fab 片段静脉注射治疗。

3. 主要药物

（1）地高辛

【适应证】用于急性、慢性心力衰竭，**控制心房颤动、心房扑动引起的快速心室率及室上性心动过速**。

【注意事项】**2 周内**未用过慢效洋地黄苷患者，才能按常规用药。低钾血症、低镁血症、甲状腺功能减退时易出现不良反应。

【用法与用量】

①片剂：口服。成人常用剂量，每日 1 次，一次 0.125～0.25 mg 起始并维持，7 d 可达稳态血药浓度。若快速达负荷剂量，可 6～8 h 给药 0.25 mg，总剂量每日 0.75～1.25 mg；维持剂量每日 1 次，一次 0.125～0.5 mg。每日总量：早产儿 0.02～0.03 mg/kg；新生儿

0.03～0.04 mg/kg；1个月至2岁婴幼儿0.05～0.06 mg/kg；2～5岁儿童0.03～0.04 mg/kg；5～10岁儿童0.02～0.035 mg/kg；10岁及以上按成人用量，分3次或6～8 h给予1次。维持剂量为总量的1/5～1/3，每日1次或每日分2次给予。

②注射剂：静脉注射。成人用量为0.25～0.5 mg，用5%葡萄糖注射液稀释后缓慢静脉注射，以后可4～6 h按需给药，总剂量不超过每日1 mg；维持剂量每日1次，一次0.125～0.5 mg。小儿按以下剂量分3次或每6～8 h给药1次：早产新生儿0.015～0.025 mg/kg；足月新生儿0.02～0.03 mg/kg；1个月至2岁婴幼儿0.04～0.05 mg/kg；2～5岁儿童0.025～0.035 mg/kg；5～10岁儿童0.015～0.03 mg/kg；10岁及以上按成人用量。

【剂型与规格】片剂：0.25 mg；注射剂：0.5 mg（2 ml）。

（2）去乙酰毛花苷

【适应证】**用于急性心力衰竭或慢性心力衰竭加重时；控制心房颤动、心房扑动引起的快速心室率**。

【注意事项】过量时，立即停药，中毒表现在停药后1～2 d可消退。

【用法与用量】注射剂：静脉注射。成人首次剂量0.4～0.6 mg，用5%葡萄糖注射液稀释后缓慢静脉注射，以后每2～4 h可给予0.2～0.4 mg，每日总量为1～1.6 mg。小儿按下列剂量分2～3次、间隔3～4 h给予：早产儿、足月新生儿及肾功能减退、心肌炎患儿为0.022 mg/kg；2周至3岁儿童为0.025 mg/kg。静脉用药获满意疗效后，可改为地高辛常用维持剂量。

【剂型与规格】注射剂：0.2 mg（1 ml），0.4 mg（2 ml）。

（二）非强心苷类抗心功能不全药

1. 药理作用与临床评价

（1）作用特点

①β受体激动药：激动β受体，**提高腺苷酸环化酶活性**，促钙内流，增强心肌收缩力，增加心排血量，降低外周阻力，改善心衰症状。多巴酚丁胺激动β_1受体，口服无效，只能静脉用药，作用时间短。多巴胺小剂量选择性作用于D_1、D_2受体，稍大剂量激动β受体，大剂量激动α受体。常用药物为多巴酚丁胺。

②磷酸二酯酶Ⅲ抑制药：**提高心肌细胞内环磷腺苷水平**，促钙内流，增强心肌收缩力，并扩张外周血管，降低心脏负荷和耗氧量，缓解心衰症状。常用药物为米力农、氨力农等。

③非苷类正性肌力药易诱发室性心律失常，可能增加心衰患者的病死率，因此不作常规治疗用药。

④正在使用β受体阻滞药患者，不推荐使用多巴酚丁胺和多巴胺。

（2）典型不良反应

①β受体激动药：常见胸痛、呼吸困难、心悸、心律失常、心搏快而有力；少见心动过缓、头痛、恶心、呕吐等；长期用于外周血管疾病的患者手足疼痛或发凉，还可能导致局部坏死或坏疽。

②磷酸二酯酶抑制药：可见头痛、室性心律失常、无力、血小板计数减少；过量时有低血压、心动过速。

（3）禁忌证：多巴胺禁用于心动过速或心室颤动、嗜铬细胞瘤患者；多巴酚丁胺禁用于梗阻性肥厚型心肌病患者；磷酸二酯酶Ⅲ抑制药禁用于严重低血压、窦性心律失常及室上性心动过速、严重肾功能不全患者；急性缺血性心脏病患者慎用。

（4）药物相互作用：β 受体激动药与全身麻醉药（尤其是环丙烷或氟烷）合用易导致心律失常；与 β 受体阻滞药合用可拮抗本品对 β₁ 受体的作用；磷酸二酯酶Ⅲ抑制药可加强洋地黄的正性肌力作用，应用期间不必停用洋地黄；与丙吡胺同用可导致低血压；与硝酸酯类合用有协同作用。

2. 用药监护

（1）用药期间检测心率、心律、血压、心排血量、尿量等。

（2）多巴胺在休克纠正后应**逐渐减慢滴速**，突然停药可发生严重低血压；根据血压、心率、尿量、外周血管灌注及异位搏动出现与否等，控制静脉滴注速度和时间；该药有强烈收缩血管的作用，应选用粗大的静脉血管给药，输液过程中不慎发生药液外渗，用酚妥拉明稀释溶液在局部浸润注射。

（3）米力农用于心房扑动、心房颤动患者时，宜先用洋地黄制剂控制心率。米力农不宜用葡萄糖注射液稀释，与呋塞米混合时会产生沉淀。

3. 主要药物的临床应用

（1）多巴胺

【适应证】用于急性心力衰竭及由心肌梗死、创伤、内毒素败血症、心脏手术、肾衰竭、充血性心衰等引起的休克综合征，以及洋地黄和利尿药无效的心功能不全。

【注意事项】使用多巴胺前必须先纠正低血容量；多巴胺静脉滴注前必须稀释。

【用法与用量】注射剂：静脉给药。

①成人常用剂量：静脉注射，开始为 $1 \sim 5$ μg/（kg·min），10 min 内以 $1 \sim 4$ μg/（kg·min）速度递增，以达到最大疗效。

②慢性顽固性心衰：静脉滴注，开始时按 $0.5 \sim 2$ μg/（kg·min），逐渐递增；多数患者按 $1 \sim 3$ μg/（kg·min）给药即可生效。

③闭塞性血管病变患者：静脉滴注，开始时按 1 μg/（kg·min），逐渐递增为 $5 \sim 10$ μg/（kg·min），直到 20 μg/（kg·min），以达最满意效应。

④危重病患：先按 5 μg/（kg·min）静脉滴注，然后以 $5 \sim 10$ μg/（kg·min）的速度递增至 $20 \sim 50$ μg/（kg·min），以达满意效应；或 20 mg 多巴胺加入 5% 葡萄糖注射液 $200 \sim 300$ ml 中静脉滴注，开始按 $75 \sim 100$ μg/（kg·min）滴注，而后根据血压情况，可加快速度和提高浓度，最大剂量控制在 500 μg/min 内。

【剂型与规格】注射剂：20 mg（2 ml）。

（2）多巴酚丁胺

【适应证】用于器质性心脏病心肌收缩力下降引起的心力衰竭。

【注意事项】该药半衰期短，必须连续静脉滴注，滴速过快引起血压下降，长期滴注产生耐药性。

【用法与用量】静脉滴注：用 5% 葡萄糖注射液或 0.9% 氯化钠注射液稀释后，按 $2.5 \sim 10$ μg/（kg·min）的速度静脉滴注，速度控制在 15 μg/（kg·min）以下，心率和外周血管阻力基本无变化，偶用大于 15 μg/（kg·min），需注意大剂量有可能加速心率并导致心律失常。

【剂型与规格】注射剂：20 mg（2 ml），250 mg（5 ml）。

（3）米力农

【适应证】用于对洋地黄、利尿药、血管扩张药治疗无效或欠佳的急性、慢性顽固性充血性心力衰竭。

【注意事项】**长期用药**治疗严重心衰可诱发心律失常，缩短寿命，**增加病死率**；肝肾功能损害、低血压患者及孕妇、哺乳期妇女、儿童慎用；合用强效利尿药时易引起水、电解质失衡。

【用法与用量】注射剂：静脉给药。负荷剂量为 $25 \sim 75$ μg/kg，$5 \sim 10$ min 缓慢静脉注射，以后按每分钟 $0.25 \sim 1.0$ μg/kg 静脉滴注维持。每日最大剂量为 1.13 mg/kg。

【剂型与规格】注射剂：5 mg（5 ml）。

【同步练习】

一、A 型题（最佳选择题）

1. 地高辛对下列哪种原因引起的慢性心功能不全疗效最好（　　）

A. 高血压、瓣膜病　　　　　　　　　　B. 心肌炎、肺源性心脏病

C. 缩窄性心包炎　　　　　　　　　　　D. 严重二尖瓣狭窄、维生素 B_1 缺乏

E. 甲状腺功能亢进、贫血

本题考点：伴有快速心房颤动/心房扑动的收缩性心力衰竭是应用洋地黄的最佳适应证，地高辛其他适应证还包括扩张型心肌病、二尖瓣或主动脉瓣病变、陈旧性心肌梗死及高血压心脏病所致慢性心力衰竭。

2. 强心苷类中毒的特征性表现为（　　）

A. 恶心、呕吐　　　　　　　　　　　　B. 视物模糊

C. 黄视、绿视　　　　　　　　　　　　D. 快速房性心律失常伴传导阻滞

E. 严重心动过缓

本题考点：快速房性心律失常伴传导阻滞是洋地黄中毒特征表现。

3. 强心苷最早出现的中毒症状是（　　）

A. 心律失常　　　　　　　　　　　　　B. 黄视、绿视

C. 恶心、呕吐、厌食　　　　　　　　　D. 头痛、头晕、乏力

E. 神经错乱、亢奋

本题考点：消化道系统不良反应常见厌食、恶心、呕吐等，是最早出现的强心苷中毒症状。

4. 用以治疗地高辛中毒引起的快速性心律失常的药物是（　　）

A. 阿托品　　　　B. 苯妥英钠　　　　C. 地高辛抗体　　　　D. 硝酸甘油

E. 氢氯噻嗪

本题考点：强心苷中毒导致的快速性心律失常患者，选用静脉注射苯妥英钠（首选）或利多卡因。

5. 与地高辛同时口服时，减弱地高辛作用的药物是（　　）

A. 柳氮磺胺吡啶　　B. 红霉素　　　　C. 环孢素　　　　D. 维拉帕米

E. 奎尼丁

本题考点：青霉胺、新霉素、柳氮磺胺吡啶、考来烯胺、考来替泊、抑酸药等会抑制地

高辛的吸收，从而减弱其作用。

二、B 型题（配伍选择题）
（6～7 题共用备选答案）

A. 阿托品　　　　　B. 地高辛　　　　　C. 多巴酚丁胺　　　D. 苯妥英钠

E. 硝酸甘油

6. 通过兴奋 β 受体增加心肌收缩力的非强心苷类药物是（　　）

本题考点： 多巴酚丁胺是非强心苷类 β 受体激动药。

7. 治疗强心苷引起的窦性心动过缓的药物是（　　）

本题考点： 对缓慢性心律失常及传导阻滞患者采用静脉注射阿托品治疗。

三、X 型题（多项选择题）

8. 关于心力衰竭的药物治疗，以下正确的是（　　）

A. 使用 β 受体阻滞药时，应从大剂量开始

B. 应当坚持长期使用足够剂量的 ACEI 和 β 受体阻滞药，除非患者不能耐受

C. 病情稳定的心衰患者，可从事正常体力活动

D. 急性期或病情不稳定患者应限制体力活动

E. 控制液体入量，减少钠盐摄入

本题考点： 急性期或病情不稳定患者应限制体力活动，卧床休息，以降低心脏负荷，有利于心功能的恢复；应鼓励病情稳定的心衰患者主动运动，根据病情轻重不同，在不诱发症状的前提下从床边小坐开始，逐步增加有氧运动。

9. 用于治疗心力衰竭的药物有（　　）

A. 利尿药　　　　　　　　　　　B. 强心苷

C. 血管紧张素转换酶抑制药　　　D. 醛固酮受体阻滞药

E. β 受体阻滞药

本题考点： 治疗心力衰竭的药物有：血管紧张素转换酶抑制药、血管紧张素 II 受体阻滞药、醛固酮受体阻滞药、利尿药、β 受体阻滞药、强心苷、扩张血管药、非苷类正性肌力药。

10. 强心苷的作用机制包括（　　）

A. 减少细胞内的钠离子，增多钾离子

B. 抑制心肌细胞膜 Na^+，K^+ - ATP 酶

C. 促钠、钙离子交换

D. 心肌细胞钠离子内流减少

E. 增加心肌细胞内钙离子量

本题考点： 强心苷与心肌细胞膜 Na^+，K^+ - ATP 酶结合，抑制其活性，通过 Na^+ - Ca^{2+} 双向交换机制，使心肌细胞 Na^+ 内流减少，Ca^{2+} 外流减少，细胞内 Na^+ 浓度降低，Ca^{2+} 浓度增加，从而增加心肌收缩力。

参考答案： 1. A　2. D　3. C　4. B　5. A　6. C　7. A　8. BDE　9. ABCDE　10. BCDE

二、抗心律失常药

【复习指导】本部分内容是属于高频考点，历年必考，应重点复习。重点论述快速性心律失常药；熟练掌握抗心律失常药的分类及作用特点；掌握其典型不良反应、注意事项及禁忌证；掌握主要药物的适应证，并熟知其用法与用量。

心律失常是指心脏兴奋的起源、频率、节律及传导速度的异常，此时心房、心室的正常激活和运动顺序发生障碍，使心脏泵血功能障碍。

心律失常的发生机制：冲动形成障碍——自律性异常、后去极化与触发活动。冲动传导障碍——单纯性传导障碍、折返激动。

临床常分为快速性和慢速性心律失常两大类。抗快速性心律失常药的基本作用机制是影响心肌细胞膜离子通道或受体，通过改变离子流（抑制 Na^+、Ca^{2+} 内流，促使 K^+ 外流或阻 K^+ 外流）而改变细胞的电生理特性，即降低自律性，减少后去极化和触发活动，改善传导，延长不应期，终止折返激动。对于慢速性心律失常，临床应用阿托品和异丙肾上腺素治疗。

（一）药理作用与临床评价

1. 分类及作用特点　抗快速性心律失常药分为以下 4 类。

（1）Ⅰ类药——**钠通道阻滞药**：对心肌钠通道有阻断作用，减慢传导速度，降低浦肯野纤维的自律性，尤其是异位兴奋点的自律性，治疗量对正常窦房结无明显影响。该类药又分 3 个亚类。

Ⅰ$_a$ 类：**适度**阻滞 Na^+ 内流，减慢传导速度，降低浦肯野纤维自律性，明显延长不应期，取消折返，还可不同程度地抑制钾、钙离子通道。此类药物是广谱类抗心律失常药，临床用于各类心律失常的治疗。常用药物有**奎尼丁**、**普鲁卡因胺**等。普鲁卡因胺主要用于室性心律失常。

Ⅰ$_b$ 类：对 Na^+ 内流抑制**较弱**，对传导的影响较轻，促 K^+ 外流，缩短动作电位时程显著。主要作用于心室肌和希－浦系统，临床用于**室性心律失常**的治疗。常用药物有**利多卡因、美西律、苯妥英钠（强心苷中毒所致心律失常首选）**等。

Ⅰ$_c$ 类：钠通道阻滞作用**强**，对 0 相去极化和传导抑制较重，主要影响希－浦系统，对复极化过程影响小。此类药物为广谱抗心律失常药，不良反应较重，多用于对其他抗心律失常药物无效的重度心律失常，对室性心律失常疗效较强。常用药物有**普罗帕酮**等。

（2）Ⅱ类药——**β受体阻滞药**：减少钠、钙离子内流和钾离子外流；阻断心脏的 β 受体，有效抑制肾上腺素受体激活引起的心脏反应，降低窦房结、房室结和传导组织的自律性。对交感神经功能增强或与折返形成有关的心律失常效果均较明显；能降低脑卒中、心肌梗死的发生率和致死率。此类药物为广谱抗心律失常药，常用药物有**普萘洛尔、美托洛尔、比索洛尔、拉贝洛尔**等。**普萘洛尔**对运动和情绪激动、**甲状腺功能亢进**和嗜铬细胞瘤所诱发的室性心律失常有效；因其可诱发和加重冠状动脉痉挛，**普萘洛尔**不宜用于变异型心绞痛。

（3）Ⅲ类药——**延长动作电位时程药**：抑制钠、钙离子内流和钾离子外流，主要延长心肌及传导组织的动作电位时程和有效不应期，对自律性无明显影响。为广谱抗心律失常药，常用药物有**胺碘酮**、**索他洛尔**等。

（4）Ⅵ类药——**钙通道阻滞药**：阻滞心肌慢钙通道，抑制细胞外 Ca^+ 内流，减慢房室结传导，降低窦房节自律性，消除其折返激动。临床多用于室上性心律失常，常用药物有**维拉帕米、地尔硫䓬**。

2. **典型不良反应**　抗心律失常药的心血管系统不良反应——**心律失常**。

（1）钠通道阻滞药

①胃肠道反应：恶心、呕吐、厌食、腹泻。

②心血管反应：尖端扭转型室性心动过速、低血压、心力衰竭、传导阻滞。高浓度苯妥英钠可引起心动过缓。

③神经系统反应：头晕、震颤、嗜睡、共济失调。

④过敏反应：皮疹、皮肤瘙痒。

⑤奎尼丁不良反应：引起金鸡纳反应，表现为耳鸣、听力减退、听力丧失、视觉障碍。

⑥利多卡因不良反应：静脉注射速度过快或大剂量可引发低血压、抑制房室传导和呼吸抑制。

⑦高浓度静脉注射**普鲁卡因胺**不良反应：可引起低血压、室性心动过速、心衰、心室颤动、传导阻滞等严重不良反应；长期应用可出现**红斑狼疮样反应**。

⑧美西律不良反应：不良反应发生率较高。最常见胃肠道反应，其次神经系统反应；心动过速、低血压、心衰加重等不良反应较少发生。

⑨普罗帕酮不良反应：不良反应较少，主要为口干、唇舌麻木，早期有胃肠道反应及头痛、头晕等。

（2）β受体阻滞药

①胃肠反应：恶心、腹泻。

②心血管反应：诱发心衰、哮喘、快速性心律失常、房室传导阻滞、心动过缓、低血压。

③神经系统反应：多梦、失眠、乏力。

④过敏反应：皮疹。

⑤普萘洛尔不良反应：眩晕、意识混浊、精神抑郁、反应迟钝，以及低血压所致头晕、心律失常等；持续出现不良反应时，易出现雷诺病样四肢冰冷、腹泻、倦怠、掩口或皮肤干燥、恶心、指趾麻木、异常疲乏。

⑥美托洛尔不良反应：雷诺病、胃部不适、眩晕、头痛、失眠、疲倦、噩梦等。

⑦比索洛尔不良反应：胃肠道不适、头晕、头痛、感觉异常及心悸、其他心律失常、心功能不全、支气管痉挛、疲乏等。

⑧拉贝洛尔不良反应：眩晕、乏力、幻觉、胃肠道障碍。

（3）延长动作电位时程药：不良反应发生率低，可见窦性心动过缓、心功能不全。长期大剂量使用胺碘酮，伴低血钾时引发窦性心动过缓、窦性停搏、窦房传导阻滞、房室传导阻滞；偶见 Q-T 间期延长伴扭转型室性心动过速；还可发生甲状腺功能亢进（简称甲亢）、甲状腺功能减退（简称甲减）。负荷量时胃肠道反应明显；服药 3 个月以上可引起角膜基底层黄棕色色素沉着；**长期大量服用胺碘酮**每日 0.8～1.2 g，可引起**肺毒性**、**光敏感**、皮肤石板蓝样色素沉着。

（4）钙通道阻滞药

①胃肠道反应：常见，偶有心动过缓、低血压、传导阻滞、心搏骤停等。

②维拉帕米不良反应：常见胃肠道反应和中枢神经症状。

③地尔硫䓬不良反应：常见头痛、眩晕、水肿、无力、皮疹等。

3. **禁忌证**

（1）严重心衰、完全性房室传导阻滞、肝肾功能严重受损患者禁用普鲁卡因胺。

（2）缓慢性心律失常、重度心功能不全、心源性休克、严重房室传导阻滞、病态窦房结综合征患者禁用美西律。

（3）无起搏器保护的窦房结功能障碍、严重房室传导阻滞、双束支传导阻滞患者及严重充血性心力衰竭、心源性休克、严重低血压及对该药过敏患者禁用普罗帕酮。

（4）甲状腺功能异常、心动过缓引起晕厥、二度或三度房室传导阻滞、严重窦房结功能异常患者及对碘过敏者禁用胺碘酮。

（5）心衰、房室传导阻滞、心源性休克、低血压患者禁用维拉帕米。

（6）支气管哮喘、心源性休克、窦性心动过缓、重度或急性心力衰竭、下肢间歇性跛行患者禁用普萘洛尔、比索洛尔。

（7）二度或三度房室传导阻滞、严重窦房结功能异常、低血压及对洋地黄无效的心衰患者禁用美托洛尔。

（8）儿童、孕妇禁止静脉注射拉贝洛尔。

（9）未安装起搏器的二度或三度房室传导阻滞患者、无起搏器保护的病态窦房结综合征患者、急性心肌梗死、肺淤血患者禁用地尔硫䓬。

4. 药物相互作用

（1）普鲁卡因胺、胺碘酮与其他抗心律失常药合用有协同作用；与降压药合用，降压作用增强。

（2）美西律与奎尼丁、普萘洛尔或胺碘酮合用疗效更好；不宜与 I_b 类药物合用；肝药酶诱导药，如苯妥英钠、利福平、苯巴比妥可降低本品血药浓度；在急性心肌梗死早期，咖啡可延迟并减少本品的吸收；与抑酸药合用时应监测血药浓度。

（3）麻醉药或抑制心肌收缩力的药物可增加普罗帕酮的负性肌力作用，且麻醉药可增加中枢神经系统副作用的发生；普罗帕酮与地高辛合用，可增加后者血清浓度，并呈剂量依赖性；普罗帕酮与 β 受体阻滞药合用时，可以显著增加其血浆药物浓度及清除半衰期；西咪替丁可增加普罗帕酮的血药浓度，但对其电生理参数没有影响。

（4）胺碘酮、普罗帕酮能增加华法林的抗凝作用。

（5）胺碘酮、维拉帕米与 β 受体阻滞药或钙通道阻滞药合用，可加重窦性心动过缓、窦性停搏及房室传导阻滞；与洋地黄制剂合用，可增加洋地黄制剂的血清药物浓度达中毒水平，需调整洋地黄制剂的剂量。

（6）胺碘酮与排钾利尿药合用，可增加低血钾所致心律失常的风险，增加日光敏感性药物作用。

（7）普萘洛尔与西咪替丁合用，可增加本品的血药浓度；与利舍平合用可致直立性低血压；与氟哌啶醇合用，可致低血压及心搏骤停。

（8）奎尼丁、苯海拉明、羟氯喹可增加美托洛尔的不良反应。

（9）普萘洛尔、美托洛尔与苯妥英钠、苯巴比妥、利福平合用，可降低其血药浓度。

（10）比索洛尔与利舍平、甲基多巴、可乐定联用可减慢心率；与地高辛合用，可增加地高辛血药浓度；与胺碘酮合用，可发生窦性心动过缓；与维拉帕米合用，可引起心动过缓、血压下降、充血性心衰和传导阻滞。

（二）用药监护

抗心律失常药在开始服药的 24～48 h，易发生促心律失常，72 h 后发生减少。发生促心律失常时，应及时停药，测定血浆电解质浓度，并按具体心律失常类型处理。

（三）主要药物临床应用

1. 普鲁卡因胺

【适应证】用于室性心律失常。

【注意事项】静脉滴注可导致血压降低；血压偏低者，可以先用升压药提高血压后再用本品。

【用法与用量】

（1）片剂：口服。一次 0.5～1 g，每日 3～4 次；心率正常后逐渐减至一次 0.25 g，每日 2～3 次；极量一次 1 g，每日 3 g。

（2）注射剂：肌内注射。一次 0.5 g，必要时用葡萄糖注射液稀释后静脉滴注。

【剂型与规格】片剂：0.25 g；注射剂：0.5 g（5 ml），1 g（10 ml）。

2. 美西律

【适应证】用于室性心律失常。

【注意事项】可用于已安装起搏器的二度或三度房室传导阻滞患者。用药期间注意随访检查血压、心电图、血药浓度。

【用法与用量】

（1）片剂：口服。首次剂量为 200～300 mg，必要时 2 h 后再服用 100～200 mg；维持剂量每日 400～800 mg，分 2～3 次服用；成人极量每日 1200 mg。

（2）注射剂：静脉注射开始剂量为 100 mg，加入 5% 葡萄糖注射液 20 ml 中，缓慢静脉注射 3～5 min；然后以 1.5～2 mg/min 的速度静脉滴注，3～4 h 后，滴速减至 0.75～1 mg/min，并维持 24～48 h。

【剂型与规格】片剂：50 mg，100 mg，250 mg；胶囊剂：50 mg，100 mg，400 mg；注射剂：100 mg（2 ml）。

3. 普罗帕酮

【适应证】**用于阵发性室性心动过速、室上性心动过速（包括伴预激综合征患者）**

【注意事项】本品有局部麻醉作用，宜饭后或与食物同服，不得嚼碎；心肌严重损害和严重心动过缓、肝肾功能不全、低血压患者慎用。

【用法与用量】

（1）片剂：口服。一次 100～200 mg，每日 3～4 次。

（2）注射剂：静脉给药。成人常用剂量为 1～1.5 mg/kg，或 70 mg 加 5% 葡萄糖注射液稀释，于 10 min 内缓慢注射，必要时 10～20 min 重复一次，总剂量不超过 210 mg。静脉注射起效后改为静脉滴注，滴速 0.5～1 mg/min，或口服维持。

【剂型与规格】片剂：50 mg，100 mg，150 mg；注射剂：17.5 mg（5 ml），35 mg（10 ml）。

4. 胺碘酮

【适应证】用于危及生命的室性心动过速及心室颤动的预防；用于维持对心房扑动、心房颤动的室率控制；用于对其他药物无效的阵发性室上性心动过速、阵发性心房扑动及心房颤动，以及伴预激综合征患者心律失常的维持治疗；适用于对利多卡因无效的室性心动过速。

【注意事项】监测心率、Q－T 间期；静脉用药时监测血压；应定期复查肝肾功能、甲状腺功能、胸部 X 线片和心电图。用药期间避免低血钾、酸中毒，避免发生尖端扭转型室性心动过速。

【用法与用量】

（1）片剂：口服。

①治疗室上性心律失常：本品每日 0.4～0.6 g，分 2～3 次服用；1～2 周后根据需要改为每日 0.2～0.4 g 维持，部分患者可减至 0.2 g/d，每周 5 d 或更小剂量维持。

②治疗严重室性心律失常：每日 0.6～1.2 g，分 3 次服用；1～2 周后根据需要改为每日 0.2～0.4 g 维持。

（2）注射剂：静脉注射。心律失常发作急性期需要静脉注射控制心律失常。负荷剂量按体重 3 mg/kg，然后以每分钟 1～1.5 mg 维持，每日总量 1200 mg。以后逐渐减量，静脉滴注胺碘酮持续不应超过 **3 d**。

【剂型与规格】片剂：0.2 g；注射剂：150 mg（2 ml）。

5. 维拉帕米

【适应证】**用于室上性心律失常、心绞痛**。

【注意事项】支气管哮喘患者慎用。

【用法与用量】

（1）片剂：口服。一次 40～80 mg，每日 3 次；维持剂量一次 40 mg，每日 3 次。

（2）注射剂：缓慢静脉注射或静脉滴注。一次 5～10 mg，每日 2～3 次。

【剂型与规格】片剂：0.4 mg；注射剂：5 mg（2 ml）。

6. 普萘洛尔

【适应证】治疗**窦性心动过速的首选**药。用于高血压、心绞痛、室上性快速心律失常、室性心律失常、心肌梗死、肥厚型心肌病、嗜铬细胞瘤、偏头痛等。

【注意事项】高脂血症、糖尿病患者慎用；有反跳现象。

【用法与用量】片剂：口服。

（1）治疗心律失常：10～30 mg，分 3～4 次服用，饭前、睡前服用。

（2）治疗高血压：起始剂量一次 5 mg，每日 3～4 次，可单独使用或与利尿药合用。每日最大剂量为 200 mg。

（3）治疗心绞痛、心肌梗死：开始一次 5～10 mg，每日 3～4 次；每 3 d 可增加 10～20 mg，可渐至每日最大剂量一次 200 mg，分次服用。

（4）治疗肥厚型心肌病：一次 10～20 mg，每日 3～4 次。

（5）治疗嗜铬细胞瘤：一次 10～20 mg，每日 3～4 次；术前用 3 d，一般先用 α 受体阻滞药，待药效稳定后再加普萘洛尔。

【剂型与规格】片剂：10 mg。

7. 美托洛尔

【适应证】**用于各型高血压、心律失常、心绞痛**。

【注意事项】突然停药会加重慢性心衰并增加心肌梗死和猝死的危险。撤药至少需要 **2 周**时间，逐步递减，每次剂量减半，直到减至最后剂量 25 mg，停药前最后剂量至少给 4 d；若出现症状，建议更缓慢撤药。除甲状腺毒症和嗜铬细胞瘤外，其他需进行全身麻醉的患者应在麻醉前 48 h 停药。

【用法与用量】

（1）片剂：口服。

①抗高血压、心绞痛、心律失常、肥厚型心肌病、甲亢：一次 25～50 mg，每日 2～3 次；

或一次 100 mg，每日 2 次。

②治疗心衰：应在使用洋地黄制剂和（或）利尿药抗心衰治疗基础上使用本品。开始一次 6.25 mg，每日 2～3 次，后视情况逐渐增加，最大剂量每日不超过 300 mg。

③急性心肌梗死：主张在最初的几小时内使用。静脉注射 2.5～5 mg（2 min 内），每 5 min 给药 1 次，共 3 次，总剂量 10～15 mg；15 min 以后开始口服 25～50 mg，每 6～12 h 给药 1 次，共 24～48 h，然后口服一次 50～100 mg，每日 2 次。

（2）注射剂：静脉注射。用于室上性快速心律失常，开始以 1～2 mg/min 给药，用量可达 5 mg；如病情需要，可间隔 5 min 重复注射，总剂量 10～15 mg；心律失常得到控制后，用口服制剂维持，不超过一次 50 mg，每日 2～3 次。

【剂型与规格】片剂：25 mg，50 mg；注射剂：5 mg（5 ml）。

8. 比索洛尔

【适应证】用于高血压、冠心病、期前收缩、心绞痛、快速性室上性心动过速、中度至重度慢性稳定性心力衰竭。

【注意事项】本品可能增加人体对过敏原的敏感性和加重过敏反应；可能损害妊娠期胎儿（或新生儿），不建议哺乳期妇女使用。

【用法与用量】口服：治疗高血压，起始剂量一次 5 mg，每日 1 次；支气管哮喘患者，起始剂量为 2.5 mg，每日最大剂量为 10 mg；治疗心绞痛，起始剂量一次 2.5 mg，每日 1 次，每日最大剂量为 10mg。

【剂型与规格】片剂：5 mg；胶囊剂：5 mg。

9. 拉贝洛尔

【适应证】用于高血压、心绞痛。

【注意事项】不能加入葡萄糖氯化钠注射液中静脉给药。

【用法与用量】

（1）口服：一次 100 mg，每日 2～3 次；视情况可增至一次 200～400 mg，每日 2 次；每日最大剂量为 2400 mg，饭后服用。

（2）静脉注射：一次 100～200 mg。

【剂型与规格】片剂：50 mg，100 mg，200 mg；注射用粉针剂：25 mg，50 mg。

10. 地尔硫草

【适应证】口服制剂用于冠状动脉痉挛引起的心绞痛及劳力性心绞痛、高血压。

【注意事项】肝肾功能不全患者慎用，用药不受进食影响。

【用法与用量】

（1）口服：起始剂量一次 60～120 mg，每日 2 次。平均剂量每日 240～360 mg。

（2）静脉注射：成人初次用量为 10 mg，用氯化钠注射液或葡萄糖注射液溶解、稀释成 1% 浓度，3 min 内缓慢注射，或按体重 0.15～25 mg/kg 计算剂量，15 min 后可重复，也可按体重 5～15 μg/（kg·min）静脉滴注。

【剂型与规格】片剂：30 mg；缓释片剂：30 mg；注射用粉针剂：10 mg，50 mg。

【同步练习】

一、A 型题（最佳选择题）

1. 具有肺毒性和光过敏反应的抗心律失常药是（　　　）

A. 普罗帕酮　　　　　B. 美西律　　　　　C. 维拉帕米　　　　　D. 苯妥英

E. 胺碘酮

本题考点：长期大量服用胺碘酮，每日 0.8～1.2 g，可引起肺毒性、光敏反应、皮肤石板蓝样色素沉着。

2. 抗心律失常药的Ⅲ类药——延长动作电位时程药是（　　　）

A. 利多卡因　　　　　B. 普萘洛尔　　　　　C. 索他洛尔　　　　　D. 维拉帕米

E. 硝酸甘油

本题考点：Ⅲ类药——延长动作电位时程药：主要延长心肌及传导组织的动作电位时程和有效不应期，对自律性无明显影响。常用药物有胺碘酮、索他洛尔等。

3. 下列不属于普鲁卡因胺禁忌证的是（　　　）

A. 完全性房室传导阻滞　　　　　　　B. 严重心力衰竭

C. 肝功能不全　　　　　　　　　　　D. 下肢间歇性跛行

E. 肾功能不全

本题考点：严重心衰、完全性房室传导阻滞、肝肾功能严重受损患者禁用普鲁卡因胺。下肢间歇性跛行是 β 受体阻滞药禁忌证。

二、B 型题（配伍选择题）

(4～5 题共用备选答案)

A. 硝酸甘油　　　　　B. 利多卡因　　　　　C. 氨氯地平　　　　　D. 氯沙坦

E. 美托洛尔

4. 可阻断 β 受体，用于治疗房性及室性心律失常的药物是（　　　）

本题考点：美托洛尔是 β 受体阻滞药，用于治疗房性及室性心律失常。

5. 可阻滞钠通道，用于治疗室性心律失常的药物是（　　　）

本题考点：利多卡因是 I_b 类钠通道阻滞药，用于治疗室性心律失常。

(6～8 题共用备选答案)

A. 维拉帕米　　　　　B. 胺碘酮　　　　　C. 美西律　　　　　D. 拉贝洛尔

E. 普鲁卡因胺

6. 属于钠通道阻滞药（I_a 类）的抗心律失常药是（　　　）

本题考点：普鲁卡因胺属于钠通道阻滞药（I_a 类）的抗心律失常药

7. 属于延长动作电位时程药的抗心律失常药是（　　　）

本题考点：胺碘酮属于延长动作电位时程药的抗心律失常药

8. 属于钙通道阻滞药（Ⅳ类）的抗心律失常药是（　　　）

本题考点：维拉帕米属于钙通道阻滞药（Ⅳ类）的抗心律失常药

三、X 型题（多项选择题）

9. 下列属于胺碘酮禁忌证的是（　　　）

A. 甲状腺功能异常　　　　　　　　　B. 病态窦房结综合征

C. 二度或三度房室传导阻滞　　　　　D. 支气管哮喘

E. 对碘过敏患者

本题考点：甲状腺功能异常、心动过缓引起晕厥、二度或三度房室传导阻滞、严重窦房结功能异常及对碘过敏患者禁用胺碘酮。

10. 可用于治疗室上性快速性心律失常的药是（　　　）

A. 普鲁卡因胺　　　　B. 维拉帕米　　　　　C. 利多卡因　　　　D. 普萘洛尔

E. 胺碘酮

本题考点：利多卡因为 I_b 类钠通道阻滞药，对短动作电位时程的心房肌无效，仅适用于室性心律失常。

参考答案：1. E　2. C　3. D　4. E　5. B　6. E　7. B　8. A　9. ABCE　10. ABDE

三、抗心绞痛药

【复习指导】本部分内容是属于高频考点，历年必考，应重点复习。本部分主要论述硝酸酯类和钙通道阻滞药。掌握硝酸酯类药抗心绞痛的作用机制、不良反应、禁忌证等；掌握硝酸酯类药的适应证、注意事项及用法与用量；掌握钙通道阻滞药的作用特点、不良反应、禁忌证和主要药物的适应证、注意事项及用法与用量。

心绞痛是由于冠状动脉供血不足，心肌急剧、暂时的缺血和缺氧所引起的临床综合征。分为劳力性心绞痛（初发型心绞痛、恶化型心绞痛和稳定型心绞痛）、自发性心绞痛、混合性心绞痛。初发型心绞痛、恶化型心绞痛和自发性心绞痛又称为不稳定型心绞痛。

临床常用的抗心绞痛药通过以下几个环节发挥作用。①增加心肌供氧：舒张冠状动脉，解除冠状动脉痉挛或促进缺血区血管生长及侧支循环形成而增加冠状动脉血流量；②减少心肌耗氧量：扩张外周血管减少前后负荷，降低心室壁肌张力，减缓心率，减弱心肌收缩力，从而减少心肌耗氧量；③改善心肌代谢：降低细胞内钙离子浓度，保护线粒体功能，降低游离脂肪酸，促进脂代谢转化为糖代谢；④抑制血小板集聚和抗血栓形成。治疗心肌缺血的药物主要包括：硝酸酯类、β受体阻滞药、钙通道阻滞药、抗血小板和抗血栓形成药，以及其他抗心肌缺血药。

（一）硝酸酯类药

硝酸酯类作为缓解心绞痛常用药，适用于**各种类型心绞痛的治疗**。

1. 药理作用与临床评价

（1）作用特点：硝酸酯类药在平滑肌细胞内经谷胱甘肽转移酶催化，抑制细胞外钙离子内流，促使钙离子从细胞内释放而松弛血管平滑肌。

①扩张静脉、动脉血管，**降低心肌氧耗量**。

②扩张冠状动脉，**增加缺血区血液灌注**。

③增加心内膜供血，改善左心室顺应性。

④保护缺血区心肌细胞。

⑤抑制血小板聚集。

目前临床常用药物包括硝酸甘油、硝酸异山梨酯、单硝酸异山梨酯等。**硝酸甘油**最为常用，是治疗心绞痛**急性**发作的**首选**，因其口服首过消除明显，常舌下含服，在 $1 \sim 3$ min 起效，4 min 血浆药物浓度达高峰，作用持续 $20 \sim 30$ min。长效硝酸酯类药口服 $20 \sim 40$ min 起效，作用持续 $3 \sim 6$ h，可治疗和预防心绞痛发作。

（2）典型不良反应：多数不良反应是血管舒张作用所继发。脑血管扩张引起**搏动性头痛**、**面颈部皮肤潮红**、眼压升高、直立性低血压、**反射性心率加快**。**大剂量**硝酸酯类药物还可引起**高铁血红蛋白血症**，应减量或停药，必要时可给予**亚甲蓝**治疗。

（3）禁忌证：对硝基化合物过敏、急性循环衰竭、收缩压＜90 mmHg 的严重低血压、梗阻性肥厚型心肌病、重度主动脉瓣和二尖瓣狭窄、心包填塞、缩窄性心包炎、严重贫血、青光眼、颅内压增高，以及急性心肌梗死伴低充盈压、原发性肺动脉高压患者禁用。

（4）药物相互作用

①与抗高血压药或扩张血管药、钙离子通道阻滞药、β 受体阻滞药、三环类抗抑郁药及酒精合用，可增强本类药物的降血压作用。

②与 5 型磷酸二酯酶抑制药（西地那非、伐地那非、他达拉非）合用，可加强本类药物的降压作用。

③与乙酰胆碱、组胺、拟交感神经药（去氧肾上腺素、去甲肾上腺素、肾上腺素或麻黄碱）合用，可使本类药物疗效减弱。

④硝酸异山梨酯可增强双氢麦角碱的升压作用；与类固醇抗炎药合用，可降低硝酸异山梨酯疗效。

⑤硝酸甘油与西地那非合用，可导致严重低血压。

2. 用药监护　硝酸酯类连续用药 2～3 周后可出现耐受现象，停药 1～2 周后，耐受性可消失。为减少硝酸酯类耐受现象的发生，可采取以下措施。

（1）从小剂量治疗开始。

（2）采用间歇疗法，每日用硝酸酯类药物时间不超过 12～16 h，有 8～12 h 的间歇期。

（3）补充巯基供体，如 N-乙酰半胱氨酸、蛋氨酸。

（4）联合应用普利类及利尿药。

（5）补充维生素 C 等不良反应小的抗氧化剂。

（6）静脉给药或经皮给药应尽量减小剂量；选用大剂量时，应减少给药次数；多次给药应选短效制剂、缓释片、贴剂。

（7）产生耐药的患者使用巯基供体类药、β 受体阻滞药、他汀类、ACEI 或 ARB。注意膳食结构：肉、蛋白含大量巯基，蔬菜、水果、奶制品则不含巯基。

3. 主要药物临床应用

（1）硝酸甘油

【适应证】用于防治心绞痛、充血性心力衰竭和心肌梗死。

【注意事项】应使用能有效缓解急性心绞痛的最小剂量，过量可导致耐受现象及引起剧烈头痛；出现视物模糊或口干时应停药；**直立体位小剂量亦可发生严重低血压**，服药尽量采取坐卧位；舌下含服时，口腔黏膜湿润有助于药物的吸收；发生低血压时可合并心动过缓，加重心绞痛；塑料输液器可吸附硝酸甘油，静脉滴注时应采用玻璃输液瓶等不吸附本品的输液装置；不能突然停药，以避免反跳现象；血容量不足、颅压增高患者慎用。

【用法与用量】

①舌下含服：片剂，成人一次 0.25～0.5 mg；每 5 min 可重复 1 片，直至疼痛缓解。在活动或排便之前 5～10 min 预防性使用，可避免诱发心绞痛。甘油膜，一次 1 格，舌下含服。

②口服：缓释片，成人用一次 2.5 mg，每 12 h 给予 1 次，作用可持续 8～10 h。

③喷射：气雾剂，心绞痛发作时，向舌下黏膜喷射 1～2 喷。

④静脉滴注：用 5% 葡萄糖注射液或 0.9% 氯化钠注射液稀释后静脉滴注，开始剂量为 5 μg/min，最好用输液泵恒速输入。用于降血压或治疗心力衰竭可每 3～5 min 增加 5 μg/min；如 20 μg/min 无效时，可以 10 μg/min 递增，以后可给予 20 μg/min。本品个体差异大，应根据个体的血压、心率、血流动力学参数调整用量。

⑤外用：贴片剂，贴于左前胸皮肤，一次 1 片，每日 1 次。

【剂型与规格】片剂：0.5 mg；缓释片：2.5 mg；气雾剂：200 揿（每喷 0.5 mg）；甘油膜：每格含硝酸甘油 0.5 mg；注射剂：1 mg（1 ml），2 mg（1 ml），5 mg（1 ml），10 mg（1 ml）；贴片剂：2.5 mg。

（2）硝酸异山梨酯

【适应证】用于冠心病的长期治疗、心绞痛的预防、心肌梗死后持续心绞痛的治疗；与洋地黄、利尿药联合，用于慢性心力衰竭、肺动脉高压。

【注意事项】应使用能有效缓解急性心绞痛的最小剂量，过量可导致耐受现象及引起剧烈头痛；出现视物模糊或口干时应停药；**直立体位小剂量亦可发生严重低血压**，服药尽量采取坐卧位；舌下含服时，口腔黏膜湿润有助于药物的吸收；发生低血压时可合并心动过缓，加重心绞痛；不能突然停药，以避免反跳现象；血容量不足、颅压增高患者慎用。

【用法与用量】

①口服：片剂，预防心绞痛一次 5～10 mg，每日 2～3 次，总量每日 10～30 mg；舌下给药一次 5 mg，需个体化调整剂量。缓释片，一次 20～40 mg，每日 2 次，需个体化调整剂量。

②喷射：气雾剂，一次喷 4 揿，有效剂量 2.5 mg。

③外用：乳膏剂，宜从小剂量开始，逐渐增加剂量。将乳膏按刻度挤出，均匀涂抹于所给印有刻度的纸上，每格相当于硝酸异山梨酯 0.2 g，将纸面涂药区全部涂满，即面积为 5 cm×5 cm，贴在左胸前区，每日 1 次，必要时可 8 h 给药 1 次，可睡前贴用。

④静脉滴注：用 0.9% 氯化钠注射液或 5% 葡萄糖注射液稀释至 50～100 μg/ml，静脉滴注。根据患者的反应调整用药剂量，开始剂量为 30 μg/min，观察 0.5～1 h，无不良反应可加倍，每日 1 次。

【剂型与规格】片剂：2.5 mg，5 mg，10 mg；缓释片：20 mg；气雾剂：200 揿，0.625 mg/揿；乳膏剂：10 g：1.5 g；注射液：5 mg（5 ml），10 mg（10 ml），10 mg（100 ml），20 mg（200 ml）。

（3）单硝酸异山梨酯

【适应证】用于冠心病的长期治疗、心绞痛的预防、心肌梗死后持续心绞痛的治疗；与洋地黄、利尿药联合治疗慢性充血性心力衰竭。

【注意事项】应使用能有效缓解急性心绞痛的最小剂量，过量可导致耐受现象及引起剧烈头痛；出现视物模糊或口干时应停药；直立体位小剂量亦可发生严重低血压，服药尽量采取坐卧位；发生低血压时可合并心动过缓，加重心绞痛；不能突然停药，以避免反跳现象。血容量不足、颅压增高患者慎用。

【用法与用量】

1）口服

①片剂：一次 10～20 mg，每日 2～3 次。严重病例可用 40 mg，每日 2～3 次。

②缓释片或缓释胶囊剂：每日清晨服用 50 mg 或 60 mg，病情严重者服用 100～120 mg。

个体化给药。

2）注射剂：静脉滴注。用5%葡萄糖注射液稀释后，从 $1\sim2$ mg/h 开始静脉滴注，根据患者的反应调整剂量，最大剂量 $8\sim10$ mg/h。用药期间密切观察患者心率及血压。

【剂型与规格】片剂：10 mg，20 mg，40 mg；缓释片：40 mg，50 mg，60 mg；缓释胶囊剂：50 mg；注射剂：25 mg（2 ml）。

（二）钙通道阻滞药

钙通道阻滞药通过阻滞钙通道，抑制细胞外 Ca^{2+} 内流，产生抗心绞痛的作用。因其显著解除冠状动脉痉挛的作用，对变异型心绞痛疗效尤为突出。钙通道阻滞药分为选择性的和非选择性的两类，本节主要讲述选择性钙通道阻滞药。选择性的钙通道阻滞药分为二氢吡啶类和非二氢吡啶类（包括苯并硫氮䓬与苯烷基胺类）。二氢吡啶类药物临床使用的最多，常用的有硝苯地平、尼莫地平、氨氯地平等；非二氢吡啶类药物有地尔硫䓬和维拉帕米。非选择性的钙通道阻滞药有氟桂利嗪和桂利嗪等，主要作用于脑细胞和脑血管，解除脑血管痉挛。

1. 药理作用与临床评价

（1）作用特点：钙通道阻滞药**抑制 Ca^{2+} 进入心肌细胞和平滑肌细胞内**，**舒张血管平滑肌**，**增加缺血区供血**；减慢心率，降低心肌收缩力，**降低心肌耗氧量**；防止 Ca^{2+} **超负荷所致的细胞损伤**，保护缺血心肌细胞；降低血小板内的钙离子浓度，**抑制血小板聚集**，从而发挥抗心绞痛的作用。

钙通道阻滞药具有**很强的血管选择性**，钙通道阻滞药中的**硝苯地平**、氨氯地平、非洛地平和拉西地平对血管平滑肌舒张作用明显，**对变异型心绞痛疗效好**，也用于高血压的治疗。硝苯地平可引起反射性交感神经张力增高，使心率加快。氨氯地平对血管的选择性较硝苯地平高，能明显减少稳定型心绞痛患者的心绞痛发作和改善冠状动脉痉挛心绞痛患者的症状，且作用持久。**左氨氯地平**是氨氯地平的左旋体，其活性是消旋体的**2倍**。维拉帕米对稳定及不稳定型心绞痛都有较好疗效，也适用于伴有心律失常的心绞痛。

（2）典型不良反应：不良反应有外周水肿、**心肌梗死、充血性心衰、心律失常**、肺水肿、低血压、面部潮红、头痛、**下肢及踝部水肿**、牙龈增生等。

（3）禁忌证：对钙通道阻滞药过敏者、心源性休克患者及严重主动脉狭窄患者、严重低血压患者、孕妇禁用。

（4）药物相互作用

①硝酸酯类主要扩张静脉，钙通道阻滞药主要扩张小动脉、冠状动脉，两者合用控制心绞痛的发作，有较好耐受性。

②与β受体阻滞药合用，个别患者可能诱发和加重低血压、心衰和心绞痛。

③硝苯地平能增加地高辛的血浆药物浓度，两者合用时，地高辛应减半或根据血浆药物浓度调整剂量。

④西咪替丁可使硝苯地平的血浆药物浓度增加；葡萄柚汁可改变硝苯地平的药代动力学。

⑤氨氯地平与锂剂合用，可引起神经中毒；与雌激素合用，引起体液潴留，血压升高；与吸入烃类麻醉药合用，引起低血压。

⑥**红霉素**等大环内酯类药可显著**增加**非洛地平或硝苯地平的生物利用度。

2. 用药监护

（1）使用长效或缓释制剂，血浆药物浓度波动小，血压控制相对平稳；且用药次数少、作用时间长，患者依从性好。长期用药的安全性好，改善患者生活质量，降低或不影响全因死亡率。

（2）钙通道阻滞药与硝酸酯类联合应用合理、有效，但硝苯地平与一般硝酸酯合用，可导致反射性心动过速、头痛、皮肤潮红，最好选择缓和的钙通道阻滞药或新型钙通道阻滞药，如氨氯地平。

（3）联合应用 β 受体阻滞药和钙通道阻滞药，二者药动学主要方式互补，早期运用这种疗法可减少血管再造术和血管成形术的需要。

（4）钙通道阻滞药突然停药，可以加重心绞痛，渐减剂量可以避免。

（5）应注意钙通道阻滞药的扩血管作用，可引起非水钠潴留的水肿。

3. 主要药物的临床应用

（1）硝苯地平

【适应证】用于**高血压（尤以低肾素性高血压疗效好）、冠心病、心绞痛（变异型心绞痛）**。

【注意事项】合用其他抗高血压药时需监测血压；对伴有充血性心衰的患者，需要分辨是否由于左心室功能进一步恶化所致；正在服用 α 受体阻滞药患者应慎用，宜从小剂量开始。

【用法与用量】

①口服：起始剂量一次 20 mg，最大剂量每日每次 60 mg，日服最大剂量不超过每日 120 mg，视患者耐受性和心绞痛控制情况调整剂量和用药时间。停药时，不论有无"反跳"现象都应逐渐减量。

②静脉滴注：遮光，2.5～5 mg 硝苯地平加入 5% 葡萄糖注射液 250 ml 稀释后在 4～8 h 内缓慢滴入，根据病情调整滴速和用量；最大剂量为 15～30 mg/24 h，可重复使用 3 d。以后建议使用口服制剂。

【剂型与规格】普通片剂、胶囊剂：5 mg，10 mg；缓释片：30 mg；胶丸剂：5 mg；注射剂：2.5 mg（5 ml）。

（2）氨氯地平

【适应证】用于高血压、稳定型心绞痛和变异型心绞痛。

【注意事项】在开始使用钙通道阻滞药治疗心绞痛时，可能加重心绞痛；肾衰竭患者的起始剂量可以不变；对突然停用 β 受体阻滞药产生的反跳症状没有保护作用；慎用于心衰患者。

【用法与用量】口服：**起始剂量一次 5 mg**，最大剂量不超过 10 mg，每日 1 次。瘦小者、体弱、老年患者、肝功受损患者、合用其他抗高血压药的患者，从一次 2.5 mg 开始用药，每日 1 次，用药剂量个体化的调整期为 7～14 d。治疗心绞痛剂量为 5～10 mg，老年患者、肝功受损患者需减量。

【剂型与规格】片剂：2.5 mg，5 mg，10 mg。

（3）左氨氯地平

【适应证】用于高血压、心绞痛。

【注意事项】同氨氯地平。

【用法与用量】口服：起始剂量一次 2.5 mg，最大剂量不超过 5 mg，每日 1 次。瘦小者、体弱、老年患者、肝功受损患者、合用其他抗高血压药的患者，从一次 2.5 mg 开始用药，每日 1 次。

【剂型与规格】片剂：2.5 mg，5 mg。

（4）拉西地平

【适应证】用于高血压。

【注意事项】肝功能不全患者需减量或慎用；肾病患者无须调整剂量；临分娩妇女慎用；窦房节活动不正常患者、心脏储备较弱患者，使用本品应谨慎。

【用法与用量】口服：**起始剂量一次 4 mg**，每日 1 次，每日固定时间服用，早上服药疗效好。如需要 3～4 周可增至一次 6～8 mg，每日 1 次。肝病患者起始剂量为一次 2 mg，每日 1 次。

【剂型与规格】片剂：2 mg，4 mg。

【同步练习】

一、A 型题（最佳选择题）

1. 治疗变异型心绞痛的首选方案是钙通道阻滞药与下列哪种药物合用（　　）

A. 华法林　　　　　B. 肝素　　　　　C. 硝酸甘油　　　　　D. 美托洛尔

E. 戊四醇酯

本题考点：治疗变异型心绞痛的首选方案是钙通道阻滞药与硝酸酯类合用。

2. 硝酸甘油舒张血管平滑肌的作用机制是（　　）

A. 阻断 β 肾上腺素受体

B. 阻断 α 肾上腺素受体

C. 阻断钙离子通道

D. 产生一氧化氮，使细胞内环鸟苷酸升高

E. 对血管直接舒张

本题考点：硝酸酯类在平滑肌细胞内经谷胱甘肽转移酶催化释放出一氧化氮，抑制细胞外钙离子内流，促钙离子从细胞内释放而松弛血管平滑肌。

3. 以下不属于硝酸酯类药物禁忌证的是（　　）

A. 青光眼、颅内压增高　　　　　　　B. 缩窄性心包炎

C. 重度主动脉瓣和二尖瓣狭窄　　　　D. 稳定型心绞痛

E. 收缩压＜90 mmHg 的严重低血压

本题考点：硝酸酯类药物的禁忌证有：对硝基化合物过敏、急性循环衰竭、收缩压＜90 mmHg 的严重低血压、梗阻性肥厚型心肌病、重度主动脉瓣和二尖瓣狭窄、心包填塞、缩窄性心包炎、严重贫血、青光眼、颅内压增高、急性心肌梗死伴低充盈压、原发性肺动脉高压。

4. 易产生耐药现象的是（　　）

A. 普萘洛尔　　　　B. 硝苯地平　　　　C. 硝酸甘油　　　　D. 哌唑嗪

E. 维拉帕米

本题考点：硝酸酯类连续用药 2～3 周后可出现耐受现象，停药 1～2 周后，耐受性可消失。

二、B 型题（配伍选择题）

（5～8 题共用备选答案）

A. 硝酸甘油　　　　B. 普萘洛尔　　　　C. 硝苯地平　　　　D. 地高辛

E. 阿托伐他汀

5. 不宜口服给药的是（　　）

本题考点： 硝酸甘油是治疗心绞痛急性发作的首选，口服首过消除明显，常舌下含服，约在 1～3 min 起效，4 min 血浆药物浓度达高峰，作用持续 20～30 min。

6. 可诱发和加重哮喘的是（　　）

本题考点： 普萘洛尔为 β 受体阻滞药，对心功能不全、心动过缓、支气管哮喘或有哮喘既往史患者不宜应用。

7. 通过抑制钙离子内流，对变异型心绞痛有效的是（　　）

本题考点： 钙通道阻滞药抑制平滑肌 Ca^{2+} 进入血管平滑肌细胞内，舒张血管平滑肌，增加缺血区供血。硝苯地平对血管平滑肌舒张作用明显，对变异型心绞痛疗效好，也用于高血压的治疗。

8. 变异型心绞痛不宜选用（　　）

本题考点： 普萘洛尔阻断冠状动脉上的 β 受体，易导致冠状动脉收缩，因此不宜用于与冠状动脉痉挛有关的变异型心绞痛。

三、X 型题（多项选择题）

9. 患者，男性，59 岁。诊断为急性心绞痛，医生处方为硝酸甘油片舌下含服，药师应交代的注意事项包括（　　）

A. 服药时尽量采用坐位、卧位

B. 口腔黏膜干燥者，先用水润湿口腔后再含服

C. 服药后可能出现头痛、面部潮红

D. 咳嗽是典型的不良反应

E. 15 min 内可重复给药 3 次，症状仍不能缓解应及时就医

本题考点： 硝酸甘油是治疗心绞痛急性发作的首选药，舌下含服在 1～3 min 起效，4 min 血浆药物浓度达高峰，作用持续 20～30 min，15 min 内可重复给药 3 次，症状仍不能缓解应及时就医。脑血管扩张引起搏动性头痛、面颈部皮肤潮红、眼压升高、直立性低血压、反射性心率加快。

10. 硝酸甘油抗心绞痛的机制是（　　）

A. 扩张动脉和静脉，降低心肌耗氧量

B. 抑制心肌收缩力，降低心肌耗氧量

C. 减慢心律，降低心肌耗氧量

D. 扩张冠状动脉和侧支血管，改善局部缺血

E. 保护缺血心肌细胞，减轻缺血损伤

本题考点： 硝酸酯类抗心绞痛的作用机制：扩张静脉、动脉血管，降低心肌氧耗量；扩张冠状动脉，增加缺血区血液灌注；增加心内膜供血，改善左室顺应性；保护缺血区心肌细胞；抑制血小板聚集。

参考答案： 1. C　2. D　3. D　4. C　5. A　6. B　7. C　8. B　9. ABCE　10. ABDE

四、抗高血压药

【复习指导】本部分内容是属于高频考点，历年必考，应重点复习。本节主要论述血管紧张素转换酶抑制药（ACEI）、血管紧张素Ⅱ受体阻滞药（ARB）、肾素抑制药、其他利尿药。掌握抗高血压药的分类及合理应用；熟练掌握抗高血压药的作用特点、不良反应、禁忌证、药物相互作用及用药监护等；掌握主要药物的适应证、注意事项及用法与用量。

（一）抗高血压药的分类

1. 肾上腺素受体阻滞药

（1）α_1受体阻滞药：哌唑嗪。

（2）β受体阻滞药：普萘洛尔（非选择性β受体阻滞药）及阿替洛尔、比索洛尔、美托洛尔等（选择性β_1受体阻滞药）。

（3）α和β受体阻滞药：拉贝洛尔。

2. 钙通道阻滞药　硝苯地平。

3. 利尿药　噻嗪类：氢氯噻嗪；袢利尿药：呋塞米、依他尼酸；**留钾利尿药：螺内酯、氨苯蝶啶**。

4. 作用于肾素－血管紧张素－醛固酮系统药　血管紧张素转换酶抑制药（ACEI）：卡托普利；血管紧张素Ⅱ受体阻滞药（ARB）：氯沙坦；肾素抑制药：阿利吉仑。

5. 钾通道开放药　米诺地尔。

6. 其他　沙克太宁、可乐定、甲基多巴、利舍平、硝普钠、肼屈嗪。

（二）抗高血压药的合理应用

临床常用的一线抗高血压药有：利尿药、肾上腺素受体阻滞药、钙通道阻滞药、作用于肾素－血管紧张素－醛固酮系统药。

1. 高血压合并心功能不全或支气管哮喘——利尿药、血管紧张素转换酶抑制药、哌唑嗪。不宜用β受体阻滞药。

2. 高血压合并窦性心动过速（年龄小于50岁）——β受体阻滞药。

3. 高血压合并消化性溃疡——可乐定。

4. 高血压伴糖尿病或痛风——血管紧张素转换酶抑制药、α受体阻滞药、钙通道阻滞药。不宜用噻嗪类利尿药。

5. 高血压合并肾功能不良——血管紧张素转换酶抑制药、钙通道阻滞药。

6. 高血压危象及脑病——硝普钠、呋塞米。

7. 老年人高血压——避免使用引起直立性低血压的药物（大剂量利尿药、α受体阻滞药）和影响认知能力的药物（可乐定）。

（三）血管紧张素转换酶抑制药（ACEI）

血管紧张素转换酶抑制药常用的药物有卡托普利、依那普利、贝那普利等。

1. 药理作用与临床评价

（1）作用特点

①抑制血管紧张素转换酶的活性，减少血管紧张素Ⅰ转换成血管紧张素Ⅱ，降低外周血管阻力。

②抑制缓激肽降解，产生舒血管效应。

③减少醛固酮分泌，降低血容量。

④预防与逆转心肌肥厚，对缺血心肌有保护作用，改善心脏的收缩与舒张功能；抑制血管肥厚，改善动脉顺应性。

⑤降低去甲肾上腺素的释放，降低交感神经对心血管系统的作用，改善心功能。

⑥减少肾的血管紧张素，扩张肾血管平滑肌，增加肾血流量，保护肾。

⑦改善胰岛素抵抗，不引起电解质紊乱。

⑧改善血管内皮功能，抑制高血压的发展和减少并发症的发生。

（2）典型不良反应：最突出的不良反应是刺激性**干咳**、肾功能受损、眩晕、头痛、血压过低、皮疹、胃肠道紊乱、味觉异常或缺损（有金属味）。此外还可发生**高钾血症**、低血糖、血管神经性水肿。

（3）禁忌证：妊娠及哺乳期妇女、高钾血症、**双侧肾动脉狭窄**、动脉狭窄、有血管神经性水肿史患者禁用。

（4）药物相互作用

①合用利尿药可增强降压效果，肾功能差的患者建议用呋塞米而不用噻嗪类；与排钾利尿药合用，可降低高钾血症的发生率。

②吲哚美辛可减弱卡托普利的降压效果。

③与地高辛合用可增加地高辛的血药浓度。

④与留钾利尿药、非甾体抗炎药、β受体阻滞药合用易导致高钾血症；与螺内酯合用治疗严重心力衰竭时，临床应定期监测血钾水平。

2. 用药监护

（1）可能出现低血压而致"**首剂现象**"，宜从小剂量开始使用，并密切监测。

（2）**定期监测肾功能**、血肌酐、血尿素氮、电解质、**血清钾**。

（3）血管紧张素转换酶抑制药所引起的咳嗽为**刺激性干咳**，多见于用药开始几周内。本类药物抑制缓激肽和P物质代谢，导致这些物质在肺血管床积蓄而引起咳嗽和支气管痉挛，大多发生于夜间或平卧体位。

3. 主要药物的临床应用

（1）卡托普利

【适应证】适用于**各型高血压**，尤其适用于伴慢性心功能不全、缺血性心脏病、糖尿病肾病的高血压。

【注意事项】

①胃中食物可影响口服药的吸收，宜**餐前**服用。

②本品可使血尿素氮、肌酐浓度增高，常为暂时性的，在肾病或长期严重高血压而血压迅速下降后易出现，偶有血清肝酶增高；可能增高血清钾，用药期间注意**监测血清钾**。

③以下情况**慎用**：自身免疫病（如严重系统性红斑狼疮）、骨髓功能抑制、脑动脉或冠状动脉供血不足、血清钾过高、肾功能障碍、主动脉瓣狭窄、严格饮食限制钠盐或进行透析治疗的患者。

④肾功能差的患者应小剂量或减少给药次数，缓慢递增。如需合用利尿剂，建议用呋塞米而不用噻嗪类。血尿素氮和肌酐增高时，本品减量或同时停用利尿药。

⑤用药期间，如蛋白尿渐增多，暂停本品或减少用药量。

⑥用药期间，可有白细胞计数过低，停药后可以恢复。

⑦用药期间，如出现血管神经性水肿，应停药，迅速皮下注射 1:1000 肾上腺素 0.3～0.5 ml。

⑧本品可引起尿丙酮检查假阳性。

【用法与用量】

①片剂：口服。成人用于治疗高血压，常用剂量一次 12.5～25 mg，每日 2～3 次，饭前服用；按需 1～2 周增加至 50 mg，每日 2～3 次；疗效仍不满意时可加用其他抗高血压药。用于治疗心衰，一次 12.5～25 mg，每日 2～3 次；必要时逐渐增加至 50 mg，每日 2～3 次；若需进一步加量，宜观察疗效 2 周后再考虑。对近期大量服用利尿药，处于低钠或低血容量状态，而血压正常或偏低的患者，起始剂量宜用 6.25～12.5 mg，每日 3 次，以后通过观察逐步加量至常用剂量。小儿降压与治疗心衰，起始剂量一次 0.3 mg/kg，每日 3 次，必要时每隔 8～24 h 增加 0.3 mg/kg，应用最低有效剂量。

②注射剂：静脉注射。成人一次 25 mg，溶于 10% 葡萄糖注射液 20 ml 中，缓慢静脉注射（10 min），随后用 50 mg 溶于 10% 葡萄糖注射液 500 ml 中，静脉滴注（1 h）。

【剂型与规格】片剂：12.5 mg，25 mg；注射剂：50 mg（2 ml）。

（2）依那普利

【适应证】用于原发性高血压、肾性高血压、心力衰竭。

【注意事项】定期做白细胞计数、肾功能及血清钾测定。儿童、严重肾功受损患者慎用。对应用利尿药或血容量降低患者，可能会引起严重低血压，出现首剂效应，首次剂量宜从 2.5 mg 开始。

【用法与用量】口服：每日 5～10 mg，分 1～2 次服用。肌酐清除率小于 30 ml/min 时，每日 2.5 mg。可根据需要逐渐增加剂量，每日 10～20 mg，日最大剂量为 40 mg。

【剂型与规格】片剂：5 mg，19 mg，20 mg。

（3）雷米普利

【适应证】用于原发性高血压、充血性心力衰竭及急性心肌梗死后（2～9 d）出现的轻度到中度心衰。

【注意事项】

①服药期间如出现吞咽困难、呼吸困难等症状，应考虑到本品引起的血管性水肿，需紧急处理。

②使用本品治疗，需要定期进行医疗监测。在开始治疗时应先纠正脱水、血容量减少、盐缺乏症等。

③严重的尤其是恶性高血压患者、伴有心衰的患者（尤其严重的病例）、已有或可能发展为液体或盐缺乏的患者、已使用利尿药的患者、肾动脉狭窄的患者，在使用本品时易出现严重低血压或肾功能受损。

【用法与用量】片剂：口服。

①治疗高血压：一次 2.5 mg，每日 1 次。根据患者用药后的情况，如需要，间隔 2～3 周后可调整剂量至维持剂量一次 2.5～5 mg，每日 1 次，每日最大剂量为 10 mg。

②治疗充血性心衰：起始剂量一次 1.25 mg，每日 1 次。根据患者用药后的情况，如需要，间隔 1～2 周后可调整剂量加倍，每日 2.5～10 mg，分 1 或 2 次服用。

③治疗肾功不全：起始剂量为 1.25 mg，日最大剂量为 5 mg。

④治疗肝功不全：每日最大剂量为 2.5 mg。

【剂型与规格】片剂：2.5 mg，5 mg，10 mg。

（4）福辛普利

【适应证】用于高血压、心力衰竭。

【注意事项】

①以下情况慎用：自身免疫病（如严重系统性红斑狼疮）、骨髓功能抑制、脑动脉或冠状动脉供血不足、血清钾过高、肝肾功能障碍、主动脉瓣狭窄、严格饮食限制钠盐或进行透析治疗的患者。

②用药期间，定期检查白细胞计数及分类、尿蛋白。

③肾功能差的患者，血尿素氮和肌酐、血清钾暂时性增高。

④除严重或恶性高血压患者外，原用利尿药的患者需停用利尿药 2～3 d 后再开始使用本品。

⑤用药期间，出现血管神经性水肿应停药，迅速皮下注射肾上腺素，静脉注射氢化可的松。

【用法与用量】片剂：口服。

①治疗高血压：成人和 12 岁以上的儿童，起始剂量一次 10 mg，每日 1 次；4 周后根据治疗情况调整剂量为每次 10～40 mg，每日 1 次；单独使用每日剂量 40 mg 不能完全控制血压者，可合用利尿药。

②治疗心衰：本品应与利尿药合用，起始剂量一次 10 mg，每日 1 次，如患者耐受良好，可渐增至一次 40 mg，每日 1 次；不论起始剂量后是否出现低血压，都应逐渐增加剂量，如出现低血压，应及时有效处理好低血压症状；肝肾功不全患者、老年患者无须减少剂量。

【剂型与规格】片剂：10 mg，20 mg。

（四）血管紧张素 II 受体阻滞药

1. 药理作用与临床评价

（1）作用特点：血管紧张素 II 受体阻滞药选择性阻断 AT_1 受体，抑制血管紧张素 II，使血管收缩，减弱交感神经活性作用，从而降低血压；此外还调节水、电解质平衡，抑制心血管肥厚；对肾功能有保护作用，保持肾小球滤过率，增加肾血流量与排钠，减少蛋白尿；能显著降低心血管疾病的病死率。

（2）典型不良反应：有肾功能受损、眩晕、头痛、血压过低、皮疹、胃肠道紊乱、味觉异常或缺损（有金属味）。此外还可发生**高钾血症**、低血糖。

（3）禁忌证：对血管紧张素受体阻滞药过敏者、肾动脉狭窄、孕妇及哺乳期妇女、严重肾衰竭患者（肌酐清除率小于 10 ml/min）及儿童、严重肝功不全患者、胆道阻塞性疾病患者禁用。

（4）药物相互作用

①与利尿药或钙通道阻滞药合用降压作用增强。

②避免与补钾药或留钾利尿药（螺内酯、氨苯蝶啶、阿米洛利等）合用，可能引起血钾增高。

③非甾体抗炎药（如吲哚美辛）可以减弱血管紧张素受体阻滞药的降压作用。

2. 用药监护

（1）肾动脉狭窄的患者**慎用**。

（2）肝功能不全或循环不足时，**减少起始剂量**。

（3）血容量减少、严重低钠的患者，应在开始治疗前先纠正血容量不足、低钠的情况，或减少利尿药用量。

（4）可使血清钾水平升高，用药期间应**监测血清钾**。

3. 主要药物的临床应用

（1）缬沙坦

【适应证】用于轻度、中度原发性高血压，尤其适宜于对血管紧张素转换酶抑制药不耐受的患者。

【注意事项】肾功不全患者（严重肾衰竭患者除外）无须调整用药剂量；轻度、中度肝功不全患者，日剂量不超过 80 mg。

【用法与用量】口服：一次 80 mg，每日 1 次（每日同一时间服药），不能完全控制血压时，可调整剂量为每日 160 mg 或合用利尿药。

【剂型与规格】片剂、胶囊剂：40 mg，80 mg。

（2）厄贝沙坦

【适应证】用于原发性高血压。

【注意事项】肾功不全患者需要监测血尿素氮、血清肌酐、血清钾；肝功不全、老年患者无须调整用药剂量。

【用法与用量】口服：起始剂量一次 150 mg，每日 1 次；根据情况可调整至一次 300 mg，每日 1 次。进行血透和 75 岁以上患者，起始剂量为一次 75 mg，每日 1 次。对重度高血压及药物增量后降压效果不理想患者，可合用小剂量的利尿药（如噻嗪类）或其他抗高血压药。

【剂型与规格】片剂：75 mg，150 mg；厄贝沙坦氢氯噻嗪片：含厄贝沙坦 150 mg 和氢氯噻嗪 12.5 mg。

（3）坎地沙坦

【适应证】用于原发性高血压。

【注意事项】对本品过敏者慎用；术前 24 h 应停止服用本品。

【用法与用量】口服：成人剂量为一次 4～8 mg，每日 1 次，如需要可增加至 12 mg。

【剂型与规格】片剂：4 mg，8 mg。

（4）替米沙坦

【适应证】用于原发性高血压。

【注意事项】本品主要通过胆汁排泄，严重肝功能障碍及胆道阻塞性疾病的患者禁用；肾功不全的患者用药期间应监测血清钾及血肌酐值；主动脉瓣或二尖瓣狭窄、阻塞性肥厚型心肌病患者使用本品，应密切监控；本品禁用于儿童。

【用法与用量】口服：起始剂量一次 40 mg，每日 1 次。根据降压情况调整剂量，最大剂量为一次 80 mg，每日 1 次。低于 20 mg 或高于 80 mg，本品的降压作用与剂量无关。

【剂型与规格】片剂：40 mg，80 mg。

（五）肾素抑制药

1. 药理作用与临床评价

（1）作用特点：阿利克仑为肾素抑制药，通过与肾素结合作用于肾素 - 血管紧张素系统，阻止血管紧张素原（AGT）转化成血管紧张素Ⅰ，从而降低血浆肾素活性，降低血管紧张素水平。

（2）典型不良反应：有严重低血压、皮疹、**高钾血症**、高尿酸血症、肾结石、血管性水肿、急性肾衰竭、腹泻等。

（3）禁忌证：过敏、严重肝或肾功能不全、肾动脉狭窄、肾病综合征、肾性高血压患者及妊娠中晚期妇女禁用。

（4）药物相互作用

①阿利克仑与缬沙坦、二甲双胍合用，可降低阿利克仑的血药浓度。

②阿利克仑与阿托伐他汀、酮康唑、氨氯地平、西咪替丁合用，可升高本品的血药浓度，联合用药时应注意监测。

③阿利克仑禁止与环孢素、奎尼丁、维拉帕米联合应用。

2. 用药监护　服药期间，轻微腹泻无须停药，严重和持续的腹泻则需停药；老年患者和存在肾功能障碍的患者，合用非甾体抗炎药时应注意监测肾功能；用药期间如发现呼吸困难、吞咽困难等血管性水肿的症状，应及时停药并就诊。

3. 主要药物的临床应用

（1）阿利克仑

【适应证】用于高血压。

【注意事项】每日服药宜固定时间。不推荐儿童及 18 岁以下的青少年使用本品。

【用法与用量】口服：成人起始剂量一次 150 mg，每日 1 次。降压效果不理想的患者可增加至一次 300 mg，每日 1 次。用药 2 周后达到药物确切降压效果。

【剂型与规格】片剂：150 mg，300 mg。

（六）其他抗高血压药

利舍平属于交感神经末梢抑制药；可乐定和甲基多巴通过作用于中枢神经系统，激活血管运动神经中枢 α_2 受体而降压。

1. 药理作用与临床评价

（1）作用特点

①利舍平：通过耗竭周围交感神经末梢的肾上腺素，以及心、脑及其他组织中的儿茶酚胺和 5 - 羟色胺达到减少心排血量、降低外周阻力、抑制心血管反射降低血压，作用缓慢而持久。

②甲基多巴：甲基多巴不影响肾血流量及肾小球滤过率。

③硝普钠：硝普钠为非选择性血管扩张药，可直接松弛小动脉和静脉平滑肌，作用迅速且时间短暂。减低心脏负荷、改善心排血量，对心力衰竭有宜。硝普钠用于高血压危象、高血压脑病、恶性高血压等高血压急症和手术麻醉时控制性低血压。

④哌唑嗪：选择性阻断 α_1 受体，降低外周血管阻力，减低心脏负荷，对心力衰竭有益。对心排血量、肾血流量及肾小球滤过率影响不大，适合高血压并有前列腺增生患者。

（2）典型不良反应

①利舍平可出现精神抑郁。

②甲基多巴可有舌痛、舌黑、便秘、药物热及水钠潴留引起的下肢水肿。

③可乐定大多数不良反应轻微，随用药过程而减轻，常见口干、便秘、镇静、嗜睡、恶心、呕吐、直立性低血压等。

④硝普钠的不良反应包括药物急性过量反应和药物代谢产物的毒性反应。静脉滴注时，血压过低，出现的症状有恶心、呕吐、出汗、头痛、心悸等，通常停止滴注或减慢滴速后即可消失。毒性反应为硝普钠代谢产物引起。硫氰酸盐浓度过高，出现乏力、厌食、意识丧失等；氰化物浓度过高，出现反射消失、昏迷、皮肤粉红色、脉搏消失、瞳孔散大等。光敏反

应，即皮肤石板蓝样色素沉着。

⑤哌唑嗪的不良反应主要为"首剂现象"，首次给药有严重的直立性低血压、眩晕、嗜睡、心悸和头痛等。

（3）禁忌证

①利舍平禁用于活动性胃溃疡、溃疡性结肠炎、抑郁症，尤其是有自杀倾向的抑郁症、妊娠期妇女、对本品或萝芙木制剂过敏者。

②甲基多巴禁用于活动性肝病（如急性肝炎、活动性肝硬化）、有精神抑郁病史患者及直接抗球蛋白试验阳性患者。

③可乐定禁用于对本品过敏者。

④硝普钠禁用于代偿性高血压，如动静脉分流或主动脉缩窄时、妊娠期妇女。

⑤哌唑嗪禁用于对本品过敏者。

（4）药物相互作用

1）利舍平

①与利尿药或其他降压药合用，可增强降压作用，需进行剂量调整。

②与乙醇或中枢神经抑制药合用，可加强中枢抑制作用。

③与 β 受体阻滞药合用，可使后者作用增强。

④与左旋多巴合用，可使多巴胺耗竭，导致帕金森综合征。

⑤与三环类抗抑郁药合用，两者作用均减弱。

⑥巴比妥类可加强利舍平的中枢镇静作用。

⑦与麻黄碱、苯丙胺等合用，可使儿茶酚胺贮存耗竭，抑制拟肾上腺素药的作用。

⑧与肾上腺素、去甲肾上腺素等合用，可延长其作用。

2）可乐定

①能加强其他中枢神经抑制药（如巴比妥类或镇静药等）、乙醇的中枢抑制作用。

②与 β 受体阻滞药合用后停药，可增加本品的撤药综合征危象，所以应先停用 β 受体阻滞药，再停用本品。

③三环类抗抑郁药和非甾体抗炎药可减弱可乐定的降压作用。

④与其他降压药有协同作用。

3）甲基多巴

①与其他抗高血压药合用，有协同作用。

②可使血泌乳素浓度增高，并干扰溴隐亭的作用。

③可增强口服抗凝血药、中枢神经抑制药的作用。

④与左旋多巴合用，可增加中枢神经毒性作用。

⑤三环类抗抑郁药、非甾体抗炎药、拟交感胺类可以减弱本品的降压作用。

⑥与麻醉药合用需减少麻醉药剂量。

4）硝普钠

①与其他抗高血压药合用，可使血压剧降。

②与多巴酚丁胺合用，可使心排血量增多而肺毛细血管楔嵌压降低。

③拟交感药可减弱硝普钠的降压作用。

5）α_1 受体阻滞药（哌唑嗪）

①与钙通道阻滞药合用，降压作用加强，需调整剂量；与其他抗高血压药合用时也须

注意。

②与塞嗪类利尿药、β 受体阻滞药合用，降压作用增强，水钠潴留可能减轻，合用时应调整剂量，以保证每种药物的最小有效剂量。

③与非甾体抗炎药（尤其是吲哚美辛）或拟交感类药物合用，降压作用减弱。

2. 用药监护

（1）抗高血压药易引起直立性低血压，使用时应注意避免突然改变体位。

（2）硝普钠溶液遇光易变质，静脉滴注时滴注瓶应注意采取**避光措施**。

（3）硝普钠溶液应在临用前配制，配置好的溶液 24 h 之后不得再使用。

（4）硝普钠**不可静脉注射**给药。

（5）静脉滴注硝普钠宜监测血压和血硫氰酸盐水平。

3. 主要药物的临床应用

（1）利舍平

【适应证】用于高血压、高血压危象。

【注意事项】本品可增加胃酸分泌和胃肠动力，胃肠功能失调患者慎用；使用本品易导致和诱发胆绞痛；对本品过敏的患者，易诱发支气管哮喘；慎用于体弱、肾功不全和老年患者。

【用法与用量】

①片剂：口服。成人起始剂量一次 0.1～0.25 mg，每日 1 次，剂量调整 1～2 周，以最小有效剂量作为维持量，最大剂量一次 0.5 mg。儿童按体重 0.005～0.002 mg/（kg·d）或按体表面积 0.15～0.6 mg/（m^2·d），分 1～2 次口服。

②注射剂：肌内注射。起始注射 0.5～1 mg，后按需每 4～6 h 注射 0.4～0.6 mg。

【剂型与规格】片剂：0.1 mg，0.25 mg；注射剂：1 mg（1 ml），2.5 mg（1 ml）。

（2）甲基多巴

【适应证】用于高血压，尤其适用于**肾功能不良**的高血压患者。

【注意事项】肾功能、肝功能不全患者慎用，定期检查肝、肾功；服用本品过程中发生不自主性舞蹈症必须立即停药。本品可干扰嗜铬细胞瘤诊断，嗜铬细胞瘤患者慎用；本品有镇静作用，调整剂量时，宜晚上增加药物用量；FDA 对本药的妊娠安全性分级为 B 类。

【用法与用量】片剂：口服。

①成人：口服剂量一次 0.25 g，每日 2～3 次；每 2 d 调整剂量 1 次，直至达到理想疗效。与噻嗪类利尿药合用时，起始剂量控制在每日 0.5 g，利尿药用量可不变。维持剂量每日 0.5～2 g，分 2～4 次服用，日最大剂量为 3 g。停药 48 h 内应给予其他降压治疗。用药 2～3 个月后可产生耐药性，给利尿药可恢复疗效。

②儿童：口服剂量一次 10 mg，每日 1 次；或按体表面积 300mg/（m^2·d），分 2～4 次口服；每 2 d 调整剂量 1 次，至达到理想疗效，日最大剂量为 65 mg/kg 或 3 g。

【剂型与规格】片剂：0.125 g，0.25 g。

（3）硝普钠

【适应证】用于**高血压急症**（高血压危象、高血压脑病、恶性高血压）。

【注意事项】使用本品的过程中应经常监测血压。肾功能不全而本品应用超过 48～72 h 者，每日需测定血浆中氰化物或硫氰酸盐，保持硫氰酸盐不超过 100 μg/ml，氰化物不超过 3 μmol/ml。急性心肌梗死患者使用本品时，需测定肺动脉舒张压或肺毛细血管楔嵌压。为防药液外渗，推荐中心静脉给药。静脉滴注达 10 μg/kg，经 10 min 而降压效果不满意，应考虑停药，改用或加用其他抗高血压药。使用本品过程中出现明显耐药性，应视为中毒先兆，此时减慢滴速即可消失。

【用法与用量】静脉滴注：将本品 50 mg 溶解于 5% 葡萄糖注射液 5 ml 中，再稀释于 5% 葡萄糖注射液 250～1000 ml 中，在避光输液瓶中静脉滴注。成人起始剂量为 0.5 μg/(kg·min)，根据治疗情况以 0.5 μg/(kg·min) 递增，逐渐调整剂量；常用剂量为 3 μg/(kg·min)，极量为 10 μg/(kg·min)，总量为 3.5 mg/kg。小儿剂量为 1.4 μg/(kg·min)，根据治疗情况逐渐调整剂量。

【剂型与规格】注射用粉针剂：50 mg。

【同步练习】

一、A 型题（最佳选择题）

1. 下列关于卡托普利的说法，不正确的是（　　）

A. 抑制缓激肽降解

B. 抑制血管紧张素转换酶的活性

C. 阻断血管紧张素 AT_1 受体

D. 扩张肾血管平滑肌，增加肾血流量，保护肾

E. 预防与逆转心肌肥厚

本题考点：卡托普利的作用机制为抑制血管紧张素转换酶的活性，减少血管紧张素 I 转换成血管紧张素 II，降低外周血管阻力；抑制缓激肽降解，产生舒血管效应；预防与逆转心肌肥厚，对缺血心肌有保护作用，改善心脏的收缩与舒张功能；抑制血管肥厚改善动脉顺应性；降低去甲肾上腺素的释放，降低交感神经对心血管系统的作用，改善心功能；减少肾的血管紧张素，扩张肾血管平滑肌，增加肾血流量，保护肾；改善胰岛素抵抗，不引起电解质紊乱；改善血管内皮功能，抑制高血压的发展和减少并发症的发生。

2. 下列关于缬沙坦的说法，不正确的是（　　）

A. 尤其适宜于对血管紧张素转换酶抑制药不耐受的患者

B. 增加肾血流量与排钠，减少蛋白尿

C. 可导致高钾血症，临床需监测血钾水平

D. 选择性阻断 AT_1 受体

E. 服药期间可出现光敏反应——皮肤石板蓝样色素沉着

本题考点：缬沙坦为血管紧张素 II 受体阻滞药，选择性阻断 AT_1 受体，抑制血管紧张素 II 使血管收缩，减弱交感神经活性作用，从而降低血压；尤其适宜于对血管紧张素转换酶抑制药不耐受的患者；此外还调节水、盐平衡，抑制心血管肥厚；对肾功能有保护作用，保持肾小球滤过率，增加肾血流量与排钠，减少蛋白尿；可导致高钾血症，临床需监测血钾水平；能显著降低心血管疾病的病死率。光敏反应是硝普钠的不良反应。

3. 妊娠高血压妇女，宜选用的药物是（　　）

A. 利舍平　　　　B. 甲基多巴　　　　C. 福辛普利　　　　D. 厄贝沙坦

E. 阿利克伦

本题考点：利舍平、福辛普利、厄贝沙坦妊娠期妇女禁用；阿利克伦妊娠中晚期禁用；

FDA 对甲基多巴的妊娠安全性分级为 B 级。

二、B 型题（配伍选择题）

(4～8 题共用备选答案)

A. 使一氧化氮产生增加

B. 阻断 AT_1 受体，抑制血管紧张素Ⅱ的血管收缩作用

C. 直接作用于血管平滑肌

D. 激活血管运动神经中枢 α_2 受体

E. 与肾素结合，抑制血浆肾素活性

4. 阿利克仑的作用机制是（　　）

本题考点：阿利克仑为肾素抑制药，通过与肾素结合作用与肾素－血管紧张素系统，阻止血管紧张素原（AGT）转化成血管紧张素Ⅰ，从而降低血浆肾素活性，降低血管紧张素水平。

5. 硝普钠的降压作用机制是（　　）

本题考点：硝普钠为非选择性血管扩张药，可直接松弛小动脉和静脉平滑肌，作用迅速且时间短暂。

6. 硝酸酯类药物舒张血管的作用机制是（　　）

本题考点：硝酸酯类在平滑肌细胞内经谷胱甘肽转移酶催化释放出一氧化氮，抑制细胞外钙离子内流，促钙离子从细胞内释放而松弛血管平滑肌。

7. 缬沙坦的降压机制是（　　）

本题考点：血管紧张素Ⅱ受体阻滞药选择性阻断 AT_1 受体，抑制血管紧张素Ⅱ使血管收缩，减弱交感神经活性作用，从而降低血压。

8. 甲基多巴的作用机制是（　　）

本题考点：可乐定和甲基多巴作用于中枢神经系统，激活血管运动神经中枢 α_2 受体。

三、X 型题（多项选择题）

9. 下列选项中可用普萘洛尔治疗的疾病有（　　）

A. 高血压　　　　　　　　　　　　B. 心绞痛

C. 甲状腺功能亢进　　　　　　　　D. 糖尿病

E. 室性心律失常

本题考点：普萘洛尔阻断心脏的 β 受体，有效抑制肾上腺素受体激活引起的心脏反应，降低窦房结、房室结和传导组织的自律性。对交感神经功能增强或与折返形成有关的心律失常效果均较明显。通过降低心排出量、减少肾素分泌抑制血管紧张素－醛固酮系统，改善压力感受器的血压调节功能等发挥降压作用。普萘洛尔阻断心脏的 β 受体，降低心肌收缩力，降低心肌耗氧，保护缺血心肌细胞，起到缓解心绞痛的作用。普萘洛尔有拮抗儿茶酚胺的作用，可用于嗜铬细胞瘤、甲状腺功能亢进，应注意不能突然停药。本品抑制 β 受体，对糖脂代谢和肺功能有不良影响，不能用于糖尿病。

10. 高血压合并支气管哮喘患者，可选用的药物是（　　）

A. 普萘洛尔　　　B. 氢氯噻嗪　　　C. 拉贝洛尔　　　D. 哌唑嗪

E. 卡托普利

本题考点：高血压合并心功能不全或支气管哮喘患者宜选用利尿药、血管紧张素转换酶抑制药、哌唑嗪。不宜用β受体阻滞药。

参考答案：1. C　2. E　3. B　4. E　5. C　6. A　7. B　8. D　9. ABCE　10. BDE

五、调血脂药

【复习指导】本部分内容属于高频考点，历年必考，应重点复习。本部分重点论述羟甲基戊二酰辅酶A还原酶抑制药、贝丁酸类、烟酸类、胆固醇吸收抑制药。掌握本部分重点论述的四类调脂药物的作用特点、典型不良反应、禁忌证及药物相互作用；掌握各类药主要药物的适应证、注意事项及用法、用量。

血脂异常系指血清中总胆固醇（TC）或低密度脂蛋白胆固醇（LDL – Ch）、三酰甘油（TG）升高，或同时存在高密度脂蛋白胆固醇（HDL – Ch）的降低。

治疗高脂血症的首选措施是减少饱和脂肪酸和胆固醇的摄入，选择能降低低密度脂蛋白的食物，减轻体重，增加有规律的体力活动，戒烟、限盐、降低血压等。

调血脂药的分类及临床应用如下。

①羟甲基戊二酰辅酶A还原酶抑制药（他汀类）——降低TC和LDL，还能降低载脂蛋白（ApoB）。用于高胆固醇血症（首选）及杂合子家族性和非家族性Ⅱ$_a$型、Ⅱ$_b$型、Ⅲ型高脂血症，以及2型糖尿病和肾病综合征引起的继发性高胆固醇血症，降低心脑血管病病死率，预防血管成形术后再狭窄、肾病综合征，缓解器官移植后的排斥反应，治疗骨质疏松。

②胆汁酸结合树脂（考来替泊等）——降低TC和LDL。用于Ⅱ$_a$型、Ⅱ$_b$型高脂血症及杂合子家族性高胆固醇血症。

③贝丁酸类（贝特类）——降低TG和极低密度脂蛋白（VLDL）。用于原发性高三酰甘油症、Ⅲ型高脂血症、混合性高脂血症、2型糖尿病引起的高脂血症。

④烟酸类——降低TG和VLDL。为广谱调血脂药，用于Ⅱ$_b$型、Ⅳ型高脂血症、混合性高脂血症、高三酰甘油血症、低高密度脂蛋白血症、高脂蛋白（a）血症。

⑤胆固醇吸收抑制药——降低TC。用于原发性高胆固醇血症、纯合子家族性高胆固醇血症、纯合子谷甾醇血症。

⑥其他。

（一）羟甲基戊二酰辅酶A还原酶抑制药

羟甲基戊二酰辅酶A还原酶抑制药——**他汀类药**，为羟甲基戊二酰辅酶A还原酶的结构类似物，具有二羟基庚酸结构，为内酯环或开环羟基酸，能有效降低血浆总胆固醇和低密度脂蛋白。目前已用于临床的有洛伐他汀、辛伐他汀、普伐他汀、氟伐他汀、阿托伐他汀、瑞舒伐他汀等。

1. **药理作用与临床评价**

（1）作用特点

①他汀类药均具有较高的**首过效应**，主要经肝代谢，随胆汁由肠道排出，生物利用度不高。

②他汀类药的血浆峰浓度出现于服药后1～4 h，除阿托伐他汀、瑞舒伐他汀不受限制之外，其余他汀类药的半衰期较短，**适宜晚上给药**。

③他汀类药有明显**调脂作用**，主要竞争性抑制羟甲基戊二酰辅酶A还原酶活性，阻断肝

对胆固醇的合成，降低血浆低密度脂蛋白，起到调血脂的作用。他汀类药对低密度脂蛋白作用**最强**，降低总胆固醇作用次之，降低三酰甘油的作用**较弱**。调脂作用呈剂量依赖性，用药2周后出现明显疗效，高密度脂蛋白稍有升高。

④在使用他汀类药的基础上联合贝丁酸类、烟酸类、不饱和脂肪酸等全面调脂药或加用胆固醇吸收抑制药依折麦布等强化降低低密度脂蛋白水平是可行的治疗方案。

⑤他汀类药是目前临床应用最成熟的药物之一，作用机制明确，有效、安全，耐受性良好，调脂作用强；不良反应多是轻微的、一过性的。他汀类药的血药浓度升高，发生肌毒性不良反应的风险增加。

⑥辛伐他汀作用强于洛伐他汀1倍，氟伐他汀和阿伐他汀作用均强于洛伐他汀。

⑦他汀类药的**非调脂作用**，即改善血管内皮功能，**抑制血小板聚集**；降低血浆C反应蛋白，减轻炎性反应；增加动脉粥样硬化斑块的稳定性和缩小斑块。

（2）典型不良反应：不良反应包括**横纹肌溶解症**、胃肠不适、血清转氨酶持续升高、胰腺炎、史－约综合征等。

（3）禁忌证：胆汁淤积和活动性肝病患者、无法解释的血清转氨酶持续升高患者、妊娠及哺乳期妇女禁用。

（4）药物相互作用

①他汀类药与**红霉素**等大环内酯类抗生素、蛋白酶抑制药、**酮康唑**等吡咯类抗真菌药，以及**环孢素**等合用，抑制他汀类药的代谢，使其血药浓度升高，**增加肌病的发生率**。

②利福平、苯妥英可降低他汀类药的血药浓度。烟酸、普萘洛尔、氯沙坦不影响氟伐他汀的生物利用度。

③他汀类药与烟酸、吉非贝齐或贝特类合用，可使横纹肌溶解和急性肾衰竭的发生率增加。

④他汀类药与地高辛合用，可使地高辛的稳态血药浓度升高。

⑤他汀类药与胆汁酸结合树脂合用，有协同作用，对家族性高胆固醇血症有效，但可能降低他汀类药的生物利用度，所以给药时间间隔应在2～4h以上。

⑥与香豆素类抗凝血药同时应用，可能使凝血酶原时间延长，注意调整抗凝血药剂量。

2. 用药监护

（1）针对不同特点的血脂异常情况，遴选适合的治疗药物和治疗方案。

（2）若用药后患者血清转氨酶持续升高或高于正常人的3倍，应及时停药。用药期间应定期检查肝肾功能。

（3）**肌磷酸激酶**水平作为反应他汀类药所致肌毒性的主要指标也应定期监测。不同的他汀类药的严重肌肉不良事件发生率存在差异，但总体发生率低。

（4）联合用药时宜慎重。他汀类药与烟酸类药合用，有升高血糖的危险，糖尿病患者合用两类药应谨慎，用药期间加强血糖监测；他汀类药与贝丁酸类药联合治疗血脂异常时，有引起肝损害、横纹肌溶解致肾损害和死亡的危险。

（5）晚餐或晚餐后服用他汀类药有助于提高疗效。

3. 主要药物的临床应用

（1）辛伐他汀

【适应证】用于高脂血症、冠心病和脑卒中的防治。

【注意事项】用药期间注意监测肌痛或无力症状、肌磷酸激酶，定期检查肝功能；大量饮酒、有肝病病史者应慎用；使用本品的患者普遍有肌磷酸激酶轻微的一过性升高；中度肾功能不全的患者不需调整剂量，严重肾功能不全的患者（肌酐清除率小于 30 ml/min）应慎重考虑用量。

【用法与用量】口服：如需要可掰开服用。治疗高胆固醇血症，起始剂量每日 10 mg，晚间顿服。轻中度胆固醇升高患者，始服剂量每日 5 mg，晚间顿服。若需调整剂量应间隔 4 周以上，最大剂量每日 40 mg，晚间顿服。纯合子家族性高胆固醇血症，建议每日 40 mg，晚间顿服；或每日 **80 mg**，分为 3 次服用，即早上 20 mg、中午 20 mg、晚上 40 mg。辛伐他汀应与其他降脂疗法联合应用，治疗冠心病，起始剂量每日 20 mg，晚上顿服，如需调整剂量，参看高胆固醇血症用法与用量。

【剂型与规格】片剂：5 mg，10 mg，20 mg。

（2）阿托伐他汀

【适应证】用于原发性高胆固醇血症，包括家族性高胆固醇血症或混合性高脂血症；治疗纯合子家族性高胆固醇血症，本品可与其他降脂疗法合用或单独使用；冠心病和脑卒中的防治。

【注意事项】用药期间注意监测肌痛或无力症状、肌磷酸激酶，定期检查肝功能；大量饮酒、有肝病病史者应慎用；肾功能不全的患者使用本品时需调整剂量；本品宜与饮食共进；对其他羟甲基戊二酰辅酶 A 抑制药过敏者慎用。

【用法与用量】口服：成人常用剂量为每日 10～20 mg，顿服。剂量按需调整，最大剂量不超过每日 80 mg。

【剂型与规格】片剂：10 mg，20 mg，40 mg。

（3）氟伐他汀

【适应证】饮食治疗未能完全控制的原发性高胆固醇血症和原发性混合型血脂异常。

【注意事项】用药期间注意监测肌痛或无力症状、肌磷酸激酶，定期检查肝功能；若转氨酶持续升高大于正常值 3 倍以上，必须停药；大量饮酒、有肝病病史者应慎用；在开始本品治疗前和治疗期间，必须坚持低胆固醇饮食。

【用法与用量】口服：每日 20～40 mg，晚餐时或睡前顿服。

【剂型与规格】片剂：20 mg，40 mg。

（4）瑞舒伐他汀

【适应证】用于混合型血脂异常症、原发性高胆固醇血症、纯合子家族性高胆固醇血症。

【注意事项】用药期间定期检查肝功能，若转氨酶持续升高大于正常值 3 倍以上，必须停药；严重肾功能不全患者需调整剂量；大量饮酒、有肝病病史者应慎用。

【用法与用量】口服：起始剂量为每日 5 mg，顿服。如需调整剂量应在用药 4 周后，每日最大剂量为 10 mg。

【剂型与规格】片剂/胶囊剂：5 mg，10 mg，20 mg。

（二）贝丁酸类药

贝丁酸类药是治疗严重高三酰甘油血症和乳糜微粒综合征的首选药。目前用于临床的有吉非贝齐、非诺贝特、苯扎贝特、环丙贝特。

1. 药理作用与临床评价

（1）作用特点

①贝丁酸类药调节血脂作用为降低极低密度脂蛋白（VLDL）、三酰甘油（TG）水平，

以及升高血浆高密度脂蛋白（HDL）。

②非诺贝特治疗Ⅳ型高脂血症效果较好，同时还能降低血尿酸水平。

③贝特类药 60%～90% 从尿中排泄，肾衰竭使这些药物的排泄受到影响，所以肾衰竭患者禁用本类药物。

（2）典型不良反应：贝丁酸类药一般耐受良好，不良反应发生率为 5%～10%。**典型不良反应有肌痛**、肌病、胆石症、胆囊炎等；其次为胃肠道不适、乏力、失眠、头痛、皮疹。

（3）禁忌证

①有肝、胆疾病以及严重肝、肾功能不全患者禁用。

②孕妇、哺乳期妇女、儿童禁用。

③原发性胆汁性肝硬化患者禁用。

（4）药物相互作用

①与香豆素抗凝血药合用时，可使抗凝活性增强，故合用时应减少口服抗凝血药 1/2～1/3 的剂量。

②与 HMG－CoA 还原酶抑制药（他汀类药）或烟酸合用，有引起肌痛、横纹肌溶解症、血肌酸激酶增高等不良反应发生的可能。

③与胆汁酸结合树脂（如考来烯胺）合用，因胆汁酸结合药可结合同时服用的其他药，进而影响其他药的吸收，因此，至少应在服用胆汁酸结合树脂之前 2h 或 2h 后服用本品。

④贝丁酸类药主要经肾排泄，与免疫抑制药（环孢素）合用，可增加后者血药浓度和肾毒性。与其他具有肾毒性的药物合用时，可致肾功能不全的危险，应减量或停药。

⑤与磺胺类降糖药、苯妥英、呋塞米等合用时，可使后者药效增强，应调整降糖药和其他药的剂量。

2. 用药监护

（1）用药后 3 个月进行一次血脂检查，如无效即应停药。

（2）禁止吉非贝齐联合他汀类药治疗。

（3）与他汀类药和烟酸类药合用时，可引起肌痛、横纹肌溶解症、肌磷酸激酶增高等，应予慎用，严重时应立即停药。

（4）用药期间定期监测血象、血小板计数、肝肾功能、血脂及血肌酸激酶（CK）。

（5）某些药物也可以引起高脂血症（如噻嗪类利尿药、雌激素、β 受体阻滞药等），停药后则不再需要相应的抗高血脂治疗。

3. 主要药物的临床应用

（1）非诺贝特

【适应证】用于**高胆固醇血症（Ⅱ$_a$型）**、内源性高三酰甘油血症、单纯性高脂血症（Ⅳ型）和混合性高脂血症（Ⅱ$_b$ 和Ⅲ型）。

【注意事项】与饮食同服可减少胃部不适；肾功不全及老年患者应减量；治疗 2 个月后无效应停药。

【用法与用量】口服：成人常用剂量为一次 0.1 g，每日 3 次；维持剂量一次 0.1 g，每日 1～2 次。

【剂型与规格】胶囊剂、片剂：0.1 g，0.2 g，0.3 g。

（2）苯扎贝特

【适应证】用于高三酰甘油血症、高胆固醇血症、混合性高脂血症。

【用法与用量】口服。

①片剂：一次 200～400 mg，每日 3 次，餐后或餐时服用。疗效佳者维持剂量一次 400 mg，每日 2 次。肾功能障碍时，按肌酐清除率调整剂量：40～60 ml/min 时，一次 400 mg，每日 2 次；15～40 ml/min 时，一次 400 mg，每日或隔日 1 次；低于 15 ml/min 时，一次 400 mg，每 3 日 1 次。

②缓释片：每日 400 mg，顿服。肾功能障碍时，一次 200 mg，每日或隔日 1 次。

【剂型与规格】片剂：200 mg；缓释片：400 mg。

（三）烟酸类

烟酸属于 B 族维生素，当用量超过作为维生素作用的剂量时，可有明显的降血脂作用。

1. 药理作用与临床评价

（1）作用特点：烟酸是广谱调脂药，在现有调节血脂药中，烟酸有轻至中度升高高密度脂蛋白（HDL‑Ch）的作用，还可降低脂蛋白 a [Lp（a）]。大剂量烟酸能降低三酰甘油（TG）和极低密度脂蛋白（VLDL）水平，用药 1～4 d 起效，5～7 d 疗效明显，下降程度与用药前血脂水平有关。烟酸类药可用于高三酰甘油血症、高胆固醇血症以及混合性高脂血症，还可减少冠心病的发作和病死率。尤对 II 型和 IV 型效果显著。烟酸可作为单一或辅助治疗用药。

（2）典型不良反应：烟酸类药具有强烈的扩张血管作用，可致发热、瘙痒、皮肤干燥、面部潮红等；刺激胃黏膜，诱发或加重消化性溃疡。

（3）禁忌证：对烟酸过敏、严重的或原因未明的肝功能损害、活动性消化性溃疡患者禁用。

（4）药物相互作用

①烟酸与口服降血糖药合用，可拮抗其降糖活性。

②烟酸与胆固醇结合树脂合用可减少烟酸的吸收，故二者服用时间应间隔 4～6 h。

③烟酸与肾上腺素受体阻滞药或硝酸甘油合用，可引起直立性低血压。

④烟酸与口服抗凝血药合用，可明显延长抗凝血时间，增强抗凝血作用。

⑤阿昔莫司与胆汁酸结合树脂合用，可增强其降低密度脂蛋白的作用。

⑥烟酸与他汀类、贝特类药合用，可提高疗效，但不良反应增加，故联用时应谨慎。

2. 用药监护　可用阿司匹林缓解烟酸所导致的强烈的扩张血管作用。与他汀类药合用，应定期监测肝功能和**肌酸激酶**。烟酸可引起肝功能障碍、高血糖、痛风等，服用期间应严格监控肝功能和血糖，以免出现严重不良反应。

3. 主要药物的临床应用

（1）烟酸

【适应证】用于高脂血症、糙皮病。

【注意事项】动脉出血、糖尿病、青光眼、痛风、高尿酸血症、低血压、肝病及消化性溃疡患者慎用；用药期间应注意检查肝功能、血糖；餐后服用。

【用法与用量】

1）口服

①片剂：治疗糙皮病，成人一次 50～100 mg，可用至每日 500 mg；儿童一次 25～50 mg，每日 2～3 次。

②缓释片：治疗高脂血症，成人口服 1～4 周疗程，每日 0.5 g，顿服；5～8 周疗程，

每日 1 g，顿服。维持剂量每日 1～2 g。

2）注射：成人肌内注射，一次 50～100 mg，每日 5 次；静脉注射，一次 25～100 mg，每日 2 次或多次。儿童缓慢静脉滴注，每日 50～200 mg，分 2 次静脉滴注。

【剂型与规格】片剂：50 mg，100 mg；缓释片：0.25 g，0.5 g，0.75 g；注射用粉针剂：25 mg，50 mg，100 mg。

（2）阿昔莫司

【适应证】用于高三酰甘油血症（Ⅳ型高脂蛋白血症）、高胆固醇血症（Ⅱa型）、高三酰甘油合并高胆固醇血症（Ⅱb型）。

【注意事项】在使用本品治疗前应先采取低脂、低糖、低胆固醇饮食，停止酗酒，应定期检查血脂及肝肾功能。肾功不全患者应根据肌酐清除率调整剂量，即肌酐清除率为 80～40 ml/min 时，每日 250 mg；为 40～20 ml/min 时，隔日 250 mg；服药应在餐时或餐后。

【用法与用量】口服：推荐剂量一次 250 mg，每日 2～3 次。较低剂量用于Ⅳ型，较高剂量用于Ⅱa型、Ⅱb型。

【剂型与规格】胶囊剂：250 mg。

（四）胆固醇吸收抑制药

胆固醇吸收抑制药依折麦布是唯一被批准用于临床的选择性胆固醇吸收抑制药。本品附着于小肠黏膜绒毛刷状缘，抑制胆固醇的吸收，降低血浆胆固醇水平和肝胆固醇储量，从而增加血液中胆固醇的清除。

1. 药理作用与临床评价

（1）作用特点：依折麦布选择性抑制胆固醇的吸收，从而降低小肠中的胆固醇向肝转运；依折麦布不增加胆汁分泌，也不抑制胆固醇在肝中的合成；他汀类药抑制胆固醇合成，与依折麦布作用机制互补，两类药联合应用可进一步降胆固醇水平，优于两种药单独应用。

（2）不良反应：单独使用本品可出现头痛、腹痛、腹泻；与他汀类合用可出现头痛、乏力、呕吐、腹痛、便秘、腹泻、腹胀、肌痛。

（3）禁忌证

①活动性肝病、原因不明的血清转氨酶持续升高患者禁用。

②妊娠、哺乳期妇女禁用。

③对本品过敏者禁用。

（4）药物相互作用

①与环孢素合用，可升高本品的血浆药物浓度。

②贝特类药可增强胆固醇分泌至胆汁中，造成胆石症，不推荐贝特类降血脂药与本品联用。

③与抗酸药、西咪替丁等合用，不影响本品的生物利用度。

2. 用药监护　用药期间定期检查肝功能及肌磷酸激酶水平；诊断或疑似肌病时，应及时停药。

3. 主要药物的临床应用

依折麦布

【适应证】用于原发性高胆固醇血症、纯合子家族性高胆固醇血症、纯合子谷甾醇血症。

【注意事项】在接受本品的治疗过程中，应坚持适当的低脂饮食；10 岁以下的儿童不推荐应用本品。

【用法与用量】口服：推荐剂量每日 10 mg，顿服，可单独服用或与他汀类药合用。老年患者、10 岁及以上的儿童、青少年、轻度肝功能受损的患者不需要调整剂量。

【剂型与规格】片剂：10 mg。

【同步练习】

一、A 型题（最佳选择题）

1. 他汀类药所致肌毒性需监测的临床指标是（   ）

A. 乳酸脱氢酶　　　　B. 尿淀粉酶　　　　C. 碱性磷酸酶　　　　D. 肌酸激酶

E. 谷氨酰转移酶

本题考点： 他汀类药所致肌毒性的临床指标是肌酸激酶。不同他汀类药所致严重肌肉不良事件发生率存在差异，但总体发生率低。

2. 辛伐他汀服用的适宜时间为（   ）

A. 早上　　　　　　　B. 上午　　　　　　C. 中午　　　　　　　D. 下午

E. 晚上

本题考点： 晚餐或晚餐后服用他汀类药有助于提高疗效。

3. 下列药与他汀类药合用时，不增加他汀类药血药浓度的是（   ）

A. 红霉素　　　　　　B. 环孢素　　　　　C. 利福平　　　　　　D. 酮康唑

E. 蛋白酶抑制药

本题考点： 他汀类药与红霉素等大环内酯类抗生素、蛋白酶抑制药、酮康唑等吡咯类抗真菌药，以及环孢素等合用，增加他汀类药的代谢，使其血药浓度升高，增加肌病的发生率。利福平、苯妥英可降低他汀类药的血药浓度。

4. 下列药中可明显降低血浆胆固醇且有首过效应的是（   ）

A. 烟酸　　　　　　　B. 抗氧化剂　　　　C. 氯贝丁酯　　　　　D. 洛伐他汀

E. 多烯脂肪酸类

本题考点： 他汀类药可明显降低血浆胆固醇，且均具有较高的首过效应。

二、B 型题（配伍选择题）

（5～7 题共用备选答案）

A. 阿托伐他汀　　　　B. 非诺贝特　　　　C. 阿昔莫司　　　　　D. 依折麦布

E. 烟酸

5. 属于羟甲基戊二酰辅酶 A 还原酶抑制药的是（   ）

本题考点： 羟甲基戊二酰辅酶 A 还原酶抑制药——他汀类药。

6. 属于胆固醇吸收抑制药的是（   ）

本题考点： 胆固醇吸收抑制药依折麦布是唯一被批准用于临床的选择性胆固醇吸收抑制药。

7. 属于贝丁酸类调血脂药的是（   ）

本题考点： 目前用于临床的贝丁酸类调血脂药有吉非贝齐、非诺贝特、苯扎贝特、环丙贝特等。

三、X 型题（多项选择题）

8. 贝特类药调血脂作用，描述正确的是（　　）

A. 降低血浆中三酰甘油水平

B. 升高血浆高密度脂蛋白

C. 非诺贝特治疗Ⅳ型高脂血症效果较好，同时还能降低血尿酸水平

D. 与他汀类药合用，增加肌病发生

E. 降低极低密度脂蛋白

本题考点：贝丁酸类药的调节血脂作用：降低极低密度脂蛋白、三酰甘油水平，以及升高血浆高密度脂蛋白。非诺贝特治疗Ⅳ型高脂血症效果较好，同时还能降低血尿酸水平。

9. 阿昔莫司的适应证有（　　）

A. 糖尿病

B. 高三酰甘油血症

C. 高胆固醇血症（Ⅱ$_a$型）

D. 高三酰甘油合并高胆固醇血症（Ⅱ$_b$型）

E. Ⅳ型高脂蛋白血症

本题考点：阿昔莫司适应证有：高三酰甘油血症（Ⅳ型高脂蛋白血症）、高胆固醇血症（Ⅱ$_a$型）、高三酰甘油合并高胆固醇血症（Ⅱ$_b$型）。

7. 他汀类药的药理作用是（　　）

A. 减少脑卒中和心肌梗死的发生

B. 降低低密度脂蛋白

C. 抑制血小板聚集

D. 减轻动脉粥样硬化过程中炎性反应

E. 稳定或缩小动脉粥样硬化的斑块

本题考点：他汀类药有明显的调血脂作用，其非调脂作用有改善血管内皮功能，抑制血小板聚集；降低血浆 C 反应蛋白，减轻动脉粥样硬化过程中炎性反应；增加动脉粥样硬化斑块的稳定性和缩小斑块。

参考答案：1. D　2. E　3. C　4. D　5. A　6. D　7. B　8. ABCDE　9. BCDE　10. ABCDE

第六章　血液系统疾病用药

一、促凝血药

【复习指导】本部分内容为历年常考考点。重点掌握促凝血药的分类及作用特点；掌握促凝血药的药物相互作用及注意事项；熟悉促凝血药的典型不良反应及用药监护。

（一）药理作用和临床评价

1. 分类和作用特点　促凝血药主要分为以下几类。

（1）促凝血因子合成药：代表药物为维生素 K_1。其通过参与凝血因子Ⅱ、Ⅶ、Ⅸ、Ⅹ的合成，产生有活性的凝血因子，促进凝血，可特异性的拮抗华法林用量过大导致的出血，并具有镇痛作用。维生素 K_1 在肝内代谢，经肾和胆汁排出，肌内注射后 $1 \sim 2$ h 起效，$3 \sim 6$ h 止血效果显著，$12 \sim 14$ h 后凝血酶原时间恢复正常。

（2）促凝血因子活性药：代表药物为酚磺乙胺。其通过增强毛细血管抵抗力，降低毛细血管渗透性，增加血小板的数量，促进血小板的黏附、聚集，促进凝血活性物质的释放，缩短凝血时间，从而实现止血功能。静脉注射后 1 h 血药浓度最大，止血作用可维持 $4 \sim 6$ h，大部分以原形从肾排泄，小部分从胆汁随粪便排出。

（3）抗纤维蛋白溶解药：代表药物为氨基己酸、氨甲环酸。氨基己酸、氨甲环酸分子结构与赖氨酸类似，它们通过竞争性抑制纤维蛋白 - 赖氨酸结合部位，阻断了纤溶酶/纤溶酶原与纤维蛋白的结合，从而强烈地抑制了纤维蛋白的分解以实现止血效果。氨基己酸片口服吸收迅速而充分，生物利用度约80%，2 h 内可达最大止血效果；氨基己酸在血液以游离形式存在，不与血浆蛋白结合，在体内作用持续时间短，不代谢，给药后 12 h，$40\% \sim 60\%$ 以原形经过肾迅速排泄，$t_{1/2}$ 为 $1 \sim 2$ h。氨甲环酸片吸收较慢且不完全，吸收率为 $30\% \sim 50\%$，达峰值时间约 3 h；氨甲环酸能透过血脑屏障，经乳汁分泌的量约为母体血药浓度的 1%；静脉注射氨甲环酸迅速被吸收，给药后 24 h，约 76% 以原形从尿中迅速排泄；与氨基己酸相比，氨甲环酸在组织中有更强、更持久的抗纤溶酶活性，止血效果约是氨基己酸的 $6 \sim 10$ 倍。

（4）蛇毒血凝酶：代表药物为注射用血凝酶，商品名——巴曲亭。本品由巴西矛头蝮蛇的蛇毒分离、纯化而来，成分单一，只含血凝酶，不含神经毒素及其他毒素。血凝酶通过增强血管破损部位血小板的聚集力，并释放一系列凝血因子及血小板因子达到止血效果。由于血凝酶仅具有止血作用，并不改变血液的凝血酶原数目，因此，使用血凝酶无血栓生成的危险。静脉注射 5 min 起效，作用时间约 24 h；肌内注射或皮下注射 20 min 起效，作用持续时间约 48 h。

（5）鱼精蛋白：分子结构中有强碱性基团，在体内通过酸碱中和的原理，特异性与强酸性的肝素结合，生成稳定的无活性复合物，从而使肝素失去抗凝活性。注射后 $0.5 \sim 1$ min 即能发挥止血效能，作用时间约 2 h。

2. 典型不良反应和禁忌证

（1）不良反应

①维生素 K_1 给药速度过快（超过 5 mg/min），可引起支气管痉挛、面部潮红、出汗、心动过速、低血压等；肌内注射可引起注射部位红肿和疼痛；新生儿应用本品后可能出现溶

血性贫血、黄疸或高胆红素血症；红细胞葡萄糖－6－磷酸脱氢酶缺乏患者，可诱发急性溶血性贫血。

②酚磺乙胺毒性小，可有皮疹、头痛、恶心、呕吐、暂时性低血压，偶见静脉注射后出现过敏性休克。

③氨基己酸常见腹泻、恶心、呕吐，其次为眩晕、头痛、瘙痒、耳鸣、全身不适等；快速静脉注射可出现直立性低血压、心动过速、心律失常；大剂量或疗程超过 4 周可产生肌痛、疲劳、肌红蛋白尿，重者可出现肾衰竭，停药后可逐渐恢复。氨甲环酸偶见头痛、头晕、腹泻、恶心及呕吐。

④蛇毒血凝酶偶见过敏样反应。

⑤鱼精蛋白可引起心动过缓、胸闷、呼吸困难、恶心、呕吐、面红潮热、倦怠、血压降低及肺动脉高压。

（2）禁忌症：有血栓形成倾向或过去有血管栓塞病史患者、弥散性血管内凝血（DIC）患者、高血凝期患者及血液病所致的出血患者禁用促凝血药。严重肝病或肝功不良患者禁用维生素 K_1。

3. 具有临床意义的药物相互作用

（1）两种促凝血药合用，应警惕血栓形成；如有需要，两药使用应间隔 8 h 以上。

（2）维生素 K_1 与苯妥英钠混合 2 h 后可形成颗粒状沉淀；与维生素 C、维生素 B_{12}、右旋糖酐混合呈现浑浊状态；双香豆素类与维生素 K_1 联合应用，药理作用相互抵消；水杨酸类、奎尼丁、磺胺、奎宁等也影响维生素 K_1 的疗效。

（3）右旋糖酐与酚磺乙胺同时使用，药理作用相互抵消；酚磺乙胺不与氨基己酸混合注射，以免引起中毒。

（4）口服避孕药、雌激素或凝血酶原复合物浓缩剂与氨甲环酸或氨基己酸联合使用，有增加血栓形成的危险。

（5）碱性药物可使鱼精蛋白失去活性，因此，鱼精蛋白不应与碱性药物或溶媒配伍。

（二）用药监护

1. 监测血栓的形成

（1）有血栓形成病史患者，禁用酚磺乙胺。

（2）有血栓形成倾向（急性心肌梗死）患者，禁用氨甲环酸。

（3）DIC 高凝期及怀疑有肾、输尿管出血患者禁用氨基己酸；心肝肾功能不全患者慎用氨基己酸，并酌减剂量。

（4）用药期间应期监测凝血酶原时间，以调整促凝血药的剂量及给药间隔。

2. 监测血凝酶的合理应用

（1）妊娠期妇女出血期间，避免使用血凝酶。

（2）当血液中缺乏血小板或凝血因子时，血凝酶没有代偿作用，应该在补充血小板或凝血因子，或输注新鲜血液的基础上使用本品。

（3）当发生原发性纤溶系统亢进（如内分泌腺、癌症手术等）时，宜与抗纤溶酶的药物联合使用。

（4）应注意防止用药超量，否则血凝酶止血效果会降低。

（5）使用期间注意观察患者的出血情况、凝血时间等。

（6）应用期间出现过敏反应，可给予抗过敏药和糖皮质激素治疗。

（三）常用药物的临床应用

1. 维生素 K_1

【适应证】用于维生素 K 缺乏引起的出血，如梗阻性黄疸、胆瘘、慢性腹泻等所致的出血；香豆素类、水杨酸类等所致的低凝血酶原血症；新生儿出血以及长期应用广谱抗生素所致的体内维生素 K 缺乏。

【注意事项】

（1）有肝损害的患者，本品的疗效不明显，盲目加量可加重肝损害。

（2）本品对肝素引起的出血倾向无效；外伤出血无必要使用本品。

（3）本品应避免冻结，如有油滴析出或分层则不宜使用。

（4）维生素 K_1 注射液静脉注射给药时，应缓慢注射药物，给药速度不超过每分钟 1 mg。

（5）维生素 K_1 遇光快速分解，使用过程中应避光。

（6）维生素 K_1 安全性与注射方式密切相关。皮下注射较为安全，静脉注射、肌内注射可导致包括死亡在内的严重不良反应，故尽可能避免采用静脉注射、肌内注射。

（7）注意新生儿应用本品可能出现高胆红素血症、黄疸和溶血性贫血。

（8）本品可透过胎盘屏障，妊娠期妇女宜避免使用。

【用法与用量】

（1）凝血酶原缺乏症：肌内注射或深部皮下注射，一次 10 mg（1 支），每日 1～2 次，24 h 内总量不超过 40 mg（4 支）。

（2）预防新生儿出血：可于分娩前 12～24 h 给母亲肌内注射或缓慢静脉注射 2～5 mg（0.2～0.5 支）。也可在新生儿出生后肌内或皮下注射 0.5～1 mg（0.05～0.1 支），8 h 后可重复。

（3）本品用于静脉注射宜缓慢，给药速度不应超过 1 mg/min。

【剂型与规格】注射液：10 mg（1 ml）。

2. 酚磺乙胺

【适应证】用于防治各种手术前后的出血；也可用于血小板功能不良、血管脆性增加而引起的出血，以及呕血、尿血等。

【注意事项】本品可与维生素 K 注射液混合使用，但不可与氨基己酸注射液混合使用。

【用法与用量】

（1）肌内注射或静脉注射，一次 0.25～0.5 g，每日 0.5～1.5 g；静脉滴注，一次 0.25～0.75g，每日 2～3 次，稀释后滴注。

（2）预防手术后出血，术前 15～30 min 静脉滴注或肌内注射 0.25～0.5 g，必要时 2 h 后再注射 0.25 g。

【剂型与规格】注射液：0.5 g（2 ml）。

3. 氨基己酸

【适应证】用于预防及治疗纤维蛋白溶解亢进引起的各种出血。

（1）用于前列腺、尿道、肺、肝、胰、脑、子宫、肾上腺、甲状腺等富有纤溶酶原激活物脏器的外伤或手术出血，以及组织纤溶酶原激活物（t‑PA）、链激酶或尿激酶过量引起的出血。

（2）可作为血友病患者拔牙，或口腔手术后出血，或月经过多的辅助治疗。

（3）可用于上消化道出血、咯血、原发性血小板减少性紫癜和白血病等各种出血的对症治疗。对一般慢性渗血效果显著；对凝血功能异常引起的出血疗效差；对严重出血、伤口大量出血及癌肿出血等无止血作用。

（4）用于弥散性血管内凝血（DIC）晚期，以防继发性纤维蛋白溶解（简称纤溶）亢进症。

（5）局部应用。0.5% 氨基己酸溶液冲洗膀胱，用于术后膀胱出血；拔牙后可用 10% 氨基己酸溶液漱口和蘸药的棉球填塞伤口；亦可用 5% ～ 10% 氨基己酸溶液纱布浸泡后敷贴伤口。

【注意事项】

（1）本品排泄快，需持续给药，否则难以维持稳定的有效血浓度。

（2）链激酶或尿激酶的作用可被氨基己酸对抗，故前者过量时亦可使用氨基己酸对抗。

（3）本品不能阻止小动脉出血，术中有活动性动脉出血，仍需结扎止血。

（4）使用避孕药或雌激素的妇女，服用氨基己酸时可增加血栓形成的倾向。

（5）本品静脉注射过快可引起明显血压降低、心动过速和心律失常。

（6）因本品易形成血栓和心、肝、肾功能损害，孕妇慎用。

（7）尿道手术后出血的患者慎用。

【用法与用量】

（1）片剂：口服，一次 2 g，每日 3 ～ 4 次，依病情用 7 ～ 10 d 或更久。小儿口服剂量为一次 0.1 g/kg，每日 3 ～ 4 次，本品吸收迅速完全，服后 1 ～ 2 h 可达血中有效浓度。

（2）注射剂：因本品排泄快，需持续给药才能维持有效浓度，故一般皆用静脉滴注法。本品在体内有效抑制纤维蛋白溶解的浓度至少为 130 μg/ml。对外科手术出血或内科大量出血患者，迅速止血，要求迅速达到上述血液浓度。起始剂量可取 4 ～ 6 g（2 ～ 3 支）（20% 溶液）溶于 100 ml 生理盐水或 5% ～ 10% 葡萄糖注射液中，于 15 ～ 30 min 滴完。持续剂量为每小时 1 g，可口服也可注射，维持 12 ～ 24 h 或更久，依病情而定。

【剂型与规格】片剂：0.5 g；注射剂：2 g（10 ml），4 g（20 ml）。

4. 氨甲环酸

【适应证】

（1）本品主要用于急性或慢性、局限性或全身性原发性纤维蛋白溶解亢进所致的各种出血。弥散性血管内凝血所致的继发性高纤溶状态，在未肝素化前，一般不用本品。

（2）本品尚适用于以下情况

①用于前列腺、尿道、肺、脑、子宫、肾上腺、甲状腺等富有纤溶酶原激活物脏器的外伤或手术出血。

②用作组织纤溶酶原激活物（t－PA）、链激酶及尿激酶的拮抗物。

③用于人工流产、胎盘早剥、死胎和羊水栓塞引起的纤溶性出血。

④用于局部纤溶性增高的月经过多、眼前房出血及严重鼻出血。

⑤中枢动脉瘤破裂所致的轻度出血，如蛛网膜下腔出血和颅内动脉瘤出血，应用本品止血优于其他抗纤溶药，但必须注意并发脑水肿或脑梗死的危险性；至于重症有手术指征患者，本品仅可作辅助用药。

⑥用于治疗遗传性血管神经性水肿，可减少其发作次数和严重程度。

⑦血友病患者发生活动性出血，可联合应用本药。

⑧用于防止或减轻因子Ⅷ或因子Ⅸ缺乏血友病患者拔牙或口腔手术后的出血。

⑨可治疗溶栓过量所致的严重出血。

【注意事项】

（1）应用本品患者，要监护血栓形成并发症的可能性，对于有血栓形成倾向患者（如急性心肌梗死），宜慎用。

（2）由于本品可导致继发肾盂肾炎和输尿管凝血块阻塞，血友病或肾盂实质病变发生大量血尿时要慎用。

（3）如与其他凝血因子（如因子Ⅸ）等合用，应警惕血栓形成，一般认为在凝血因子使用后 8 h 再用本品较为妥当。

（4）本品一般不单独用于弥散性血管内凝血所致的继发性纤溶出血，以防进一步血栓形成，影响脏器功能，特别是急性肾衰竭时，如有必要，应在肝素化的基础上才应用本品。

（5）宫内死胎所致的低纤维蛋白原血症出血，肝素治疗较本品安全。

（6）慢性肾功能不全时用量应酌减，给药后尿液中药物浓度常较高；治疗前列腺手术出血时，用量也应减少。

【用法与用量】

（1）片剂：口服，一次 1～1.5 g，每日 2～6 g。

（2）注射剂：静脉滴注，一般成人一次 0.25～0.5 g，必要时可每日 1～2 g。根据年龄和症状可适当增减剂量，或遵医嘱。为防止手术前后出血，可参考上述剂量治疗原发性纤维蛋白溶解所致出血，剂量可酌情加大。

【剂型与规格】片剂：0.125 g，0.25 g；注射剂：0.1 g（2 ml），0.25 g（5 ml），0.2 g（2 ml），0.5 g（5 ml），1 g（100 ml）。

5. 蛇毒血凝酶

【适应证】本品可用于需要减少流血或止血的各种医疗情况，如外科、内科、妇产科、眼科、耳鼻喉科、口腔科等临床科室的出血及出血性疾病；也可用来预防出血，如手术前用药，可避免或减少手术部位及手术后出血。

【注意事项】

（1）弥散性血管内凝血（DIC）及血液病所致的出血不宜使用本品。

（2）血中缺乏血小板或某些凝血因子（如凝血酶原）时，本品没有代偿作用，宜在补充血小板或缺乏的凝血因子，或输注新鲜血液的基础上应用本品。

（3）在原发性纤溶系统亢进（如内分泌腺、癌症手术等）的情况下，宜与抗纤溶酶的药物联合应用。

（4）应注意防止用药过量，否则其止血作用会降低。

（5）使用期间还应注意观察患者的出血、凝血时间。

【用法与用量】静脉、肌内或皮下注射，也可局部用药。

（1）一般出血：成人 1～2 U（1～2 支）；儿童 0.3～0.5 U（1/3～1/2 支）。

（2）紧急出血：立即静脉注射 0.25～0.5 U（1/4～1/2 支），同时肌内注射 1 U（1 支）。

（3）各类外科手术：术前 1 d 晚肌内注射 1 U（1 支），术前 1 h 肌内注射 1 U（1 支），术前 15 min 静脉注射 1 U（1 支）；术后 3 d，每日肌内注射 1 U（1 支）。

（4）咯血：每 12 h 皮下注射 1 U（1 支）；必要时，开始时再加静脉注射 1 U（1 支），最好是加入 10 ml 的 0.9% 氯化钠注射液中，混合注射。

（5）异常出血：剂量加倍，间隔 6 h 肌内注射 1 U（1 支），至出血完全停止。

【剂型与规格】注射用粉针剂：1 U（1 支）。

6. 鱼精蛋白

【适应证】抗肝素药。用于因注射肝素过量所引起的出血。

【注意事项】

（1）本品易破坏，口服无效，禁与碱性物质接触。

（2）静脉注射速度过快可出现热感、皮肤发红、低血压、心动过缓等。

（3）注射器具不能带有碱性。

（4）本品过敏反应少，有鱼类过敏史的患者，可能对鱼精蛋白发生超敏反应，应用时应注意。

（5）有男性不育症或输精管切除病史患者的血清中存在鱼精蛋白抗体的报道，提示以上病史或者手术史患者在使用硫酸鱼精蛋白时可能发生过敏反应。

（6）对接受心脏手术的患者进行术后密切监测非常重要。本品静脉注射过快可引起严重低血压及过敏反应，应配备抢救治疗设备。

（7）因为硫酸鱼精蛋白给药后有过敏反应和致死性过敏性反应的报道，本品只能在配备复苏设备的条件下使用。

【用法与用量】

（1）静脉注射：抗肝素过量。用量与最后 1 次肝素使用量相当（1 mg 硫酸鱼精蛋白可中和 100 U 肝素），每次不超过 5 ml（50 mg）。

（2）缓慢静脉注射：一般以每分钟 0.5 ml 的速度静脉注射，在 10 min 内注入量以不超过50 mg为度。由于本品自身具有抗血凝作用，因此，2 h 内（即本品作用有效持续时间内）不宜超过 100 mg，除非另有确凿依据，不得加大剂量。

【剂型与规格】注射剂：50 mg（5 ml），100 mg（10 ml）。

【同步练习】

一、A 型题（最佳选择题）

1. 维生素 K_1 的药理作用是（　　）

A. 抑制血小板聚集　　　　　　　　　B. 促进四氢叶酸类辅酶的循环利用

C. 抗凝血药过量引起的出血　　　　　D. 促进纤溶

E. 阻止凝血因子合成

本题考点：维生素 K_1 是促凝血因子合成药，参与凝血因子 Ⅱ、Ⅵ、Ⅸ、Ⅹ 的合成，可特异性的拮抗华法林用量过大导致的出血。

2. 属于抗纤维蛋白溶解药的是（　　）

A. 酚磺乙胺　　　　B. 氨基己酸　　　　C. 血凝酶　　　　D. 卡洛磺钠

E. 维生素 K_1

本题考点：促凝血药的分类：①促凝血因子合成药，代表药物为维生素 K_1；②促凝血因子活性药，代表药物为酚磺乙胺；③抗纤维蛋白溶解药，代表药物为氨甲环酸、氨基己酸；④影响血管通透性药，代表药物为卡洛磺钠；⑤蛇毒血凝酶；⑥鱼精蛋白。

二、B 型题（配伍选择题）

（3～4 题共用备选答案）

A. 酚磺乙胺　　　　B. 氨甲环酸　　　　C. 血凝酶　　　　D. 卡洛磺钠

E. 维生素 K_1

3. 属于促凝血因子合成药的是（　　　）

4. 属于促凝血因子活性药的是（　　　）

本题考点： 促凝血药的分类：①促凝血因子合成药，代表药物为维生素 K_1；②促凝血因子活性药，代表药物为酚磺乙胺；③抗纤维蛋白溶解药，代表药物为氨甲环酸、氨基己酸；④影响血管通透性药，代表药物为卡洛磺钠；⑤蛇毒血凝酶；⑥鱼精蛋白。

（5～6 题共用备选答案）

A. 维生素 K_1　　　　B. 酚磺乙胺　　　　C. 氨甲环酸　　　　D. 血凝酶

E. 鱼精蛋白

5. 可拮抗华法林抗凝血作用的药物是（　　　）

6. 可拮抗肝素抗凝血作用的药物是（　　　）

本题考点： 维生素 K_1 是促凝血因子合成药，参与凝血因子 Ⅱ、Ⅶ、Ⅸ、Ⅹ 的合成，可特异性的拮抗华法林用量过大导致的出血。鱼精蛋白分子结构中有强碱性基团，在体内通过酸碱中和的原理，特异性与强酸性的肝素结合，生成稳定的无活性复合物，从而使肝素失去抗凝活性。

三、X 型题（多项选择题）

7. 临床常用的促凝血药的类别包括（　　　）

A. 促凝血因子合成药　　　　　　　　B. 促凝血因子活性药

C. 促纤维蛋白溶解药　　　　　　　　D. 影响血管通透性药

E. 血管紧张素转换酶抑制药

本题考点： 促凝血药包括：①促凝血因子合成药；②促凝血因子活性药；③抗纤维蛋白溶解药；④影响血管通透性药；⑤蛇毒血凝酶；⑥鱼精蛋白。

8. 属于促凝血药的是（　　　）

A. 酚磺乙胺　　　　B. 维生素 K_1　　　　C. 氨基己酸　　　　D. 氨甲环酸

E. 利伐沙班

本题考点： 促凝血药包括：①促凝血因子合成药，如维生素 K_1；②促凝血因子活性药，如酚磺乙胺；③抗纤维蛋白溶解药，如氨甲环酸、氨基己酸；④影响血管通透性药，卡巴克络；⑤蛇毒血凝酶；⑥鱼精蛋白。利伐沙班为抗凝血药中的凝血因子 Ⅹa 抑制药。

参考答案： 1. C　2. B　3. E　4. A　5. A　6. E　7. ABD　8. ABCD

二、抗凝血药

【复习指导】 本部分内容为历年高频考点。重点掌握抗凝血药的分类及作用特点；掌握抗凝血药的用药监护及注意事项；熟悉抗凝血药的典型不良反应及药物相互作用。

（一）药理作用和临床评价

1. 分类和作用特点　抗凝血药主要分为以下几类。

（1）维生素 K 拮抗药：代表药物为华法林，其通过竞争性拮抗维生素 K 的作用，阻碍体内凝血因子 Ⅱ、Ⅶ、Ⅸ 和 Ⅹ 的合成，产生无凝血活性的 Ⅱ、Ⅶ、Ⅸ 和 Ⅹ 因子前体，从而抑制血液凝固。此类药物起效慢，作用时间长久，使用过程中需通过监测国际标准化比值

（INR）值预测抗凝效果及调整剂量。

（2）肝素类：代表药物为普通肝素及低分子肝素。其在体内、体外均可阻止血液凝固，对凝血的各环节均有作用，临床中将其作为对抗血栓的首选药物。肝素类抗凝血药的作用机制在于与抗凝血酶Ⅲ结合，从而增强后者对活化的Ⅱ、Ⅸ、Ⅹ、Ⅺ和Ⅻ凝血因子的抑制作用。其结果阻止血小板聚集和破坏，阻止凝血激酶的形成，阻止凝血酶原转化为凝血酶；抑制凝血酶的生物效应，从而阻止纤维蛋白原转化为纤维蛋白。主要药物有肝素及依诺肝素。依诺肝素与肝素相比，依诺肝素生物利用度较好、半衰期较长、作用持久，引起肝素相关的血小板减少症较少，引起的出血倾向小，也不需要常规监测抗凝疗效及调整剂量。

（3）直接凝血酶抑制药：代表药物为达比加群酯。达比加群酯属于小分子前体药物，本身无活性，口服后，达比加群酯在胃肠道被迅速吸收，并在血浆和肝经由酯酶催化水解为活性物质——达比加群。达比加群是强效、竞争性的直接凝血酶抑制药，其对凝血酶的抑制作用可逆，主要通过与凝血酶的纤维蛋白特异位点结合，妨碍纤维蛋白原转化为纤维蛋白，从而阻断凝血反应的最后步骤及血栓生成。无须监测INR。

（4）凝血因子Ⅹa抑制药：代表药物为利伐沙班、阿哌沙班。抗凝作用强且不影响已经形成的凝血酶活性。此类药物通过选择性地阻断凝血因子Ⅹa的活性位点，且不需要辅因子（如抗凝血酶Ⅲ）以发挥抗凝活性；可以同时抑制游离及与血栓结合的Ⅹa因子，并抑制凝血酶原酶的活性；对血小板聚集无直接影响，但间接抑制凝血酶诱导的血小板聚集。血浆半衰期长，治疗窗宽，无须监测INR。与直接凝血酶抑制药相比，凝血因子Ⅹa抑制药对肾依赖性较小，肾功能不全患者的出血风险较小，胃肠道反应发生率较低。

2. 典型不良反应和禁忌证

（1）华法林导致的出血十分常见，如皮肤瘀斑、牙龈出血、月经过多、肠壁血肿、颅内血肿，以及穿刺部位血肿；偶见白细胞计数减少、粒细胞数增多、关节痛；罕见大范围皮肤坏死、双侧乳房坏死；长期服用华法林的男性患者，其发生骨质疏松性骨折的危险性增加。肝功能损害、肾功能损害、不能良好控制的高血压、凝血功能障碍伴有出血倾向、感染性心内膜炎、活动性溃疡、心包炎或心包积液、外伤、维生素K严重缺乏、先兆流产、拟近期手术患者禁用；妊娠期禁用。

（2）肝素类药物导致的出血是其主要不良反应，表现为皮肤瘀斑、黏膜出血、卵巢出血、齿龈出血、腹膜后出血、月经过多、关节积血和伤口出血等；偶见血小板减少性紫癜；尚可引起骨质疏松和自发性骨折。有自发出血倾向、血液凝固迟缓（如血友病、血小板减少、紫癜）、产后出血、创伤、严重肝功能不全患者，以及有低分子肝素或肝素诱导的血小板减少症病史（以往有血小板计数明显下降）、活动性溃疡、感染性心内膜炎、有出血倾向患者禁用；妊娠初始3个月内妇女及哺乳期妇女禁用。

（3）达比加群酯常见出血，尤其在大剂量使用时；还可出现恶心、呕吐、便秘、发热、失眠、贫血、眩晕、腹泻、疱疹、头痛、尿潴留、继发性血肿和心动过速等。重度肾功能不全（CrCL < 30 ml/min）、活动性出血、有大出血显著风险的病变或状况，如当前或近期消化性溃疡、高出血风险的恶性赘生物、外伤、先兆流产、近期手术患者，以及联合使用环孢素、他克莫司、伊曲康唑、全身性使用酮康唑、决奈达隆、其他抗凝血药患者及机械人工瓣膜、严重肝功能不全患者禁用；妊娠期及哺乳期妇女禁用。

（4）凝血因子Ⅹa抑制药主要不良反应有大出血、贫血、血小板计数减少、疲乏、无力、γ-谷氨酰转肽酶升高、转氨酶升高；偶见消化道反应、心动过速、肾损害、皮肤损害。活动性出血、有大出血显著风险的病变或状况，如当前或近期消化性溃疡、高出血风险的恶性赘生物、严重血小板计数减少、凝血异常和临床相关出血风险的肝病患者，以及严重肾功能不全、联合使用其他抗凝血药患者禁用；妊娠及哺乳期妇女禁用。

3. 具有临床意义的药物相互作用

（1）华法林：甲苯磺丁脲、甲硝唑、对乙酰氨基酚、水杨酸钠、别嘌醇、胰高血糖素、非甾体抗炎药、氯霉素、红霉素、头孢菌素类抗生素、部分氨基糖苷类抗生素、胺碘酮、奎尼丁、右旋甲状腺素、氯贝丁酯、西咪替丁与华法林合用，可增强华法林的抗凝效果；糖皮质激素、苯妥英钠、考来烯胺（消胆胺）、口服避孕药、利福平、苯巴比妥、雌激素、氯噻酮、螺内酯、维生素 K 可降低华法林的抗凝效果；缩宫素、盐酸肾上腺素、维生素 B_{12}、阿米卡星、间羟胺、盐酸氯丙嗪等不能与华法林联合使用。

（2）肝素和依诺肝素：肝素类药物与华法林、对乙酰氨基酚、非甾体抗炎药、右旋糖酐、双嘧达莫、促肾上腺皮质激素、糖皮质激素、阿替普酶、尿激酶、链激酶等合用，可增加出血风险；阿米卡星、卡那霉素、庆大霉素、柔红霉素、红霉素、阿霉素、多黏菌素 B、妥布霉素、头孢噻吩钠、头孢孟多、头孢哌酮、氯喹、万古霉素、异丙嗪、氯丙嗪、麻醉性镇痛药与肝素有配伍禁忌。

（3）达比加群酯：是外流转运体 P 糖蛋白（P-gp）的底物，因此，禁止与环孢素、全身性酮康唑、伊曲康唑、他克莫司和决奈达隆等强效 P-gp 抑制药同时使用；胺碘酮、奎尼丁或维拉帕米可以使达比加群酯血药浓度升高，联合使用时应谨慎；与 P-gp 诱导药［如利福平、贯叶连翘（金丝桃）、卡马西平或苯妥英等］联合使用会降低达比加群血药浓度，因此应该避免联合使用。

（4）利伐沙班或阿哌沙班：与 CYP3A4 及 P-gp 强效抑制药，如三唑类抗真菌药（酮康唑、伏立康唑、伊曲康唑和泊沙康唑）或 HIV 蛋白酶抑制药（利托那韦）联合使用易引起出血相关的风险，因此建议避免联合使用；与 CYP3A4 及 P-gp 强效诱导药（如苯妥英、卡马西平、苯巴比妥或圣约翰草）合用，可能使利伐沙班或阿哌沙班血药浓度降低，联合使用时应谨慎；与抗血小板药合用增加出血风险，因此，手术后不推荐与其他抗血小板聚集药或其他抗血栓药联合使用。

（二）用药监护

1. 华法林：口服华法林起效慢，对已经生成的凝血因子无拮抗效果，一般口服后 3 d 才发挥抗凝效果，达到最大抗凝效应时间为 3～4 d，达到最大抗血栓效应时间为 6 d。因此，在急需抗凝时应该联合肝素类药物。华法林起始给药剂量宜小，一般控制在每日 3 mg 左右；对于华法林敏感者、老年人、出血高危倾向患者，剂量应相应减少；如需快速达到抗凝效果，可联合使用肝素类药物，两者至少重叠使用 4 d，达到抗凝目标 2 d 后方可停用肝素类药物。华法林的吸收、代谢及药效受食物、基因、疾病状态等多因素影响，因此，使用期间需监测 PT 及 INR。在华法林治疗初期应每日监测 INR（INR 目标值为 2.0～3.0），稳定至少 2 d 后可每周监测 2～3 次至第 4 周，以后可每月监测 1 次。使用华法林期间如出现超剂量给药、INR 大于目标上限值，有高危出血倾向，应立即减量或停服华法林或给予维生素 K_1 以拮抗华法林，监测 INR 降至目标范围再重新从小剂量开始应用。当有严重出血或 INR > 20 时，可给予维生素 K_1 10 mg、新鲜血浆和凝血酶原复合物缓慢静脉注射。长期服用华法林（时间 ≥1 年）的男性心房颤动患者发生骨质疏松性、骨折的危险增加，而女性服药后并无相关风险。华法林的抗凝血作用能被维生素 K_1 所拮抗，大剂量维生素 K_1（＞5 mg）可抵抗华法林的作用 1 周以上，因此，服用华法林期间规律食用富含维生素 K 的食物，如黄瓜皮、莴苣叶、胡萝卜、菠菜、甘蓝、海藻、海带、洋葱、大蒜、生姜、豆奶、豆腐、葡萄柚、芒果等，以免影响华法林的效能。具有活血化瘀功能的中药饮片有增加大出血的风险，因此与华法林应避免联合使用。

2. 肝素类：肝素类药物诱导的血小板减少通常发生在用药最开始的 5～10 d，因此，开始给药的 1 个月内应规律监测血小板计数，当血小板计数＜150×10^9/L 或较用药前最高值下降 50%，应立即停用肝素类药物，包括用于静脉通路冲洗的肝素。替代治疗方案：使用直接凝血酶抑制药或凝血因子 Xa 抑制药。用药过多可导致自发性出血，因此使用前后应注意监测血小板计数；对不明原因的血细胞比容下降、血压下降、出血等，应立即停药；对严重出血患者可静脉注射硫酸鱼精蛋白拮抗肝素钠（1 mg 硫酸鱼精蛋白可拮抗 100 U 肝素）。

3. 达比加群酯：由于直接抗凝血酶主要经肾排泄，应用时易致药物蓄积，可增加出血风险，重度肾功能损害（CrCL＜30 ml/min）、有大出血显著风险的病变或状况、活动性出血、严重肝功能不全患者等禁用；一旦发生用药过量而导致出血，应立即使用特异性拮抗药——Praxbind（idarucizumab）对抗达比加群酯的抗凝作用。达比加群酯与急性冠状动脉综合征或心肌梗死的发生相关，因此，临床应权衡应用达比加群酯后的严重心血管不良事件。

4. 利伐沙班和阿哌沙班：常见大出血、贫血、血小板计数减少，因此，对于有大出血显著风险的病变或状况的患者，在治疗实施后，应对这些患者进行密切监测是否有出血征象。阿哌沙班与 CYP3A4 及 P-gp 强效抑制药同时使用可减少阿哌沙班经肝代谢的比例，增加经肾代谢的比例，因此，肾功能损害患者应特别注意与以上药物的联合使用，注意监测肝肾功能。

（三）常用药物的临床应用

1. 华法林

【适应证】适用于需长期持续抗凝的患者。

（1）能防止血栓的形成及发展，用于治疗血栓栓塞性疾病。

（2）治疗手术后或创伤后的静脉血栓形成，并可作为心肌梗死的辅助用药。

（3）对曾有血栓栓塞病患者及有术后血栓并发症危险患者，可予预防性用药。

【注意事项】

（1）老年人或月经期应慎用。

（2）严格掌握适应证，在无凝血酶原测定的条件时，切不可滥用本品。

（3）个体差异较大，治疗期间应严密观察病情，并依据凝血酶原时间 INR 值调整用量；治疗期间还应严密观察口腔黏膜、鼻腔、皮下出血及粪便隐血、血尿等；用药期间应避免不必要的手术操作，择期手术患者应停药 7 d，急诊手术患者需纠正 PT INR 值≤1.6，避免过度劳累和易致损伤的活动。

（4）若发生轻度出血，或凝血酶原时间已显著延长至正常的 2.5 倍以上，应立即减量或停药；严重出血可静脉注射维生素 K_1 10～20 mg，用以控制出血，必要时可输全血、血浆或凝血酶原复合物。

（5）由于本品系间接作用抗凝血药，半衰期长，给药 5～7 d 后疗效才可稳定，因此，维持量足够与否务必观察 5～7 d 后方能定论。

【用法与用量】口服。成人常用剂量：避免冲击治疗，第1～3日给予3～4 mg（年老体弱及糖尿病患者半量即可），3 d后可给维持剂量每日2.5～5 mg（可参考凝血时间调整剂量，使INR值达2～3）。因本品起效缓慢，治疗开始3 d由于血浆抗凝蛋白细胞被抑制，可以存在短暂高凝状态，如须立即产生抗凝作用，可在开始同时应用肝素，待本品充分发挥抗凝效果后再停用肝素。

【剂型与规格】片剂：1 mg，2.5 mg，3 mg，5 mg。

2. 肝素

【适应证】用于防治血栓形成或栓塞性疾病（如心肌梗死、血栓性静脉炎、肺栓塞等）、各种原因引起的弥漫性血管内凝血（DIC）；也用于血液透析、体外循环、导管术、微血管手术等操作中及某些血液标本或器械的抗凝处理。

【注意事项】用药期间应定时测定凝血时间。

【用法与用量】

（1）深部皮下注射：首次用量5000～10000 U，以后每8 h给予8000～10000 U或每12 h给予15000～20000 U，每24 h总量为30 000～40 000 U，一般均能达到满意的效果。

（2）静脉注射：首次用量5000～10000 U，之后或按体重每4 h给予100 U/kg，用氯化钠注射液稀释后应用。

（3）静脉滴注：每日20 000～40 000 U，加至氯化钠注射液1000 ml中持续滴注。滴注前可先静脉注射5000 U作为起始剂量。

（4）预防性治疗：在外科手术前2 h先给予5000 U肝素皮下注射，但麻醉方式应避免硬膜外麻醉，然后每隔8～12 h给予5000 U，共约7 d。

【剂型与规格】注射剂：1000 U（2 ml），5000 U（2 ml），12500 U（2 ml）。

3. 依诺肝素

【适应证】

（1）2000 AxaIU和4000 AxaIU注射剂：预防静脉血栓栓塞性疾病（预防静脉内血栓形成），特别是与骨科或普外手术有关的血栓形成。

（2）6000 AxaIU、8000 AxaIU和10 000 AxaIU注射剂：治疗已形成的深静脉栓塞，伴或不伴有肺栓塞，以及临床症状不严重，不包括需要外科手术或溶栓药治疗的肺栓塞；与阿司匹林合用，治疗不稳定型心绞痛及无Q波心肌梗死；用于血液透析体外循环中，防止血栓形成；治疗急性ST段抬高心肌梗死，与溶栓药联用或同时与经皮冠状动脉介入术（PCI）联用。

【注意事项】

（1）在下述情况中应小心使用本品。止血障碍、肝肾功能不全患者，以及有消化性溃疡病史，或有出血倾向的器官损伤病史患者；近期出血性脑卒中、难以控制的严重高血压、糖尿病性视网膜病变患者；近期接受神经或眼科手术和蛛网膜下腔/硬膜外麻醉患者。

（2）在老年患者（特别是≥80岁的患者），发现治疗剂量时即可引起出血并发症，建议密切观察。

（3）严重肾功能不全患者（肌酐清除率约为30 ml/min），需调整用药剂量。推荐剂量：预防用药，每日1次2000 AxaIU；治疗剂量，每日1次100 AxaIU/kg。中度及轻度肾功能不全患者建议治疗时严密监测。

（4）肝功能不全患者，应给予特别注意。

（5）低体重患者（女性＜45 kg，男性＜57 kg）应用预防剂量的低分子肝素时的暴露量增加，导致出血危险性增大，应严密监测。

（6）肥胖患者具有较高的血栓栓塞的风险。肥胖患者（BMI＞30 kg/m²）中预防性剂量的安全性和疗效尚未得到完全确定，并且对于剂量调整尚无共识，应当仔细观察这些患者的血栓栓塞体征和症状。

（7）肝素替换为口服抗凝血药。由于口服抗凝血药治疗达到最佳疗效前有段间隔期，因此肝素治疗应继续按固定剂量治疗，目的是在两次连续检查期间，国际标准化比值（INR）保持在预期的治疗范围。

（8）由于肝素有诱导血小板减少症（HIT）的风险，因此，治疗期间需要常规监测血小板计数。

【用法与用量】预防静脉血栓栓塞性疾病、治疗深静脉血栓、治疗不稳定型心绞痛及无Q波心肌梗死时，应采用深部皮下给予依诺肝素；血液透析体外循环时，为血管内途径给药。对于急性 ST 段抬高心肌梗死，起始的治疗为静脉注射，随后改为皮下注射治疗。本品为成人用药，禁止肌内注射。每毫升注射液含 10 000 AxaIU，相当于 100 mg 依诺肝素。每毫克（0.01 ml）依诺肝素约等于 100 AxaIU。

（1）在外科患者中，预防静脉血栓栓塞性疾病。当患者有中度血栓形成危险时（如腹部手术），本品推荐剂量为 2000 AxaIU（0.2 ml）或 4000 AxaIU（0.4 ml），每日 1 次皮下注射。在普外手术中，应于术前 2 h 给予第 1 次皮下注射，当患者有高度血栓形成倾向时（如矫形外科手术），本品推荐剂量为术前 12 h 开始给药，每日 1 次皮下注射 4000 AxaIU（0.4 ml）。依诺肝素治疗一般应持续 7～10 d。某些患者适合更长的治疗周期，若患者有静脉栓塞倾向，应延长治疗至静脉血栓栓塞危险消除，且患者不需卧床为止。在矫形外科手术中，连续 3 周每日 1 次给药 4000 AxaIU 是有益的。

（2）在内科治疗患者中，预防静脉血栓栓塞性疾病。依诺肝素推荐剂量为每日 1 次皮下给药 4000 AxaIU（0.4 ml）。依诺肝素治疗时间最短应为 6 d，直至患者不需卧床为止，最长为 14 d。

（3）治疗深静脉血栓，伴有或不伴有肺栓塞，临床症状不严重，依诺肝素可用于皮下注射每日 1 次 150 AxaIU/kg 或每日 2 次 100 AxaIU/kg。当患者为复杂性栓塞性疾病时，推荐每日 2 次给药 100 AxaIU/kg。对于体重高于 100 kg 或低于 40 kg 的患者，依诺肝素的剂量尚无评价，体重高于 100 kg 的患者依诺肝素的疗效可能降低，体重低于 40 kg 的患者出血的风险可能增加，对于这些患者必须进行特殊的临床监测。深静脉血栓治疗期间，除非有禁忌，依诺肝素应尽早替换为口服抗凝血药治疗。依诺肝素治疗不应该超过 10 d，包括达到口服抗凝血药治疗效果所需的时间，除非不能达到目的，因此应尽早使用口服抗凝血药治疗。

（4）治疗不稳定型心绞痛及无 Q 波心肌梗死。皮下注射依诺肝素推荐剂量为每次 100 AxaIU/kg，每 12 h 给药 1 次，应与阿司匹林同用（推荐剂量：最小负荷剂量为 160 mg，之后每日 1 次口服 75～325 mg），一般疗程为 2～8 d，至临床症状稳定。

（5）用于血液透析体外循环中，防止血栓形成。推荐剂量为 100 AxaIU/kg；对于有高度出血倾向的血液透析患者，应减量，即双侧血管通路给予依诺肝素 50 AxaIU/kg 或单侧血管通路给予 75 AxaIU/kg，应于血液透析开始时在动脉血管通路给予依诺肝素。上述剂量药物的作用时间一般为 4 h。然而，当出现纤维蛋白环时，应再给予 50～100 AxaIU/kg 的剂量。

（6）与溶栓药联用或同时与经皮冠状动脉介入术（PCI）联用，治疗急性 ST 段抬高心肌梗死。在起始静脉注射给予 3000 AxaIU 后的 15 min 内皮下给药 100 AxaIU/kg，随后每隔 12 h 皮下注射 1 次 100 AxaIU/kg（最初两次皮下注射最大剂量为 10 000 AxaIU）。首剂依诺肝素应在溶栓治疗前 15 min 至溶栓治疗（无论是否有纤维蛋白特异性）后 30 min 之间给予，推荐疗程为 8 d，或使用至出院（未到 8 d）。合并用药：应在症状后尽早给予阿司匹林，维持剂量为每日口服 75～325 mg，至少 30 d，除非有其他指征。行冠脉血管成形术患者：如果最后一次依诺肝素皮下注射是在球囊扩张前不到 8 h，则不需再次给药；如果最后一次依诺肝素皮下注射是在球囊扩张前 8 h 以上，则需静脉给予 30 AxaIU/kg 剂量的依诺肝素。为了提高给药剂量的准确性，推荐将药物稀释到 300 AxaIU/ml。75 岁或以上的患者，在治疗急性 ST 段抬高心肌梗死时不应给予负荷剂量的依诺肝素，应给予每隔 12 h 皮下注射 75 AxaIU/kg 的剂量（最初两次注射最大剂量为 7500 AxaIU）。

【剂型与规格】注射剂：2000 AxaIU（0.2 ml），4000 AxaIU（0.4 ml），6000 AxaIU（0.6 ml），8000 AxaIU（0.8 ml），10 000 AxaIU（1.0 ml）。

4. 达比加群酯

【适应证】预防存在以下 1 个或多个危险因素的成人非瓣膜性心房颤动患者的卒中和全身性栓塞（SEE）。

（1）先前曾有卒中、短暂性脑缺血发作或全身性栓塞。左心室射血分数＜40%。

（2）伴有症状的心力衰竭，纽约心脏病协会（NYHA）心功能分级≥2 级。

（3）年龄≥75 岁。

（4）年龄≥65 岁，且伴有以下任一疾病，即糖尿病、冠心病或高血压。

【注意事项】

（1）肝功能不全：不推荐该人群使用本品。

（2）出血风险：与其他所有抗凝血药一样，出血风险增高时，应谨慎使用达比加群酯。如果出现难以解释的血红蛋白和（或）血细胞比容或血压的下降，应注意寻找出血部位。

（3）以下因素与达比加群血药浓度增高有关：肾功能下降（CrCL 为 30～50 ml/min）、年龄≥75 岁、低体重＜50 kg 或联合使用强效 P - gp 抑制药（如胺碘酮、奎尼丁或维拉帕米）。

（4）使用阿司匹林（ASA）、氯吡格雷或非甾体抗炎药（NSAIDs）及存在食管炎、胃炎，或需要使用质子泵抑制药（PPI），或组胺（H_2）受体阻滞药治疗的胃食管反流会增加胃肠道出血的风险。在这些心房颤动患者中，应考虑达比加群酯的剂量为每日 220 mg，即服用胶囊 1 粒（110 mg），每日 2 次，可考虑使用 PPI 预防胃肠道出血。

（5）发生急性肾衰竭的患者：应停用本品。

（6）手术和操作：接受外科手术时可能需要暂时停用达比加群酯。当因为操作而暂时停用本品治疗时，应谨慎，并进行抗凝监测。

（7）椎管内麻醉/硬膜外麻醉/腰椎穿刺：外伤或反复穿刺，以及硬膜外导管使用时间延长可能增加椎管或硬膜外血肿的发生风险。在拔除导管后，应至少间隔 2 h 方可给予首剂达比加群酯。

（8）人工心脏瓣膜患者的血栓栓塞和出血事件：采用机械人工心脏瓣膜的患者禁用本品。

【用法与用量】用水送服，餐时或餐后服用均可；请勿打开胶囊。

（1）成人：推荐剂量为每日口服 300 mg，即每次给予胶囊 1 粒（150 mg），每日 2 次。应维持终身治疗。

（2）特殊人群

①存在出血风险的患者：增加出血风险的因素，如年龄≥75 岁、中度肾功能不全［肌酐清除率（CrCL）为 30～50 ml/min］，或接受强效 P – 糖蛋白（P – gp）抑制药联合治疗、抗血小板药物联合治疗，或之前曾发生胃肠道出血等。对于存在上述 1 种或多种风险因素的患者，医生可考虑将患者的每日剂量减少为 220 mg，即每次给予胶囊 1 粒（110 mg），每日 2 次。

②肾功能不全患者：在开始本品治疗前应通过计算肌酐清除率对肾功能进行评估，并以此排除重度肾功能不全的患者（即 CrCL＜30 ml/min）。尚无数据支持在重度肾功能不全患者（CrCL＜30 ml/min）中用药，不推荐在这些人群中给予本品治疗。轻度、中度肾功能不全患者无须调整剂量；对于中度肾功能不全患者（CrCL 为 30～50 ml/min），应当每年至少进行一次肾功能评估。在治疗过程中，当存在肾功能可能出现下降或恶化的临床状况时（如血容量不足、脱水，以及有一些特定的合并用药），应当对肾功能进行评估。达比加群可经透析清除，临床试验中该方法应用于临床的经验有限。

③老年患者：80 岁及以上年龄的患者，治疗剂量为每日 220 mg，即每次胶囊 1 粒（110 mg），每日 2 次。在老年人中开展的药代动力学研究显示，与年龄相关的肾功能下降的患者中，药物暴露会增加。由于肾功能损害在老年患者（＞75 岁）中很常见，在开始本品治疗前应通过计算肌酐清除率对肾功能进行评估，并以此排除重度肾功能不全的患者（即 CrCL＜30 ml/min）。参见肾功能不全患者的用法与用量。

④与其他药物的转换治疗：从本品转换为肠道外抗凝治疗，应在本品末次给药 12 h 之后进行；从肠道外抗凝治疗转换为本品治疗，应在下一次治疗时间前 2 h 内服用本品；如果患者正在接受维持治疗（如静脉给予普通肝素），则应在停药时服用本品。从维生素 K 拮抗药转换为本品治疗，应停用维生素 K 拮抗药；当 INR＜2.0 时，可立即给予本品治疗；从本品转换为维生素 K 拮抗药治疗，应当根据患者的肌酐清除率决定何时开始维生素 K 拮抗药（VKA）治疗；当 CrCL≥50 ml/min 时，在达比加群酯停药前 3 d 开始给予 VKA 治疗；当 30 ml/min≤CrCL＜50 ml/min 时，在达比加群酯停药前 2 d 给予 VKA 治疗。

⑤心脏复律：心脏复律过程中，可维持本品治疗。

⑥遗漏服药：若距下次用药时间大于 6 h，仍能服用本品漏服的剂量；如果距下次用药不足 6 h，则应忽略漏服的剂量。不可为弥补漏服剂量而使用双倍剂量的药物。

【剂型与规格】胶囊剂：110 mg，150 mg。

5. 利伐沙班

【适应证】

（1）用于择期髋关节或膝关节置换手术的成年患者，以预防静脉血栓栓塞症（VTE）。

（2）用于治疗成人深静脉血栓形成（DVT）和肺栓塞（PE），降低起始治疗 6 个月后有深静脉血栓形成和肺栓塞复发的风险。

（3）用于具有一种或多种危险因素（如充血性心力衰竭、高血压、年龄≥75 岁、糖尿病、卒中或短暂性脑缺血发作病史）的非瓣膜性心房颤动成年患者，以降低卒中和全身性栓塞的风险。在使用华法林治疗控制良好的条件下，与华法林相比，利伐沙班在降低卒中及全身性栓塞风险方面的相对有效性的数据有限。

【注意事项】

（1）与其他抗凝血药一样，谨慎观察服用利伐沙班的患者，以发现出血体征。建议在出血风险较高的情况下谨慎使用。在决定是否为具有较高出血风险的患者应用利伐沙班时，必须权衡血栓栓塞事件的风险与出血的风险。对于任何不明原因的血红蛋白或血压降低都应寻找出血部位。如果发生严重出血，必须停用利伐沙班。

（2）在无充分的替代抗凝治疗的情况下，提前停用任何口服抗凝血药包括利伐沙班，将使血栓栓塞事件风险升高。

（3）尚无针对利伐沙班的特异性的拮抗药。

（4）在采用硬膜外麻醉或脊椎穿刺时，接受抗血栓药预防血栓形成并发症的患者有发生硬膜外或脊椎血肿的风险。对于硬膜外导管的取出，基于一般药代动力学特性，至少 2 倍半衰期，即年轻患者利伐沙班末次给药至少 18 h 后，老年患者至少 26 h 后才能取出，取出导管至少 6 h 后才能服用利伐沙班。如果进行了创伤性穿刺，利伐沙班给药需延迟 24 h。

（5）避免在 CrCL＜30 ml/min 的患者中使用利伐沙班。服用利伐沙班期间发生急性肾衰竭的患者必须停止治疗。

（6）在合并使用影响止血作用药物（如 NSAIDs、阿司匹林、血小板聚集抑制药）的患者中，需小心用药；对于存在溃疡性胃肠疾病发生风险的患者，应考虑采取适当的预防性治疗。不推荐以下出血风险较高的患者使用利伐沙班：先天性或获得性出血性疾病、未控制的严重高血压、其他不伴活动性溃疡但可导致出血并发症的胃肠道疾病（如炎症性肠病、食管炎、胃炎和胃食管反流）、血管源性视网膜病、支气管扩张症或有肺出血病史患者。

【用法与用量】口服。利伐沙班 10 mg 可与食物同服，也可以单独服用；利伐沙班 15 mg 或 20 mg（片剂）应与食物同服。

（1）预防择期髋关节或膝关节置换手术成年患者的静脉血栓形成：推荐剂量为口服利伐沙班 10 mg，每日 1 次。如伤口已止血，首次用药时间应在手术后 6～10 h；对于接受髋关节大手术的患者，推荐治疗疗程为 35 d；对于接受膝关节大手术的患者，推荐治疗疗程为 12 d；如果发生漏服，患者应立即服用利伐沙班，并于次日继续每日服药 1 次。

（2）治疗 DVT 和 PE，降低 DVT 和 PE 复发的风险：急性 DVT 或 PE 的起始治疗推荐剂量是前 3 周 15 mg，每日 2 次，之后维持治疗及降低 DVT 和 PE 复发风险的剂量是 20 mg，每日 1 次。在谨慎评估治疗获益与出血风险之后，应根据个体情况确定治疗持续时间。应基于一过性危险因素（如近期接受手术、创伤、制动）进行短期治疗（至少 3 个月），并应基于永久性危险因素或者特发性 DVT 或 PE 进行长期治疗。如果在 15 mg 每日 2 次治疗期间（第 1～21 日）发生漏服，患者应立即服用利伐沙班，以确保每日服用 30 mg 利伐沙班，这种情况下可能需要一次服用 2 片（15 mg 的片剂）。之后，应依照用药建议继续接受常规的 15 mg 每日 2 次给药；如果在 20 mg 每日 1 次治疗期间（第 22 日和以后）发生漏服，患者应立即服用利伐沙班，之后应依照推荐剂量继续接受每日 1 次给药。不应为了弥补漏服的剂量而在一日之内将剂量加倍。

（3）用于非瓣膜性心房颤动成年患者，以降低卒中和全身性栓塞的风险：推荐剂量是 20 mg，每日 1 次，该剂量同时也是最大推荐剂量；对于低体重和高龄（＞75 岁）的患者，医生可根据患者的情况，酌情使用 15 mg，每日 1 次。在利伐沙班预防卒中和全身性栓塞的获益大于出血风险的情况下，应接受长期治疗。如果发生漏服，患者应立即服用利伐沙班，并于次日继续接受每日 1 次给药，不应为了弥补漏服的剂量而在一日之内将剂量加倍。

（4）因手术及其他干预治疗而停药：如果为了降低手术或其他干预过程的出血风险而必须停止抗凝治疗，则必须在干预前至少 24 h 停止使用利伐沙班，以降低出血风险。在决定是否将某个干预过程延迟至利伐沙班最后一次给药 24 h 后时，必须权衡出血风险的升高与干预治疗的紧迫性。考虑到利伐沙班起效快，在手术或其他干预过程之后，一旦确定已充分止血，应该立即重新使用利伐沙班。如果在手术干预期间或之后无法口服药物，考虑给予非口服抗凝血药。给药选择：对于不能整片吞服的患者，可在服药前将 10 mg、15 mg 或 20 mg 利伐沙班片压碎，与苹果酱混合后立即口服，在给予压碎的利伐沙班 15 mg 或 20 mg 片剂后，应当立即进食。通过鼻胃管（NG）或胃饲管给药：当确定胃管在胃内的位置后，也可将 10 mg、15 mg 或 20 mg 利伐沙班片压碎，与 50 ml 水混合成混悬液，通过鼻胃管或胃饲管给药；由于利伐沙班的吸收依赖于药物释放的部位，应避免在胃远端给药，因为在胃远端给药可能会使药物吸收下降，从而降低药物的暴露量；在给予压碎的利伐沙班 15 mg 或 20 mg 片剂后，应当立即通过肠内营养方式给予食物。压碎的 10 mg、15 mg 或 20 mg 利伐沙班片在水或苹果酱中可稳定长达 4 h。体外相容性研究表明，利伐沙班没有从混悬液中吸附至 PVC 或硅胶鼻胃管。

（5）从维生素 K 拮抗药（VKA）转换为利伐沙班：对降低卒中和全身性栓塞风险的患者，应停用 VKA，在国际标准化比值（INR）≤3.0 时，开始利伐沙班治疗；对治疗 DVT 和 PE、降低 DVT 和 PE 复发风险的患者，应停用 VKA，在国际标准化比值（INR）≤2.5 时，开始利伐沙班治疗。将患者接受的治疗从 VKA 转换为利伐沙班时，INR 值会出现假性升高，但并不是衡量利伐沙班抗凝活性的有效指标，因此，不建议使用 INR 来评价利伐沙班的抗凝活性。

（6）从利伐沙班转换为维生素 K 拮抗药（VKA）：利伐沙班转换为 VKA 期间可能出现抗凝不充分的情况。转换为任何其他抗凝血药的过程中都应确保持续充分抗凝作用。应注意利伐沙班可促进 INR 升高。对于从利伐沙班转换为 VKA 的患者，应联用 VKA 和利伐沙班，直至 INR≥2.0。在转换期的前两日，应使用 VKA 的标准起始剂量，随后根据 INR 检查结果调整 VKA 的给药剂量。患者联用利伐沙班与 VKA 时，检测 INR 应在利伐沙班给药 24 h 后，下一次利伐沙班给药之前进行。停用利伐沙班后，至少在末次给药 24 h 后，可检测到可靠的 INR 值。

（7）从非口服抗凝血药转换为利伐沙班：对正在接受非口服抗凝血药的患者，非持续给药的（如皮下注射低分子肝素），应在下一次预定给药时停用非口服抗凝血药，并于 0～2 h 前开始服用利伐沙班；持续给药的（如普通肝素静脉给药），应在停药时开始服用利伐沙班。

（8）从利伐沙班转换为非口服抗凝血药：停用利伐沙班，并在利伐沙班下一次预定给药时间时给予首剂非口服抗凝血药。

（9）特殊人群：肾功能损害的患者中，对轻度肾功能损害（肌酐清除率为 50～80 ml/min）的患者，无须调整利伐沙班剂量；中度（肌酐清除率为 30～49 ml/min）或重度肾功能损害（肌酐清除率为 15～29 ml/min）患者，推荐下列剂量，即对于择期髋关节或膝关节置换术的成年患者预防静脉血栓形成时，有中度肾功能损害（肌酐清除率为 30～49 ml/min）患者无须调整剂量，避免在 CrCL＜30 ml/min 的患者中使用利伐沙班。用于治疗 DVT 和 PE、降低 DVT 和 PE 复发的风险时，前 3 周患者应接受剂量为 15 mg，每日 2 次；此后，推荐剂量为 20 mg，每日 1 次；如果评估得出患者的出血风险超过 DVT 及 PE 复发的风险，必须考虑将剂量从 20 mg 每日 1 次，降为 15 mg 每日 1 次。使用 15 mg 的建议基于 PK 模型，尚无临床研究。用于非瓣膜性心房颤动成年患者以降低卒中和全身性栓塞风险时，推荐剂量为 15 mg，每日 1 次，肌酐清除率＜15 ml/min 的患者避免使用利伐沙班。肝功能损害的患者中，有凝血异常和临床相关出血风险的肝病患者，包括达到 Child – Pugh B 级和 C 级的肝硬化患者，禁用利伐沙班，性别不同无须调整剂量。接受心脏复律的非瓣膜性心房颤动成年患者，需要心脏复律时患者可以开始或继续服用利伐沙班。

【剂型与规格】片剂：10 mg，15 mg，20 mg。

6. 阿哌沙班

【适应证】用于髋关节或膝关节择期置换术的成年患者，预防静脉血栓栓塞症（VTE）。

【注意事项】

（1）出血风险：阿哌沙班应慎用于伴有以下出血风险的患者，如先天性或获得性出血疾病、活动期胃肠道溃疡疾病、细菌性心内膜炎、血小板减少症、血小板功能异常、有出血性卒中病史、未控制的重度高血压，以及近期接受脑、脊柱或眼科手术。如果发生严重出血，应停用阿哌沙班。

（2）肾损害：轻度或中度肾损害患者无须调整剂量。重度肾损害（肌酐清除率为 15 ～ 29 ml/min）患者应谨用。不推荐肌酐清除率＜15 ml/min 的患者或透析患者服用阿哌沙班。

（3）肝损害：阿哌沙班禁用于伴有凝血异常和临床相关出血风险的肝病患者。不推荐重度肝损害的患者服用阿哌沙班。

（4）脊椎/硬膜外麻醉或穿刺：取出硬膜外或鞘内留置导管至少 5 h 后才能服用首剂阿哌沙班。尚无鞘内或硬膜外留置导管同时服用阿哌沙班的临床经验。如果有需要，根据 PK 数据，阿哌沙班末次服药与拔除导管之间应间隔 20 ～ 30 h（即 2 个半衰期），拔除导管前至少应停药 1 次。导管拔除后至少 5 h 才能服用阿哌沙班。

（5）髋骨骨折手术：不推荐这些患者服用阿哌沙班。

【用法与用量】口服：本品推荐剂量为一次 2.5 mg，每日 2 次，以水送服，不受进餐影响。首次服药时间应在手术后 12 ～ 24 h。在这个时间窗里决定服药具体时间点时，医生需同时考虑早期抗凝预防 VTE 的潜在益处和手术后出血的风险。

（1）对于接受髋关节置换术的患者，推荐疗程为 32 ～ 38 d。

（2）对于接受膝关节置换术的患者，推荐疗程为 10 ～ 14 d。

（3）如果发生一次漏服，患者应立即服用本品，随后继续每日服药 2 次。由注射用抗凝血药转换为本品治疗时，可从下次给药时间点开始（反之亦然）。

【剂型与规格】片剂：2.5 mg。

【同步练习】

一、A 型题（最佳选择题）

1. 肝素类药物过量时，用于解救的药物是（　　　）

A. 氨甲环酸　　　　　B. 酚磺乙胺　　　　　C. 维生素 K_1　　　　　D. 鱼精蛋白

E. 血凝酶

本题考点：鱼精蛋白是碱性蛋白质，分子中含有强碱性基团，可特异性拮抗肝素的抗凝作用，有效地对抗肝素、低分子肝素过量引起的出血。

2. 服用华法林初期，应该每日检测凝血指标，将国际标准化比值（INR）目标值控制在（　　）

A. 2.0～3.0　　　　B. 3.0～4.0　　　　C. 4.0～5.0　　　　D. 5.0～6.0

E. 7.0～8.0

本题考点：华法林的吸收、代谢及药效受食物、基因、疾病状态等多因素影响，因此，使用期间需监测 PT 及 INR。在华法林治疗初期应每日监测 INR（INR 目标值为 2.0～3.0），稳定至少 2 d 后可每周服用 2～3 次至第 4 周，以后可每月监测 1 次。

3. 属于凝血因子 Xa 直接抑制药的抗凝血药是（　　）

A. 依诺肝素　　　　B. 肝素　　　　　　C. 华法林　　　　　D. 利伐沙班

E. 达比加群酯

本题考点：抗凝血药的分类：①维生素 K 拮抗药，代表药物为华法林；②肝素类，代表药物为普通肝素及依诺肝素；③直接凝血酶抑制药，代表药物为达比加群酯；④凝血因子 Xa 抑制药，代表药物为利伐沙班、阿哌沙班。

4. 治疗指数窄，使用过程中应监测国际标准化比值（INR），并将其稳定控制在 2.0～3.0 的药物是（　　）

A. 华法林　　　　　B. 肝素　　　　　　C. 依诺肝素　　　　D. 氯吡格雷

E. 达比加群酯

本题考点：华法林的吸收、代谢及药效受食物、基因、疾病状态等多因素影响，因此使用期间需监测 PT 及 INR。在华法林治疗初期应每日监测 INR（INR 目标值为 2.0～3.0），稳定至少 2 d 后可每周服用 2～3 次至第 4 周，以后可每月监测 1 次。

5. 鱼精蛋白可用于救治（　　）

A. 肝素过量导致的出血　　　　　　　　B. 吗啡过量导致的呼吸抵制

C. 华法林过量导致的出血　　　　　　　D. 异烟肼中毒导致的神经毒性

E. 达比加群酯过量导致的出血

本题考点：鱼精蛋白是碱性蛋白质，分子中含有强碱性基团，可特异性拮抗肝素的抗凝作用，有效地对抗肝素、低分子肝素过量引起的出血。

6. 属于直接凝血酶抑制药的抗凝血药是（　　）

A. 依诺肝素　　　　B. 肝素　　　　　　C. 华法林　　　　　D. 利伐沙班

E. 达比加群酯

本题考点：抗凝药的分类：①维生素 K 拮抗药，代表药物为华法林；②肝素类，代表药物为普通肝素及依诺肝素；③直接凝血酶抑制药，代表药物为达比加群酯；④凝血因子 Xa 抑制药，代表药物为利伐沙班、阿哌沙班。

7. 对凝血的各环节均有作用，可防止急性血栓形成，可作为对抗血栓的首选药物是（　　）

A. 肝素　　　　　　B. 维生素 K　　　　C. 阿司匹林　　　　D. 链激酶

E. 华法林

本题考点：肝素类药物起效迅速，其在体内、体外均可阻止血液凝固，对凝血的各环节均有作用，临床中将其作为对抗血栓的首选药物。

8. 仅在体内有抗凝血作用的药物是（　　　）

A. 阿替普酶　　　　　B. 华法林　　　　　　C. 肝素　　　　　　D. 维生素 K

E. 氯吡格雷

本题考点： 可抑制血小板聚集和释放的药物是氯吡格雷。只在体内有抗凝血作用的药物是华法林。在体内、体外均有抗凝血作用的药物是肝素。维生素 K 是促凝血药，阿替普酶、尿激酶、链激酶是纤维蛋白溶解药，具有溶栓作用。

9. 阻止肝氢醌型维生素 K 生成的抗凝血药是（　　　）

A. 肝素　　　　　　　B. 链激酶　　　　　　C. 双嘧达莫　　　　D. 华法林

E. 噻氯匹定

本题考点： 华法林的分子结构与维生素 K 相似，可竞争性抑制维生素 K 环氧化物还原酶，妨碍维生素 K 环氧化物转变为氢醌形式，导致凝血因子 II、VII、IX、X 的 γ - 羧化作用不能完成，只能产生无凝血活性的 II、VII、IX、X 因子前体，从而发挥抗凝作用。

二、B 型题（配伍选择题）

A. 华法林　　　　　　B. 依诺肝素　　　　　C. 氨甲环酸　　　　D. 达比加群酯

E. 利伐沙班

10. 可抑制维生素 K 环氧化酶活性的抗凝血药是（　　　）

11. 可直接抑制凝血因子 Xa，并与抗凝血酶 III 结合的抗凝血药是（　　　）

本题考点： 抗凝血药的分类：①维生素 K 拮抗药，代表药物为华法林；②肝素类，代表药物为普通肝素及依诺肝素；③直接凝血酶抑制药，代表药物为达比加群酯；④凝血因子 Xa 抑制药，代表药物为利伐沙班、阿哌沙班。氨甲环酸属于促凝血药。

三、X 型题（多项选择题）

12. 与其他抗凝血药相比，凝血因子 Xa 抑制药具有的药理作用特点包括（　　　）

A. 直接作用、选择性高　　　　　　　　　B. 血浆半衰期长

C. 治疗窗宽，无须监测 INR　　　　　　　D. 肾功能不全患者用后出血风险低

E. 抗凝作用强，且不影响已经形成的凝血酶活性

本题考点： 直接凝血因子 Xa 抑制药具有以下优点：①作用直接、选择性高，通过竞争性地与因子 Xa 的活性位点结合，从而对游离和结合的因子 Xa、凝血酶原活性造成可逆性的抑制；②抗凝血作用强大，不干扰已生成的凝血酶的正常生理功能，保留足够的凝血酶活性以激活血小板；③在抑制凝血酶生成和活化凝血瀑布中扮演者重要角色，在凝血瀑布上游抑制凝血因子能产生更强的抗凝作用；④治疗窗宽，无须监测 INR；⑤对肾依赖性小于凝血酶抑制药，因此，肾功能不全者使用后出血风险较小；⑥血浆半衰期均较长，每日仅服用 1～2 次。

13. 对于抗凝血药，下列说法正确的是（　　　）

A. 肝素代谢迅速，轻微超量停用即可；严重超量则使用鱼精蛋白予以拮抗

B. 依诺肝素禁止肌内注射

C. 一旦发生用药过量而导致出血，应立即使用特异性拮抗药——Praxbind（idarucizumab）对抗达比加群酯的抗凝作用

D. 华法林起效慢，治疗窗窄，应根据凝血酶原时间调整剂量，将 INR 维持在 2.0～3.0

E. 利伐沙班用药过量可导致出血并发症，尚无特异解毒药

本题考点：抗凝血药使用时的注意事项。

参考答案：1. D 2. A 3. D 4. A 5. A 6. E 7. A 8. B 9. D 10. A 11. E
12. ABCDE 13. ABCDE

三、溶血栓药

【复习指导】本部分内容为历年常考考点。重点掌握溶血栓药的分类及作用特点；掌握溶血栓药的药物相互作用及注意事项；熟悉溶血栓药的典型不良反应及用药监护。

（一）药理作用和临床评价

1. 分类和作用特点

（1）尿激酶：直接作用于内源性纤维蛋白溶解系统，能催化、裂解纤溶酶原成纤溶酶，后者不仅能降解纤维蛋白凝块，亦能降解血循环中的纤维蛋白原、凝血因子V和凝血因子Ⅷ等，从而发挥溶栓作用。尿激酶对新生成的血栓起效快、效果好。本品在静脉滴注后，患者体内纤溶酶活性迅速上升，15 min 达高峰，半衰期为 20 min，停药数小时后溶栓作用消失。

（2）链激酶：溶栓作用无选择性，降解纤维蛋白凝块，降解纤维蛋白原和其他血浆蛋白。本品静脉给药，进入体内后迅速分布全身，15 min 后主要分布在肝（34%）、肾（12%）、胃（7.3%），在血浆中的浓度呈指数衰减。链激酶输注后可产生抗体，在 5 d 至 1 年内重复给药其效能可能降低，故 1 年内避免重复给药。

（3）阿替普酶（重组组织型纤维蛋白溶酶原激活药）：一种糖蛋白，可直接激活纤溶酶原转化为纤溶酶，选择性地激活血栓部位的纤溶酶原。本品可从血循环中迅速清除，主要经肝代谢。相对血浆 α 半衰期（$t_{1/2}\alpha$）是 4～5 min，这意味着 20 min 后，血浆中本品的含量不到最初值的 10%。

2. 典型不良反应和禁忌证

（1）常见不良反应为表浅部位的出血（主要发生在穿刺部位、黏膜和皮肤），也可表现为内脏出血（消化道出血、脑出血、咯血、泌尿生殖器出血、腹膜后出血等），严重出血患者需要输血，甚至导致死亡。严重出血发生率为 1%～5%，其中脑出血风险一般<1%。一旦发生严重出血必须立即停止输注，必要时给予新鲜血液或红细胞、纤维蛋白原等。偶见GPT 升高、黄疸、溶血性贫血；溶栓后可发生继发性栓塞，如脑栓塞、肺栓塞、胆固醇栓塞。

（2）禁忌证：活动性内脏出血（月经除外）、急性颅内出血、既往有出血性脑卒中病史、1 年内有缺血性脑卒中或脑血管事件、颅内肿瘤、可疑主动脉夹层、严重且不能控制的高血压、1 个月有外伤或择期手术者、动静脉畸形或动脉瘤、不能实施压迫止血的血管穿刺、活动性消化性溃疡、出血性视网膜病变、严重肝肾功能障碍、感染性心内膜炎、食管静脉曲张、凝血功能障碍及较长时间心肺复苏等患者禁用。

3. 具有临床意义的药物相互作用

（1）使用溶血栓药后是否使用肝素类药物维持疗效由医生决定，可皮下注射低分子肝素。若肝素静脉滴注，需监测激活的部分凝血活酶时间以调整剂量。

（2）链激酶或尿激酶与阿司匹林同时使用，治疗急性心肌梗死具有良好的效果，且不增

加严重出血的发生率。

（3）溶血栓药与香豆素类衍生物、口服抗凝血药、血小板聚集抑制药、普通肝素、低分子肝素和其他抑制凝血的药物同时使用，可增加出血危险。

（二）用药监护

1. 监测出血

（1）溶血栓药常见浅表部位出血，应用前应对患者的血细胞比容、血小板、凝血等进行测定，用药期间密切观察有无出血。

（2）妊娠期妇女、哺乳期妇女、大手术的患者，以及严重胃肠道出血患者等慎用。

（3）老年患者使用溶血栓药后脑出血的风险增加，用药前应权衡利弊。

（4）溶栓成功后可发生再灌注性心律失常，溶栓过程中必须严密监护，并给予相应处理。

（5）开始输注溶血栓药后应尽量减少不必要的穿刺，并避免肌内注射。

2. 监护溶血栓药的治疗时间窗

（1）超早期治疗的关键是抢救缺血性半暗带，早期治疗可恢复组织供血、修复和缩小脑梗死面积，采取脑保护措施减轻再灌注损伤。缺血性脑卒中的最佳溶栓治疗时间是症状发生后的 3 h 内，超过 6 h 的缺血性脑卒中患者可给予尿激酶。

（2）新形成的血栓较易溶解。

（三）常用药物的临床应用

1. 尿激酶

【适应证】本品主要用于血栓栓塞性疾病的溶栓治疗，包括以下几种情况。

（1）急性广泛性肺栓塞。

（2）胸痛 6～12 h 内的冠状动脉栓塞和心肌梗死。

（3）症状短于 3～6 h 的急性期脑血管栓塞。

（4）视网膜动脉栓塞和其他外周动脉栓塞症状严重的髂-股静脉血栓形成患者。

（5）也用于人工心脏瓣膜手术后预防血栓形成，保持血管插管和胸腔及心包腔引流管的通畅等。

溶栓的疗效均需后继的肝素抗凝加以维持。

【注意事项】

（1）应用本品前，应对患者进行血细胞比容、血小板计数、凝血酶时间（TT）、凝血酶原时间（PT）、活化部分凝血活酶时间（APTT）及优球蛋白溶解时间（ELT）的测定。TT 和 APTT 应小于 2 倍延长的范围内。

（2）用药期间应密切观察患者反应，如脉率、体温、呼吸频率和血压、出血倾向等，至少每 4 h 记录 1 次。

（3）静脉给药时，要求穿刺一次成功，以避免局部出血或血肿。

（4）静脉穿刺给药时，给药毕，应在穿刺局部加压至少 30 min，并用无菌绷带和敷料加压包扎，以免出血。

（5）下述情况使用本品会使风险增大，应权衡利弊后慎用本品，如近 10 d 内分娩、进行过组织活检、静脉穿刺、大手术的患者及严重胃肠道出血者；极有可能出现左心血栓的患者，如二尖瓣狭窄伴心房颤动；亚急性细菌性心内膜炎患者；继发于肝肾疾病而有出血倾向或凝血障碍的患者；妊娠妇女、脑血管疾病患者和糖尿病性出血性视网膜疾病患者。

（6）本品不得用酸性溶液稀释，以免药效下降。

【用法与用量】本品临用前应用 0.9% 氯化钠注射液或 5% 葡萄糖注射液配制。

（1）肺栓塞：初次剂量 4400 U/kg 体重，用 0.9% 氯化钠注射液或 5% 葡萄糖注射液配制，以 90 ml/h 的速度在 10 min 内滴完；其后以每小时 4400 U 的给药速度，连续静脉滴注 2 h 或 12 h。肺栓塞时，也可按体重 15000 U/kg 用 0.9% 氯化钠注射液配制后肺动脉内注入；必要时，可根据情况调整剂量，间隔 24 h 重复 1 次，最多使用 3 次。

（2）心肌梗死：建议用 0.9% 氯化钠注射液配制后，按 6000 U/min 的速度冠状动脉内连续滴注 2 h，滴注前应先行静脉给予肝素 2500～10 000 U。也可将本品按 200 万～300 万 U 配制后静脉滴注，45～90 min 滴完。

（3）外周动脉血栓：用 0.9% 氯化钠注射液配制本品（浓度 2500 U/ml），按 4000 U/min 的速度经导管注入血凝块，每 2 h 夹闭导管 1 次，可调整滴入速度为 1000 U/min，直至血块溶解。

（4）防治心脏瓣膜替换术后的血栓形成：血栓形成是心脏瓣膜术后最常见的并发症之一。可给予本品 4400 U/kg 体重，用 0.9% 氯化钠注射液配制后 10～15 min 滴完，然后以 4400 U/（kg·h）的速度静脉滴注维持，当瓣膜功能正常后即停止用药；如用药 24 h 仍无效或发生严重出血倾向应停药。

（5）脓胸或心包积脓：常用抗生素和脓液引流术治疗。引流管常因纤维蛋白形成凝块而阻塞引流管，此时可经胸腔或心包腔内注入灭菌注射用水配制的本品 10 000～250 000 U（浓度为 5000 U/ml），既可保持引流管通畅，又可防止胸膜或心包粘连或形成心包缩窄。

（6）眼科应用：用于溶解眼内出血引起的前房血凝块，使血块崩解，有利于手术取出。常用剂量为 5000 U，用 2 ml 生理盐水配制冲洗前房。

【剂型与规格】注射用粉针剂：500 U，5000 U，1 万 U，2 万 U，5 万 U，10 万 U，20 万 U，25 万 U，50 万 U，150 万 U，250 万 U。

2. 链激酶

【适应证】急性心肌梗死等血栓性疾病。

【注意事项】

（1）急性心肌梗死溶栓治疗应尽早开始，争取发病 12 h 内开始治疗。

（2）本品使用前用 5% 葡萄糖注射液溶解，溶解液应在 4～6 h 内使用。

（3）用链激酶后 5 d 至 12 个月内不能用重组链激酶。

（4）用本品治疗血管再通后，发生再梗死，可用其他溶血栓药。

【用法与用量】急性心肌梗死静脉溶栓治疗：一般推荐本品 150 万 U 溶解于 5% 葡萄糖注射液 100 ml 中，静脉滴注 1 h。急性心肌梗死溶栓治疗应尽早开始，争取发病 12 h 内开始治疗。对于特殊患者（如体重过低或明显超重），医生可根据具体情况适当增减剂量（按 2 万 U/kg 体重计）。

【剂型与规格】注射用粉针剂：10 万 U，50 万 U，150 万 U。

3. 阿替普酶

【适应证】

（1）急性心肌梗死：对于症状发生 6 h 以内的患者，采取 90 min 加速给药法；对于症状发生 6～12 h 以内的诊断明确的患者，采取 3 h 给药法。本品已被证实可降低急性心肌梗死患者 30 d 病死率。

（2）血流不稳定的急性大面积肺栓塞：可能的情况下应借助客观手段明确诊断，如肺血管造影或非侵入性手段（如肺扫描等）。尚无证据显示对与肺栓塞相关的病死率和晚期发病率有积极作用。

（3）急性缺血性脑卒中：必须预先经过恰当的影像学检查排除颅内出血之后，在急性缺血性脑卒中症状发生后的 3 h 内进行治疗。

【注意事项】

（1）必须有足够的监测手段才能进行溶栓/纤维蛋白溶解治疗。只有经过适当培训且有溶栓治疗经验的医生才能使用本品，并且需有适当的设备来监测使用情况。

（2）本品没有重复用药的系统经验。

（3）老年患者颅内出血的危险增加，因此，对老年患者应仔细权衡使用本品的风险及收益。

（4）到目前为止，本品用于儿童和青少年的经验还很有限。

（5）如同其他所有溶血栓药，应该慎重权衡预期治疗收益和可能出现的危险。

（6）治疗急性心肌梗死和急性肺栓塞时的补充注意事项。本品的用量不应超过 100 mg，应确保本品的剂量遵从用法与用量中的规定；应该慎重权衡预期治疗收益和可能出现的危险，特别是对于收缩压高于 160 mmHg 的患者。

（7）合并 GP Ⅱ b/ Ⅲ a 阻滞药的治疗可增加出血的危险。

（8）治疗缺血性脑卒中时的补充注意事项。与治疗其他适应证相比，本品用于急性缺血性脑卒中治疗时颅内出血的风险明显增加。预先经阿司匹林治疗的患者可能有更大的脑出血的风险，在这种情况下，本品的用量不得超过 0.9 mg/kg 体重（最大剂量 90 mg）。如果症状发生已超过 3 h，则患者不得再用本品治疗。临床经验证明，应当在治疗过程中进行血压监测且需延长至 24 h，如果收缩压超过 180 mmHg 或舒张压高于 105 mmHg，建议进行静脉内抗高血压治疗。年龄在 80 岁以上、严重脑卒中（经临床诊断或影像学诊断）及血糖基础值小于 50 mg/dl 或大于 400 mg/dl 的患者，不得使用本品治疗。

（9）其他特殊注意事项。在本品溶栓后的 24 h 内不得使用血小板聚集抑制药治疗。

【用法与用量】应在症状发生后尽快给药。按以下指导剂量给药。无菌条件下将一小瓶阿替普酶（爱通立）干粉（10 mg、20 mg 或 50 mg）用注射用水溶解为 1 mg/ml 或 2 mg/ml 的浓度，使用阿替普酶（爱通立）20 mg 或 50 mg 包装中的移液套管完成上述溶解操作，如果是阿替普酶（爱通立）10 mg，则使用注射器。配制好的溶液应通过静脉给药。配制的溶液可用灭菌生理盐水注射液（0.9%）进一步稀释至 0.2 mg/ml 的最小浓度，但是不能继续使用灭菌注射用水或用糖类注射液（如葡萄糖）对配制的溶液作进一步稀释。本品不能与其他药物混合，既不能用于同一输液瓶也不能应用同一输液管道（肝素亦不可以）。在儿童和青少年中使用阿替普酶（爱通立）的经验还很有限，本品禁忌用于治疗儿童和青少年中的急性缺血性脑卒中患者。

（1）急性心肌梗死：对于在症状发生 6 h 以内的患者，采取 90 min 加速给药法，即 15 mg 静脉推注，随后 30 min 持续静脉滴注 50 mg，剩余的 35 mg 于 60 min 持续静脉滴注，直至最大剂量 100 mg。体重在 65 kg 以下的患者，15 mg 静脉推注，然后按 0.75 mg/kg 体重的剂量持续静脉滴注 30 min（最大剂量 50 mg），剩余的按 0.5 mg/kg 体重的剂量持续静脉滴注 60 min（最大剂量 35 mg）。对于症状发生 6～12 h 以内的患者，采取 3 h 给药法，即 10 mg 静脉推注，其后 1 h 持续静脉滴注 50 mg，剩余剂量每 30 min 持续静脉滴注 10 mg，至

3 h 末滴完，最大剂量为 100 mg。体重在 65 kg 以下的患者，给药总剂量不超过 1.5 mg/kg 体重，本品最大剂量为 100 mg。辅助治疗：抗血栓形成药物的辅助治疗需要依据目前治疗急性 ST 段抬高心肌梗死的国际指南上的推荐，除非有禁忌，症状发生后应尽快给予阿司匹林并维持终生使用。

（2）肺栓塞：本品 100 mg 应持续静脉滴注 2 h。最常用的给药方法为：10 mg 在 1～2 min 静脉推注，90 mg 在随后 2 h 持续静脉滴注。体重不足 65 kg 的患者，给药总剂量不应超过 1.5 mg/kg 体重。辅助治疗：静脉滴注本品后，当 APTT 值低于正常上限两倍时，应给予（或再次给予）肝素；肝素剂量应根据 APTT 值调整，需维持 APTT 值在 50～70 s（参考值的 1.5～2.5 倍）。

（3）急性缺血性脑卒中：治疗必须由神经科医生进行。推荐剂量为 0.9 mg/kg 体重（最大剂量为 90 mg），总剂量的 10% 先从静脉推入，剩余剂量在随后 60 min 持续静脉滴注，治疗应在症状发作后的 3 h 内开始。辅助治疗：在症状发生的最初 24 h 内，此治疗方案与肝素和阿司匹林合用的安全性和有效性尚未进行系统研究。在本品治疗后的 24 h 以内应避免使用阿司匹林或静脉给予肝素。若给予肝素以防治其他症状（如防止深静脉栓塞发生），则剂量不得超过 1 万 U，并由皮下注射给药。

【剂型与规格】注射用粉针剂：10 mg，20 mg，50 mg。

【同步练习】

一、A 型题（最佳选择题）

1. 给药后易产生抗体，5 d 至 1 年内重复给药疗效可能下降，1 年内不宜再次使用的溶血栓药是（　　）

A. 阿替普酶　　　　B. 瑞替普酶　　　　C. 尿激酶　　　　D. 链激酶

E. 降纤酶

本题考点：链激酶在输注后可产生抗体，5 d 至 1 年内重复给药其效能可能降低，故 1 年内避免重复给药。

2. 下列溶栓作用无选择性的药物是（　　）

A. 尿激酶　　　　B. 链激酶　　　　C. 瑞替普酶　　　　D. 阿替普酶

E. 血凝酶

本题考点：溶栓药的作用机制。①尿激酶直接作用于内源性纤维蛋白溶解系统，能催化裂解纤溶酶原成纤溶酶；②链激酶溶栓作用无选择性，降解纤维蛋白凝块，降解纤维蛋白原和其他血浆蛋白；③瑞普替酶和阿替普酶可直接激活纤溶酶原转化为纤溶酶，选择性地激活血栓部位的纤溶酶原；④血凝酶属于促凝血药。

3. 阿替普酶静脉滴注时的给药浓度是（　　）

A. 0.2 mg/ml　　　　B. 0.5 mg/ml　　　　C. 2 mg/ml　　　　D. 0.1 mg/ml

E. 1 mg/ml

本题考点：阿替普酶的配制步骤。首先，无菌条件下将阿替普酶用注射用水溶解为 1 mg/ml 或 2 mg/ml 的浓度；然后，将上述配制的溶液用灭菌生理盐水（0.9%）进一步稀释至 0.2 mg/ml 的最小浓度，但不能继续使用灭菌注射用水或用糖类注射液如葡萄糖对配制的溶液作进一步稀释。

二、B 型题（配伍选择题）

A. 3 h 内　　　　　B. 8 h 内　　　　　C. 12 h 内　　　　　D. 24 h 内
E. 48 h 内

4. 急性心肌梗死发作，应用阿替普酶溶栓的时间窗是在发病后（　　）

5. 急性缺血性脑卒中发作，应用阿替普酶溶栓的时间窗是在发病后（　　）

本题考点：阿替普酶的用法与用量及急性心肌梗死、急性缺血性脑卒中的治疗时间窗。

三、X 型题（多项选择题）

6. 关于溶血栓药的作用及临床应用的说法，正确的有（　　）

A. 尿激酶直接激活纤溶酶原为纤溶酶，分解纤维蛋白或纤维蛋白原

B. 溶血栓药应尽早使用，减少缺血组织的损伤

C. 阿替普酶选择性激活血栓部位的纤溶酶原，出血并发症少

D. 溶栓后肝素维持抗凝治疗

E. 有出血性脑卒中史、可疑主动脉夹层、颅内肿瘤等患者禁用

本题考点：溶血栓药的作用特点、注意事项及禁忌证。

7. 下列属于溶血栓药的是（　　）

A. 尿激酶　　　　　B. 链激酶　　　　　C. 阿替普酶　　　　　D. 血凝酶
E. 凝血酶

本题考点：溶血栓药的分类：链激酶、尿激酶、阿替普酶。血凝酶、凝血酶属于促凝血药。

参考答案： 1. D　2. B　3. A　4. C　5. A　6. ABCE　7. ABC

四、抗血小板药

【复习指导】本部分内容为历年高频考点。重点掌握抗血小板药的分类及作用特点；掌握抗血小板药的药物相互作用及注意事项，熟悉抗血小板药的典型不良反应及用药监护。

（一）药理作用和临床评价

1. 分类和作用特点

（1）环氧酶抑制药：代表药物为阿司匹林。阿司匹林使血小板的环氧化酶乙酰化，抑制血小板血栓素 A_2（TXA_2）的生成，从而不可逆地抑制血小板聚集。阿司匹林对腺苷二磷酸或肾上腺素诱导的 II 相聚集也有阻断作用，减少血栓形成。阿司匹林抑制血小板聚集和防止血栓形成的同时，也起到阻断前列腺素合成的作用，后者也是引起胃黏膜刺激的主要原因，严重时可引起胃、十二指肠消化性溃疡、出血。

（2）磷酸腺苷 P2Y12 受体阻滞药：代表药物为氯吡格雷、替格瑞洛。磷酸腺苷 P2Y12 受体阻滞药选择性地抑制腺苷二磷酸（ADP）与血小板 P2Y12 受体的结合，从而抑制血小板聚集。暴露于磷酸腺苷 P2Y12 受体阻滞药的血小板的剩余寿命（为 7～10 d）受到影响，而血小板正常功能的恢复速率同血小板的更新一致。氯吡格雷是前体药物，须通过 CYP450 酶代谢，生成能抑制血小板聚集的活性代谢物，其活性代谢产物对磷酸腺苷 P2Y12 受体的阻滞作用不可逆。替格瑞洛不需要通过代谢激活，其对磷酸腺苷 P2Y12 受体的阻断作用直接、迅速、可逆，且其代谢产物也有阻断磷酸腺苷 P2Y12 受体的作用。

（3）磷酸二酯酶抑制药：代表药物为双嘧达莫。双嘧达莫可抑制磷酸二酯酶，使血小板内环腺苷酸（cAMP）增多而抑制血小板的聚集；同时双嘧达莫可抑制 TXA_2 形成而产生抗血栓作用。

（4）整合素受体阻滞药：代表药物为替罗非班。替罗非班是一种高选择性的、可逆的、非肽类的血小板整合素受体阻滞药（血小板膜蛋白 II b/III a 受体阻滞药）。血小板整合素受体是一种与血小板聚集过程相关的主要的血小板表面受体，而盐酸替罗非班则通过拮抗此受体而阻止纤维蛋白原与膜蛋白 II b/III a 结合，从而妨碍血小板的交联及血小板的聚集。5 min 推注并维持输注替罗非班即可快速达到近乎最大限度的抗血小板作用，但停止输注本品后，血小板功能则迅速恢复到基线水平。

2. 典型不良反应和禁忌证

（1）阿司匹林

①不良反应：主要不良反应表现为大剂量长期服用增加出血倾向，如血肿、鼻衄、泌尿生殖器出血、牙龈出血；胃肠道不适，如消化不良、腹部疼痛等；少见特异体质患者出现荨麻疹、皮疹、瘙痒症、哮喘等过敏反应。

②禁忌证：有水杨酸盐或含水杨酸物质及其他非甾体抗炎药诱导哮喘病史患者、急性胃肠道溃疡及出血体质患者（如血友病、活动性出血、血小板减少患者），以及严重的肝肾功能损害、严重的心功能损害、与氨甲蝶呤（剂量为每周 15 mg 或更多）联用等患者禁用。妊娠的最后 3 个月禁用。

（2）磷酸腺苷 P2Y12 受体阻滞药

①不良反应：主要不良反应十分常见出血，如颅内出血、皮肤出血、穿刺部位血肿、胃肠道出血、注射部位出血，以及粒细胞缺乏、白细胞及中性白细胞计数减少、血小板计数减少性紫癜、再生障碍性贫血、胃灼热、胃肠道黏膜溃疡。

②禁忌证：严重的肝损害、肾功能不全或尿路结石及活动性病理性出血，如消化性溃疡或消化道出血、出血体质患者禁用。

（3）双嘧达莫

①不良反应：常见的不良反应有呕吐、腹泻、头痛、头晕、脸红、皮疹和瘙痒，罕见心绞痛和肝功能不全；长期大量应用可致出血倾向；用于治疗缺血性心脏病时，可能发生"冠状动脉窃血"，导致病情恶化。

②禁忌证：有出血病史、妊娠及哺乳期妇女和计划妊娠者及休克患者禁用。

（4）替罗非班

①不良反应：十分常见动脉出血、颅内出血、胃肠出血等出血倾向；偶见皮疹、荨麻疹、血压降低。

②禁忌证：禁用于动静脉畸形、动脉瘤、有活动性内出血、颅内肿瘤及颅内出血病史的患者；也禁用于因输注盐酸替罗非班而导致血小板减少的患者。

3. 具有临床意义的药物相互作用

（1）阿司匹林与抗凝血药，如香豆素衍生物、肝素合用可增加出血风险；阿司匹林与促尿酸排泄药，如丙磺舒、磺吡酮同时使用，减弱促尿酸排泄药的药理作用（竞争肾小管尿酸的排除）；阿司匹林与抗糖尿病药，如胰岛素、磺酰脲类同时使用，增加抗糖尿病药的降糖效果；布洛芬会妨碍阿司匹林对血小板的不可逆的抑制作用，具有心血管风险的患者使用布洛芬可导致阿司匹林的心血管保护作用减弱；阿司匹林与对乙酰氨基酚长期、大量联合使用，可引起肾病变；高剂量阿司匹林与其他含水杨酸盐合用，可增加溃疡和胃肠道出血的风险；利尿药与高剂量阿司匹林合用时，通过抑制前列腺素而减少肾小球滤过；糖皮质激素治疗过程中会降低血液中水杨酸的浓度，且由于皮质激素加快水杨酸的消除，因此，皮质激素治疗结束后会增加水杨酸过量的风险；阿司匹林与氨甲蝶呤（剂量为每周 15 mg 或更多）合用会增加氨甲蝶呤的血液毒性（水杨酸竞争性抑制氨甲蝶呤与血浆蛋白的结合，减少氨甲蝶呤的肾清除），应禁止联合使用。

（2）氯吡格雷由 CYP2C19 代谢为活性代谢物，使用抑制此酶活性的药物将导致氯吡格雷活性代谢物水平的降低，因此不推荐联合使用强效或中度 CYP2C19 抑制药（如奥美拉唑），如确实需要将氯吡格雷与 PPI 制剂联用，建议选择对 CYP2C19 作用小的泮托拉唑、雷贝拉唑。因能增加出血强度，不提倡氯吡格雷与其他抗凝血药、溶血栓药合用。

（3）替格瑞洛主要经 CYP3A4 代谢，CYP3A4 强效抑制药（酮康唑、伊曲康唑、伏立康唑、克拉霉素、奈法唑酮、利托那韦、沙奎那韦、奈非那韦、茚地那韦、阿扎那韦和泰利霉素等）会增加替格瑞洛的暴露而增加出血风险，因此应禁止联合使用；利福平、地塞米松、苯妥英、卡马西平和苯巴比妥等 CYP3A4 诱导药会降低替格瑞洛的暴露而影响疗效，因此应避免联合使用；辛伐他汀、洛伐他汀也通过 CYP3A4 代谢，替格瑞洛可使其血清浓度升高，在与替格瑞洛合用时，辛伐他汀、洛伐他汀的给药剂量不得大于 40 mg；替格瑞洛和地高辛联合用药可使后者的 C_{max} 增加 75% 和 AUC 增加 28%，因此建议替格瑞洛与治疗指数较窄的 P－gp 依赖性药物（如地高辛、环孢素）联合使用时，应进行适当的临床和实验室监测。

（4）双嘧达莫与阿司匹林有协同抗血小板作用，其与阿司匹林合用时，剂量可减至每日 100～200 mg；与链激酶、尿激酶、丙戊酸钠、非甾体抗炎药联合使用，可增加出血发生的危险；与肝素、香豆素、头孢孟多、普卡霉素等同时应用，可加重低凝血酶原血症，导致出血。

（5）替罗非班与肝素或阿司匹林合用，对抗凝血/抗血小板有协同作用，但有可能使出血率增加；与伊洛前列素合用，发生出血危险的概率增大。

（二）用药监护

1. 阿司匹林

（1）注意阿司匹林所致的消化道黏膜损伤。消化道黏膜损伤是阿司匹林最常见的不良反应，口服阿司匹林对消化道黏膜有直接刺激作用，常常引起上腹部不适、消化不良、厌食、恶心、呕吐、胃痛等症状。长期服用时可引起糜烂性胃炎、溃疡或消化道出血、穿孔。因此，如何预防消化道出血应引起人们的重视。

①识别高危人群。

②长期联合服用阿司匹林、氯吡格雷及华法林时，应将阿司匹林剂量降至最低（每日 75～100 mg）。

③注意监测出血，定期检测凝血常规。

④服用前宜先筛查与根除幽门螺杆菌（Hp），合并 Hp 感染患者更易发生消化道出血。

⑤预防性服用胃黏膜保护药或抑酸药，如硫糖铝、米索前列醇、西咪替丁、雷尼替丁、泮托拉唑、奥美拉唑等。

⑥优先选用肠溶衣型或缓释型阿司匹林，这样可大大降低阿司匹林对消化道黏膜的局部直接刺激作用。

⑦对难以耐受阿司匹林患者、高胆固醇血症患者、糖尿病患者和以前进行过心脏手术患者，可使用氯吡格雷进行替代治疗。

（2）正视阿司匹林抵抗。阿司匹林是目前循证医学证据最多的防治心脑血管疾病的基本药物，但随着阿司匹林临床应用的普及，不少患者即使长期服用阿司匹林也仍出现心脑血管血栓栓塞事件，即阿司匹林抵抗（AR），AR 在人群中的发生率为 5%～45%。各种因素及途径均对阿司匹林抵抗有影响，包括基因多态性［环氧酶基因多态性、ADP 受体基因的多态性、血小板膜糖蛋白（GPⅡb/Ⅲa）受体基因多态性］、阿司匹林的剂量与剂型、药物间的互相作用、代谢性疾病等。因此，应对 AR 应从以下几个方面做起。

①规范阿司匹林应用的剂量，最佳剂量为每日 75～100 mg。

②尽量避免同服其他影响阿司匹林疗效的药物，尤其是其他非甾体抗炎药，如布洛芬等。

③控制血压（140/90 mmHg 及以下）、血糖、血脂达标。

④尽量服用阿司匹林肠溶制剂。

⑤对 2 型糖尿病、血脂异常患者注意筛查胰岛素抵抗、肥胖等因素的干扰。

⑥提高用药依从性，实施个体化治疗。

⑦联合抗血小板治疗。

2. 磷酸腺苷 P2Y12 受体阻滞药

（1）警惕潜在的药物相互作用可抵消氯吡格雷的心血管保护作用。氯吡格雷与 PPI 长期联合使用会增加心血管不良事件（增加 50%）。药师应采用以下监护。

①应用氯吡格雷时避免使用 PPI 如奥美拉唑，必要时选择对 CYP2C19 代谢酶影响较小的雷贝拉唑、泮托拉唑或组胺 H_2 受体阻滞药或胃黏膜保护药米索前列醇、硫糖铝。

②两种药应该至少间隔 2 个半衰期服用，或早上使用氯吡格雷，睡前使用 PPI。

③选择不经 CYP2C19 代谢、不受 PPI 影响的抗血小板药替格瑞洛替代。

（2）正视抗血小板"抵抗"现象。常规剂量氯吡格雷治疗患者有 4%～30% 血小板"抵抗"现象，这种抵抗现象受基因、药物相互作用等影响。应对措施如下。

①氯吡格雷的抗血小板作用呈显著的剂量依赖性，应该适当增大剂量，或 PCI 术前给予负荷剂量——600 mg，继以每日维持剂量——75 mg。相对于常规剂量来说，600 mg 的负荷剂量可更快速、有效地抑制血小板聚集，降低非 ST 段抬高心肌梗死患者终点事件发生的风险。

②联合使用整合素受体阻滞药替罗非班等，直接阻断血小板活化、黏附、聚集的最后通路。

③应用极少经 CYP2C19 代谢的普拉格雷或替格瑞洛。

④应用氯吡格雷时避免使用 PPI，必要时选择对 CYP2C19 代谢酶影响较小的雷贝拉唑、泮托拉唑或组胺 H_2 受体阻滞药或胃黏膜保护药米索前列醇、硫糖铝。

（3）对择期手术患者需权衡抗血小板药的应用。

①抗血小板药的药理作用持续时间与血药浓度无关，而与血小板在血液中存活的半衰期（7～10 d）有关。准备行择期手术、且不需要抗血小板处理的患者，在术前 7 d 暂停使用抗血小板药，否则易导致术中出血或穿刺部位血肿等。

②因外伤、手术等导致出血风险增加的患者，禁止使用抗血小板药，以减少患者的出血量。

3. 替罗非班

（1）监测出血反应。因为创伤、外科手术、病理性活动性出血等会导致患者出血风险增加，因此，此类患者应该慎用。在用药过程中定期监测血常规。

（2）注意与抗凝血药、中药饮片的联合应用。与肝素、阿加曲班、阿司匹林、尿激酶等抗凝血药/抗血小板药/溶血栓药联合应用，增加出血风险；与具有活血化瘀功能的中药饮片，如当归、三七、鸡血藤、红花、白果（银杏）、蒲公英、黄芪、黄芩、益母草、丹参、丁香油、大黄等联合使用，可增加出血风险。

（三）常用药物的临床应用

1. 阿司匹林

【适应证】阿司匹林对血小板聚集有抑制作用，因此阿司匹林肠溶片适应证如下。

（1）降低急性心肌梗死疑似患者的发病风险。

（2）预防心肌梗死复发。

（3）中风的二级预防。

（4）降低短暂性脑缺血发作（TIA）及其继发脑卒中的风险。

（5）降低稳定型和不稳定型心绞痛患者的发病风险。

（6）动脉外科手术或介入手术后，如经皮冠状动脉腔内成形术（PTCA）、冠状动脉旁路移植术（CABG）、颈动脉内膜切除术、动静脉分流术。

（7）预防大手术后深静脉血栓和肺栓塞。

（8）降低心血管危险因素者（冠心病家族史、糖尿病、血脂异常、高血压、肥胖、抽烟史、年龄大于 50 岁者）心肌梗死发作的风险。

【注意事项】下列情况时使用阿司匹林应谨慎。

（1）对镇痛药/抗炎药/抗风湿药过敏，或存在其他过敏反应。

（2）有胃十二指肠溃疡病史，包括慢性溃疡、复发性溃疡、胃肠道出血病史。

（3）与抗凝血药合用。

（4）对于肾功能或心血管循环受损的患者（如肾血管疾病、充血性心力衰竭、血容量不足、大手术、败血症或严重出血性事件），阿司匹林可能进一步增加肾受损和急性肾衰竭的风险。

（5）对于严重葡萄糖－6－磷酸脱氢酶（G－6－PD）缺乏症患者，阿司匹林可能诱导溶血或者溶血性贫血，可增加溶血风险的因素，如高剂量、发热和急性感染。

（6）肝功能损害。

（7）布洛芬可能干扰阿司匹林肠溶片的作用，如患者合用阿司匹林和布洛芬，应咨询医生。

（8）阿司匹林可能导致支气管痉挛，并引起哮喘发作或其他过敏反应。危险因素包括支气管哮喘、花粉热、鼻息肉，或慢性呼吸道感染。

（9）由于阿司匹林对血小板聚集的抑制作用可持续数天，可能导致手术中或手术后增加出血。低剂量阿司匹林减少尿酸的消除，可诱发痛风。

【用法与用量】口服：肠溶片应饭前用适量水送服。

（1）降低急性心肌梗死疑似患者的发病风险，建议首次剂量为 300 mg，嚼碎后服用以快速吸收，以后每日 100～200 mg。

（2）预防心肌梗死复发，每日 100～300 mg。

（3）中风的二级预防，每日 100～300 mg。

（4）降低短暂性脑缺血发作（TIA）及其继发脑卒中的风险，每日 100～300 mg。

（5）降低稳定型和不稳定型心绞痛患者的发病风险，每日 100～300 mg。

（6）动脉外科手术或介入手术后，如经皮冠状动脉腔内成形术（PTCA）、冠状动脉旁路移植术（CABG）、颈动脉内膜切除术、动静脉分流术，每日 100～300 mg。

（7）预防大手术后深静脉血栓和肺栓塞，每日 100～200 mg。

（8）降低心血管危险因素者（冠心病家族史、糖尿病、血脂异常、高血压、肥胖、抽烟史、年龄大于 50 岁者）心肌梗死发作的风险，每日 100 mg。

【剂型与规格】肠溶片剂：25 mg，50 mg，100 mg；肠溶胶囊剂：75 mg，100 mg，150 mg。

2. 氯吡格雷

【适应证】氯吡格雷用于以下患者，预防动脉粥样硬化血栓形成事件。

（1）近期心肌梗死患者（从几天到小于 35 d）、近期缺血性卒中患者（从 7 d 到小于 6 个月），或确诊外周动脉性疾病的患者。

（2）急性冠脉综合征的患者，用于非 ST 段抬高型急性冠脉综合征（包括不稳定型心绞痛或无 Q 波心肌梗死），包括经皮冠状动脉介入术后置入支架的患者，与阿司匹林合用；用于 ST 段抬高型急性冠脉综合征患者，与阿司匹林联合，可合并在溶栓治疗中使用。

【注意事项】

（1）出血及血液学异常：因创伤、外科手术或其他病理状态使出血危险性增加的患者和接受阿司匹林、非甾体抗炎药（NSAIDs）[包括 Cox－2 抑制药、肝素、血小板糖蛋白Ⅱb/Ⅲa（GPⅡb/Ⅲa）阻滞药或溶血栓药] 治疗的患者应慎用氯吡格雷，注意出血包括隐性出血的任何体征，因可能使出血加重，不推荐氯吡格雷与华法林合用。在需要进行择期手术的患者，如抗血小板治疗并非必须，则应在术前 7 d 停用氯吡格雷。

（2）停药：应避免中断治疗，如果必须停用氯吡格雷，需尽早恢复用药。

（3）血栓性血小板减少性紫癜（TTP）：应用氯吡格雷后极少出现血栓性血小板减少性紫癜（TTP），有时在短时间（<2 周）用药后出现。TTP 是一种需要紧急治疗的情况，包括进行血浆置换。

（4）近期缺血性卒中：由于缺乏数据，在急性缺血性卒中发作后 7 d 内不推荐使用氯吡格雷。

（5）获得性血友病：在应用氯吡格雷后，曾有获得性血友病病例的报告。明确的获得性血友病患者，应由专科医生管理和治疗，应停用氯吡格雷。

（6）细胞色素 P450 2C19（CYP2C19）：根据遗传药理学，CYP2C19 慢代谢患者中，服用推荐剂量的氯吡格雷其活性代谢物的血药浓度降低，抗血小板作用降低。由于氯吡格雷部分地通过 CYP2C19 代谢为活性代谢物，服用抑制此酶活性的药物可能降低氯吡格雷转化为活性代谢物的水平，不推荐使用强效或中度 CYP2C19 抑制药。

（7）交叉过敏反应：因曾报告与噻吩并吡啶相互有交叉过敏反应，应评估患者其他噻吩并吡啶（如噻氯匹定和普拉格雷）过敏史。

（8）肾损害：肾损害患者应用氯吡格雷的经验有限，所以这些患者应慎用氯吡格雷。

（9）肝损害：对于可能有出血倾向的中度肝病患者，由于对这类患者使用氯吡格雷的经验有限，因此在这类患者中应慎用氯吡格雷。

【用法与用量】口服：成人和老年人，氯吡格雷的推荐剂量为 75 mg，每日 1 次。

（1）对于急性冠脉综合征的患者：非 ST 段抬高型急性冠脉综合征（不稳定型心绞痛或无 Q 波心肌梗死）患者，应以单次负荷剂量氯吡格雷 300 mg 开始（合用阿司匹林每日 75 ～ 325 mg），然后以 75 mg 每日 1 次连续服药。由于服用较高剂量的阿司匹林有较高的出血危险性，故推荐阿司匹林的每日维持剂量不应超过 100mg。最佳疗程尚未正式确定，临床试验资料支持用药 12 个月，用药 3 个月后表现出最大效果。

（2）ST 段抬高急性心肌梗死：应以负荷剂量氯吡格雷开始，然后以 75 mg 每日 1 次，合用阿司匹林，可合用或不合用溶血栓药。对于年龄超过 75 岁的患者，不使用氯吡格雷负荷剂量，在症状出现后应尽早开始联合治疗，并至少用药 4 周。目前还没有研究对联合使用氯吡格雷和阿司匹林超过 4 周后的获益进行证实。

（3）近期心肌梗死患者（从几天到小于 35 d）、近期缺血性卒中患者（从 7 d 到小于 6 个月）或确诊外周动脉性疾病的患者，推荐剂量为每日 75 mg。

（4）如果漏服：在常规服药时间的 12 h 内漏服，患者应立即补服一次标准剂量，并按照常规服药时间服用下次剂量；超过常规服药时间 12 h 后漏服，患者应在下次常规服药时间服用标准剂量，无须剂量加倍。

（5）儿童和未成年人：18 岁以下患者的安全有效性尚未建立。

（6）肾损害：对于肾损害患者的治疗经验有限。

（7）肝损害：对于有出血倾向的中度肝损害患者的治疗经验有限。

（8）服用方法：口服，与或不与食物同服。

【剂型与规格】片剂：25 mg，75 mg。

3. 替格瑞洛

【适应证】本品用于急性冠脉综合征（不稳定型心绞痛、非 ST 段抬高心肌梗死或 ST 段抬高心肌梗死）患者，包括接受药物治疗和经皮冠状动脉介入（PCI）治疗的患者，降低血栓性心血管事件的发生率。与氯吡格雷相比，本品可以降低心血管疾病死亡、心肌梗死或卒中复合终点的发生率，两治疗组之间的差异来源于心血管疾病死亡和心肌梗死，而在卒中方面无差异。在 ACS 患者中，对本品与阿司匹林联合用药进行了研究。结果发现，阿司匹林维持剂量大于 100 mg 会降低替格瑞洛减少复合终点事件的临床疗效，因此，阿司匹林的维持剂量不能超过每日 100 mg。

【注意事项】

（1）替格瑞洛可导致一些新的不良反应，包括呼吸困难、缓慢心律失常、尿酸和肌酐水平升高，且发生率呈剂量依赖性。

（2）有出血倾向（如近期创伤、近期手术、凝血功能障碍、活动性或近期胃肠道出血）的患者慎用本品；有活动性病理性出血的患者、有颅内出血病史的患者、中重度肝损害的患者禁用本品。

（3）替格瑞洛主要经 CYP3A4 代谢，禁止将替格瑞洛与 CYP3A4 强效抑制药联合使用。

（4）治疗中应尽量避免漏服。如果患者漏服了 1 剂，应在预定的下次服药时间服用 1 片 90 mg（患者的下一个剂量）。

【用法与用量】口服：本品可在饭前或饭后服用。本品起始剂量为单次负荷剂量 180 mg（90 mg×2 片），此后每次 1 片（90 mg），每日 2 次。除非有明确禁忌，本品应与阿司匹林联合用药。在服用首剂负荷阿司匹林后，阿司匹林的维持剂量为每日 1 次，每次 75 ～ 100 mg。已经接受过负荷剂量氯吡格雷的 ACS 患者，可以开始使用替格瑞洛。治疗中应尽量避免漏服，如果患者漏服了 1 剂，应在预定的下次服药时间服用 1 片 90 mg（患者的下一个剂量）。本品的治疗时间可长达 12 个月，除非有临床指征需要中止本品治疗，超过 12 个月的用药经验目前尚有限。急性冠脉综合征患者过早中止任何抗血小板药（包括本品）治疗，可能会使基础病引起的心血管疾病死亡或心肌梗死的风险增加，因此，应避免过早中止治疗。特殊人群：①儿童患者，本品在 18 岁以下儿童中的安全性和有效性尚未确定。②老年患者，无须调整剂量。③肾损害患者，无须调整剂量。尚无本品用于肾透析患者的相关信息。④肝损害患者，轻度肝损害的患者无须调整剂量，尚未在中重度肝损害患者对本品进行研究，因此，本品禁用于中重度肝损害患者。

【剂型与规格】片剂：90 mg。

4. 双嘧达莫

【适应证】片剂：主要用于抗血小板聚集，用于预防血栓形成。注射剂：用于诊断心肌缺血的药物实验。

【注意事项】

（1）严重冠状动脉病变患者，使用本品后病变可能加重（盗血现象）。

（2）治疗血栓栓塞性疾病时，每次服用 100 mg，每日 4 次，否则抗血小板作用不明显。

（3）与阿司匹林合用时，剂量可减至每日 100～200 mg（4～8 片）。

（4）可引起外周血管扩张，故低血压患者应慎用。

（5）不宜与葡萄糖以外的其他药物混合注射。

（6）本品与抗凝血药、抗血小板聚集药及溶血栓药合用时应注意出血倾向。

（7）有出血倾向患者慎用。

【用法与用量】

（1）片剂：口服，一次 25～50 mg（1～2 片），每日 3 次，饭前服用，或遵医嘱。

（2）注射剂：用 5% 或 10% 葡萄糖注射液稀释后静脉滴注，给药速度为 0.142 mg/（kg·min），静脉滴注共 4 min。

【剂型与规格】片剂：25 mg；注射剂：10 mg（2 ml）；注射用双嘧达莫：5 mg，10 mg，20 mg。

5. 替罗非班

【适应证】盐酸替罗非班注射液与肝素联用，适用于不稳定型心绞痛或无 Q 波心肌梗死患者，预防心肌缺血事件，同时也适用于冠状动脉缺血综合征患者进行冠状动脉血管成形术或冠状动脉内斑块切除术，以预防与治疗冠状动脉突然闭塞有关的心脏缺血并发症。

【注意事项】

（1）盐酸替罗非班应慎用于下列患者：近期（1 年内）出血（包括胃肠道出血或有临床意义的泌尿生殖道出血）、已知的凝血障碍、血小板异常或血小板减少病史、血小板计数小于 150×10^9/L、1 年内的脑血管病史、1 个月内大的外科手术或严重躯体创伤病史、近期硬膜外的手术，以及病史、症状或检查结果为壁间动脉瘤、严重的未控制的高血压〔收缩压大于 180 mmHg 和（或）舒张压大于 110 mmHg〕、急性心包炎、出血性视网膜病、慢性血液透析。

（2）出血的预防：因为盐酸替罗非班抑制血小板聚集，所以与其他影响止血的药物合用时应当谨慎。盐酸替罗非班与溶血栓药联用的安全性尚未确定，当出血需要治疗时，应考虑停止使用盐酸替罗非班，也要考虑是否需要输血。

（3）股动脉穿刺部位：盐酸替罗非班可轻度增加出血的发生率，特别是在股动脉鞘管穿刺部位。当要进行血管穿刺时，要注意确保只穿刺股动脉的前壁，避免用 Seldinger（穿透）技术使鞘管进入，鞘管拔出后要注意正确止血并密切观察。

（4）实验室监测：在盐酸替罗非班治疗前、推注或负荷输注后 6 h 内，以及治疗期间，至少每日要监测血小板计数、血红蛋白和血细胞比容（如果证实有显著下降需更频繁）。如果已证实有血小板减少，则须停用盐酸替罗非班和肝素，并进行适当监测和治疗。此外，在治疗前应检测活化部分凝血活酶时间（APTT），并且应当反复测定 APTT，仔细监测肝素的抗凝效应并据此调整剂量（见用法与用量）。

（5）严重肾功能不全：在临床研究中，已证明有严重肾功能不全（肌酐清除率小于 30 ml/min）的患者其替罗非班血浆清除率下降，对于这样的患者应减少本品的剂量（参见用法与用量）。

【用法与用量】本品仅供静脉使用，需要用无菌设备。本品可与肝素联用，从同一液路输入。建议用有刻度的输液器输入本品，必须注意避免长时间负荷输入，还应注意根据患者体重计算静脉推注剂量和滴注速度。临床研究中的患者除有禁忌证外，均服用了阿司匹林。

（1）不稳定型心绞痛或无 Q 波心肌梗死：盐酸替罗非班注射液与肝素联用由静脉输注，起始 30 min 滴注速度为 0.4 μg/（kg·min），起始输注剂量完成后，继续以 0.1 μg/（kg·min）的速度维持滴注。在验证疗效的研究中，本品与肝素联用滴注一般至少持续 48 h，并可达 108 h，患者平均接受本品 71.3 h。在血管造影术期间可持续滴注，并在血管成形术/动脉内斑块切除术后持续滴注 12～24 h。当患者激活凝血时间小于 180 s 或停用肝素后 2～6 h 应撤去动脉鞘管。

（2）血管成形术/动脉内斑块切除术：对于血管成形术/动脉内斑块切除术患者开始接受本品时，本品应与肝素联用由静脉输注，起始推注剂量为 10 μg/kg，在 3 min 内推注完毕，而后以 0.15 μg/（kg·min）的速度维持滴注。本品维持剂量滴注应持续 36 h，以后停用肝素，如果患者激活凝血时间小于 180 s 应撤掉动脉鞘管。

（3）严重肾功能不全患者：对于严重肾功能不全的患者（肌酐清除率小于 30 ml/min），本品的剂量应减少 50%。

（4）其他患者：对于老年患者或女性患者不推荐调整剂量。

【剂型与规格】注射液：5 mg（100 ml）。

【同步练习】

一、A 型题（最佳选择题）

1. 氯吡格雷应避免与奥美拉唑联合应用，因为两者竞争共同的肝药酶，该肝药酶是（   ）

A. CYP2B6   B. CYP2C19   C. CYP2D6   D. CYP2E1

E. CYP1A2

本题考点：氯吡格雷需要经过肝药酶 CYP2C19 代谢才能成为活性代谢物，而奥美拉唑也经过 CYP2C19 代谢，且奥美拉唑是 CYP2C19 的强抑制药，因此氯吡格雷与奥美拉唑共同竞争的肝药酶是 CYP2C19。

2. 可使血小板内环腺苷酸（cAMP）浓度增高而产生抗血小板作用的药物是（   ）

A. 阿司匹林   B. 氯吡格雷   C. 双嘧达莫   D. 替罗非班

E. 噻氯匹定

本题考点： 双嘧达莫可抑制磷酸二酯酶，使血小板内环腺苷酸（cAMP）增多而抑制血小板的聚集。

3. 当阿司匹林与氯吡格雷联合应用治疗急性冠脉综合征时，阿司匹林的每日维持剂量不超过（　　）

A. 300 mg　　　　B. 200 mg　　　　C. 100 mg　　　　D. 75 mg

E. 50 mg

本题考点： 阿司匹林的用法与用量。对于急性冠脉综合征的患者，应以单次负荷剂量的氯吡格雷 300 mg 开始（合用阿司匹林），然后连续服药，一次 75 mg，每日 1 次。由于服用较高剂量的阿司匹林有较高的出血危险性，故推荐阿司匹林的每日维持剂量不应超过 100 mg。

4. 可抑制血小板聚集和释放的药物是（　　）

A. 阿替普酶　　　　B. 华法林　　　　C. 肝素　　　　D. 维生素 K

E. 氯吡格雷

本题考点： 可抑制血小板聚集和释放的药物是氯吡格雷。只在体内有抗凝血作用的药物是华法林。在体内、体外均有抗凝血作用的药物是肝素。维生素 K 是促凝血药。阿替普酶、尿激酶、链激酶是纤维蛋白溶解药，具有溶栓作用。

5. 对阿司匹林过敏或不耐受的患者可选用（　　）

A. 噻氯匹定　　　　B. 替格雷洛　　　　C. 氯吡格雷　　　　D. 替罗非班

E. 双嘧达莫

本题考点： 氯吡格雷口服吸收速度快于噻氯匹定，对阿司匹林过敏或不耐受的患者，可替代或合用阿司匹林。

6. 阿司匹林预防血栓形成的机制是（　　）

A. 抑制 PG 的合成　　　　　　　　　　B. 抑制 TXA_2 的合成

C. 抑制 PGE_2 的合成　　　　　　　　D. 抑制 PGI_2 的合成

E. 抑制 $PGF_{2\alpha}$ 的合成

本题考点： 阿司匹林使血小板的环氧化酶乙酰化，抑制血小板血栓素 A_2（TXA_2）的生成从而不可逆地抑制血小板聚集。

7. 双香豆素与阿司匹林合用可（　　）

A. 产生协同作用　　　　　　　　　　　B. 竞争性对抗

C. 减少吸收　　　　　　　　　　　　　D. 与其竞争结合血浆蛋白

E. 诱导肝药酶加速灭活，作用减弱

本题考点： 双香豆素与非甾体抗炎药阿司匹林、对乙酰氨基酚等药物合用，可增强其抗凝血作用。

二、B 型题（配伍选择题）

(8～9 题共用被选答案)

A. 阿司匹林　　　　B. 氯吡格雷　　　　C. 替罗非班　　　　D. 双嘧达莫

E. 依前列醇

8. 属于腺苷二磷酸 P2Y12 受体阻滞药的是（　　　）

9. 属于血小板膜蛋白Ⅱb/Ⅲa 受体阻滞药的是（　　　）

本题考点：抗血小板药物的分类：①环氧酶抑制药，代表药物为阿司匹林；②磷酸腺苷 P2Y12 受体阻滞药，代表药物为氯吡格雷、替格瑞洛；③磷酸二酯酶抑制药，代表药物为双嘧达莫；④血小板膜蛋白Ⅱb/Ⅲa 受体阻滞药，代表药物为替罗非班。

(10～11 题共用备选答案)

A. 阿司匹林　　　　　B. 氯吡格雷　　　　　C. 替格瑞洛　　　　　D. 双嘧达莫

E. 替罗非班

10. 属于前提药物的是（　　　）

11. 与胰岛素等合用，可增加降糖药物降糖作用的是（　　　）

本题考点：氯吡格雷属于前提药物，需要经过肝药酶 CYP2C19 代谢才能成为活性代谢物。阿司匹林与抗糖尿病药，如胰岛素、磺酰脲类合用，可增强降糖效果。

三、X 型题（多项选择题）

12. 属于阿司匹林禁忌证的有（　　　）

A. 急性心肌梗死　　　　　　　　　B. 上消化道出血

C. 血友病　　　　　　　　　　　　D. 血小板减少

E. 退行性骨关节炎

本题考点：阿司匹林的禁忌证：水杨酸盐或含水杨酸物质及其他非甾体抗炎药诱导哮喘病史患者、急性胃肠性溃疡及出血体质患者（如血友病、活动性出血、血小板减少）、严重的肝肾损害、严重的心功能损害、与氨甲蝶呤（每周剂量为 15 mg 或更多）联用等患者禁用。妊娠的最后 3 个月者禁用。

13. 属于抗血小板药的有（　　　）

A. 氯吡格雷　　　　　B. 双嘧达莫　　　　　C. 替罗非班　　　　　D. 华法林

E. 阿司匹林

本题考点：抗血小板药物的分类：①环氧酶抑制药，代表药物为阿司匹林；②磷酸腺苷 P2Y12 受体阻滞药，代表药物为氯吡格雷、替格瑞洛；③磷酸二酯酶抑制药，代表药物为双嘧达莫；④血小板膜蛋白Ⅱb/Ⅲa 受体阻滞药，代表药物为替罗非班。华法林属于抗凝血药。

参考答案： 1. B　2. C　3. C　4. E　5. C　6. B　7. A　8. B　9. C　10. B　11. A
　　　　　　12. BCD　13. ABCE

五、抗贫血药

【复习指导】本部分内容为历年常考考点。重点掌握抗贫血药的分类及作用特点；掌握抗贫血药的药物相互作用及用药监护；熟悉抗贫血药的典型不良反应及注意事项。

(一) 药理作用和临床评价

1. 分类和作用特点

(1) 铁剂：代表药物硫酸亚铁、琥珀酸亚铁、蔗糖铁。铁是红细胞中血红蛋白的组成元素。缺铁时，红细胞合成血红蛋白量减少，致使红细胞体积变小，携氧能力下降，形成缺铁性贫血。铁剂主要以亚铁离子形式在十二指肠及空肠近端被吸收，亚铁离子吸收后与转铁蛋白结合后进入血液循环，作为机体生成红细胞的原料，以纠正缺铁性贫血。

（2）叶酸及维生素 B_{12}：叶酸及维生素 B_{12} 是巨幼细胞贫血的主要治疗药物。叶酸是由谷氨酸残基、蝶啶、对氨基苯甲酸组成的水溶性 B 族维生素，是机体细胞生长和繁殖不可缺少的物质。叶酸在二氢叶酸还原酶维生素 B_{12} 的作用下，还原成四氢叶酸（THFA），THFA 与多种一碳单位（包括 CH_3、CHO、CH_2 等）结合生成四氢叶酸类辅酶，传递一碳单位，在体内参与一系列重要反应及核酸、氨基酸的合成，并与维生素 B_{12} 共同促进红细胞的成熟与增值。因此，体内缺乏叶酸时，DNA 合成受阻，但 RNA 合成不受干扰，结果在骨髓中生成细胞体积较大而细胞核发育较幼稚的血细胞，其中红细胞最为显著，及时补充可得到有效治疗。维生素 B_{12} 在体内转化为有活性的甲基钴胺和辅酶 B_{12}，甲基钴胺参与叶酸的代谢，当其缺乏时，四氢叶酸循环利用受阻，胸腺嘧啶脱氧核苷酸合成障碍，从而使 DNA 合成受阻，红细胞成熟分裂停滞，最终导致巨幼细胞贫血；辅酶 B_{12} 促进脂肪代谢的中间产物甲基丙二酰辅酶 A 转化成琥珀酰辅酶 A 参与三羧酸循环。人体缺乏甲基丙二酰辅酶 A 时可增加甲基丙二酸的排泄，导致脂肪酸的代谢异常，同时妨碍神经髓鞘脂类的合成，干扰有鞘神经纤维的正常生物学功能，出现神经损害的临床症状。因此，维生素 B_{12} 缺乏既可以引起巨幼细胞贫血，也可引起神经系统病变。单纯口服叶酸后能快速纠正叶酸缺乏所导致的巨幼细胞贫血的异常现象，但不能阻止因维生素 B_{12} 缺乏的神经损害，如改善神经损害症状，宜同时服用维生素 B_{12}。

（3）重组人促红细胞生成素：促红细胞生成素（EPO）是由肾分泌的一种活性糖蛋白，作用于骨髓中红系造血祖细胞（CFU–E），可以促进红细胞的增殖、分化、成熟及红细胞膜的稳定，提高红细胞膜的氧化酶功能。与天然促红细胞生成素相比，重组人促红细胞生成素（rhEPO）的生物学功能在体内、外基本相同，可增加 CFU–E 的集落生成率，并对慢性肾衰竭性贫血有显著的治疗效果。

2. 典型不良反应和禁忌证

（1）铁剂

①不良反应：常见恶心、腹泻、便秘、胃痛、腹痛等胃肠道反应；口服糖浆铁剂后易导致牙齿变黑；肌内注射铁剂不良反应多，除注射部位疼痛或色素沉着外，还有头晕、头痛、寒战、发热、呼吸困难、胸前压迫感、心动过速、过敏性休克等。

②禁忌证：严重肝肾功不全，尤其是伴有未经治疗的尿路感染患者，以及铁负荷过高、血色病或含铁血黄素沉着症、非缺铁性贫血患者禁用。

（2）叶酸及维生素 B_{12}

①不良反应：叶酸偶见皮肤过敏反应，长期用药可导致恶心、腹胀等胃肠道反应。维生素 B_{12} 不良反应少，少见低血压、高尿酸症，肌内注射偶见皮疹、腹泻、哮喘等。

②禁忌证：非叶酸缺乏导致的贫血或诊断不明的贫血禁用叶酸；有家族遗传性球后视神经炎及弱视患者禁用维生素 B_{12}。

（3）重组人促红细胞生成素

①不良反应：偶见血压升高、血栓形成、脑出血、类流感样综合征、关节痛、肌痛、恶心、呕吐、食欲缺乏、腹泻等。

②禁忌证：难以控制的高血压患者禁用；本品有致畸作用，妊娠及哺乳期妇女避免使用；合并感染患者，宜控制感染后再使用本品。

3. 具有临床意义的药物相互作用

（1）铁剂：口服铁剂与抗酸药，如碳酸氢钠、含鞣酸的药物或食物，易产生沉淀而影响吸收；西咪替丁、胰酶、脂肪酶等药物可抑制铁剂的吸收；铁剂可影响四环素类、氟喹诺酮类、青霉胺及锌的吸收；铁剂与维生素 C 同服可增加铁剂的吸收。

（2）叶酸及维生素 B_{12}：维生素 C 可影响叶酸在胃肠道的吸收，并可破坏维生素 B_{12}，导致叶酸与维生素 B_{12} 活性降低，因此叶酸及维生素 B_{12} 避免与维生素 C 同服；维生素 B_{12} 应避免与氯霉素合用，否则可抵消维生素 B_{12} 具有的造血功能。

（3）重组人促红细胞生成素：严重慢性铁负荷过重患者，重组人促红细胞生成素与大量维生素 C 合用可导致心功能受损，停用维生素 C 可恢复。

（二）用药监护

1. 铁剂

（1）**首选二价铁**：二价铁的溶解度大，易于被吸收；维生素 C 作为还原剂可将铁还原为二价铁，或与铁形成络合物，从而促进铁的吸收，口服铁剂应同时服用维生素 C。

（2）预防铁负荷过重：长期多次输血者可导致铁负荷过多，如重症珠蛋白生成障碍性贫血患者，过量的铁离子可能破坏肠黏膜对铁吸收的调控，从而大量进入血液而引起铁中毒，铁中毒可用喷替酸钙钠（促排灵）或去铁胺救治并对症处理。

（3）选择适宜的病期、疗程和监测：妊娠期妇女在妊娠中期、后期铁摄入量减少而需要量增加，因此，妊娠期妇女应在妊娠中期、后期补充铁剂最为适宜。口服铁剂后 4~5 d 血液中网织红细胞数开始上升，7~12 d 达峰。补充铁剂在血红蛋白水平恢复正常后，需继续使用 3~6 个月，以补充缺失的贮存铁量。用药期间注意定期测定血红蛋白水平、网织红细胞计数、血清铁蛋白及血清铁水平，以观察治疗效果。

2. 叶酸及维生素 B_{12}

（1）明确诊断：治疗前应确定患者缺乏何种物质及其程度后再行治疗。

（2）服用叶酸时需同时服用维生素 B_{12}：单纯口服叶酸后能快速纠正叶酸缺乏所导致的巨幼细胞贫血的异常现象，但不能阻止因维生素 B_{12} 缺乏导致的神经损害，如脊髓亚急性联合变性，如需要改善神经损害症状，注意同时服用维生素 B_{12}。

（3）服用叶酸、维生素 B_{12} 时需注意补钾：服用叶酸及维生素 B_{12} 治疗巨幼细胞贫血后，尤其是严重病例在血红蛋白恢复正常时，可出现血清钾降低，因此，在此期间应注意补充钾盐，口服枸橼酸钾、氯化钾、门冬酸钾镁或多饮食橙汁。

（4）妊娠期妇女权衡利弊用药：妊娠期妇女应避免使用维生素 B_{12}（妊娠 C 级）。小剂量叶酸（每日剂量小于 0.8 mg）对于妊娠期妇女是安全的（妊娠 A 级），也是必要的，可以有效地预防胎儿神经管畸形，但如果叶酸每日剂量大于 0.8 mg 时，则为 C 级，可能给胎儿带来危害。

3. 重组人促红细胞生成素

（1）定期检测血细胞比容及血红蛋白水平。使用本品期间需定期测定血细胞比容（用药初期每周 1 次，维持期每 2 周 1 次），注意避免过度的红细胞生成（确认血细胞比容在 0.36 以下）；定期检查血红蛋白（每 1~2 周检查 1 次），当血红蛋白高于 120 g/L 时，不建议继续给药；如发现过度的红细胞生长，应采取暂停用药等适当处理。

（2）警惕血钾水平升高。使用本品会导致血钾轻度升高，适度调整饮食结构即可；若发生血钾明显升高，应及时调整给药剂量。

（3）对围手术期未进行预防性抗凝处理患者，应用重组人促红细胞生成素可增加患者发生深部静脉血栓的概率，应注意深部静脉血栓的预防。

（4）本品治疗前和治疗期间，应对患者进行铁状态评估。评估指标包括：转铁蛋白饱和度（指血清铁与转铁蛋白结合能力的比值）、血清铁蛋白及叶酸水平，如果缺乏应及时补充。手术患者使用本品，应在整个治疗过程中补充足够的铁，用以支持红细胞生成并避免贮存铁的耗尽。

（5）不同的配方和贮存条件变化可能会改变重组人促红细胞生成素的二级结构，导致先前隐藏的抗原决定簇暴露或产生具有免疫原性的结构，而使重组人促红细胞生成素具有抗原性，使得一些重组人促红细胞生成素比较容易刺激机体产生抗体，而出现纯红细胞再生障碍性贫血。因此，重组人促红细胞生成素在流通、贮存和使用过程中应注意冷处贮存、切勿震动，尽量静脉注射或皮下注射。

（三）常用药物的临床应用

1. 硫酸亚铁

【适应证】用于各种原因引起的慢性失血、营养不良，以及妊娠、儿童发育期等引起的缺铁性贫血。

【注意事项】

（1）不得长期使用，应在医生确诊为缺铁性贫血后使用，且治疗期间应定期检查血象和血清铁水平。

（2）下列情况慎用，如酒精中毒、肝炎、急性感染、肠道炎症、胰腺炎、胃与十二指肠溃疡、溃疡性肠炎。

（3）本品不应与浓茶同服。

（4）本品宜在饭后或饭时服用，以减轻胃部刺激。

（5）如服用过量或出现严重不良反应，应立即就医。

（6）儿童必须在成人监护下使用。

（7）本品性状发生改变时禁止使用。

【用法与用量】口服。

（1）普通片剂：成人一次1片，每日3次，饭后服。

（2）缓释片剂：成人一次1片，每日2次。

（3）小儿糖浆剂：用于预防时，1～3岁儿童，每日1～1.5 ml，分次服用；4～6岁儿童，每日1.5～2.5 ml，分次服用；7～9岁儿童，每日2.5～3.5 ml，分次服用；10～12岁儿童，每日3.5～4 ml，分次服用。用于治疗时，1岁以下婴儿，一次1.5 ml，每日3次；1～5岁儿童，一次3 ml，每日3次；6～12岁儿童，一次8 ml，每日2次。

【剂型与规格】片剂：0.3 g；糖浆剂：2.5 g；缓释片剂：0.45 g。

2. 琥珀酸亚铁

【适应证】抗贫血药。用于治疗和预防缺铁性贫血。

【注意事项】

（1）酒精中毒、肝炎、急性感染、肠道炎症、胰腺炎、消化性溃疡患者慎用。

（2）应用本品后，血清结合转铁蛋白、铁蛋白增高或粪便隐血试验阳性，会干扰对缺铁性贫血或上消化道出血的诊断。

（3）与抗酸药如碳酸氢盐同用，易产生沉淀影响吸收；本品不应与浓茶同服；与四环素类药物同用，可形成络合物而妨碍吸收。

（4）本品宜在饭后或饭时服用，以减轻胃部刺激。

（5）颗粒剂包装打开后，应置阴凉干燥处，并于 2 d 内服完，颗粒剂勿用热开水冲服，以免影响吸收。缓释片剂应整片吞服。

（6）可能有牙齿染色，无须停药，可用吸管服用，服后漱口。

（7）治疗剂量不得长期使用，应在医生确诊为缺铁性贫血后使用，且治疗期间应定期检查血象和血清铁水平。

（8）如服用过量或出现严重不良反应，应立即就医。

【用法与用量】口服。

（1）普通片剂：用于预防，成人每日 1 片（0.1 g），孕妇每日 2 片，儿童每日 0.5 片，用于治疗，成人每日 2～4 片，儿童每日 1～3 片，分次服用。

（2）缓释片剂：饭后服用。成人预防量，一次 1 片，隔日服用 1 次（即隔日 0.2 g）；成人治疗量，一次 1～2 片，每日 1 次（即每日 0.2～0.4 g），或遵医嘱。血红蛋白正常后仍需继续服用 1～2 个月。

（3）颗粒剂：成人预防量为一次 0.1 g（0.1 g 规格，1 包），每日 1 次；成人治疗量为一次 0.1～0.2 g（0.1 g 规格，1～2 包），每日 2 次；餐后温水冲服，或遵医嘱。

【剂型与规格】片剂：0.1 g；缓释片剂：0.2 g；颗粒剂：0.1 g，0.03 g。

3. 蔗糖铁

【适应证】本品适用于口服铁剂效果不好而需要静脉铁剂治疗的患者，如口服铁剂不能耐受的患者、口服铁剂吸收不好的患者。

【注意事项】

（1）静脉滴注时，本品只能与 0.9% 氯化钠注射液混合使用。1 ml 本品最多只能稀释 20 ml，用 0.9% 氯化钠注射液（如 5 ml 本品最多稀释到 100 ml，用 0.9% 氯化钠注射液）；滴注速度为 100 mg 铁滴注至少 15 min。

（2）本品只能用于已通过适当的检查、适应证得到完全确认的患者。

（3）有支气管哮喘、铁结合率低和（或）叶酸缺乏的患者，应特别注意过敏反应或过敏样反应的发生。

（4）有严重肝功能不良、急性感染及有过敏史或慢性感染的患者在使用本品时应小心。

【用法与用量】本品应以滴注或缓慢注射的方式静脉给药，或直接注射到透析器的静脉端。

（1）静脉滴注：只能用 0.9% 氯化钠注射液稀释 20 倍，滴注速度为 100 mg 铁滴注至少 15 min，200 mg 至少滴注 30 min，300 mg 滴注 1.5 h，400 mg 滴注 2.5 h，500 mg 滴注 3.5 h。

（2）静脉注射：不用稀释，推荐速度为每分钟 1 ml 本品（5 ml 本品至少注射 5 min），每次最大注射剂量是 10 ml 本品（200 mg 铁）。

（3）直接注射到透析器的静脉端：不用稀释，注射情况同"静脉注射"。在新患者第 1 次治疗前，应按照推荐的方法先给予一个小剂量进行测试，成人用 1～2.5 ml（20～50 mg 铁），体重 ＞14 kg 的儿童用 1 ml（20 mg 铁），体重 ＜14 kg 的儿童用日剂量的 1/2（1.5 mg/kg）。应备有心肺复苏设备。如果在给药 15 min 后未出现任何不良反应，继续给予余下的药液。常用剂量：①成年人和老年人，根据血红蛋白水平每周用药 2～3 次，每次 5～10 ml（100～200 mg 铁）；②儿童，根据血红蛋白水平每周用药 2～3 次，本品每次按体重为 0.15 ml/kg （ = 3 mg/kg 体重）。

【剂型与规格】注射液：10 mg（5 ml）（铁元素）。

4. 叶酸

【适应证】用于各种原因引起的叶酸缺乏及叶酸缺乏所致的巨幼细胞贫血；妊娠期、哺乳期妇女预防给药；慢性溶血性贫血所导致的叶酸缺乏。

【注意事项】

（1）静脉注射较易引起不良反应，故不宜采用。

（2）肌内注射时，不宜与维生素 B_1、维生素 B_2、维生素 C 同管注射。

（3）口服大剂量叶酸，可以影响微量元素锌的吸收。

（4）诊断明确后再用药。若为试验性治疗，应用生理量（每日 0.5 mg）口服。

（5）营养性巨幼细胞贫血常合并缺铁，应同时补充铁，并补充蛋白质及其他 B 族维生素。

（6）恶性贫血及疑有维生素 B_{12} 缺乏的患者，不单独用叶酸，因这样会加重维生素 B_{12} 的负担和神经系统症状。

（7）一般不用维持治疗，除非是吸收不良的患者。

【用法与用量】口服。

（1）成人：一次 5～10 mg（1～2 片），每日 15～30 mg（3～6 片），直至血象恢复正常。

（2）儿童：一次 5 mg（1 片），每日 3 次或每日 5～15 mg（1～3 片），分 3 次。

（3）妊娠、哺乳期妇女预防用药：一次 0.4 mg，每日 1 次。

【剂型与规格】片剂：5 mg，0.4 mg。

5. 维生素 B_{12}

【适应证】主要用于因内因子缺乏所致的巨幼细胞贫血，也可用于亚急性联合变性神经系统病变，如神经炎的辅助治疗。

【注意事项】

（1）利伯病（Lebef's disease）即家族遗传性球后视神经炎及抽烟性弱视症，血清中维生素 B_{12} 异常升高，如使用维生素 B_{12} 治疗可使视神经萎缩迅速加剧，但采用羟钴胺则有所裨益。

（2）痛风患者如使用本品，由于核酸降解加速，血尿酸升高，可诱发痛风发作，应加注意。

（3）神经系统损害者，在诊断未明确前，不宜应用维生素 B_{12}，以免掩盖亚急性联合变性的临床表现。

（4）维生素 B_{12} 缺乏可同时伴有叶酸缺乏，如以维生素 B_{12} 治疗，血象虽能改善，但可掩盖叶酸缺乏的临床表现；对该类患者宜同时补充叶酸，才能取得较好疗效。

（5）维生素 B_{12} 治疗巨幼细胞贫血，在起始 48 h，宜查血清钾，以便及时发现可能出现的严重低钾血症。

（6）抗生素可影响血清和红细胞内维生素 B_{12} 测定，特别是应用微生物学检查方法，可产生假性低值。在治疗前后，测定血清维生素 B_{12} 时，应加注意。

【用法与用量】

（1）注射剂：肌内注射，成人每日 0.025～0.1 mg，或隔日 0.05～0.2 mg。用于神经炎时，用量可酌增。本品也可用于穴位封闭。

（2）片剂：口服，每日 25～100 μg（每日 1～4 片），或隔日 50～200 μg（隔日 2～

8 片），分次服用或遵医嘱。

【剂型与规格】片剂：0.25 mg；注射剂：0.05 mg（1 ml），0.1 mg（1 ml），0.25 mg（1 ml），0.5 mg（1 ml），1 mg（1 ml）。

6. 重组人促红细胞生成素

【适应证】

（1）肾功能不全所致贫血，包括透析及非透析患者。

（2）外科围手术期的红细胞动员。

（3）治疗非骨髓恶性肿瘤应用化疗引起的贫血，不用于治疗肿瘤患者由其他因素（如铁或叶酸缺乏、溶血或胃肠道出血）引起的贫血。

【注意事项】

（1）特别注意

①文献报道，在慢性肾衰竭患者的临床研究中，促红细胞生成刺激剂（ESAs）给药后，当血红蛋白水平≥13 g/dl 时，患者发生死亡、严重心血管事件和卒中的风险增加。

②文献报道，在对乳腺癌、非小细胞肺癌、头颈癌、淋巴癌和宫颈癌患者进行的临床研究中，ESAs 可缩短患者的生存期和（或）增加肿瘤进展或复发的风险。ESAs 仅用于由骨髓抑制性化疗引起的贫血。化疗疗程结束后，应停止使用 ESAs。

③文献报道，对围手术期未进行预防性抗凝处理患者，应用重组人促红细胞生成素可增加患者发生深部静脉血栓的概率。

④文献报道，对于单纯红细胞再生障碍性贫血（PRCA）和重症贫血的患者，有报道伴有促红细胞生成素中和抗体出现。如怀疑为与抗促红细胞生成素抗体有关的贫血，则应停用 ESAs。对抗体介导性贫血患者，应永久停用重组人促红细胞生成素，也不可换用其他 ESAs 药物。

（2）一般注意

①本品用药期间应定期检查血细胞比容（用药初期每周 1 次，维持期每 2 周 1 次），注意避免过度的红细胞生成（确认血细胞比容在 0.36 以下）。应用每支 36 000 U 规格的本品时，还应定期检查血红蛋白（每 1～2 周检查 1 次），当血红蛋白高于 120 g/L 时，不建议继续给药。

②治疗期间，可能发生绝对性或功能性缺铁。转铁蛋白饱和度应≥20%，铁蛋白应≥100 ng/ml。本品治疗前和治疗期间，应对患者进行铁状态评估，评估指标包括转铁蛋白饱和度（指血清铁与转铁蛋白结合能力的比值）和血清铁蛋白。

③本品治疗期间会引起血压升高，因此，治疗开始前患者血压应得到充分的控制。应用本品治疗期间，需严格监测和控制患者血压。如果在任何 2 周的时间内，血红蛋白上升超过 10 g/L，建议减少本品的使用剂量。对于进行血液透析治疗的 CRF 患者，若临床上具有明显的缺血性心脏疾病或充血性心力衰竭，应仔细调整本品的使用剂量，使血红蛋白水平达到并保持在 100～120 g/L。

④血液透析期间，使用本品的患者需要加强肝素抗凝血治疗，以预防人工肾凝血栓塞。

⑥对有心肌梗死、肺梗死、脑梗死患者，以及有药物过敏病史、有过敏倾向的患者应慎重给药。

⑦叶酸或维生素 B_{12} 不足会降低本品疗效，严重铝过多也会影响疗效。

⑧应用本品有时会引起血清钾轻度升高，应适当调整饮食，若发生血清钾升高，应遵医

嘱调整剂量。

【用法与用量】

（1）肾性贫血：本品应在医生的指导下使用，可皮下注射或静脉注射，每周分 2～3 次给药，也可每周单次给药；给药剂量和次数需依据患者贫血程度、年龄及其他相关因素调整。以下方案供参考。

①治疗期：每周分次给药，开始推荐剂量为血液透析患者每周 100～150 U/kg 体重，非透析患者每周 75～100 U/kg 体重；若血细胞比容每周增加少于 0.005，可于 4 周后按 15～30 U/kg 体重增加剂量，但最高增加剂量不可超过每周 30 U/kg 体重；血细胞比容应增加到 0.30～0.33，但不宜超过 0.36。每周单次给药：推荐剂量为成年血液透析或腹膜透析患者每周 10000 U。

②维持期：每周分次给药后，如果血细胞比容达到 0.30～0.33 或血红蛋白达到 100～110 g/L，则进入维持治疗阶段，推荐将剂量调整至治疗期剂量的 2/3；然后每 2～4 周检查血细胞比容以调整剂量，避免红细胞生成过速，维持血细胞比容和血红蛋白在适当水平。每周单次给药后如果血细胞比容或血红蛋白达到上述标准，推荐将每周单次给药时间延长（如每 2 周给药 1 次），并依据患者贫血情况调整使用剂量。

（2）外科围手术期的红细胞动员：适用于术前血红蛋白值在 100～130 g/L 的择期外科手术患者（心脏血管手术除外），使用剂量为 150 U/kg 体重，每周 3 次，皮下注射，于术前 10 d 至术后 4 d 应用，可减轻术中及术后贫血，减少对异体输血的需求，加快术后贫血倾向的恢复。用药期间为防止缺铁，可同时补充铁剂。

（3）肿瘤化疗引起的贫血：当患者总体血清促红细胞生成素水平＞200 mu/ml 时，不推荐使用本品治疗。临床资料表明，基础促红细胞生成素水平低的患者比基础水平高的疗效要好。每周分次给药：起始剂量每次 150 U/kg 体重，皮下注射，每周 3 次。如果经过 8 周治疗，不能有效地减少输血需求或增加血细胞比容，可增加剂量至每次 200 U/kg 体重，皮下注射，每周 3 次；如红细胞比容＞0.40 时，应减少本品的剂量直到血细胞比容降至 0.36；当治疗再次开始或调整剂量维持需要的血细胞比容时，本品应以 25% 的剂量减量；如果起始治疗剂量即获得非常快的血细胞比容增加（如在任何 2 周内增加 4%），本品也应该减量。每周单次给药：当患者外周血 Hb 男性＜110 g/L、女性＜100 g/L 时，可给予重组人促红细胞生成素注射液 36 000 U 皮下注射，每周 1 次，疗程 8 周；若治疗期间疗程未达 8 周，Hb 升高达到 120 g/L 时，应停止给药，直至 Hb 男性下降到＜110 g/L，女性下降到＜100 g/L 时可重新开始给药；若治疗后 2 周内 Hb 升高过快，绝对值超过 13 g/L 时，应酌情减少剂量。

（4）使用方法：采用无菌技术打开药瓶，将消毒针连接消毒注射器，吸入适量药液，静脉或皮下注射。如果为预充式注射器包装，拔掉针护帽，直接静脉或皮下注射。

【剂型与规格】注射剂：2000 U，3000 U，4000 U，6000 U，10 000 U。

【同步练习】

一、A 型题（最佳选择题）

1. 应用维生素 B_{12} 治疗巨幼细胞贫血 48 h 内，应监测的电解质是（　　）

A. 钠　　　　　　　B. 钾　　　　　　　C. 锂　　　　　　　D. 钙

E. 锌

本题考点： 应用维生素 B_{12} 治疗巨幼细胞贫血，在起始 48 h，监测血清钾水平，以防止低钾血症。

2. 治疗肾性贫血宜选用的药物是（　　）

A. 硫酸亚铁

B. 叶酸

C. 维生素 B_{12}

D. 重组人促红细胞生成素

E. 蔗糖铁

本题考点： 重组人促红细胞生成素适应证：用于肾衰竭患者的贫血、非肾性贫血（如恶性肿瘤、免疫疾病、艾滋病）、早产儿伴随的贫血、外科手术前自体贮血等。

二、B 型题（配伍选择题）

（3～4 题共用备选答案）

A. 维生素 B_1

B. 维生素 B_2

C. 维生素 B_{12}

D. 依诺肝素

E. 酚磺乙胺

3. 服用叶酸治疗巨幼细胞贫血，需同时联合使用的药物是（　　）

4. 华法林起效缓慢，深静脉栓塞治疗的初期，需同时联合使用的药物是（　　）

本题考点： 单纯口服叶酸后能快速纠正叶酸缺乏所导致的巨幼细胞贫血的异常现象，但不能阻止因维生素 B_{12} 缺乏的神经损害，如改善神经损害症状，需同时联合使用维生素 B_{12}。口服华法林起效慢，对已经生成的凝血因子无拮抗效果，一般服用后 3 d 才发挥抗凝效果，抗凝最大效应时间为 3～4 d，抗血栓形成最大效应时间为 6 d，因此在急需抗凝时宜联合肝素类药物。

（5～6 题共用备选答案）

A. 硫酸亚铁

B. 重组人促红细胞生成素

C. 维生素 B_{12}

D. 人血白蛋白

E. 非格司亭

5. 可升高红细胞，用于肾性或非肾性贫血的药物是（　　）

6. 可升高白细胞，用于化疗所致的中性粒细胞减少症的药物是（　　）

本题考点： 重组人促红细胞生成素作用于骨髓中红系造血祖细胞，能促进红细胞的增殖、分化及成熟稳定红细胞膜，提高红细胞膜的氧化酶功能。对慢性肾衰竭性贫血及非肾性贫血有明显的治疗作用。非格司亭选择性地与粒系祖细胞及成熟中性粒细胞表面受体结合，促进粒系祖细胞的增殖和分化，提高成熟中性粒细胞的趋化性、吞噬和杀伤功能，并使中性粒细胞释放至体循环，从而使外周中性粒细胞数目增多，可用于化疗所致的中性粒细胞减少症。

三、X 型题（多项选择题）

7. 治疗恶性贫血和巨幼细胞贫血可选用（　　）

A. 硫酸亚铁

B. 叶酸

C. 维生素 B_{12}

D. 重组人促红素

E. 蔗糖铁

本题考点： 巨幼细胞贫血一般是由于缺乏维生素 B_{12} 或叶酸引起。

8. 属于抗贫血药的是（　　）

A. 硫酸亚铁

B. 叶酸

C. 维生素 B_{12}

D. 重组人促红细胞生成素

E. 非格司亭

本题考点：抗贫血药的分类：①铁剂，代表药物为硫酸亚铁、琥珀酸亚铁、蔗糖铁；②叶酸及维生素 B_{12}，叶酸及维生素 B_{12} 是巨幼细胞贫血的主要治疗药物；③重组人促红细胞生成素。非格司亭属于升白细胞药。

参考答案：1. B　2. D　3. C　4. D　5. B　6. E　7. BC　8. ABCD

六、升白细胞药

【复习指导】本部分内容历年偶考。重点掌握升白细胞药的分类及作用特点；掌握升白细胞药的药物典型不良反应及用药监护；熟悉升白细胞药的药物相互作用及注意事项。

（一）药理作用和临床评价

1. 分类和作用特点

（1）兴奋骨髓造血功能药：代表药物为腺嘌呤。腺嘌呤直接透过细胞膜进入人体细胞，参与体内 DNA、RNA、蛋白质的合成，以及能量的代谢；提高辅酶 A 的活性，使处于低能缺氧的细胞继续发挥其应有的生理功能；当白细胞缺乏时，它能促进白细胞增生。

（2）粒细胞集落刺激因子：代表药物为非格司亭。非格司亭选择性地与粒系祖细胞及成熟中性粒细胞表面受体结合，促进粒系祖细胞的增殖和分化，提高成熟中性粒细胞的趋化性、吞噬和杀伤功能，并使中性粒细胞释放至体循环，从而使外周血中性粒细胞数目增多。

2. 典型不良反应和禁忌证

（1）腺嘌呤

①不良反应：偶见腹泻、便秘、胃痛、腹痛、肠鸣音亢进、口干、皮疹；少见头痛、无力、发热及严重心、肺、肝、肾功能损害。

②禁忌证：骨髓中幼稚细胞未明显减少或外周血中存在骨髓幼稚细胞的髓性白血病患者禁用。

（2）非格司亭

①不良反应：偶见白细胞计数增多、幼稚细胞增加；少见肌肉骨骼痛（可用对乙酰氨基酚、布洛芬等非甾体抗炎药对症治疗）、头痛、乏力、皮疹、脱发、注射部位反应；罕见过敏性休克、间质性肺炎、急性呼吸窘迫综合征。

②禁忌证：对大肠埃希菌表达的其他制剂过敏者禁用；严重心、肺、肝、肾功能损害者禁用；骨髓中幼稚细胞未明显减少的髓性白血病及外周血中存在骨髓幼稚细胞的髓性白血病患者禁用；自身免疫性血小板减少性紫癜患者禁用。

3. 具有临床意义的药物相互作用

（1）腺嘌呤：与下列药物合用可引起粒细胞计数减少，应尽量规避。①磺胺药：磺胺嘧啶、磺胺二甲嘧啶、磺胺甲噁唑、复方磺胺甲噁唑、磺胺多辛等；②非甾体抗炎药：阿司匹林、对乙酰氨基酚、双氯芬酸、布洛芬、吲哚美辛、酮洛芬、洛索洛芬、氯诺昔康等；③抗生素：阿莫西林、磺苄西林、头孢替安、头孢曲松、头孢唑肟、头孢克肟、头孢吡肟、哌拉西林/他唑巴坦等 β-内酰胺类及氯霉素、磷霉素、甲砜霉素、多黏菌素等；④抗甲状腺药：甲巯咪唑、丙硫氧嘧啶、甲硫氧嘧啶；⑤免疫抑制药：来氟米特、他克莫司、吗替麦考酚酯；⑥抗肿瘤药：阿糖胞苷、环磷酰胺、巯嘌呤、白消安、氨甲蝶呤；⑦组胺 H_2 受体阻滞药和质子泵抑制药：西咪替丁、雷尼替丁、法莫替丁、奥美拉唑、兰索拉唑、雷贝拉唑。

（2）非格司亭：不宜与抗肿瘤药联合应用，应在化疗停止后 1～3 d 使用；与氟尿嘧啶合用可能加重中性粒细胞减少症。

（二）用药监护

1. 腺嘌呤

（1）妊娠及哺乳期妇女慎用：妊娠及哺乳期妇女用药安全性尚不明确，因此，妊娠及哺乳期妇女应慎用。

（2）避免使用可引起粒细胞数目减少的药品：粒细胞数目减少可由遗传性、家族性及获得性等因素导致，其中获得性因素占多数。药物、放射线、毒素等均导致粒细胞减少，其中以药物导致者为常见。

2. 非格司亭

（1）注意防治过敏反应：使用非格司亭治疗期间如发生过敏性休克、血管神经性水肿或支气管痉挛，应即停药，并进行紧急处理。偶见多浆膜炎综合征，如胸膜炎、心包炎或体重增加，这与超剂量用药有关，一般可使用非甾体抗炎药治疗。患有呼吸系统疾病患者起始使用本品 30～90 min 后，偶有首次剂量反应，表现为静脉血氧饱和度降低，伴有面部潮红、出汗和低血压，此时应及时安静仰卧和吸氧。

（2）肿瘤化疗期规避应用：由于快速分裂的髓细胞对细胞毒性化疗潜在的敏感性，因此，对癌症化疗引起的中性粒细胞减少症患者，在给予癌症化疗药物的前 24 h 内以及给药后的 24 h 内应避免使用本品。

（三）常用药物的临床应用

1. 腺嘌呤

【适应证】用于防治各种原因引起的白细胞减少症、急性粒细胞减少症，尤其是对肿瘤化学和放射治疗，以及苯中毒等引起的白细胞减少症。

【注意事项】由于此药是核酸前体，应考虑是否有促进肿瘤发展的可能性，权衡利弊后选用。

【用法与用量】口服。成人一次 10～20 mg，每日 3 次。小儿一次 5～10 mg，每日 2 次。

【剂型与规格】片剂：10 mg，25 mg。

2. 非格司亭

【适应证】

（1）促进骨髓移植后中性粒细胞计数增加。

（2）癌症化疗引起的中性粒细胞减少症，包括恶性淋巴瘤、小细胞肺癌、胚胎细胞瘤（睾丸肿瘤、卵巢肿瘤等）、神经母细胞瘤等。

（3）骨髓增生异常综合征伴发的中性粒细胞减少症。

（4）再生障碍性贫血伴发的中性粒细胞减少症。

（5）先天性、特发性中性粒细胞减少症。

【注意事项】

（1）重要注意事项

①本品仅限于中性粒细胞减少症患者。

②本品应用过程中，应定期进行血液检查，防止中性粒细胞（白细胞）过度增加，如发

现过度增加，应给予减量或停药等适当处置。

③有发生过敏反应的可能，因此出现过敏反应时，应立即停药并采取适当处置。另外，为预测过敏反应等，使用时应充分问诊，并建议预先用本品做皮试。

④因给予本品引起骨痛、腰痛等，此时可给予非麻醉性镇痛药等适当处置。

⑤对癌症化疗引起的中性粒细胞减少症患者，在给予癌症化疗药物的前 24 h 内以及给药后的 24 h 内应避免使用本品。

⑥对于急性髓性白血病患者（化疗和骨髓移植时）应用本品前，建议对采集细胞进行体外实验，以确认本品是否促进白血病细胞增多。同时，应定期进行血液检查，发现幼稚细胞增多时应停药。

⑦骨髓增生异常综合征中，由于已知伴有幼稚细胞增多的类型有转化为髓性白血病的危险性，因此应用本品时，建议对采集细胞进行体外实验，以证实幼稚细胞集落无增多现象。

（2）应用时的注意事项

①配制时：静脉点滴，与 5% 葡萄糖注射液或 0.9% 氯化钠注射液混合后注射，勿与其他药物混用。

②给药时：静脉内给药时，速度应尽量缓慢。

【用法与用量】

（1）促进骨髓移植后中性粒细胞数增加：成人和儿童的推荐剂量为 300 $\mu g/m^2$，通常自骨髓移植后次日至第 5 日给予静脉滴注，每日 1 次；当中性粒细胞数上升超过 5000/mm^3 时，应停药，观察病情；在紧急情况下，无法确认本品的停药指标中性粒细胞数时，可用白细胞数的半数来估算中性粒细胞数。

（2）癌症化疗后引起的中性粒细胞减少症：用药后，当中性粒细胞计数经过最低值时期后增加到 5000/mm^3（WBC：10000/mm^3）以上，应停药，观察病情。恶性淋巴瘤、肺癌、卵巢癌、睾丸癌和神经母细胞瘤化疗后（次日以后）开始皮下给予本品 50 $\mu g/m^2$，每日 1 次，由于出血倾向等原因难于皮下注射，可静脉内给予（包括静脉滴注）本品 100 $\mu g/m^2$，每日 1 次。急性白血病：通常在化疗给药结束后（次日以后），骨髓中的幼稚细胞减少到足够低的水平且外周血中无幼稚细胞时开始给药，成人及儿童的推荐剂量为 200 $\mu g/m^2$，每日 1 次，静脉给药（包括静脉滴注）；无出血倾向等情况时，皮下给药，推荐剂量为 100 $\mu g/m^2$，每日 1 次。紧急情况下，无法确认本品的给药及停药时间的指标中性粒细胞数时，可用白细胞数的半数来估算中性粒细胞数。

（3）骨髓增生异常综合征伴发的中性粒细胞减少症：中性粒细胞数低于 1000/mm^3 的患者，给予本品 100 $\mu g/m^2$，每日 1 次，静脉滴注；若中性粒细胞数增加超过 5000/mm^3，应减量或停药，并观察病情。

（4）再生障碍性贫血伴发的中性粒细胞减少症：中性粒细胞数低于 1000/mm^3 的成人及儿童患者，给予本品 400 $\mu g/m^2$，每日 1 次，静脉滴注；若中性粒细胞数增加超过 5000/mm^3，应减量或停药，并观察病情。

（5）先天性、特发性中性粒细胞减少症：中性粒细胞数低于 1000/mm^3 的成人及儿童患者，给予本品 100 $\mu g/m^2$，每日 1 次，皮下注射；若中性粒细胞数增加超过 5000/mm^3，应减量或停药，并观察病情。

【剂型与规格】注射剂：75 μg（0.3 ml），150 μg（0.6 ml），300 μg（0.7 ml）。

【同步练习】

一、A 型题（最佳选择题）

1. 在给予癌症化疗药物的前 24 h 内及给药后的 24 h 内，应避免使用的药物是（ ）

A. 腺嘌呤　　　　　B. 叶酸　　　　　C. 非格司亭　　　　　D. 维生素 B_{12}

E. 阿司匹林

本题考点： 由于快速分裂的骨髓细胞对细胞毒性化疗有潜在的敏感性，因此，对癌症化疗引起的中性粒细胞减少症患者，在给予癌症化疗药物的前 24 h 内及给药后的 24 h 内应避免使用非格司亭。

二、B 型题（配伍选择题）

(2～3 题共用备选答案)

A. 腺嘌呤　　　　　B. 叶酸　　　　　C. 非格司亭　　　　　D. 维生素 B_{12}

E. 阿司匹林

2. 能兴奋骨髓造血功能，促进白细胞增生的药物是（ ）

3. 属于粒细胞集落刺激因子的是（ ）

本题考点： 升白细胞药的分类。①兴奋骨髓造血功能药，代表药物为腺嘌呤。②粒细胞集落刺激因子，代表药物为非格司亭。叶酸及维生素 B_{12} 属于抗贫血药，阿司匹林属于抗血小板药。

三、X 型题（多项选择题）

4. 缓解非格司亭所致骨痛，可选择的药物有（ ）

A. 碳酸钙　　　　　　　　　　　B. 布洛芬

C. 腺嘌呤　　　　　　　　　　　D. 对乙酰氨基酚

E. 葡萄糖酸钙

本题考点： 非格司亭可见肌肉、骨骼痛，可用对乙酰氨基酚、布洛芬等非甾体抗炎药对症治疗。

5. 下列属于升白细胞药的是（ ）

A. 腺嘌呤　　　　　　　　　　　B. 叶酸

C. 非格司亭　　　　　　　　　　D. 粒细胞集落刺激因子

E. 阿司匹林

本题考点： 升白细胞药的分类。①兴奋骨髓造血功能药，代表药物为腺嘌呤。②粒细胞集落刺激因子，代表药物为非格司亭。叶酸属于抗贫血药，阿司匹林属于抗血小板药。

参考答案： 1. C　2. A　3. C　4. BD　5. ACD

第七章　利尿药及泌尿系统疾病用药

一、利尿药

【复习指导】本部分主要内容为历年必考内容，常见利尿药的适应证、作用机制，以及不良反应和药物相互作用需要重点掌握。

利尿药作用于肾，对尿的产生及排泄过程产生效果，从而增加水、电解质及人体代谢物的排出。临床上主要用于心力衰竭、高血压、肾衰竭、肾病综合征、高钙血症等疾病的治疗。尿液是通过肾小球滤过、肾小管和集合管的重吸收及分泌而产生的。

常用的利尿药根据药物的作用部位、化学结构或作用机制分类，通常可分为袢利尿药、噻嗪类利尿药、留钾利尿药，以及碳酸酐酶抑制药4类。

（一）袢利尿药

1. 药理作用和临床评价

（1）药理作用：袢利尿药能使肾小管 Na^+ 的重吸收由正常状态下的99.4%下降到70%～80%，从而使排尿量显著增加。其作用机制在于：该类药物可特异性地与 Cl^- 结合位点结合，从而抑制分布在髓袢升支管腔膜侧的 $Na^+ - K^+ - 2Cl^-$ 共同转运子，产生抑制 NaCl 重吸收的效果，达到降低肾的稀释和浓缩功能，排出大量接近于等渗尿液的目的；另一方面，由于 K^+ 重吸收减少，降低了 K^+ 再循环，使其管腔转为正电位，减少了 Ca^{2+}、Mg^{2+} 重吸收能力，从而增加其排泄；同时，输送到远曲小管和集合管的 Na^+ 的增加又会促使 $Na^+ - K^+$ 交换，从而导致 K^+ 进一步的排出。

袢利尿药通过血液的调节作用影响人体血流动力学特征，如对心衰的患者，在其利尿作用发生前就能产生有效的血管扩张作用，如呋塞米能迅速增加全身静脉血容量，降低左心室充盈压，减轻肺淤血症状，还能增加肾血流量，改变肾皮质内血流分布，其作用机制可能与其能降低血管对血管紧张素Ⅱ等血管收缩因子的反应性，增加前列腺素等可引起血管舒张的内源物质生成，以及对动脉阻力血管产生钾离子通道开放的作用有关。

（2）临床评价：袢利尿药因对 NaCl 的重吸收有强大的抑制能力，并且导致酸中毒可能性低，是目前最高效的利尿药之一。主要用于肺水肿、脑水肿等严重水肿，以及急性高钙血症的治疗。

（3）分类和作用特点

①呋塞米作用特点：口服吸收率为60%～70%，进食可减慢吸收但不影响吸收率。口服后发挥作用时间为30～60 min，作用持续时间为6～8 h；静脉用药后起效时间为5 min，持续2 h。本药可透过胎盘，并可分泌进入乳汁。

②布美他尼作用特点：为呋塞米衍生物，其作用特点与呋塞米相似，最大利尿效果与呋塞米相似，但相同剂量时其作用比呋塞米强20～40倍。本药口服吸收完全且迅速，一般口服30～60 min 起效，达峰时间为1～2 h，作用持续时间为4～6 h；静脉注射后约5 min 起效，30 min 达峰，持续2～4 h，半衰期约1.5 h。但水肿患者各项时间可延长。本药不被透析清除。

（4）典型不良反应和禁忌证

1）呋塞米

①不良反应：通常与水、电解质紊乱有关，特别是大剂量或长期使用时，如直立性低血

压、休克、低钾血症、低氯血症、低氯性碱中毒、低钠血症等，以及与此有关的口渴、乏力、肌肉酸痛、心律失常等；少见过敏反应（如皮疹、间质性肾炎、心搏骤停）、视觉模糊、头晕、头痛、纳差、恶心、呕吐、腹痛、腹泻等。

②禁忌证：对磺胺药和噻嗪类利尿药过敏患者，对本品亦可能产生过敏；妊娠前 3 个月尽量避免使用。

2）布美他尼

①不良反应：基本类似呋塞米，如低盐综合征、低氯血症、低钾血症，但发生率较呋塞米低；少数男性可出现乳房发育。

②禁忌证：对本品、磺胺药和噻嗪类利尿药过敏患者及妊娠期妇女禁用。

（5）具有临床意义的药物相互作用

1）呋塞米

①肾上腺糖、盐皮质激素，以及促肾上腺皮质激素和雌激素能降低本品的利尿作用，并增加出现电解质紊乱，特别是血清钾降低的风险。

②非甾体抗炎药能降低本品的利尿作用，肾损害机会也会加大。

③与两性霉素 B、头孢菌素、氨基糖苷类等抗生素合用，肾毒性和耳毒性增加；会降低磺酰脲类降糖药物的降血糖作用。

④饮酒及含酒精制剂，以及可引起血压下降的药物，能增强本品的利尿和降压作用；与巴比妥类、麻醉药合用，易引起直立性低血压。

2）布美他尼：与呋塞米类似。

2. 用药监护　定期监测水、电解质；监测患者血压，尤其是大剂量应用或用于老年人降低血压时；监测肾功能、肝功能、血糖、尿酸，以及听力；警惕直立性低血压。

3. 常用药物的临床应用

（1）呋塞米

【适应证】

①水肿性疾病：包括充血性心力衰竭、肝硬化、肾脏疾病（肾炎、肾病及各种原因所致的急性、慢性肾衰竭），尤其是应用其他利尿药效果不佳时，应用本类药物仍可能有效；与其他药物合用治疗急性肺水肿和急性脑水肿等。

②高血压：一般不作为治疗原发性高血压的首选药物，但当噻嗪类利尿药（如氢氯噻嗪）疗效不佳，尤其当伴有肾功能不全或出现高血压危象时，本类药物尤为适用。

③预防急性肾衰竭：用于各种原因导致的肾血流灌注不足，如脱水、休克、中毒、麻醉意外，以及循环功能不全等，在纠正血容量不足的同时及时应用，可减少急性肾小管坏死的机会。

④高钾血症及高钙血症。

⑤稀释性低钠血症：尤其是当血清钠浓度低于 120 mmol/L 时。

⑥抗利尿激素分泌失调综合征。

⑦急性药物、毒物中毒：如巴比妥类药物中毒等。

【注意事项】

①交叉过敏：对磺胺药（如复方磺胺甲噁唑）和噻嗪类利尿药（如氢氯噻嗪）过敏患者，对本药亦可能过敏。

②对诊断的干扰：可导致血糖升高，尤其是糖尿病或糖尿病前期患者；过度脱水可使血

尿酸和尿素氮水平暂时性升高，血 Na^+、Cl^-、K^+、Ca^{2+} 和 Mg^{2+} 浓度下降。

③下列情况慎用：无尿或严重肾功能损害患者，若权衡利弊确实需要使用本品，用药间隔时间应延长；因水、电解质紊乱可诱发肝性脑病，严重肝功能损害患者慎用；高尿酸血症或有痛风病史患者、糖尿病患者慎用；因过度利尿可促发休克，急性心肌梗死患者慎用；胰腺炎或有此病史患者、有低钾血症倾向患者，尤其是应用洋地黄类药物（如地高辛）或有室性心律失常患者慎用；红斑狼疮（本品可加重病情或诱发活动）、前列腺增生患者慎用。

④少尿或无尿患者，应用最大剂量后 24 h 仍无效时应停药。

⑤药物剂量应从最小有效剂量开始，然后根据利尿反应调整剂量，以减少水、电解质紊乱等副作用的发生。

⑥存在低钾血症或低钾血症倾向时，应注意补充钾盐。

⑦与抗高血压药合用时，后者剂量应酌情调整。

⑧除口服给药外，宜静脉给药，不主张肌内注射。常规剂量静脉注射时间应超过 1～2 min，大剂量静脉注射时每分钟不超过 4 mg。

⑨本品注射液为钠盐注射液，碱性较高，故静脉注射时宜用氯化钠注射液稀释，而不宜用葡萄糖注射液稀释。

⑩妊娠期及哺乳期妇女用药：本品可透过胎盘屏障，孕妇尤其是妊娠前 3 个月应尽量避免应用；对妊娠高血压综合征无预防作用；本品可经乳汁分泌，哺乳期妇女应慎用。

⑪儿童用药：本品在新生儿的半衰期明显延长，故新生儿用药间隔时间应延长。

⑫老年人：应用本品时发生低血压、电解质紊乱、血栓形成和肾功能损害的机会增多，应慎用。

【用法与用量】

1）口服

①成人

a. 治疗水肿性疾病，起始剂量为 20～40 mg，每日 1 次，必要时 6～8 h 后追加 20～40 mg，直至出现满意利尿效果。最大剂量虽可达每日 600 mg，但一般应控制在 100mg 以内，分 2～3 次服用，以防过度利尿和不良反应发生。部分患者剂量可减少至 20～40 mg，隔日 1 次，或每周中连续服药 2～4 d，每日 20～40 mg。

b. 治疗高血压，起始剂量为每日 40～80 mg，分 2 次服用，并酌情调整剂量。

c. 治疗高钙血症，每日 80～120 mg，分 1～3 次服。

②儿童：治疗水肿性疾病，起始剂量按体重 2 mg/kg，必要时每 4～6 h 追加 1～2 mg，但不可超过每日 100 mg。新生儿应延长用药间隔。

2）注射

①成人

a. 治疗水肿性疾病，紧急情况或不能口服者，可静脉注射，开始剂量为 20～40 mg，必要时每 2 h 追加剂量，直至出现满意疗效，维持用药阶段可分次给药。治疗急性左侧心力衰竭时，起始剂量为 40 mg 静脉注射，必要时每小时追加 80 mg，直至出现满意疗效。治疗急性肾衰竭时，可用 200～400 mg 加于氯化钠注射液 100 ml 内静脉滴注，滴注速度每分钟不超过 4 mg；有效者可按原剂量重复应用或酌情调整剂量，每日总剂量不超过 1 g；利尿效果差时不宜再增加剂量，以免出现肾毒性，对急性肾衰竭功能恢复不利。治疗慢性肾功能不全时，一般每日剂量为 40～120 mg。

b. 治疗高血压危象时，起始剂量为 40～80 mg 静脉注射，伴急性左心衰竭或急性肾衰竭时，可酌情增加剂量。

c. 治疗高钙血症时可静脉注射，一次 20～80 mg。

②儿童：治疗水肿性疾病，起始剂量按体重 1 mg/kg 静脉注射，必要时每隔 2 h 追加 1 mg；最大剂量可达每日 6 mg，但不可超过每日 1 g。新生儿应延长用药间隔。

【剂型与规格】片剂：20 mg；注射剂：20 mg（2ml）

（2）布美他尼

【适应证】

①水肿性疾病：包括充血性心力衰竭、肝硬化、肾脏疾病（肾炎、肾病及各种原因所致的急、慢性肾衰竭），尤其是应用其他利尿药效果不佳时，应用本类药物仍可能有效；与其他药物合用治疗急性肺水肿和急性脑水肿等。

②高血压：在高血压的阶梯疗法中，不作为治疗原发性高血压的首选药物，但当噻嗪类利尿药疗效不佳，尤其当伴有肾功能不全或出现高血压危象时，本类药物尤为适用。

③预防急性肾衰竭：用于各种原因导致肾血流灌注不足，如失水、休克、中毒、麻醉意外，以及循环功能不全等，在纠正血容量不足的同时及时应用，可减少急性肾小管坏死的机会。

④高钾血症及高钙血症。

⑤稀释性低钠血症：尤其是当血钠浓度低于 120 mmol/L 时。

⑥抗利尿激素分泌失调综合征（SIADH）。

⑦急性药物、毒物中毒，如巴比妥类药物中毒等。

⑧对某些呋塞米无效的病例仍可能有效。

【注意事项】

①交叉过敏。对磺胺药和噻嗪类利尿药过敏者，对本药可能亦过敏。

②对诊断的干扰。可致血糖升高、尿糖阳性，尤其是糖尿病或糖尿病前期患者；过度脱水可使血尿酸和尿素氮水平暂时性升高，血 Na^+、Cl^-、K^+、Ca^{2+} 和 Mg^{2+} 浓度下降。

③下列情况慎用。无尿或严重肾功能损害患者，后者因需要加大剂量，故用药间隔时间应延长，以免出现耳毒性等副作用；糖尿病、高尿酸血症或有痛风病史患者；严重肝功能损害者，因水、电解质紊乱可诱发肝性脑病；急性心肌梗死，过度利尿可促发休克；胰腺炎或有此病史患者；有低钾血症倾向者，尤其是应用洋地黄类药物或有室性心律失常患者；前列腺增生患者。

④动物实验提示本药能延缓胎儿生长和骨化；对新生儿和乳母的情况尚不清楚；能增加尿磷的排泄量，可干扰尿磷的测定。

⑤运动员慎用。

【用法与用量】口服。

①成人：治疗水肿性疾病或高血压，起始剂量为每日 0.5～2 mg，必要时每隔 4～5 h 重复给药，最大剂量每日可达 10～20 mg。也可间隔用药，即隔 1～2 d 用药 1 d。

②小儿：按体重一次 0.01～0.02 mg/kg，必要时 4～6 h 给药 1 次。

【剂型与规格】片剂：1 mg；注射剂：0.5 mg（2 ml）。

（二）噻嗪类利尿药

1. 药理作用和临床评价

（1）药理作用：噻嗪类利尿药可增强 NaCl 和水的排出，其利尿作用温和而持久。作用机制表现为抑制远曲小管近端 Na^+-Cl^- 共同转运子，来抑制 NaCl 的重吸收。同时，由于转运至远曲小管的 Na^+ 增加，促进了 K^+ 和 Na^+ 的交换，导致 K^+ 的排出增多。另一方面，本类药物对碳酸酐酶也有一定的抑制作用，因此，同时会增加 HCO_3^- 的排出。

（2）临床评价：噻嗪类利尿药是一类应用非常广泛的口服利尿药，通常由杂环苯并噻二嗪与磺酰胺基组成。因此，本类药物的作用类似，仅其所用计量不同，但均能达到相同的利尿效果。常用药物有氢氯噻嗪、吲达帕胺、氯噻酮、美托拉宗等。

（3）分类和作用特点：氢氯噻嗪作用特点为口服吸收迅速但不完全，生物利用度为 $60\% \sim 80\%$，进食能增加该药的吸收量，研究显示与药物在小肠的滞留时间增加有关。口服 2 h 后开始发挥利尿作用，达峰时间为 4 h，降压作用出现在服药后 $3 \sim 6$ h，作用持续时间为 $6 \sim 12$ h。本药可进入胎盘和红细胞。

（4）典型不良反应和禁忌证：氢氯噻嗪不良反应较常见，服药后出现水、电解质紊乱，通常表现为口干、恶心、呕吐，严重时表现为极度疲乏、无力、肌痉挛、肌痛、腱反射消失等，以及高血糖症、高尿酸血症。本品能干扰肾小管排泄尿酸，偶尔可诱发痛风发作，停药后即可恢复。

（5）具有临床意义的药物相互作用：氢氯噻嗪药物相互作用如下。

①肾上腺皮质激素、促肾上腺皮质激素、雌激素、两性霉素 B（静脉用药），能降低氢氯噻嗪的利尿作用，增加发生电解质紊乱的机会，尤其是低钾血症的发生。

②非甾体抗炎药（镇痛药，尤其是吲哚美辛），能降低氢氯噻嗪的利尿作用，与前者抑制前列腺素合成有关。

③考来烯胺（消胆胺）能减少胃肠道对氢氯噻嗪的吸收，故应在口服考来烯胺 1 h 前或 4 h 后服用氢氯噻嗪。

④洋地黄类药、胺碘酮等与氢氯噻嗪合用时，应慎防因低钾血症引起的副作用。

⑤降低降血糖药的作用。

2. 用药监护

（1）定期监测水电解质。

（2）避免与吲达帕胺、布美他尼等与磺胺有类似结构的药物出现交叉过敏。

（3）警惕直立性低血压。

3. 常用药物的临床应用　氢氯噻嗪。

【适应证】

（1）水肿性疾病：常见的包括充血性心力衰竭、肝硬化腹水、肾病综合征、急慢性肾炎水肿、慢性肾衰竭早期及肾上腺皮质激素和雌激素治疗所致的钠、水潴留。

（2）高血压：可单独或与其他抗高血药联合应用，主要用于治疗原发性高血压。

（3）中枢性或肾性尿崩症。

（4）肾结石：主要用于预防含钙盐成分形成的结石。

【注意事项】

（1）交叉过敏：与磺胺类药物（如复方磺胺甲噁唑）、呋塞米、布美他尼、碳酸酐酶抑制药（如乙酰唑胺）有交叉过敏反应。

（2）对诊断的干扰：可导致糖耐量降低，使血糖、尿糖、血胆红素、血钙、血尿酸、血胆固醇、三酯甘油、低密度脂蛋白浓度升高，血清镁、钾、钠及尿钙降低。

（3）下列情况慎用：无尿或严重肾功能减退患者、糖尿病、高尿酸血症或有痛风病史患者，以及严重肝功能损害、高钙血症、低钠血症、红斑狼疮（可加重病情或诱发活动）、胰腺炎、交感神经切除患者及有黄疸的婴儿。

（4）应从最小有效剂量开始用药，以减少副作用的发生。

（5）有低钾血症倾向的患者，应酌情补钾或与留钾利尿药（如螺内酯）合用。

（6）妊娠期及哺乳期妇女用药：能透过胎盘屏障，对妊娠高血压综合征无预防作用，故孕妇使用应慎重；哺乳期妇女不宜服用。

（7）儿童用药：因本类药物可使血胆红素升高，因此慎用于有黄疸的婴儿。

（8）老年人用药：老年人应用本类药物较易发生低血压、电解质紊乱和肾功能损害。

（9）随访检查：包括血电解质、血糖、血尿酸、血肌酶、尿素氮、血压。

【用法与用量】口服。

（1）成人

①治疗水肿性疾病：一次 25～50 mg，每日 1～2 次，或隔日治疗，或每周连服 3～5 d。

②治疗高血压：每日 25～100 mg，分 1～2 次服用，并按降压效果调整剂量。

（2）儿童：每日按体重 1～2 mg/kg 或按体表面积 30～60 mg/m^2，分 1～2 次服用，每日总剂量不可超过成人常规剂量，并按疗效调整剂量。小于 6 个月的婴儿给药剂量每日按体重可达 3 mg/kg。

【剂型与规格】片剂：10 mg，25 mg，50 mg。

（三）留钾利尿药

1. 药理作用和临床评价

（1）药理作用：留钾利尿药在集合管和远曲小管产生拮抗醛固酮的作用，分为醛固酮受体阻滞药和肾小管上皮细胞 Na$^+$ 通道阻滞药两类。醛固酮通过与特异性盐皮质激素受体结合，发挥保 Na$^+$ 和 H$_2$O，同时排 K$^+$ 和 H$^+$ 的作用，醛固酮受体阻滞药则在远曲小管末端和集合管产生作用。

肾小管上皮细胞钠离子通道阻滞药作用于远曲小管末端和集合管，可通过阻滞管腔 Na$^+$ 通道来减少对 Na$^+$ 的重吸收，同时由于减少 Na$^+$ 的重吸收，使管腔的负电位降低。

（2）临床评价：该类药物利尿作用弱，属于低效能利尿药。

（3）分类和作用特点

①螺内酯作用特点：口服吸收较好，生物利用度好（＞90%），进入人体后大约 80% 在肝代谢为活性代谢产物而发挥作用。口服 24 h 左右起效，2～3 d 达峰，停药后利尿作用仍可维持 2～3 d。根据服药方式不同，其半衰期有所差异，每日服药 1～2 次时，半衰期为 13～14 h；每日服药 4 次时，半衰期缩短为 12.5 h。

②氨苯蝶啶作用特点：口服后，该药的 30%～70% 可被迅速吸收，单次给药后 2～4 h 起效，达峰时间为 6 h，作用持续时间为 7～9 h，半衰期为 1.5～2 h。无尿患者每日给药 1～2 次，其半衰期延长至 10 h；每日 4 次给药时，则半衰期延长至 9～16 h。吸收后大部分迅速由肝代谢，经肾排泄，少量通过胆汁排泄。

③阿米洛利作用特点：利尿作用比氨苯蝶啶强，目前为留钾利尿药中作用最强的药物，40 mg 本品与 200 mg 氨苯蝶啶相当。本品吸收较差，仅为 15%～20%，空腹可使吸收加快，但吸收效率增加不明显。单次口服起效时间为 2 h，达峰时间为 3～4 h，有效时间为 6～10 h，半衰期为 6～9 h，约 50% 经肾排泄。

（4）典型不良反应和禁忌证

1）螺内酯

①不良反应：高钾血症最为常见，尤其是单独用药、进食高钾饮食、与钾剂或含钾药物如青霉素钾等合用，以及存在肾功能损害、少尿、无尿时；胃肠道反应，如恶心、呕吐、胃痉挛和腹泻；雄激素样作用或对其他内分泌系统的影响，长期服用本品在男性可致男性乳房发育、阳痿、性功能低下，在女性可致乳房胀痛、声音变粗、毛发增多、月经失调、性功能下降；中枢神经系统表现，长期或大剂量服用本品可发生行走不协调、头痛等。

②禁忌证：高钾血症患者禁用。

2）氨苯蝶啶

①不良反应：常见的主要是高钾血症；少见的有胃肠道反应，如恶心、呕吐、胃痉挛和腹泻等，以及低钠血症、头晕、头痛、光敏感。

②禁忌证：高钾血症时禁用。

3）阿米洛利

①不良反应：单独使用时高钾血症较常见；本品偶可引起低钠血症、高钙血症、轻度代谢性酸中毒；胃肠道可有口干、恶心、呕吐、腹胀等不良反应；还可见头痛、头晕、胸闷、性功能下降等不良反应；过敏反应主要表现为皮疹，甚至呼吸困难。

②禁忌证：严重肾功能减退、高钾血症时禁用。

（5）具有临床意义的药物相互作用

1）螺内酯

①肾上腺皮质激素，尤其是具有较强盐皮质激素作用者，促肾上腺皮质激素能减弱本品的利尿作用，而拮抗本品的潴钾作用。

②非甾体抗炎药，尤其是吲哚美辛，能降低本品的利尿作用，且合用时肾毒性增加。

③与下列药物合用时，发生高钾血症的机会增加，如含钾药物、库存血（含钾30 mmol/L，如库存 10 d 以上含钾高达 65 mmol/L）、血管紧张素转换酶抑制药、血管紧张素Ⅱ受体阻滞药和环孢素 A 等；

④本品使地高辛半衰期延长。

2）氨苯蝶啶

①肾上腺皮质激素，尤其是具有较强盐皮质激素作用者，促肾上腺皮质激素能减弱本品的利尿作用，而拮抗本品的潴钾作用。

②雌激素能引起水钠潴留，从而减弱本品的利尿作用。

③非甾体抗炎药，尤其是吲哚美辛，能降低本品的利尿作用，且合用时肾毒性增加。

④多巴胺加强本品的利尿作用。

⑤与下列药物合用时，发生高钾血症的机会增加，如含钾药物、库存血（含钾30 mmol/L，库存 10 d 以上含钾高达 65 mmol/L）、血管紧张素转换酶抑制药，血管紧张素Ⅱ受体阻滞药和环孢素 A 等。

⑥本品使地高辛半衰期延长。

⑦因可使血尿酸升高，与噻嗪类和袢利尿药合用时，可使血尿酸进一步升高，故应与治疗痛风的药物合用。

3）阿米洛利

①肾上腺皮质激素，尤其是具有较强盐皮质激素作用者，促肾上腺皮质激素能减弱本品

的利尿作用，而拮抗本品的潴钾作用。

②雌激素能引起水钠潴留，从而减弱本品的利尿作用。

③非甾体抗炎药，尤其是吲哚美辛，能降低本品的利尿作用，且合用时肾毒性增加。

④多巴胺加强本品的利尿作用。

⑤且不宜与其他留钾利尿药或钾盐合用。与下列药物合用时，发生高钾血症的机会增加，如含钾药物、库存血（含钾 20 mmol/L，如库存 10 d 以上含钾高达 65 mmol/L）、血管紧张素转换酶抑制药、血管紧张素 II 受体阻滞药和环孢素 A 等。

⑥与葡萄糖胰岛素液、碱剂、钠型降钾交换树脂合用，发生高钾血症的机会减少。

⑦与肾毒性药物合用，肾毒性增加。

⑧甘珀酸钠、甘草类制剂具有醛固酮样作用，可降低本品的利尿作用。

2. 用药监护

（1）定期监测水电解质。

（2）建议从小剂量开始给药，根据尿量、血压调整至适宜的维持剂量。

3. 常用药物的临床应用

（1）螺内酯

【适应证】

①水肿性疾病：与其他利尿药合用，治疗充血性水肿、肝硬化腹水、肾性水肿等水肿性疾病，其目的在于纠正上述疾病伴发的继发性醛固酮分泌增多，并对抗其他利尿药的排钾作用。也用于特发性水肿的治疗。

②高血压：作为治疗高血压的辅助药物。

③原发性醛固酮增多症：螺内酯可用于此病的诊断和治疗。

④低钾血症的预防：与噻嗪类利尿药合用，增强利尿效应和预防低钾血症。

【注意事项】

①下列情况慎用，如无尿、肾功能不全、肝功能不全、低钠血症、酸中毒、乳房增大或月经失调者。

②给药应个体化，从最小有效剂量开始使用，以减少电解质紊乱等副作用的发生。如每日服药 1 次，应于早晨服药，以免夜间排尿次数增多。

③用药前应了解患者血清钾浓度。

④本品起作用较慢，而维持时间较长，故首日剂量可增加至常规剂量的 2～3 倍，以后酌情调整剂量。与其他利尿药合用时，可先于其他利尿药 2～3 d 服用；在已应用其他利尿药再加用本品时，其他利尿药剂量在最初 2～3 d 可减量 50%，以后酌情调整剂量；在停药时，本品应先于其他利尿药 2～3 d 停药。

⑤用药期间如出现高钾血症，应立即停药。

⑥应于进食时或餐后服药，以减少胃肠道反应，并可提高本品的生物利用度。

⑦对诊断的干扰。使荧光法测定血浆皮质醇浓度升高，故取血前 4～7 d 应停用本品或改用其他测定方法；使下列测定值升高，如血浆肌酐和尿素氮（尤其是原有肾功能损害时）、血浆肾素，以及血清镁、钾浓度；尿钙排泄可能增多，而尿钠排泄减少。

⑧妊娠及哺乳期妇女用药。本品可透过胎盘，但对胎儿的影响尚不清楚。孕妇应在医生指导下用药，且用药时间应尽量短。

⑨老年人用药较易发生高钾血症和利尿过度。

【用法与用量】口服。

1）成人

①治疗水肿性疾病：每日 40～120 mg，分 2～4 次服用，至少连服 5 d，以后酌情调整剂量。

②治疗高血压：开始每日 40～80 mg，分次服用，至少 2 周，以后酌情调整剂量。不宜与血管紧张素转换酶抑制药（如卡托普利）合用，以免增加发生高钾血症的机会。

③治疗原发性醛固酮增多症：手术前患者每日用量 100～400 mg，分 2～4 次服用；不宜手术的患者，则选用较小剂量维持。

④诊断原发性醛固酮增多症：长期试验，每日 400 mg，分 2～4 次服用，连续 3～4 周；短期试验，每日 400 mg，分 2～4 次服用，连续 4 d。老年人对本药较敏感，开始用量宜偏小。

2）儿童：治疗水肿性疾病，开始每日按体重 1～3 mg/kg 或按体表面积 30～80 mg/m^2 给药，单次或分 2～4 次服用，连服 5 d 后酌情调整剂量。最大剂量为每日按体重 3～9 mg/kg 或按体表面积 90～270 mg/m^2，且不可超过成人常规日剂量。

【剂型与规格】片剂：20 mg；胶囊剂：20 mg（微粒制剂 20 mg 与普通制剂 100 mg 疗效相当）。

（2）氨苯蝶啶

【适应证】主要治疗水肿性疾病，包括充血性心力衰竭、肝硬化腹水、肾病综合征等，以及肾上腺糖皮质激素治疗过程中发生的水、钠潴留，主要目的在于纠正上述情况时的继发性醛固酮分泌增多，并拮抗其他利尿药的排钾作用。也可用于治疗特发性水肿，亦用于对氢氯噻嗪或螺内酯无效的病例。

【注意事项】

①下列情况慎用。无尿及肝、肾功能不全、糖尿病、低钠血症、酸中毒、高尿酸血症或有痛风病史患者、肾结石或有此病史患者。

②对诊断的干扰。干扰荧光法测定血奎尼丁浓度的结果，使下列测定值升高，如血糖（尤其是糖尿病患者）、血肌酐和尿素氮（尤其是有肾功能损害时）、血浆肾素、血清钾、血清镁、血尿酸浓度及尿尿酸排泄量。

③给药应个体化，从最小有效剂量开始使用，以减少电解质紊乱等副作用。如每日给药 1 次，应于早晨给药，以免夜间排尿次数增多。

④用药前应了解血清钾浓度。

⑤服药期间如发生高钾血症，应立即停药，并作相应处理。

⑥应于进食时或餐后服药，以减少胃肠道反应，并可提高本品的生物利用度。

⑦妊娠期及哺乳期妇女用药。动物实验显示本品能透过胎盘屏障，但在人类的情况尚不清楚。在母牛的实验显示本品可由乳汁分泌，在人类的情况不清楚。

⑧老年人应用本品较易发生高钾血症和肾损害。

⑨服药后多数患者出现淡蓝色荧光尿。

【用法与用量】口服。

①成人常用剂量：开始每日 25～100 mg，分 2 次服用，与其他利尿药合用时，剂量可减少；维持阶段可改为隔日疗法；最大剂量不超过每日 300 mg。

②小儿常用剂量：开始每日按体重 2～4 mg/kg 或按体表面积 120 mg/m^2，分 2 次服，

每日或隔日疗法，以后酌情调整剂量；最大剂量不超过每日按体重 6 mg/kg 或按体表面积 300 mg/m²，且不可超过成人常用剂量。

【剂型与规格】片剂：50 mg。

（3）阿米洛利

【适应证】主要治疗水肿性疾病，亦可用于难治性低钾血症的辅助治疗。

【注意事项】

①给药应个体化，从最小有效剂量开始使用，以减少电解质紊乱等副作用。

②对诊断的干扰。可使下列测定值升高，如血糖（尤其是糖尿病患者）、血肌酐、尿酸和尿素氮（尤其是老年人和已有肾功能损害者），以及血清钾、镁及血浆肾素浓度；血钠浓度下降。

③下列情况慎用，如少尿、肾功能损害、糖尿病、酸中毒和低钠血症。

④用药前应了解血清钾浓度，但在某些情况下血清钾浓度并不能真正反映体内钾储量，如酸中毒时钾从细胞内转移至细胞外而易出现高钾血症，酸中毒纠正后血清钾浓度即可下降。

⑤服药期间如发生高钾血症，应立即停药，并作相应处理。长期应用本品应定期查血清钾、钠、氯水平。

⑥于进食时或餐后服药，以减少胃肠道反应。

⑦如每日给药 1 次，应于早晨给药，以免夜间排尿次数增多。

【用法与用量】成人用量：口服，一次 1 片，每日 1 次，必要时每日 2 次，早、晚各 1 片，与食物同服，每日不超过 20 mg。

【剂型与规格】片剂：2.5 mg，5 mg。

（四）碳酸酐酶抑制药

1. 药理作用和临床评价

（1）药理作用：主要作用于近曲小管，能抑制近曲小管的碳酸酐酶，减少 H^+ 的产生，从而降低 H^+ 和 Na^+ 的交换，减少 Na^+ 的重吸收，增加 Na^+、水和重碳酸盐的排出，进而发挥利尿效果。

（2）临床评价：利尿效果较弱，目前主要用于治疗青光眼，以降眼压。

（3）分类和作用特点：乙酰唑胺作用特点是利尿作用较弱，且长期服用会出现耐药性，故目前不推荐单独用于利尿，但其对伴有水肿的子痫患者有较好的利尿效果，以及用于青光眼的降眼压治疗。口服吸收良好，服药 30 min 后即能影响尿液的 pH，1～1.5 h 开始降眼压，达峰时间为 2～4 h，作用持续时间 8～12 h，半衰期为 3～6 h。绝大部分药物通过肾小管分泌以原形排出，24 h 可完全排尽。

（4）典型不良反应和禁忌证

1）不良反应

①一般用药后常见的不良反应有：四肢麻木及刺痛感；全身不适症候群，如疲劳、体重减轻、困倦、抑郁、嗜睡、性欲减低等；胃肠道反应，如金属样味觉、恶心、食欲缺乏、消化不良、腹泻；泌尿系统反应，如多尿、夜尿、肾及泌尿道结石等；可出现暂时性近视，也可发生磺胺样皮疹、剥脱性皮炎。

②少见的副作用：电解质紊乱，如代谢性酸中毒、低钾血症，补充碳酸氢钠及钾盐有可能减轻症状；听力减退；最严重的不良反应是造血系统障碍，可出现急性溶血性贫血、粒细

胞减少症、血小板减少症、嗜酸粒细胞增多症、再生障碍性贫血和肾衰竭。

③长期用药可加重低钾血症、低钠血症、电解质紊乱及代谢性酸中毒等症状；血清钾下降可减弱本品的降眼压作用；对肾结石患者，本品可诱发或加重病情，如出现肾绞痛和血尿应立即停药。

2）禁忌证：肝、肾功能不全导致低钠血症、低钾血症、高氯性酸中毒及肾上腺衰竭、肾上腺皮质功能不全（艾迪生病）、肝性脑病患者禁用。

（5）具有临床意义的药物相互作用

①与促肾上腺皮质激素、糖皮质激素，尤其与盐皮质激素联合使用，可以导致严重的低钾血症，在联合用药时应注意监护血清钾的浓度及心脏功能。亦应估计到长期同时使用有增加低钙血症的危险，可以造成骨质疏松，因为这些药都能增加钙的排泄。

②与苯丙胺、M胆碱受体阻滞药，尤其是与阿托品、奎尼丁联合应用时，由于形成碱性尿，本品排泄减少，会使不良反应加重或延长。

③与抗糖尿病药（如胰岛素）联合应用时，可以减少低血糖反应，因为本品可以造成高血糖和尿糖，故应调整剂量。

④与苯巴比妥、卡马西平或苯妥英等联合应用，可引起骨软化发病率上升。

⑤洋地黄苷类与本品合用，可提高洋地黄的毒性，并可发生低钾血症。

⑥与甘露醇或尿素联合应用，在增强降低眼内压作用的同时，可增加尿量。

2. 用药监护　定期监测水、电解质；监测眼压、血糖、肝肾功能、血常规。

3. 常用药物的临床应用　乙酰唑胺。

【适应证】

①适用于治疗各种类型的青光眼，并对各种类型青光眼急性发作时短期控制，是一种有效的降低眼压的辅助药物。

②开角型（慢性单纯性）青光眼，如用药物不能控制眼压，用本品治疗可使其中大部分病例的眼压得到控制，作为术前短期辅助药物。

③闭角型青光眼急性期应用本品降压后，原则上应根据房角及眼压描记情况选择适宜的抗青光眼手术。

④本品也用于抗青光眼及某些内眼手术前降低眼压。抗青光眼手术后眼压控制不满意患者，仍可应用本品控制眼压。

⑤继发性青光眼也可用本品降低眼压。

【注意事项】

①询问患者有否磺胺过敏病史，不能耐受磺胺类药物，或其他磺胺衍生物利尿药的患者，也不能耐受本品。

②与食物同服可减少胃肠道反应。

③下列情况应慎用。因本品可增高血糖及尿糖浓度，故糖尿病患者应慎用；酸中毒及肝、肾功能不全患者慎用。

④对诊断的干扰。尿17－羟类固醇测定，因干扰Glenn－Nelson法的吸收，可产生假阳性结果；尿蛋白测定，由于尿碱化，可造成如溴酚蓝试验等一些假阳性结果；血氨浓度、血清胆红素、尿胆素原浓度都可以增高；血糖浓度、尿糖浓度均可增高，非糖尿病患者不受影响；血浆氯化物的浓度可以增高，血清钾的浓度可以降低。

⑤随访检查。急性青光眼及青光眼急性发作时，每日应测眼压；慢性期应定期测量眼

压，并定期检查视力、视野。眼压控制后，应根据青光眼类型、前房角改变及眼压描记情况调整用药剂量及选择适宜的抗青光眼手术。需延期施行抗青光眼手术的患者，较长期使用本品，除应加服钾盐外，在治疗前还需有24 h眼压、视力、视野、血压、血象及尿常规等检查记录，以便在治疗过程中评价疗效及发现可能产生的不良反应，根据病情调整药量。

⑥某些不能耐受乙酰唑胺不良反应或久服无效患者，可改用其他碳酸酐酶抑制药，如双氯非那胺。

【用法与用量】口服：成人常用剂量如下。

①开角型青光眼：首次用药剂量为250 mg（1片），每日1～3次，维持量应根据患者对药物的反应决定，尽量使用较小的剂量使眼压得到控制；一般每日2次，每次250mg（1片）就可使眼压控制在正常范围。

②继发性青光眼和手术前降眼压：一次250 mg（1片），每4～8 h给药1次，一般每日2～3次。

③急性病例：首次用药剂量加倍，给500 mg（2片），以后用125～250 mg（0.5～1片）维持量，每日2～3次。

【剂型与规格】片剂：0.25 g；注射剂：500 mg。

【同步练习】

一、A型题（最佳选择题）

1. 布美他尼属于的利尿药类型是（　　　）

A. 强效利尿药　　　B. 中效利尿药　　　C. 留钾利尿药　　　D. 碳酸酐酶抑制药

E. 渗透性利尿药

本题考点：利尿药的分类。

2. 长期使用可导致高钾血症的药物是（　　　）

A. 氨苯蝶啶　　　B. 呋塞米　　　C. 吲达帕胺　　　D. 乙酰唑胺

E. 氢氯噻嗪

本题考点：利尿药的不良反应。

3. 既往诊断"糖尿病"，且出现双下肢水肿的患者，不宜选用的药物是（　　　）

A. 依他尼酸　　　B. 乙酰唑胺　　　C. 螺内酯　　　D. 氢氯噻嗪

E. 山梨醇

本题考点：利尿药的禁忌证。

4. 呋塞米主要的作用靶点部位是（　　　）

A. 远曲小管近端　　　　　　B. 远曲小管远端

C. 髓袢升支粗段　　　　　　D. 肾小球

E. 集合管

本题考点：呋塞米的药理作用。

二、B型题（配伍选择题）

（5～6题共用备选答案）

A. 甘露醇　　　B. 去氨加压素　　　C. 螺内酯　　　D. 甘油果糖

E. 氢氯噻嗪

5. 具有留钾作用的利尿药是（   ）

6. 具有排钾作用的利尿药是（   ）

本题考点： 利尿药的药理作用。

(7～9 题共用备选答案)

A. 抑制碳酸酐酶

B. 抑制 $NA^+ - K^+ - 2CL^-$ 同向转运系统

C. 拮抗醛固酮

D. 抑制远曲小管和集合管对钠离子的重吸收

E. 抑制 $Na^+ - Cl^-$ 转运系统

7. 螺内酯的作用机制是（   ）

8. 氨苯蝶啶的作用机制是（   ）

9. 氢氯噻嗪的作用机制是（   ）

本题考点： 螺内酯、氨苯蝶啶和氢氯噻嗪的作用机制。

三、C 型题（综合分析选择题）

(10～11 题共用题干)

患者，男性，56 岁。因"酒精性肝硬化失代偿期"入院治疗，患者腹胀，双下肢水肿，腹水较多。起始选用螺内酯 100 mg/d，腹水减少不明显，7 d 后增加至 400 mg/d。复查血清钾为 5.8 mmol/L，（正常 3.5～5.5 mmol/L），故加用 40 mg/d 呋塞米。

10. 关于使用呋塞米说法错误的是（   ）

A. 定期监测患者电解质水平

B. 酒精性肝硬化患者易发生低镁血症

C. 呋塞米最高剂量为 100 mg/d

D. 口服和静脉使用均可

E. 定期监测肾功能

本题考点： 呋塞米的用药教育。

11. 不属于螺内酯用药监护说法的是（   ）

A. 长期单独使用，容易发生高钾血症

B. 老年人应慎用本药

C. 使用期间注意补充钾离子

D. 如患者发生酸中毒应慎用

E. 糖尿病患者应慎用

本题考点： 螺内酯的药学监护点。

四、X 型题（多项选择题）

12. 呋塞米可用于（   ）

A. 急性肾衰竭   B. 严重水肿   C. 降血压   D. 降血脂

E. 导泻

本题考点： 呋塞米的适应证。

13. 氢氯噻嗪对尿液中电解质的影响包括（   ）

A. 钠离子增多   B. 钾离子增多   C. 氯离子增多   D. 碳酸氢根增多

E. 铁离子增多

本题考点： 氢氯噻嗪的作用机制。

14. 与螺内酯联用，容易出现高钾血症的是（　　）

A. 氯化钾　　　　　B. 环孢素　　　　　C. 卡托普利　　　　　D. 氢氯噻嗪

E. 门冬氨酸钾镁

本题考点：螺内酯的药物相互作用。

参考答案：1. A　2. A　3. D　4. C　5. C　6. E　7. C　8. D　9. A　10. C　11. C

12. AB　13. ABCD　14. ABCE

二、抗前列腺增生药

【复习指导】本部分主要内容为历年常考内容，主要抗前列腺增生药的适应证、作用机制，以及不良反应和药物相互作用需要重点掌握。

（一）α_1 受体阻滞药

1. 药理作用和临床评价

（1）药理作用：α_1 受体阻滞药通过对分布在前列腺和膀胱颈部平滑肌细胞表面的 α_1 受体产生阻滞效应，松弛平滑肌，从而达到缓解膀胱出口动力性梗阻的效果。

（2）临床评价：α_1 受体阻滞药通过阻滞前列腺平滑肌中的 α_1 受体，引起平滑肌舒张、松弛，从而减轻了前列腺组织对于尿道的压力，减轻了尿道梗阻。因此，成为临床较为常用的抗前列腺增生药。

（3）分类和作用特点

①特拉唑嗪作用特点：本品是**选择性 α_1 肾上腺素受体阻滞药**，口服吸收好，服药**1 h** 后达峰，消除半衰期是**12 h**，本药原形只有 10% 经尿中排出，20% 经过粪便排出，代谢产物自尿中排出约 40%，其余从粪便排出。食物对其生物利用度无影响。

②坦洛新作用特点：为 α_1 受体亚型 α_1A 的特异性阻滞药。由于在尿道、膀胱颈部及前列腺部位存在的 α_1 受体主要为 α_1A，因此，本药对尿道、膀胱颈及前列腺平滑肌具有选择性拮抗作用，其药效明显，而且能减少服药后发生直立性低血压的风险。服用缓释剂 0.2mg，达峰时间为 6～8 h，半衰期为 10 h，连续服用，血药浓度可在第 4 日达到稳定。药物通过肝代谢，其代谢产物 70%～75% 通过尿路排出，给药后 30 h，尿中原形药物排泄率为 12%～24%。

（4）典型不良反应和禁忌证

1）特拉唑嗪

①不良反应：最常见的有体虚无力、心悸、恶心、外周水肿、眩晕、嗜睡、鼻充血/鼻炎和视物模糊/弱视。另外，下列不良反应亦有报道，如背痛、头痛、心动过速、直立性低血压、晕厥、水肿、体重增加、肢端疼痛、性欲降低、抑郁、神经质、感觉异常、呼吸困难、鼻窦炎、阳痿。临床试验中报道的其他不良反应及在市场反馈报道中与本品使用关系不太明确的不良反应，如胸痛、面部水肿、发热、腹痛、颈痛、肩痛、血管舒张、心律失常、便秘、腹泻、口干、消化不良、胃肠气胀、呕吐、痛风、关节痛、关节炎、关节疾患、肌痛、焦虑、失眠、支气管炎、鼻出血、流行性感冒症状、咽炎、鼻炎、感冒症状、瘙痒、皮疹、咳嗽、出汗、视觉异常、结膜炎、耳鸣、尿频、尿道感染，以及绝经后妇女早期尿失禁。使用本品至少报道了两例过敏反应。有报道使用本品有血小板减少症和阴茎异常勃起；还报道出现心房颤动，但尚未建立起因果关系。

②实验室检查：在临床对照试验中发现血细胞比容、血红蛋白、白细胞、总蛋白及清蛋白有少量减少，但具有统计学意义，这些实验室结果表明，存在血浆稀释的可能。连续使用本品治疗 24 个月以上，对于前列腺特异性抗原（PSA）水平无显著性影响。

③禁忌证：已知对 α 肾上腺素受体阻滞药敏感者禁用。

2）坦洛新

①不良反应：常见的不良反应有恶心、呕吐、食欲缺乏等，偶见皮疹；且治疗时有不同程度的头晕、蹒跚感或出现直立性低血压、心动过速等症状；个别病例可因头晕、低血压而不能坚持用药；长期用药可见 AST、ALT 和 LDH 值升高。

②禁忌证：对本品有过敏史者及肾功能障碍的患者禁用。

（5）具有临床意义的药物相互作用

①特拉唑嗪：临床试验中，本品合用血管紧张素转换酶（ACE）抑制药或利尿药治疗的患者中，报道眩晕或其他相关不良反应的比例高于使用本品治疗的全体患者的比例。当本品与其他抗高血压药合用时应当注意观察，以避免发生显著低血压。当在利尿药或其他抗高血压药中加入本品时，应当减少剂量并在必要时重新制定剂量。已知本品与镇痛药、抗炎药、强心苷、降血糖药、抗心律失常药、抗焦虑药/镇静药、抗菌药、激素/甾体及治疗痛风药物不会产生相互作用。有报告认为，本品与磷酸二酯酶 V 型（PDE5）抑制药合用会发生低血压。

②坦洛新：与西咪替丁合用，可抑制本品代谢，增加本品血药浓度；首次与 β 肾上腺素受体阻滞药合用，可增加发生低血压的风险。

2. 用药监护　明确用药指征；注意用药疗程；注意监测药物不良反应。

3. 常用药物的临床应用

（1）特拉唑嗪

【适应证】

①用于改善良性前列腺增生患者的排尿症状，如尿频、尿急、尿线变细、排尿困难、夜尿增多、排尿不尽感等。

②适用于高血压伴前列腺增生患者，也用于难治性高血压患者的治疗，但不作为一般高血压治疗的首选药。

【注意事项】

①患者在开始治疗及增加剂量时，应避免可导致头晕或乏力的突然性姿势变化或行动。

②老年患者较年轻患者更易发生直立性低血压。

③初次服药应从睡前 1mg 开始，在确定无明显不适反应后，逐渐增加剂量；停服本药数天后再服本药时，仍应从小剂量开始，逐渐增加剂量。

④使用过程中注意监测血压。

⑤首次用药、剂量增加时或停药后重新用药会发生眩晕、轻度头痛或瞌睡，一般连续用药阶段不会再发生该反应。如果发生眩晕，应当将患者放置平卧姿势。

⑥妊娠期及哺乳期妇女用药。怀孕妇女禁用，哺乳期妇女使用本品时应停止哺乳。

⑦肾功能损害患者无须改变剂量。

⑧建议特拉唑嗪不用于有排尿晕厥病史的患者。

⑨建议给予起始剂量 12 h 内或剂量增加时，应避免从事驾驶或危险工作。

⑩使用本品治疗良性前列腺增生前，应排除前列腺癌的可能性。

【用法与用量】口服。

①良性前列腺增生：起始剂量为睡前服用 1 mg，推荐剂量通常应缓慢增加，直至获得满意的症状改善。常用维持剂量为一次 5～10 mg，每日 1 次。

②高血压：起始剂量为睡前服用 1 mg，维持剂量应缓慢增加，直至获得满意的血压。推荐剂量通常为一次 1～5 mg，每日 1 次。

③老年人不必改变剂量。

④肾功能损害患者不必改变剂量。

【剂型与规格】片剂：1 mg，2 mg，5 mg；胶囊剂：2 mg。

（2）坦洛新

【适应证】前列腺增生引起的排尿障碍。

【注意事项】

①排除前列腺癌诊断之后的患者，可使用本品。

②合用抗高血压药时应密切注意血压变化。

③肾功能不全患者慎用。

④直立性低血压患者、重度肝功能障碍患者慎重使用。

⑤由于有可能出现眩晕等，因此，从事高空作业、汽车驾驶等伴有危险性工作时请注意。

⑥高龄患者应注意用药后状况，如得不到期待的效果不应继续增量，应改用其他方法治疗。

【用法与用量】口服：成人一次 0.2 mg，每日 1 次，饭后口服。根据年龄、症状的不同可适当增减。注意不要嚼碎胶囊内的颗粒。

【剂型与规格】缓释型胶囊剂：0.2 mg。

（二）5α 还原酶抑制药

1. 药理作用和临床评价

（1）药理作用：可阻止睾酮转化为双氢睾酮，引起前列腺上皮细胞萎缩，进而缩小前列腺体积，达到缓解临床症状的目的。

（2）临床评价：与 α$_1$ 受体阻滞药作用机制不同，也是良性前列腺增生的常用药物之一。

（3）分类和作用特点

①非那雄胺作用特点：为**特异性 Ⅱ 型 5α 还原酶抑制药**。其能将睾酮代谢成更强效的雄激素双氢睾酮，从而抑制前列腺增生。本药单剂口服（5 mg），生物利用度为 63%，其不受食物影响，达峰时间为 1～2 h，消除半衰期为 6 h，多剂量口服后，有轻微蓄积，主要通过 **P4503A4** 代谢，给药剂量的 39% 从尿液以代谢产物的形式排出，总量 57% 从粪便排出。

②度他雄胺作用特点：度他雄胺（dutasteride）是一种新的 5α 还原酶双重抑制药，它既能抑制 5α 还原酶 1，也能抑制 5α 还原酶 2。它比非那雄胺更能使 DHT 的浓度降低（94.7% 对 70.8%）。度他雄胺对 5α 还原酶 1 的抑制作用是非那雄胺的 60 倍。本品口服吸收迅速，生物利用度大约为 60%，口服 0.5 mg，2～3 h 血药浓度达峰值，与食物同服，其峰浓度降低 10%～15%。健康志愿者精液中药物浓度为 3.4 ng/ml，与血浆中相似。连续使用本品 6 个月血浆药物浓度达稳态。本品通过肝细胞色素 CYP3A4 代谢，主要经粪便排泄，其中未代谢药物占 5%，代谢药物占 40%，尿中未代谢药物不足 1%。本品消除半衰期约为 5 周。

（4）典型不良反应和禁忌证

1）非那雄胺

①不良反应：本品一般耐受性良好，不良反应通常轻微，一般不必中止治疗。

在3200多例男性患者参加的一系列临床研究中，对非那雄胺治疗秃发的安全性进行了评价。接受本品治疗的945例男性患者有1.7%因不良反应中止治疗，用安慰剂的934例男性患者则有2.1%因不良反应中止治疗。

在这些研究中，接受本品治疗的男性患者有≥1%的人出现下列与用药有关的不良反应，即性欲减退（本品1.8%，安慰剂1.3%）及阳痿（本品1.3%，安慰剂0.7%）。此外，接受本品治疗的男性患者有0.8%出现射精量减少，安慰剂对照组为0.4%。中止本品治疗后这些不良反应消失，也有许多患者在继续用药过程中这些不良反应自行消失。在另一项研究中检测了本品对射精量的影响，发现与安慰剂无差异。

在使用本品5年的患者中，观察到的上述不良反应的发生率减少至≤0.3%。

上市后报告的不良事件如下。有射精异常、乳房触痛和肿大、过敏反应（如皮疹、瘙痒、荨麻疹和口唇肿胀）和睾丸疼痛。

②禁忌证：孕妇或可能怀孕的妇女、对本品任何成分过敏患者禁用；本品不适用于妇女和儿童。

2）度他雄胺

①不良反应：国外临床文献资料显示，在为期两年的Ⅲ期安慰剂对照临床试验中，接受度他雄胺治疗的2167位患者中，约有19%在治疗的第1年发生不良反应，大多数为生殖系统事件，程度为轻度到中度。在接下来的2年开放性延伸研究中，不良事件谱未见明显变化，生殖系统和乳腺疾病可见阳痿、性欲下降、射精障碍、乳腺疾病［乳房增大和（或）触痛］。

②禁忌证：妇女、儿童和青少年，以及对度他雄胺、其他5α还原酶抑制药或任何辅料过敏患者禁用；重度肝功能损害患者禁用。

（5）具有临床意义的药物相互作用

1）非那雄胺

①临床尚未发现重要的药物相互作用。非那雄胺不影响与细胞色素P450有关的药物代谢酶系。已在男性中研究过的药物，包括安替比林、地高辛、格列本脲（优降糖）、普萘洛尔、茶碱和华法林，未发现相互作用。

②虽然尚未进行专门的相互作用研究，但在临床研究中，将1 mg或大于1 mg剂量的非那雄胺与血管紧张素转换酶抑制药、对乙酰氨基酚、α受体阻滞药、苯二氮䓬类、β受体阻滞药、钙通道阻滞药、硝酸酯类、利尿药、H_2受体阻滞药、β－羟基－β－甲戊二酸单酰辅酶A还原酶抑制药、前列腺素合成酶抑制药及喹诺酮类合用，均未见重要的不良相互作用。

2）度他雄胺

①与CYP3A4和（或）P－糖蛋白抑制药合用，度他雄胺主要经过代谢清除。体外实验表明，本品经CYP3A4和CYP3A5催化代谢。未正式进行本品与CYP3A4强效抑制药的药物相互作用研究。然而，在一项群体药代动力学试验中，少数同时服用维拉帕米或地尔硫䓬（中度CYP3A4抑制药和P－糖蛋白抑制药）患者的度他雄胺血清浓度，较其他患者平均分别升高1.6倍及1.8倍。

②度他雄胺与CYP3A4酶强效抑制药（如口服利托那韦、茚地那韦、奈法唑酮、伊曲康唑和酮康唑）长期联合应用，可增高度他雄胺的血药浓度。增加度他雄胺的暴露量不会进一

步抑制 5α 还原酶。若考虑到不良反应，可减少度他雄胺的给药频度。需要注意的是，作为一种酶抑制药，其长半衰期可进一步延长，且新的稳态需要联合治疗 6 个月以上才可达到。

③在单剂给予度他雄胺 5 mg 前 1 h，给予 12 g 考来烯胺对度他雄胺的药代动力学无影响。

④度他雄胺对其他药物药代动力学的影响。度他雄胺对华法林或地高辛的药代动力学无影响，这表明度他雄胺并不抑制/诱导 CYP2C9 或 P-糖蛋白转运体。体外药物相互作用研究表明，度他雄胺并不抑制 CYP1A2、CYP2D6、CYP2C9、CYP2C19 或 CYP3A4 酶。

2. 用药监护　明确用药指征；注意用药疗程；注意监测药物不良反应。

3. 常用药物的临床应用

（1）非那雄胺

【适应证】本品适用于治疗已有症状的良性前列腺增生（BPH），以改善症状，降低发生急性尿潴留的危险性，降低需进行经尿道切除前列腺（TURP）和前列腺切除术的危险性。

【注意事项】

1）一般注意事项

①使用本品前应除外和 BPH 类似的其他疾病，如感染、前列腺癌、尿道狭窄、膀胱低张力、神经源性紊乱等。

②非那雄胺主要在肝代谢，肝功能不全患者慎用。

③肾功能不全患者不需调整给药剂量。

2）对前列腺特异抗原（PSA）及前列腺癌检查的影响

①非那雄胺治疗前列腺癌未见临床疗效，非那雄胺不影响前列腺癌的发生率，也不影响前列腺癌的检出率。

②建议在接受非那雄胺治疗前及治疗一段时间之后定期做前列腺检查，如直肠指诊及其他前列腺癌相关检查（包括 PSA）。

③非那雄胺可使前列腺增生患者（或伴有前列腺癌）血清 PSA 浓度大约降低 50%。在评价 PSA 数据且不排除伴有前列腺癌时，应考虑非那雄胺会使前列腺增生患者的血清 PSA 水平降低。

④应谨慎评价使用非那雄胺治疗患者的 PSA 水平持续增高，包括考虑非那雄胺治疗的非依从性。

3）药物/实验室检查相互作用：对 PSA 水平的影响。血清 PSA 浓度与患者年龄和前列腺体积有关，而前列腺体积又与患者年龄有关。当评价 PSA 实验室测定结果时，应考虑接受非那雄胺治疗的患者 PSA 水平降低的事实。大多数患者，在治疗的第 1 个月内 PSA 迅速降低，随后 PSA 水平稳定在一个新的基线上。治疗后基线值约为治疗前基线值的 50%。因此，用非那雄胺治疗 6 个月或更长的典型患者，在与未经治疗男性的正常 PSA 值相比较时，PSA 值应该加倍。

【用法与用量】口服：推荐剂量为一次 5 mg（1 片），每日 1 次，空腹服用或与食物同时服用均可。

【剂型与规格】片剂：5 mg，1 mg。

（2）度他雄胺

【适应证】治疗良性前列腺增生（BPH）的中度、重度症状；用于中度、重度症状的良性前列腺增生患者，降低急性尿潴留（AUR）和手术的风险。

【注意事项】

①由于不良事件风险有可能升高，应在仔细权衡利弊及考虑包括单一药物治疗在内的替代疗法以后（参见［用法与用量］），再实行药物联合治疗方案。

②直肠指检和前列腺癌的其他检查，必须在 BPH 患者开始使用本品治疗前进行，并在治疗以后定期检查。

③度他雄胺可经皮肤吸收，因此，妇女、儿童和青少年必须避免接触有漏泄的胶囊。如果不慎接触了有漏泄的胶囊，应立即用肥皂和清水洗涤接触部位。未在肝病患者中进行度他雄胺临床研究。因此，轻度、中度肝损害患者应慎用本品。

④血清前列腺特异抗原（PSA）浓度是检测前列腺癌的一项重要指标。通常，当总血清 PSA 浓度高于 4 ng/ml（采用 Hybritech 方法）时需做进一步检查，并考虑进行前列腺组织活检。医生应注意的是，对于服用本品的患者，PSA 基线值低于 4 ng/ml 并不能排除前列腺癌的诊断。良性前列腺增生患者，甚至前列腺癌患者，应用本品治疗 6 个月后的血清 PSA 水平大约可降低 50%。尽管存在个体差异，在整个基线 PSA 值（1.5～10 ng/ml）范围内，预计 PSA 值约可降低 50%。因此，在解释接受本品治疗 6 个月或更长时间患者的孤立 PSA 值时，应将 PSA 值加倍后再与未服药患者的正常值范围比较。通过这种校正，可保持 PSA 试验的敏感性和特异性，并保证其检测前列腺癌的能力。对使用本品而 PSA 指标持续升高患者，应予以仔细评估，包括考虑患者接受本品治疗的顺应性差等因素。

⑤在停止治疗 6 个月内，总血清 PSA 值可恢复到基线水平。尽管受本品影响，游离 PSA 与总 PSA 的比值仍保持稳定。如果临床医生选择采用游离 PSA 百分比作为一种辅助手段来监测接受本品治疗的患者是否发生前列腺癌，则无须校正 PSA 值。

⑥与坦索罗新联合治疗。在两项为期 4 年的临床研究中，联合使用本品和 α 受体阻滞药（主要为坦索罗新）的受试者心衰（所报告事件的综合，主要为心衰和充血性心衰）的发生率比未联合用药的受试者高。在这两项试验中，心衰的发生率低（<1%），且在研究之间存在差异。在任一试验中，均未发现心血管不良事件的不均衡现象，本品（无论是单用还是与 α 受体阻滞药合用）与心衰之间的因果关系尚未确立。

【用法与用量】口服：成人（包括老年人）推荐剂量为一次 1 粒（0.5 mg），每日 1 次。胶囊应整粒吞服，不可咀嚼或打开，因为内容物对口咽黏膜有刺激作用。胶囊可与食物一起服用或不与食物一起服用。尽管在治疗早期可观察到症状改善，但达到治疗效果需要 6 个月，老年人无须调整剂量。

【剂型与规格】胶囊剂：0.5 ng

【同步练习】

一、A 型题（最佳选择题）

1. 几乎无不良反应，疗效和 5α 还原酶抑制药及 α_1 受体阻滞药相当的是（　　）

A. 西洛多辛　　　　　B. 特拉唑嗪　　　　　C. 普适泰　　　　　D. 坦洛新

E. 度他雄胺

本题考点：普适泰的药理机制与不良反应。

2. 在常规剂量下，5α 还原酶抑制药可使血清前列腺特异抗原（PSA）水平下降的幅度是（　　）

A. 10%　　　　　　　B. 20%　　　　　　　C. 30%　　　　　　　D. 40%

E. 50%

本题考点：5α 还原酶抑制药的药理作用。

3. 下列不可用于治疗前列腺增生的药物是（　　）

A. 坦洛新　　　　　B. 特拉唑嗪　　　　　C. 非那雄胺　　　　D. 西地那非

E. 度他雄胺

本题考点： 治疗前列腺增生药的适应证。

二、B 型题（配伍选择题）

（4～5 题共用备选答案）

A. 特拉唑嗪　　　　B. 酚妥拉明　　　　　C. 普适泰　　　　　D. 十一酸睾酮

E. 度他雄胺

4. 属于 α_1 受体阻滞药的是（　　）

5. 属于 5α 受体还原酶抑制药的是（　　）

三、X 型题（多项选择题）

6. 使用度他雄胺时需要注意的是（　　）

A. 联用维拉帕米时，可使度他雄胺血清浓度提高

B. 合用伊曲康唑时，度他雄胺血药浓度会增加

C. 度他雄胺可经皮肤吸收，因此，妇女、儿童和青少年必须避免接触有漏泄的胶囊

D. 用药前应做直肠检查或其他前列腺检查

E. 可与硝酸酯类合用

本题考点： 度他雄胺的注意事项。

7. 5α 还原酶抑制药和 α_1 受体阻滞药联用的适应证是（　　）

A. 有前列腺增生及尿道压迫症状患者

B. 高危良性前列腺增生的患者

C. 伴有膀胱过度活动的良性前列腺增生患者

D. 14 岁以下的患者

E. 近期出现心衰的患者

本题考点： 药物的适应证。

参考答案： 1. C　2. E　3. D　4. A　5. E　6. ABC　7. ABC

三、治疗男性勃起功能障碍药物

【复习指导】本部分内容是历年偶考，需要熟练掌握的内容包括两类药物作用特点与注意事项。

勃起功能障碍是较为常见的一种男性性功能障碍，指阴茎持续不能达到或维持足够的勃起以完成满意性生活，病程 3 个月以上。目前，口服药物是勃起功能障碍治疗中最简单、最容易接受的一线治疗方法。常用药物有非激素类药物（如选择性磷酸二酯酶Ⅴ型抑制药）、激素类药物。其次可以选择真空缩窄装置、海绵体注射疗法，以及外科治疗。

（一）磷酸二酯酶Ⅴ型抑制药

1. 药理作用和临床评价

（1）药理作用：该类药物能选择性抑制、能特意降解**环鸟苷酸Ⅴ型磷酸二酯酶**，因而可使环鸟苷酸水平增高，以致阴茎海绵体内平滑肌松弛、血液充盈，有利于勃起。

（2）临床评价：该类药物是在研究扩张血管性心肌缺血的新药过程中，发现其具有良好

的抗勃起功能障碍的作用。

（3）分类和作用特点

①西地那非作用特点：本品口服后吸收迅速，平均绝对生物利用度为41%（25%～63%）。其药代动力学参数在推荐剂量范围内与剂量成比例。消除以肝代谢为主（细胞色素P450同工酶3A4途径），生成一有种活性的代谢产物，其性质与西地那非近似。细胞色素P450同工酶3A4（CYP4503A4）的强效抑制药（如红霉素、酮康唑、伊曲康唑）及细胞色素P450（CYP450）的非特异性抑制药，如西咪替丁与西地那非合用时，可能会导致西地那非血浆水平升高。西地那非及其代谢产物的消除半衰期约为4 h。

②伐地那非作用特点：伐地那非口服给药后迅速吸收，禁食状态下最快 **15 min** 达到最大血药浓度，达峰时间90%为30～120 min（平均为60 min）。显著的首过效应，口服伐地那非的平均绝对生物利用度大约是15%。伐地那非与高脂饮食（脂肪含量57%）同时摄入时，伐地那非的吸收率降低，达峰时间延长60 min，血药浓度峰值平均降低20%。伐地那非主要通过肝酶系**CYP3A4**型代谢，小部分通过CYP3A5和CYP2C9同工酶代谢。伐地那非在体内的总清除率为56 L/h，其终末半衰期为4～5 h。口服药后，伐地那非以代谢物的形式排泄，大部分通过粪便排泄（91%～95%），小部分通过尿液排泄（2%～6%）。

③他达拉非（他达那非）作用特点：他达拉非于口服后快速吸收，服药后中位时间2 h达到平均最大观测血浆浓度。他达拉非的吸收率和程度不受食物的影响，服药时间（早晨或晚上）对吸收率和程度没有临床意义的影响。他达拉非主要由细胞色素**P450（CYP）3A4**异构体代谢，主要的循环代谢产物是葡萄糖醛酸甲基儿茶酚。在健康受试者口服他达拉非平均清除率为2.5 L/hr，平均半衰期为17.5 h。他达拉非主要以无活性的代谢产物形式排泄，主要从粪便排（约61%的剂量），少部分从尿中排出（约36%的剂量）。

（4）典型不良反应和禁忌证

1）西地那非

①不良反应

a. 全身反应：面部水肿、光敏反应、休克、乏力、疼痛、寒战、意外跌倒、腹痛、过敏反应、胸痛、意外损伤。

b. 心血管系统：心绞痛、房室传导阻滞、偏头痛、晕厥、心动过速、心悸、低血压、直立性低血压、心肌缺血、脑血栓形成、心搏骤停、心力衰竭、心电图异常、心肌病。

c. 消化系统：呕吐、舌炎、结肠炎、吞咽困难、胃炎、胃肠炎、食道炎、口腔炎、口干、肝功能异常、直肠出血、齿龈炎。

d. 血液和淋巴系统：贫血和白细胞减少。

e. 代谢和营养：口渴、水肿、痛风、不稳定性糖尿病、高血糖、外周性水肿、高尿酸血症、低血糖反应、高钠血症。

f. 骨骼肌肉系统：关节炎、关节病、肌痛、肌腱断裂、腱鞘炎、骨痛、肌无力、滑膜炎。

g. 神经系统：共济失调、肌张力过高、神经痛、神经病变、感觉异常、震颤、眩晕、抑郁、失眠、嗜睡、梦境异常、反射减弱、感觉迟钝。

h. 呼吸系统：哮喘、呼吸困难、喉炎、咽炎、鼻窦炎、支气管炎、痰多、咳嗽。

i. 皮肤及其附属器：荨麻疹、单纯性疱疹、瘙痒、出汗、皮肤溃疡、接触性皮炎、剥脱性皮炎。

j. 特殊感觉：突发听力减退或丧失、瞳孔扩大、结膜炎、畏光、眼痛、眼出血、白内障、眼干、耳鸣、耳痛。

k. 泌尿生殖系统：膀胱炎、夜尿多、尿频、尿失禁、异常射精、生殖器水肿和缺乏性高潮、乳腺增大。

②禁忌证：

a. 由于已知本品对一氧化氮/cGMP 途径的作用，西地那非可增强硝酸酯的降压作用。故服用任何剂型硝酸酯类药的患者，无论是规律服用或间断服用，均为禁忌证。

b. 患者服用西地那非后，何时可以安全地服用硝酸酯类药物（如需要）目前尚不清楚。根据健康志愿者药代动力学资料，单剂口服 100 mg，24 h 后血浆西地那非浓度约为 2 ng/ml（峰值血药浓度约为 440 ng/ml）。以下患者服药 24 h 后血浆西地那非浓度较健康志愿者高 3～8 倍，如年龄 65 岁以上、肝损害（如肝硬化）、严重肾损害（肌酐清除率 30 ml/min 以下）、同时服用细胞色素 P4503A4 的强抑制药如红霉素等。尽管服药 24 h 后的西地那非血药浓度远远低于峰浓度，但尚不了解此时是否可以安全地服用硝酸酯类药物。

c. 已知对本品中任何成分过敏的患者禁用。

2）伐地那非

①不良反应：神经系统，如头痛、头晕；心血管系统，如颜面潮红（包括面部红热、热感、红斑）；呼吸系统、胸部及纵隔，如鼻腔充血；胃肠道，如消化不良、恶心。

②禁忌证：

a. 对药物的任何成分（活性或非活性成分）有过敏症状的患者禁用。

b. 与 PDE 抑制药在 NO/cGMP 通路的作用机制相同，PDE5 抑制药可能增强硝酸盐类药物的降压效果。因此，服用硝酸盐类或一氧化氮供体治疗的患者，避免同时使用伐地那非。

c. 避免与 HIV 蛋白激酶抑制药印地那韦或利托那韦、伐地那非同时使用，因为它们是强效 CYP3A4 抑制药。

3）他达拉非（他达那非）

①不良反应：常见有头晕；少见有过敏反应、视物模糊、眼痛、眼睑肿胀、结膜充血；罕见有卒中；未知有癫痫发作、短暂性遗忘、突发性耳聋。

②禁忌证

a. 已知对他达拉非及其处方中的成分过敏的患者不得服用本品。

b. 临床研究表明，他达拉非可以增强硝酸盐类药物的降压作用，这被认为是硝酸盐类药物和他达拉非共同作用于一氧化氮/cGMP 通路的结果。因此，正在服用任何形式的硝酸盐类药物的患者禁止服用本品。

c. 性生活会给心脏病患者带来潜在的心脏风险。因此，勃起功能障碍的治疗药物，包括他达拉非在内，不应用于不宜进行性生活的心脏病患者；对已患有心脏病的患者，医生应考虑性生活潜在的心脏风险。

d. 已进行的临床试验不包括下列心血管疾病患者，因此这些人群严禁服用他达拉非，包括在最近 90 d 内发生过心肌梗死的患者；不稳定型心绞痛或在性交过程中发生过心绞痛的患者；在过去 6 个月内达到纽约心脏病协会诊断标准 2 级或超过 2 级的心衰患者；尚未控制的心律失常、低血压（＜90/50 mmHg），或尚未控制的高血压患者；最近 6 个月内发生过卒中的患者。

e. 既往有非动脉炎性前部缺血性视神经病变（NAION）导致一侧视力缺失的患者禁用

他达拉非，无论这种情况是否与之前暴露于 PDE5 抑制药相关。

（5）具有临床意义的药物相互作用

1）西地那非

①本品代谢主要通过细胞色素 P4503A4（主要途径）和 2C9（次要途径）。故这些同工酶的抑制药会降低西地那非的清除，而这些同工酶的诱导药会增加西地那非的清除。

②健康志愿者同时服用本品 50mg 和西咪替丁（一种非特异性细胞色素 P450 抑制药）800 mg，导致血浆西地那非浓度增高 56%。

③一项男性健康志愿者的研究发现，联合应用稳态剂量的西地那非（80 mg，每日 3 次）与稳态剂量的内皮素受体拮抗药波生坦（125 mg，每日 2 次，一种 CYP3A4、CYP2C9 的中等强度诱导药，也可能是细胞色素 P4502C19 的中等强度诱导药）时，西地那非曲线下面积下降 63%，西地那非血药浓度下降 55%。可以预测，同时服用强效 CYP3A4 诱导药如利福平会引起血浆西地那非水平更多地下降。

④稳态剂量的西地那非（80 mg，每日 3 次）引起波生坦（125 mg，每日 2 次）的血药浓度提高 42%。

2）伐地那非

①健康志愿者中，联合使用伐地那非（5 mg）和 CYP3A4 抑制药红霉素（500 mg，每日 3 次），可使伐地那非的药物浓度 – 时间曲线下面积（AUC）和最大血药浓度（$C_{\max}$）分别增加 300% 和 200%。

②健康志愿者中，联合使用伐地那非（5mg）和强 CY2D3A4 抑制药酮康唑（200 mg），可使伐地那非的 AUC 和 $C_{\max}$ 分别增加 900% 和 300%。

③联合使用伐地那非（10 mg）和 HIV 蛋白酶抑制药印地那韦（800 mg，每日 3 次），导致伐地那非 AUC 增加 1500%，$C_{\max}$ 增加 600%。联合用药 24 h 后，伐地那非的血浆药物浓度大约是其最大血药浓度（$C_{\max}$）的 4%。

④血压正常的志愿者，短期每日合并服用特拉唑嗪 10 mg 或坦洛新 0.4 mg 联合伐地那非 10 mg 和 20 mg，两类药物同时达到 $C_{\max}$，会导致某些病例立位收缩压降至 85 mmHg，或降低 30 mmHg 并出现直立性低血压。当 $C_{\max}$ 间隔 6 小时，上述情况较少发生，尤其是和坦洛新服用时。伐地那非和坦洛新合并应用时，立位收缩压和舒张压平均分别降低 8 mmHg 和 7 mmHg（不论服药间歇长短）。

⑤伐地那非与高脂饮食（脂含量 57%）同时摄入时，伐地那非的吸收率降低，$T_{\max}$ 延长 60 min，$C_{\max}$ 值平均降低 20%，但 AUC 不受影响。伐地那非与普通饮食（脂含量 30%）同时摄入时，其药代动力学参数（$C_{\max}$、$T_{\max}$ 和 AUC）不受影响。因此，伐地那非和食物同服或单独服用均可。

3）他达拉非（他达那非）

①他达拉非主要通过 CYP3A4 代谢。与单用他达拉非的 AUC 值和 $C_{\max}$ 相比，CYP3A4 的选择性抑制药酮康唑（每日 200 mg）可使他达拉非（10 mg）的暴露量（AUC）增加 2 倍，$C_{\max}$ 增加 15%。酮康唑（每日 400 mg）可使他达拉非（20 mg）的暴露量（AUC）增加 4 倍，$C_{\max}$ 增加 22%。蛋白酶抑制药利托那韦（200 mg，每日 2 次）是 CYP3A4、CYP2C9、CYP2C19 和 CYP2D6 抑制剂，可使他达拉非（20 mg）的暴露量（AUC）增加 2 倍，对 $C_{\max}$ 没有影响。尽管尚未进行特殊的相互作用研究，其他的蛋白酶抑制药，如沙奎那韦和其他 CYP3A4 抑制药，如红霉素、克拉霉素（甲红霉素）、伊曲康唑，以及柚子汁等

都有可能增加他达拉非在血浆中的浓度。所以，无法预测的不良反应的发生率可能会增加。

②他达拉非可增强硝酸盐类药物的降压作用，正在使用抗高血压药的患者，联合使用有降低血压的可能性。

2. 用药监护　监测静息状态血压；是否服用可能影响药物代谢的药物；监测肝肾功。

3. 常用药物的临床应用

（1）西地那非

【适应证】治疗勃起功能障碍。

【注意事项】

①诊断勃起功能障碍的同时应明确其潜在的病因，进行全面的医学检查后确定适当的治疗方案。

②在给患者应用西地那非之前，须注意以下一些重要问题。

a. PDE5（磷酸二酯酶Ⅴ型）抑制药与α受体阻滞药合用时需谨慎。PDE5 抑制药（包括本品）与α受体阻滞药同为血管扩张药，都具有降低血压的作用。当合用血管扩张药时，可以预期对血压的作用可能累加。在部分患者中，这两类药物合用可显著降低血压，导致低血压症状（如头晕、昏厥）。

b. 患者接受西地那非治疗前，应已经达到α受体阻滞药治疗稳定状态。单独服用α受体阻滞药治疗血流动力学不稳定的患者，合用 PDE5 抑制药后发生低血压症状的风险增加。

c. 接受α受体阻滞药治疗已达稳定状态的患者，PDE5 抑制药应从最低剂量开始服用。

d. 西地那非使体循环血管扩张，可能增强其他抗高血压药的降压作用。

③以下疾病患者慎用西地那非，如阴茎解剖畸形［如阴茎偏曲、海绵体纤维化、阴茎海绵体硬结症（Peyronie 病）］及易引起阴茎异常勃起的疾病（如镰状细胞贫血、多发性骨髓瘤、白血病）。

【用法与用量】口服：对大多数患者，推荐剂量为 50 mg，在性活动前约 1 h 按需服用；但在性活动前 0.5～4 h 内的任何时候服用均可。基于药效和耐受性，剂量可增加至 100 mg（最大推荐剂量）或降低至 25 mg，每日最多服用 1 次。在没有性刺激时，推荐剂量的西地那非不起作用。

【剂型与规格】片剂：25 mg，50 mg，100 mg。

（2）伐地那非

【适应证】治疗男性阴茎勃起功能障碍。

【注意事项】

①由于性活动伴有一定程度的心脏危险性，故医生对患者勃起障碍采取任何治疗之前，应首先考虑其心脏状况。伐地那非的扩血管特性可能导致血压暂时性的轻度降低。伴左心室流出障碍，如主动脉狭窄和特发性肥厚型主动脉瓣下狭窄的患者可对扩血管药物敏感，包括 PDE5 抑制药。由于具有潜在的心脏危险性，不推荐心脏病患者进行性交，因此通常不能使用治疗勃起障碍的药物。

②先天性 Q–T 间期延长（长 Q–T 间期综合征）的患者和服用 Ⅰa 类（如奎尼丁、普鲁卡因胺）或Ⅲ类（如胺碘酮、索他洛尔）抗心律失常药的患者，应避免服用伐地那非。

③某些患者同时服用伐地那非和α受体阻滞药可能导致症状性低血压。

【用法与用量】口服。

①推荐剂量：推荐开始剂量为 10 mg，在性交之前 25～60 min 服用。在临床试验中，性

交前 4～5 h 服用，仍显示药效。最大推荐剂量使用频次为每日 1 次。伐地那非和食物同服或单独服用均可。需要性刺激作为本能的反应进行治疗。

②剂量范围：根据药效和耐受性，剂量可以增加到 20 mg 或减少到 5 mg；最大推荐剂量是每日 20 mg。

③肝损害：轻度肝损害的患者（Child – Pugh A）不需调整剂量；中度肝损害患者（Child – Pugh B），由于伐地那非的清除率减少，建议起始剂量为 5 mg，随后根据耐受性和药效逐渐增加到 10 mg；重度肝损害患者（Child – Pugh C）伐地那非的药代动力学研究尚未进行。

④肾损害：轻度、中度或重度肾损害的患者均无须进行剂量调整；透析患者的伐地那非药代动力学研究尚未进行。

【剂型与规格】片剂：5 mg，10 mg，20 mg。

（3）他达拉非（他达那非）

【适应证】用于男性勃起功能障碍，需要性刺激以使本品生效。他达拉非不能用于女性。

【注意事项】

①在考虑给予药物治疗之前，应当先询问病史和对患者进行体检，以诊断是否患有男性勃起功能障碍和确定可能的未知病因。

②因为心血管疾病的发病概率与性行为有一定程度的相关，所以医生在对男性勃起功能障碍患者进行治疗之前应当考虑患者的心血管健康状况。由于他达拉非具有使血管扩张的特性，所以会导致血压轻度的、短暂的降低，这种特性可能增强硝酸盐的降压效果（见"禁忌证"）。

③视力缺陷和非动脉炎性前部缺血性视神经病变（NAION）被报告与服用他达拉非和其他 PDE5 抑制药相关，应告知患者如果发生突然的视力缺陷，应停止使用他达拉非并立刻咨询医生。

④正存使用 α_1 受体阻滞药的患者，如联合使用本品，在一些患者中可能导致症状性低血压（详见"药物相互作用"）。所以，不推荐他达拉非与多沙唑嗪联合使用。

【用法与用量】口服。

①用于成年男性：本品的推荐剂量为 10 mg，在进行性生活之前服用，不受进食的影响；如果服用 10 mg 效果不显著，可以服用 20 mg，可至少在性生活前 30 min 服用。最大服药频次为每日 1 次。需要时，在进行性生活之前服用他达拉非，不推荐持续每日服用本品。

②用于老年男性：老年人无须调整剂量。

③用于肾功能不全的男性：对于轻度至中度肾功能不全的患者，无须调整剂量；对于重度肾功能不全的患者，最大推荐剂量为 10 mg。

④用于肝功能不全的男性：本品的推荐剂量为 10 mg，在进行性生活之前服用，不受进食的影响。关于重度肝功能不全（Child – Pugh 分级 C）患者，使用他达拉非的临床安全性信息有限；此类患者如需处方，处方医生应对每位患者进行认真的利益/风险评估。尚无肝功能不全的患者服用高于 10 mg 剂量的数据。

⑤用于糖尿病的男性：糖尿病患者无须调整剂量。

⑥用于儿童和青少年：18 岁以下不得服用本品。

【剂型与规格】片剂：20 mg。

（二）激素类药物

1. 药理作用和临床评价

（1）药理作用：由于缺乏促性腺激素造成性腺发育停滞，体内睾酮、促卵泡激素（FSH）和黄体生成素（LH）水平均降低。经过补充促性腺激素或促性腺激素释放激素后，可提高性欲，改善勃起功能。

（2）临床评价：睾酮衍生物用于治疗勃起功能障碍，并不能改善其功能障碍，而是通过提高患者性欲，间接治疗勃起功能障碍。

（3）分类和作用特点

①十一酸睾酮作用特点：口服后，十一酸睾酮与油酸一起经肠道吸收进入淋巴系统，可避免肝的首过效应。单次服用本品 80～160 mg 后，血浆总睾酮水平呈临床显著性增加，服药 4～5 h 达峰，血浆睾酮可在较高水平维持至少 8 h。睾酮和双氢睾酮通过正常途径代谢，主要通过尿液以本胆烷醇酮和雄酮排泄。

②丙酸睾酮作用特点：本品为睾酮的丙酸酯，作用与睾酮、甲睾酮类似，但肌内注射后，作用时间较持久，能促进男性性器官及副性征的发育、成熟。大剂量时有对抗雌激素效果，抑制子宫内膜生长及卵巢、垂体功能；还有促进蛋白质合成及骨质形成等作用。雄激素作用与蛋白同化作用之比为 1∶1。大部分药物在肝内代谢转化成活性较弱的雄酮及无活性的 5β - 雄酮，并与葡糖醛酸或硫酸结合，由尿排出。

（4）典型不良反应和禁忌证

1）十一酸睾酮

①不良反应：在雄激素治疗中曾发现过下列不良反应，即青春期前男孩出现性早熟、勃起频率增加、阴茎增大和骺骨早闭。

②禁忌证：已确诊或怀疑为前列腺癌或乳腺癌的男性、妊娠及哺乳期、对本品中的任何成分过敏患者禁用。

2）丙酸睾酮

①不良反应：注射部位可出现疼痛、硬结、感染及荨麻疹；大剂量可致女性男性化、男性睾丸萎缩、精子减少、水肿、黄疸、肝功能异常及皮疹。

②禁忌证：有过敏反应者应立即停药；肝、肾功能不全、孕妇及前列腺癌患者禁用。

（5）具有临床意义的药物相互作用

①十一酸睾酮：酶诱导药可能增加或降低治疗对睾酮水平的影响，因此可能需要调整本品的剂量。

②丙酸睾酮：与口服抗凝血药合用，可增强口服抗凝血药的作用，甚至可引起出血；与胰岛素合用，对蛋白同化有协同作用。

2. 用药监护　明确用药指征，避免延误疾病诊断；定期监测水电解质、肝肾功能、心电图；长期使用应明确给药剂量和给药方法。

3. 常用药物的临床应用

（1）十一酸睾酮

【适应证】

①男性：用于原发性或继发性性腺功能减退的睾酮补充疗法，如睾丸切除后、无睾症、垂体功能减退、内分泌性勃起功能障碍、由于精子生成障碍所引起的不育症及男性更年期症状（如性欲减退、脑力体力下降等）。

②女性－男性性别转换及使女性男性化。

【注意事项】

①青春期前男孩应慎用雄激素，以避免骺骨早闭及性早熟，应当定期监视骨骼成熟情况。

②患者如患有隐性或显性心脏病、肾病、高血压、癫痫、三叉神经痛（或有上述疾病过去史）应该在医生的密切监视下使用，因这些疾病可能偶尔会复发或者加重。

③良性前列腺增生的男性慎用雄激素。

④如发生与雄激素相关的不良反应，应立即停药；待症状消失后，再服用较低剂量。

⑤使用甾体激素可能影响某些实验室测量结果。

⑥运动员注意本品所含有的成分有可能使兴奋剂测试呈阳性。

⑦到目前为止，尚未发现本品对驾驶和操作机器能力有影响。

⑧请置于儿童拿不到的地方。

⑨过期请勿使用。

【用法与用量】口服。

①一般剂量应根据每个患者对药物的反应情况而加以适当的调整。

②通常起始剂量为每日 120～160 mg（以十一酸睾酮计，即 3～4 粒），连服 2～3 周；然后服用维持剂量，每日 40～120 mg（以十一酸睾酮计，即 1～3 粒）。

③本品应在吃饭时服用，如有需要可用少量水吞服，必须将整个胶丸吞服，不可咀嚼。

④可将每日的剂量分成两个等份，早晨服用一份，晚间服用一份。如果胶丸个数不能均分为两等份，则早晨服用胶丸个数较多的一份，或遵医嘱。

【剂型与规格】软胶丸：40 mg；注射剂：250 mg（2 ml）。

（2）丙酸睾酮

【适应证】原发性或继发性男性性功能降低、男性青春期发育迟缓、绝经后女性晚期乳腺癌的姑息性治疗。

【注意事项】

①用于乳腺癌治疗时，治疗 3 个月内应有效果，若病情仍发展，应立即停药。

②应作深部肌内注射，不能静脉注射。

③一般不与其他睾酮制剂换用，因它们的作用时间不同。

④男性应定期检查前列腺。

【用法与用量】肌内注射。

①成人常用剂量：深部肌内注射。男性性腺功能减退激素替代治疗，一次 25～50 mg，每周 2～3 次；绝经后女性晚期乳腺癌治疗，一次 50～100 mg，每周 3 次；功能性子宫出血治疗，配合黄体酮使用，一次 25～50 mg，每日 1 次，共 3～4 次。

②儿童常用剂量：男性青春发育延缓治疗，一次 12.5～25 mg，每周 2～3 次，疗程不超过 4～6 个月。

【剂型与规格】注射剂：10 mg（1 ml），25 mg（1 ml），50 mg（1 ml）。

【同步练习】

一、A 型题（最佳选择题）

1. 正在使用硝酸甘油的患者，需禁用的药物是（ ）

A. 普适泰　　　B. 非那雄胺　　　C. 西地那非　　　D. 坦洛新

E. 十一酸睾酮

本题考点：西地那非的禁忌证。

2. 禁用伐地那非的人群是（　　）

A. 半年内发生过心肌梗死的患者　　　　B. 诊断心力衰竭的患者

C. 阴茎畸形的患者　　　　D. 肝功能不全的患者

E. 先天性 Q-T 间期延长的患者

本题考点：伐地那非的禁忌证。

二、B 型题（配伍选择题）

（3～4 题共用备选答案）

A. 他达那非　　　B. 甲睾酮　　　C. 西地那非　　　D. 丙酸睾酮

E. 非那雄胺

3. 血浆半衰期较短，可治疗阴茎勃起功能障碍的磷酸二酯酶Ⅴ型抑制药是（　　）

4. 血浆半衰期较长，可治疗阴茎勃起功能障碍的磷酸二酯酶Ⅴ型抑制药是（　　）

本题考点：西地那非、他达那非的药理作用。

（5～6 题共用备选答案）

A. 多沙唑嗪　　　B. 西柚汁　　　C. 利托那韦　　　D. 多巴胺

E. 红霉素

5. 可延长西地那非在胃肠道停留时间的是（　　）

6. 与 PDE5 抑制药联用，可能导致血压降低的是（　　）

本题考点：西地那非、多沙唑嗪的药物相互作用。

三、X 型题（多项选择题）

7. 使用 PDE5 抑制药的患者，如出现心绞痛，可使用的药物有（　　）

A. CCB　　　　B. β 受体阻滞药

C. 吗啡　　　　D. 硝酸甘油

E. 硝普钠

本题考点：PDE5 抑制药的不良反应。

8. 十一酸睾酮的适应证是（　　）

A. 原发性或继发性性腺功能减退的睾酮补充疗法

B. 由于精子生成障碍所引起的不育症

C. 使女性男性化

D. 乳腺癌转移的姑息治疗

E. 男性更年期症状

本题考点：十一酸睾酮的适应证。

参考答案：1. C　2. E　3. C　4. A　5. B　6. A　7. ABC　8. ABCDE

第八章 内分泌系统疾病用药

一、肾上腺糖皮质激素

【复习指导】本部分内容属高频考点，历年必考，需重点复习。掌握糖皮质激素类药物的药理作用、不良反应、禁忌证、分类及作用特点。

（一）药理作用和临床评价

糖皮质激素类药物的作用非常广泛，并随剂量不同而变化。生理剂量糖皮质激素主要影响糖、蛋白质、脂肪三大物质的代谢，同时具有调节钠、钾和水代谢的作用，对维持机体内、外环境平衡起重要作用。药理剂量糖皮质激素除影响物质代谢外，主要还有抗炎、免疫抑制、抗毒和抗休克等药理作用。

1. 药理作用

（1）**抗炎作用**：糖皮质激素类药物具有强大的抗炎作用，对感染性、化学性、物理性、免疫性或无菌性反应等原因引起的炎症，包括炎症病理发展过程的不同阶段都有显著的非特异性抑制作用。需要注意的是，炎症反应本是机体防御性反应的一种，炎症后期反应更是组织修复的重要过程。因此，本类药物若使用不当，可致感染扩散、创面愈合延迟。

（2）**免疫抑制作用**：糖皮质激素类药物对免疫反应的多个环节具有抑制作用，包括抑制吞噬细胞和处理抗原、阻碍淋巴母细胞转化、干扰淋巴组织在抗原作用下的分裂和增殖等抑制淋巴因子所引起的炎症反应，故可抑制皮肤迟发型超敏反应和异体组织脏器移植的排斥反应。小剂量主要抑制细胞免疫，大剂量抑制体液免疫，对于自身免疫病也能发挥一定的近期疗效。

（3）**抗毒作用**：糖皮质激素类药物能提高机体对细菌内毒素的耐受力，减轻细胞损伤，缓解毒血症状。

（4）**抗休克作用**：超大剂量糖皮质激素类药物可用于治疗中毒性、心源性和过敏性休克。

2. 临床评价　糖皮质激素在临床使用极其广泛，涉及内分泌系统、风湿免疫系统、呼吸系统、血液系统等临床多个专科，必须正确、合理应用，以提高其疗效、减少不良反应。

3. 分类和作用特点

（1）分类

①按作用时间分类：可分为**短效、中效与长效** 3 类。短效药物，如可的松和氢化可的松，作用时间多在 8～12 h；中效药物，如泼尼松、泼尼松龙、甲泼尼松龙，作用时间多在 12～36 h；长效药物，如地塞米松和倍他米松，作用时间多在 36～54 h。

②按给药途径分类：可分为**口服、注射、局部外用或吸入**。皮肤科常用外用糖皮质激素，按作用强度分为**弱效、中效和强效**。弱效药物有醋酸氢化可的松、醋酸甲泼尼龙；中效药物包括醋酸泼尼松龙、醋酸地塞米松、丁酸氯倍他松、曲安奈德、丁酸氢化可的松等；强效药物为丙酸倍氯米松和糠酸莫米松。眼科局部常用糖皮质激素类药物有可的松、氢化可的松、泼尼松、地塞米松，以及氟米龙。目前临床常用吸入型糖皮质激素有二丙酸倍氯米松、布地奈德、丙酸氟替卡松和环索奈德。

（2）作用特点

①各种糖皮质激素类药物的药效学和药动学特点不同，因此临床适应证也略有不同，应根据不同疾病和药物特点正确选用本类药物。

②糖皮质激素类药物的用法也因人因病而定，并根据病情随时调整。小剂量替代疗法主要用于垂体前叶功能减退和慢性肾上腺皮质功能不全患者，可给予生理需要量；大剂量突击疗法适用于危重患者的抢救，如严重中毒性感染和各种休克；一般剂量长期疗法适用于反复发作、病变范围广泛的慢性疾病，如类风湿关节炎、肾病综合征等。

4. 典型不良反应和禁忌证

（1）典型不良反应：包括医源性库欣综合征、骨质疏松、升高血糖、高脂血症、诱发或加重感染、消化道系统并发症、肌无力、肌萎缩、伤口愈合迟缓、激素性青光眼及白内障、精神症状、局部皮肤萎缩变薄、毛细血管扩张、色素沉着；吸入型糖皮质激素的不良反应，包括声音嘶哑、咽部不适和念珠菌定植、感染。

（2）禁忌证：包括药物不能控制的病毒及真菌感染（如麻疹、水痘、真菌感染）、活动性结核病、骨质疏松症、肾上腺皮质功能亢进症、严重高血压、糖尿病、孕妇，以及骨折和创伤修复期、新近胃肠吻合术、活动性消化性溃疡病、角膜溃疡、精神病（曾患或现患）和癫痫等。

5. 具有临床意义的药物相互作用　近期使用巴比妥酸盐、卡马西平、苯妥英、扑米酮或利福平等药物，可能会增强代谢并降低全身性皮质激素的作用；相反，口服避孕药或利托那韦可以升高皮质激素的血药浓度；皮质激素与排钾利尿药（如噻嗪类或呋塞米类）合用，可以造成过度失钾；皮质激素和非甾体抗炎药合用时，消化道出血和溃疡的发生率高。

（二）**用药监护**

1. 严格掌握糖皮质激素治疗的适应证，并重视疾病的综合治疗。糖皮质激素相对适应证较广，致使临床应用的随意性较大，未严格按照适应证给药的情况较为普遍。同时，在许多情况下，糖皮质激素治疗仅是疾病治疗的一部分，应结合患者实际情况，联合应用其他治疗手段给予综合治疗。

2. 合理制订糖皮质激素治疗方案，包括药物种类、剂量、疗程和给药途径的选择，并密切监测不良反应。应根据不同疾病和各种糖皮质激素的特点正确选用糖皮质激素种类，给予生理剂量或药理剂量，确定适宜的治疗疗程。糖皮质激素疗程包括冲击治疗、短程治疗、中程治疗、长期治疗，以及终身替代治疗。

3. 避免停药反应和反跳现象。在长期使用糖皮质激素时，减量过快或突然停用可出现肾上腺皮质功能减退样症状，或可使原发病复发或加重，因此应逐步减量，不可骤然停药。

4. 注意特殊人群的应用。密切观察糖皮质激素对患儿生长和发育的影响；孕妇慎用糖皮质激素；哺乳期妇女接受中等剂量、中程治疗方案的糖皮质激素时不应哺乳；老年人长期使用需注意消化性溃疡、骨质疏松症和高血压等。

（三）**常用药物的临床应用**

1. **氢化可的松**

【适应证】用于抢救危重患者，如中毒性感染、过敏性休克、严重的肾上腺皮质功能减退症、严重的支气管哮喘等过敏性疾病，并可以用于预防和治疗移植物急性排斥反应。

【注意事项】糖皮质激素诱发感染；对诊断的干扰，可升高血糖、血胆固醇和脂肪酸、血清钠水平，使血清钙、血清钾下降；以下情况应慎用：心脏病或急性心力衰竭、糖尿病、重症肌无力、骨质疏松、胃溃疡、肾损害或结石、结核病等。

【用法与用量】

（1）成人口服：每日 20～30 mg，清晨服 2/3，午餐后服 1/3；在应激状况时，应适量加量，可增至每日 80 mg，分次服用。

（2）静脉滴注：一次 50～100 mg，用氯化钠注射液或 5% 葡萄糖注射液 500 ml 混合均匀后静脉滴注。

（3）静脉注射：用于治疗成人肾上腺皮质功能减退及垂体前叶功能减退危象、严重过敏反应、哮喘持续状态、休克，每次游离型 100 mg，可用至 300 mg，疗程不超过 3～5 d。

（4）软组织或关节腔内注射：每次 25～50 mg。

【剂型与规格】片剂：20 mg；注射剂：10 mg（2 ml），25 mg（5 ml），100 mg（20 ml）；粉针剂：50 mg，100 mg；乳膏剂：0.1%。

2. 地塞米松

【适应证】主要用于过敏性与自身免疫性炎症性疾病，如结缔组织病、严重的支气管哮喘、皮炎等过敏性疾病及溃疡性结肠炎、急性白血病、恶性淋巴瘤等。此外，本药还用于某些肾上腺皮质疾病的诊断——地塞米松抑制试验。

【注意事项】结核病、急性细菌性或病毒性感染患者应用时，必须给予适当的抗感染治疗；长期服药后，停药前应逐渐减量；糖尿病、骨质疏松症、肝硬化、肾功能不全、甲状腺功能减退患者慎用；运动员慎用。

【用法与用量】

（1）成人口服：一次 0.75～3 mg，每日 2～4 次，维持剂量约每日 0.75 mg。

（2）静脉注射：一次 2～20 mg，静脉滴注时，以 5% 葡萄糖注射液稀释。

（3）鞘内注射：一次 5 mg，间隔 1～3 周注射 1 次。

（4）关节腔内注射：一次 0.8～4 mg，按关节腔大小而定。

【剂型与规格】片剂：0.75 mg；注射剂：2 mg（1 ml），4 mg（1 ml），5 mg（1 ml）；粉针剂：2 mg，5 mg；乳膏剂：0.05%。

3. 泼尼松

【适应证】过敏性与自身免疫性炎症性疾病。用于结缔组织病、系统性红斑狼疮、重症多肌炎、严重的支气管哮喘、皮肌炎、血管炎等过敏性疾病，以及急性白血病、恶性淋巴瘤。

【注意事项】结核病、急性细菌性或病毒性感染患者应用时，必须给予适当的抗感染治疗；长期服药后，停药前应逐渐减量；糖尿病、骨质疏松症、肝硬化、肾功能不全、甲状腺功能减退患者慎用；运动员慎用。

【用法与用量】口服：一次 5～10 mg，每日 10～60 mg。对于系统性红斑狼疮、肾病综合征、溃疡性结肠炎、自身免疫性溶血性贫血等自身免疫病，每日可给予 40～60 mg；对药物性皮炎、荨麻疹、支气管哮喘等过敏性疾病，每日可给予泼尼松 20～40 mg，症状减轻后减量，每隔 1～2 d 减少 5 mg；防止器官移植排斥反应，一般在术前 1～2 d 开始每日口服 100 mg，术后 1 周改为每日 60 mg，以后逐渐减量；治疗急性白血病、恶性肿瘤，每日口服 60～80 mg，症状缓解后减量。

【剂型与规格】片剂：5 mg；注射剂：10 mg（2 ml），25 mg（5 ml），50 mg（5 ml），125 mg（5 ml）；滴眼剂：50 mg（5 ml）。

4. 泼尼松龙

【适应证】用于过敏性与自身免疫性炎症性疾病、结缔组织病。

【注意事项】诱发感染，干扰诊断。以下情况应慎用：心脏病或急性心力衰竭、糖尿病、重症肌无力、骨质疏松、胃溃疡、肾损害或结石、结核病等；长期应用者随访检查血糖、血清电解质和粪便隐血，以及眼科、高血压和骨质疏松的检查。

【用法与用量】成人开始每日 15～40 mg（根据病情），需要时可用到 60 mg 或每日 0.5～1 mg/kg。发热患者分 3 次服用；体温正常患者每日晨起 1 次，顿服。根据病情稳定后逐渐减量，维持量为 5～10 mg，视病情而定。

【剂型与规格】片剂：5 mg；注射剂：125 mg（5 ml）；滴眼剂：50 mg（5 ml）。

5. 甲泼尼松龙

【适应证】除非用于某些内分泌疾病的替代治疗，糖皮质激素仅仅是一种对症治疗的药物。

①抗感染治疗：用于风湿性疾病、结缔组织病、皮肤疾病、过敏状态、眼部疾病、胃肠道疾病、呼吸道疾病。

②免疫抑制治疗：用于器官移植和血液病等。

【注意事项】对儿童、糖尿病患者、高血压患者、有精神病史患者、眼部单纯疱疹患者应采取严密的医疗监护并尽可能缩短疗程。有下列情况应慎用：有立即穿孔风险的非特异性溃疡性结肠炎、脓肿或其他化脓性感染、憩室炎、近期已行肠吻合术、肾功能不全、高血压、骨质疏松、重症肌无力。

【用法与用量】

（1）成人口服：根据不同疾病的治疗需要，起始剂量可在每日 4 mg 到 48 mg 之间调整。

（2）静脉注射：作为对生命构成威胁情况的辅助药物时，推荐剂量为 30 mg/kg，应至少静脉注射 30 min；根据临床需要，此剂量可于 48 h 内每隔 4～6 h 重复一次（在医院内）。

【剂型与规格】片剂：4 mg，16 mg；粉针剂：40 mg，125 mg，500 mg。

6. 曲安奈德

【适应证】用于皮质类固醇类药物治疗的疾病，如变态反应性疾病、皮肤病、弥漫性风湿性关节炎、其他结缔组织病。

【注意事项】对于感染性疾病应与抗生素联用，用药期间多摄取蛋白质；给药期间患者禁止接种天花疫苗。

【用法与用量】

（1）肌内注射：成人和大于 12 岁的儿童，初次推荐剂量为 60 mg。根据患者的反应程度，应用的剂量可在 40～80 mg 之间。

（2）关节内、囊内、鞘内注射：剂量依赖于病情的程度和病情部位的大小。一般情况下，对于成人，小面积给药 10 mg、大面积给药 40 mg 即可以有效减轻症状。

【剂型与规格】注射液：40 mg（1 ml），20 mg（2 ml），50 mg（5 ml）；鼻喷雾剂：6.6 mg（6 ml），9.9 mg（9 ml），13.2 mg（12 ml）；乳膏剂为 10 g：2.5 mg。

【同步练习】

一、A 型题（最佳选择题）

1. 糖皮质激素的药理作用不包括（　　　）

A. 抗炎　　　　　　B. 抗免疫　　　　　　C. 抗病毒　　　　　　D. 抗休克

E. 抗过敏

本题考点：糖皮质激素药理作用。

2. 长期应用糖皮质激素的副作用是（ ）

A. 骨质疏松 　　B. 粒细胞减少症 　　C. 血小板减少症 　　D. 过敏性紫癜

E. 花粉症（枯草热）

本题考点：糖皮质激素不良反应。

3. 不属于糖皮质激素禁忌证的是（ ）

A. 曾患严重精神病 　　　　　　　　B. 活动性消化性溃疡

C. 角膜炎、虹膜炎 　　　　　　　　D. 创伤修复期、骨折

E. 严重高血压、糖尿病

本题考点：糖尿病禁忌证与不良反应有交叉。

4. 抗炎效能最大的糖皮质激素药物是（ ）

A. 氢化可的松 　　B. 醋酸可的松 　　C. 曲安西龙 　　D. 地塞米松

E. 泼尼松龙

本题考点：糖皮质激素分类及作用特点。

二、B 型题（配伍选择题）

（5～8 题共用备选答案）

A. 糖皮质激素替代疗法 　　　　　　B. 早期、大量、短期应用糖皮质激素

C. 抗菌药物与糖皮质激素合用 　　　D. 抗结核药与糖皮质激素合用

E. 糖皮质激素与肾上腺素合用

5. 肾上腺皮质功能不全采用的治疗方法是（ ）

6. 感染性休克中毒采用的治疗方法是（ ）

7. 严重感染采用的治疗方法是（ ）

8. 过敏性休克采用的治疗方法是（ ）

本题考点：糖皮质激素临床应用。

三、C 型题（综合分析选择题）

（9～10 题共用题干）

患者，女性，31 岁。手足掌面和甲周红斑，对称性多膝关节疼痛、肿胀、发热，诊断为系统性红斑狼疮，给予泼尼松、环磷酰胺等药物治疗。

9. 长期应用泼尼松的不良反应是（ ）

A. 骨质疏松 　　B. 再生障碍性贫血 　　C. 严重肾功能不全 　　D. 心力衰竭

E. 血小板计数减少

本题考点：糖皮质激素不良反应。

10. 为帮助患者度过系统性红斑狼疮危象，一般使用大剂量冲击疗法的药物是（ ）

A. 泼尼松 　　B. 泼尼松龙 　　C. 甲泼尼龙 　　D. 曲安奈德

E. 地塞米松

本题考点：糖皮质激素临床用法。

四、X 型题（多项选择题）

11. 长期使用糖皮质激素患者，在突然停药或减量过快时，以下可出现的情况是（　　）

A. 几乎所有患者均出现旧病复发或恶化

B. 几乎所有患者均出现恶心、呕吐、低血压、休克等肾上腺危象

C. 某些患者遇上严重应激情况（如感染、手术等），可发生肾上腺危象

D. 若患者对激素产生依赖性，或病情尚未完全控制，可能出现旧病复发或恶化

E. 可引起肾上腺皮质功能不全

本题考点：停药反应和反跳现象。

12. 长效的糖皮质激素药物是（　　）

A. 甲泼尼松　　　　　B. 曲安西龙　　　　　C. 地塞米松　　　　　D. 泼尼松龙

E. 倍他米松

本题考点：糖皮质激素分类及代表药物。

参考答案：1. C　2. A　3. C　4. D　5. A　6. B　7. C　8. E　9. A　10. C　11. CDE
　　　　　12. CE

二、雌激素

【复习指导】本部分内容较简单，历年偶考。主要熟悉雌激素的代表药物和临床应用。

（一）药理作用和临床评价

雌激素促进未成年女性性器官的发育和成熟；保持成熟女性性征，并在孕激素协同下形成月经周期；小剂量雌激素能促进排卵，大剂量则抑制排卵；同时对血压、骨骼、脂蛋白代谢、凝血因子活性均有影响。

1. 分类和作用特点　天然雌激素为雌二醇、雌酮和雌三醇。临床上多用雌二醇，其作用强，吸收快，但效果短暂，雌三醇活性很弱。现临床常用雌激素多是以雌二醇为母体人工合成的可口服、高效、长效的甾体衍生物，主要有炔雌醇、炔雌醚和戊酸雌二醇等。近年来，结合雌激素因使用方便、长效、不良反应较少等优点而被广泛应用。尼尔雌醇是雌三醇的衍生物，是一种长效的雌激素。此外，还人工合成了一些结构简单、具有雌激素样作用的非甾体类同型药物，如己烯雌酚等。

2. 典型不良反应和禁忌证

（1）典型不良反应：常见厌食、恶心、呕吐及头晕等；长期大量应用可引起子宫内膜过度增生，引起子宫出血；长期大量使用，可导致水、钠潴留，引起高血压、水肿及加重心力衰竭。

（2）禁忌证：已知、可疑有乳腺癌或乳腺癌病史的患者；雌激素依赖性的肿瘤，如子宫内膜癌；卟啉病患者。

3. 具有临床意义的药物相互作用　诱导肝药酶的药物会增加雌激素的代谢，可能会降低雌激素的效果。与雌激素有相互作用、能诱导肝药酶的药物，如巴比妥、苯妥英、利福霉素、卡马西平（酰胺咪嗪）。

（二）用药监护

宜从小剂量开始，逐渐加量；治疗更年期综合征时，应使用最低有效量，并尽量缩短疗程；肝功能不良患者慎用；妊娠早期不宜使用。

（三）常用药物的临床应用

1. 雌二醇

【适应证】用于雌激素缺乏综合征、晚期前列腺癌，与孕激素类药物合用，能抑制排卵；用于闭经、月经异常、功能失调性子宫出血、子宫发育不良。

【注意事项】用药期间定期进行妇科检查；子宫肌瘤、心脏病、癫痫、糖尿病及高血压患者慎用；关注雌激素治疗可能发生乳腺癌、子宫内膜癌的危险性。

【用法与用量】

（1）肌内注射：用于绝经期综合征，一次 1～2 mg，每周 2～3 次；子宫发育不良，一次 1～2 mg，每 2～3 d 给予 1 次；功能失调性子宫出血，每日 1～2 mg，至血净后酌情减量，后期择日用黄体酮撤退；退奶，每日 2 mg，不超过 3 d，后减量或改小量口服药至生效。

（2）口服：每日 1 mg。

【剂型与规格】片剂：1 mg；阴道片剂：25 g；注射剂：2 mg（1 ml）；凝胶剂：0.06%；软膏剂为 1.5 g：1.35 mg；贴片剂：2.0 mg/6.5 m²，7.6 mg/25 m²。

2. 戊酸雌二醇

【适应证】与孕激素联合使用建立人工月经周期中，主要用于补充与自然或人工绝经相关的雌激素缺乏；用于血管舒缩性疾病（潮热）、泌尿生殖道营养性疾病（外阴阴道萎缩、性交困难、尿失禁），以及精神性疾病（睡眠障碍、衰弱）。

【注意事项】癫痫、良性乳腺疾病、哮喘、偏头痛、卟啉病、耳硬化症、系统性红斑狼疮、小舞蹈病等妇女在接受治疗时应仔细监测。

【用法与用量】口服给药，剂量根据个体调整，一般每日 1 mg。

【剂型与规格】片剂：1 mg。

3. 炔雌醇

【适应证】补充雌激素不足，治疗女性性腺功能减退、闭经、更年期综合征等；用于晚期乳腺癌、晚期前列腺癌的治疗；与孕激素类药物合用，可作为避孕药。

【注意事项】肝、肾、心脏病患者及子宫肌瘤、癫痫、糖尿病患者慎用；不明原因的阴道出血患者不宜使用。

【用法与用量】口服：性腺发育不全，一次 0.02～0.05 mg，每晚 1 次，连服 3 周，第 3 周配用孕激素进行人工周期治疗，可用 1～3 周；更年期综合征，每日 0.02～0.05 mg，连服 21 d，间隔 7 d 再用，有子宫的妇女，于周期后服用孕激素 10～14 d；乳腺癌，一次 1 mg，每日 3 次；前列腺癌，一次 0.05～0.5 mg，每日 3～6 次。

【剂型与规格】片剂：0.005 mg，0.0125 mg。

4. 雌三醇

【适应证】用于内源性雌激素分泌不足引起的萎缩性阴道炎。

【注意事项】有血栓栓塞病既往史、患有或潜在心功能不全、因肾功能不全引起水钠潴留、高血压，以及癫痫或偏头痛、严重肝病、子宫内膜异位、卟啉病、耳硬化症、高脂血症、糖尿病、孕期瘙痒的患者，用药时必须进行监护。

【用法与用量】

（1）阴道给药：睡前清洗外阴后，将药物置于阴道后穹窿处，根据个体差异，给予 0.5～2 mg。

（2）乳膏剂：在晚上睡前通过给药器将药物送至阴道，每次用雌三醇不超过 0.5 mg。

【剂型与规格】栓剂：2 mg，1 mg，0.5 mg；乳膏剂为 15 g：15 mg。

5. 尼尔雌醇

【适应证】用于雌激素缺乏引起的绝经期或更年期综合征。

【注意事项】有使子宫内膜增生的危险，故应每 2 个月给予孕激素 10 d 以抑制雌激素的内膜增生作用。

【用法与用量】口服：一次 2 mg，每 2 周 1 次。症状改善后维持剂量为一次 1～2 mg，每月 2 次，3 个月为一个疗程。

【剂型与规格】片剂：1 mg，2 mg。

【同步练习】

一、A 型题（最佳选择题）

1. 雌激素临床用于（　　）

A. 痛经

B. 功能失调性子宫出血

C. 消耗性疾病

D. 先兆流产

E. 绝经期前的乳腺癌

本题考点：雌激素的临床应用。

2. 雌二醇的体内过程特点，正确的是（　　）

A. 可经消化道吸收，口服效果好

B. 不能经消化道吸收入血，口服完全无效

C. 在血液中大部分与清蛋白非特异性结合

D. 肌内注射后贮存于脂肪组织，一次注射作用可维持 7 d

E. 易在肝破坏，口服效果差

本题考点：雌二醇的作用特点。

二、B 型题（配伍选择题）

（3～7 题共用备选答案）

A. 雌二醇　　　　　B. 雌三醇　　　　　C. 炔雌醇　　　　　D. 尼尔雌醇

E. 戊酸雌二醇

3. 用于雌激素缺乏引起的泌尿生殖道萎缩和萎缩性阴道炎的药物是（　　）

4. 用于雌激素缺乏引起的绝经或更年期综合征的药物是（　　）

5. 与孕激素类药合用，作为避孕药的是（　　）

6. 用于晚期前列腺癌的药物是（　　）

7. 用于绝经期后妇女晚期转移性乳腺癌的药物是（　　）

本题考点：雌激素类药物的临床应用。

三、C 型题（综合分析选择题）

（8～9 题共用题干）

患者，女性，38 岁。B 超检查子宫缩小，月经周期延长，经量减少，感觉疲乏无力、头晕、心悸。诊断为卵巢早衰，给予戊酸雌二醇和黄体酮治疗。

8. 以下关于戊酸雌二醇注意事项的描述，错误的是（　　）

A. 治疗前宜进行全面彻底的内科及妇科检查

B. 发生偏头痛或频繁发作少见的严重头痛后，可在严密观察下继续使用

C. 卟啉病、手足抽搐、小舞蹈病慎用

D. 个别良性或恶性肝肿瘤患者服用后，可能发生危及生命的腹腔内出血

E. 耳硬化症、多发性硬化慎用

本题考点：戊酸雌二醇的作用特点。

9. 关于雌激素或雌激素与孕激素联合应用，描述错误的是（　　）

A. 雌激素与孕激素联合可用于任何年龄妇女冠心病的预防

B. 不推荐雌激素、雌激素与孕激素联合用于卒中的一级或二级预防

C. 雌激素与孕激素联合应用可能减少糖尿病新发病例

D. 雌激素与孕激素联合可增加乳腺细胞的增值、乳腺疼痛

E. 应用雌激素前需评估患者的血栓事件发生、妇女肿瘤风险等因素

本题考点：雌激素不良反应。

四、X 型题（多项选择题）

10. 雌激素的不良反应包括（　　）

A. 厌食、恶心　　　　B. 不规则阴道出血　　　C. 水、钠潴留　　　　D. 口腔金属味

E. 子宫内膜过度增生

本题考点：雌激素不良反应。

参考答案：1. B　2. E　3. B　4. D　5. C　6. E　7. A　8. B　9. A　10. ABCE

三、孕激素

【复习指导】本部分内容较简单，历年偶考。主要熟悉孕激素的代表药物和临床应用。

（一）药理作用和临床评价

孕激素主要为助孕、安胎作用；与雌激素一起促进乳腺腺泡发育，为哺乳做准备；大剂量孕激素能抑制排卵；为肝药酶诱导药，可促进药物代谢；并能促进蛋白分解代谢，增加尿素氮的排泄。

1. 分类和作用特点　天然孕激素主要是卵巢黄体分泌的孕酮，体内孕酮（黄体酮）含量极低，且口服无效。临床应用的孕激素均为人工合成及其衍生物，按化学结构分为 17α-羟孕酮类和 19-去甲基睾酮类。17α-羟孕酮类由孕酮衍生而来，活性与孕酮相似，如甲羟孕酮、甲地孕酮和长效的羟孕酮（羟孕酮己酸酯）。19-去甲基睾酮类其结构与睾酮相似，由炔孕酮衍生而来，如炔孕酮、炔诺孕酮，这类药物除有孕激素作用外，还具有轻微雄激素样作用。

2. 典型不良反应和禁忌证

（1）典型不良反应：偶见恶心、呕吐、头痛和乳房胀痛；19-去甲基睾酮类大剂量使用可导致肝功能障碍，可使女性胎儿男性化；大剂量孕酮可引起胎儿生殖器畸形。

（2）禁忌证：阴道不明原因出血、血栓性静脉炎、血管栓塞、脑卒中或有既往病史患者，以及乳腺肿瘤或生殖器肿瘤患者。

3. 具有临床意义的药物相互作用　除细胞色素 P450 酶相关作用外，其他相互作用都较少见。

（二）用药监护

出现突发性部分视力丧失或突发性失明、复视或偏头痛，应立即停药。长期大量使用孕激素可导致或加重抑郁症，因此，有抑郁症病史患者，包括产后抑郁症患者应慎用。

（三）常用药物的临床应用

1. 孕酮

【适应证】用于月经失调，如闭经和功能失调性子宫出血（简称功血）、黄体功能不足、先兆流产和习惯性流产、经前紧张征的治疗。

【注意事项】肾病、心脏病水肿、高血压的患者慎用；对早期流产意外的患者用药前应进行全面检查，确定属于黄体功能不足再使用。

【用法与用量】

（1）肌内注射：先兆流产，一般 10～20 mg，用至疼痛及出血停止；习惯性流产病史者，自妊娠开始，一次 10～20 mg，每周 2～3 次；功能失调性子宫出血，用于撤退出血血色素低于 7 mg 时，每日 10 mg，连用 5 d，或每日 20 mg，连续 3～4 d；闭经，在预计月经前 8～10 d，每日 10 mg，共 5 d 或每日 20 mg，连续 3～4 d；经前紧张征，在预计月经前 12 d 注射 10～20 mg，连续 10 d。

（2）口服：用于先兆流产和习惯性流产、经前紧张征、无排卵性功血和无排卵性闭经，常规剂量为每日 200～300 mg，1 次或 2 次服用，每次剂量不得超过 200 mg，最后服药时间远离进餐时间。

【剂型与规格】注射剂：10 mg（1 ml），20 mg（1 ml）；胶囊剂：0.2 g；栓剂：25 mg。

2. 甲羟孕酮

【适应证】可用于月经不调、功能失调性子宫出血及子宫内膜异位症等，还可以用于晚期乳腺癌、子宫内膜癌。

【注意事项】心脏病、癫痫、抑郁症、糖尿病、偏头痛、哮喘患者慎用。

【用法与用量】

（1）成人口服：乳腺癌，推荐剂量为每日 500～1500 mg；子宫内膜癌、前列腺癌等，每日 100～500 mg，一次 100 mg，每日 3 次或一次 500 mg，每日 1 次；功能性闭经，每日 4～8 mg，连续服用 5～10 d。

（2）肌内注射：子宫内膜异位症，每周 50 mg 或每 2 周 100 mg，至少进行 6 个月的疗程。

【剂型与规格】片剂：2 mg，250 mg，500 mg；分散片剂：100 mg，250 mg；注射剂：0.15 g（1 ml）。

【同步练习】

一、A 型题（最佳选择题）

1. 雌激素和孕激素类药物均可用于（　　　）

A. 前列腺癌　　　　B. 绝经期综合征　　　C. 乳房胀痛　　　　D. 晚期乳腺癌

E. 痤疮

本题考点：孕激素的临床应用。

2. 以下不属于孕激素代表药物的是（　　　）

A. 孕酮　　　　　　B. 炔孕酮　　　　　C. 甲羟孕酮　　　　D. 屈螺酮

E. 炔雌醇

本题考点： 孕激素代表药物。

二、B 型题（配伍选择题）

(3～7 题共用备选答案)

A. 甲羟孕酮　　　　B. 环丙孕酮　　　　C. 甲地孕酮　　　　D. 地屈孕酮

E. 孕酮

3. 有精神病、抑郁症病史的患者，慎用的药物是（　　　）

4. 出现视力减退、复视应立即停用的药物是（　　　）

5. 服用后出现体重增加的药物是（　　　）

6. 长期连续服用可导致肝功能异常的药物是（　　　）

7. 服用前需要选确定黄体功能不足再使用的药物是（　　　）

本题考点： 孕激素代表药物及其临床应用。

三、C 型题（综合分析选择题）

患者，女性，28 岁。诊断为重度子宫内膜异位症，术后给予醋酸甲羟孕酮及亮丙瑞林治疗。

8. 以下关于甲羟孕酮的描述，错误的是（　　　）

A. 直接作用于下丘脑，抑制垂体性腺激素分泌

B. 甲羟孕酮为高效孕激素，具有长效避孕作用

C. 与胞内孕酮、雄激素受体结合，直接对抗雌激素作用

D. 甲羟孕酮对内膜有显著抑制作用

E. 甲羟孕酮为长效制剂，停药后对异位内膜抑制作用消失

本题考点： 甲羟孕酮临床应用。

四、X 型题（多项选择题）

9. 孕酮临床应用包括（　　　）

A. 先兆流产　　　　B. 习惯性流产　　　　C. 无排卵性闭经　　　　D. 经前紧张征

E. 子宫内膜异位症

本题考点： 孕酮的临床应用。

参考答案： 1. A　2. E　3. A　4. A　5. C　6. E　7. E　8. E　9. ABCD

四、避孕药

【复习指导】 本部分内容简单，历年偶考。主要熟悉避孕药的代表药物及其注意事项。

(一) 药理作用和临床评价

避孕药是指阻碍受孕或防止妊娠的一类药物，是一种安全、方便且行之有效的避孕方式，现有的避孕药大多为女用避孕药，男用药较少。

1. 分类和作用特点：本类药物多为不同类型的雌激素和孕激素配伍组成的复方，抑制排卵，并改变子宫颈黏液，使精子不易穿透，或使子宫腺体减少肝糖的制造，让囊胚不易存活，或是改变子宫和输卵管的活动方式，阻碍受精卵的运送。

2. 典型不良反应和禁忌证

(1) 典型不良反应：少数人可发生类早孕反应、子宫不规则出血、凝血功能异常、胃肠

道反应、月经失调、经量减少或增多、闭经、体重增加、白带增多等。

（2）禁忌证：包括乳腺癌、生殖器官癌、阴道有不规则出血、肝功能异常、深部静脉血栓、精神抑郁症及 40 岁以上妇女。

3. 具有临床意义的药物相互作用　肝药酶诱导药苯巴比妥、苯妥英钠、利福平等可加速甾体避孕药的代谢，降低避孕效果；长期口服广谱抗生素可使其血药浓度下降；雌激素可降低双香豆素的抗凝作用；雌激素可使三环类抗抑郁药代谢减慢。

（二）用药监护

吸烟可大大增加不良反应发生率；按规定方法服药，漏服药不仅可发生突破性出血，还可导致避孕失败，一旦漏服，除按常规服药外，应在 24 h 内加服 1 片；关注避孕药的促进血栓作用。

（三）常用药物的临床应用

1. 炔诺酮

【适应证】用于女性口服避孕。

【注意事项】出现怀疑妊娠、血栓栓塞性疾病、视觉障碍、高血压、肝功能异常、精神抑郁、缺血性心脏病等应停药；哺乳期妇女应于产后半年开始服用；服药期间，应定期体检。

【用法与用量】口服：从月经周期第 5 日开始用药，每日 1 片，连服 22 d，不能间断，服完等月经来后第 5 日继续服药。

【剂型与规格】片剂：0.625 mg；滴丸：3 mg。

2. 炔诺孕酮

【适应证】用于女性短期避孕。

【注意事项】按规定用法服药，不可漏服；患有心血管疾病、肝肾疾病、糖尿病、哮喘、偏头痛、血栓性疾病、胆囊疾病及精神病患者禁用。

【用法与用量】口服：在夫妇同居前两天开始服药，每晚 1 片，连服 10～15 d，不能间断。如同居超过半个月应接服复方短效口服避孕。

【剂型与规格】片剂：3 mg。

3. 米非司酮

【适应证】与前列腺素药物序贯合并使用，可用于终止停经 49 d 内的妊娠。

【注意事项】用药后卧床休息 1～2 h，门诊观察 6 h；注意用药后出血情况，及有无妊娠产物排出和副作用；早孕者孕期越短，效果越好；必须在具有急诊、刮宫术和输液、输血条件下使用。

【用法与用量】口服：停经 ≤49 d 的健康早孕妇女，空腹或进食 2 h 后，口服 25～50 mg，每日 2 次，连续服用 2～3 d，总量 150 mg；每次服药后禁食 2 h，第 3～4 日清晨口服米索前列醇 600 μg 或于阴道后穹隆放置卡前列甲酯栓 1 枚。

【剂型与规格】片剂：25 mg。

【同步练习】

一、A 型题（最佳选择题）

1. 长期使用，可使口服避孕药的主要成分炔诺酮和炔雌醇的代谢加快，进而导致避孕失

败的药物为（　　）

A. 泼尼松龙　　　　B. 氨苄西林　　　　C. 四环素　　　　D. 利福平

E. 复方磺胺异噁唑

本题考点：避孕药的药物相互作用。

2. 以下不属于避孕药禁忌证的是（　　）

A. 急性肝炎　　　　B. 心脏病　　　　C. 糖尿病　　　　D. 肺结核

E. 月经不调

本题考点：避孕药的禁忌证。

二、B 型题（配伍选择题）

(3～7 题共用备选答案)

A. 探亲避孕　　　　B. 先兆流产　　　　C. 绝经期综合征　　　　D. 再生障碍性贫血

E. 老年性骨质疏松

3. 甲睾酮可用于（　　）

4. 孕酮可用于（　　）

5. 己烯雌酚可用于（　　）

6. 司坦唑醇可用于（　　）

7. 甲地孕酮可用于（　　）

本题考点：避孕药代表药物及其临床应用。

三、C 型题（综合分析选择题）

患者，女性，21 岁，学生。因发热、腰酸、乏力 1 d 入院，有多年间断口服多种避孕药病史，诊断为肾动脉阻塞所致肾梗死。

8. 口服避孕药主要是雌激素和孕激素复方制剂，其主要不良反应为（　　）

A. 轻微类早孕样反应　　　　　　　　B. 子宫出血

C. 诱发血栓形成　　　　　　　　　　D. 胃肠道反应

E. 对凝血的影响主要与雌激素有关

本题考点：避孕药不良反应。

四、X 型题（多项选择题）

9. 抑制排卵避孕药的禁忌证是（　　）

A. 子宫肌瘤　　　　　　　　　　　　B. 妊娠、哺乳期妇女

C. 肺结核、甲状腺功能亢进　　　　　D. 血栓病史

E. 功能失调性子宫出血

本题考点：避孕药禁忌证。

参考答案：1. D　2. E　3. D　4. B　5. C　6. E　7. A　8. C　9. ABCD

五、蛋白同化激素

【复习指导】本部分内容较简单，历年偶考。熟悉蛋白同化激素的药理作用特点、司坦唑醇适应证及注意事项。

（一）药理作用和临床评价

蛋白同化激素是一类拟雄性激素的人工合成的甾体激素，能促进蛋白质合成，同时减少蛋白质分解，减少尿素的生成，从而促进生长发育、肌肉和体重增加。

1. 分类和作用特点　根据生化结构与化学合成，可分为睾酮衍生物、雄烷衍生物、诺龙（19-去甲基睾酮）衍生物、杂环衍生物、杂类合成类固醇 5 类。

2. 典型不良反应和禁忌证

（1）典型不良反应：女性患者久用可致痤疮、多毛、声音变粗、乳腺退化、性欲改变等男性化现象；部分本类药物易干扰肝内毛细胆管的排泄功能，引起胆汁淤积性黄疸，用药过程中若发现黄疸或肝功能异常，应立即停药；因有水、钠潴留作用，故对肾炎、肾病综合征、高血压，以及心力衰竭患者慎用。

（2）禁忌证：孕妇及前列腺癌患者禁用。

3. 具有临床意义的药物相互作用　与环孢素合用，可增加环孢素中毒的风险；与华法林合用，可增加出血风险。

（二）用药监护

易引起水、钠潴留、高钾血症，应慎用；卟啉症患者、前列腺增生、糖尿病患者慎用。

（三）常用药物的临床应用

司坦唑醇

【适应证】用于遗传性血管神经性水肿的预防和治疗；用于严重创伤、慢性感染、营养不良等消耗性疾病。

【注意事项】卟啉病、前列腺增生、糖尿病患者慎用；运动员慎用。

【用法与用量】成人口服：预防和治疗遗传性血管神经性水肿，开始一次 2 mg，每日 3 次，女性可一次 2 mg，根据患者的反应个体化减量；用于慢性消耗性疾病、手术后体弱、创伤经久不愈等，一次 2～4 mg，每日 3 次，女性酌减。

【剂型与规格】片剂：2 mg。

【同步练习】

一、A 型题（最佳选择题）

1. 关于蛋白同化激素的作用特点，描述错误的是（　　　　）

A. 促进细胞的生长与生化　　　　　　B. 促进蛋白质的生物合成

C. 骨髓抑制作用　　　　　　　　　　D. 减低血胆固醇、三酰甘油

E. 促进红细胞生成

本题考点：蛋白同化激素的作用特点。

二、C 型题（综合分析选择题）

患者，男性，32 岁。诊断为重型再生障碍性贫血，除给予环孢素 A 外，给予司坦唑醇 2 mg，每日 2～3 次，以控制并发的严重感染等症状。

2. 关于司坦唑醇的描述，错误的是（　　　　）

A. 长期使用可能引起黄疸，停药后可消失

B. 女性患者应用后，可引起男性化现象，如多毛、长胡须

C. 司坦唑醇蛋白同化作用较强，为甲睾酮的 30 倍

D. 司坦唑醇为蛋白同化类固醇类药，具有抑制蛋白质合成、促进蛋白质异生作用

E. 与肾上腺皮质激素合用时，可增加水肿的危险性

本题考点：司坦唑醇的作用特点。

参考答案：1. C　2. D

六、甲状腺激素及抗甲状腺药

【复习指导】本部分内容属高频考点，历年必考。熟悉甲状腺激素的药理作用和临床应用，重点掌握抗甲状腺药的临床应用、不良反应和代表药物。

（一）药理作用和临床评价

甲状腺激素是由甲状腺所分泌的激素，是维持机体正常代谢，促进生长发育所必需的激素。甲状腺激素的生理作用十分广泛，影响机体的生长发育、组织分化、物质代谢，并涉及神经系统、心脏等多种器官、系统的功能。

甲状腺功能亢进，简称甲亢，是甲状腺激素分泌过多所产生的一种机体神经、循环及消化等多系统的高代谢症候群。治疗甲亢的药物称为抗甲状腺药。

1. 分类和作用特点　甲状腺激素主要包括甲状腺素和三碘甲状腺原氨酸，以及人工合成的左甲状腺素。抗甲状腺药有硫脲类、碘及碘化物、放射性碘及β受体阻滞药。硫脲类是最常见的抗甲状腺药，分为硫氧嘧啶类和咪唑类，前者主要为丙硫氧嘧啶，后者包括甲巯咪唑和卡比马唑。

2. 典型不良反应和禁忌证

（1）典型不良反应

①甲状腺激素过量可出现体温及基础代谢率升高、多汗、失眠、兴奋不安、心悸、心绞痛、心衰等。

②抗甲状腺药的典型不良反应是皮疹、皮肤瘙痒、白细胞减少症、粒细胞减少症、中毒性肝病和血管炎等。

（2）禁忌证

①甲状腺素禁用于未经治疗的肾上腺功能减退、垂体功能减退和甲状腺毒症；妊娠期不与抗甲状腺药物联用治疗甲状腺功能亢进。

②严重肝功能损害、白细胞严重缺乏、对硫脲类药物过敏患者禁用丙硫氧嘧啶。

3. 具有临床意义的药物相互作用

（1）考来烯胺会抑制左甲状腺素的吸收；含铝、含铁药物和碳酸钙可能会降低左甲状腺素的作用。

（2）丙硫氧嘧啶与口服抗凝血药合用，可致后者疗效增加；磺胺类、对氨水杨酸、保泰松、巴比妥类、酚妥拉明、维生素 B_{12}、磺酰脲类等都有抑制甲状腺功能和导致甲状腺肿大的作用，合用需注意。

（二）用药监护

（1）开始甲状腺激素治疗时，应经常监测患者的血糖水平；左甲状腺素片应于早餐前半小时，空腹将每日剂量一次性用适当液体送服。

（2）使用丙硫氧嘧啶时，应定期检查血象及肝功能。白细胞低于 $4 \times 10^9/L$ 或中性粒细胞低于 $1.5 \times 10^9/L$ 时，应按医嘱停用或调整用药。

（三）常用药物的临床应用

1. 左甲状腺素

【适应证】用于治疗非毒性的甲状腺肿（甲状腺功能正常）；甲状腺肿切除术后，预防甲状腺肿复发；甲状腺功能减退的替代治疗；抗甲状腺药物治疗甲状腺功能亢进症时的辅助治疗；甲状腺癌术后的抑制治疗；甲状腺抑制试验。

【注意事项】在开始甲状腺激素治疗之前，应排除下列疾病或对这些疾病进行治疗，如冠心病、心绞痛、动脉硬化、高血压、垂体功能减退、肾上腺功能减退和自主性高功能性甲状腺瘤。

【用法与用量】口服：患者每日剂量根据实验室检查以及临床检查的结果来确定，于早餐前半小时空腹将每日剂量一次性用适当液体送服。

【剂型与规格】片剂：50 μg，100 μg。

2. 甲状腺片

【适应证】用于各种原因引起的甲状腺功能减退症。

【注意事项】动脉硬化、心功能不全、糖尿病、高血压患者慎用；对病程长、病情重的甲状腺功能减退症或黏液性水肿患者使用本品应谨慎小心，开始用小剂量，缓慢增量；伴有垂体前叶功能减退症或肾上腺皮质功能不全患者，应先服用糖皮质激素，使肾上腺皮质功能恢复正常后再用本类药。

【用法与用量】成人口服：开始为每日 10～20 mg，逐渐增加，维持剂量一般为每日 40～120 mg，少数患者需要每日 160mg。

【剂型与规格】片剂：40 mg。

3. 丙硫氧嘧啶

【适应证】用于各种类型的甲状腺功能亢进症，尤其适用于病情较轻、甲状腺轻至中度肿大患者；青少年及儿童、老年患者；甲状腺手术复发、又不适于放射性[131]I 治疗患者；手术前准备；作为[131]I 放疗的辅助治疗。

【注意事项】应定期检查血象及肝功能；可使凝血酶原时间延长及 AST、ALT、ALP 升高、外周血白细胞偏低；肝功能异常患者慎用。

【用法与用量】口服：用于成人甲状腺功能亢进症，开始剂量一般为每日 300 mg，视病情轻重介于 150～400 mg，分次口服，每日最大剂量 600 mg。病情控制后逐渐减量，维持剂量每日 50～150 mg，视病情调整。

【剂型与规格】片剂：50 mg；肠溶片剂：50 mg；肠溶胶囊剂：50 mg。

4. 甲巯咪唑

【适应证】参考丙硫氧嘧啶。

【注意事项】参考丙硫氧嘧啶。

【用法与用量】口服：餐后用适量液体整片送服，初期每日 20～40 mg，每日 1 次或每日 2 次，之后按需逐步调整剂量至每日 2.5～10 mg。

【剂型与规格】片剂：5 mg，10 mg，20 mg；肠溶片剂：10 mg；软膏剂为 10 g：0.5 g。

5. 碘和碘化物

【适应证】小剂量的碘用于治疗单纯性甲状腺肿；大剂量碘用于甲亢手术的术前准备和甲状腺危象。

【注意事项】婴幼儿、有口腔疾病患者及急性支气管炎、肺结核、高钾血症、甲状腺功能亢进、肾功能受损患者慎用。

【用法与用量】成人口服：预防甲状腺肿，剂量应根据当地缺碘情况而定，一般每日 100 μg 即可；治疗地方性甲状腺肿，对早期患者给予每日 1～10 mg，连服 1～3 个月，中间休息 30～40 d，1～2 个月后，剂量可渐增至每日 20～25 mg，总疗程为 3～6 个月。

【剂型与规格】复方碘溶液：5% 碘、10% 碘化钾的水溶液；碘化钾片：10 mg。

【同步练习】

一、A 型题（最佳选择题）

1. 关于丙硫氧嘧啶的描述，错误的是（ ）
A. 是最常用的抗甲状腺药物
B. 应用于包括重症甲亢在内的各种类型甲亢
C. 影响甲状腺摄取碘而发挥作用
D. 可用于甲状腺危象
E. 可用于甲状腺术前准备

本题考点：丙硫氧嘧啶作用特点。

2. 关于大剂量碘的描述，错误的是（ ）
A. 抑制甲状腺激素释放
B. 抑制甲状腺激素合成
C. 用于甲状腺术前准备
D. 预防单纯性甲状腺肿
E. 用于甲状腺危象治疗

本题考点：大剂量碘临床应用。

3. 丙硫氧嘧啶的作用特点是（ ）
A. 抑制 TSH 的分泌
B. 抑制甲状腺摄取碘
C. 抑制甲状腺激素合成
D. 抑制甲状腺激素释放
E. 破坏甲状腺组织

本题考点：丙硫氧嘧啶作用特点。

4. 甲亢的内科治疗宜选用（ ）
A. 大剂量碘　　　B. 小剂量碘　　　C. 甲状腺素　　　D. 甲巯咪唑
E. 甲苯磺丁脲

本题考点：抗甲状腺药。

5. 幼儿期甲状腺激素缺乏可导致（ ）
A. 侏儒症　　　B. 呆小病　　　C. 巨人症　　　D. 肢端肥大症
E. 黏液性水肿

本题考点：甲状腺激素药理作用。

二、B 型题（配伍选择题）

(6～7 题共用备选答案)
A. 大剂量碘　　　B. 甲巯咪唑　　　C. 小剂量碘　　　D. 甲状腺激素
E. 放射碘

6. 用于甲亢术前准备的药物是（ ）
7. 甲亢内科治疗一般选用的药物是（ ）
8. 治疗呆小病宜选用的药物是（ ）

本题考点：甲状腺激素及抗甲状腺技术临床应用。

(9～12 题共用备选答案)

A. 丙硫氧嘧啶
B. 格列本脲
C. 甲状腺片
D. 丙硫氧嘧啶＋大剂量碘
E. 放射碘

9. 用于甲状腺危象治疗的药物是（　　）
10. 用于单纯甲状腺肿治疗的药物是（　　）
11. 具有免疫抑制的抗甲状腺药是（　　）
12. 甲亢术后复发及硫脲类药物无效者，易选用（　　）

本题考点：甲状腺激素及抗甲状腺技术临床应用。

三、C 型题（综合分析选择题）

(13～14 题共用题干)

患者，男性，20 岁。甲状腺功能亢进症多次复发后入院，经研究与家属协商决定手术治疗。术前给予低碘、高热量饮食，丙硫氧嘧啶口服，醋酸泼尼松口服。

13. 关于丙硫氧嘧啶及碘剂在甲亢术前、术后中的作用，描述错误的是（　　）
A. 使甲状腺功能恢复或接近正常
B. 减少麻醉和术后并发症
C. 防止术后甲状腺危象
D. 使腺体缩小，减少术中出血
E. 减轻术后心悸、怕热、乏力等症状

本题考点：丙硫氧嘧啶作用特点。

14. 关于抗甲状腺药的不良反应，不包括（　　）
A. 骨质疏松症
B. 白细胞、粒细胞计数减少
C. 中性粒细胞胞质抗体相关性血管炎
D. 红斑狼疮综合征
E. 剥脱性皮炎

本题考点：抗甲状腺药不良反应。

四、X 型题（多项选择题）

15. 甲状腺激素可用于（　　）
A. 黏液性水肿
B. 甲状腺功能检查
C. 呆小病
D. 甲状腺危象
E. 单纯甲状腺肿

本题考点：甲状腺激素临床应用。

16. 可用于甲状腺术前准备的药物有（　　）
A. 大剂量碘
B. 小剂量碘
C. 甲硫氧嘧啶
D. 甲巯咪唑
E. 丙硫氧嘧啶

本题考点：抗甲状腺药物临床应用。

参考答案：1. C　2. D　3. C　4. D　5. B　6. A　7. B　8. D　9. D　10. C　11. A　12. E　13. E　14. A　15. ACE　16. ACDE

七、胰岛素及胰岛素类似物

【复习指导】本部分内容属高频考点，历年必考，应重点掌握。主要掌握胰岛素的临床应用、不良反应、分类和代表药物。

（一）药理作用和临床评价

胰岛素是一种小分子酸性蛋白质，是人体内唯一能降低血糖的激素，能加速全身对葡萄糖的摄取利用，减少血糖来源；胰岛素还可以促进脂肪、蛋白质的合成，抑制分解；促进钾离子内流，降低血钾。胰岛素治疗是控制高血糖的重要手段。

1. 分类和作用特点　根据来源和化学结构的不同，胰岛素可分为动物胰岛素、人胰岛素和胰岛素类似物。根据作用特点的差异，胰岛素又可分为**超短效胰岛素类似物、常规（短效）胰岛素、中效胰岛素、长效胰岛素、长效胰岛素类似物、预混胰岛素和预混胰岛素类似物**。

2. 典型不良反应和禁忌证

（1）典型不良反应：最常见和最严重的不良反应为低血糖反应，过敏反应较多见；长期使用会出现胰岛素抵抗；皮下注射局部可出现红肿、硬结和皮下脂肪萎缩等；尚可出现体重增加、屈光不正等。

（2）禁忌证：对胰岛素过敏和低血糖患者禁用。

3. 具有临床意义的药物相互作用　可能促使血糖降低、增加低血糖发作的药物有：口服降糖药、ACE 抑制药、贝特类、单胺氧化酶抑制药，以及磺胺类抗生素。可能减弱降糖作用的物质有：皮质类固醇、利尿药、拟交感药、甲状腺激素、雌激素和孕激素。

（二）用药监护

1. 关注低血糖问题　给药量宜从小剂量开始，渐增剂量，谨慎调整剂量；患者需定时定量进餐，如减少进餐量亦减少药量；运动前应摄入额外的糖类；应避免空腹饮酒、酗酒。

2. 胰岛素正确使用方法　避免在同一部位重复注射；未开瓶的胰岛素制剂必须在 2～10 ℃冷藏，已开始使用的胰岛素注射液可在室温保存最长 4 周，冷冻后不可使用。

（三）常用药物的临床应用

1. 胰岛素

【适应证】用于各类糖尿病；将胰岛素加入葡萄糖注射液内静脉滴注治疗高钾血症。

【注意事项】低血糖反应、严重肝肾病变患者密切监测血糖；肝功能不正常、甲状腺功能减退、恶心呕吐、肾功能不正常等胰岛素需要减量；高热、甲状腺功能亢进、肢端肥大症、糖尿病酮症酸中毒、严重感染、外伤、重大手术等胰岛素需要增量；用药期间应定期监测血糖、尿常规、肝肾功能、视力、眼底视网膜血管、血压及心电图等。

【用法与用量】

（1）皮下注射：一般每日 3 次，餐前 15～30 min 注射，必要时睡前加注一次小剂量。剂量根据病情、血糖、尿糖由小剂量（视体重等因素每次 2～4 U）开始，逐步调整。

（2）静脉注射：糖尿病酮症酸中毒、高血糖高渗性昏迷，可静脉持续滴入，成人每小时 4～6 U，根据血糖变化调整剂量。

【剂型与规格】注射剂：400 U（10 ml）。

2. 低精蛋白锌胰岛素

【适应证】用于一般中度、轻度糖尿病患者，重症须与胰岛素合用。

【注意事项】低血糖反应；为**中效胰岛素**，一般与短效胰岛素联合治疗糖尿病；在疾病和精神紧张状态下，需增加剂量；在肝肾功能不全时，可能需要减少用量。

【用法与用量】成人皮下注射：每日早餐前 30 ～ 60 min 皮下注射一次，有时需于晚餐前再注射一次，必要时可与胰岛素混合使用，剂量根据病情调整。

【剂型与规格】注射液：400 U（10 ml）；笔芯：300 U（3 ml）。

3. 精蛋白锌胰岛素

【适应证】与其他胰岛素联合治疗糖尿病。

【注意事项】为**长效胰岛素**，制剂多为混悬剂型，可能导致吸收和药效不稳定。

【用法与用量】成人皮下注射：于餐前注射，剂量因人而异。

【剂型与规格】注射剂：400 U（10 ml）；笔芯：300 U（3 ml）。

4. 门冬胰岛素

【适应证】糖尿病。

【注意事项】为**速效胰岛素类似物**，需紧邻餐前注射；剂量不足或治疗中断时，特别是在 1 型糖尿病患者中，可能导致高血糖和糖尿病酮症酸中毒；漏餐或无计划、高强度的体力活动，可导致低血糖反应。

【用法与用量】成人皮下注射：用量因人而异，一般应与至少每日 1 次的中效胰岛素或长效胰岛素联合使用。

【剂型与规格】笔芯：300 U（3 ml）。

5. 赖脯胰岛素

【适应证】适用于治疗需要胰岛素维持正常血糖稳态的成人糖尿病患者。

【注意事项】同门冬胰岛素。

【用法与用量】成人皮下注射：剂量根据患者的需求而定，可在将要进餐之前给药，必要时也可在餐后马上给药。

【剂型与规格】笔芯：300 U（3 ml）。

6. 甘精胰岛素

【适应证】需要胰岛素治疗的成人 1 型和 2 型糖尿病、青少年，以及年龄在 6 岁及以上儿童的 1 型糖尿病。

【注意事项】为**长效胰岛素类似物**，具有长效作用，应该每日 1 次在固定的时间用药。切勿静脉注射甘精胰岛素，因其长效作用与在皮下组织内注射有关，如将平常皮下注射的药物剂量注入静脉内，可发生严重低血糖。

【用法与用量】皮下注射：用量须根据代谢需要和血糖监测进行个体化调节。

【剂型与规格】笔芯：300 U（3 ml）。

【同步练习】

一、A 型题（最佳选择题）

1. 属于长效胰岛素的药物是（　　）

A. 精蛋白锌胰岛素　　　　　　　B. 低精蛋白锌胰岛素

C. 普通胰岛素　　　　　　　　　D. 甘精胰岛素

E. 门冬胰岛素

本题考点：胰岛素分类及代表药物。

2. 唯一可以静脉注射的胰岛素制剂是（　　）

A. 普通胰岛素　　　B. 赖脯胰岛素　　　C. 正规胰岛素　　　D. 甘精胰岛素

E. 门冬胰岛素

本题考点：胰岛素代表药物作用特点。

3. 关于胰岛素正确使用方法描述，错误的是（　　　）

A. 避免在同一部位重复注射　　　　　B. 过量应用胰岛素会导致低血糖

C. 混悬型胰岛素禁用于静脉注射　　　D. 未开瓶的胰岛素制剂须 −20 ℃冷冻保存

E. 已开始使用的胰岛素注射液可在室温保存最长 4～6 周

本题考点：胰岛素用药监护。

4. 糖尿病患者手术日及术后宜选用的降血糖药是（　　　）

A. 精蛋白锌胰岛素　　　　　　　　　B. 低精蛋白锌胰岛素

C. 正规胰岛素　　　　　　　　　　　D. 格列齐特

E. 门冬胰岛素

本题考点：胰岛素代表药物作用特点。

二、B 型题（配伍选择题）

（5～8 题共用备选答案）

A. 甲苯磺丁脲　　　　　　　　　　　B. 皮下注射胰岛素

C. 静脉注射胰岛素　　　　　　　　　D. 刺激胰岛 B 细胞释放胰岛素

E. 增加组织中的无氧糖酵解

5. 二甲双胍的降糖机制是（　　　）

6. 氯磺丙脲的降糖机制是（　　　）

7. 胰岛素依赖型重症糖尿病患者宜选用（　　　）

8. 2 型糖尿病，包括饮食控制无效的糖尿病患者宜选用（　　　）

本题考点：降糖药药理作用及临床应用。

（9～13 题共用备选答案）

A. 精蛋白锌胰岛素　　　　　　　　　B. 低精蛋白锌胰岛素

C. 正规胰岛素　　　　　　　　　　　D. 甘精胰岛素

E. 门冬胰岛素

9. 超短效胰岛素药物是（　　　）

10. 短效胰岛素药物是（　　　）

11. 中效胰岛素药物是（　　　）

12. 长效胰岛素药物是（　　　）

13. 超长效胰岛素药物是（　　　）

本题考点：胰岛素分类及代表药物。

三、C 型题（综合分析选择题）

（14～15 题共用题干）

患者，男性，42 岁。身高 1.75 m，体重 89 kg。现病史：确诊糖尿病 4 个月，无并发症，曾短期间断用过二甲双胍，血糖控制不佳。检查结果：空腹血糖 17.8 mmol/L，餐后 2 h 为 27.9 mmol/L，尿糖（＋＋），酮体（＋）。诊断为 2 型糖尿病，酮症酸中毒。

14. 为消除酮症，采用胰岛素治疗 6 d 后，空腹血糖降至 6.2 mmol/L，餐后 2 h 血糖降至 7.9 mmol/L，此时改用何种短效胰岛素（　　　）

A. 精蛋白锌胰岛素　　　　　　　　B. 低精蛋白吸胰岛素

C. 普通胰岛素　　　　　　　　　　D. 甘精胰岛素

E. 门冬胰岛素

本题考点： 胰岛素分类及代表药物作用特点。

15. 应用胰岛素的注意事项不包括（　　　）

A. 低血糖反应

B. 唯一可以静脉注射的胰岛素制剂

C. 高热、甲状腺功能亢进患者应增加胰岛素用量

D. 用药期间应定期监测血糖、尿常规、肝肾功能、视力等

E. 一旦有皮肤过敏反应，应停用

本题考点： 胰岛素用药监护。

四、X 型题（多项选择题）

16. 胰岛素的典型不良反应包括（　　　）

A. 低血糖反应　　　　B. 过敏反应　　　　C. 胰岛素抵抗　　　　D. 脂肪萎缩

E. 凝血障碍

本题考点： 胰岛素不良反应。

17. 与短效胰岛素配合使用治疗糖尿病的药物是（　　　）

A. 精蛋白锌胰岛素　　　　　　　　B. 低精蛋白锌胰岛素

C. 普通胰岛素　　　　　　　　　　D. 甘精胰岛素

E. 门冬胰岛素

本题考点： 胰岛素分类及作用特点。

参考答案： 1. A　2. C　3. D　4. C　5. E　6. D　7. B　8. A　9. E　10. C　11. B　12. A　13. D　14. C　15. E　16. ABCD　17. ABD

八、口服降血糖药

【复习指导】本部分内容属高频考点，历年必考，应重点掌握。各类口服降血糖药的药理作用、代表药物、不良反应和注意事项均需重点掌握。

（一）药理作用和临床评价

1. 分类和作用特点　根据药物的化学结构和基本作用方式，口服降血糖药可分为**促胰岛素分泌药（磺酰脲类和非磺酰脲类）、双胍类、α 葡糖苷酶抑制药、噻唑烷二酮类（胰岛素增敏药）、胰高血糖素（胰高血糖素样肽）−1 受体激动药和二肽基肽酶−4 抑制药**。口服降血糖药使用较胰岛素方便，但作用慢而弱，主要用于轻度、中度 2 型糖尿病的治疗，尚不能完全替代胰岛素。

（1）磺酰脲类药物：此类药物主要通过刺激胰岛 B 细胞释放胰岛素发挥作用，是最早被广泛应用的口服降血糖药。代表药物主要为格列本脲、格列苯脲、格列齐特、格列吡嗪和格列喹酮。

（2）非磺酰脲类：此类促胰岛素分泌药也叫格列奈类，其作用机制是通过与胰岛 B 细胞膜上的特定位点结合，关闭细胞膜上的 ATP 依赖性钾通道，使 B 细胞去极化，导致其钙通道开放，钙的内流增加，从而促使胰岛素分泌。代表药物有瑞格列奈、那格列奈和米格列奈。

（3）双胍类药物：此类药物不是通过刺激胰岛 B 细胞增加胰岛素的浓度，而是直接作用于糖的代谢过程，促进糖的无氧酵解，增加外周组织对葡糖糖的摄取和利用，从而保护已受损的胰岛 B 细胞功能免受进一步损害，有利于糖尿病的长期控制。临床上使用的本类药物主要是二甲双胍。

（4）葡糖苷酶抑制药：此类药物在肠道中抑制 α 糖苷酶的活性，延缓葡萄糖的降解和吸收。代表药物为阿卡波糖、伏格列波糖和米格列醇。

（5）噻唑烷二酮类药物：此类药物作用于胰岛素受体胰岛素结合位点的细胞内靶部位，减少胰岛素抵抗性，抑制肝的糖生成，提高外周组织的糖利用从而降低血糖。主要代表药物有罗格列酮和吡格列酮。

（6）胰高血糖素样肽 –1 受体激动药：此类药物有与肠促胰岛素分泌激素类似的增强胰岛素依赖性分泌和其他抗高血糖作用，促进胰岛 B 细胞葡萄糖依赖性地分泌胰岛素，抑制胰高血糖素过量分泌并且能够延缓胃排空。代表药物为艾塞那肽、利拉鲁肽、利司那肽和贝那鲁肽。

（7）二肽基肽酶 –4 抑制药：此类药物能够升高活性肠促胰岛素激素的浓度，以葡萄糖依赖性的方式刺激胰岛素释放，降低循环中的高血糖素水平。代表药物有西格列汀、沙格列汀、维格列汀、利格列汀和阿格列汀。

2. 典型不良反应和禁忌证

（1）典型不良反应

①磺酰脲类：常见不良反应为胃肠道反应、过敏性皮疹、嗜睡、眩晕、神经痛，以及体重增加；也可出现黄疸及肝损害、粒细胞减少、溶血性贫血等；较严重的不良反应为持久性的低血糖反应。

②非磺酰脲类：格列奈类药物的常见不良反应是低血糖和体重增加，但低血糖的风险和程度较磺酰脲类药物轻。格列奈类药物可以在肾功能不全的患者中使用。

③双胍类：最严重的不良反应为乳酸酸中毒，其他尚有食欲下降、恶心、腹部不适等胃肠道反应及低血糖等。

④α 葡糖苷酶抑制药：常见胃肠道反应，如肠道多气、腹痛、腹泻。

⑤噻唑烷二酮类：常见不良反应为体重增加和水肿；其他不良反应可见嗜睡、肌肉和骨骼疼痛、头痛和消化道反应；本类药物的使用与骨折和心力衰竭风险增加相关。

⑥胰高血糖素样肽 –1 受体激动药：常见不良反应为胃肠道症状（如恶心、呕吐等），主要见于起始治疗时，不良反应可随治疗时间延长逐渐减轻。

⑦二肽基肽酶 –4 抑制药：常见咽炎、鼻炎、上感、腹泻、肌痛；偶见轻度 AST 及 ALT 升高、急性胰腺炎等。

（2）禁忌证

①磺酰脲类：老年人及肾功能不全患者禁用。

②非磺酰脲类：1 型糖尿病患者、严重肝肾功能不全患者、妊娠和哺乳期妇女及 12 岁以下儿童。

③双胍类：禁用于肾病、严重肺病或心脏病患者。

④α葡糖苷酶抑制药：严重的疝气、肠梗阻和溃疡患者、严重肾功能不全、严重酮症、妊娠哺乳期妇女和 18 岁以下患者等禁用。

⑤噻唑烷二酮类：有心力衰竭（纽约心脏学会心功能分级 II 级以上）、活动性肝病或转氨酶升高超过正常上限 2.5 倍及严重骨质疏松和有骨折病史的患者应禁用本类药物。

⑥胰高血糖素样肽-1 受体激动药：胰腺炎、有甲状腺髓样癌病史、多发性内分泌肿瘤综合征、2 型糖尿病患者禁用。

3. 具有临床意义的药物相互作用

（1）磺酰脲类：可与水杨酸类、双香豆素类、青霉素等竞争结合血浆蛋白，使之游离型药物浓度上升而引起低血糖反应。肝药酶诱导药利福平可加速本类药物在肝中的代谢。氯丙嗪、糖皮质激素类药物、噻嗪类利尿药，以及口服避孕药均可降低本药物的降血糖作用。

（2）非磺酰脲类：瑞格列奈避免与吉非贝齐联用，以及慎与环孢素、甲氧苄啶、伊曲康唑、克拉霉素合用。

（3）双胍类：避免与含碘造影剂、甲氧氯普胺、罗非昔布合用；慎与依那普利、头孢氨苄等联用。

（4）α葡糖苷酶抑制药：宜与罗格列酮、硫辛酸合用；与地高辛合用时，可减少后者的生物利用度。

（5）噻唑烷二酮类：罗格列酮与吉非贝齐、非诺贝特、酮康唑、利福平等合用应谨慎；吡格列酮慎与吉非贝齐和利福平合用。

（6）胰高血糖素样肽-1 受体激动药：艾塞那肽与 ARB、炔雌醇/左炔诺孕酮、胰岛素合用需谨慎。

（7）二肽基肽酶-4 抑制药：西格列汀慎与他汀类、依那普利合用；阿格列汀与 ACEI 合用可增加水肿的风险。

（二）用药监护

1. 磺酰脲类：存在继发失效问题，可能需要换用或加用其他口服降血糖药及胰岛素治疗。

2. 非磺酰脲类：需在餐前即刻服用。

3. 双胍类：小剂量开始，逐渐增加剂量；用药期间不要饮酒；外科手术和含造影剂增加的影像学检查前需停用。

4. α葡糖苷酶抑制药：从小剂量开始，逐渐增加剂量可减少不良反应。用α葡糖苷酶抑制药的患者如果出现低血糖，治疗时需使用葡萄糖或蜂蜜，而食用蔗糖或淀粉类食物纠正低血糖的效果差。

5. 噻唑烷二酮类：关注不良反应，本类药物可促进排卵。

6. 胰高血糖素样肽-1 受体激动药：密切关注不良反应。

7. 二肽基肽酶-4 抑制药：与其他降血糖药合用关注低血糖，关注潜在的不良反应。在有肾功能不全的患者中使用西格列汀、沙格列汀、阿格列汀和维格列汀时，应注意按照药物说明书来减少药物剂量。在有肝、肾功能不全的患者中使用利格列汀时不需要调整剂量。

（三）常用药物的临床应用

1. 格列本脲

【适应证】用于单用饮食控制疗效不满意的轻度、中度 2 型糖尿病。

【注意事项】体质虚弱、高热、恶心和呕吐、甲状腺功能亢进、老年人应慎用；用药期间定期监测血糖、尿糖、尿酮体和尿蛋白、肝肾功能，并进行眼科检查。

【用法与用量】口服：开始剂量 2.5 mg，早餐前或早餐及午餐前各 1 次；轻症者 1.25 mg，每日 3 次，三餐前服用，7 d 后每日递增 2.5 mg。一般用量为每日 5～10 mg，最大用量每日不超过 15 mg。

【剂型与规格】片剂：2.5 mg；胶囊剂：1.75 mg。

2. 格列喹酮

【适应证】用于 2 型糖尿病。

【注意事项】糖尿病合并肾脏病变、肾功能轻度异常时，尚可使用；治疗中若有低血糖、发热、发疹、恶心等应从速就医；注意用餐，胃肠反应一般是暂时性的，随着治疗继续而消失；有皮肤过敏反应，应停用。

【用法与用量】口服：一般每日剂量为 15～120 mg，餐前 30 min 服用。

【剂型与规格】胶囊剂：30 mg；片剂：30 mg；分散片剂：30 mg。

3. 格列吡嗪

【适应证】用于 2 型糖尿病。

【注意事项】低血糖反应；注意饮食控制和用药时间；控释片应整片吞服，不可嚼碎、分开和碾碎。

【用法与用量】成人口服：普通片、分散片、胶囊饭前服用，剂量为 2.5～20 mg；控释片，每日 5 mg，与早餐同时服用。

【剂型与规格】片剂：5 mg；控释片剂 5 mg，10 mg；分散片剂：5 mg；胶囊剂：2.5 mg。

4. 格列齐特

【适应证】用于 2 型糖尿病。

【注意事项】服用期间需防止低血糖，同时定期监测血糖、尿糖，进行眼科检查，与抗凝血药合用时检查凝血功能。

【用法与用量】成人口服：剂量根据每个患者的情况进行调整。普通片，40～80 mg，每日 1～2 次，可调整至 80～240 mg；缓控释片，每日 1 次，剂量为 30～120 mg，早餐时服用。

【剂型与规格】片剂：40 mg，80 mg；胶囊剂：40 mg；缓释/控释片剂：30 mg，60 mg。

5. 格列美脲

【适应证】用于 2 型糖尿病。

【注意事项】注意用药与饮食的关系；用药期间必须定期监测血糖及尿糖。

【用法与用量】成人口服：一般每日 1 次，顿服；起始剂量为 1 mg，根据血糖情况，每隔 1～2 周，逐步增至 2 mg、3 mg 甚至 4 mg。

【剂型与规格】片剂：1 mg，2 mg；滴丸：1 mg。

6. 瑞格列奈

【适应证】用于 2 型糖尿病。

【注意事项】合并用药会增加低血糖发生的危险性；应用本品一段时间后可发生继发失效或药效减弱。

【用法与用量】口服：餐前服用，起始剂量为 0.5 mg，最大单次剂量为 4 mg，每日最大剂量不超过 16 mg。

【剂型与规格】片剂：1 mg，2 mg；分散片剂：0.5 mg。

7. 那格列奈

【适应证】用于 2 型糖尿病。

【注意事项】老年患者、营养不良的患者及伴有肾上腺、垂体功能不全或严重肾损伤的患者易发生低血糖，必须餐前服用，不准备进食时，不可服用本品；使用一段时间后，可以发生继发失效或药效减弱。

【用法与用量】成人口服：常用剂量为餐前 120 mg，可单独使用，也可与二甲双胍联合应用，剂量根据定期的糖化血红蛋白（HbA1c）监测结果调整。

【剂型与规格】片剂：30 mg，60 mg，120 mg；分散片剂：60 mg；薄膜衣片剂：120 mg。

8. 二甲双胍

【适应证】用于 2 型糖尿病。

【注意事项】二甲双胍的累积有可能导致乳酸性酸中毒；服用本品时应尽量避免饮酒；用药期间须经常检查空腹血糖、尿糖及尿酮体、血肌酐和血乳酸浓度；1 型糖尿病不应单独使用本品。

【用法与用量】成人口服：普通片剂，起始剂量为 0.5 g，每日 2 次或 0.85 g，每日 1 次；缓释片，每日 1 次，一次 500 mg，每日最大剂量不能超过 2000 mg。

【剂型与规格】片剂：250 mg，500 mg，850 mg；缓释片剂：500 mg；肠溶片剂：250 mg；缓释胶囊剂：250 mg。

9. 阿卡波糖

【适应证】用于 2 型糖尿病和降低糖耐量减低者的餐后血糖。

【注意事项】个别患者，尤其是大剂量使用时会发生无症状的肝酶升高；本品可使蔗糖分解为果糖和葡萄糖的速度更加缓慢，因此，如果发生急性的低血糖，不宜使用蔗糖，而应该使用葡萄糖纠正低血糖反应。

【用法与用量】成人口服：用餐前即可吞服或与前几口食物一起服用，剂量因人而异，起始剂量为一次 50 mg，每日 3 次，以后逐渐增加至一次 0.1 g，每日 3 次。

【剂型与规格】片剂：50 mg。

10. 伏格列波糖

【适应证】用于改善糖尿病餐后高血糖。

【注意事项】正在服用其他糖尿病药物的患者、有腹部手术史或肠梗阻史的患者、伴有消化和吸收障碍的慢性肠道疾病的患者、严重肝肾功能障碍的患者慎用；注意低血糖的发生。

【用法与用量】成人口服：一次 0.2 mg，每日 3 次，餐前口服；服药后即刻进餐，可增至一次 0.3 mg。

【剂型与规格】片剂：0.2 mg。

11. 罗格列酮

【适应证】用于 2 型糖尿病。

【注意事项】本品不宜用于 1 型糖尿病或糖尿病酮症酸中毒患者；与胰岛素或其他口服降糖药合用时，有发生低血糖的危险；可使伴有胰岛素抵抗的绝经前期和无排卵性妇女恢复排卵。

【用法与用量】成人口服：可于空腹或进餐时服用，起始剂量为一次 4 mg，每日 1 次。

【剂型与规格】片剂：1 mg，4 mg。

12. 吡格列酮

【适应证】用于 2 型糖尿病。

【注意事项】不可用于心力衰竭或有心力衰竭病史的患者；只限用于推断有胰岛素抵抗性的患者；服用期间定期检查血糖、尿糖。

【用法与用量】成人口服：一次 15～30 mg，每日 1 次，可增加至 45 mg。

【剂型与规格】片剂：15 mg，30 mg。

13. 艾塞那肽

【适应证】用于改善 2 型糖尿病患者的血糖控制，适用于单用二甲双胍、磺酰脲类，以及二甲双胍合用磺酰脲类，血糖仍控制不佳的患者。

【注意事项】不适用于 1 型糖尿病患者或糖尿病酮症酸中毒的治疗；不推荐本品用于终末期肾病或严重肾功能不全、严重胃肠道疾病患者；合用磺酰脲类低血糖发生率高，可考虑减少磺酰脲类的剂量。

【用法与用量】皮下注射：起始剂量为一次 5 μg，每日 2 次，在早餐和晚餐前 60 min 内或每日的 2 顿主餐前注射。

【剂型与规格】注射剂：5 μg，10 μg；注射用微球：2 mg。

14. 利拉鲁肽

【适应证】用于成人 2 型糖尿病控制血糖。

【注意事项】与磺酰脲类药物联合治疗时，需要自我监测血糖；不推荐本品用于包括终末期肾病患者在内的重度肾功能损害患者。

【用法与用量】皮下注射：每日 1 次，可在任意时间注射，起始剂量为每日 0.6 mg，可增至 1.2～1.8 mg。

【剂型与规格】预填充注射笔：18 mg（3 ml）。

15. 西格列汀

【适应证】用于 2 型糖尿病。

【注意事项】肾功能不全患者建议减少剂量；与磺酰脲类药物联合使用时易发生低血糖；注意超敏反应。

【用法与用量】成人口服：一次 100 mg，每日 1 次。

【剂型与规格】片剂：100 mg。

16. 阿格列汀

【适应证】用于 2 型糖尿病。

【注意事项】有服用本品治疗的患者发生急性胰腺炎的上市后报道；注意过敏反应；肝功能检查异常的患者慎用。

【用法与用量】成人口服：推荐剂量为 25 mg，每日 1 次，可与食物同时或分开服用。

【剂型与规格】片剂：6.25 mg，12.5 mg，25 mg。

【同步练习】

一、A 型题（最佳选择题）

1. 双胍类药物降血糖作用的机制是（　　）

A. 抑制胰高血糖素分泌

B. 促进组织对葡萄糖的摄取和利用，抑制肝糖原异生

C. 促进葡萄糖排泄

D. 促进胰岛素分泌

E. 增强胰岛素作用

本题考点：双胍类药理作用。

2. 可使正常人及高血糖患者餐后血糖均降低的药物是（   ）

A. 格列美脲　　　　B. 雷洛昔芬　　　　C. 阿卡波糖　　　　D. 吡格列酮

E. 西格列汀

本题考点：口服降血糖药分类及作用特点。

3. 肥胖的 2 型糖尿病患者宜选用的药物是（   ）

A. 二甲双胍　　　　B. 伏格列波糖　　　　C. 阿卡波糖　　　　D. 吡格列酮

E. 西格列汀

本题考点：口服降血糖药分类及作用特点。

4. 胰高血糖素样肽 -1 受体激动药的代表药物是（   ）

A. 格列美脲　　　　B. 艾塞那肽　　　　C. 阿卡波糖　　　　D. 吡格列酮

E. 西格列汀

本题考点：口服降血糖药分类及代表药物。

5. 可致史 - 约综合征的药物是（   ）

A. 格列美脲　　　　B. 利拉鲁肽　　　　C. 西格列汀　　　　D. 吡格列酮

E. 阿卡波糖

本题考点：口服降血糖药不良反应。

二、B 型题（配伍选择题）

(6～10 题共用备选答案)

A. 格列美脲　　　　B. 瑞格列奈　　　　C. 阿卡波糖　　　　D. 吡格列酮

E. 西格列汀

6. 磺酰脲类促胰岛素分泌药，代表药物是（   ）

7. 非磺酰尿类促胰岛素分泌药，代表药物是（   ）

8. α 葡糖苷酶抑制药，代表药物是（   ）

9. 胰岛素增敏药，代表药物是（   ）

10. 二肽基肽酶 -4 抑制药代表药物是（   ）

本题考点：口服降血糖药分类及代表药物。

(11～15 题共用备选答案)

A. 西格列汀　　　　B. 伏格列波糖　　　　C. 格列本脲　　　　D. 吡格列酮

E. 二甲双胍

11. 诱发乳酸酸中毒的药物是（   ）

12. 使伴有胰岛素抵抗的绝经前期和无排卵妇女恢复排卵的药物是（   ）

13. 改善糖尿病餐后高血糖的药物是（　　）

14. 可干扰维生素 B_{12} 吸收的药物是（　　）

15. 存在继发失效问题的药物是（　　）

本题考点： 口服降血糖药分类及作用特点。

三、C 型题（综合分析选择题）

（16～17 题共用题干）

患者，女性，67 岁。2 型糖尿病 15 年，应用胰岛素以来体重增长明显。住院治疗：停用胰岛素，改为西格列汀、二甲双胍、吡格列酮，治疗 3 个月后体重未再增加。

16. 西格列汀的药理作用特点是（　　）

A. 与 α 葡糖苷酶相互竞争，抑制低聚糖分解为单糖

B. 高选择性抑制 DPP－4，促使胰岛素分泌

C. 增加肝细胞、骨骼肌对胰岛素的敏感性

D. 刺激胰岛 B 细胞分泌胰岛素

E. 显著改善餐后高血糖效果，被称为"餐时血糖调节药"

本题考点： 西格列汀作用特点。

17. 二甲双胍和盐酸吡格列酮，两者典型的不良反应不包括（　　）

A. 呼吸道感染、类流感样症状、咳嗽　　B. 腹泻、腹痛、食欲缺乏、厌食

C. 金属味　　　　　　　　　　　　　　D. 背痛、肌痛、肌磷酸激酶增高

E. 贫血、血红蛋白降低、血容量增加

本题考点： 二甲双胍和吡格列酮不良反应。

四、X 型题（多项选择题）

18. α 葡糖苷酶抑制药，代表药物有（　　）

A. 格列美脲　　　B. 伏格列波糖　　　C. 阿卡波糖　　　D. 吡格列酮

E. 西格列汀

本题考点： 口服降血糖药分类及代表药物。

19. 关于二甲双胍的叙述，正确的是（　　）

A. 对胰岛素功能丧失患者依然有效　　　B. 口服有效

C. 影响糖代谢而降低血糖　　　　　　　D. 可以诱发乳酸性酸中毒

E. 典型不良反应为类流感样症状

本题考点： 二甲双胍作用特点。

20. 关于格列本脲降血糖的叙述，错误的是（　　）

A. 对胰岛 B 细胞功能基本丧失的幼年型糖尿病也有效

B. 血浆蛋白结合率低

C. 刺激胰岛 B 细胞释放胰岛素

D. 抑制胰岛 A 细胞释放胰高血糖素

E. 对胰岛 B 细胞功能未完全丧失的 2 型糖尿病有效

本题考点： 格列本脲作用特点。

参考答案： 1. B 2. C 3. A 4. B 5. C 6. A 7. B 8. C 9. D 10. E 11. E 12. D 13. B 14. E 15. C 16. B 17. A 18. BC 19. ABCD 20. AB

九、调节骨代谢与形成药

【复习指导】本部分内容历年常考，应重点复习。掌握钙剂和维生素D及其活性代谢物的作用特点、不良反应；骨吸收抑制药作用特点，特别是双膦酸盐类药物的注意事项。

（一）药理作用和临床评价

1. **分类和作用特点** 调节骨代谢与形成药主要有骨矿化促进药、骨吸收抑制药和骨形成促进药。

（1）骨矿化促进药：主要是钙剂和维生素D及其活性代谢物，是防治骨质疏松症的基础措施。

①钙是骨质矿化的主要原料，有了足够的钙才能有效地发挥维生素 D_3 的催化效果，达到增强骨质正常钙化的作用。临床应用的钙剂可分为无机钙和有机酸钙，无机钙包括碳酸钙、磷酸钙、氧化钙，或者来自经过机械加工的动物贝壳和骨骼；有机酸钙包括葡萄糖酸钙、乳酸钙等。

②维生素D作用于维生素D受体，调节基因转录，在维持正常骨钙化、钙平衡及促进肠道钙吸收等方面具有重要作用。维生素D及其活性代谢物包括天然维生素D，即维生素 D_2 和维生素 D_3；维生素D活性代谢物为骨化三醇和阿法骨化醇。

（2）骨吸收抑制药：主要有双膦酸盐类、降钙素类及雌激素类药。

①双膦酸盐与骨有很强的亲和性，选择性吸附在骨质表面，被破骨细胞摄入后产生抑制骨吸收的作用，是目前临床上应用最广泛的抗骨质疏松症药物。双膦酸盐类目前已发展到第三代，第一代主要代表药物为依替膦酸，效价较低；第二代主要有阿仑膦酸、帕米膦酸，效价是第一代的100倍；第三代药物有利塞膦酸、唑来膦酸、奥帕膦酸、依班膦酸等，效价为第一代的10000倍。不同双膦酸盐抑制骨吸收的效力差别很大，因此临床上不同双膦酸盐药物使用剂量及用法也有差异。

②降钙素通过激动降钙素受体作用于骨骼、肾和肠道使血钙降低，并能抑制前列腺素合成和增强β内啡肽作用，具有镇痛作用，能缓解或减轻骨痛、腰背和四肢疼痛。目前应用临床的降钙素类制剂有鳗鱼降钙素类似物依降钙素和鲑降钙素两种。

③雌激素能有效地预防绝经后骨丢失，增加骨质，保持骨量，延缓骨质疏松的进程，对骨的各个部位有保护作用，减少骨折发生率。选择性雌激素受体调节药如雷洛昔芬与雌激素受体结合后，在不同靶组织导致受体空间构象发生不同改变，从而在不同组织发挥类似或拮抗雌激素的不同生物效应。

（3）骨形成促进药：主要有甲状旁腺素和植物性促进骨形成药。

①甲状旁腺素作用于骨骼、肾和胃肠道等靶器官，使血钙浓度增加，磷酸盐浓度降低。临床应用的为家畜甲状旁腺的提取物，具有甲状旁腺相似的作用，国内已上市的有特立帕肽。

②依普黄酮属植物性促进骨形成药，能直接抑制骨吸收，并通过雌激素样作用增加降钙素的分泌，间接产生抗骨吸收作用，促进骨的形成。

2. **典型不良反应和禁忌证**

（1）典型不良反应

①钙剂常见不良反应为上腹不适和便秘等。

②维生素 D 常见便秘、腹泻、持续性头痛、食欲缺乏、恶心、呕吐、口渴、疲乏、无力、心律失常、夜间多尿、体重下降。

③双膦酸盐类主要为胃肠道反应，包括上腹疼痛、反酸等症状及骨、关节和（或）肌肉疼痛。

④降钙素可引起恶心、呕吐、腹泻、面部潮红、手部麻刺感，也可出现皮疹、口中异味、食欲缺乏、尿频、头痛、头晕、发冷、虚弱等反应。

（2）禁忌证

①高钙血症和高钙尿症时应避免使用钙剂。

②维生素 D 禁用于高钙血症、维生素 D 增多症、高磷血症伴肾性佝偻病。

③导致食管排空延迟的食管异常患者，禁用双膦酸盐类口服制剂。

④降钙素类禁用于对其过敏患者。

3. 具有临床意义的药物相互作用

（1）钙剂与苯妥英钠类及四环素类同用，二者吸收减低；钙剂与维生素 D、避孕药、雌激素类同用能增加钙的吸收；含铝的抗酸药与碳酸钙同服，铝的吸收增多；钙剂与噻嗪类利尿药合用时易发生高钙血症；钙剂与含钾药物合用时，应注意心律失常。

（2）含镁的抗酸药与维生素 D 同用，可引起高镁血症。

（3）同服钙补充剂、抗酸药可能干扰双膦酸盐类药物的吸收；与非甾体抗炎药合用，需谨慎胃肠道刺激和导致肾功能不全。

（4）降钙素与锂合用，可能导致血浆中锂浓度下降。

（二）用药监护

1. 补充钙剂需适量，超大剂量补充钙剂可能增加肾结石和心血管疾病的风险。在骨质疏松症的防治中，钙剂应与其他药物联合使用。

2. 临床应用维生素 D 制剂时，应注意个体差异和安全性，定期监测血钙和尿钙浓度。

3. 在口服双膦酸盐类药物时，必须在每日第 1 次进食、喝饮料或应用其他药物治疗之前的至少 30 min，用白水送服，并且在服药后至少 30 min 之内和当天第 1 次进食前避免躺卧。首次口服或静脉输注含氮双膦酸盐可出现一过性"流感样"症状，症状明显者可用非甾体抗炎药或其他解热镇痛药对症治疗。

4. 降钙素为多肽，可能引起过敏反应，应用降钙素前应先做皮试（按 1∶100 比例稀释），过敏体质慎用。

（三）常用药物的临床应用

1. 碳酸钙

【适应证】预防和治疗钙缺乏症，如骨质疏松症、手足抽搐症、骨发育不全、佝偻病，以及儿童、妊娠和哺乳期妇女、绝经期妇女、老年人钙的补充。

【注意事项】心肾功能不全者慎用。

【用法与用量】口服：一次 0.5～3 g，分次饭后服用。

【剂型与规格】片剂：0.1 g，0.5 g。

2. 葡萄糖酸钙

【适应证】用于钙缺乏及急性血钙过低、碱中毒、甲状旁腺功能减退所致的手足抽搐症及过敏性疾病、镁中毒、氟中毒的解救；心脏复苏时应用。

【注意事项】会对部分诊断造成干扰；不宜用于肾功能不全及呼吸性酸中毒患者；心功能不全慎用。

【用法与用量】

（1）静脉注射：用于低钙血症，一次 1 g；用于高镁血症，一次 1～2 g；用于氟中毒解救，一次 1 g，1 h 后重复。

（2）口服：一次 1～4 片，每日 3 次。

【剂型与规格】片剂：0.5 g；注射剂：1 g（10 ml）。

3. 骨化三醇

【适应证】用于绝经后骨质疏松症、肾性骨营养不良症，以及术后、特发性、假性甲状旁腺功能减退、维生素 D 依赖性佝偻病、低血磷性维生素 D 抵抗型佝偻病。

【注意事项】不得与其他维生素 D 或其衍生物同用；使用洋地黄的患者，高血钙可能会促发心律失常；避免与含镁的抗酸药合用；治疗期间，定期检查血清钙、镁和碱性磷酸酶，以及 24 h 尿钙、尿磷排量。

【用法与用量】

（1）口服：绝经后骨质疏松，一次 0.25 μg，每日 2 次；肾性骨营养不良，起始剂量为 0.25 μg，用至 0.5～1 μg；甲状旁腺功能减退和佝偻病，起始每日剂量为 0.25 μg，晨服。

（2）静脉推注，推荐剂量为 0.5 μg，每周 3 次，隔日 1 次。

【剂型与规格】注射剂：1 μg（1 ml），2 μg（1 ml）；胶丸：0.25 μg。

4. 阿法骨化醇

【适应证】用于骨质疏松症、肾病性佝偻病、甲状旁腺机能减退、佝偻病和骨软化症。

【注意事项】监测钙磷水平，尤其是对肾功能不全的患者。

【用法与用量】成人口服：骨质疏松症，首次剂量每日 0.5 μg；其他指征，首次剂量每日 1 μg。

【剂型与规格】片剂：0.25 μg；胶囊剂：0.25 μg，0.5 μg，1 μg。

5. 阿仑膦酸钠

【适应证】用于绝经后妇女的骨质疏松症，以预防髋部和脊柱骨折；用于男性骨质疏松以增加骨量。

【注意事项】每周固定一个时间服用；晨起用一杯水吞服药物，并且在至少 30 min 内及当日第 1 次进食之前不要躺卧。如果漏服了 1 次每周剂量，应当在记起后的早晨服用 1 片，不可在同一天服用 2 片。胃及十二指肠溃疡、反流性食管炎患者慎用。

【用法与用量】成人口服：每周 1 次，一次 70 mg 或每日 1 次，一次 10 mg。

【剂型与规格】片剂/肠溶片剂：70 mg。

6. 依替膦酸钠

【适应证】用于绝经后骨质疏松症和增龄性骨质疏松症。

【注意事项】需间隙、周期服药，服药 2 周后需停药 11 周为 1 个周期；服药 2 h 内，避免食用高钙食品及含矿物质的维生素或抗酸药；肾功能损害者慎用。

【用法与用量】口服：一次 0.2 g，每日 2 次，两餐间服用。

【剂型与规格】片剂：0.2 g。

7. 帕米膦酸二钠

【适应证】用于变形性骨炎、原发和继发性骨质疏松症、骨肿瘤引起的骨痛、恶性肿瘤转移引起的高钙血症及骨质溶解破坏，也用于甲状旁腺功能亢进症。

【注意事项】不应静脉推注，而应在稀释后缓慢静脉滴注；用药前，必须确保患者有足够的补液量；治疗开始后，应监测患者血清电解质、血钙和磷水平。

【用法与用量】静脉滴注：治疗骨转移性骨痛，一般一次用 30 ~ 90 mg，通常 4 周滴注 1 次；治疗恶性肿瘤引起的高钙血症，根据患者治疗前的血清钙水平确定每个疗程总剂量。

【剂型与规格】注射剂：15 mg，30 mg，60 mg。

8. 降钙素

【适应证】用于停经后骨质疏松症、变形性骨炎、高钙血症和高钙血症危象等。

【注意事项】过敏体质慎用；可能导致疲劳、头晕和视物障碍，这可能影响患者的反应能力。

【用法与用量】

（1）皮下或肌内注射或成人鼻内给药：治疗骨质疏松症，标准维持量为每日 50 U 或隔日 100 U。

（2）静脉滴注或注射：高钙血症和高钙血症危象，每日按体重 5 ~ 10 U/kg 溶于 500 ml 生理盐水中，静脉滴注至少 6 h 以上或每日剂量分 2 ~ 4 次缓慢静脉注射。

【剂型与规格】注射剂：50 U（1 ml）；喷鼻剂：50 U（2 ml）。

9. 依降钙素

【适应证】用于骨质疏松症。

【注意事项】易出现皮疹等过敏体质的患者、支气管哮喘或有其既往病史的患者慎重用药。

【用法与用量】肌内注射：每周 20 U，每周 1 次或 2 次注射。

【剂型与规格】注射液：20 U（1 ml），10 U（1 ml）。

10. 雷洛昔芬

【适应证】用于预防和治疗绝经后妇女的骨质疏松症，能显著地降低椎体骨折发生率。

【注意事项】可增加静脉血栓栓塞事件的危险性；用药期间需严密监测血清总胆红素、谷氨酰转氨酶、碱性磷酸酶、ALT 和 AST；少数患者服药期间会出现潮热和下肢痉挛症状，潮热症状严重的围绝经期妇女暂时不宜使用。

【用法与用量】成人口服：每日 1 次，一次 60 mg，不受进餐的限制。

【剂型与规格】片剂：60 mg。

11. 依普黄酮

【适应证】用于原发性骨质疏松症的防治，提高骨量减少者的骨密度。

【注意事项】有轻微的胃肠道反应。重度食管炎、胃炎、消化性溃疡、胃肠功能紊乱、中重度肝肾功能不良和高龄患者慎用，低钙血症患者禁用。

【用法与用量】成人口服：一次 200 mg，每日 3 次，饭后口服。

【剂型与规格】片剂：0.2 g。

【同步练习】

一、A 型题（最佳选择题）

1. 长期大剂量服用碳酸钙可导致的不良反应是（　　　）

A. 腹泻　　　　　B. 低钙血症　　　　C. 高钙血症　　　　D. 骨质疏松

E. 肾功能异常

本题考点：钙剂的典型不良反应。

2. 服用时必须保持坐位和立位、空腹，服用 30 min 内不宜进食和卧床的药物是（　　）

A. 依降钙素　　B. 依普黄酮　　C. 雷洛昔芬　　D. 阿仑膦酸钠

E. 阿法骨化醇

本题考点：口服双膦酸盐类的注意事项。

3. 用于治疗恶性肿瘤骨转移所致的大量骨溶解和高钙血症的是（　　）

A. 依普黄酮　　B. 依替膦酸钠　　C. 阿法骨化醇　　D. 葡萄糖酸钙

E. 降钙素

本题考点：降钙素的临床应用。

二、B 型题（配伍选择题）

（4～7 题共用备选答案）

A. 依降钙素　　B. 阿仑膦酸钠　　C. 阿法骨化醇　　D. 雷洛昔芬

E. 己烯雌酚

4. 钙剂和维生素 D 及其活性代谢物，代表药物是（　　）

5. 雌激素受体调节药，代表药物是（　　）

6. 降钙素类代表药物是（　　）

7. 双膦酸盐类代表药物是（　　）

本题考点：调节骨代谢和形成药的分类及代表药物。

三、C 型题（综合分析选择题）

（8～9 题共用备选答案）

患者，女性，69 岁。腰背部疼痛 4 年，今年腰背部疼痛明显，常伴有下肢抽搐，偶有跌倒，51 岁绝经，生育 1 次。诊断为绝经后骨质疏松症。给予肌内注射鲑鱼降钙素、口服碳酸钙与维生素 D 复合制剂。

8. 治疗 4 个月后，症状明显缓解，停用鲑鱼降钙素，应换用的口服药物是（　　）

A. 依降钙素　　B. 雷洛昔芬　　C. 骨化三醇　　D. 阿仑膦酸钠

E. 阿法骨化醇

本题考点：骨代谢药物分类及作用特点。

9. 可用于预防绝经期妇女骨质疏松症的药物是（　　）

A. 依替磷酸钠　　B. 雷洛昔芬　　C. 骨化三醇　　D. 阿仑膦酸钠

E. 依降钙素

本题考点：骨代谢药物分类及作用特点。

四、X 型题（多项选择题）

10. 属于雌激素受体调节药的是（　　）

A. 雷洛昔芬　　B. 依降钙素

C. 甲羟孕酮　　D. 雌三醇

E. 依普黄酮

本题考点：雌激素受体调节药的代表药。

11. 阿仑膦酸钠适宜给药方法包括（　　　）

A. 早餐前空腹服药
B. 用大量温开水送服
C. 服药后 30 min 保持直立
D. 早餐后 30 min 服用
E. 宜与碳酸钙服用

本题考点：双磷酸盐的给药方法。

参考答案：1. C　2. D　3. E　4. C　5. D　6. A　7. B　8. D　9. B　10. AE　11. ABC

第九章　调节水、电解质、酸碱平衡药

一、调节水、电解质药

【复习指导】本部分内容历年常考，应重点复习。需要熟练掌握的内容包括钠、钾作用特点与注意事项。

多种疾病在其发生、发展过程中，通常会出现水、电解质及酸碱平衡紊乱，会出现相应的症状，有些甚至危及生命，必须及时纠正。对于摄入不足患者，进行水、电解质补充及酸碱失衡纠正是最基础的治疗。

（一）药理作用和临床评价

正常人体内总钠量平均为150g，大部分（44%）以氯化钠形式存在于细胞外液，小部分（9%）存在于细胞内。总钾量平均为120g，仅2%存在于细胞外液，其余几乎全部存在于细胞内。总钙量为1400g，其中99%以骨盐的形式存在于骨中以保持骨的硬度。

1. 分类和作用特点

（1）氯化钠作用特点：钠离子是保持细胞外液渗透压和容量的重要成分，同时，钠还以碳酸氢钠的形式构成缓冲系统，对调节体液的酸碱平衡具有重要作用。

（2）氯化钾作用特点：钾参与糖、蛋白质的合成及二磷酸腺苷转化为三磷酸腺苷的能量代谢；钾也参与神经冲动传导和神经末梢递质乙酰胆碱的合成；缺钾时心肌细胞兴奋性增加，钾过多则会抑制心肌的自律性、传导性和兴奋性。

（3）枸橼酸钾作用特点：口服后可迅速被胃肠道吸收，约吸收给药量的90%。体内主要分布于细胞外液，细胞内液除离子状态外，一部分与蛋白质结合，另一部分与糖及磷酸结合，钾90%由肾排泄，10%由粪便排出。

（4）门冬氨酸钾镁作用特点：成人体内总镁含量约25g，其中60%～65%存在于骨骼、牙齿，27%分布于软组织，细胞内镁离子仅占1%，多以活性形式Mg^{2+}－ATP形式存在。门冬氨酸钾镁是门冬氨酸钾盐和镁盐的复方制剂。其中门冬氨酸是人体中草酰乙酸的前体，在三羧酸循环中发挥重要作用。门冬氨酸钾镁还参与鸟氨酸循环，可促进体内氨与二氧化碳的代谢，生成尿素，降低血中氨和二氧化碳的浓度。门冬氨酸可作为钾离子的载体，使钾离子进入细胞内，促进细胞去极化和细胞代谢，维持其正常功能。镁离子是生成糖原及高能磷酸酯的重要物质。门冬氨酸钾镁给药后在体内分布较广泛，1h后以肝中浓度最高，其次为血、肾、肌肉等。代谢缓慢，主要经肾排泄。

（5）氯化钙作用特点：钙离子可以维持神经肌肉的正常兴奋性，促进神经末梢分泌乙酰胆碱。血清钙降低时可出现神经肌肉兴奋性升高，从而发生抽搐；血清钙过高则兴奋性降低，表现出软弱无力等症状。钙离子能改善细胞膜的通透性，增加毛细管的致密性，使渗出减少，有一定抗过敏作用；钙离子还能促进骨骼与牙齿的钙化形成。高浓度钙与镁离子间存在竞争性拮抗作用，可用于镁中毒的解救；钙离子可与氟化物生成不溶性氟化钙，用于氟中毒的解救。正常人血清钙浓度为2.25～2.50 mmol/L（9～11 mg/dl）。钙主要自粪便排出（约80%），部分（约20%）自尿排出。

2. 典型不良反应和禁忌证

（1）氯化钠

①不良反应：输液容量过多和滴速过快，可导致水、钠潴留，引起水肿、血压升高、心率加快、胸闷、呼吸困难、急性左侧心力衰竭。不适当给予高渗氯化钠可导致高钠血症。过多、过快输注低渗氯化钠，可导致溶血及脑水肿。

②禁忌证：妊娠高血压患者。

（2）氯化钾

1）不良反应

①静脉滴注浓度较高、速度较快或静脉较细时，易刺激静脉内膜引起疼痛。

②**高钾血症**。应用过量、滴注速度较快或原有肾功能损害时易发生。表现为软弱、乏力、手足及口唇麻木、不明原因的焦虑、意识混浊、呼吸困难、心律减慢、心律失常、传导阻滞，甚至心搏骤停。心电图表现为高而尖的 T 波，并逐渐出现 P－R 期间延长、P 波消失、QRS 波变宽，出现正弦波。

③口服偶见胃肠道刺激症状，如恶心、呕吐、咽部不适、胸痛（食管刺激）、腹痛、腹泻，甚至消化性溃疡及出血。在空腹、剂量较大及原有胃肠道疾病患者更易发生。

2）禁忌证：高钾血症、急慢性肾功能不全患者。

（3）枸橼酸钾

1）不良反应

①口服可有异味感及胃肠道刺激症状，如恶心、呕吐、腹痛、腹泻。在空腹、剂量较大及原有胃肠道疾病患者更易发生。

②高钾血症。应用过量或原有肾功能损害时易发生，表现为软弱、乏力、手足及口唇麻木、不明原因的焦虑、意识混浊、呼吸困难、心率减慢、心律失常、传导阻滞，甚至心搏骤停。心电图表现为高而尖的 T 波，并逐渐出现 P－R 间期延长、P 波消失、QRS 波变宽，出现正弦波。

2）禁忌证：伴有少尿或氮质血症的严重肾功能损害患者、未经治疗的艾迪生病（Addison disease）、急性脱水、中暑性痉挛、无尿、严重心肌损害、家族性周期性麻痹和各种原因引起的高钾血症患者。

（4）门冬氨酸钾镁

①不良反应：大剂量可能引致腹泻。

②禁忌证：高钾血症、急性和慢性肾衰竭、艾迪生病、三度房室传导阻滞、心源性休克（血压低于 90 mmHg）。

（5）氯化钙

①不良反应：静脉注射可有全身发热，静注过快可产生恶心、呕吐、心律失常，甚至心搏骤停。高钙血症早期可表现为便秘、倦睡、持续头痛、食欲缺乏、口中有金属味、异常口干等，晚期征象表现为精神错乱、高血压、眼和皮肤对光敏感、恶心、呕吐、心律失常等。

②禁忌证：尚不明确。

3. 具有临床意义的药物相互作用

（1）氯化钠：无。

（2）氯化钾：无。

（3）枸橼酸钾：无。

（4）门冬氨酸钾镁：本品能够抑制四环素、铁盐、氟化钠的吸收；本品与留钾利尿药和（或）血管紧张素转换酶抑制药（ACEI）配伍使用时，可能会发生高钾血症。

（5）氯化钙：与雌激素同用，可增加对钙的吸收；与噻嗪类利尿药同用，增加肾对钙的重吸收，可致高钙血症。

（二）用药监护

使用期间监测水电解质；氯化钾严禁肌内注射和直接静脉注射；注意药物静脉使用时的速度。

（三）常用药物的临床应用

1. 氯化钠

【适应证】用于各种原因所致的脱水，包括低渗性、等渗性和高渗性脱水；高渗性非酮症糖尿病昏迷，应用等渗或低渗氯化钠可纠正脱水和高渗状态；用于低氯性代谢性碱中毒；外用生理盐水冲洗眼部、洗涤伤口等；还用于产科的水囊引产。

【注意事项】

（1）下列情况慎用。水肿性疾病，如肾病综合征、肝硬化、腹水、充血性心力衰竭、急性左侧心力衰竭、脑水肿及特发性水肿等，以及急性肾衰竭少尿期、慢性肾衰竭尿量减少而对利尿药反应不佳患者、高血压、低钾血症患者。

（2）根据临床需要，检查血清钠、钾、氯离子浓度，以及血液中酸碱浓度平衡指标、肾功能、血压和心肺功能。

（3）儿童及老年人用药：补液量和速度应严格控制。

（4）浓氯化钠不可直接静脉注射或滴注，应加入液体稀释后应用。

【用法与用量】氯化钠注射液：静脉滴注。

（1）高渗性脱水：给予 0.6%～0.9% 氯化钠注射液。所需补液总量（L）＝［血清钠浓度（mmol/L）－142］/血清钠浓度（mmol/L）×0.6×体重（kg），第 1 日补给半量，余量在以后 2～3 d 内补给，并根据心肺肾功能酌情调节。在治疗开始的 48 h 内，血清 Na^+ 浓度每小时下降不超过 0.5mmol/L。

（2）等渗性脱水：原则给予等渗溶液，如 0.9% 氯化钠注射液或复方氯化钠注射液。

（3）低渗性脱水、严重低渗性脱水：当血清钠低于 120mmol/L 时或出现中枢神经系统症状时，可给予 3%～5% 氯化钠注射液缓慢滴注。一般要求在 6 h 内将血清钠浓度提高至 120mmol/L 以上。补钠量（mmol/L）＝［142－实际血清钠浓度（mmol/L）］×体重（kg）×0.2。待血清钠回升至 120～125mmol/L 以上时，可改用等渗溶液或等渗溶液中酌情加入高渗葡萄糖注射液或 10% 氯化钠注射液。

（4）外用生理氯化钠溶液洗涤伤口、冲洗眼部。

【剂型与规格】注射液：为含 0.9% 氯化钠的灭菌水溶液；浓氯化钠注射液：1 g（10 ml），0.3 g（10 ml）。

2. 氯化钾

【适应证】用于防治低钾血症，治疗洋地黄中毒引起的频发性、多源性期前收缩或快速心律失常。

【注意事项】

（1）本品严禁**直接静脉注射**。

（2）下列情况慎用

①急性脱水时应慎用，因严重时可导致尿量减少，尿 K^+ 排泄减少。

②尽管慢性或严重腹泻可导致低钾血症，但同时可导致脱水和低钠血症，引起肾前性少尿，因此应慎用。

③代谢性酸中毒伴有少尿。

④急性、慢性肾衰竭。

⑤传导阻滞性心律失常，尤其应用洋地黄类药物（如地高辛）时。

⑥大面积烧伤、肌肉创伤、严重感染、大手术后 24 h 和严重溶血等可引起高钾血症情况。

⑦肾上腺性异常综合征伴盐皮质激素分泌不足。

⑧接受留钾利尿药的患者。

⑨胃肠道梗阻、溃疡病、食管狭窄、憩室，以及溃疡性结肠炎患者若存在低钾血症，建议静脉补钾，慎用口服补钾。

⑩家族性周期性麻痹（低钾性周期性麻痹应给予补钾，但需鉴别高钾性或正常性周期性麻痹）。

（3）用药期间需做以下随访检查，即血清钾、血清镁、血清钠、血清钙、酸碱平衡指标、心电图、肾功能和尿量。

（4）老年人肾清除 K^+ 功能下降，应用钾盐时较易发生高钾血症。

（5）对口服片剂（氯化钾片、氯化钾缓释片）出现胃肠道反应的患者，宜用氯化钾口服溶液，按说明书规定的剂量分次服用。儿童患者口服补钾，建议使用氯化钾口服溶液。

【用法与用量】

（1）氯化钾片或氯化钾缓释片：口服，用于治疗轻型低钾血症或预防性用药。

①成人：氯化钾片，一次 0.5～1 g（6.7～13.4 mmol），每日 2～4 次，餐后服用，每日最大剂量为 6 g（80 mmol）。氯化钾缓释片，一次 1 g，每日 2 次（早晚各 1 次）；氯化钾缓释片不要嚼碎，应整片吞服。

②儿童：宜用氯化钾口服溶液，每日 0.075～0.22 g/kg（1～3 mmol/kg），分次服用。

（2）10% 氯化钾注射液

①成人：一般将 10% 氯化钾注射液 10～15 ml 加入生理盐水或 5% 葡萄糖注射液 500 ml 中静脉滴注（忌直接静脉滴注与推注）。一般补钾浓度不超过 3.4 g/L（45 mmol/L），速度不超过 0.75 g/h（10 mmol/h），每日补钾量为 3～4.5 g（40～60 mmol）。

②儿童：每日用量按体重 0.22 g/kg 计算。

【剂型与规格】片剂：0.25 g，0.5 g；控释片剂：0.6 g；微囊片剂：0.75 g；口服液：10 g（100 ml）；注射剂：1 g（10 ml）。

3. 枸橼酸钾

【适应证】用于防治各种原因引起的低钾血症。

【注意事项】

（1）用药期间注意复查血清钾浓度。

（2）排尿量低于正常水平的患者慎用。

（3）餐后服用以避免本品盐类的缓泻作用。

（4）服用本品时应当用适量液体冲服，防止摄入高浓度钾盐制剂而产生对胃肠的损伤作用。

【用法与用量】温开水冲服：一次1～2包，每日3次或遵医嘱。

【剂型与规格】颗粒剂：1.45 g；口服液：1.46 g（20 ml）。

4. 门冬氨酸钾镁

【适应证】电解质补充药。用于低钾血症、洋地黄中毒引起的心律失常（主要是室性心律失常），以及心肌炎后遗症、充血性心力衰竭、心肌梗死的辅助治疗。

【注意事项】

（1）肾功能损害、房室传导阻滞患者慎用。

（2）有电解质紊乱的患者，应常规性检测血清钾、镁离子浓度。

（3）高钾血症患者慎用，应常规性检测血清钾离子浓度。

（4）由于胃酸能影响其疗效，因此，本品应餐后服用。

（5）因本品能够抑制四环素、铁盐和氟化钠的吸收，故服用本品与上述药物时应间隔3 h以上。

【用法与用量】口服：餐后服用，常规用量为一次1～2片，每日3次；根据具体情况剂量可增加至一次3片，每日3次。

【剂型与规格】片剂：为复方制剂，其组分为每片含门冬氨酸钾166.3 mg和门冬氨酸镁175 mg；注射剂：每1支中含门冬氨酸（$C_4H_7NO_4$）应为850 mg、钾（K）114 mg、镁（Mg）42 mg。

5. 氯化钙

【适应证】治疗钙缺乏及急性血清钙过低、碱中毒、甲状旁腺功能减退所致的手足搐搦症、维生素D缺乏症等；用于过敏性疾病及镁中毒、氟中毒的解救，以及心脏复苏时应用，如高钾血症、低钙血症，或钙通道阻滞引起的心功能异常的解救。

【注意事项】

（1）氯化钙有强烈的刺激性，不宜皮下或肌内注射；静脉注射时如漏出血管外，可引起组织坏死；一般情况下，本品不用于小儿。

（2）对诊断的干扰。可使血清淀粉酶增高，血清羟基皮质甾醇浓度短暂升高。长期或大量应用本品，血清磷酸盐浓度降低。

（3）应用强心苷期间禁止静脉注射本品。

（4）不宜用于肾功能不全、低钙患者及呼吸性酸中毒患者。

【用法与用量】

（1）用于低钙血症或电解质补充，一次0.5～1 g（含136～273 mg钙），稀释后缓慢静脉注射（每分钟不超过0.5 ml，即13.6 mg钙），根据患者情况、血清钙浓度，1～3 d重复给药。

（2）甲状旁腺功能亢进术后的"骨饥饿综合征"患者的低钙血症，可将本品稀释于生理盐水或右旋糖酐内，每分钟滴注0.5～1 mg（最高每分钟滴注2 mg）。

（3）用作强心药时，用量0.5～1 g，稀释后静脉滴注，每分钟不超过1 ml；心室内注射，0.2～0.8 g（含54.4～217.6 mg钙），单剂使用。

（4）治疗高钾血症时，根据心电图决定剂量。

（5）抗高镁血症，首次0.5 g（含钙量为136 mg），缓慢静脉注射（每分钟不超过5 ml），根据患者反应决定是否重复使用。

（6）小儿用量，低钙血症时治疗量为 25 mg/kg（含 6.8 mg 钙），静脉缓慢滴注。

【剂型与规格】注射剂：0.3 g（10 ml）。

【同步练习】

一、A 型题（最佳选择题）

1. 正常人体内总钠量平均为（　　）

A. 100 g　　　　　B. 120 g　　　　　C. 150 g　　　　　D. 200 g

E. 240 g

本题考点：电解质生理。

2. 门冬氨酸钾镁对其吸收无影响，该药物是（　　）

A. 四环素　　　　B. 阿莫西林　　　　C. 蔗糖铁口服液　　　D. 氟化钠

E. 碳酸钙

本题考点：门冬氨酸钾镁的药物相互作用。

3. 患者因剧烈呕吐入院，入院诊断"呕吐待诊，低钾血症"，为提升患者血清钾水平，使用氯化钾为患者补钾，不能采用的方式是（　　）

A. 口服　　　　　B. 静脉滴注　　　　C. 微量泵　　　　D. 鼻饲管

E. 静脉注射

本题考点：氯化钾的注意事项。

4. 甲状旁腺功能亢进术后，诊断为"骨饥饿综合征"患者出现低钙血症时，可选择的药物是（　　）

A. 左甲状腺素　　　　　　　　　B. 阿托伐他汀钙

C. 氯化钙　　　　　　　　　　　D. 门冬氨酸钾镁

E. 枸橼酸铋钾

本题考点：氯化钙的适应证。

二、B 型题（配伍选择题）

（5～9 题共用备选答案）

A. 氯化钙　　　　B. 氯化钾　　　　C. 氯化钠　　　　D. 门冬氨酸钾镁

E. 枸橼酸钾

5. 治疗时与四环素合用，应间隔 3 h 以上服用的药物是（　　）

6. 急性脱水时应慎用的药物是（　　）

7. 静脉注射时，可能出现全身发热，静脉注射过快可产生恶心、呕吐、心律失常，甚至心搏骤停的药物是（　　）

8. 输液容量过多和滴速过快，可致水、钠潴留的药物是（　　）

9. 与 ACEI 合用时，可能会发生高钾血症的药物是（　　）

本题考点：门冬氨酸钾镁的药物相互作用、氯化钾的适应证、氯化钙的不良反应及氯化钠的注意事项。

（10～12 题共用备选答案）

A. 妊娠高血压患者　　　　　　　B. 酸中毒引起的高钾血症

C. 肾结石   D. 低镁血症

E. 家族性周期性麻痹引起的高钾血症

10. 氯化钾禁用于（   ）

11. 氯化钙禁用于（   ）

12. 氯化钠禁用于（   ）

本题考点：氯化钾、氯化钙和氯化钠的禁忌证。

三、C 型题（综合分析选择题）

患者，王×，70 岁。入院诊断"高血压"，长期服用氢氯噻嗪，1 周前患者自述频繁发生胸前区疼痛、心悸，伴手足抽搐。血气分析 pH 偏低，血清钾 3.04 mmol/L，血清钠 127 mmol/L，目前给予氯化钾 10 ml 口服，每日 3 次，效果不佳。

13. 若目前患者血压 158/100mmHg，则不宜联用的降压药是（   ）

A. 哌唑嗪   B. 缬沙坦   C. 依那普利   D. 倍他洛克

E. 雷米克林

本题考点：氯化钾的药物相互作用。

14. 患者继续治疗可以换用的药物是（   ）

A. 氯化钠   B. 门冬氨酸钾镁   C. 枸橼酸钾   D. 氯化钙

E. 碳酸镁

本题考点：枸橼酸钾的适应证。

参考答案：1. C   2. B   3. E   4. C   5. D   6. B   7. A   8. C   9. D   10. B   11. C   12. A
                13. A   14. C

二、调节酸碱平衡药

【复习指导】本部分内容是历年偶考，应认真复习。需要熟练掌握调节酸碱平衡药的作用特点、用法与用量和相互作用。

酸碱平衡是指在正常生理状态下，血液的酸碱度（pH）通常维持在一个范围内，即动脉血 pH 稳定在 7.35～7.45（平均 7.40）。体内酸、碱产生过多或不足，引起血液 pH 改变，此状态称为酸碱失衡。维持基本的生命活动主要取决于体内精细的酸碱平衡或内环境稳定，即使是微小的失衡，也可能在很大程度上影响机体的代谢和重要器官的功能。

（一）药理作用与临床评价

1. 分类和作用特点

（1）碳酸氢钠作用特点：本品可使血浆内碳酸根浓度升高，中和氢离子，碱化尿液，从而改善酸中毒。由于尿液 pH 升高，使尿酸、磺胺类药物与血红蛋白等不易在尿中形成结晶或聚集；同时该药口服后能迅速中和胃酸，使胃内 pH 迅速升高，缓解高胃酸引起的症状。本品经静脉滴注后会进入血液循环，血中碳酸氢钠经肾小球滤过，通过尿液排出。

（2）乳酸钠作用特点：人体在正常情况下血液中含有少量乳酸，主要由肌肉、皮肤、脑及细胞等组织中的葡萄糖或糖原酵解生成。乳酸生成后或再被转化为糖原或丙酮酸，或进入三羧酸循环被分解为水及二氧化碳。因此，乳酸钠的终末代谢产物为碳酸氢钠，可用于纠正代谢性酸中毒。高钾血症伴酸中毒时，乳酸钠可纠正酸中毒并使钾离子由血液及细胞外液进入细胞内。乳酸降解的主要脏器为肝及肾，当体内乳酸代谢失常或发生障碍时，疗效不佳；此外，乳酸钠的作用不如碳酸氢钠迅速。本品静脉注射后直接进入血液循环，乳酸钠在体内经肝氧化生成二氧化碳和水，两者在碳酸酐酶催化下生成碳酸，再解离成碳酸氢根离子而发挥作用。

（3）氯化铵作用特点：本品被吸收后，氯离子进入血液和细胞外液使尿液酸化。口服后本品可完全被吸收，在体内几乎全部转化降解，仅极少量随粪便排出。同时，本品对黏膜的化学性刺激，反射性地增加痰量，使痰液易于排出，有利于不易咳出的黏痰的清除。

2. 典型不良反应和禁忌证

（1）碳酸氢钠

1）不良反应

①大量静脉注射时可出现心律失常、肌痉挛、疼痛、异常疲倦、虚弱等，主要由代谢性碱中毒引起的低钾血症所致。

②剂量偏大或存在肾功能不全时，可出现水肿、精神症状、肌肉疼痛或抽搐、呼吸减慢、口内异味、异常疲倦、虚弱等，主要由代谢性碱中毒所致。

③长期应用时可引起尿频、尿急、持续性头痛、食欲缺乏、恶心、呕吐、异常疲倦、虚弱等。

2）禁忌证：对本药过敏患者禁用。

（2）乳酸钠

1）不良反应

①有低钙血症者（如尿毒症），在纠正酸中毒后易出现手足发麻、疼痛、搐搦、呼吸困难等症状，是由于血清钙离子浓度降低所致。

②心率加速、胸闷、气急等肺水肿、心力衰竭表现等。

③血压升高、体重增加、水肿。

④逾量时出现碱中毒。

⑤血清钾浓度下降，有时出现低钾血症表现。

2）禁忌证：心力衰竭及急性肺水肿、脑水肿、乳酸性酸中毒已显著时、重症肝功能不全、严重肾衰竭少尿或无尿。

（3）氯化铵

1）不良反应：服用后有恶心，偶尔出现呕吐。

2）禁忌证

①肝肾功能异常患者慎用。

②肝肾功能严重损害，尤其是肝性脑病、肾衰竭、尿毒症患者禁用。

③代谢性酸中毒患者忌用。

3. 具有临床意义的药物相互作用

（1）碳酸氢钠

①合用肾上腺皮质激素（尤其是具有较强盐皮质激素作用者）、促肾上腺皮质激素、雄激素时，易发生高钠血症。

②与苯丙胺、奎尼丁合用，后两者经肾排泄减少，易出现毒性作用。

③与抗凝血药，如华法林和 M 胆碱酯酶药等合用，后者吸收减少。

④与含钙药物、乳及乳制品合用，可致乳碱综合征。

⑤与西咪替丁、雷尼替丁等 H_2 受体拮抗药合用，后者的吸收减少。

⑥与排钾利尿药合用，增加发生低氯性碱中毒的危险性。

⑦本品可使尿液碱化，影响肾对麻黄碱的排泄，故合用时麻黄碱剂量应减少。

⑧钠负荷增加使肾排泄锂增多，故与锂制剂合用时，锂制剂的用量应酌情调整。

⑨碱化尿液能抑制乌洛托品转化成甲醛，从而抑制后者的治疗作用，故不主张两药合用。

⑩本品碱化尿液，可增加肾对水杨酸制剂的排泄。

（2）乳酸钠：乳酸钠与新生霉素钠、盐酸四环素、磺胺嘧啶钠呈配伍禁忌。

（3）氯化铵：本品与磺胺嘧啶、呋喃妥因等呈配伍禁忌。

（二）用药监护

监测患者的代谢状况，以及患者酸碱平衡变化，如 pH、$PaCO_2$、实际碳酸氢盐（AB）和标准碳酸氢盐（SB）；纠正患者酸碱平衡式，注意给予支持治疗。

（三）常用药物的临床应用

1. 碳酸氢钠

【适应证】

（1）治疗**代谢性酸中毒**：治疗轻度至中度代谢性酸中毒，以**口服**为宜。重度代谢性酸中毒，如严重肾病、循环衰竭、心肺复苏、体外循环及严重的原发性乳酸性酸中毒、糖尿病酮症酸中毒等则应静脉滴注。

（2）碱化尿液：用于尿酸性肾结石的预防，减少磺胺类药物的肾毒性及急性溶血防止血红蛋白沉积在肾小管。

（3）作为抗酸药：治疗胃酸过多引起的症状。

（4）静脉滴注：对某些药物中毒有非特异性的治疗作用，如巴比妥类、水杨酸类药物及甲醇等中毒。但本品禁用于吞食强酸中毒时的洗胃，因本品与强酸反应产生大量二氧化碳，导致急性胃扩张甚至胃破裂。

【注意事项】

（1）下列情况慎用

①少尿或无尿，因能增加钠负荷。

②钠潴留并有水肿时，如肝硬化、充血性心力衰竭、肾功能不全、妊娠高血压综合征。

③原发性高血压，因钠负荷增加可能加重病情。

（2）下列情况不作静脉内用药

①代谢性或呼吸性碱中毒。

②因呕吐或持续胃肠负压吸引导致大量氯丢失，而极有可能发生代谢性碱中毒。

③低钙血症时，因本品引起碱中毒可加重低钙血症表现。

（3）长期或大量应用可导致代谢性碱中毒，并且钠负荷过高引起水肿等；妊娠期妇女应慎用；本品可经乳汁分泌，但对婴儿的影响尚无有关资料。

（4）静脉用药还应注意下列问题

①静脉应用的浓度范围为1.5%（等渗）至8.4%。

②应从小剂量开始，根据血中 pH、碳酸氢根浓度变化决定追加剂量。

③短时期大量静脉输注可导致严重碱中毒、低钾血症、低钙血症。当用量超过每分钟 10 ml 高渗溶液时，可导致高钠血症、脑脊液压力下降，甚至颅内出血，在新生儿及 2 岁

以下小儿更易发生。故以 5% 碳酸氢钠注射液输注时，速度不能超过每分钟 13 ml（8 mmol 钠），但在心肺复苏时因存在致命的酸中毒，应快速静脉输注。

【用法与用量】

（1）口服

①碱化尿液：碳酸氢钠片，成人首次给予 4 g，以后每 4 h 给予 1～2 g。

②胃酸过多：碳酸氢钠片，一次 0.5～1 g，每日 3 次。

（2）静脉滴注

①代谢性酸中毒：碳酸氢钠注射液静脉滴注，所需剂量按下列公式计算，即补碱量（mmol）＝（-2.3-实际测得的 BE 值）×0.25×体重（kg），其中，BE 值为碱剩余值。除非体内丢失碳酸氢钠，一般先给计算剂量的 1/3～1/2，在 4～8 h 内滴注完毕。

②心肺复苏抢救：因存在致命的酸中毒，应快速静脉滴注碳酸氢钠注射液，首次给予 1 mmol/kg，以后根据血气分析结果调整用量（每 1 g 碳酸氢钠相当于 12 mmol 碳酸氢根）。

【剂型与规格】片剂：0.5 g；注射剂：12.5 g（250 ml），0.5 g（10 ml）。

2. 乳酸钠

【适应证】用于纠正代谢性酸中毒及用作腹膜透析液中的缓冲剂，用于高钾血症伴严重心律失常 QRS 波增宽的患者。

【注意事项】

（1）水肿及高血压患者，应用时宜谨慎。

（2）给药速度不宜过快，以免发生碱中毒、低钾及低钙血症。

（3）下列情况应慎用

①糖尿病患者服用双胍类药物，尤其是降糖灵，阻碍肝对乳酸的利用，易引起乳酸中毒。

②水肿患者伴有钠潴留倾向时。

③高血压患者可增高血压。

④心功能不全。

⑤肝功能不全时乳酸降解速度减慢。

⑥缺氧及休克时，组织供血不足及缺氧，乳酸氧化成丙酮酸进入三羧酸循环代谢速度减慢，以致延缓酸中毒的纠正速度。

⑦酗酒、水杨酸中毒、糖原贮积症Ⅰ型时，有发生乳酸性酸中毒倾向，不宜再用乳酸钠纠正酸碱平衡。

⑧糖尿病酮症酸中毒时，乙酰醋酸、β 羟丁酸及乳酸均升高，且常伴有循环不良或脏器供血不足，乳酸降解速度减慢。

⑨肾功能不全时，容易出现水、钠潴留，增加心脏负担。

（4）应根据临床需要做下列检查及观察

①血气分析或二氧化碳结合力检查。

②血清钠、钾、钙、氢浓度测定。

③肾功能测定，包括血肌酐、尿素氮等。

④血压及心肺功能状态，如水肿、气短、紫绀、肺部啰音、颈静脉充盈、肝颈静脉反流等，按需做静脉压或中心静脉压测定。

⑤肝功能不全表现为黄疸、神志改变、腹水等，应于使用乳酸钠前、后及过程中，经常随时进行观察。

【用法与用量】

（1）代谢性酸中毒时，按酸中毒程度计算剂量并静脉滴注，碱缺失（mmol/L）×0.3×体重（kg）＝所需乳酸钠 1 mol/L 的体积（ml），目前已不用乳酸钠纠正代谢性酸中毒。

（2）高钾血症首次可给予静脉滴注 11.2% 乳酸钠注射液 40～60 ml（2～3 支），以后酌情给药；严重高钾血症导致缓慢异位心律失常，特别是心电图 QRS 波增宽时，应在心电图监护下给药。有时乳酸钠用量须高达 200 ml（10 支）才能产生效果，此时应注意血清钠浓度及防止心衰。

（3）乳酸钠需要在有氧条件下经肝氧化代谢成碳酸氢根才能发挥纠正代谢性酸中毒的作用，故不及碳酸氢钠作用迅速和稳定，现已少用。但在高钾血症伴酸中毒时，仍以使用乳酸钠为宜。

（4）制剂为 11.2% 乳酸钠高渗溶液，临床应用时可根据需要配制成不同渗透压浓度；等渗液浓度为 1.86%。

【剂型与规格】注射剂：每支 2.24 g（20 ml）。

3. 氯化铵

【适应证】适用于痰黏稠不易咳出患者，也用于尿路感染需酸化尿液时。

【注意事项】在镰状细胞贫血患者，可引起缺氧或（和）酸中毒。

【用法与用量】口服。成人常用剂量：祛痰，一次 0.3～0.6 g（1～2 片），每日 3 次；酸化尿液，一次 0.6～2 g，每日 3 次。

【剂型与规格】片剂：每片 0.3 g。

【同步练习】

一、A 型题（最佳选择题）

1. 正常人体酸碱度范围是（　　）

A. pH 7.01～7.11　　B. pH 6.31～6.39　　C. pH 6.51～6.59　　D. pH 7.51～7.59

E. pH 7.35～7.45

2. 对于氯化物抵抗性碱中毒及因肾上腺激素过多引起的碱中毒，可应用抗醛固酮药物并补充（　　）

A. Na　　　　　　　　B. Cl　　　　　　　　C. H$^+$　　　　　　　　D. K

E. Ca

本题考点：氯化钾的适应证。

3. 当患者出现代谢性酸中毒时，给予碳酸氢钠的每日常用量是（　　）

A. 0.5～1 g　　　　　B. 1～1.5 g　　　　　C. 1.5～2 g　　　　　D. 1.5～3 g

E. 3～4 g

本题考点：碳酸氢钠的用法与用量。

4. 代谢性碱中毒的特征是血浆中（　　）浓度原发性增高

A. HCO$_3^-$　　　　　B. CO$_3^{2-}$　　　　　C. H$^+$　　　　　　　　D. SO$_4^{2-}$

E. K$^+$

本题考点：代谢性碱中毒的发病机制。

二、B 型题（配伍选择题）

（5～6 题共用备选答案）

A. 氯化钾　　　　B. 乳酸钠　　　　C. 谷氨镁　　　　D. 硫酸镁

E. 氯化铵

5. 用于代谢性酸中毒，可以碱化尿液的是（　　）

6. 用于代谢性碱中毒，可以酸化尿液的是（　　）

本题考点：调节酸碱平衡药的适应证。

参考答案：1. E　2. D　3. D　4. A　5. B　6. E

三、葡萄糖与果糖

【复习指导】本部分内容较简单，历年偶考。其中，药物的作用特点、用法与用量的内容需要熟练掌握。

葡萄糖是人体主要的能量来源之一，1 g 葡萄糖可产生 4 大卡（16.7 kJ）热能，所以常被用来补充能量。糖原的合成需要钾离子参与，当葡萄糖和胰岛素一起静脉滴注，钾离子会进入细胞内，会导致血清钾浓度减低，故可被用来治疗高钾血症。高渗葡萄糖注射液快速静脉推注有产生组织脱水作用，可用作组织脱水剂。另外，葡萄糖也是维持和调节腹膜透析液渗透压的主要物质。

右旋 1，6 - 二磷酸果糖（FDP）是糖酵解中间产物，在细胞中通过激活磷酸果糖激酶、丙酮酸激酶及乳酸脱氢酶来调节几个酶促反应。右旋 1，6 - 二磷酸果糖在不同细胞的浓度是不一样的，人红细胞中右旋 1，6 - 二磷酸果糖的浓度为 6～10 mg/L。体内外生理化学研究显示，药理剂量的右旋 1，6 - 二磷酸果糖可作用于细胞膜，促进细胞对循环中钾的摄取及刺激细胞内高能磷酸和 2，3 - 二磷酸甘油的产生。

（一）药理作用和临床评价

1. 葡萄糖作用特点　静脉注射时，葡萄糖可直接进入血液循环。葡萄糖在体内完全氧化生成二氧化碳和水，经肺和肾排出体外，同时产生能量；也可转化成糖原和脂肪贮存。一般正常人体每分钟利用葡萄糖的能力为 6 mg/kg。

2. 果糖二磷酸钠作用特点　给健康志愿者注入 250 mg/kg FDP，5 min 后，血浆右旋 1，6 - 二磷酸果糖浓度为 770 mg/L，注射后 80 min，血浆中右旋 1，6 - 二磷酸果糖已不可测得。血浆半衰期为 10～15 min。血浆中右旋 1，6 - 二磷酸果糖的消除是由于其组织分布，以及被红细胞膜和血浆中激活的磷酸酶将其水解产生无机磷和果糖所致。

（二）典型不良反应和禁忌证

1. 葡萄糖

（1）不良反应

①反应性低血糖：合并使用胰岛素过量、原有低血糖倾向及全静脉营养疗法突然停止时易发生。

②高血糖非酮症昏迷：多见于糖尿病、应激状态、使用大量的糖皮质激素及全营养疗法时。

③电解质紊乱：长期单纯补给葡萄糖时易出现低钾、低钠及低磷血症。

（2）禁忌证：糖尿病酮症酸中毒未控制患者；高血糖非酮症性高渗状态。

2. 果糖二磷酸钠

（1）不良反应：注射过程中药物渗到皮下组织可引起局部疼痛和刺激。

（2）禁忌证：对本药过敏、高磷血症及肾衰竭患者禁用。

（三）常用药物的临床应用

1. 葡萄糖

【适应证】

（1）用于低血糖症、高钾血症；高浓度溶液用作组织脱水剂及配制腹膜透析液。

（2）补充能量和体液，用于各种原因引起的进食不足或大量体液丢失（如呕吐、腹泻等）及全静脉内营养、饥饿性酮症。

（3）用于药物稀释剂及静脉法葡萄糖耐量试验。

【注意事项】

（1）分娩时注意过多葡萄糖可刺激胎儿胰岛素分泌，发生产后婴儿低血糖。

（2）下列情况慎用

①胃大部分切除患者做口服糖耐量试验时，易出现倾倒综合征及低血糖反应，应改为静脉葡萄糖耐量试验。

②周期性瘫痪、低钾血症患者。

③应激状态或应用糖皮质激素时，容易诱发高血糖。

④水肿及严重心、肾功能不全、肝硬化腹水患者，易导致水潴留，应控制输液量；心功能不全患者尤应控制滴速。

（3）儿童及老年患者用药应控制输注滴速，补液过快、过多，可导致心悸、心律失常，甚至急性左侧心力衰竭。

【用法与用量】葡萄糖注射液：静脉给药。

（1）补充能量：患者因某些原因进食减少或不能进食时，一般可给予10%～25%葡萄糖注射液静脉注射，并同时补充体液。葡萄糖用量根据所需能量计算。

（2）全静脉营养疗法：葡萄糖是此疗法最重要的能量供给物质。在非蛋白质供给能量中，葡萄糖与脂肪供给热量之比为2∶1，具体用量依据临床能量需要而定。根据补液量的需要，葡萄糖可配制为25%～50%的不同浓度，必要时加入胰岛素，每5～10 g葡萄糖加入正规胰岛素1 U。由于正常应用高浓度葡萄糖溶液对静脉刺激性较大，并需要输注脂肪乳剂，故一般选用大静脉滴注。

（3）低血糖症：重者可先给予50%葡萄糖注射液20～40 ml静脉推注。

（4）饥饿性酮症：严重者应用5%～25%葡萄糖注射液静脉滴注，每日100 g葡萄糖可基本控制病情。

（5）用于脱水：等渗性脱水给予5%葡萄糖注射液静脉滴注。

（6）高钾血症：应用10%～25%葡萄糖注射液，每2～4 g葡萄糖加1 U正规胰岛素输注，可降低血清钾浓度。但此疗法仅使细胞外钾离子进入细胞内，体内总钾含量不变。如不采取排钾措施，仍有再次出现高钾血症的可能。

【剂型与规格】粉剂（每袋）：250 g，500 g；注射液：10%葡萄糖注射液（500 ml、250 ml、100 ml），5%葡萄糖注射液（500 ml、250 ml、100 ml），10 g（20 ml）。

2. 果糖二磷酸钠

【适应证】

（1）用于休克、急性心肌梗死及急性心肌缺血。对急性心肌梗死，特别是合并心力衰竭及外周低灌注患者有明显疗效，使左心室做功指数明显回升，改善缺血性心电图改变，预防室性心律失常的发生。FDP与洋地黄可起到协同作用，增加利尿，减慢心率，用于治疗难治性心力衰竭患者。

（2）用于心脏直视手术、体外循环，防止体外循环对红细胞的损伤；对外周血管疾病，增加缺血性下肢的供血，改善肌肉功能，减轻休息中及运动后的肢体疼痛；对重危患者，如复合外伤、大面积烧伤等接受胃肠外营养患者，可改善氮平衡，使尿素氮和血糖正常化，减少外源性胰岛素的用量；还可用于多次输血的患者。

【注意事项】

（1）肌酐清除率低于50%的患者，务必监测血清磷。

（2）本药宜单独使用，勿溶入其他药物，尤其忌溶入碱性液、钙盐等。包装内配有50 ml无菌、无致热源的双蒸馏水及静脉输注针头、皮管。将本药充分溶匀成10%溶液供静脉滴注。药瓶及全套输液装置均为一次性用品。

【用法与用量】

（1）休克、急性心肌梗死及心肌缺血：4～6瓶，分2～3次用完，连用2～7 d。

（2）心脏直视手术、体外循环：每次2瓶，每12 h给予1次，自术前1 d开始至术后48 h。

（3）外周血管疾病：每日2瓶，连用5～7 d。

（4）接受胃肠外营养的患者：每日2～4瓶，连用3～7 d。

（5）多次输血的患者：每日2～4瓶，连用3～5 d。静脉滴注速度为每5 g用5～10 min滴完。

【剂型与规格】注射剂：5 g（10 ml），10 g（100 ml）；片剂：0.25 g。

【同步练习】

一、A型题（最佳选择题）

1. 果糖二磷酸钠注射液禁用于（　　）

A. 高镁血症　　　　B. 高钾血症　　　　C. 高尿酸血症　　　　D. 高磷血症

E. 高钙血症

本题考点：果糖二磷酸钠的禁忌证。

二、B型题（配伍选择题）

（2～3题共用备选答案）

A. 果糖二磷酸钠　　B. 葡萄糖　　　　C. 碳酸钙　　　　D. 硫酸镁

E. 氨基酸

2. 用于治疗低磷血症的是（　　）

3. 与胰岛素合用，治疗高钾血症的是（　　）

本题考点：药物适应证。

参考答案： 1. D　2. A　3. B

四、维生素

【复习指导】本部分内容是历年常考，应重点复习。维生素的作用特点、用法与用量、药物相互作用的内容需要熟练掌握。

（一）药理作用和临床评价

维生素是一类维持人体正常代谢和健康所必需的小分子有机化合物。大部分维生素在人体内无法合成或合成量不足，故必须从食物中摄取。通常情况下可由饮食摄入而满足生理需要。当维生素摄入不足时，可引起维生素缺乏症，如维生素 B_1 缺乏可引起脚气病等。维生素可分为水溶性和脂溶性维生素两类，前者有维生素 B_1、维生素 B_2、维生素 B_6、维生素 B_{12}、烟酸、烟酰胺、维生素 C、叶酸等，后者有维生素 A、维生素 D、维生素 E、维生素 K 等。患者维生素缺乏的常见原因有不能进食或进食不足、消化吸收障碍、分解代谢增强、生理需要量增加、不合理的肠外营养支持，以及肠道菌群失调等。

1. 分类与作用特点

（1）维生素 B_1 作用特点：在体内与焦磷酸结合成辅羧酶，参与糖代谢中丙酮酸和 α 酮戊二酸的氧化脱羧反应，是糖类代谢所必需的成分。人体缺乏时，可造成氧化受阻形成丙酮酸及乳酸堆积，同时影响机体能量供应。肌内注射吸收迅速，在体内广泛分布在各组织中，体内无蓄积，在肝内代谢，经肾排泄，$t_{1/2}$ 为 0.35 h。

（2）维生素 B_2 作用特点：为体内黄素酶类辅基的组成部分（黄素酶在生物氧化还原中发挥递氢作用）。当缺乏时，影响机体的生物氧化，使代谢发生障碍。

（3）维生素 B_6 作用特点：在体内与 ATP 经酶作用产生具有生理活性的磷酸吡哆醛和磷酸吡哆胺。它是部分氨基酸的氨基转移酶、脱羧酶及消旋酶的辅酶。

（4）复合维生素 B 作用特点：为 B 族维生素的复方制剂。

（5）维生素 C 作用特点：在体内和脱氢抗坏血酸形成可逆的氧化还原系统，此系统在生物氧化还原和细胞呼吸作用中发挥着不可或缺中的作用。本品参与氨基酸代谢、神经递质合成、胶原蛋白及组织细胞间质的合成。本品也可降低毛细血管的通透性、加速血液凝固及刺激凝血功能、促进铁元素吸收、降低血脂、增加对感染的抵抗力、参与解毒等，同时还有抗组胺的作用。

（6）维生素 A 作用特点：本品具有促进生长、维持上皮组织正常功能的作用，参与视紫红素的合成，可增强视网膜感光力，并参与机体众多氧化过程，尤其是不饱和脂肪酸的氧化。维生素 A 口服极易吸收，脂肪、蛋白质，以及胆盐和维生素 E 均有助于维生素 A 的吸收，维生素 A 贮存于肝中，本品几乎全部在体内进行代谢。

（7）维生素 D 作用特点：维生素 D 也是一种类固醇激素，维生素 D 家族成员中最重要的成员是维生素 D_2（麦角钙化醇）和维生素 D_3（胆钙化醇）。维生素 D 均为不同的维生素 D 原经紫外照射后的衍生物，其对钙、磷代谢及小儿骨骼生长有重大影响，可促进钙、磷的吸收。

（8）维生素 E 作用特点：维生素 E 属于抗氧化物，可结合饮食中的硒，防止细胞膜及其他细胞结构的多价不饱和脂酸、神经及肌肉免受氧自由基损伤，也能保护红细胞免于溶血，亦可作为某些酶系统的辅助因子参与机体正常生理功能。

2. 典型不良反应和禁忌证

（1）维生素 B_1

①不良反应：大剂量肌内注射时，需注意过敏反应，表现为吞咽困难、皮肤瘙痒，以及面、唇、眼睑水肿、喘鸣等。

②禁忌证：对本品过敏患者禁用。

（2）维生素 B_2

①不良反应：在正常肾功能状态下几乎不产生毒性；大量服用后尿呈黄色，但不影响继续用药。

②禁忌证：对本品过敏患者禁用。

（3）维生素 B_6

①不良反应：维生素 B_6 在肾功能正常时几乎不产生毒性，但长期、过量应用本品可导致严重的周围神经炎，出现神经感觉异常、步态不稳、手足麻木。

②禁忌证：对本品过敏患者禁用。

（4）复合维生素 B

①不良反应：大剂量服用可出现烦躁、疲倦、食欲缺乏等；偶见皮肤潮红、瘙痒；尿液可能呈黄色。

②禁忌证：对本品过敏患者禁用，过敏体质患者慎用。

（5）维生素 C

1）不良反应：

①长期服用每日 $2\sim3$ g 可引起停药后坏血病，故长期大剂量用药应逐渐减量至停药。

②长期应用大剂量维生素 C 可引起尿酸盐、半胱氨酸盐或草酸盐结石。

③每日用量 600 mg 以上时，可引起尿频；每日用量 1 g 以上时，可引起腹泻、皮肤红而亮、头痛、恶心、呕吐、胃痉挛。

④快速静脉注射可引起头晕、昏厥。

2）禁忌证：对本品过敏患者禁用，肝性脑病时禁用。

（6）维生素 A

①不良反应：摄入过量维生素 A 可致严重中毒，甚至死亡。急性中毒发生于大量摄入维生素 A（成人超过 150 万 U，小儿超过 7.5 万～30 万 U）6 h 后，患者出现异常激动或骚动、头晕、嗜睡、复视、严重头痛、呕吐、腹泻、脱皮（特别是唇和掌）；婴儿头部可出现凸起肿块，并有骚动、惊厥、呕吐等颅内压增高、脑积水、假性脑瘤表现。慢性中毒可表现为骨关节疼痛、肿胀、皮肤瘙痒、口唇干裂、疲劳、软弱、全身不适、发热、头痛、呕吐、颅内压增高、视神经盘水肿、皮肤对阳光敏感性增高、易激动、食欲缺乏、脱发、腹痛、夜尿增多、肝毒性反应、门静脉高压、溶血、贫血、小儿骨骺早愈合、妇女月经过少。

②禁忌证：维生素 A 过多症时禁用。

（7）维生素 D

①不良反应：长期过量服用，可出现中毒，早期表现为骨关节疼痛、肿胀、皮肤瘙痒、口唇干裂、发热、头痛、呕吐、便秘或腹泻、恶心等。

②禁忌证：维生素 D 增多症、高钙血症、高磷血症伴肾性佝偻病患者禁用。

（8）维生素 E

①不良反应：长期过量服用可引起恶心、呕吐、眩晕、头痛、视物模糊、皮肤皲裂、唇炎、口角炎、腹泻、乳腺肿大、乏力。

②禁忌证：对本药过敏患者禁用。

3. 具有临床意义的药物相互作用

（1）维生素 B_1：本品在碱性溶液中易分解，与碱性药物，如碳酸氢钠、枸橼酸钠配伍易引起变质。

（2）维生素 B_2：饮酒（乙醇）影响肠道对维生素 B_2 的吸收；同用吩噻嗪类、三环类抗抑郁药、丙磺舒等药时，维生素 B_2 用量增加；不宜与甲氧氯普胺（胃复安）合用。

（3）维生素 B_6

①氯霉素、环丝氨酸、乙硫异烟胺、盐酸肼屈嗪、免疫抑制药（包括肾上腺皮质激素、环磷酰胺、环孢素、异烟肼、青霉胺等药物）可拮抗维生素 B_6 或增加维生素 B_6 经肾排泄，可引起贫血或周围神经炎。

②服用雌激素时应增加维生素 B_6 用量。

③左旋多巴与小剂量维生素 B_6（每日 5 mg）合用，即可拮抗左旋多巴的抗震颤作用。

（4）复合维生素 B：参考上述维生素。

（5）维生素 C

①大剂量维生素 C 可干扰抗凝血药的抗凝效果。

②与巴比妥或扑米酮等合用，可促使维生素 C 的排泄增加。

③纤维素磷酸钠可促使维生素 C 代谢为草酸盐。

④长期或大量应用维生素 C 时，能干扰双硫仑对乙醇的作用。

⑤水杨酸类能增加维生素 C 的排泄。

⑥不宜与碱性药物（如氨茶碱、碳酸氢钠、谷氨酸钠等）、维生素 B_2（核黄素）、三氯叔丁醇，以及铜、铁离子（微量）的溶液配伍，以免影响疗效。

⑦与维生素 K_3 配伍，因后者有氧化性，可产生氧化还原反应，使两者疗效减弱或消失。

（6）维生素 A

①抑酸药：氢氧化铝可使小肠上段胆酸减少，影响维生素 A 的吸收。

②抗凝血药：大量维生素 A 与香豆素或茚满二酮衍生物同服，可导致凝血酶原降低。

③口服避孕药可提高血浆维生素 A 浓度。

④考来烯胺（colestyramine）、矿物油、新霉素、硫糖铝能干扰维生素 A 吸收。

⑤与维生素 E 合用时，可促进维生素 A 吸收，增加肝内贮存量，加速利用和降低毒性，但大量维生素 E 服用可耗尽维生素 A 在体内的贮存。

（7）维生素 D

①与巴比妥类或本巴比妥类药物合用时，可加速本药的代谢。

②与考来烯胺合用可减少本药的吸收。

（8）维生素 E

①本品可促进维生素 A 的吸收、利用和肝贮存。

②降低或影响脂肪吸收的药物，如考来烯胺、新霉素及硫糖铝等，可干扰本品的吸收，不宜同服。

③口服避孕药可以加速维生素 E 代谢，导致维生素 E 缺乏。

④雌激素与本品并用时，如用量大、疗程长，可诱发血栓性静脉炎。

⑤本品避免与双香豆素及其衍生物同用，以防止低凝血酶原血症发生。

（二）用药监护

1. 明确用药指征，不得随意使用维生素制剂。

2. 根据疾病情况，确定合适的用药剂量。

3. 注意药物相互作用。

4. 注意服药时间，餐后服用可延长药物在肠道停留时间，增加吸收。

（三）常用药物的临床应用

1. 维生素 B_1

【适应证】用于维生素 B_1 缺乏所致的脚气病或韦尼克脑病的治疗，亦可用于维生素 B_1

缺乏引起的周围神经炎、消化不良等的辅助治疗。

【注意事项】

（1）注射时偶见过敏反应，对于过敏性体质患者慎用。

（2）本品在碱性溶液中易分解，与碱性药物，如碳酸氢钠、枸橼酸钠配伍易引起变质。

（3）治疗韦尼克脑病注射葡萄糖注射液前，应先用维生素 B_1。

【用法与用量】

（1）维生素 B_1 片：口服，成人一次 10 mg，每日 3 次。

（2）维生素 B_1 注射液：肌内注射，用于重型脚气病。

①成人：一次 50～100 mg，每日 3 次，症状改善后口服维生素 B_1 片。

②儿童：每日 10～25 mg，症状改善后口服维生素 B_1 片。

【剂型与规格】片剂：5 mg，10 mg；注射剂：10 mg（1 ml），25 mg（1 ml），50 mg（2 ml），100 mg（2 ml）。

2. 维生素 B_2

【适应证】用于预防和治疗维生素 B_2 缺乏症，如口角炎、唇干裂、舌炎、阴囊炎、结膜炎、脂溢性皮炎等。

【注意事项】本品宜饭后服用；饮酒（乙醇）会减少肠道对维生素 B_2 的吸收；与甲氧氯普胺合用，可减少本药的吸收，故两者不宜联用。

【用法与用量】成人：片剂口服，一次 5～10 mg，每日 3 次。注射剂，每日需要量为 2～3 mg；治疗口角炎、舌炎、阴囊炎时，皮下注射或肌内注射一次 5～10 mg，每日 1 次。

【剂型与规格】片剂：5 mg，10 mg；注射剂：1 mg（2 ml），5 mg（2 ml），10 mg（2 ml）。

3. 维生素 B_6

【适应证】预防和治疗维生素 B_6 缺乏症，如脂溢性皮炎、唇干裂；减轻妊娠呕吐；抗癌放疗或化疗所致的呕吐；治疗异烟肼中毒；用于新生儿遗传性维生素 B_6 依赖综合征。

【注意事项】

（1）小剂量维生素 B_6（每日 5 mg）与左旋多巴合用，可降低后者治疗帕金森病的疗效。但制剂中若含有卡比多巴时，对左旋多巴无影响。

（2）氯霉素、盐酸肼屈嗪、异烟肼、青霉胺及免疫抑制药（包括糖皮质激素、环磷酰胺、环孢素等药物）可拮抗维生素 B_6 或增强维生素 B_6 经肾排泄，甚至可引起贫血或周围神经炎。

【用法与用量】

（1）口服维生素 B_6 片：成人每日 10～20 mg，共 3 周；儿童每日 5～10 mg，共 3 周。

（2）注射维生素 B_6 注射液：皮下注射或肌内注射，一次 50～100 mg，每日 1 次；异烟肼中毒解毒，每 1 g 异烟肼应用维生素 B_6 1 g，静脉注射。

【剂型与规格】片剂：10 mg；缓释片：50 mg；注射剂：25 mg（1 ml），50 mg（1 ml），100 mg（2 ml）；霜剂：每支 120 mg。

4. 复合维生素 B

【适应证】用于 B 族维生素缺乏所致的各种疾病的辅助治疗，如营养不良、厌食、脚气病和糙皮病等。

【注意事项】

（1）用于日常补充和预防时，宜用最低剂量；用于治疗时，应咨询医生。

（2）对本品过敏患者禁用，过敏体质患者慎用。

（3）本品性状发生改变时禁止使用。

（4）请将本品放在儿童不能接触的地方。

（5）儿童必须在成人监护下使用。

（6）如正在使用其他药品，使用本品前请咨询医生或药师。

（7）老人、孕妇及哺乳期妇女应在医生指导下使用。

【用法与用量】

（1）口服：成人一次 1～3 片，儿童一次 1～2 片，每日 3 次。

（2）肌内或皮下注射：常用剂量一次 2 ml，或遵医嘱。

【剂型与规格】

（1）注射剂：每支（2 ml）含维生素 B_1 20 mg、核黄素磷酸钠 2 mg、维生素 B_6 2 mg、烟酰胺 30 mg、右旋泛酸钙 1 mg。

（2）片剂：本品为复方制剂，每片主要成分含维生素 B_1 3 mg、维生素 B_2 1.5 mg、维生素 B_6 0.2 mg、烟酰胺 10 mg、泛酸钙 1 mg。

5. 维生素 C

【适应证】

（1）用于治疗坏血病，也可用于各种急慢性传染性疾病及紫癜等辅助治疗。

（2）慢性铁中毒的治疗，维生素 C 促进去铁胺对铁的螯合，使铁排出加速。

（3）特发性高铁血红蛋白血症的治疗。

【注意事项】

（1）不宜长期过量服用本品，否则，突然停药有可能出现坏血病症状。

（2）本品可通过胎盘并分泌入乳汁，孕妇服用过量时，可诱发新生儿产生坏血病。

（3）下列情况慎用，如半胱氨酸尿症、痛风、高草酸盐尿症、尿酸盐性肾结石、糖尿病、葡萄糖－6－磷酸脱氢酶缺乏症。

（4）制剂色泽变黄后不可应用。

【用法与用量】

（1）维生素 C 片：口服。

①补充维生素 C：成人每日 0.1 g。

②治疗维生素 C 缺乏：至少服用 2 周。成人一次 0.1～0.2 g，每日 3 次；儿童每日 0.1～0.2 g。

（2）维生素 C 注射液：静脉给药或肌内注射。成人一次 0.1～0.25 g，每日 1～3 次；儿童每日 0.1～0.3 g，分次注射。

【剂型与规格】片剂：20 mg、25 mg、50 mg、100 mg、250 mg；咀嚼片剂：100 m；泡腾片：500 mg；注射剂：100 mg（2 ml），250 g（2 ml），500 mg（5 ml），2.5 g（20 ml）。

6. 维生素 A

【适应证】用于治疗维生素 A 缺乏症，如夜盲症、眼干燥症、角膜软化症和皮肤粗糙等。

【注意事项】

（1）长期大剂量应用可引起维生素 A 过多症，甚至发生急性或慢性中毒，以 6 个月至

3 岁的婴儿发生率最高。

（2）婴幼儿对维生素 A 敏感，应谨慎使用。

（3）老年人长期服用维生素 A 可能因视黄醛清除延迟而导致维生素 A 过量。

（4）长期大剂量应用可引起齿龈出血、唇干裂。

（5）不可超量服用。

【用法与用量】

（1）口服

①严重维生素 A 缺乏症：成人每日 10 万 U，3 d 后改为每日 5 万 U，给药 2 周，然后每日 1 万～2 万 U，再用药 2 个月。

②轻度维生素 A 缺乏症：每日 3 万～5 万 U，分 2～3 次，症状改善后减量。

（2）肌内注射：吸收功能障碍或口服困难者可采用肌肉注射。严重维生素 A 缺乏症：成人每日 5 万～10 万 U，3 d 后改为每日 5 万 U，给药 2 周；1～8 岁儿童每日 0.5 万～1.5 万 U，给药 10 d；婴儿每日 0.5 万～1 万 U，给药 10 d。

【剂型与规格】胶丸：5000 U，2.5 万 U。

7. 维生素 D

【适应证】维生素 D 缺乏及防治佝偻病、骨软化症、婴儿手足抽搐症。

【注意事项】

（1）下列情况慎用：动脉硬化、心功能不全、高胆固醇血症、高磷血症、对维生素 D 高度敏感及肾功能不全患者。

（2）必须按推荐剂量服用，不可超量服用。

【用法与用量】

（1）口服：维生素 D 滴剂，成人与儿童均为每日 1～2 粒。

（2）肌内注射：一次 7.5～15 mg（30～60 万 U），病情严重者可于 2～4 周后重复注射 1 次。

【剂型与规格】维生素 D_3 注射剂：15 万 U（0.5 ml）；维生素 D 滴剂：每粒含维生素维生素 D_3 400U。

8. 维生素 E

【适应证】用于心、脑血管疾病及习惯性流产、不孕症的辅助治疗。

【注意事项】

（1）本品为辅助治疗药，第 1 次使用本品前应咨询医生，治疗期间应定期到医院检查。

（2）由于维生素 K 缺乏而引起的低凝血酶原血症患者慎用。

（3）缺铁性贫血患者慎用。

（4）如服用过量或出现严重不良反应，应立即就医。

（5）对本品过敏患者禁用，过敏体质者慎用。

（6）本品性状发生改变时禁止使用。

（7）请将本品放在儿童不能接触的地方。

（8）如正在使用其他药品，使用本品前请咨询医生或药师。

【用法与用量】口服或肌内注射：一次 10～100 mg，每日 1～3 次。

【剂型与规格】片剂：5 mg，10 mg，100 mg；胶丸：5 mg，10 mg，100 mg，200 mg；注射剂：5 mg（1 ml），50 mg（1 ml）。

【同步练习】

一、A型题（最佳选择题）

1. 长期大剂量服用维生素D可能引起的不良反应是（　　）

A. 血栓性静脉炎　　B. 高钙血症　　　　C. 高胆红素血症　　D. 颅内压增高

E. 乳腺肿大

本题考点：维生素D的适应证。

2. 维生素C的主要适应证是（　　）

A. 防止坏血病　　　　　　　　　　B. 治疗脂溢性皮炎

C. 治疗佝偻病　　　　　　　　　　D. 治疗厌食症

E. 治疗脚气病

本题考点：维生素C的适应证。

3. 长期使用头孢类抗菌药物的患者，应当注意适当补充的是（　　）

A. 维生素A和维生素D　　　　　　B. 维生素B和维生素K

C. 维生素C和烟酸　　　　　　　　D. 维生素E和叶酸

E. 维生素B_{12}和叶酸

本题考点：维生素B和维生素K的适应证。

二、B型题（配伍选择题）

(4～5题共用备选答案)

A. 维生素B_1　　　B. 维生素B_2　　　C. 依诺肝素　　　D. 氨基己酸

E. 维生素B_{12}

4. 服用叶酸治疗巨幼细胞贫血，需同时联合使用的药物是（　　）

5. 华法林起效缓慢，深静脉栓塞治疗的初期，需同时联合使用的药物是（　　）

本题考点：叶酸的注意事项和华法林的注意事项。

(6～7题共用备选答案)

A. 维生素A　　　B. 维生素D　　　C. 维生素B_1　　　D. 维生素B_2

E. 维生素B_6

6. 治疗口角炎可以使用的药物是（　　）

7. 治疗夜盲症可以使用的药物是（　　）

本题考点：维生素的适应证。

(8～12题共用备选答案)

A. 角膜软化症　　B. 成人佝偻病　　C. 脚气病　　　　D. 坏血病

E. 糙皮病

8. 烟酸缺乏时引起的是（　　）

9. 维生素A缺乏时引起的是（　　）

10. 维生素B_1缺乏时引起的是（　　）

11. 维生素D缺乏时引起的是（　　）

12. 维生素C缺乏时引起的是（　　）

本题考点：维生素的适应证。

三、X 型题（多项选择题）

13. 高脂饮食能促进吸收的维生素包括（　　　）

A. 维生素 B_2　　　　　B. 维生素 C　　　　　C. 维生素 D　　　　　D. 维生素 E

E. 维生素 K

本题考点： 维生素的分类。

参考答案： 1. B　2. A　3. B　4. E　5. C　6. D　7. A　8. E　9. A　10. C　11. B　12. D

　　　　　　13. CDE

五、氨基酸

【复习指导】本部分内容较简单，历年偶考。其中，药物的作用特点、用法与用量和注意事项的内容需要熟练掌握。

氨基酸是含有碱性氨基和酸性羧基的有机化合物，是构成动物营养所需蛋白质的基本物质。氨基连在 α-碳上的为 α 氨基酸。组成蛋白质的氨基酸大部分为 α 氨基酸。

（一）药理作用和临床评价

氨基酸在人体内通过代谢可以发挥下列作用。①合成组织蛋白质；②变成酸、激素、抗体、肌酸等含氨物质；③转变为糖类和脂肪；④氧化成二氧化碳、水及尿素，产生能量。

1. 分类和作用特点

（1）精氨酸作用特点：本品在人体内参与鸟氨酸循环，促进尿素的形成，使人体内产生的氨经鸟氨酸循环转变成尿素，由尿中排出，从而降低血氨的浓度。

（2）复方氨基酸注射液（18AA）作用特点：在能量供给充足的情况下，输注的氨基酸可参与蛋白质的合成代谢，获得正氮平衡，并生成酶类、激素、抗体、结构蛋白，同时促进组织愈合，尽快恢复正常生理功能。

（3）复方氨基酸注射液（3AA）作用特点：本品为缬氨酸、亮氨酸及异亮氨酸等支链氨基酸混合制剂，进入体后能纠正血浆中支链氨基酸与芳香氨基酸失衡，防止因脑内芳香氨基酸浓度过高出现的昏迷；同时能促进蛋白质合成并减少蛋白质分解，有利于肝细胞的再生和修复，并可改善低蛋白血症；直接在肌肉、脂肪、心、脑等组织进行代谢，产生能量供肌体利用。

（4）复方氨基酸注射液（9AA）作用特点：本品可补充体内必需氨基酸，促进蛋白质合成增加从而改善营养状况。慢性肾衰竭时，体内大多数必需氨基酸血浆浓度下降，而非必需氨基酸血浆浓度正常或升高，本品可使下降的必需氨基酸血浆浓度恢复。如同时供给足够能量，可加强同化作用，使蛋白无须作为能源被分解利用，有利于减轻尿毒症症状。亦有降低血磷、纠正钙磷代谢紊乱作用。

2. 典型不良反应和禁忌证

（1）精氨酸

①不良反应：可引起高氯性酸中毒，以及血液中尿素、肌酸、肌酐浓度升高；静脉滴注速度过快会引起呕吐、流涎、皮肤潮红等。

②禁忌证：高氯性酸中毒、肾功能不全及无尿患者禁用。

（2）复方氨基酸注射液（18AA）

①不良反应：本品可导致疹样过敏反应，一旦发生应停止用药；偶有恶心、呕吐、胸

闷、心悸、发冷、发热或头痛等。

②禁忌证：严重肝肾功能不全、严重尿毒症患者和对氨基酸有代谢障碍的患者禁用；严重酸中毒、充血性心力衰竭患者慎用。

（3）复方氨基酸注射液（3AA）

①不良反应：本品可导致疹样过敏反应，一旦发生应停止用药；偶有恶心、呕吐、胸闷、心悸、发冷、发热或头痛等。

②禁忌证：尚不明确。

（4）复方氨基酸注射液（9AA）

①不良反应：静滴速度过快能引起恶心、呕吐、心悸、寒战等反应，应及时减慢给药速度（静脉滴注每分钟 15 滴为宜），老年人和危重患者尤要注意。

②禁忌证：氨基酸代谢紊乱、严重肝功能损害、心功能不全、水肿、低钾血症、低钠血症患者禁用。

3. 具有临床意义的药物相互作用　精氨酸与螺内酯合用时，可能导致高钾血症。

（二）用药监护

1. 注意不同氨基酸的适应证。

2. 注意监测水电解质。

3. 注意监测血压。

（三）常用药物的临床应用

1. 精氨酸

【适应证】用于**肝性脑病**，适用于忌钠的患者，也适用于其他原因引起血氨增高所致的精神症状治疗。

【注意事项】用药期间宜进行血气监测，注意患者的酸碱平衡。

【用法与用量】

（1）静脉滴注：一次 15～20 g（3～4 支）。用 5% 葡萄糖注射液 1000ml 稀释后应用，于 4 h 内滴完。

（2）口服：一次 3～6 片，每日 3 次。

【剂型与规格】注射剂：5 g（20 ml）；片剂：0.25 g。

2. 复方氨基酸注射液（18AA）

【适应证】氨基酸类药。用于蛋白质摄入不足、吸收障碍等氨基酸不能满足机体代谢需要的患者，亦用于改善手术后患者的营养状况。

【注意事项】

（1）应严格控制滴注速度。

（2）本品系盐酸盐，大量输入可能导致酸碱失衡。大量应用或并用电解质输液时，应注意电解质与酸碱平衡。

（3）用前必须详细检查药液，如发现瓶身有破裂、漏气、变色、发霉、沉淀、变质等异常现象时，绝对不应使用。

（4）遇冷可能出现结晶，可将药液加热到 60 ℃，缓慢摇动使结晶完全溶解后再用。

（5）开瓶药液一次用完，剩余药液不宜贮存再用。

【用法与用量】静脉滴注：一次 250～500 ml。

【剂型与规格】注射液：250 ml。

3. 复方氨基酸注射液（3AA）

【适应证】各种原因引起的肝性脑病、重症肝炎，以及肝硬化、慢性活动性肝炎，亦可用于肝胆外科手术前后。

【注意事项】

（1）若遇药液浑浊、异物、瓶身破裂、轧口松动等，请勿使用。一次使用不完，禁止再用。

（2）使用本品时，应注意水和电解质平衡。

（3）重度食管静脉曲张患者使用本品时，应控制输注速度和用量，以防静脉压过高。

（4）患者有大量腹水、胸腔积液时，应避免输入量过多。

（5）本品输注过快可引起恶心、呕吐等反应，应及时减低给药速度，滴注速度宜控制在每分钟不超过 40 滴。

（6）本品遇冷易析出结晶，宜微温溶解，温度降至 37℃ 以下再用。

【用法与用量】静脉滴注：每日 250～500 ml 或用适量 5%～10% 葡萄糖注射液混合后缓慢滴注，每分钟不超过 40 滴。

【剂型与规格】本品为复方制剂，由 3 种氨基酸配制而成。其组分为每 1000 ml 含缬氨酸（$C_5H_{11}NO_2$）12.6 g、亮氨酸（$C_6H_{13}NO_2$）16.5 g、异亮氨酸（$C_6H_{13}NO_2$）13.5 g。

4. 复方氨基酸注射液（9AA）

【适应证】用于急性和慢性肾功能不全患者的肠道外支持及大手术、外伤或脓毒血症引起的严重肾衰竭，以及急性和慢性肾衰竭。

【注意事项】

（1）凡用本品的患者，均应给予低蛋白、高能量饮食。能量摄入应为每日 2000 千卡以上，如饮食摄入量达不到此值，应给予葡萄糖等补充，否则本品进入体内转变为能量，而不能合成蛋白。

（2）应严格控制给药速度，不超过每分钟 15 滴。

（3）使用过程中，应监测血糖、血清蛋白、肾功能、肝功能、电解质、二氧化碳结合力、血清钙、血清磷等，必要时检查血清镁和血氨。如出现异常，应注意纠正。

（4）注意水平衡，防止血容量不足或过多。

（5）尿毒症患者宜在补充葡萄糖同时给予少量胰岛素，糖尿病患者应给予适量胰岛素，以防出现高血糖。

（6）尿毒症心包炎、尿毒症脑病、无尿、高钾血症等应首先采用透析治疗。

（7）使用本品前应详细检查药液有无浑浊、密封完好才能使用；若遇冷析出结晶，可置于 50℃ 温水中溶解后再用；药液一经使用后，剩余药液切勿保存再用。

（8）本品渗透压约为 470 mOsmol/kg。

【用法与用量】

（1）静脉滴注：成人每日 250～500 ml，缓慢滴注；小儿用量遵医嘱。进行透析的急性、慢性肾衰竭患者，每日 1000 ml，最大剂量不超过 1500 ml，滴速不超过每分钟 15 滴。

（2）口服：每日 4 次，一次 1 袋，或遵医嘱，吞服或冲服。

【剂型与规格】

（1）颗粒剂：本品为复方制剂，其组分为每袋含异亮氨酸（$C_6H_{13}NO_2$）0.406 g，亮氨酸（$C_6H_{13}NO_2$）0.638 g，缬氨酸（$C_5H_{11}NO_2$）0.4727 g，甲硫氨酸（$C_5H_{11}NO_2S$）0.638 g。

（2）注射剂：250 ml，本品为复方制剂，由 9 种氨基酸配制而成。辅料为半胱氨酸盐酸盐、焦亚硫酸钠、注射用水。

【同步练习】

一、A 型题（最佳选择题）

1. 人体内水量的恒定主要依靠的是（　　）

A. 氨基酸调节　　　B. 钙调节　　　C. 镁调节　　　D. 钾调节

E. 钠调节

2. 人体合成蛋白质的必需氨基酸有（　　）种

A. 2　　　B. 4　　　C. 6　　　D. 8

E. 10

二、B 型题（配伍选择题）

（3～6 题共用备选答案）

A. 代谢性酸中毒　　　B. 高氯性酸中毒　　　C. 肝性脑病　　　D. 高钾血症

E. 血压降低

3. 精氨酸禁忌证是（　　）

4. 精氨酸适应证是（　　）

5. 精氨酸与谷氨酸钠合用（　　）

6. 先兆子痫患者使用精氨酸（　　）

三、X 型题（多项选择题）

7. 复方氨基酸注射液（3AA）的适应人群包括（　　）

A. 各种原因引起的肝性脑病　　　　B. 重症肝炎及肝硬化

C. 慢性活动性肝炎　　　　D. 亦可用于肝胆外科手术前后

E. 普通患者营养支持

参考答案：1. E　2. D　3. B　4. A　5. C　6. E　7. ABCE

第十章　抗菌药物

一、青霉素类抗菌药物

【复习指导】本节内容是执业药师考试历年常考章节，应重点复习。复习要点：掌握青霉素类药物的分类、作用机制、典型不良反应。掌握常见代表药物的适应证及典型注意事项。

（一）药理作用和临床评价

1. **青霉素药物分类**　青霉素是临床常用抗菌药品，属于 β - 内酰胺类抗生素，根据青霉素来源，可分为天然青霉素类、半合成青霉素类两大类。天然青霉素为青霉素 G，半合成青霉素根据是否可以口服（耐酸）、对青霉素酶的耐药性以及抗菌谱等特性分为以下几类。

（1）耐酸青霉素可口服，如青霉素 V。

（2）耐酶青霉素类，如苯唑西林、甲氧西林、双氯西林、氯唑西林。

（3）广谱青霉素类，如阿莫西林、氨苄西林。

（4）抗铜绿假单胞菌青霉素类，如哌拉西林、羧苄西林。

（5）抗革兰阴性杆菌青霉素类，如美西林、替莫西林。

2. **作用特点**　青霉素类药物与细菌细胞膜上的青霉素结合蛋白（PBPs）结合后，青霉素的 β - 内酰胺环抑制 PBPs 中转肽酶的交叉联结反应，干扰细菌细胞壁黏肽的合成，使细胞壁缺损，青霉素还能激活细菌的自溶酶，使细菌溶解死亡。青霉素类药物属于繁殖期杀菌药，对处于繁殖期合成细胞壁的细菌作用强，而对已合成细胞壁、处于静止期的细菌作用弱，属于时间依赖型抗菌药物，为提高浓度维持时间占给药间隔时间的百分率，原则上应每日剂量分次给药，使之达到满意的杀菌效果。青霉素类药对革兰阳性球菌、革兰阴性球菌及各种螺旋菌均有很强的杀菌作用；对某些革兰阴性杆菌有一定的作用，但作用较弱。青霉素 G 不耐酸、不耐青霉素酶，抗菌谱较窄。青霉素 V 耐酸可口服；耐青霉素酶类青霉素（甲氧西林、苯唑西林等），对产青霉素酶的金黄色葡萄球菌有较好的杀菌作用；氨苄西林，阿莫西林等广谱青霉素，主要作用于对青霉素敏感的革兰阳性菌以及部分革兰阴性杆菌如大肠埃希菌、沙门菌属、志贺菌属和流感嗜血杆菌等；哌拉西林等抗铜绿假单胞菌青霉素，对某些革兰阴性杆菌包括铜绿假单胞菌有抗菌作用。

3. **典型不良反应**

（1）变态反应：为青霉素最常见的不良反应，各种类型的变态反应都可出现，如过敏性休克（Ⅰ型变态反应）、血清病型反应（Ⅲ型变态反应）、溶血性贫血（Ⅱ型变态反应）、白细胞计数减少、药疹、麻疹、接触性皮炎、哮喘发作等。

（2）赫氏反应：青霉素治疗梅毒、钩端螺旋体病等疾病时可由于病原体死亡导致全身不适、寒战、发热、咽痛、心率加快等症状，称为吉海反应（亦称赫氏反应）。

（3）其他不良反应：肌内注射青霉素类药物可产生红肿、局部疼痛或硬结等症状。大剂量青霉素钾盐或钠盐静脉滴注，可引起水、电解质紊乱，特别在患者肾功能不全情况下，易引起高钾血症或高钠血症，严重可导致心力衰竭。

4. **禁忌证**　有青霉素类药物过敏史或青霉素皮试阳性患者禁用。

5. 药物相互作用

（1）丙磺舒、吲哚美辛、保泰松和乙酰水杨酸可抑制青霉素类药物的肾小管分泌，使之排泄减慢，血药浓度增高，延长作用时间。

（2）青霉素类药物可增强华法林的抗凝作用。

（3）青霉素类与氨基糖苷类抗菌药物混合后，两者的抗菌活性明显减弱，因此，不能混合静脉给药。

（二）用药监护

1. 用药前必须询问过敏史　青霉素类可引起严重的过敏反应，严重可危及患者生命，其发生与剂量无关，且无一定规律，在各类药物中居首位。因此，应用青霉素类抗生素前，做皮肤敏感试验尤为重要，做所有青霉素类药物的皮肤敏感试验可以选用浓度为 250～500 U/ml 的青霉素溶液皮内注射 0.05～0.1 ml。

（1）经 20 min 后，观察皮试结果，呈阳性反应者禁用。必须使用者经脱敏后应用，应随时做好过敏反应的急救准备。

（2）询问用药史时，必须了解患者有无青霉素类药物过敏史、其他药物过敏史及过敏性疾病史。

（3）无论采用口服、肌内注射或静脉注射等何种给药方式，应用青霉素类、青霉素类复方制剂前，必须做青霉素皮肤敏感试验。

（4）过敏性休克一旦发生，必须就地抢救，即刻给患者皮下注射肾上腺素、吸氧、应用血管活性药、糖皮质激素等抗休克治疗措施。

2. 制订合理给药方案　青霉素类药物属于时间依赖型抗菌药物，具有血浆半衰期短和时间依赖性强等特点，几乎无抗生素后效应和首剂现象，其抗菌活性与细菌接触药物的时间长短密切相关。青霉素类药物的疗效与给药方法直接相关。青霉素的血浆半衰期仅约 30 min，且经 7 个半衰期后药物就将消失殆尽，青霉素对多数敏感细菌的有效血浆浓度可维持 5 h；在肾功能正常情况下，给药剂量的 75% 由肾排出。青霉素最有效的给药方法为每隔 6h 给药 1 次，以保持有效的血浆浓度，同时保持持续接触和杀灭细菌的时间。其他青霉素类药物应综合具体药品的血浆半衰期、抗生素后效应、最小抑菌浓度（MIC）、最小杀菌浓度（MBC）、药时曲线下面积（AUC）、首剂现象等参数权衡决定给药方案。

3. 选择适宜的溶剂和滴注速度　青霉素类药物易于裂解而失效。与酸性较强（pH3.5～5.5）的葡萄糖注射液配伍或作为溶剂，可促使青霉素结构裂解为无活性的青霉烯酸、青霉噻唑酸，失去效价并易导致过敏性反应。因此，在应用时需注意以下几点。

（1）溶剂应选择 0.9% 氯化钠注射液（pH5.0～7.5）。

（2）单剂量容积为 50～200 ml，不宜超过 200 ml。

（3）应现用现配。

（4）静脉滴注时间不宜超过 1 h（小容积、短时间）。

（5）青霉素钾盐不可快速静脉滴注及静脉注射。

4. 监护青霉素类药物的不良反应

（1）在婴儿、老年人和肾功能不全者等特殊人群中，全身应用大剂量青霉素易引起抽搐、肌肉痉挛、腱反射增强、昏迷等中枢神经系统反应，因此，更需要做好这些特殊人群的监护。

（2）大量应用青霉素钾盐、钠盐，可致电解质紊乱，心律失常，严重时可造成心搏骤停、心力衰竭，在用药过程中注意监测电解质水平。

（3）青霉素不能鞘内注射。

（4）青霉素治疗梅毒、钩端螺旋体病等疾病时可由于病原体死亡导致全身不适、寒战、发热、咽痛、心率加快等症状（赫氏反应）。此反应在青霉素初始治疗 6～8 h 后发生，于 12～24 h 内消失。同时梅毒病变可有加重现象，如二期梅毒皮疹再现等；在晚期心血管或神经梅毒更严重，甚至危及生命。联合应用糖皮质激素可能使赫氏反应减轻。

（三）常用药品的临床应用

1. 青霉素

【适应证】

（1）适用于敏感细菌所致的各种感染，如脓肿、菌血症、肺炎和心内膜炎等。

（2）青霉素为以下感染的首选药：①溶血性链球菌感染，如咽炎、扁桃体炎、猩红热、丹毒、蜂窝织炎和产褥热等；②肺炎链球菌感染，如肺炎、中耳炎、脑膜炎和菌血症等；③不产青霉素酶葡萄球菌感染；④炭疽；⑤破伤风、气性坏疽等梭状芽孢杆菌感染；⑥梅毒（包括先天性梅毒）；⑦钩端螺旋体病；⑧回归热；⑨白喉；⑩青霉素与氨基糖苷类药物联合用于治疗草绿色链球菌心内膜炎。

（3）青霉素亦可用于治疗：①流行性脑脊髓膜炎；②放线菌病；③淋病；④樊尚咽峡炎；⑤莱姆病；⑥鼠咬热；⑦李斯特菌感染；⑧除脆弱拟杆菌以外的许多厌氧菌感染；风湿性心脏病或先天性心脏病患者进行口腔、牙科、胃肠道或泌尿生殖道手术和操作前，可用青霉素预防感染性心内膜炎发生。

【注意事项】

（1）对一种青霉素过敏者，也可能对其他青霉素类药物过敏，有哮喘、湿疹、花粉症、荨麻疹等过敏性疾病患者应慎用。

（2）青霉素水溶液在室温下不稳定，应用本品须现用现配。

（3）妊娠期妇女仅在确有必要时使用，少量青霉素可分泌到乳汁中，哺乳期妇女用药时宜暂停哺乳。

【用法与用量】青霉素由肌内注射或静脉滴注给药。

（1）成人：肌内注射，每日 80 万～200 万 U（1～2.5 支），分 3～4 次给药；静脉滴注：每日 200 万～2000 万 U（2.5～25 支），分 2～4 次给药。

（2）儿童：肌内注射，按体重 2.5 万 U/kg，每 12 h 给药 1 次；静脉滴注：每日按体重 5 万～20 万 U/kg，分 2～4 次给药。

（3）新生儿（足月产）：每次按体重 5 万 U/kg，肌内注射或静脉滴注给药；出生第 1 周每 12 h 给药 1 次，出生 1 周以上每 8 h 给药 1 次，严重感染每 6 h 给药 1 次。

（4）早产儿：每次按体重 3 万 U/kg，出生第 1 周每 12 h 给药 1 次，出生 2～4 周每 8 h 给药 1 次；以后每 6 h 给药 1 次。

（5）肾功能减退者：轻、中度肾功能不全者使用常规剂量不需要减量，严重肾功能不全者应延长给药间隔或调整剂量。当内生肌酐清除率为 10～50 ml/min 时，给药间期自 8 h 延长至 8～12 h 或给药间期不变剂量减少 25%；内生肌酐清除率≤10 ml/min 时，给药间期延长至 12～18 h 或 1 次剂量减至正常剂量的 25%～50% 而给药间期不变。

（6）肌内注射：每 50 万 U 青霉素钠溶于 1 ml 灭菌注射用水中，超过 50 万 U 则需加灭菌注射用水 2 ml，不能用氯化钠注射液作为溶剂；静脉滴注速度不能超过 50 万 U/min，以免发生中枢神经系统毒性反应。

【制剂与规格】注射用粉针剂（青霉素钠）：0.12 g（20 万 U），0.24 g（40 万 U），0.48 g（80 万 U），0.6 g（100 万 U），0.96 g（160 万 U），2.4 g（400 万 U）；注射用粉剂（青霉素钾）：0.125 g（20 万 U），0.25 g（40 万 U），0.5 g（80 万 U），0.625 g（100 万 U）。

2. 氨苄西林

【适应证】适用于敏感菌所致的呼吸道感染、胃肠道感染、尿路感染、软组织感染、心内膜炎、脑膜炎、败血症等。

【注意事项】

（1）应用本品前需详细询问药物过敏史并进行青霉素皮肤试验。

（2）巨细胞病毒感染引起的传染性单核细胞增多症、淋巴细胞白血病、淋巴瘤患者应用本品时易发生皮疹，宜避免使用。

（3）本品须现用现配。

（4）妊娠期及哺乳期妇女用药见青霉素注意事项。

【用法与用量】

（1）口服：①成人。每次 0.5 g，每日 3 次。②儿童。6～12 岁：每次 0.25 g；2～6 岁：每次 0.17 g，每日 3 次；1 岁以下儿童：每日 0.05～0.15g/kg，分 3～4 次服用，宜空腹口服。

（2）肌内注射和静脉滴注：①成人。肌内注射：每日 2～4 g，分 4 次给药。静脉滴注或静脉注射：剂量为每日 4～8 g，分 2～4 次给药。重症感染患者每日剂量可以增加至 12 g，每日最高剂量为 14 g。②儿童。肌内注射：每日按体重 50～100 mg/kg，分 4 次给药。静脉滴注或注射：每日按体重 100～200 mg/kg，分 2～4 次给药，日最高剂量为 300mg/kg。③足月新生儿。肌内注射：按体重一次 12.5～25 mg/kg，出生第 1、2 日每 12h 给予 1 次，第 3 日至 2 周每 8 h 给予 1 次，以后每 6 h 给予 1 次。④早产儿。出生第 1 周、2～4 周和 4 周以上按体重 1 次 12.5～50 mg/kg，分别为每 12 h、8 h 和 6 h 给予 1 次，静脉滴注给药。⑤肾功能不全者。肌酐清除率为 10～50 ml/min 或小于 10 ml/min 者，给药间期应分别延长至 6～12 h 和 12～24 h。⑥氨苄西林钠静脉滴注液的浓度不宜超过 30 mg/ml。

【制剂与规格】胶囊剂：0125 g，0.25 g，0.5 g；注射用粉针剂：0.5 g，1 g，2 g。

3. 阿莫西林

【适应证】用于敏感菌（不产 β 内酰胺酶菌株）所致的下列感染。

（1）溶血性链球菌、肺炎链球菌、葡萄球菌或流感嗜血杆菌所致中耳炎、鼻窦炎、咽炎、扁桃体炎等上呼吸系统感染。

（2）大肠埃希菌、奇异变形杆菌或粪肠球菌所致的泌尿生殖系统感染。

（3）溶血性链球菌、葡萄球菌或大肠埃希菌所致的皮肤软组织感染。

（4）溶血性链球菌、肺炎链球菌、葡萄球菌或流感嗜血杆菌所致急性支气管炎、肺炎等呼吸道感染。

（5）急性单纯性淋病。

（6）伤寒、伤寒带菌者及钩端螺旋体病。

（7）与克拉霉素、质子泵抑制药联合口服用药根除胃、十二指肠幽门螺杆菌，降低消化道溃疡复发率。

【注意事项】

（1）有青霉素过敏史的患者禁用。

（2）传染性单核细胞增多症患者应用本品易发生皮疹，应避免使用。

（3）疗程较长患者应检查肝、肾功能和血常规。

（4）本品可导致采用 Benedit 或 Fehling 试剂的尿糖试验出现假阳性。

（5）有哮喘、湿疹、花粉症、荨麻疹等过敏性疾病史者慎用。

（6）老年人和肾功能严重损害时可能需调整剂量。

（7）妊娠期妇女仅在确有必要时应用本品。由于少量阿莫西林可以分泌到乳汁中，乳母服用后可致婴儿过敏。

【用法与用量】

（1）口服：①成人每次 0.5 g，每隔 6～8 h 给予 1 次，日剂量不宜超过 4 g。②儿童每日 20～40 mg/kg，每隔 8 h 给予 1 次。③3 个月以下婴儿每日剂量按体重 30 mg/kg，每隔 12 h 给予 1 次。

（2）肌内注射或静脉滴注：①成人每次 0.5～1 g，每隔 6～8 h 给予 1 次。②儿童日剂量 50～100 mg/kg，分 3～4 次给药。

（3）肾功能严重不全者需调整剂量：①肌酐清除率为 10～30 ml/min 者，每 12 h 给予 0.25～0.5 g。②肌酐清除率≤10 ml/min 者，每日 0.25～0.5 g。③血液透析可清除本品，每次血液透析后应给予 1 g。

【制剂与规格】片剂：0.125 g，0.25 g；胶囊剂：0.125 g，0.25 g，0.5 g；干混悬剂：0.125 g，0.25 g；瓶装：1.25 g，2.5 g；颗粒剂：0.125 g；注射用粉针剂：0.5 g，1 g，2 g。

4. 哌拉西林

【适应证】用于敏感菌所致的下列感染。

（1）敏感肠杆菌、铜绿假单胞菌、不动杆菌属所致的败血症、上尿路及复杂性尿路感染、呼吸道感染、胆道感染、腹腔感染、盆腔感染、皮肤及软组织感染等。

（2）与氨基糖苷类药物联合可用于有粒细胞减少症缺陷病人的感染。

【注意事项】

（1）使用本品前需详细询问药物过敏史并进行青霉素皮肤试验，呈阳性反应者禁用。

（2）有过敏史、出血史、溃疡性结肠炎、克罗恩病或抗生素相关肠炎者应慎用。

（3）哌拉西林不可加入碳酸氢钠溶液中静脉滴注。

（4）本品在少数患者尤其是肾功能不全者中可致出血，发生后应及时停药并给予适当治疗；肾功能不全者应适当减量。

（5）妊娠期妇女仅在确有必要时使用本品。本品可少量分泌到乳汁中，哺乳期妇女用药时宜暂停哺乳。

（6）对诊断的干扰：应用本品可引起直接抗球蛋白（Coombs）试验呈阳性，也可出现血尿素氮和血清肌酐升高、高钠血症、低钾血症、血清转氨酶升高。

【用法与用量】本品可供静脉滴注和静脉注射使用。

（1）成人：中度感染每日 8 g，分 2 次静脉滴注；严重感染 1 次 3～4 g，每 4～6 h 静脉滴注或静脉注射。每日总剂量不超过 24 g。

（2）儿童：婴幼儿和 12 岁以下儿童的剂量为每日 100～200 mg/kg。新生儿体重低于 2 kg 者，出生后第 1 周每 12 h 给予 50 mg/kg，静脉滴注；第 2 周起 50 mg/kg，每 8 h 给予 1 次。新生儿体重 2 kg 以上者，出生后第 1 周每 8 h 给予 50 mg/kg，静脉滴注；1 周以上者每 6 h 给予 50 mg/kg。

【制剂与规格】注射用粉针剂：0.5 g，1 g，2 g。

5. 苄星青霉素

【适应证】主要用于预防风湿热复发，也可用于控制链球菌感染的流行。

【注意事项】

（1）应用本品前需详细询问药物过敏史并进行青霉素皮肤试验。

（2）有哮喘、湿疹、花粉症、荨麻疹等过敏性疾病患者应慎用。

（3）本品须现用现配。

（4）应用本品时，以硫酸铜法测定尿糖可能出现假阳性，而用葡萄糖酶法则不受影响。

【用法与用量】临用前加适量灭菌注射用水使其成混悬液，肌内注射，成人每次 60 万～120 万 U，2～4 周 1 次；儿童每次 30 万～60 万 U，2～4 周 1 次。

【制剂与规格】注射用粉针剂：30 万 U，60 万 U，120 万 U。

6. 阿莫西林克拉维酸钾

【适应证】阿莫西林克拉维酸钾具有广谱抗菌作用。可用于治疗产 β-内酰胺酶而对阿莫西林耐药的革兰阴性和革兰阳性菌引起的各种感染。包括：①上呼吸道和下呼吸道感染。化脓性扁桃体炎、急性支气管炎、慢性支气管炎急性期、肺炎、肺脓肿、支气管扩张合并感染等；②其他感染。中耳炎、骨髓炎、肾炎和尿道炎、败血症、皮肤软组织感染、腹膜炎和手术后感染。

【注意事项】

（1）对头孢菌素类药过敏者、严重肝功能障碍者、中度或严重肾功能障碍者及有哮喘、湿疹、花粉症、荨麻疹等过敏性疾病史者慎用。

（2）长期或大剂量使用阿莫西林克拉维酸钾者，应定期检查肝、肾、造血系统功能和检测血清钾或血清钠，若治疗期间出现有关指标的恶化，应考虑停止用药。

（3）有严重胃肠功能紊乱并伴有呕吐或腹泻的病人应停止服用此药，因为此时很难保证足够的药物吸收。

（4）溶解后应立即给药，剩余药液应废弃，不可再用。制备好的本品溶液不能冷冻保存。

（5）不能与含有葡萄糖、葡聚糖或酸性碳酸盐的溶液混合；不可与血制品、含蛋白质的液体（如水解蛋白等）、静脉脂质乳化液混合；也不能与氨基糖苷类抗生素混合。

（6）哺乳期妇女慎用或用药期间暂停哺乳。

（7）长期用药治疗的患者，同其他广谱抗生素一样，可因产生耐药细菌或真菌而导致重复感染。

【用法与用量】

（1）口服

1）片剂：成人和 12 岁以上儿童，每次 1 片，每日 3 次；严重感染时剂量可加倍。未经重新检查，连续治疗时间不超过 14 d。

2）干混悬剂、颗粒剂、咀嚼片、分散片：①成人。肺炎及其他中、重度感染：每次 625 mg，每 8 h 给予 1 次，疗程 7～10 d；其他感染：每次 375 mg，每 8 h 给予 1 次，疗程 7～10 d。②儿童。a. 新生儿及 3 月以内婴儿，每次 15 mg/kg，每隔 12 h 给予 1 次。b. 体重 ≤40 kg 的儿童，一般感染每次 25 mg/kg，每 12 h 给予 1 次或每次 20 mg/kg，每 8 h 给予 1 次；较重感染 1 次 45 mg/kg，每 12 h 给予 1 次或每次 40 mg/kg，每 8 h 给予 1 次，疗程 7～

10 d；其他感染剂量减半。c.40 kg 以上的儿童可按成人剂量给药。

（2）静脉注射或静脉滴注：①成人或 12 岁以上儿童，每次 1.2 g，每 8 h 给予 1 次，严重感染可每 6 h 给予 1 次，疗程 10～14 d。②小儿每次每公斤体重 30 mg，每日 3～4 次（新生儿每日 2～3 次）。③取本品一次用量溶于 50～100 ml 0.9% 氯化钠注射液中，静脉滴注 30 min。

【制剂与规格】片剂：1 g（阿莫西林 0.875 g，克拉维酸钾 0.125 g），0.375 g（阿莫西林 0.25 g，克拉维酸钾 0.125 g），0.643 g（阿莫西林 0.6 g，克拉维酸钾 0.043 g）；分散片：156.25 mg（阿莫西林 125 mg，克拉维酸钾 31.25 mg），0.5 g（阿莫西林 0.4375 g，克拉维酸钾 0.0625 g），643 mg（阿莫西林 0.6 g，克拉维酸钾 43 mg），187.5 mg（阿莫西林 125 mg，克拉维酸钾 62.5 mg）；咀嚼片：156.25 mg（阿莫西林 0.125 g，克拉维酸钾 31.25 mg），281.25 mg（阿莫西林 250 mg，克拉维酸钾 31.25 mg），187.5 mg（阿莫西林 0.125 g，克拉维酸钾 62.5 mg）；混悬液：5 ml：0.228 g（阿莫西林 0.20 g，克拉维酸钾 0.0285 g）；干混悬剂：0.6429 g（阿莫西林 600 mg，克拉维酸钾 42.9 mg），1 g：156.25 mg（阿莫西林 125 mg，克拉维酸钾 31.25 mg）；颗粒剂：156.25 mg（阿莫西林 125 mg，克拉维酸钾 31.25 mg）；注射用粉针剂：0.6 g（阿莫西林钠 0.5 g，克拉维酸钾 0.1 g），1.2 g（阿莫西林钠 1 g，克拉维酸钾 0.2 g）。

【同步练习】

一、A 型题（最佳选择题）

1. 青霉素最常见和最需注意的不良反应是（　　）
A. 听力减退　　　　　　　　B. 前庭毒性
C. 腹泻、恶心、呕吐　　　　D. 过敏反应
E. 肝、肾损害

2. 治疗梅毒、钩端螺旋体病的首选药物是（　　）
A. 庆大霉素　　B. 头孢他啶　　C. 青霉素　　D. 左氧氟沙星
E. 四环素

3. 氨苄西林不可用于（　　）
A. 敏感菌所致的胃肠道感染　　B. 呼吸道感染
C. 心内膜炎　　　　　　　　　D. G⁻ 菌引起的败血症、尿路感染
E. 铜绿假单胞菌感染

4. 耐酸耐酶的青霉素是（　　）
A. 青霉素 V　　B. 阿莫西林　　C. 哌拉西林　　D. 双氯西林
E. 羧苄西林

5. 哌拉西林的抗菌作用特点，不正确的是（　　）
A. 抗铜绿假单胞菌　　　　　　B. 抗菌谱广，抗菌作用强
C. 耐青霉素酶　　　　　　　　D. 可用于上尿路和复杂尿路感染
E. 与氨基糖苷类合用有协同作用

6. 主要作用于 G⁻ 菌的半合成青霉素是（　　）
A. 青霉素 V　　B. 甲氧西林　　C. 阿莫西林　　D. 双氯西林
E. 替莫西林

二、B 型题（配伍选择题）

（7～9 题共用备选答案）

A. 特别对铜绿假单胞菌有效

B. 对 G^+ 球菌、G^- 球菌、螺旋体等有效

C. 耐酸、耐酶，对耐药金黄色葡萄球菌有效

D. 对 G^+ 球菌、G^- 球菌、特别对 G^- 杆菌有效

E. 抗菌作用强，对厌氧菌有效

7. 青霉素 G （　　　）

8. 苯唑西林 （　　　）

9. 羧苄西林 （　　　）

三、X 型题（多项选择题）

10. 属于半合成青霉素的有（　　　）

A. 青霉素 G 　　　　B. 青霉素 V 　　　　C. 阿莫西林 　　　　D. 哌拉西林

E. 甲氧西林

参考答案： 1. D　2. C　3. E　4. D　5. C　6. E　7. B　8. C　9. A　10. BCDE

二、头孢菌素类抗菌药物

【复习指导】本节内容是执业药师考试历年高频考点，应重点复习。复习要点：掌握头孢菌素类抗菌药物的分类、代表药物及作用特点。其中各代表药物的适应证和注意事项需重点记忆。

（一）药理作用和临床评价

1. 头孢菌素类抗菌药物分类　根据头孢菌素的抗菌谱、抗菌强度、对 β - 内酰胺酶的稳定性以及肾毒性的不同，可将其分为四代。

第一代头孢菌素主要作用于需氧 G^+ 球菌，对 G^- 菌作用较弱。常用品种有头孢唑林、头孢拉定、头孢氨苄和头孢羟氨苄等。

第二代头孢菌素对 G^+ 球菌的作用略弱于第一代，对 G^- 菌有明显作用，对厌氧菌有一定作用，但对铜绿假单胞菌无效。常用品种有头孢孟多、头孢呋辛、头孢西丁、头孢克洛等。

第三代头孢菌素对 G^+ 球菌的作用不及第一、二代，但对 G^- 菌包括肠杆菌类、铜绿假单胞菌及厌氧菌有较强作用。常用品种有头孢他啶、头孢哌酮、头孢噻肟、头孢曲松、头孢唑肟等。

第四代头孢菌素对 G^+、G^- 均有高效，对 β - 内酰胺酶高度稳定，可用于治疗对第三代头孢菌素耐药的细菌感染。常用品种有头孢吡肟、头孢匹罗等。

2. 作用特点　头孢菌素类抗菌药物与青霉素类有着相似的理化特性、生物活性、作用机制和临床应用。具有抗菌谱广、杀菌力强、对 β - 内酰胺酶较稳定以及过敏反应少等特点。本类药物属于繁殖期杀菌药，为时间依赖型抗菌药物，给药原则应按每日分次给药，提高 T＞MIC%（即超过 MIC90 浓度维持时间占给药间隔时间的百分率），使之达到满意的杀菌效果。

（1）第一代头孢菌素：对 G^+ 菌包括耐青霉素金黄色葡萄球菌的抗菌作用略强于第二代，明显强于第三代，但对 G^- 杆菌较第二、三代弱；虽对青霉素酶稳定，但对各种 β - 内酰胺

酶稳定性明显低于第二、三代，可被 G^- 菌产生的 β – 内酰胺酶所破坏；对肾有一定的毒性，与氨基糖苷类抗菌药物或强利尿药合用肾毒性增加；血清半衰期短，脑脊液中浓度低；临床适用于轻、中度感染。

（2）第二代头孢菌素：对 G^+ 菌的抗菌活性较第一代略差或相仿，对 G^- 菌的抗菌活性较第一代强较第三代弱；对多数肠杆菌有相当活性，对厌氧菌也有一定作用，但对铜绿假单胞菌无效；对多种 β – 内酰胺酶较稳定；对肾毒性较第一代小；临床可用于 G^- 和 G^+ 敏感细菌的各种感染。

（3）第三代头孢菌素：对 G^+ 菌虽有一定的抗菌活性，但比第一、二代弱；对 G^- 菌包括肠杆菌、铜绿假单胞菌及厌氧菌（如脆弱拟杆菌）均有较强的抗菌作用；对流感杆菌、淋病奈瑟菌具有良好的抗菌作用；对 β – 内酰胺酶高度稳定；血浆半衰期长，体内分布广，组织穿透力强，部分渗入脑脊液；对肾基本无毒性；适用于严重 G^- 及敏感 G^+ 菌的感染、病原未明感染的经验性治疗及院内感染。

（4）第四代头孢菌素：具有广谱抗菌活性，与第三代相比，增强了 G^+ 菌作用，特别是对链球菌、肺炎球菌有很强的活性，抗铜绿假单胞菌、肠杆菌属的作用增强；对 β – 内酰胺酶高度稳定；半衰期长；无肾毒性；用于对第三代头孢菌素耐药的 G^- 杆菌引起的重症感染。

3. 典型不良反应 头孢菌素类药物毒性较低，不良反应较少，常见的是过敏反应，多表现为皮疹、瘙痒、斑丘疹、荨麻疹等，过敏性休克相对罕见。第一代头孢菌素大剂量使用时可损害肾近曲小管细胞，而出现肾毒性；第二代头孢菌素较之减轻；第三代头孢菌素对肾基本无毒性。头孢孟多、头孢哌酮等抗生素可引起血小板减少症或低凝血酶原血症而导致严重出血。长期、大量应用（或联合应用 β – 内酰胺酶抑制药）可致抗生素相关性腹泻、二重感染等。有报道大剂量使用头孢菌素可出现脑病、肌痉挛、癫痫等神经系统反应。

4. 禁忌证 对头孢菌素类药过敏者、有青霉素过敏性休克或即刻反应者禁用。

5. 药物相互作用

（1）头孢菌素类与氨基糖苷类抗菌药物可相互灭活，当两类药联合应用时，应在不同部位给药、两类药不能混入同一注射容器内。

（2）头孢菌素类与其他有肾毒性的药物合用可加重肾损害，如氨基糖苷类、强效利尿药。

（3）本类药可产生低凝血酶原血症、血小板减少症，与抗凝血药、溶栓药、非甾体抗炎药等联合应用时可加大出血风险。

（4）头孢曲松与多种药物存在配伍禁忌，如红霉素、四环素、氟康唑、万古霉素、两性霉素 B、环丙沙星、维生素 B、维生素 C、苯妥英钠、氯丙嗪、氨茶碱等，并可与金属形成络合物，一般建议单独给药。

（二）用药监护

1. 用药前须知患者药物过敏反应史并做皮肤敏感试验

（1）应用头孢菌素类药物前应详细询问患者有无对青霉素类、头孢菌素类药物过敏史，对头孢菌素过敏者及有青霉素过敏性休克或即刻反应史者禁用。

（2）对青霉素过敏患者应用本品时应谨慎，根据患者情况充分权衡利弊后决定。

（3）交叉过敏反应：对一种头孢菌素过敏者对其他头孢菌素也可能过敏。对青霉素类、青霉胺过敏者也可能对头孢菌素过敏。对青霉素过敏患者应用头孢菌素时发生过敏反应者达 5%～10%。

（4）各种头孢菌素品种之间均无共同抗原决定簇，应用具体药品须进行该药品的皮肤试验，不建议使用某种头孢皮试结果代替其他头孢菌素。

（5）对头孢菌素过敏者禁用头孢克肟和头孢西丁；对β-内酰胺类抗菌药物曾发生过敏性休克者禁用氨曲南；对青霉素、头孢菌素发生严重过敏反应或休克者禁用亚胺培南-西司他丁。

（6）一旦发生严重过敏反应，需应用肾上腺素、糖皮质激素、抗过敏药、吸氧或其他紧急抢救措施。

2. 根据PK/PD参数制订合理给药方案　头孢菌素类药与青霉素类同属时间依赖型抗菌药物，除部分血浆半衰期较长的品种外，建议每日分次给药，使T>MIC%达到40%以上，从而达到满意的杀菌效果。

3. 把握在围手术期合理预防性应用抗菌药物　围手术期预防性应用头孢菌素类抗菌药物，术前应用必须掌握以下原则。

（1）必须选择杀菌药。

（2）以静脉滴注途径给药。

（3）以小容量溶剂稀释，在短时间（30 min）滴注。

（4）给药时间应在术前0.5~2 h。

（5）抗菌药物须在细菌污染前已在组织内有一定杀菌血浆峰浓度，才能有效地预防感染。

（6）术后预防性应用抗生素的时间不宜过长，尽可能缩短，但以下情况需重复给药，如手术时间超过抗菌药物的血浆半衰期，手术超过3 h、出血量≥3000 ml等，但一般不宜超过1 d。

（7）对头孢菌素、青霉素类过敏者，G^+菌易感染者选用万古霉素；G^-菌易感染者选用氨曲南。

（8）预防性用药的比例不得超过手术病例总数的30%。

4. 长期应用头孢菌素类药时应注意监测凝血功能

（1）临床应用时，尤其围手术期预防性应用时，应注意监测血象、凝血功能及出血症状。

（2）长期应用（10 d以上），宜补充维生素K、复方维生素B。

（3）不宜与抗凝血药联合应用。

5. 警惕双硫仑样反应

（1）双硫仑样反应：头孢菌素类母核7-ACA的3位上如存在与双硫仑分子结构类似的甲硫四氮唑活性基团，则在使用此类药物期间或之后5~7 d内饮酒、服用含有乙醇药物或食物以及外用乙醇均可抑制乙醛脱氢酶活性，使乙醛代谢为乙酸的路径受阻，导致乙醛在体内蓄积。临床可表现为颜面部及全身皮肤潮红、结膜发红、发热感、头晕、头痛、胸闷、气急、出汗、呼吸困难、言语混乱、话语多、视物模糊、步态不稳、狂躁、谵妄、意识障碍、晕厥、腹痛、腹泻、咽喉刺痛、震颤感、口中有大蒜气味，还可出现心动过速、血压下降、烦躁不安、惊慌恐惧、濒死感，有的可出现精神错乱、四肢麻木、大小便失禁，严重者可出现休克、惊厥、急性心力衰竭、急性肝损害、心绞痛、心肌梗死甚至死亡。这些药物有：头孢孟多、头孢替安、头孢尼西、头孢哌酮、头孢甲肟、头孢匹胺等。头孢曲松不具有甲硫四氮唑侧链，但含甲硫三嗪侧链，也可引起此类反应。

（2）使用上述头孢菌素类药物时，应告知患者用药期间或之后 5～7 d 内禁酒、禁食含有乙醇食物以及禁用外用乙醇。禁止上述药物与含乙醇的药物合用，如氢化可的松、氯霉素、地西泮、多西他赛、环孢素、紫衫醇、他克莫司等，以及藿香正气水、中药酒剂等。

（3）一旦发生双硫仑样反应，应立即吸氧、地塞米松 5～10 mg 静脉滴注、补液及利尿，并根据病情给予血管活性药治疗。

（三）常用药品的临床应用

1. 头孢唑林

【适应证】用于敏感菌所致的中耳炎、支气管炎、肺炎等呼吸道感染、尿路感染、皮肤软组织感染、骨和关节感染、败血症、感染性心内膜炎、肝胆系统感染，以及眼、耳、鼻、喉等感染；用于外科围手术期预防感染，也可作为外科手术前的预防用药。本品不宜用于中枢神经系统感染。对慢性尿路感染，尤其伴有尿路解剖异常者的疗效较差。本品不宜用于淋病和梅毒。

【注意事项】

（1）对青霉素过敏或过敏体质者慎用。

（2）约 1% 的用药患者可出现直接或间接 Coombs 试验阳性及尿糖假阳性反应（硫酸铜法）。

（3）对肾功能不全者应谨慎使用本品，如大剂量应用本品可发生惊厥，因此宜减量应用。

（4）有胃肠道疾病史者，特别是溃疡性结肠炎应用本品需谨慎。

（5）本品与氨基糖苷类和头孢菌素合用易产生肾毒性；因头孢唑林部分在肝代谢，肝功能不全者应慎用。

（6）本品乳汁中含量低，但哺乳期妇女用药时仍宜暂停哺乳。

（7）早产儿及 1 个月以内的新生儿不推荐应用本品。

（8）本品在老年人中血浆半衰期较年轻人明显延长，应根据肾功能情况适当减量或延长给药间期。

【用法与用量】

（1）成人常用剂量：静脉缓慢推注、静脉滴注或肌内注射，每次 0.5～1 g，每日 2～4 次，严重感染者可增至每日 6 g，分 2～4 次静脉给予。

（2）儿童常用剂量：每日 50～100 mg/kg，分 2～3 次静脉缓慢推注、静脉滴注或肌内注射。

（3）成人肾功能不全者需按肌酐清除率调节用量：肌酐清除率≥50 ml/min 时，仍可按正常剂量给药；肌酐清除率为 20～50 ml/min 时，每 8 h 给予 0.5 g；肌酐清除率 11～34 ml/min 时，每隔 12 h 给予 0.25 g；肌酐清除率≤10 ml/min 时每隔 18～24 h 给予 0.25 g；所有不同程度肾功能减退者的首次剂量为 0.5 g。

（4）小儿肾功能减退者应用本品时：先给予 12.5 mg/kg，继以维持量，肌酐清除率≥70 ml/min时，仍可按正常剂量给予；肌酐清除率在 40～70 ml/min 时，每 12 h 按体重 12.5～30 mg/kg 给药；肌酐清除率在 20～40 ml/min 时，每 12 h 按体重 3.1～12.5 mg/kg 给药；肌酐清除率在 5～20 ml/min 时，每 24 h 按体重 2.5～10 mg/kg 给药。

（5）本品用于预防外科手术后感染时：一般于术前 0.5～1 h 肌内注射或静脉给药 1 g，

手术时间超过 6 h 者术中加用 1.5~1 g，术后每 6~8 h 给予 0.5~1 g，至手术后 24 h 止。

【制剂与规格】注射用粉针剂：0.5 g，1 g，1.5 g，2 g。

2. 头孢氨苄

【适应证】用于金黄色葡萄球菌、溶血性链球菌、肺炎球菌、大肠埃希菌、肺炎克雷伯菌、流感杆菌、痢疾杆菌等敏感菌株引起下列部位的轻、中度感染，包括：急性扁桃体炎、扁桃体周炎、咽峡炎、中耳炎、鼻窦炎、支气管炎、肺炎等呼吸道感染，尿路感染及皮肤软组织感染等。本品为口服用药，不宜用于重症感染。

【注意事项】

（1）在应用本品时须详细询问患者对头孢菌素类、青霉素类及其他药物过敏史，有青霉素类药物过敏性休克史者不可应用本品。

（2）有胃肠道疾病史的患者，尤其有溃疡性结肠炎、局限性肠炎或抗菌药物相关性结肠炎者以及肾功能减退者应慎用本品。

（3）当每天口服剂量超过 4 g 时，应考虑改注射用头孢菌素类药物。

（4）头孢氨苄主要经肾排出，肾功能减退者应用本品须减量。

（5）本品可透过胎盘，故孕妇应慎用；亦可经乳汁排出，虽至今尚无哺乳期妇女应用头孢菌素类发生问题的报告，但仍须权衡利弊后应用。

【用法与用量】本品为口服用药。

（1）非缓释药品：①成人剂量。口服，一般每次 250~500 mg，每日 4 次，每天最大剂量 4 g。肾功能减退者，应根据肾功能减退的程度减量用药。单纯性膀胱炎、皮肤软组织感染及链球菌咽峡炎患者，每隔 12 h 给予 500 mg。②儿童剂量。每日按体重 25~50 mg/kg，每日 4 次；皮肤软组织感染及链球菌咽峡炎患儿，每 12 h 口服 12.5~50 mg/kg。

（2）缓释胶囊或片剂：①成人及体重 20 kg 以上儿童；常用量每日 1~2 g，每日剂量分早、晚 2 次口服。②体重 20 kg 以下儿童；每日 40~60 mg/kg，每日剂量分早、晚 2 次口服。

【制剂与规格】片剂：0.125 g，0.25 g；胶囊剂：0.125 g，0.25 g；干混悬剂：1.5 g；颗粒剂：50 mg，125 mg；缓释胶囊剂：0.25 g。泡腾片剂：0.125 g。

3. 头孢拉定

【适应证】用于敏感菌所致的急性咽炎、扁桃体炎、中耳炎、支气管炎和肺炎等呼吸道感染，泌尿生殖系感染及皮肤软组织感染等。口服制剂药物，不宜用于严重感染。

【注意事项】

（1）在应用本品时须详细询问患者对头孢菌素类、青霉素类及其他药物过敏史，有青霉素类药物过敏性休克史者不可应用本品。

（2）本品主要经肾排出，肾功能减退者须减少剂量或延长给药间期。

（3）应用本品的患者以硫酸铜法测定尿糖时可出现假阳性反应。

（4）儿童、妊娠期及哺乳期妇女慎用，儿童应用本品有可能导致血尿，需谨慎用药，应在严密监测下用药。本品可透过胎盘屏障进入胎儿血循环，孕妇用药须有确切适应证。本品亦可少量进入乳汁，哺乳期妇女应用时须权衡利弊。

【用法与用量】

（1）静脉滴注、静脉注射或肌内注射：①成人剂量。一次 0.5~1.0 g，每 6 h 给予 1 次，每日最高剂量为 8 g。②儿童（1 周岁以上）剂量。一次 12.5~25 mg/kg，每隔 6 h 给予1次。③肾功能减退者。肌酐清除率≥20 ml/min、5～20 ml/min、≤5 ml/min时，剂量宜调整为每隔6 h给予0.5 g、0.25 g和每12 h给予0.25 g。④配制肌内注射用药时，将2 ml注射用水加入0.5 g装瓶内，须作深部肌内注射；配制静脉注射液时，将至少10 ml注射用水或5%葡萄糖注射液分别注入0.5 g装瓶内，于5 min内注射完毕；配制静脉滴注液时，将适宜的稀释液10 ml分别注入0.5 g装瓶内，然后再以氯化钠注射液或5%葡萄糖液做进一步稀释。

（2）口服：①成人常用量。每次0.25～0.5 g，每6 h给予1次，感染较严重者一次可增至1 g，但每日最高剂量为4 g。②儿童常用量。每次6.25～12.5 mg/kg，每6 h给予1次。

【制剂与规格】片剂：0.25 g，0.5 g；胶囊剂：0.25 g，0.5 g；颗粒剂：0.125 g，0.25 g；干混悬剂：0.125 g，0.25 g，1.5 g，3 g；注射用粉针剂：0.5 g，1 g。

4. 头孢呋辛

【适应证】适用于对头孢呋辛敏感菌所致的下列感染。

（1）呼吸道感染：由肺炎链球菌、流感嗜血杆菌、克雷伯菌属、金黄色葡萄球菌、化脓性链球菌及大肠埃希菌所引起的呼吸道感染，如中耳炎、鼻窦炎、扁桃体炎、咽炎、急性和慢性支气管炎、感染性支气管扩张症、细菌性肺炎、肺脓肿和术后胸腔感染等。

（2）尿路感染：由大肠埃希菌及克雷伯菌属所致的尿路感染，如急、慢性肾盂肾炎及膀胱炎、无症状性菌尿症。

（3）皮肤及软组织感染：蜂窝织炎、丹毒、腹膜炎及创伤感染。

（4）败血症：由金黄色葡萄球菌、肺炎链球菌、大肠埃希菌、流感嗜血杆菌及克雷伯菌属所引起的败血症。

（5）脑膜炎：由肺炎链球菌、流感嗜血杆菌、脑膜炎奈瑟菌及金黄色葡萄球菌所引起的脑膜炎。

（6）淋病：尤其适用于不宜用青霉素治疗者。

（7）骨和关节感染：骨髓炎及脓毒性关节炎。

（8）产科和妇科感染：盆腔炎。

（9）在腹部、骨盆、整形外科、心脏、肺、食管和血管等手术中，当感染危险性增加时，可用该药预防感染。

【注意事项】

（1）对青霉素类药物过敏者，慎用本品。

（2）使用本品时，应注意监测肾功能，特别是应用大剂量的重症患者。

（3）肾功能不全者应减少每日剂量。

（4）本品可引起伪膜性肠炎，应警惕，一旦诊断确立后，应给予适宜的治疗。轻度者停药即可，中、重度者给予液体、电解质、蛋白质补充并需选用对梭状芽孢杆菌有效的抗生素类药物治疗。

（5）有报道少数患儿使用本品时出现轻、中度听力受损。

（6）相容性和稳定性：本品不可与氨基糖苷类抗生素在同一容器中给药；与万古霉素混合可发生沉淀。①肌内注射：用灭菌注射用水配制时，本品混悬液在室温24 h，冰箱5 ℃保存48 h可保持活性。超过这个时间，任何未用的溶液均应丢弃。②静脉注射：用灭菌注射用水配制时，0.25 g、0.75 g、1.5 g本品配制后的溶液在室温24 h，冰箱5 ℃保存48 h可保持活性。③本品在室温下与以下溶液在室温存放 24 h 和或冰箱存放 7 d 时，药物活性降低不超过 10%，如肝素（10～50 U/ml），氯化钾（10～40 mEq/L），碳酸氢钠，0.9% 氯化钠。

（7）妊娠期妇女应用本品前需权衡利弊。本品能分泌到乳汁中，哺乳期妇女慎用。

（8）有报道新生儿对头孢菌素有蓄积作用，对 3 个月以下儿童的安全有效性尚未确定，因而不推荐使用。

【用法与用量】可深部肌内注射，也可静脉注射或静脉滴注。肌内注射前，必须回抽无回血才可注射；肌内注射给药时，每 0.25 g 用 1.0 ml 无菌注射用水溶解，缓慢摇匀为混悬液后，方可深部肌内注射。静脉注射或静脉滴注时，每 0.25 g 至少用 2 ml 无菌注射用水溶解，摇匀后再缓慢静脉注射，也可加入静脉输注管内滴注。

（1）成人常用剂量：每次给予 0.75～1.5 g，每 8 h 给药一次，疗程 5～10 d。对于危及生命的感染或罕见敏感菌引起的感染，每 6 h 使用 1.5 g；对于细菌性脑膜炎，每 8 h 不超过 3 g；对于单纯性淋病肌内注射单剂量 1.5 g，可分注于两侧臀部，并同时口服 1 g 丙磺舒。

（2）预防手术感染：术前 0.5～1 h 静脉注射 1.5 g，若手术时间过长，则每隔 8 h 静脉注射或肌内注射 0.75 g。若为开胸手术，应随着麻醉剂的引入，静脉注射 1.5 g，以后每隔 12 h 给药 1 次，总剂量为 6g。

（3）儿童：3 个月以上的儿童，每日每公斤体重 50～100 mg，分 3～4 次给药；重症感染患儿，每日用量不低于 0.1 g/kg，但不能超过成人使用的最大剂量；骨和关节感染，每日每公斤体重 150 mg（不能超过成人使用的最大剂量），分 3 次给药；脑膜炎患儿，每日每公斤体重 200～240 mg，分 3～4 次给药。儿童每日最高剂量不超过 6g。

（4）肾功能不全患者：肌酐清除率≥20 ml/min 时每隔 8 h 给予 0.75～1.5 g；肌酐清除率在 10～20 ml/min 时，每 12 h 给予 0.75 g；肌酐清除率≤10 m/min 时每隔 24 h 给予 0.75 k。肾功能不全的儿童，应参照肾功能不全成人用量进行调整。

【制剂与规格】注射用粉针剂：0.25 g，0.5 g，0.75 g，1 g，1.5 g，2 g，2.25 g，2.5 g，3 g。

5. 头孢克洛

【适应证】适合敏感菌株所引起的下列感染。

（1）由肺炎链球菌、流感嗜血杆菌、金黄色葡萄球菌、化脓性链球菌及卡他莫拉菌引起的中耳炎。

（2）由化脓性链球菌引起的上呼吸道感染，包括咽炎、扁桃体炎。

（3）由肺炎链球菌、流感嗜血杆菌、化脓性链球菌和金黄色葡萄球菌、卡他莫拉菌或革兰阴性杆菌引起的下呼吸道感染，包括肺炎和支气管炎。

（4）由大肠埃希菌、奇异变形杆菌、克雷伯菌属和凝固酶阴性的金黄色葡萄球菌引起的尿路感染，包括肾盂肾炎和膀胱炎。

（5）由金黄色葡萄球菌和化脓性链球菌引起皮肤和软组织感染。

（6）由淋病奈瑟菌，包括 β - 内酰胺酶菌株引起的单纯性淋菌性尿道炎。

（7）鼻窦炎。

【注意事项】

（1）对青霉素过敏的病人，应慎用头孢菌素类抗生素，临床和实验室研究表明，青霉素类和头孢菌素类有部分交叉过敏。

（2）长期应用的患者应仔细观察，如发生二重感染，必须采取适当措施。

（3）无尿症患者体内头孢克洛的半衰期为2.3～2.8 h，严重肾功能不全者应慎用，对中度、重度肾功能不全者，应仔细监测调整剂量。

（4）有胃肠道疾病史的患者，尤其有溃疡性结肠炎者应慎用本品。

（5）本品可引起伪膜性肠炎，应警惕。一旦诊断确立后，轻度者停药即可，中度至严重病例，应采取适当治疗。

（6）妊娠期妇女应用本品前需权衡利弊。

（7）本品能少量进入乳汁，哺乳期妇女慎用。

【用法与用量】口服。

（1）成人常规剂量：每次 250 mg，每隔 8 h 给药 1 次；较严重感染或由中度敏感菌引起的感染，需要 500 mg，每隔 8 h 给药 1 次，但日剂量不宜超过 4 g，可连续服用 28 d；用于男、女性急性淋球菌尿道炎，单剂量 3 g 顿服，应与 1 g 丙磺舒合用。

（2）儿童常规剂量：每日剂量为 20 mg/kg，每隔 8 h 给药 1 次；较严重的感染，如严重中耳炎或严重细菌感染，每日剂量 40 mg/kg，每隔 8 h 给药 1 次；6 岁或 6 岁以下儿童日最大剂量不宜超过 1 g；在治疗溶血性链球菌引起的感染时，疗程至少 10 d。

【制剂与规格】片剂：0.25 g；缓释片剂：0.375 g；分散片：0.125 g，0.375 g；胶囊剂：0.125 g，0.25 g；缓释胶囊剂：0.1875 g；颗粒剂：0.1 g，0.125 g，0.25 g；混悬剂：0.125 g/5 ml，25 mg/ml。

6. 头孢地尼

【适应证】适用于对头孢地尼敏感的葡萄球菌属、链球菌属、克雷伯菌属、肺炎球菌、消化链球菌、淋病奈瑟菌、大肠埃希菌、流感嗜血杆菌等所致的下列感染，包括咽喉炎、扁桃体炎、急性支气管炎、肺炎、中耳炎、鼻窦炎、肾盂肾炎、膀胱炎、淋菌性尿道炎、附件炎、宫内感染、前庭大腺炎、乳腺炎、肛门周围脓肿、外伤或手术伤口的继发感染、毛囊炎、疖、痈、丹毒、蜂窝织炎、淋巴管炎、甲沟炎、皮下脓肿、眼睑炎、睑腺炎、睑板腺炎、牙周组织炎症。

【注意事项】

（1）本品有出现休克等过敏反应的可能，应用前需详细询问过敏史。

（2）原则上，在确定对本品敏感的病原菌后，为防止耐药菌的产生，其疗程最好控制在治疗患者所需的最短周期以内。

（3）尽量避免与铁剂合用，如病情需要合用，应在服用头孢地尼 3 h 后再服用铁剂。

（4）患者出现下列情况应慎重使用本品：①有青霉素类药物过敏史。②患者本人或其亲属中有发生支气管哮喘、荨麻疹、皮疹等过敏史。③严重的肾功能减退，应根据病情严重程度酌减剂量或延长给药间隔时间，对于进行血液透析的患者，建议剂量每日 1 次，一次 100 mg。④在一些特殊情况下，患者出现维生素 K 缺乏，应用本品要进行严密临床观察，如：患有严重基础疾病、不能很好进食或肠道外营养者、高龄者、恶病质患者可出现维生素 K 缺乏。

（5）妊娠及哺乳期妇女用药前要权衡利弊，只有在利大于弊的情况下，才能使用。

（6）老年患者使用本品时应需注意以下两个方面，并根据对患者的临床观察调整剂量和给药间隔。①由于身体机能下降，老年患者不良反应发生率较高。②由于维生素 K 缺乏，老年患者可能会有出血倾向。

【用法与用量】口服。

（1）成人常规剂量：每次 100 mg，每日 3 次。

（2）儿童常规剂量：每日 9～18 mg/kg，分 3 次服用，可依年龄、症状进行适量增减。

【制剂与规格】胶囊剂：50 mg，100 mg；分散片：50 mg，100 mg；颗粒剂：50 mg。

7. 头孢克肟

【适应证】链球菌属（肠球菌除外），肺炎球菌、淋病奈瑟菌、大肠埃希菌、克雷伯菌属、变形杆菌属、卡他莫拉菌、流感杆菌等头孢克肟敏感菌所引起的以下感染，包括：支气管炎、支气管扩张合并感染、慢性呼吸系统感染疾病的继发感染、肺炎；肾盂肾炎、膀胱炎、淋菌性尿道炎；急性胆囊炎、急性胆管炎、猩红热；中耳炎、副鼻窦炎。

【注意事项】

（1）本品有出现休克等过敏反应的可能，应用前需详细询问过敏史。

（2）原则上，在确定对本品敏感的病原菌后，为防止耐药菌的产生，将剂量控制在疾病所需最小剂量。

（3）严重的肾功能减退，应根据病情严重程度酌减剂量或延长给药间隔时间。

（4）患者出现下列情况应慎重使用本品：①有青霉素类药物过敏史；②患者本人或其亲属中有发生支气管哮喘、荨麻疹、皮疹等过敏史；③严重的肾功能减退者；④在一些特殊情况下，患者出现维生素 K 缺乏，应用本品要进行严密临床观察，如：患有严重基础疾病、不能很好进食或肠道外营养者、高龄者、恶病质患者。

（5）妊娠或有妊娠可能性的妇女使用前需权衡利弊。哺乳期妇女使用时应考虑暂停哺乳。

（6）本品对早产儿、新生儿用药未有临床经验，其安全性尚未确定。

【用法与用量】口服。

（1）成人及体重 30 kg 以上的儿童常规用量：每次 100 mg，每日 2 次；成人重症感染患者，可增加至每次 200 mg，每日 2 次。

（2）儿童常规用药：按每次每公斤体重 1.5～3 mg 计算给药，每日 2 次，可以根据症状进行适当增减；用于重症感染患儿，可增加剂量，每次每公斤体重 6 mg，每日 2 次。

【制剂与规格】胶囊剂：50 mg，0.1 g；片剂：50 mg，0.1 g；咀嚼片：50 mg，0.1 g；分散片剂：0.1 g；颗粒剂：50 mg。

8. 头孢噻肟

【适应证】

（1）适用于对头孢噻肟敏感菌所致的肺炎及其他下呼吸道感染、尿路感染、脑膜炎、败血症、腹腔感染、盆腔感染、生殖道感染、皮肤软组织感染、骨和关节感染等。

（2）儿童脑膜炎也需要本品抗感染治疗。

【注意事项】

（1）应用本品前需进行皮肤过敏试验。

（2）交叉过敏反应：对一种头孢菌素或头霉素过敏者对其他头孢菌素或头霉素也可能过敏。对青霉素或青霉胺过敏者也可能对本品过敏。

（3）头孢噻肟钠 1.05 g 约相当于 1 g 头孢噻肟，每 1 g 头孢噻肟钠含钠量约为 2.2 mmol（51 mg）。1 g 头孢噻肟溶于 14 ml 灭菌注射用水形成等渗溶液。

（4）肾功能减退者应在减少剂量情况下慎用；有胃肠道疾病者慎用。

（5）本品与氨基糖苷类不可同瓶滴注。

（6）对诊断干扰：应用本品患者抗球蛋白（Coombs）试验可出现阳性；用硫酸铜法测定尿糖可呈假阳性。

（7）本品可经乳汁排出，哺乳期妇女应用本品期间宜暂停哺乳。本品可透过血胎屏障进入胎儿血循环，孕妇应限用于有确切适应证的患者。

（8）老年患者用药根据肾功能适当减量。

（9）婴幼儿不宜肌内注射给药。

【用法与用量】

（1）成人常规剂量：每日 2～6 g，分 2～3 次静脉注射或静脉滴注；严重感染者每 6～8 h给予 2～3 g，每日最高剂量不超过 12 g；治疗无并发症的肺炎链球菌肺炎或急性尿路感染，每隔 12 h 给予 1 g。

（2）儿童常规剂量：新生儿日龄小于等于 7 d 者每隔 12 h 给予 50 mg/kg；出生大于 7 d 者，每隔 8 h 给予 50 mg/kg；治疗脑膜炎患儿剂量可增至每 6 h 给予 75 mg/kg，均以静脉给药。

（3）严重肾功能不全者：应用本品时须适当减量。血肌酐超过 424 umo/L（4.8 mg）或肌酐清除率低于 20 ml/min 时，本品维持量应减半；血肌酐超过 751 umol/L（8.5 mg）时，维持量为正常剂量的 1/4；需血液透析者每日 0.5～2 g，但在透析后应加用 1 次剂量。

【制剂与规格】注射用粉针剂：0.5 g，1 g，2 g。

9. 头孢曲松

【适应证】用于敏感致病菌所致下呼吸道感染、尿路感染、胆道感染，以及腹腔感染、盆腔感染、皮肤软组织感染、骨和关节感染、败血症、脑膜炎等。也用于手术期感染预防。本品单剂可治疗单纯性淋病。

【注意事项】

（1）应用本品前需进行皮肤过敏试验。

（2）交叉过敏反应：对一种头孢菌素或头霉素过敏者对其他头孢菌素或头霉素也可能过敏。对青霉素或青霉胺过敏者也可能对本品过敏。

（3）本品不得用于高胆红素血症的新生儿和早产儿的治疗。头孢曲松可从血清蛋白结合部位取代胆红素，从而引起这些患儿的胆红素脑病。

（4）有胃肠道疾病史者，特别是溃疡性结肠炎、局限性肠炎或抗生素相关性结肠炎者慎用。

（5）肾功能不全患者肌酐清除率大于 5 ml/min，每日应用剂量少于 2 g 时，无须调整剂量。血液透析清除的量较少，透析后无须调整剂量。

（6）严重肝、肾损害或肝硬化者应调整剂量。

（7）本品的保存温度为 20 ℃以下。

（8）本品不能加入哈特曼溶液（乳酸钠林格注射液、复方乳酸钠注射液）以及林格溶液等含钙的溶液中使用。因本品与含钙或含钙产品合并用药有导致致死性结局的风险。

（9）妊娠及哺乳期妇女应用须权衡利弊。

（10）有黄疸的新生儿或有黄疸严重倾向的新生儿应慎用或避免使用。

【用法与用量】肌内注射或静脉注射、静脉滴注。

（1）用法：①新配制的溶液能在室温下保持其物理及化学稳定性达 6 h 或在 5 ℃环境下保持 24 h。但按一般原则，配制后的溶液应立刻使用。②肌内注射。0.25 g 或 0.5 g 溶于 1% 盐酸利多卡因注射液 2 ml 中（1 g 则溶于 3.5 ml），以注射于相对丰厚的肌肉处为好，不主张在一处的肌肉内注射 1 g 以上剂量。③静脉注射。0.25 g 或 0.5 g 溶于 5 ml 注射用水中，1 g 溶于 10 ml 中用于静脉注射，注射时间不能少于 2～4 min。加入利多卡因的本品溶液禁用于静脉注射。④静脉滴注。2 g 溶于 40 ml 以下的无钙静脉注射液中，如氯化钠溶液、0.45% 氯化钠 + 2.5% 葡萄糖注射液、5% 葡萄糖、10% 葡萄糖、6%～10% 羟乙基淀粉静脉注射液、注射用水等。由于可能会产生药物间的不相容性，故不能将头孢曲松混合或加入含有其他抗菌药物的溶液中，亦不能将其稀释于以上列出的溶液之外的其他液体中。静脉滴注时间至少 30 min。

（2）用量：①成人及 12 岁以上儿童。每次 1～2 g，每日 1 次；危重或由中度敏感菌所引起的感染，剂量可增至每次 4 g，每日 1 次。②新生儿（14 d 以下）。每日 20～50 mg/kg，不超过 50 mg/kg，无须区分早产儿及足月婴儿；③婴儿及儿童（15 d 至 12 岁）。每日 20～80 mg/kg；体重 50 kg 或以上的儿童，应使用成人剂量。建议以上剂量一次使用。④静脉用量在 50 mg/kg 以上时，滴脉注射时间至少 30 min 以上。⑤疗程：疗程取决于病程。与一般抗生素治疗方案一样，在发热消退或细菌清除后，应继续使用至少 48～72 h。⑥肾衰竭患者（肌酐清除率≤10 ml/min）。每日用量不能超过 2 g。严重肝、肾功能不全者，应定期监测头孢曲松的血浆浓度。⑦正在接受透析治疗者，无须在透析后另加剂量，但由于这类患者的药物清除率可能会降低，故应进行血浆药物浓度监测，以决定是否需要调整剂量。

【制剂与规格】注射用粉针剂（头孢曲松钠）：0.25 g，0.5 g，0.75 g，1 g，1.5 g，2 g，3 g，4 g。

10. 头孢哌酮

【适应证】用于敏感菌所致的各种感染如肺炎及其他下呼吸道感染、尿路感染、胆道感染、皮肤和软组织感染、败血症、腹膜炎、盆腔感染等，后两者宜与抗厌氧菌药联合应用。

【注意事项】

（1）交叉过敏反应：对一种头孢菌素或头霉素过敏者对其他头孢菌素或头霉素也可能过敏。对青霉素或青霉胺过敏者也可能对本品过敏。

（2）对诊断干扰：应用本品患者抗球蛋白（Coombs）试验可出现阳性；用硫酸铜法测定尿糖可呈假阳性。

（3）头孢哌酮主要经胆汁排泄。患有肝疾病或胆道梗阻时，头孢哌酮血浆半衰期通常延长并且由尿液中排出的药量会增加。即使患者有严重肝功能不全时，头孢哌酮在胆汁中仍能达到治疗浓度且其半衰期延长 2～4 倍。遇到严重胆道梗阻、严重肝病或同时合并肾功能不全时，需调整剂量。同时合并有肝、肾功能不全者，应监测头孢哌酮血浆浓度，根据需要调整剂量。对这些患者如未密切监测本品的血清浓度，头孢哌酮日剂量不应超过 2 g。

（4）部分患者使用本品治疗后可引起维生素 K 缺乏和低凝血酶原血症，用药期间应进行凝血功能监测，同时应补充维生素 K_1 可防止出血现象发生。

（5）长期使用本品可导致二重感染。

（6）在疗程较长时应注意患者是否存在各系统器官的功能障碍，定期复查肝、肾功能及血常规。

（7）本品不可与氨基糖苷类抗菌药物直接混合，因存在物理性配伍禁忌。

（8）妊娠及哺乳期妇女慎用；新生儿和早产儿须权衡利弊后慎用。

【用法与用量】肌内注射或静脉注射、静脉滴注。制备肌内注射液：每 1 g 药物加灭菌注射用水 2.8 ml 及 2% 利多卡因注射液 1 ml，其浓度为 250 mg/ml；制备静脉注射液：每 1 g

药物加葡萄糖氯化钠注射液 40 ml 溶解；制备静脉滴注液：取 1～2 g 本品溶解于 100～200 ml 葡萄糖氯化钠注射液或其他稀释液中，最后药物浓度为 5～25 mg/ml。每 1 g 头孢哌酮的含钠量为 1.5 mmol（34 mg）。

（1）成人常用量：一般感染，每次 1～2 g，每 12 h 给予 1 次；严重感染，每次 2～3 g，每 8 h 给予 1 次。接受血液透析者，透析后应补 1 次剂量。成人一日常规最高剂量 9 g，但在免疫缺陷病人有严重感染时，剂量可加大至每日 12 g。

（2）小儿常用量：每日 50～200 mg/kg，分 2～3 次静脉滴注。

【制剂与规格】注射用粉针剂：0.5 g，1 g，2 g。

11. 头孢哌酮舒巴坦

【适应证】用于敏感菌所致的呼吸道感染、尿路感染、腹膜炎、胆囊炎、胆管炎和其他腹腔内感染、败血症、脑膜炎、皮肤和软组织感染、骨骼及关节感染、盆腔炎、子宫内膜炎、淋病及其他生殖系统感染。

【注意事项】

（1）过敏反应：应用本品一旦发生过敏反应，应立即停药并给予适当的治疗。发生严重过敏反应患者须立即给予肾上腺素紧急处理，必要时应吸氧、静脉给激素，采用包括气管内插管在内的通畅气道等治疗措施。

（2）头孢哌酮主要经胆汁排泄：患有肝疾病或胆道梗阻时，头孢哌酮血浆半衰期通常延长并且由尿液中排出的药量会增加。即使患者有严重肝功能不全时，头孢哌酮在胆汁中仍能达到治疗浓度且其半衰期延长 2～4 倍。遇到严重胆道梗阻、严重肝病或同时合并肾功能不全时，需调整剂量。同时合并有肝、肾功能不全者，应监测头孢哌酮血浆浓度，根据需要调整剂量。对这些患者如未密切监测本品的血清浓度，头孢哌酮日剂量不应超过 2 g。

（3）与其他抗生素一样，少数患者使用本品治疗后出现维生素 K 缺乏，包括：营养不良、吸收不良和长期肠外营养的患者存在上述危险。应监测上述患者及接受抗凝血药治疗者的凝血酶原时间，需要时应补充维生素 K。

（4）长期使用本品可导致细菌耐药，在治疗过程中应仔细观察患者的病情变化。

（5）在疗程较长时应注意患者是否存在各系统器官的功能障碍，定期复查肝、肾功能及血常规。

（6）本品应避免直接使用乳酸钠林格注射液或 2% 盐酸利多卡因溶液配制本品，因混合后可引起配伍禁忌，但可采用两步稀释法，先用注射用水进行最初的溶解，再用乳酸钠林格注射液做进一步稀释。

（7）本品不可与氨基糖苷类抗菌药物直接混合，因存在物理性配伍禁忌。如本品必须与氨基糖苷类合用时，可采用序贯间歇静脉输注给药，本品与氨基糖苷类抗生素的日间给药间隔时间应尽可能延长。各药品输注间应采用足量的适宜稀释液灌洗静脉输注管，也可采用另一套单独的静脉输注管输注。

（8）妊娠及哺乳期妇女慎用；新生儿和早产儿须权衡利弊后慎用。

（9）老年人伴肝、肾功能减退应慎用并调整剂量。

【用法与用量】静脉给药。

（1）用法：①间歇静脉滴注时，每瓶头孢哌酮舒巴坦用适量的 5% 葡萄糖注射液或 0.9% 注射用氯化钠溶液溶解，然后再用上述相同溶液稀释至 50～100 ml 供静脉滴注，静脉滴注时间至少为 30～60 min；②静脉注射时，每瓶头孢哌酮舒巴坦应按上述方法溶解，缓慢静推，时间至少应超过 3 min。

（2）用量：①成人。每日 2～4 g 分 2 次给予，每隔 12 h 给予 1 次，在严重感染或难治性感染时，日剂量可增至 8 g。病情需要时，可单独增加头孢哌酮用量，所用剂量应等分，每隔 12 h 给药 1 次，舒巴坦一日推荐最大剂量为 4 g。②儿童。常用量每日 40～80 mg/kg，分 2～4 次滴注，严重或难治性感染者可增至每日 160 mg/kg，分 2～4 次滴注；新生儿出生第 1 周内，每隔 12 h 给药 1 次。舒巴坦一日最高剂量不超过 80 mg/kg。③肾功能障碍患者用药。肾功能明显降低的患者（肌酐清除率＜30 ml/min），舒巴坦清除减少，应调整本品的用药方案。a. 肌酐清除率为 15～30 ml/min 的患者，每日舒巴坦的最高剂量为 1 g，分为等量，每 12 h 给药一次。b. 肌酐清除率≤15 ml/min 的患者，舒巴坦的日最大剂量为 0.5 g，分为等量，每 12 h 给药 1 次，严重感染者，必要时可单独增加头孢哌酮的用量。④血液透析患者。舒巴坦的药动学特性有明显改变，在血液透析后，应给予一次剂量的头孢哌酮舒巴坦。

【制剂与规格】

（1）注射用粉针剂（1:1）：1 g（头孢哌酮钠 0.5 g，舒巴坦钠 0.5 g），2 g（头孢哌酮钠 1 g，舒巴坦钠 1 g）。

（2）注射用粉剂（2:1）：1.5 g（头孢哌酮钠 1 g，舒巴坦钠 0.5 g），2.25 g（头孢哌酮钠 1.5 g，舒巴坦钠 0.75 g），3 g（头孢哌酮钠 2 g，舒巴坦钠 1 g），4.5 g（头孢哌酮钠 3 g，舒巴坦钠 1.5 g）

12. 头孢他啶

【适应证】用于敏感革兰阴性杆菌所致的败血症、下呼吸道感染、腹腔和胆道感染、复杂性尿路感染和严重皮肤软组织感染等。对于由多种耐药革兰阴性杆菌引起的免疫缺陷者感染、医院内感染以及革兰阴性杆菌或铜绿假单胞菌所致中枢神经系统感染尤为适用。

【注意事项】

（1）交叉过敏反应：对一种头孢菌素或头霉素过敏者对其他头孢菌素或头霉素也可能过敏。对青霉素或青霉胺过敏者也可能对本品过敏。

（2）本品可引起伪膜性肠炎，有胃肠道疾病史者，特别是溃疡性结肠炎、局限性结肠炎或抗生素相关性结肠炎者慎用。

（3）肾功能不全者的用量需根据肾功能的降低程度而相应地减少。

（3）长期使用本品可能引起非敏感菌过度生长，应注意观察二重感染的发生并采取相应的措施。

（4）头孢他啶在碳酸氢钠注射液内的稳定性较其他的静脉注射液差。头孢他啶与氨基糖苷类抗菌药物不应混合在同一给药系统或注射器内。万古霉素加入已制成的头孢他啶注射液后，会出现沉淀。因此，在先后给予两种药物的过程中，必须谨慎冲洗给药系统和静脉系统。

（5）孕妇及哺乳期妇女，应用本品前须权衡利弊。

【用法与用量】静脉给药或深部肌内注射给药。

（1）成人常规剂量：每日 1～6 g，分每 8 h 或每 12 h 静脉注射或肌内注射给药。对于大多数感染，每 8 h 给予 1 g 或每 12 h 给予 2 g。用于尿路感染及较轻感染，一般每隔 12 h 给予 500 mg 或 1 g 已足够。用于非常严重感染，尤其是免疫抑制的患者，包括患有嗜中性粒细胞减少症者，每 8 h 或 12 h 给予 2 g 或每 12 h 给予 3 g 的剂量。用作前列腺手术预防治疗时，第 1 次 1 g 用于诱导麻醉期间，第 2 次用于撤除导管时。对于肾功能正常而患有假单胞菌类肺部感染的纤维囊性成年患者，应使用每日 100～150 mg/kg 的高剂量，分 3 次给药。肾功能正常成年人，每日剂量可达 9 g。

（2）新生儿、婴幼儿及儿童用量：2 个月以上的儿童，一般剂量每日 30～100 mg/kg，分 2～3 次给予。对于免疫受抑制或患有纤维化囊肿感染、脑膜炎的儿童，剂量可增加至每日 150 mg/kg（日最大剂量 6 g），分 3 次给药。新生儿至 2 个月龄的婴儿，每日 25～60 mg/kg，分 2 次给药。

（3）老年患者头孢他啶的清除率有所减低，尤其在年龄大于 80 岁的患者，每日不超过 3 g。

（4）肾功能减退者剂量：①对于怀疑为肾功能不全的患者，可给予 1 g 的首次负荷剂量，然后，根据肾小球滤过率来决定合适的维持剂量。②对于严重感染的患者，特别是中性粒细胞减少症的患者，一般每天接受 6 g 头孢他啶的剂量，但不能用于肾功能不全的患者。③正在监护室接受连续动静脉或高流量血液透析的肾衰竭者，推荐剂量为每日 1 g，分次给药。④对于低流量血液透析法的患者，可参照肾功能不全者推荐的剂量。⑤在血液透析过程中，头孢他啶的血清半衰期为 3 h 至 5 h。每次血液透析后，应重复给予适当的头孢他啶的维持剂量。⑥肾功能不全者应根据肌酐清除率调整剂量：50～31 ml/min 者每次 1.0 g，每隔 12 h 给予 1 次；30～16 ml/min 者每次 1 g，每隔 24 h 给予 1 次；15～6 ml/min 者每次 0.5 g，每隔 24 h 给予 1 次；≤5 ml/min 者每次 0.5 g，每隔 48 h 给予 1 次。

【制剂与规格】注射用粉针剂：0.25 g，0.5 g，1 g，2 g。

13. 头孢吡肟

【适应证】头孢吡肟可用于治疗敏感菌引起的中、重度感染，包括：肺炎、支气管炎、单纯性下尿路感染和复杂性尿路感染（包括肾盂肾炎），非复杂性皮肤及皮肤软组织感染，复杂性腹腔内感染（包括腹膜炎和胆道感染），妇产科感染，败血症，以及中性粒细胞减少伴发热患者的经验治疗。也可用于儿童细菌性脑脊髓膜炎。本品为广谱抗生素，故在药敏试验结果揭晓前可开始头孢吡肟单药治疗。对疑有厌氧菌混合感染时，建议合用其他抗厌氧菌药物（如甲硝唑初始治疗）。待细菌培养和药敏试验结果揭晓，应及时调整治疗方案。

【注意事项】

（1）在应用本品时须详细询问患者对头孢菌素类、青霉素类及其他药物过敏史，有青霉素类药物过敏性休克史者不可应用本品。

（2）本品为广谱抗生素可诱发伪膜性肠炎，有胃肠道疾患，尤其是肠炎患者慎用。

（3）可能会引起凝血酶原活性下降。对于存在引起凝血酶原活性下降危险因素的患者，如肝、肾功能不全，营养不良以及延长抗菌治疗的患者应监测凝血酶原时间，必要时给予外源性维生素 K。

（4）本品所含精氨酸在所用剂量为最大推荐剂量的 33 倍时会引起葡萄糖代谢紊乱和一过性血钾升高。较低剂量时精氨酸的影响尚不明确。

（5）对肾功能不全者（肌酐消除率≤60 ml/min），应根据肾功能调整本品剂量或给药间歇时间。

（6）本品与氨基糖苷类药或强效利尿药合用时，应加强临床观察，并监测肾功能，避免引发氨基糖苷类药物的肾毒性或耳毒性。

（7）妊娠期妇女应用本品前须权衡利弊。头孢吡肟有极少量从乳汁中排出（浓度约 0.5 μg/ml），哺乳期妇女应慎用。

（8）老年患者肾功能正常时使用一般推荐剂量；肾功能不全的老年患者，使用时应根据肾功能调整给药剂量。

【用法与用量】静脉滴注或深部肌内注射给药。

（1）静脉给药：静脉滴注时，可将本品 1～2 g 溶于 50～100 ml 的下列溶液中，如 0.9% 氯化钠注射液、5% 或 10% 葡萄糖注射液、乳酸钠注射液（M/6）、乳酸林格液和 5% 葡萄糖混合注射液中，药物浓度不应超过每毫升 40 mg，约 30 min 滴注完毕。

（2）肌内注射：本品 0.5 g 应加 1.5 ml 注射用溶液，或 1 g 加 3.0 ml 注射用溶液溶解后，深部肌内注射。

（3）成人和 16 岁以上儿童或体重 40 kg 以上儿童患者，可根据病情每次 1～2 g，每隔 12 h 静脉滴注 1 次，疗程 7～10 d。轻、中度尿路感染，每次 0.5～1 g，静脉滴注或深部肌内注射，疗程 7～10 d；重度尿路感染，每次 2 g，每 12 h 静脉滴注 1 次，疗程 10 d。用于严重感染并危及生命时，可以每隔 8 h 给予静脉滴注 2 g。用于中性粒细胞减少伴发热的经验治疗，每次 2 g，每隔 8 h 静脉滴注 1 次，疗程 7～10 d 或至中性粒细胞减少缓解；如发热缓解但中性粒细胞仍处于异常低水平，应重新评价有无继续使用抗生素治疗的必要。

（4）2 个月至 12 岁儿童，最大剂量不可超过成人剂量（即每次 2 g）。一般可每公斤体重 40 毫克，每 12 h 静脉滴注 1 次，疗程 7～14 d。用于流行性脑脊膜炎患儿，可增加至每公斤体重 50 毫克，每隔 8 h 静脉滴注 1 次。对儿童中性粒细胞减少伴发热经验治疗，常用剂量每公斤体重 50 毫克，每隔 12 h 给予 1 次，疗程与成人相同。2 个月以下儿童一次 30 mg/kg，每隔 8 h 或 12 h 给予 1 次，此月龄阶段使用本品应谨慎。

（5）肾功能不全患者，其初始剂量与肾功能正常的患者相同，但维持剂量和给药间隔需按肌酐清除率调整：肌酐消除率 30～60 ml/min 者每次 0.5～1 g，每隔 12 h 给予 1 次，或每次 2 g，每隔 8～12 h 给予 1 次；肌酐消除率 11～29 ml/min 者每次 0.5～1 g，每日 1 次，或每次 2 g，每隔 12～24 h 给予 1 次；肌酐消除率 ≤11 ml/min 者每次 0.25 g，每日 1 次，或每次 0.5～1 g，每日 1 次。

（6）接受持续性腹膜透析患者应每隔 48 h 给予常规剂量。

（7）尚无肾功能不全的儿童患者使用头孢吡肟的报道，但由于成人和儿童的头孢吡肟的药代动力学相似，肾功能不全儿童的用法与成人类似。

【制剂与规格】注射用粉针剂：0.5 g，1 g。

【同步练习】

一、A 型题（最佳选择题）

1. 下列头孢菌素中对肾毒性最小的是（　　）

A. 头孢唑林　　　　B. 头孢氨苄　　　　C. 头孢西丁　　　　D. 头孢呋辛

E. 头孢吡肟

2. 有关头孢菌素类药物的描述不正确的是（　　）

A. 抗菌谱广，抗菌作用强　　　　　　B. 对分裂繁殖期的细菌有杀菌作用

C. 均能耐受 β - 内酰胺酶的灭活　　　D. 与青霉素有部分交叉过敏反应

E. 与青霉素类药物的化学结构相似

3. 头孢菌素类药物的抗菌作用部位是（　　）

A. 细菌二氢叶酸合成酶　　　　　　　B. 细菌蛋白质合成位移酶

C. 细菌细胞壁　　　　　　　　　　　　D. 细菌核糖体 50S 亚基

E. 细菌二氢叶酸还原酶

4. 具有最强抗铜绿假单胞菌作用的头孢菌素是（　　　）

A. 头孢唑林　　　　B. 头孢西丁　　　　C. 头孢呋辛　　　　D. 头孢他啶

E. 头孢氨苄

5. 头孢菌素类药物与青霉素类药物不同的是（　　　）

A. 杀菌原理　　　　B. 过敏反应　　　　C. 不良反应　　　　D. 抗菌谱

E. 基本化学结构

6. 关于头孢哌酮的特点，不正确的是（　　　）

A. 胆汁中药物浓度高　　　　　　　　　　B. 高剂量可出现低凝血酶原血症

C. 抗菌谱广，抗菌作用强　　　　　　　　D. 口服吸收良好

E. 对铜绿假单胞菌作用较强

二、B 型题（配伍选择题）

(7～9 题共用备选答案)

A. 影响叶酸代谢　　　　　　　　　　　　B. 抑制细菌细胞壁的合成

C. 影响细胞膜的通透性　　　　　　　　　D. 抑制核酸合成

E. 抑制蛋白质合成的全过程

7. 喹诺酮类抗生素的抗菌机制是（　　　）

8. 头孢菌素类抗生素的抗菌机制是（　　　）

9. 氨基糖苷类抗生素的抗菌机制是（　　　）

三、X 型题（多项选择题）

10. 属于第二代头孢菌素类药物的是（　　　）

A. 头孢孟多　　　　B. 头孢地尼　　　　C. 头孢西丁　　　　D. 头孢呋辛

E. 头孢吡肟

参考答案： 1. E　2. C　3. C　4. D　5. D　6. D　7. D　8. B　9. E　10. ACD

三、其他 β－内酰胺类抗菌药物

【复习指导】本部分内容是属于高频考点，历年必考，应重点复习。需熟练掌握的内容包括：每类药品的代表药物；常用药物的注意事项。

（一）药理作用和临床评价

1. 分类和作用特点　本类药物包括头霉素类、氧头孢烯类、单环 β－内酰胺类、碳青霉烯类。

头霉素类代表品种为头孢西丁、头孢美唑、头孢米诺等。本类药品抗菌谱和抗菌作用与第二代头孢菌素相似，但对多数超广谱 β－内酰胺酶稳定，对脆弱拟杆菌等厌氧菌抗菌作用较二代头孢强。临床主要用于治疗呼吸道感染、腹腔感染、盆腔感染、尿路感染及妇科感染等。

氧头孢烯类代表品种为拉氧头孢、氟氧头孢。本类药品抗菌谱广，抗菌活性与第三代头孢菌素相似，对多种革兰阴性菌及厌氧菌有较强作用，对 β－内酰胺酶极稳定。临床主要用于治疗呼吸道、尿路、妇科、胆道感染及脑膜炎、败血症。

单环 β－内酰胺类代表品种为氨曲南。本类药品仅对需氧革兰阴性菌具有良好抗菌活

性，对需氧革兰阳性菌和厌氧菌作用差。氨曲南具有低毒、与青霉素类及头孢菌素类无交叉过敏等优点，故可用于对青霉素类、头孢菌素类过敏的患者，并常作为氨基糖苷类抗菌药物的替代品使用。临床用于大肠埃希菌、沙雷菌、克氏杆菌和铜绿假单胞菌等引起的尿路、下呼吸道、血流、盆腔、腹腔、皮肤和软组织感染。

碳青霉烯类代表品种为亚胺培南、美罗培南、帕尼培南、厄他培南等。本类药品具有抗菌谱广、抗菌活性强和对 β-内酰胺酶具有高度稳定的特点，细菌对碳青霉烯类与青霉素类、头孢菌素类间一般无交叉耐药性。临床主要用于革兰阳性和革兰阴性需氧菌和厌氧菌，以及耐甲氧西林金黄色葡萄球菌（MRSA）所致其他常用药品疗效不佳的各种严重感染。

2. 典型不良反应和禁忌证

常见不良反应包括皮疹、瘙痒、荨麻疹、过敏性休克。少见中性粒细胞减少、嗜酸粒细胞增多、肝氨基转移酶 AST 及 ALT 升高等；可出现血尿素氮、血清肌酐升高。长时间应用可出现维生素 B 族缺乏症状，表现为舌炎、口腔黏膜炎、食欲缺乏、神经炎等症状；维生素 K 缺乏症（低凝血酶原血症、出血倾向等）以及抗生素相关性腹泻。碳青霉烯类药尤其是亚胺培南西司他丁可引起中枢神经系统严重不良反应，如精神障碍、肌阵挛，但这些不良反应多发生在已有中枢神经系统疾患的患者或肾功能不全者。

对其他 β-内酰胺类药物有过敏性休克史者及过敏患者禁用。

3. 具有临床意义的药物相互作用

（1）氨曲南、头孢西丁、厄他培南、美罗培南与丙磺舒合用时延缓此类药品排泄，导致血药浓度改变。

（2）头孢美唑、拉氧头孢、头孢米诺与利尿药合用时加重肾功能损害。

（3）碳青霉烯类药与丙戊酸钠合用时，可促进丙戊酸代谢，导致其血药浓度降低至有效浓度以下，严重可引发癫痫。

（4）氨曲南与萘夫西林、头孢拉定、甲硝唑有配伍禁忌。

（二）用药监护

1. 用药前须知患者药物过敏史　用药前应询问对 β-内酰胺类、其他抗菌药物以及变态反应原的过敏反应史和休克史。碳青霉烯类药可致过敏反应，如皮肤瘙痒、荨麻疹、皮疹、多汗、药物热、过敏性休克等，过敏体质者应慎用。

2. 根据 PK/PD 参数制定合理给药方案　本类药物大部分属于时间依赖型抗菌药物，当 T＞MIC% 达到 40% 以上才能达到满意的杀菌效果。

3. 用药过程监护

（1）若出现过敏反应，应立即停药。

（2）使用头霉素类药或氧头孢烯类药物时应告知患者用药期间和用药后 5～7 d 内禁止饮酒、服用含有乙醇的药物或食物、使用外用乙醇，否则易发生"双硫仑样反应"。

（3）用药疗程较长时应注意监测凝血功能，尤其是老年患者、营养不良患者等。

（4）对肾功能不全者和老年患者应监测肾功能情况并根据具体情况调整用药方案。

（三）常用药品的临床应用

1. 头孢美唑

【适应证】用于敏感的金黄色葡萄球菌、大肠埃希菌、肺炎克雷伯菌、变形杆菌属、普罗维登斯菌属、摩氏摩根菌、拟杆菌属、消化链球菌属、普雷沃菌属（双路普雷沃菌除外）所致的感染，包括：败血症，呼吸道疾病，继发感染，膀胱炎、肾盂肾炎，腹膜炎，胆囊炎、胆管炎，前庭大腺炎、宫内感染、子宫附件炎、子宫旁组织炎，颌骨周围蜂窝织炎。

【注意事项】下述患者慎用。

（1）对青霉素类抗生素有过敏史者。

（2）亲属属于过敏体质者。

（3）严重肾损害者。

（4）经口摄食不足患者或非经口维持营养者、全身状态不良者。

（5）对本品所含成分或头孢类抗生素有过敏史患者。

（6）老年人、妊娠或可能妊娠的妇女。

【用法与用量】

（1）用法：①静脉注射时，1 g 溶于氯化钠注射液、注射用水或葡萄糖注射液 10 ml 中，缓慢注入。②静脉滴注时，溶解静脉滴注剂不能用注射用水溶解（因溶液不呈等张）。③静脉内大量给药时，可能会引起血管刺激性痛，故应充分注意注射液的配制、注射部位及注射方法等，并尽量缓慢注入。④室温条件下溶解后的药品应 24h 内用完。

（2）用量：①成人 1～2 g/d，分 2 次。②儿童每日 25～100 mg/kg，分 2～4 次。③严重或难治性感染，可将成人增至 4 g/d、儿童每日量增至 150 mg/kg，分 2～4 次用药。④肾功能不全者按肌酐清除率调整：肌酐清除率 ≥60 ml/min 者每次 1 g，每隔 12 h 用药 1 次；30～60 ml/min 者每次 1 g，每隔 24 h 用药 1 次，或每次 0.5 g，每日 2 次；10～30 ml/min 者每次 1 g，每隔 48 h 用药 1 次，或每次 0.25 g，每日 2 次；≤10 ml/min 者每次 1 g，每隔 120 h 用药 1 次，或每次 0.1 g，每隔 12 h 用药 1 次。

【剂型与规格】注射用粉针剂：0.25 g，0.5 g，1 g，2 g。

2. 头孢西丁

【适应证】用于对本品敏感细菌所致下列感染：呼吸道感染；尿路感染包括无并发症的淋病；败血症（包括伤寒）；心内膜炎；腹膜炎以及其他腹腔内、盆腔内感染；妇科感染；骨、关节与软组织感染。

【注意事项】下述患者慎用。

（1）对青霉素过敏者。

（2）肾功能不全及有胃肠病史（尤其是结肠炎）者。

（3）妊娠期及哺乳期妇女、老年人。

（4）3 月龄以内婴儿不宜使用本品。

（5）与氨基糖苷类抗生素配伍时，可增加肾毒性。

【用法与用量】

（1）用法：①肌内注射时，1 g 溶于 0.5% 盐酸利多卡因 2 ml；②静脉注射时，1 g 溶于 10 ml 无菌注射用水；③静脉滴注时，1～2 g 溶于 0.9% 氯化钠、5% 或 10% 葡萄糖注射液 50 ml 或 100 ml。

（2）用量：①成人常用量为每次 1～2 g，每隔 6～8 h 用药 1 次；用于单纯性感染（肺炎、尿路感染、皮肤感染）时，每隔 6～8 h 用药 1 g，肌内注射或静脉滴注；用于中、重度感染，每隔 4 h 用药 1 g 或每隔 6～8 h 用药 2 g，静脉滴注；需大剂量抗菌药物治疗的感染（如气性坏疽），每隔 4 h 用药 2 g 或每隔 6 h 用药 3 g，静脉滴注。②肾功能不全者需按肌酐清除率调整剂量：30～50 ml/min 者每次 1～2 g，每隔 8～12 h 用药 1 次；10～29 ml/min 者每次 1～2 g，每隔 12～24 h 用药 1 次；5～9 ml/min 者每次 0.5～1 g，每隔 12～24 h 用药 1

次；≤5 m/min 者每次 0.5～1 g，每隔 24～48 h 用药 1 次。③3 月龄以上儿童一次 13.3～26.7 mg/kg，每隔 6 h 用药 1 次或每次 20～40 mg/kg，每隔 8 h 用药 1 次。

【剂型与规格】注射用粉针剂：0.5 g，1 g，2 g，3 g。

3. 头孢米诺

【适应证】用于治疗敏感菌所致的感染：呼吸系统感染、腹腔感染、盆腔感染、尿路感染及败血症。

【注意事项】下述患者慎用。

（1）本人或亲属为过敏体质者。

（2）有对 β-内酰胺类抗菌药物过敏史者。

（3）严重肾功能不全者。

（4）全身状态不良患者、经口摄食不足患者或非经口维持营养患者。

（5）老年患者、哺乳期及妊娠期妇女。

【用法与用量】

（1）用法：①静脉注射时，每 1 g 溶于 20 ml 注射用水、0.9% 氯化钠注射液或 5%～10% 葡萄糖注射液中；②静脉滴注时，每 1 g 溶于 5%～10% 葡萄糖注射液 100～500 ml 或 0.9% 氯化钠注射液中，滴注时间为 1～2 h。

（2）用量：①成人。常用量为每次 1 g，每日 2 次，静脉注射或静脉滴注；对于难治性或重症感染症、败血症，可增至 6 g/d，分 3～4 次静脉注射或静脉滴注。②儿童。每次 20 mg/kg，每日 3～4 次静脉注射或静脉滴注。

【剂型与规格】注射用粉针剂：0.25 g，0.5 g，1 g，1.5 g，2 g。

4. 拉氧头孢

【适应证】用于治疗敏感菌所致的感染：呼吸系统感染；消化系统感染；泌尿生殖系统感染；腹腔内感染；骨、关节、皮肤和软组织感染等；其他严重感染，如败血症、脑膜炎等。

【注意事项】

（1）下述患者慎用：对青霉素过敏者；肾功能损害者；妊娠及哺乳期妇女；早产儿、新生儿、老年人。

（2）静脉注射时应选择合适的部位，缓慢注射以减轻对血管壁的刺激并减少静脉炎的发生。

【用法与用量】

（1）用法：①静脉滴注。可用 0.9% 氯化钠、5%～10% 葡萄糖注射液等作为溶剂。②静脉注射。本品 0.5 g，溶于 4 ml 以上的注射用水、0.9% 氯化钠注射液及 5% 葡萄糖注射液充分摇匀，使之完全溶解。③肌内注射。以 0.5% 利多卡因注射液 2～3 ml 充分摇匀，使药物完全溶解。

（2）用量：①成人每日 1～2 g，分 2 次给药；用于难治性或严重感染时，可增加至每日 4 g，分 2～4 次给药。②儿童每日 40～80 mg/kg，分 2～4 次给药，并根据年龄、体重、症状适当调整剂量；难治性或严重感染时，可增加至每日 150 mg/kg，分 2～4 次给药。

【剂型与规格】注射用粉针剂：0.25 g，0.5 g，1 g。

5. 氨曲南

【适应证】用于治疗敏感需氧革兰阴性菌所致的感染：下呼吸道感染、尿路感染、败血症、腹腔内感染、妇科感染、术后伤口，以及烧伤、溃疡、皮肤软组织感染等。也用于治疗院内感染中的上述类型感染（如免疫缺陷患者的院内感染）。

【注意事项】

（1）下述患者慎用：与青霉素无交叉过敏反应，但对青霉素、头孢菌素过敏及过敏体质者仍需慎用；妊娠期妇女或备孕的妇女慎用（本品可透过胎盘屏障进入胎儿循环，虽然动物实验显示其对胎儿无影响、无毒性和无致畸作用，但缺乏在妊娠期妇女中进行的良好对照的临床研究）；婴幼儿慎用。

（2）可分泌进入乳汁，浓度不及母体血药浓度的 1%，使用时应暂停哺乳。

（3）老年人应根据其肾功能减退情况酌情减量。

（4）虽然肝毒性低，但应观察肝功能不全者的动态变化。

（5）可引起抗生素相关性腹泻。

【用法与用量】

（1）用法：①静脉滴注：每 1 g 至少用注射用水 3 ml 溶解，再用适当溶液（10% 或 5% 葡萄糖注射液、0.9% 氯化钠或林格注射液）稀释（浓度不得超过 2%），滴注时间 20～60 min。②静脉注射。每瓶用注射用水 6～10 ml 溶解，缓慢（3～5 min）注入静脉。③肌内注射。每 1 g 至少用 0.9% 氯化钠注射液或注射用水 3 ml 溶解，深部肌内注射。

（2）用量：①成人。用于尿路感染：0.5 g 或 1 g，间隔 8 h 或 12 h 用药 1 次；用于中、重度感染：1～2 g，间隔 8 h 或 12 h 用药 1 次；用于危及生命或铜绿假单胞菌严重感染：2 g，间隔 6 h 或 8 h 用药 1 次，单剂量大于 1 g 时、败血症或其他全身严重感染或危及生命的感染应静脉给药，最高剂量 8 g/d。②患者肾功能不全时应根据肾功能情况酌情减量。对肌酐清除率 10～30 ml/min 的肾功能损害者，首次 1 g 或 2 g，以后用量减半。③依靠血液透析的肾功能严重衰竭者，首次用量 0.5 g、1 g 或 2 g，维持量为首次剂量的 1/4，间隔时间 6 h、8 h 或 12 h；对严重或危及生命的感染者，血液透析后在原有的维持量上增加首次用量的 1/8。

【剂型与规格】注射用粉针剂：0.5 g，1 g，2 g。

6. 亚胺培南西司他丁

【适应证】

（1）用于多种病原体所致感染和需氧/厌氧菌引起的混合感染以及在病原菌未确定时的早期治疗。

（2）用于由敏感菌所引起的下列感染：下呼吸道感染、腹腔内感染、败血症、泌尿生殖道感染、妇科感染、骨关节感染、皮肤软组织感染、心内膜炎。

（3）适用于已经污染或预防具有潜在污染性外科手术患者的术后感染。

【注意事项】

（1）下述患者慎用：有对 β-内酰胺抗生素过敏史者，因与 β-内酰胺抗生素有部分交叉过敏反应，使用前应询问患者有无 β-内酰胺抗生素过敏史；患过胃肠道疾病尤其是结肠炎的患者；孕妇，尚无足够的孕妇研究资料，只有考虑在对胎儿益处大于潜在危险的情况下，才能使用；肌酐清除率≤5 ml/min 的患者，原则不应使用，除非 48 h 内进行过血液透析；血液透析患者，仅在益大于诱发癫痫发作危险时才可考虑；中枢神经系统疾病患者（如脑损害或有癫痫病史）和（或）肾功能损害者；静脉滴注可产生中枢神经系统的不良反应，大多发生于上述患者。

（2）下述患者禁用：哺乳期妇女，人乳中可测出亚胺培南，如确定有必要使用本品时，应停止哺乳；3月龄以下的婴儿或肾功能损害（血肌酐＞2 mg/L）的儿科患者。尚无足够的临床资料可推荐用于以上患者。

（3）不适用于脑膜炎的治疗。

（4）静脉滴注不能与其他抗生素混合，也不能直接加入其他抗生素中使用。

（5）对在使用过程中出现腹泻的患者，可能为抗生素相关性腹泻。

【用法与用量】

（1）静脉滴注：成人用于轻度感染，每次0.25 g，每隔6 h用药1次，总量1 g/d；中度感染，每次0.5～1 g，每隔12 h给予1次，总量1.5～2.0 g/d；严重感染，每次0.5 g，每隔6 h用药1次，总量2 g/d；不太敏感菌所引起的严重感染，每次1 g，每隔6～8 h用药1次，总量3～4 g/d。

（2）单次静脉滴注的剂量≤0.5 g时，时间应≥20～30 min；剂量＞0.5 g时，时间应≥40～60 min。

（3）体重轻的患者和肾功能损害需调整剂量和用药间隔时间：肌酐清除率为41～70 ml/min者，每次0.25 g，间隔6～8 h用药1次，总量1～1.5 g/d；或每次0.5 g，间隔6～8 h用药1次，总量2～3 g/d；或每次0.75 g，间隔8 h用药1次，总量4 g/d。肌酐清除率为21～40 ml/min者，每次0.25 g，每隔8～12 h用药1次，总量2 g/d、1.5 g/d、1 g/d；或每次0.5 g，每隔6～8 h用药1次，总量3～4 g/d。肌酐清除率为6～20 ml/min者，每次0.25 g，每隔12 h用药1次，总量1～2 g/d；或每次0.5 g，每隔12 h用药1次，总量3～4 g/d。

（4）预防成人术后感染，诱导麻醉时静脉滴注1000 mg，3 h后再给予1000 mg；对预防高危性（如结肠、直肠）外科手术的感染，可在诱导后8 h和16 h分别再静脉滴注500 mg。

（5）儿童体重≥40 kg者按成人剂量用药；儿童和婴儿体重＜40 kg者，15 mg/kg，每隔6 h用药1次，总剂量不超过2 g/d。

【剂型与规格】注射用粉针剂（亚胺培南∶西司他丁＝1∶1）∶0.5 g，1 g。

7. 美罗培南

【适应证】用于敏感菌引起的下列感染：肺炎（医院获得性肺炎）、尿路感染、腹腔内感染、妇科感染、皮肤及软组织感染、脑膜炎、败血症。

【注意事项】

（1）与其他碳青霉烯类和β-内酰胺类抗生素、青霉素和头孢菌素部分交叉过敏反应。

（2）进食不良或全身状况不良的患者，有可能引起维生素K缺乏症状。

（3）严重肝功能障碍的患者，使用该药有加重肝功能障碍的可能性。

（4）严重肾功能障碍的患者，需根据肌酐清除率调节用量。

（5）有癫痫史或中枢神经系统功能障碍的患者，发生中枢神经系统症状的可能性增加。

（6）AST及ALT可能升高，连续给药1周以上或有肝疾病的患者，应进行肝功能检查。

（7）尚未确立本品在妊娠期给药的安全性，当利大于弊时，才可用于妊娠期或备孕的妇女。

（8）给药期间应避免哺乳。

（9）老年人因可能存在生理功能下降或维生素K缺乏而应慎重使用。

【用法与用量】

（1）成人剂量：根据感染的类型和严重程度而决定。肺炎、尿路感染、妇科感染、皮肤及附属器感染：每次 0.5 g，隔 8 h 1 次；医院获得性肺炎、腹膜炎、推定有感染的中性粒细胞减低患者及败血症：每次 1 g，隔 8 h 1 次；脑膜炎：每次 2 g，隔 8 h 1 次。

（2）肾功能障碍患者，肌酐清除率小于 50 ml/min 者，应减少给药剂量或延长给药间隔。

（3）儿童剂量：3 个月至 12 岁儿童，每次 10～20 mg/kg，隔 8 h 1 次；体重大于 50 kg 的儿童，按照成人剂量给药；脑膜炎每次 40 mg/kg，隔 8 h 1 次。

【剂型与规格】注射用粉针剂：0.25 g，0.5 g，1 g。

8. 厄他培南

【适应证】成人由下述细菌的敏感菌株引起的中度至重度感染。社区获得性肺炎：由肺炎链球菌（仅指对青霉素敏感的菌株，包括合并菌血症的病例）、流感嗜血杆菌（仅指 β - 内酰胺酶阴性菌株）或卡他莫拉球菌引起者；复杂性尿路感染，包括肾盂肾炎：由大肠埃希菌或肺炎克雷伯杆菌引起者；继发性腹腔感染：由大肠埃希菌、梭状芽孢杆菌、迟缓真杆菌、消化链球菌属、脆弱拟杆菌、吉氏拟杆菌、卵形拟杆菌、多形拟杆菌或单形拟杆菌引起者；复杂性皮肤及附属器感染：由金黄色葡萄球菌（仅指对甲氧西林敏感菌株）、化脓性链球菌、大肠埃希菌、消化链球菌属引起者；急性盆腔感染，包括产后子宫内膜炎、流产感染和妇产科术后感染：由无乳链球菌、大肠埃希菌、脆弱拟杆菌、不解糖卟啉单胞菌、消化链球菌属或双路普雷沃菌属引起者；菌血症。

【注意事项】

（1）治疗前需询问患者有关对 β - 内酰胺类抗生素、其他 β - 内酰胺类抗生素及其他过敏原的过敏情况。

（2）延长使用时间可能会导致非敏感细菌的过量生长，发生二重感染。

（3）有可能出现癫痫发作，这种现象在患有神经系统疾患和（或）肾功能受到损害的患者中最常发生。

（4）尚无在孕妇中进行过对照研究，只有当潜在的益处超过对母亲和胎儿的潜在危险时，才能使用。

（5）哺乳期妇女慎用。

（6）对儿童的安全性和疗效尚不明确，不推荐用于小于 18 岁的患儿。

（7）经肠外给药治疗的患者中有 ≥1.0% 出现实验室检查结果异常：①ALT、AST、血清碱性磷酸酶、血清结合胆红素、血清总胆红素、血清肌酐、嗜酸性细胞、血清非结合胆红素、PTT、尿中细菌、BUN、血清葡萄糖、单核细胞、尿中上皮细胞和尿中红细胞升高；②多形核中性粒细胞、白细胞、血红蛋白、红细胞比容及血小板计数下降。

【用法与用量】

（1）用法：①静脉滴注。不得与其他药物混合滴注，不得使用含有葡萄糖的稀释液。溶解后 6 h 内用完。②肌内注射。必须在给药前用 1.0% 盐酸利多卡因注射液 3.2 ml（不得含有肾上腺素）溶解后，立即做深部肌内注射。溶解后 1 h 内使用，不得静脉给药。

（2）用量：①成人每次 1 g，每日 1 次。社区获得性肺炎和复杂性尿路感染：1 g/d，每日 1 次，疗程 10～14 d；继发性腹腔内感染：疗程 5～14 d；复杂性皮肤及附属器感染：疗程 7～14 d；急性盆腔感染：疗程 3～10 d。

②严重肾功能不全者（肌酐清除率≤30 ml/min）及终末期肾功能不全（肌酐清除率 <10 ml/min）患者，需将剂量调整为 500 mg/d。

【剂型与规格】注射用粉针剂：1 g。

【同步练习】

一、A型题（最佳选择题）

1. 具有碳青霉烯类结构的非典型β–内酰胺类抗菌药物是（　　）
A. 舒巴坦钠　　　　B. 克拉维酸　　　　C. 亚胺培南　　　　D. 氨曲南
E. 克拉霉素
本题考点：亚胺培南具有碳青霉烯类结构的非典型β–内酰胺类抗菌药物。

2. 属于单环β–内酰胺类抗菌药物的是（　　）
A. 舒巴坦　　　　　B. 氨曲南　　　　　C. 多粘菌素　　　　D. 磷霉素
E. 亚胺培南
本题考点：氨曲南属于单环β–内酰胺类抗菌药物。

3. 属于头霉素类抗菌药物的是（　　）
A. 头孢西丁　　　　B. 头孢克洛　　　　C. 头孢地尼　　　　D. 头孢克肟
E. 头孢噻肟
本题考点：头霉素类代表品种为头孢西丁、头孢美唑、头孢米诺。

4. 属于氧头孢烯类抗菌药物的是（　　）
A. 拉氧头孢　　　　B. 头孢克洛　　　　C. 头孢地尼　　　　D. 头孢克肟
E. 头孢噻肟
本题考点：氧头孢烯类代表品种为拉氧头孢和氟氧头孢。

5. 关于氨曲南，错误的是（　　）
A. 与青霉素有交叉过敏反应，对青霉素、头孢菌素过敏及过敏体质者禁用
B. 妊娠妇女或有妊娠可能性的妇女慎用
C. 婴幼儿慎用
D. 可分泌到乳汁中，浓度不及母体血药浓度的1%，使用时应暂停哺乳
E. 老年人应按其肾功能减退情况酌情减量
本题考点：氨曲南的特点。氨曲南与青霉素无交叉过敏反应，但对青霉素、头孢菌素过敏及过敏体质者仍需慎用。

二、B型题（配伍选择题）
（6～10题共用备选答案）
A. 氟氧头孢　　　　B. 头孢米诺　　　　C. 氨曲南　　　　D. 青霉素
E. 厄他培南
6. 典型β–内酰胺类抗菌药物为（　　）
7. 头霉素类抗菌药物为（　　）
8. 氧头孢烯类抗菌药物为（　　）
9. 单环β–内酰胺类抗菌药物为（　　）
10. 碳青霉烯类抗菌药物为（　　）
本题考点：各类抗菌药物的代表药物。

三、X 型题（多项选择题）

11. 属于 β - 内酰胺类抗菌药物有（　　）

A. 青霉素　　　　B. 红霉素　　　　C. 亚胺培南　　　　D. 头孢西丁

E. 链霉素

本题考点： β - 内酰胺类抗菌药物的代表药物。

12. 非典型 β - 内酰胺类抗菌药物典型不良反应包括（　　）

A. 皮疹　　　　B. 荨麻疹　　　　C. 瘙痒　　　　D. 过敏性休克

E. 耳毒性

本题考点： 非典型 β - 内酰胺类抗菌药物常见不良反应包括皮疹、荨麻疹、瘙痒、过敏性休克。

13. 关于非典型 β - 内酰胺类抗菌药物，正确的有（　　）

A. 头孢西丁、氨曲南、美罗培南、厄他培南与丙磺舒合用时可延缓该类药品排泄，导致血药浓度改变。

B. 拉氧头孢、头孢美唑、头孢米诺与利尿药如呋塞米合用时，可加重肾功能损害。

C. 碳青霉烯类药与丙戊酸钠合用时，可促进丙戊酸代谢，导致其血药浓度降低至有效浓度以下，严重可引发癫痫。

D. 氨曲南可与萘夫西林、头孢拉定、甲硝唑配伍。

E. 头孢西丁与氨基糖苷类抗生素配伍时，可增加肾毒性

本题考点： 非典型 β - 内酰胺类抗菌药物相互作用。氨曲南与萘夫西林、头孢拉定、甲硝唑有配伍禁忌。

14. 下列药物属于头霉素类抗菌药物的有（　　）

A. 头孢西丁　　　B. 头孢美唑　　　C. 头孢米诺　　　D. 拉氧头孢

E. 氟氧头孢

本题考点： 头霉素类代表品种为头孢西丁、头孢美唑、头孢米诺。

15. 以下属于氨曲南的用法有（　　）

A. 静脉滴注　　　B. 静脉注射　　　C. 肌内注射　　　D. 口服

E. 外用

本题考点： 氨曲南可用于静脉滴注、静脉注射、肌内注射。

参考答案： 1. C　2. B　3. A　4. A　5. A　6. D　7. B　8. A　9. C　10. E　11. ACD
　　　　　　12. ABCD　13. ABCE　14. ABC　15. ABC

四、氨基糖苷类抗菌药物

【复习指导】本部分内容是属于高频考点，历年必考，应重点复习。需熟练掌握的内容包括每类药品的代表药物；常用药物的注意事项。

（一）药理作用和临床评价

1. 分类和作用特点

本类药品包括两大类：一类为天然来源，如链霉素、庆大霉素、壮观霉素等；另一类为

半合成品，如阿米卡星、依替米星等。

本类药品属于快速杀菌药，对静止期和繁殖期细菌均有杀菌作用。作用机制主要是抑制细菌蛋白质的合成，还能影响细菌细胞膜屏障功能，导致细胞死亡。包括 3 个阶段，起始阶段：与细菌核糖体 30S 亚基结合，抑制始动复合物的形成。延长阶段：在肽链延伸阶段，可使 mRNA 上的密码被错译，导致合成异常的或无功能的蛋白质。终止阶段：可阻碍已合成的肽链释放，还可阻止 70S 核糖体解离。

作用特点：①抗菌谱广，对革兰阴性杆菌抗菌作用较强；对铜绿假单胞菌和金黄色葡萄球菌、结核分枝杆菌等均有抗菌作用；对奈瑟菌属抗菌作用较差；对厌氧菌常无效。②对社区获得性呼吸道感染的主要病原菌，如肺炎链球菌、A 组溶血性链球菌抗菌作用差，且有明显的耳毒性和肾毒性，因此，对门、急诊中常见的呼吸道细菌性感染不宜选用本类药物治疗。由于耳毒性和肾毒性反应，不宜用于单纯性尿路感染初发病例的治疗。③细菌对不同品种间有部分或完全交叉耐药。④胃肠道吸收差，用于治疗全身性感染时必须注射给药。⑤不可用于眼内或结膜下给药，可引起黄斑坏死。

2. 典型不良反应和禁忌证

（1）常见不良反应：①肾毒性。在肾皮质高浓度蓄积，可损害近曲小管上皮细胞，引起肾小管肿胀，甚至坏死，出现蛋白尿、管型尿或红细胞尿，严重者可出现氮质血症、肾功能不全等。②耳毒性。包括前庭和耳蜗功能受损和前庭损害。耳蜗功能受损可引起耳鸣、听力减退甚至耳聋；前庭损害表现为眩晕、呕吐、眼球震颤和平衡障碍。③神经肌肉阻滞。可与体液内的钙离子络合，降低组织内钙离子浓度，抑制节前神经末梢乙酰胆碱的释放并降低突触后膜对乙酰胆碱的敏感性，造成神经肌肉接头处传递阻断，由此可发生心肌抑制、肢体瘫痪、血压下降，甚至呼吸肌麻痹而窒息死亡。④过敏反应。可引起皮疹、发热、嗜酸性粒细胞增多等，甚至引起严重过敏性休克，尤其是链霉素。

（2）禁忌证：①对氨基糖苷类药过敏或有严重毒性反应者禁用。②妊娠期妇女避免使用，哺乳期患者应避免使用或用药期间停止哺乳。③新生儿应尽量避免使用，若确有使用指征时，应进行血药浓度检测。④重症肌无力或帕金森病者应尽量避免使用本类药。

3. 具有临床意义的药物相互作用

（1）与 β-内酰胺类混合时可导致相互灭活，联合用药时应在不同部位给药，两类药不能混入同一容器内。

（2）不宜与其他肾毒性、耳毒性和神经肌肉阻滞药或强利尿药合用，本类药之间也不能联用，均可增加耳毒性、肾毒性及神经肌肉阻滞作用的可能性。

（二）用药监护

1. 用药前须知

（1）用前应仔细询问患者有无本类药过敏史及使用本类药是否发生过严重毒性反应。

（2）在儿科中应慎用，尤其早产儿及新生儿的肾组织尚未发育完全，使本类药物的半衰期延长，药物易在体内积蓄而产生毒性反应。

2. 根据 PK/PD 参数制定合理给药方案

氨基糖苷类抗菌药物属浓度依赖型抗菌药物，用药目标使血浆峰浓度/MIC≥10～12.5 或 AUC/MIC≥125，尽量减少给药次数，达到满意杀菌效果的同时降低不良反应。

氨基糖苷类药给药方法以静脉滴注 20～30 min 最为常用。给药方案推荐每日一次给药法，间隔时间视肾功能情况而定。主要依据氨基糖苷类药物的作用特点而定。

（1）疗效与血浆峰浓度/最小抑菌浓度成正比。

（2）首剂现象，细菌与药物首次接触时，能迅速被药物杀死，当细菌再次或多次接触同一种药物时，抗菌效果明显下降。

（3）抗生素后效应。

（4）每日一次给药的方案体内蓄积少，可降低氨基糖苷类药所致的耳毒性和肾毒性。

3. 用药过程监护

使用本类药时应注意定期监测患者尿常规、肾功能、听力等，有条件时应监测患者血药浓度，并据以调整剂量，尤其对新生儿、老年人和肾功能不全者。

老年人的肾功能有一定程度生理性减退，即使肾功能正常范围内，仍应采用较小治疗量。

（三）常用药品的临床应用

1. 链霉素

【适应证】与其他抗结核药联合用于结核分枝杆菌所致各种结核病的初治病例，或其他敏感分枝杆菌感染；与青霉素或氨苄西林联合治疗草绿色链球菌或肠球菌所致的心内膜炎；单用用于治疗土拉菌病，或与其他抗菌药物联合用于鼠疫、腹股沟肉芽肿、布鲁菌病、鼠咬热等的治疗。

【注意事项】

（1）下列情况应慎用：失水，可使血药浓度增高，易产生毒性反应；第Ⅷ对脑神经损害；肾功能损害；重症肌无力或帕金森病，因本品可引起神经肌肉阻滞作用，导致骨骼肌软弱；本品可透过胎盘屏障进入胎儿组织，引起胎儿听力损害，因此，妊娠期妇女在用前须权衡利弊；儿童尤其早产儿及新生儿因肾组织尚未发育完全，使本类药的半衰期延长，易积蓄而产生毒性反应。

（2）哺乳期妇女用药期间宜暂停哺乳。

（3）老年人的肾功能减退，即使肾功能在正常范围内仍应采用较小治疗量。易产生各种毒性反应，尽可能监测血药浓度

（4）交叉过敏：对一种氨基糖苷类过敏可能对其他氨基糖苷类也过敏。

（5）疗程中应注意定期检查：①尿常规和肾功能；②听力检查或高频听力测定，尤其是老年患者。

（6）本品可使 ALT 及 AST、血清胆红素浓度及乳酸脱氢酶浓度的测定值增高。

【用法与用量】肌内注射

（1）成人常用量：每次 0.5 g，每隔 12 h 用药 1 次。与其他抗菌药物合用用于细菌性（草绿色链球菌）心内膜炎，每隔 12 h 用药 1 g；与青霉素合用，连续 1 周，继以每 12 h 用药 0.5 g，连续 1 周；60 岁以上的患者应减为每 12 h 用药 0.5 g，连续 2 周；用于肠球菌性心内膜炎，与青霉素合用，每 12 h 用药 1 g，连续 2 周，继以每 12 h 用药 0.5 g，连续 4 周。用于鼠疫，每次 0.5～1 g，隔 12 h 用药 1 次，与四环素合用，疗程 10 d。用于土拉菌病，每隔 12 h 用药 0.5～1 g，连续 7～14 d。用于结核病，每 12 h 用药 0.5 g，或 0.75 g/d，与其他抗结核药合用；如采用间歇疗法，即 1 周给药 2～3 次，每次 1 g；老年患者每次 0.5～0.75 g，每日 1 次。用于布鲁菌病，1～2 g/d，分 2 次，与四环素合用，疗程 3 周或 3 周以上。

（2）儿童常用量：一日 15～25 mg/kg，分 2 次给药。用于治疗结核病，每次 20 mg/kg，每日 1 次，日最大剂量不超过 1 g，与其他抗结核药合用。

（3）肾功能正常者的剂量为每次 15 mg/kg，每日 1 次。根据其肌酐清除率进行调整，肌酐清除率 ≥50 ～ 90 ml/min 者，每 24 h 给正常剂量的 50%；10 ～ 50 ml/min 者，每 24 ～ 72 h 给正常剂量的 50%；≤10 ml/min 者，每 72 ～ 96 h 给正常剂量的 50%。

【剂型与规格】注射用粉针剂（按链霉素计）：0.75 g（75 万 U），1 g（100 万 U），2 g（200 万 U），5 g（500 万 U）。

2. 庆大霉素

【适应证】用于敏感革兰阴性杆菌所致的严重感染，如下呼吸道感染、败血症、肠道感染、盆腔感染、腹腔感染、皮肤软组织感染、复杂性尿路感染等；治疗腹腔感染及盆腔感染时应与抗厌氧菌药物合用；与青霉素（或氨苄西林）合用可治疗肠球菌属感染；敏感细菌所致中枢神经系统感染时，可同时用本品鞘内注射作为辅助治疗。

【注意事项】

（1）尽量监测血药浓度，并据以调整剂量，尤其对新生儿、老年人和肾功能减退患者。

（2）每隔 24 h 给药 1 次，峰浓度应保持在 16 ～ 24 μg/ml，谷浓度小于 1 μg/ml。

（3）接受鞘内注射者应同时监测脑脊液内药物浓度。每隔 8 h 给药 1 次，有效血药浓度应保持在 4 ～ 10 μg/ml，避免峰浓度超过 12 μg/ml，谷浓度保持在 1 ～ 2 μg/ml。

（4）不能测定血药浓度时，应根据肌酐清除率调整剂量；用药首次饱和剂量（1 ～ 2 mg/kg）后，有肾功能不全、前庭功能或听力减退者所用维持量应酌减。

（5）长期应用可致耐药菌过度生长。

（6）不宜用于皮下注射，不得静脉推注。

（7）其余请参见链霉素的［注意事项］。

【用法与用量】

（1）口服：①成人 240 ～ 640 mg/d，分 4 次服用；②儿童 5 ～ 10 mg/kg/d，分 4 次服用。

（2）肌内注射或静脉滴注：①儿童肌内注射或稀释后静脉滴注，每次 2.5 mg/kg，每隔 12 h 给药 1 次；或每次 1.7 mg/kg，每隔 8 h 给药 1 次，疗程为 7 ～ 14 d，其间，应尽可能监测血浆浓度。②成人每次 80 mg（8 万 U），或每次 1 ～ 1.7 mg/kg，每隔 8 h 给药 1 次；或每次 5 mg/kg，每隔 24 h 给药 1 次，疗程为 7 ～ 14 d。静脉滴注时将一次剂量加入 50 ～ 200 ml 的 0.9% 氯化钠或 5% 葡萄糖注射液中，每日 1 次滴注时加入的液体量应不少于 300 ml，使药液浓度不超过 0.1%，该溶液应在 30 ～ 60 min 内缓慢滴入，以免发生神经肌肉阻滞作用。③肾功能不全者的用量：按肾功能正常者每隔 8 h 给药 1 次，一次的正常剂量为 1 ～ 1.7 mg/kg，肌酐清除率为 10 ～ 50 ml/min 时，每隔 12 h 给药 1 次，一次为正常剂量的 30 ～ 70%；肌酐清除率 < 10 ml/min 时，每 24 ～ 48 h 用药为正常剂量的 20% ～ 30%。④血液透析后可按感染严重程度，成人按体重一次补给剂量 1 ～ 1.7 mg/kg，儿童（3 月龄以上）一次补给 2 ～ 2.5 mg/kg。

（3）鞘内及脑室内给药：儿童（3 月龄以上）每次 1 ～ 2 mg，成人每次 4 ～ 8 mg，2 ～ 3 d 给药 1 次。注射时将药液稀释至不超过 0.2% 的浓度，抽入 5 ml 或 10 ml 的无菌针管内，进行腰椎穿刺后先使相当量的脑脊液流入针管内，边抽边推，将全部药液于 3 ～ 5 min 内缓缓注入。

【剂型与规格】片剂：20 mg（2 万 U），40 mg（4 万 U）；颗粒剂：10 mg（1 万 U），注射剂：1 ml（2 万 U），1 ml（4 万 U），2 ml（8 万 U）。

3. 阿米卡星

【适应证】铜绿假单胞菌及部分其他假单胞菌、大肠埃希菌、变形杆菌属、克雷伯菌属、肠杆菌属、沙雷菌属、不动杆菌属等敏感革兰阴性杆菌及葡萄球菌属（甲氧西林敏感株）所致严重感染，如下呼吸道感染、细菌性心内膜炎、骨关节感染、菌血症或败血症、胆道感染、腹腔感染、复杂性尿路感染、皮肤软组织感染等；对卡那霉素、庆大霉素或妥布霉素耐药菌株所致的严重感染。

【注意事项】

（1）阿米卡星不宜与其他药物同瓶滴注。

（2）其余请参见链霉素［注意事项］。

【用法与用量】

肌内注射或静脉滴注：①儿童首剂 10 mg/kg，继以每 12 h 用药 7.5 mg/kg 或每 24 h 用药 15 mg/kg。②成人每日不超过 1.5 g，疗程不超过 10 d。用于单纯性尿路感染对常用抗菌药耐药者，每 12 h 用药 0.2 g；用于其他全身感染，每 12 h 用药 7.5 mg/kg，或每 24 h 用药 15 mg/kg。③肾功能不全者，肌酐清除率＞50～90 ml/min，每隔 12 h 用药为正常剂量（7.5 mg/kg）的 60%～90%；肌酐清除率 10～50 ml/min，每隔 24～48 h 用 7.5 mg/kg 的 20%～30%。

【剂型与规格】注射用粉针剂：0.2 g；注射剂：1 ml：0.1 g（10 万 U），2 ml：0.2 g（20 万 U）。

4. 依替米星

【适应证】适用于对其敏感的大肠埃希菌、肺炎克雷伯菌、枸橼酸杆菌、肠杆菌属、流感嗜血杆菌、铜绿假单胞菌、葡萄球菌、沙雷杆菌属、不动杆菌属、变形杆菌属等引起的各种感染。对以下感染有较好的疗效：呼吸道感染；肾和泌尿生殖系统感染；皮肤软组织感染；其他感染如皮外伤、创伤和手术后的感染及其他敏感菌感染。

【注意事项】

（1）使用过程中应密切观察肾功能和第Ⅷ对脑神经功能的变化，并尽可能监测血药浓度，尤其是已明确或怀疑有肾功能减退或衰竭患者、休克、心力衰竭、腹水、严重脱水患者及肾功能在短期内有较大波动者、大面积烧伤患者、老年患者、新生儿、早产儿和婴幼儿。

（2）可能发生神经肌肉阻滞现象，因此，对接受麻醉药、琥珀胆碱、筒箭毒碱或大量输入枸橼酸抗凝剂血液的患者应特别注意，一旦出现神经肌肉阻滞现象应停用，静脉给予钙盐进行治疗。

（3）老年患者由于生理性肾功能减退，应注意调整用法与用量。

（4）妊娠期妇女使用前须充分权衡利弊；哺乳期妇女在用药期间需暂停哺乳。

（5）儿童慎用。

【用法与用量】

（1）静脉滴注：用 0.9% 氯化钠注射液或 5% 葡萄糖注射液 100 ml 稀释后静脉滴注。

（2）成人推荐剂量：对于肾功能正常尿路感染或全身性感染的患者，每次 0.1～0.15 g，每隔 12 h 给药 1 次；或每次 0.2～0.3 g，每日 1 次，一次滴注 1 h，疗程为 5～10 d，并依据患者的感染程度遵医嘱进行剂量调整。肾功能不全者不宜使用本品，如必须使用，应调整剂量，应监测血清中的浓度，并观察肾功能变化。

【常用的剂型与规格】注射用粉针剂：50 mg（5 万 U），100 mg（10 万 U），150 mg（15 万 U），200 mg（20 万 U），300 mg（30 万 U）；注射剂：50 mg（1 ml），100 mg（2 ml），200 mg（4 ml）。

5. 壮观霉素

【适应证】用于淋病奈瑟菌所致的尿道炎、宫颈炎、阴道炎、前列腺炎和直肠感染，以及对青霉素、四环素等耐药菌株引起的感染。

【注意事项】

（1）儿童淋病患者对青霉素类或头孢菌素类过敏者可应用本品。

（2）由于本品稀释剂中含 0.9% 的苯甲醇，可能引起新生儿致命性喘息综合征，故新生儿禁用。

（3）妊娠期妇女禁用。

（4）哺乳期妇女用药期间应暂停哺乳。

（5）本品不得静脉给药，应在臀部肌肉外上方做深部肌内注射，注射量不超过 2 g（5 ml）。

（6）对严重过敏反应者可用肾上腺素、糖皮质激素及抗组胺药，保持气道通畅，吸氧等抢救措施。

（7）由于多数淋病患者同时合并沙眼衣原体感染，因此，应用本品治疗后应给予 7 d 的四环素或多西环素或红霉素治疗。

【用法与用量】

（1）深部肌内注射：临用前，每 2 g 加入 0.9% 苯甲醇注射液 3.2 ml，振摇，至完全溶解呈混悬液。

（2）成人用于宫颈、直肠或尿道淋病奈瑟菌感染，单剂量 2 g 肌内注射；用于播散性淋病，每次肌内注射 2 g，每隔 12 h 给药 1 次，连续 3 d。一次最大剂量 4 g，于左右两侧臀部肌内注射。

（3）45 kg 以上者，单次剂量肌内注射 2 g；儿童体重 45 kg 以下者，按体重单次剂量肌内注射 40 mg/kg。

【剂型与规格】注射用粉针剂：2 g（200 万 U）。

【同步练习】

一、A 型题（最佳选择题）

1. 阿米卡星属于（　　）

A. β – 内酰胺类抗生素　　　　　　　　B. 大环内酯类抗生素

C. 氨基糖苷类抗生素　　　　　　　　　D. 四环素类抗生素

E. 林可霉素类抗生素

本题考点：阿米卡星属于氨基糖苷类抗生素。

2. 氨基糖苷类抗生素不宜与呋塞米合用的原因是（　　）

A. 呋塞米增加氨基糖苷类药物的肝毒性　B. 呋塞米加快氨基糖苷类药物的排泄

C. 呋塞米抑制氨基糖苷类药物的吸收　　D. 呋塞米增加氨基糖苷类药物的耳毒性

E. 增加过敏性休克的发生率

本题考点：氨基糖苷类抗生素具有耳毒性的严重不良反应，而呋塞米也易产生耳毒性。因此，两种不可同时应用，否则会增加耳毒性发生概率。

3. 氨基糖苷类药给药方法为静脉滴注，滴注时间以下哪种最为常用（　　）

A. 10～20 min　　　　B. 20～30 min　　　　C. 30～40 min　　　　D. 40～50 min

E. 50～60 min

本题考点： 氨基糖苷类药给药方法以静脉滴注 20～30 min 最为常用。

4. 常发生耳毒性和肾毒性的药物为（　　）

A. 青霉素　　　　　B. 四环素　　　　　C. 庆大霉素　　　　D. 氯霉素

E. 头孢唑林

本题考点： 氨基糖苷类抗菌药物常见不良反应：耳毒性、肾毒性、神经肌肉阻滞、过敏反应。庆大霉素属于氨基糖苷类抗菌药物。

5. 属于快速杀菌药，对静止期细菌也有较强杀菌作用的药是（　　）

A. β－内酰胺类　　B. 大环内酯类　　　C. 磺胺类　　　　　D. 林可霉素类

E. 氨基糖苷类

本题考点： 氨基糖苷类抗菌药物属于快速杀菌药，对静止期和繁殖期细菌均有杀菌作用。

二、B 型题（配伍选择题）

（6～10 题共用备选答案）

A. 哌拉西林　　　　B. 阿米卡星　　　　C. 阿奇霉素　　　　D. 多西环素

E. 氯霉素

6. 属于氨基糖苷类抗菌药物为（　　）

7. 属于四环素类抗菌药物为（　　）

8. 大环内酯类抗菌药物为（　　）

9. β－内酰胺类抗菌药物为（　　）

10. 酰胺醇类抗菌药物为（　　）

本题考点： 各类抗菌药物的代表药物。

三、X 型题（多项选择题）

11. 氨基糖苷抗生素常见不良反应包括（　　）

A. 耳毒性　　　　　B. 肾毒性　　　　　C. 肝毒性　　　　　D. 神经肌肉阻滞

E. 过敏反应

本题考点： 氨基糖苷抗生素常见不良反应包括耳毒性、肾毒性、神经肌肉阻滞、过敏反应。

12. 关于链霉素的描述，正确的有（　　）

A. 对链霉素过敏的患者可能对其他氨基糖苷类也过敏

B. 哺乳期妇女用药期间不受影响，可继续哺乳

C. 儿童慎用，尤其早产儿及新生儿的肾组织尚未发育完全，使本类药的半衰期延长，易在体内积蓄而产生毒性反应

D. 与其他抗结核药联合用于治疗结核分枝杆菌所致各种结核病的初治病例，或其他敏感分枝杆菌感染

E. 与青霉素或氨苄西林联合治疗草绿色链球菌或肠球菌所致的心内膜炎

本题考点： 链霉素的特点。哺乳期妇女用药期间宜暂停哺乳。

13. 氨基糖苷类抗生素影响蛋白质合成的环节包括（   ）
A. 与细菌核糖体 30S 亚基结合，抑制始动复合物的形成
B. 在肽链延伸阶段，可使 mRNA 上的密码被错译，导致合成异常的或无功能的蛋白质
C. 可阻碍已合成的肽链释放，还可阻止 70S 核糖体解离
D. 阻碍药物与细菌核糖体的 50S 亚基结合
E. 使细菌细胞膜缺损，细胞内重要物质外漏
本题考点：氨基糖苷类抗生素影响蛋白质合成环节。

14. 关于庆大霉素的作用描述，正确的有（   ）
A. 口服用于肠道杀菌
B. 可用于治疗结核病
C. 对铜绿假单胞菌有效
D. 抗菌谱广，对革兰阴性细菌及革兰阳性细菌均有良好抗菌作用
E. 严重的革兰阴性杆菌感染引起的败血症、肺炎等可作为首选药
本题考点：庆大霉素作用特点。

15. 关于氨基糖苷类抗菌药物的描述，正确的是（   ）
A. 胃肠道吸收差   B. 为浓度依赖性抗菌药物
C. 耳毒性和肝毒性为典型不良反应   D. 不能进入内耳外淋巴液
E. 是社区获得性呼吸道感染的首选药
本题考点：氨基糖苷类药物的作用特点。

参考答案： 1. C 2. D 3. B 4. C 5. E 6. B 7. D 8. C 9. A 10. E 11. ABDE
　　　　　　 12. ACDE 13. ABC 14. ACDE 15. AB

五、大环内酯类抗菌药物

【复习指导】本部分内容历年偶考，本节重点掌握药物的药理作用与临床应用相关内容。
（一）药理作用和临床评价
1. 分类和作用特点
（1）分类：大环内酯类是指基本结构含有 14、15、16 元碳的内酯环大环，连接一个或多个脱氧糖组成的一类抗菌药物。红霉素是被发现的第一代大环内酯类抗菌药物。第二代半合成大环内酯类抗菌药物，如罗红霉素、克拉霉素和阿奇霉素。第三代大环内酯类抗菌药物，如泰利霉素和喹红霉素。大环内酯类按化学结构分为：14 元环大环内酯类，包括红霉素、罗红霉素、克拉霉素、泰利霉素和喹红霉素等；15 元环大环内酯类，包括阿奇霉素；16 元环大环内酯类，包括麦迪霉素、醋酸麦迪霉素、吉他霉素、螺旋霉素、乙酰吉他霉素、交沙霉素、乙酰螺旋霉素、罗他霉素等。
（2）作用特点
第一代大环内酯类对革兰阳性菌（如葡萄球菌）、革兰阴性杆菌和各组链球菌有较强的抗菌活性；对奈瑟菌、流感嗜血杆菌、百日咳鲍特菌、军团菌、胎儿弯曲菌、某些螺旋体、肺炎支原体、立克次体和衣原体等具有抑菌作用；同时对除脆弱拟杆菌和梭杆菌属以外的其他厌氧菌也有抗菌作用。第二代大环内酯类抗菌谱扩大，增加和提高了对革兰阴性菌的抗菌

活性，大部分大环内酯类抗菌药物的抗菌谱较青霉素广，且通常不会导致变态反应。大环内酯类低浓度时发挥抑菌作用，高浓度时则产生杀菌作用。

　　大环内酯类抗菌药物主要通过竞争性与细菌核糖体 50S 亚基结合，不同的大环内酯类可通过阻断肽酰基 tRNA 移位或抑制肽酰基的转移反应，而抑制细菌蛋白质合成。大环内酯类、林可霉素类及氯霉素存在相同的结合位点，即细菌核糖体 50S 亚基，因此，这几类药物合用时可能发生竞争性的拮抗作用，同时也易导致细菌耐药。由于细菌和哺乳动物核糖体的不用，因此，该类药物几乎不影响哺乳动物的核糖体。

　　药代动力学方面，红霉素口服后易被胃酸破坏，吸收少，因此，临床常用其肠衣片或酯化物。第二和第三代大环内酯类（克拉霉素和阿奇霉素）对胃酸稳定且易于吸收，生物利用度高。大环内酯类组织分布浓度高，且能广泛分布到除脑组织和脑脊液以外的其他组织和体液当中，其中部分组织（肺、肝、肾、胆汁、脾）中的药物浓度高于血浆药物浓度。红霉素主要在肝代谢，并能通过与细胞色素 P450 系统相互作用而抑制许多药物的代谢。阿奇霉素不在肝内代谢，大部分以原形经胆汁排泄，小部分从尿中排出。克拉霉素存在肝首过效应，生物利用度减少一半左右，克拉霉素及其代谢产物主要通过肾排泄。

　　2. 典型不良反应和禁忌证

　　（1）典型不良反应：口服可引起呕吐、腹痛、腹泻、纳差等；过敏反应如风疹、轻度皮疹；肝损害，如转氨酶升高、肝大及胆汁淤积性黄疸；长期使用该类药物可导致心脏毒性、耳毒性（如听力损害、平衡不佳和耳鸣）和菌群紊乱；静脉滴注可能引起静脉炎；阿奇霉素存在潜在的致死性心律失常风险。

　　（2）禁忌证：①对大环内酯类或任何赋形剂过敏的患者禁用；②肝、肾功能不全的患者慎用；③妊娠及哺乳期妇女慎用。

　　3. 具有临床意义的药物相互作用

　　（1）该类药物与氯霉素或林克霉素类在细菌核糖体 50S 亚基存在相同或相似的结合位点，合用时会产生竞争性拮抗作用，故应避免合用。

　　（2）红霉素、红霉素酯及克拉霉素为肝药酶抑制药，与茶碱、地高辛、麦角胺、双氢麦角胺、苯二氮卓类药物（如三唑仑、阿普唑仑）、卡马西平、丙戊酸钠、西地那非、西沙比利、秋水仙碱、环孢素、羟甲基戊二酸单酰辅酶 A（HMG－CoA）还原酶抑制药（如洛伐他汀、辛伐他汀）、特非那定、阿司咪唑、华法林等合用，可抑制上述药物的代谢，使其血药浓度增加。

　　（二）用药监护

　　（1）长期大剂量使用可引起心脏毒性，因此，用药期间密切关注心功能变化。

　　（2）用药期间监护肝酶变化，密切关注听力功能的变化，同时避免与其他肝毒性和耳毒性药物合用。

　　（三）常用药品的临床应用

　　1. 红霉素

　　【适应证】①可作为青霉素过敏患者治疗下列感染的替代用药：肺炎链球菌、溶血性链球菌等所致的鼻窦炎、急性扁桃体炎、急性咽炎；溶血性链球菌所致猩红热、蜂窝织炎；白喉及白喉带菌者；破伤风、炭疽、气性坏疽；梅毒；放线菌病；李斯特菌病等。②军团菌病。③肺炎衣原体肺炎。④肺炎支原体肺炎。⑤支原体属、衣原体属所致泌尿生殖系感染。⑥沙眼衣原体结膜炎。⑦淋病奈瑟菌感染。⑧空肠弯曲菌肠炎。⑨厌氧菌所致口腔感染。⑩百日咳。

【注意事项】

（1）本品用于治疗溶血性链球菌感染疾病时，至少需持续 10 d，以避免发生急性风湿热。

（2）对于肝病患者和严重肾功能损害者使用本品时，剂量应适当减少，用药期间定期随访肝功能。

（3）患者对红霉素制剂可能存在交叉过敏或不能耐受的现象。

（4）妊娠期妇女应用时宜权衡利弊，哺乳期妇女应慎用或暂停哺乳。

【用法与用量】

（1）口服：成人每日 1～2 g，分 3～4 次服用；军团菌病患者，每日 2～4 g，分 4 次服用。小儿按体重每日 30～50 mg/kg，分 3～4 次服用。

（2）静脉滴注：成人每次 0.5～1 g，每日 2～3 次；治疗军团菌病剂量需增加至 3～4 g/d，分 4 次；成人单日剂量不超过 4 g。儿童每日 20～30 mg/kg，分 2～3 次服用。乳糖酸红霉素滴注液的配制，先在 0.5 g 乳糖酸红霉素粉针剂瓶中加入 10 ml 灭菌注射用水或 1 g 乳糖酸红霉素粉针剂瓶中加入 20 ml 灭菌注射用水，用力振摇至完全溶解。然后加至生理盐水或其他电解质溶液中稀释，缓慢静脉滴注，注意红霉素浓度控制在 1～5 mg/ml 以内。溶解后也可加至含葡萄糖的溶液稀释，但由于葡萄糖溶液偏酸性，故必须每 100 ml 溶液中加入 1 ml 的 4% 碳酸氢钠溶液。注意：输注的速度应足够慢，以减少静脉刺激性和注射部位疼痛。

（3）直肠给药。每次 0.2 g，每日 2 次。用法：取出药栓，用送药器将药栓塞入肛门 2 厘米深处为宜，也可戴指套用手指送药。

【剂型与规格】 片剂：0.125 g（12.5 万 U），0.25 g（25 万 U）；硬脂酸红霉素片剂：0.05 g（5 万 U），0.125 g（12.5 万 U），0.25 g（25 万 U）；胶囊剂：（硬脂酸红霉素胶囊）100 mg（10 万 U），125 mg（12.5 万 U）；颗粒剂：（硬脂酸红霉素颗粒）50 mg（5 万 U）；静脉制剂：注射用乳糖酸红霉素 0.25 g（25 万 U），0.3 g（30 万 U）；栓剂：0.05 g，0.1 g，0.2 g。

2. 琥乙红霉素

【适应证】 ①本品可作为青霉素过敏患者治疗下列感染的替代用药：肺炎链球菌、溶血性链球菌等所致的鼻窦炎、急性扁桃体炎、急性咽炎；溶血性链球菌所致猩红热、蜂窝织炎；白喉及白喉带菌者；破伤风、气性坏疽、炭疽；梅毒；放线菌病；李斯特菌病等。②军团菌病。③肺炎衣原体肺炎。④肺炎支原体肺炎。⑤支原体属、衣原体属所致泌尿生殖系统感染。⑥沙眼衣原体结膜炎。⑦厌氧菌所致的口腔感染。⑧空肠弯曲菌肠炎。⑨感染性心内膜炎（先天性心脏病、风湿性心脏病、心脏瓣膜置换术后）、风湿热复发口腔及上呼吸道医疗操作时的预防用药（作为青霉素的替代品）。⑩百日咳。

【注意事项】

（1）本品用于治疗溶血性链球菌感染疾病时，至少需持续 10 d，以避免发生急性风湿热。

（2）对于肝病患者和严重肾功能损害者使用本品时，剂量应适当减少，用药期间定期随访肝功能。

（3）患者对红霉素制剂可能存在交叉过敏或不能耐受的现象。

（4）妊娠期妇女应用时宜权衡利弊，哺乳期妇女应慎用或暂停哺乳。

【用法与用量】

（1）口服给药。

（2）成人每日 1.6 g，分 2～4 次服用（每日 3 次，每次 3～4 片）。军团菌病患者，每次 0.4～1 g，每日 4 次。成人每日量一般不宜超过 4 g。预防链球菌感染，每次 400 mg，每日 2 次。衣原体或溶脲脲原体感染，每次 800 mg，每 8 h 给药 1 次，共 7 d；或每次 400 mg，每 6 h 给药 1 次，共 14 d。

（3）小儿按体重每次 7.5～12.5 mg/kg，每日 4 次；或每次 15～25 mg/kg，每日 2 次。严重感染每日量可加倍，分 4 次服用。百日咳患儿，按体重每次 10～12.5 mg/kg，每日 4 次，疗程为 14 d。

【剂型与规格】片剂：0.125 g（12.5 万 U），0.25 g（25 万 U）；咀嚼片剂：0.1 g（10 万 U）；口腔崩解片剂：50 mg（5 万 U），0.1 g（10 万 U）；分散片剂：0.1 g（10 万 U），0.125 g（12.5 万 U）；胶囊剂：0.1 g（10 万 U），0.125 g（12.5 万 U），0.25 g（25 万 U）；颗粒剂：0.05 g（5 万 U），0.1 g（10 万 U），0.125 g（12.5 万 U），0.25 g（25 万 U）。

3. 罗红霉素

【适应证】本品适用于化脓性链球菌引起的咽炎和扁桃体炎；敏感菌所致的急性支气管炎、慢性支气管炎急性发作、中耳炎、鼻窦炎；肺炎衣原体或肺炎支原体引起的肺炎；沙眼衣原体导致的宫颈炎及尿道炎；敏感菌导致的皮肤软组织感染。

【注意事项】

（1）肝功能不全者慎用。因疾病需要必须使用时，每次 0.15 g，每日 1 次。

（2）严重肾功能不全者给药方案需调整，每次 0.15 g，每日 1 次。

（3）红霉素类存在交叉过敏和耐药性现象。

（4）食物可影响本品的吸收，若进食后服用本品吸收会减少，与牛奶同时服用则吸收增加。

（5）孕妇及哺乳期妇女慎用。低于 0.05% 的给药量排入母乳，虽然有报道对婴儿影响不大，但仍需考虑是否中止哺乳。

【用法用量】空腹口服，一般疗程为 5～12 d。成人可每天早上服用 300 mg（2 片），每日 1 次；或 150 mg（1 片），每日 2 次。儿童 1 次按体重 2.5～5 mg/kg，每日 2 次。

【剂型与规格】片剂：50 mg，75 mg，150 mg；分散片：50 mg，75 mg，150 mg；干混悬剂：25 mg，50 mg，75 mg，100 mg；胶囊剂：50 mg，75 mg，150 mg；缓释胶囊剂：150 mg；颗粒剂：25 mg，50 mg，75 mg，150 mg。

4. 克拉霉素

【适应证】克拉霉素适用于对其敏感的致病菌引起的感染，包括：①上呼吸道感染（如咽炎、鼻窦炎）和下呼吸道感染（如肺炎、支气管炎）。②皮肤及软组织感染（如毛囊炎、蜂窝织炎、丹毒）。③由鸟分枝杆菌或胞内分枝杆菌引起的局部或弥散性感染；由海鱼分枝杆菌、意外分枝杆菌或堪萨斯分枝杆菌引起的局部感染。④克拉霉素适用于 CD4 淋巴细胞数小于或等于 100 /mm³ 的 HIV 感染的病人预防由弥散性鸟分枝杆菌引起的混合感染。⑤存在胃酸抑制药时，克拉霉素也适用于根除幽门螺杆菌，从而减少十二指肠溃疡的复发。⑥牙源性感染的治疗。

【注意事项】

（1）中度、重度肝肾功能损害者及 6 月龄以下患儿慎用。

（2）肌酐清除率小于 30 ml/min 严重肾功能损伤患者，应调整剂量。

（3）大环内酯类药物之间存在交叉过敏和耐药性。

（4）该药与其他抗菌药物一样可能引起二重感染，此时需中止用药并采用适当治疗。

（5）妊娠及哺乳期妇女禁用。

【用法与用量】

（1）成人：常用量每次 0.25 g，每 12 h 给药 1 次；重症感染者每次 0.5 g，每 12 h 给药 1 次。根据感染的严重程度疗程为 6～14 d。

（2）儿童：6 个月以上的小儿根据体重每次 7.5 mg/kg，每 12 h 给药 1 次。根据感染的严重程度疗程为 5～10 d。

（3）与其他抗菌药物联合治疗幽门螺杆菌感染时，每次 0.5 g，每日 2 次，餐后服用，疗程 7～10 d。

【剂型与规格】片剂：0.05 g，0.125 g，0.25 g；缓释片剂：0.5 g；分散片剂：0.05 g，0.125 g，0.25 g；胶囊剂：0.125 g，0.25 g；缓释胶囊剂：0.25 g；干混悬剂：0.125 g，0.25 g；颗粒剂：0.05 g，0.1 g，0.125 g，0.25 g；胶囊剂：（乳糖酸克拉霉素）0.125 g；片剂：（乳糖酸克拉霉素）0.125 g。

5. 阿奇霉素

【适应证】本品适用于敏感菌引起的下列感染，包括：急性中耳炎、鼻窦炎、咽炎、扁桃体炎等上呼吸道感染；支气管炎、肺炎等下呼吸道感染；皮肤和软组织感染；可用于性传播疾病中因沙眼衣原体引起的单纯性生殖器感染；可用于因非多重耐药淋病奈瑟菌引起的单纯性生殖器感染和因杜克雷嗜血杆菌所致的软下疳（需排除梅毒螺旋体的合并感染）。

【注意事项】

（1）食物对阿奇霉素的吸收有影响，因此需在饭前 1 h 或饭后 2 h 服用。

（2）肝、肾功能损害的患者慎用本品，严重肝病患者禁用本品，且用药期间定期监测肝功能。

（3）患者用药过程中出现变态反应，如血管神经性水肿、过敏性休克样反应、中毒性表皮坏死松解症、Stevens – Johnson 综合征等，应立即停药并对症治疗。

（4）本品若引起难辨梭菌相关性腹泻，需停止使用并给予抗难辨梭菌抗生素治疗，并根据情况适当补充水、电解质和蛋白质等。

【用法与用量】

（1）口服：在饭前 1 h 或饭后 2 h 服用。成人用量：①沙眼衣原体或敏感淋病奈瑟菌所致性传播疾病，仅需单次口服本品 1 g。②对其他感染的治疗：第 1 日，0.5 g 顿服，第 2～5 d，每日 0.25 g 顿服；或每日 0.5 g 顿服，连服 3 d。小儿用量：①治疗中耳炎、肺炎，第 1 日，按体重 10 mg/kg 顿服（每日最大量不超过 0.5 g），第 2～5 d，每日按体重 5 mg/kg 顿服（每日最大量不超过 0.25 g）。②治疗小儿咽炎、扁桃体炎，每日按体重 12 mg/kg 顿服（每日最大量不超过 0.5 g），连用 5 d。

（2）静脉滴注：治疗社区获得性肺炎，推荐剂量为每日 0.5 g，至少 2 d。静脉给药后需继续以阿奇霉素口服序贯治疗，每日 0.5 g，每日 1 次，静脉及口服疗程共计 7～10 d。何时转口服治疗，时间由医生根据临床反应判定。治疗盆腔炎时，推荐每日 0.5 g，每日 1 次，1～2 d 后继续以阿奇霉素口服序贯治疗，每日 0.25 g，每日 1 次，静脉和口服疗程共计 7 d。静脉转口服治疗时间应由医生根据临床反应确定。若怀疑可能合并厌氧菌感染，需联用抗厌氧菌药物。

【剂型与规格】片剂：250 mg（25万U），500 mg（50万U）；分散片：125 mg（25万U），250 mg（50万U）；颗粒剂：0.125 g（12.5万U），0.25 g（25万U），0.5 g（50万U）；胶囊剂：0.125 g（12.5万U），0.5 g（25万U）；混悬剂：0.125 g（12.5万U），0.25 g（25万U）；糖浆剂：25 ml：0.5 g（50万U）；注射剂：阿奇霉素注射液0.1 g（2 ml），0.25 g（5 ml）。注射用粉针剂：0.125 g（12.5万U），0.25 g（25万U），0.5 g（50万U）；阿奇霉素葡萄糖注射剂：100 ml（阿奇霉素0.2 g，葡萄糖5 g），100 ml（阿奇霉素0.125 g，葡萄糖5 g）。

【同步练习】

一、A型题（最佳选择题）

1. 红霉素的药理作用机制是（　　　）

A. 与核糖体80S亚基结合，抑制蛋白质的合成

B. 与核糖体50S亚基结合，抑制细菌蛋白质的合成

C. 与核糖体30s亚基结合，抑制蛋白质的合成

D. 抑制细菌DNA的复制导致细菌死亡

E. 抑制细菌细胞壁的合成

本题考点：考查大环内酯类药物的抗菌作用机制。

2. 红霉素不是下列哪些疾病的首选药物（　　　）

A. 军团菌病　　　　B. 白喉带菌者　　　　C. 骨髓炎　　　　D. 放线菌病

E. 婴幼儿支原体肺炎

本题考点：红霉素的适应证。

3. 下述对于大环内酯类药物的叙述，错误的是（　　　）

A. 第二、三代大环内酯类对酸稳定性较高

B. 大环内酯类药物在肝、肾、脾、胆汁中的药物浓度较高

C. 大环内酯类药物不易进入脑脊液和脑组织

D. 红霉素对酸稳定，口服吸收好，生物利用度高

E. 大环内酯类药物应尽量避免与其他肝毒性药物合用

本题考点：大环内酯类药物药代动力学特点及相互作用。

4. 阿奇霉素在下列哪种组织中浓度较低（　　　）

A. 肺　　　　B. 肝　　　　C. 脑　　　　D. 胆汁

E. 脾

本题考点：阿奇霉素药物分布特点。

二、B型题（配伍选择题）

（5～6题共用备选答案）

A. 红霉素　　　　B. 克拉霉素　　　　C. 阿奇霉素　　　　D. 多西环素

E. 庆大霉素

5. 与奥美拉唑－替硝唑－枸橼酸铋剂联合治疗幽门螺杆菌感染的药物（　　　）

6. 不耐酸，口服剂型多制成酯化物的是（　　）

本题考点：克拉霉素的适应证；红霉素的药代动力学特点。

三、X 型题（多项选择题）

7. 红霉素为下列哪些疾病的可选用药物（　　）

A. 白喉带菌者　　　B. 百日咳　　　　　C. 空肠弯曲菌肠炎　D. 支原体肺炎

E. 军团菌病

本题考点：红霉素的适应证。

8. 红霉素与下列哪些药物合用时可导致后者血药浓度升高（　　）

A. 丙戊酸钠　　　　B. 卡马西平　　　　C. 环孢素　　　　　D. 茶碱

E. 地高辛

本题考点：红霉素与其他药物间的相互作用。

参考答案：1. B　2. C　3. D　4. C　5. B　6. A　7. ABCDE　8. ABCDE

六、四环素类抗菌药物

【复习指导】本部分内容历年偶考。2015 年出题量 1 道，2016 年未出题，2017 年出题量 1 道。本节重点掌握四环素的不良反应。

（一）药理作用和临床评价

1. 分类和作用特点

（1）分类：四环素类抗菌药物为一类具有共同多环并四苯羧基酰胺母核的衍生物，同时具备酸碱两性，在碱性溶液中易被破坏，而较稳定的存在于酸性溶液中，因此，常用其盐酸盐类制剂。四环素类可分为天然品和半合成品两类。四环素、土霉素、金霉素和地美环素属于天然四环素类，亦称为第一代四环素类。美他环素、多西环素和米诺环素属半合成四环素，亦称第二代四环素类。替加环素，属于甘氨酰环素类抗生素，亦称第三代四环素类抗菌药物。

（2）作用特点

四环素类药物抗菌谱广，但对革兰阴性菌的作用强于革兰阳性菌。对革兰阳性菌中的溶血性链球菌、草绿色链球菌、肺炎球菌和部分葡萄球菌、炭疽杆菌及破伤风梭菌等作用强；对革兰阴性菌中的脑膜炎奈瑟菌、痢疾志贺杆菌、流感杆菌、大肠埃希菌、布鲁杆菌、巴氏杆菌等及某些厌氧菌（包括拟杆菌、梭形杆菌、放线菌）都有作用。同时，对支原体、衣原体、立克次体、螺旋体、放线菌也有抑制作用，还能间接抑制阿米巴原虫。

四环素类抗菌药物通过与细菌核糖体 30S 亚基结合，抑制蛋白质的合成。该类药物主要是通过特异性结合到核糖体 30S 亚基的 A 位上，阻止氨基酰 tRNA 结合到 A 位，阻止肽链延长从而抑制蛋白合成。同时，四环素还可以改变细胞膜的通透性，导致细胞内的核糖核酸及其他重要成分外漏，进而阻碍 DNA 复制过程。四环素类抗菌药物属于快速抑菌药，在高浓度时可发挥杀菌作用。

药代动力学特点，口服吸收不完全，吸收后广泛分布，易渗入胸腔、腹腔、乳汁中，并能沉积于骨、牙本质和未长出的牙釉质中。含金属离子（Ca^{2+}、Mg^{2+}、Al^{3+}、Fe^{2+} 等）的药物或食物，可与四环素类发生螯合反应，使四环素类吸收减少。血浆蛋白结合率低，不易透过血脑屏障。四环素类可经肝肠循环，使胆汁中的浓度高达血液浓度的 10～20 倍。四环素类主要以原形通过肾排泄，故尿液中药物浓度高。

2. 典型不良反应和禁忌证

（1）典型不良反应：①局部刺激。口服可引起恶心、呕吐、腹部不适、上腹痛等。静脉滴注易引起静脉炎。②二重感染。肠道菌群失调，严重时出现二重感染，难辨梭菌性抗生素相关性腹泻。③对骨骼和牙齿生长的影响。四环素类药物经血液循环到达新形成的牙齿组织，与牙齿中的羟磷灰石晶体结合形成四环素－磷酸钙复合物，后者呈淡黄色，造成恒久性棕色色素沉着，俗称牙齿黄染，牙釉质发育不全。同时对新形成的骨骼也有相同作用，可抑制胎儿、婴幼儿骨骼发育。④其他。长期大剂量使用可引起肝毒性，通常为脂肪肝变性、加重原有肾功能损害。同时可引起光敏反应和前庭反应如头晕、恶心、呕吐等。

（2）禁忌证：①对四环素类及其任何赋形剂过敏者。②8 岁以下儿童禁用。③妊娠及哺乳期妇女应避免使用该类药物；哺乳期妇女必须应用时应暂停哺乳。

3. 具有临床意义的药物相互作用 ①与抗酸药（如碳酸氢钠、H_2 受体阻滞药）、降血脂药物（考来烯胺或考来替泊）、食物（如牛奶）合用，可影响四环素类药物的吸收；②四环素可抑制血浆凝血酶原的活性，与抗凝药合用时需调整抗凝药的剂量；③与巴比妥、苯妥英钠及卡马西平等合用导致该类药物血药浓度降低，需调整剂量；④与全麻药甲氧氟烷、强利尿药（如呋塞米）合用加重肾功能损伤；⑤与肝毒性药物（如抗肿瘤化疗药物）合用增加肝毒性。

（二）用药监护

1. 用药期间密切监护药物不良反应的发生。

2. 用药期间应定期随访肝、肾功能及血常规。

3. 服药期间密切关注皮肤变化。部分四环素类（如多西环素、米诺环素、美他环素、地美环素）具有光敏性，因此，患者服用该类药物时，避免直接暴露在紫外线或阳光下，一旦皮肤出现红斑应立即中止用药。

（三）常用药品的临床应用

1. 四环素

【适应证】①本品作为首选药物应用于下列疾病：立克次体病，包括流行性斑疹伤寒、地方性斑疹伤寒、洛矶山热、恙虫病和 Q 热；衣原体属感染，包括鹦鹉热、性病、淋巴肉芽肿、非特异性尿道炎、输卵管炎、宫颈炎及沙眼；支原体属感染；回归热；兔热病；软下疳；霍乱；鼠疫；布鲁菌病。治疗鼠疫和布鲁菌病时需要联合使用氨基糖苷类药物。②由于目前常见致病菌对四环素类耐药现象严重，仅在病原菌对本品呈现敏感时，方有指征选用该类药物。由于溶血性链球菌多对本品呈现耐药，不宜选用于该类菌所致感染的治疗。本品也不宜用于治疗溶血性链球菌感染和任何类型的葡萄球菌感染。③本品可用于对青霉素类过敏的破伤风、气性坏疽、雅司、梅毒、淋病和钩端螺旋体病以及放线菌属、单核细胞增多性李斯特菌感染的患者。

【注意事项】

（1）四环素类药物之间存在交叉过敏反应。

（2）对于需长疗程用药者，应定期监测肝、肾功能和血常规。

（3）原有肝病者和肾功能损害者不宜应用该药，如确有指征应用时权衡利弊并调整剂量。

（4）食物对该药吸收有影响，宜空腹口服（餐前 1 h 或餐后 2 h 服用）。服用时应饮用大量的水（约 240 ml），减少对食管及胃肠道的刺激。

（5）对于性病治疗，若怀疑合并螺旋体感染，用药前应进行暗视野显微镜检查，以及每月 1 次且至少连续 4 次的血清学检查。

（6）该药可通过胎盘屏障进入胎儿体内，导致胎儿牙齿变色，牙釉质再生不良并影响胎儿骨骼生长，四环素对妊娠期妇女的肝毒性反应更加敏感，且动物实验中有致畸胎作用。因此，妊娠期妇女不宜应用，哺乳期妇女用药期间应暂停授乳。

（7）老年患者需慎用，如需使用则根据肾功能调整剂量。

【用法与用量】

（1）口服：成人常用量，每次 0.25～0.5 g（1～2 片），每 6 h 给药 1 次；8 岁以上儿童常用量，每次 25～50 mg/kg，每 6 h 给药 1 次。一般用药 7～14 d，支原体肺炎、布鲁菌病的疗程 3 周左右。

（2）静脉滴注：成人每日 1～1.5g，每日 2～3 次；输注液的浓度约为 0.1%。8 岁以上儿童每日 10～20 mg/kg，每 12 h 给药一次，单日剂量不超过 1 g。

【剂型与规格】片剂：0.125 g，0.25 g；胶囊剂：0.25 g；注射剂：0.125 g，0.25 g，0.5 g。

2. 米诺环素

【适应证】本品适用于因葡萄球菌、链球菌、肺炎球菌、大肠埃希菌、克雷伯菌、痢疾杆菌、变形杆菌、绿脓杆菌、淋病奈瑟菌、梅毒螺旋体及衣原体等对本品敏感的病原体导致的下列感染：①尿道炎、男性非淋菌性尿道炎（NGU）、附睾丸炎、前列腺炎、膀胱炎、肾盂炎、肾盂肾炎、肾盂膀胱炎、宫内感染、淋病等。②浅表性化脓性感染：痤疮、毛囊炎、乳头状皮肤炎、皮脂囊肿粉瘤、疖、痈、扁桃体炎、肩周炎、脓皮症、脓肿、蜂窝织炎、汗腺炎、甲沟炎、咽炎、泪囊炎、眼睑缘炎、睑腺炎、牙龈炎、牙周炎、牙冠周围炎、牙源性上颌窦炎、外耳炎、阴道炎、外阴炎、感染性上腭囊肿、创伤感染、鸡眼继发性感染、手术后感染。③急慢性支气管炎、喘息型支气管炎、支气管扩张、支气管肺炎、细菌性肺炎、异型肺炎、肺部化脓症。④中耳炎、副鼻窦炎、颌下腺炎。⑤深部化脓性疾病：乳腺炎、淋巴管（结）炎、骨炎、骨髓炎。⑥感染性食物中毒、痢疾、肠炎、胆管炎、胆囊炎。⑦腹膜炎。⑧败血症、菌血症。⑨梅毒。

【注意事项】

（1）肝、肾功能不全者慎用；口服吸收不良、食道通过障碍者及不能进食者慎用；老年患者或易导致维生素缺乏的全身状态差的患者慎用。

（2）由于具有前庭毒性，本品已不作为脑膜炎奈瑟菌带菌者和脑膜炎奈瑟菌感染的治疗药物。

（3）四环素类药物可能存在交叉过敏性。

（4）用药期间避免驾驶、操作危险性大的机械及高空作业。

（5）服用本品应多饮水，避免滞留于食道并崩解时食道溃疡，特别是临睡前服用需注意。

（6）用药期间应定期检查肝、肾功能，严重肾功能不全者应调整剂量，且长期用药应监测血药浓度。

（7）本品有可能引起光敏性皮炎，故用药期间应避免日晒。

（8）怀疑患有梅毒时，用药前应进行暗视野显微镜检查，以及每月1次且至少连续4次的血清学检查。

【用法与用量】成人首剂口服200 mg，随后每12 h或24 h再服用100 mg，或遵医嘱。寻常性痤疮每次50 mg，每日2次，6周为一疗程。肾功能损害患者用药，其24 h内的日总剂量不应超过200 mg。

【剂型与规格】片剂：50 mg，100 mg；缓释片：55 mg，65 mg，80 mg，105 mg；胶囊剂：50 mg，100 mg；软膏剂：500 mg：10 mg。

3. 多西环素

【适应证】①本品作为选用药物之一可用于下列疾病：立克次体病，如流行性斑疹伤寒、地方性斑疹伤寒、洛矶山热、恙虫病和Q热；支原体属感染；衣原体属感染，包括鹦鹉热、性病、淋巴肉芽肿、非特异性尿道炎、输卵管炎、宫颈炎及沙眼；软下疳；霍乱；回归热；兔热病；布鲁菌病；鼠疫。治疗布鲁菌病和鼠疫时需与氨基糖苷类联合应用。②由于目前常见致病菌对四环素类耐药现象严重，仅在病原菌对本品敏感时，方有应用指征。大多葡萄球菌属对本品耐药。③本品可用于对青霉素类过敏患者的破伤风、气性坏疽、梅毒、淋病、雅司和钩端螺旋体病以及放线菌属、李斯特菌感染。④可用于中、重度痤疮患者作为辅助治疗。

【注意事项】

（1）应用本品一旦发生二重感染，应停药并予以适当治疗。

（2）对于性病治疗，若怀疑合并螺旋体感染，用药前应进行暗视野显微镜检查，以及每月1次且至少连续4次的血清学检查。

（3）长期用药时应定期监测血常规（如全血细胞计数）以及肝、肾功能。

（4）严重肝肾功能损害者、老年患者、有口腔念珠菌病史或口腔念珠菌易感者作为牙周炎辅助治疗时慎用。

（5）孕妇及哺乳期妇女不宜应用，若哺乳期妇女应用时应暂停哺乳。

【用法与用量】

（1）口服：成人，抗菌及抗寄生虫感染：第一日100 mg，每12 h给药1次，继以100～200 mg，每日1次，或50～100 mg，每12 h给药1次；淋病奈瑟菌性尿道炎和宫颈炎：每次100 mg，每12 h给药1次，共7 d；非淋病奈瑟菌性尿道炎，由沙眼衣原体或解脲支原体引起者，以及沙眼衣原体所致的单纯性尿道炎、宫颈炎或直肠感染均为每次100 mg，每日2次，疗程至少7 d。梅毒：每次150 mg，每12 h给药1次，疗程至少10 d。8岁以上儿童第一日按体重2.2 mg/kg，每12 h给药1次，继以按体重2.2～4.4 mg/kg，每日1次，或按体重2.2 mg/kg，每12 h给药1次；体重超过45 kg的儿童用量同成人。

（2）静脉滴注：缓慢静脉滴注，应避免快速给药。成人：常用量为首日，200 mg，分一次或两次静脉滴注；以后根据感染的程度每日给药100～200 mg，分一次或两次静脉滴注。梅毒一期、二期治疗，建议每日给药300 mg，疗程至少10 d。8岁以上儿童：45公斤或45公斤以下儿童：首日，4.4 mg/kg，一次或两次静脉滴注；以后根据感染的程度每日给药2.2～4.4 mg/kg。体重超过45公斤的儿童按成人剂量给药。吸入性炭疽：每次100 mg，每日2次，连续注射一段时间后需改用口服药物，疗程至少持续2个月；体重不超过45 kg的儿童推荐剂量为2.2 mg/kg，每日2次。

按缓慢滴注要求，输液时间一般为2～4 h，100 mg剂量为0.4～0.5 mg/ml的浓度注射给药，建议滴注时间不少于 2 h，增加剂量则增加输液时间。治疗维持到发热症状消失 24～48 h 后。

【剂型与规格】片剂：20 mg，50 mg，75 mg，100 mg，150 mg；分散片：100 mg；迟释片：100 mg，150 mg，200 mg；胶囊剂：100 mg；肠溶胶囊：100 mg；胶丸剂：100 mg；干混悬剂：1 g：50 mg，2 g：100 mg；注射剂：100 mg，200 mg。

4. 替加环素

【适应证】本品适用于 18 岁以上患者在下列情况下由特定细菌的敏感菌株所致感染的治疗：①复杂性腹腔内感染。弗劳地枸橼酸杆菌、阴沟肠杆菌、大肠埃希菌、产酸克雷伯菌、肺炎克雷伯菌、粪肠球菌（仅限于万古霉素敏感菌株）、金黄色葡萄球菌（甲氧西林敏感菌株和甲氧西林耐药菌株）、咽峡炎链球菌族（包括咽峡炎链球菌、中间链球菌和星座链球菌）、脆弱拟杆菌、多形拟杆菌、单形拟杆菌、普通拟杆菌、产气荚膜梭菌和微小消化链球菌等所致感染。②复杂性皮肤和皮肤软组织感染。粪肠球菌（万古霉素敏感菌株）、金黄色葡萄球菌（甲氧西林敏感菌株及耐药菌株）、大肠埃希菌、无乳链球菌、咽峡炎链球菌族（包括咽峡炎链球菌、中间链球菌和星座链球菌）、化脓性链球菌、阴沟肠杆菌、肺炎克雷伯菌和脆弱拟杆菌等所致感染。③社区获得性细菌性肺炎。肺炎链球菌（青霉素敏感菌株），包括伴发菌血症患者、流感嗜血杆菌（β-内酰胺酶阴性菌株）和嗜肺军团菌引起的肺炎。

【注意事项】

（1）本药不用于治疗糖尿病足部感染、医院获得性及呼吸机相关性肺炎。

（2）单用本药治疗肠穿孔继发的复杂性腹腔内感染时应谨慎。

（3）本药与其他抗生素类药相似，可导致不敏感微生物（如真菌）的过度生长，故治疗期间应密切监测病情变化。若出现二重感染，应采取适当措施。

（4）用药期间监测肝功能。

（5）使用本品时可导致胎儿受到伤害，妊娠妇女不宜使用。

【用法与用量】

（1）静脉滴注。

（2）成人用药：首剂 100 mg，以后每 12 h 给予 50 mg，每次约 30～60 min。重度肝功能损害（Child Pugh 分级 C 级）者，首剂 100 mg，随后每次 25 mg，每 12 h 给药 1 次。治疗复杂性皮肤软组织感染或复杂性腹腔内感染的推荐疗程为 5～14 d，治疗社区获得性细菌性肺炎的推荐疗程为 7～14 d。

（3）儿童用药：复杂性腹腔内感染、复杂性皮肤及皮下软组织感染、社区获得性肺炎，8～17 岁儿童无其他替代药物可用时可使用本药。①8～11 岁儿童：每次 1.2 mg/kg，每 12 h 给药 1 次，最大剂量为每 12 h 给予 50 mg。②12～17 岁儿童：每次 50 mg，每 12 h 给药 1 次。

【剂型与规格】注射剂：50 mg。

【同步练习】

一、A 型题（最佳选择题）

1. 影响骨和牙齿生长的是（　　）

A. 四环素　　　　B. 青霉素　　　　C. 氯霉素　　　　D. 林可霉素

E. 克林霉素

本题考查：四环素类药物的不良反应。

2. 四环素联用钙剂使（　　）

A. 口服吸收减少
B. 肝毒性增加
C. 增加麦角中毒的风险
D. 调整抗凝血药的剂量
E. 吸收增加

本题考查： 四环素的药物相互作用。

3. 与核蛋白 30S 亚基结合，阻止氨基酰 tRNA 进入 A 位的抗菌药是（　　）

A. 链霉素　　　　　B. 氯霉素　　　　　C. 四环素　　　　　D. 庆大霉素
E. 克林霉素

本题考查： 四环素类抗菌药的作用机制。

4. 下列不属于四环素不良反应的是（　　）

A. 胃肠道反应
B. 可导致灰婴综合征
C. 影响婴幼儿牙齿和骨骼发育
D. 可引起光敏反应
E. 具有肝、肾毒性

本题考查： 四环素的不良反应。

5. 关于多西环素的叙述错误的是（　　）

A. 与细菌核糖体的 30S 亚基结合
B. 与四环素的抗菌谱相似
C. 对革兰阳性菌作用优于革兰阴性菌
D. 抗菌活性比四环素强
E. 对青霉素过敏者禁用

本题考点： 多西环素的抗菌谱、抗菌作于机制及作用特点等。

二、B 型题（配伍选择题）

（6～7 题共用备选答案）

A. 形成不溶性络合物，使口服吸收率减少
B. 增加中毒风险
C. 加重肝损害
D. 使四环素吸收减少，活性降低
E. 需调整后者的给药剂量

6. 四环素与抗凝药合用（　　）
7. 四环素与钙剂合用（　　）

本题考点： 四环素的药物相互作用。

三、X 型题（多项选择题）

8. 可能发生光敏反应的四环素类药物有（　　）

A. 美他环素　　　　B. 地美环素　　　　C. 多西环素　　　　D. 米诺环素
E. 灰黄霉素

本题考点： 四环素类药物的不良反应。

9. 下列关于四环素叙述正确的是（　　）

A. 是抑制细菌蛋白质合成的广谱抗生素
B. 对铜绿假单胞菌和变形杆菌无效

C. 对革兰阳性菌作用强于革兰阴性菌

D. 属于浓度依赖型抗菌药物

E. 妊娠、哺乳期妇女禁用

本题考点：四环素的抗菌作用机制、作用特点及其禁忌证。

参考答案：1. A　2. A　3. C　4. B　5. E　6. E　7. A　8. ABCD　9. ABCDE

七、林可霉素类抗菌药物

【复习指导】本部分内容历年很少考，2015—2017年均未出题。本节重点掌握药物作用特点。

（一）药理作用和临床评价

1. 分类和作用特点

（1）分类：林可霉素类包括林可霉素和克林霉素。林可霉素由链丝菌产生，克林霉素是林可霉素7位OH为Cl取代而成，林可霉素和克林霉素具有相同的抗菌谱。

（2）作用特点

林可霉素类药物的抗菌谱与红霉素类相似，克林霉素的抗菌活性比林可霉素强。该类药物最主要的特点是对各类厌氧菌有强大抗菌作用；对需氧革兰阳性菌有显著活性，对部分需氧革兰阴性菌也有抑制作用，但对肠球菌、革兰阴性杆菌、MRSA、肺炎支原体不敏感。

林可霉素类与细菌核糖体50S亚基结合，抑制肽酰基转移酶，使蛋白质肽链延伸受阻，从而抑制蛋白质合成。克林霉素与红霉素、氯霉素作用靶点完全相同，故不宜同时使用。

药代动力学特点：克林霉素口服吸收迅速而完全（约90%），且不受食物的影响。组织分布广泛，在骨和关节组织尤其是骨骼中浓度高，但不透过血脑屏障。该类药物蛋白结合率较高。药物主要在肝代谢，部分代谢物具有抗菌活性。药物经肾和胆道排泄。

2. 典型不良反应和禁忌证

（1）典型不良反应：常见的胃肠道反应如恶心、呕吐、腹痛、腹泻等；过敏反应如皮疹、瘙痒等；肝、肾功能异常；静脉滴注可能引起静脉炎。偶有血液系统不良反应如白细胞、中性粒细胞及血小板减少，嗜酸性粒细胞增多。

（2）禁忌证：对林可霉素或克林霉素有过敏史者禁用。

3. 具有临床意义的药物相互作用

①克林霉素可能会增强其他神经肌肉阻滞药的作用，避免联合使用。

②林可霉素类与红霉素、氯霉素竞争细胞核糖体的结合部位，有拮抗作用，不宜合用。

③与克林霉素存在配伍禁忌的药物有：葡萄糖酸钙、硫酸镁、新生霉素、苯妥英钠、巴比妥盐酸盐、氨茶碱、卡那霉素，氨苄青霉素等。

④联用阿片类镇痛药时，可能加重呼吸中枢抑制作用。

（二）用药监护

1. 用药期间密切监护是否有药物不良反应的发生。

2. 患者用药期间需定期监测血常规、肝功能及肾功能。

3. 克林霉素对配制浓度有特殊要求，使用前需用生理盐水或（5%葡萄糖液）将药品稀释成小于 60 mg/ml 浓度的溶液且滴注不能少于 1 h。因此，使用克林霉素静脉制剂时，需监护药物配制浓度及滴注时间。

（三）常用药品的临床应用

1. 林可霉素

【适应证】本品适用于敏感葡萄球菌属、链球菌属、肺炎链球菌及厌氧菌所致的呼吸道感染、皮肤软组织感染、女性生殖道感染和盆腔感染及腹腔感染等，后两种病种可根据情况单用本品或与其他抗菌药联合应用。此外有应用青霉素指征的患者，如患者对青霉素过敏或不宜用青霉素者本品可用作替代药物。

【注意事项】

（1）克林霉素类存在交叉过敏性。

（2）本品可引起伪膜性肠炎，对于肠道疾病或有既往史者、肝功能损伤和严重肾功能损伤、既往有哮喘者慎用；用药期间如排便次数增多，可能存在假膜性肠炎，需及时停药并作适当处理。

（3）为防止急性风湿热的发生，用本类药物治疗溶血性链球菌感染时疗程至少为 10 d。

（4）与其他抗菌药物类似可能引起二重感染，一旦发生二重感染，需采取适当措施。

（5）妊娠及哺乳期妇女慎用，哺乳期妇女若必须使用时应暂停哺乳。

（6）小于 1 个月的小儿不宜应用。

【用法与用量】①口服：本品宜空腹服用。成人每日 1.5～2 g，分 3～4 次口服；小儿每日按体重 30～60 mg/kg，分 3～4 次口服。②肌内注射：成人每日 0.6～1.2 g，小儿每日按体重 10～20 mg/kg，分次注射。③静脉滴注：一般成人每次 0.6 g，每 8 h 或 12 h 一次，每 0.6 g 溶于 100～200 ml 输液中，滴注 1～2 h；小儿每日按体重 10～20 mg/kg，需注意静脉滴注时每 0.6 g 溶于不少于 100 ml 的溶液中，静脉滴注时间不少于 1 h。④直肠给药：一次 0.4 g 每日 3～4 次。

【剂型与规格】片剂：0.25 g，0.5 g；胶囊剂：0.25 g，0.5 g；口服溶液：0.5 g（10 ml），5 g（100 ml）；注射剂：0.2 g（1 ml），0.3 g（1 ml），0.6 g（2 ml），3 g（10 ml）；注射用盐酸林可霉素：0.3 g，0.6 g；氯化钠注射液：100 ml（林可霉素 0.6 g、氯化钠 0.8 g）；葡萄糖注射液：250 ml（林可霉素 0.6 g、葡萄糖 12.5 g）；滴眼剂：0.2 g（8 ml）；滴耳剂：0.18 g（6 ml）。

2. 克林霉素

【适应证】

（1）用于革兰阳性菌引起的下列各种感染性疾病：①鼻窦炎、化脓性中耳炎、扁桃体炎等；②慢性支气管炎急性发作、肺炎、肺脓肿和支气管扩张合并感染、急性支气管炎等；③皮肤和软组织感染：疖、痈、脓肿、蜂窝织炎、创伤、烧伤和手术后感染等；④尿路感染：急性尿道炎、急性肾盂肾炎、前列腺炎等；⑤其他：骨髓炎、败血症、腹膜炎和口腔感染等。

（2）用于厌氧菌引起的各种感染性疾病：①脓胸、肺脓肿、厌氧菌性肺炎；②皮肤和软组织感染，败血症；③腹内感染：腹膜炎、腹腔内脓肿；④女性盆腔及生殖器感染：子宫内膜炎、非淋球菌性输卵管及卵巢脓肿、盆腔蜂窝织炎及妇科手术后感染等。

【注意事项】

（1）本品和青霉素、头孢菌素类抗生素无交叉过敏反应，可用于对青霉素过敏者。

（2）本品禁止与氨苄青霉素、苯妥英钠、巴比妥类、氨茶碱、葡萄糖酸钙及硫酸镁配伍。

（3）肝功能损伤和严重肾功能损伤、既往有哮喘者慎用。

（4）为防止急性风湿热的发生，用本类药物治疗溶血性链球菌感染时疗程至少为10 d。

（5）与其他抗菌药物类似也可引起二重感染，一旦发生二重感染，需采取相应措施。

（6）用药期间密切观察排便次数，如出现假膜性肠炎，可给予万古霉素0.125～0.5 g口服治疗，每日4次。

（7）妊娠及哺乳期妇女慎用，哺乳期妇女使用期间应暂停哺乳。

（8）小于1个月的小儿不宜应用。

【用法与用量】

（1）口服：每次0.15～0.3 g（以克林霉素计），每日3～4次；小儿每日每公斤体重10～20 mg，分3～4次服用。为防止急性风湿热的发生，用本类药物治疗溶血性链球菌感染时的疗程至少为10 d。

（2）深部肌内注射：使用前需用生理盐水或5%葡萄糖液将药品稀释成小于60 mg/ml浓度的药液。每300 mg需用50～100 ml生理盐水或5%葡萄糖溶液稀释成浓度小于6 mg/ml的药液，缓慢滴注，通常每分钟不超过20 mg。

（3）静脉滴注：①成人剂量。中度感染：每日0.6～1.2 g，按每q6h或q8h或q12 h给药1次；严重感染：每日1.2～2.4 g，分为q6h或q8h或q12 h给药1次，或遵医嘱。②儿童剂量。中度感染：15～25 mg/kg/d，按q6h或q8h给药；重度感染：25～40 mg/kg/d，按q6h或q8h给药，或遵医嘱。

（4）阴道给药：①阴道用乳膏。每次1支，每日1次，临睡前用涂药器将本药置于阴道内，连用7 d。②阴道凝胶。每次1支，每日1次，晚上临睡前清洗外阴后，用给药器将本药置于阴道后穹窿处，连用3 d。③阴道泡腾片、阴道片。每次100 mg，每日1次，晚上临睡前清洗外阴后，将本药置于阴道后穹窿处，连用7 d。④阴道栓。每次100 mg，每日1次，晚上临睡前清洗外阴后，将本药置于阴道后穹窿处，连用3 d或7 d。

（5）局部给药：乳膏、凝胶、外用溶液治疗寻常痤疮，清洗并抹干患处，将适量本药涂于患处，早晚各1次。

【剂型与规格】胶囊剂：0.075 g，0.15 g；颗粒剂：1 g：37.5 mg，2 g：75 mg，24 g：0.9 g（按克林霉素计）；分散片剂：75 mg；注射剂：0.3 g（4 ml），0.6 g（8 ml），0.3 g（2 ml）；注射用粉针剂：0.5 g；注射剂（克林霉素磷酸酯）：0.3 g（2 ml），0.6 g（4 ml）；注射用粉针剂（克林霉素磷酸酯）：0.3 g，0.6 g，1.2 g。

【同步练习】

一、A型题（最佳选择题）

1. 治疗厌氧菌引起的严重感染（　　）

A. 万古霉素　　　　B. 克林霉素　　　　C. 克拉霉素　　　　D. 红霉素

E. 庆大霉素

本题考点：克林霉素的抗菌谱。

2. 临床上可取代林可霉素应用的是（　　）

A. 红霉素　　　　B. 罗红霉素　　　　C. 克拉霉素　　　　D. 克林霉素

E. 四环素

本题考点：林可霉素类药物的分类和临床应用。

3. 对林可霉素叙述不正确的是（　　　）

A. 治疗溶血性链球菌感染时，疗程至少为 10 d

B. 静脉滴注不能少于 1 h

C. 可引起抗生素相关性腹泻

D. 可引起肝转氨酶 ALT 及 AST 升高

E. 大剂量静脉滴注可引起血压升高

本题考点：林可霉素的作用特点。

二、B 型题（配伍选择题）
(4～6 题共用备选答案)

A. 增加后者的用药剂量　　　　　B. 拮抗，不宜合用

C. 产生配伍禁忌　　　　　　　　D. 减少后者的用药剂量

E. 导致呼吸抑制延长

4. 林可霉素与葡萄糖酸钙合用（　　　）

5. 林可霉素与新斯的明合用（　　　）

6. 林可霉素与吗啡合用（　　　）

本题考点：林可霉素的药物相互作用。

三、X 型题（多项选择题）

7. 克林霉素的抗菌谱包括（　　　）

A. 革兰阴性杆菌　　　　　　　　B. 耐青霉素金黄色葡萄球菌

C. 革兰阳性球菌　　　　　　　　D. 真菌

E. 多数厌氧菌

本题考点：克林霉素的抗菌谱。

8. 对林可霉素类药物的叙述正确的选项有（　　　）

A. 对青霉素过敏或不宜用青霉素的患者可用林可霉素替代治疗

B. 克林霉素不能透过血 – 脑脊液屏障，不能用于脑膜炎治疗

C. 林可霉素有神经肌肉阻滞作用

D. 林可霉素临床主要用于厌氧菌感染的治疗

E. 林可霉素类药物属于时间依赖型抗菌药物

本题考点：林可霉素的抗菌谱、药代动力学及作用特点等。

参考答案： 1. B　2. D　3. E　4. C　5. D　6. E　7. BCE　8. ABCDE

八、多肽类抗菌药物

【复习指导】本节内容历年常考，重点考查药物作用特点，万古霉素不良反应及其注意事项，多以 A 型题方式出题。

（一）药理作用和临床评价

1. 分类和作用特点

（1）分类：多肽类抗菌药物分为糖肽类和多黏菌素类。糖肽类抗菌药物是一类在结构上具有七肽的抗生素，包括万古霉素、去甲万古霉素和替考拉宁。多黏菌素类是从多黏杆菌培养液中分离获得的一组环状含阳离子多肽类抗生素，含有多黏菌素 A、B、C、D、E、M 多种成分，目前仅有多黏菌素 B 和多黏菌素 E 应用于临床。

（2）作用特点

糖肽类抗菌药物为繁殖期杀菌药，对革兰阳性菌有强大的杀菌作用，特别是 MRSA 和 MRSE。万古霉素是 1956 年从新放线菌——"东方链霉素"中分离出的活性成分。该药的杀菌作用强，几乎能杀灭所有葡萄球菌。目前，临床主要用于治疗由耐甲氧西林金黄色葡萄球菌（MRSA）及耐甲氧西林表皮葡萄球菌（MRSE）引起的感染性疾病。去甲万古霉素，化学性质同万古霉素。替考拉宁是从游动放射菌属中分离得到，其脂溶性较万古霉素高 50～100 倍。

糖肽类抗菌药物通过直接与细胞壁前体肽聚糖末端的丙氨酰丙氨酸形成复合物，阻碍甘氨酸五肽的连接，阻断细菌细胞壁的合成，使细胞壁缺损从而杀灭细菌，对正在分裂增殖的细菌呈现快速杀菌作用。同时抑制胞质中 RNA 的合成。

多黏菌素类的化学结构类似去污剂，该类药物化学结构中的亲水基团能够和细胞外膜磷脂上具有亲水性的阴离子磷酸根形成复合物，而亲脂链嵌入细胞膜内脂肪链之间，从而解聚细胞膜结构，使细胞膜完整性被破坏，进一步导致细胞内重要物质外泄，最终引起细胞裂解死亡。同时，多黏菌素类药物在细胞体内也能改变核质和核糖体的功能。多黏菌素类临床主要用于各类广泛耐药的革兰阴性菌如 XDRAB、XDRPA 和 CRE 等引起的重症感染，如呼吸机相关性肺炎（VAP）等。

糖肽类药物药代动力学特点：口服基本不吸收，肌内注射引起局部疼痛和组织坏死，因此，糖肽类药物通过稀释后缓慢静脉滴注。体内广泛分布，万古霉素可透过血脑屏障，脑膜炎时可达有效血药浓度。血浆 $t_{1/2}$ 约为 6h，约 90% 经肾小球滤过排出。替考拉宁因侧链加入了脂肪酸，亲脂性增加，为万古霉素的 30～100 倍，更易渗透入组织和细胞，半衰期显著延长，血浆 $t_{1/2}$ 可达 70～100 h，主要以原形经肾排泄。

多黏菌素类药物药代动力学特点：本类药物口服不吸收，但盐酸多黏菌素 M 吸收好。肌内注射后 2 h 左右达峰浓度。多黏菌素 E 的水溶性较硫酸盐好，适合肌内注射，多黏菌素 M 盐酸盐注射后吸收更迅速。药物分布于全身组织体液中，以肝、肾浓度最高，但因穿透力弱，脑脊液、胸腔、关节腔等感染灶内浓度低，即使在脑膜炎时也难以进入脑脊液中，从而影响药物的疗效。多黏菌素 B 和多黏菌素 E 均主要经肾排泄，约占给药量的 60% 和 40%，给药后 12 h 内仅 0.1% 经尿排出，随后才逐渐增加，故连续给药、肾功能不全患者易引起药物在体内蓄积。

2. 典型不良反应和禁忌证

（1）典型不良反应

糖肽类：胃肠道反应如假膜性结肠炎、肝功能异常、黄疸、肾功能损伤（血肌酐、血尿酸氮升高及间质性肾炎）、耳毒性、过敏反应以及对血液系统的影响。同时万古霉素和去甲万古霉素静脉滴注速度过快可引起"红人综合征"。

多肽类：肾毒性较多见（如血尿、蛋白尿、管型尿以及急性肾小管坏死）；神经毒性头晕、无力、面部和肢体末端感觉异常、眩晕、视觉障碍、意识模糊、共济失调和神经肌肉阻滞，神经肌肉阻滞可引起呼吸衰竭或呼吸暂停；皮疹、瘙痒、荨麻疹和发热等。

（2）禁忌证

①对糖肽类及多黏菌素类药物有过敏史或任何赋形剂过敏者禁用。

②肾功能损伤、肝功能损伤、听力功能障碍、老年患者、低体重新生儿，既往有氨基糖苷类过敏史者慎用。

③妊娠期妇女慎用；哺乳期妇女使用期间应暂停哺乳。

3. 具有临床意义的药物相互作用

糖肽类：①与全身麻醉药硫喷妥钠等合用可引起过敏反应；②与有肾毒性或耳毒性的药物，如氨基糖苷类、两性霉素 B、环孢素、抗肿瘤药物等合用可加重肾毒性或耳毒性。

多肽类：①合用肌肉松弛药、氨基糖苷类、吩噻嗪类及具有明显肌肉松弛作用的麻醉药（如恩氟烷）等可增加神经肌肉阻滞作用；②与地高辛合用可增加地高辛的作用；③使用本品时不可同时使用奎宁、镁剂；④与半合成青霉素、利福平、磺胺类药物等联用，治疗严重耐药革兰阴性菌感染效果更佳。

（二）用药监护

万古霉素监护要点：①监护溶液配制的浓度，每 500 mg 万古霉素和去甲万古霉素至少加入 100 ml（5mg/ml）溶液。②缓慢静脉滴注，因万古霉素或去甲万古霉素滴注速度过快可导致由组胺引起的非免疫与剂量相关反应"红人综合征"，同时可导致严重低血压。建议，1 g 万古霉素或去甲万古霉素（加入至少 200 ml 溶媒）滴注时间不少于 1 h。③监测耳毒性和肾毒性，使用万古霉素及去甲万古霉素期间监测患者听力、血肌酐、肾小球滤过率、尿素氮等，一旦发生上述不良反应，应及时调整用药剂量或停药。④监测万古霉素血药浓度，推荐对于下列情况进行治疗药物监测：需长疗程且万古霉素血药浓度需维持在 15～20 μg/ml 的患者。同时对于特殊人群（如新生儿、老年人、肾功能损伤）、ICU 患者及合用耳毒性或肾毒性等药物的患者进行血药浓度监测。⑤监测时机，万古霉素属于线性代谢药物，给药后 3～4 个维持剂量达稳态血药浓度，同时研究表明万古霉素引起的肾毒性与该药的峰浓度没有相关性，因此，推荐给药 3～4 剂后，在下一次用药前 30 min 采集血液标本，测其谷血药浓度。对于透析患者，因透析对万古霉素血药浓度有影响，因此，推荐在透析结束后 6 h 进行血药浓度检测。

多肽类监护要点：监测多黏菌素类用药期间肾功能变化情况，如血肌酐、尿素氮等变化。

（三）常用药品的临床应用

1. 万古霉素

【适应证】本品静脉滴注主要用于治疗对耐甲氧西林金黄色葡萄球菌（MRSA）引起的感染，对青霉素过敏者和不能使用其他抗生素包括青霉素、头孢菌素类，或使用后治疗无效的葡萄球菌、肠球菌和棒状杆菌、类白喉杆菌属等感染患者，如心内膜炎、骨髓炎、败血症或软组织感染。也可用于防治血液透析患者发生的葡萄球菌属引起的动、静脉血分流感染。本品口服用于治疗由于长期服用广谱抗生素所致难辨梭状杆菌引起的伪膜性结肠炎或葡萄球菌性肠炎。

【注意事项】

（1）快速推注或短时内静脉滴注本药可使组胺释放出现"红人综合征"（面部、颈部、躯干红斑性充血、瘙痒等）、低血压等副作用，所以每次静脉滴注应在 60 min 以上。

（2）大剂量用药患者、肾功能不全者、有听力功能障碍、有失聪史、老年患者、联合使用耳毒性和肾毒性药物的患者，需监测药物浓度、肾功能及听力功能，同时根据情况调整用药剂量或用药间隔。

（3）为防止使用本药后产生耐药菌，原则上应明确细菌的敏感性时使用。

（4）与氨茶碱、5-氟尿嘧啶混合后可引起药物变化，避免上述混合使用。

（5）药液渗漏于血管外可引起坏死，避免药液渗漏于血管外。

【用法与用量】

（1）口服：由难辨梭状芽孢杆菌（C. difficile）引起的与使用抗生素有关的伪膜性结肠炎，成人每日总剂量为 0.5～2 g，分 3～4 次服用，连服 7～10 d。儿童每日总剂量为每公斤体重 40 mg，分 3～4 次服用，连服 7～10 d。每日总剂量不能超过 2 g，所需剂量用 30 mL 饮用水稀释后，由病人饮用。稀释后的药物亦可经鼻给药，普通有香味的糖浆，也可加入溶液中，以改善口服液的味道。

（2）静脉滴注：通常用盐酸万古霉素每日 2 g（效价），可分为每 6 h 给予 500 mg 或每 12 h 给予 1 g，每次静脉滴在 60 min 以上，可根据年龄、体重、症状适量增减。老年人每 12 h 给予 500 mg 或每 24 h 给予 1 g，每次静脉滴注 60 min 以上。儿童、婴儿每日 40 mg/kg，分 2～4 次静脉滴注，每次静脉滴注在 60 min 以上。新生儿每次给药量 10～15 mg/kg，出生一周内的新生儿每 12 h 给药一次，出生一周至一个月新生儿每 8 h 给药一次，每次静脉滴注在 60 min 以上。

【剂型与规格】注射用盐酸万古霉素（按万古霉素计）：500 mg（50 万 U），1000 mg（100 万 U）；盐酸万古霉素胶囊（按万古霉素计）：125 mg，250 mg。

2. 去甲万古霉素

【适应证】本品限用于耐甲氧西林金黄色葡萄球菌（MRSA）所致的系统感染和难辨梭状芽孢杆菌所致的肠道感染和系统感染；青霉素过敏者不能采用青霉素类或头孢菌素类，或经上述抗生素治疗无效的严重葡萄球菌感染患者，可选用去甲万古霉素。本品也用于对青霉素过敏者的肠球菌心内膜炎、棒状杆菌属（类白喉杆菌属）心内膜炎的治疗。对青霉素过敏和对青霉素不过敏的血液透析患者发生葡萄球菌属所致动、静脉分流感染的治疗。

【注意事项】

（1）只能静脉滴注，不可采用肌内注射或静脉推注。

（2）缓慢静脉滴注，滴注时间应超过 1 h。同时静脉滴注溶液浓度不能过大，每 400～800 mg 的去甲万古霉素至少需要用 200 ml 氯化钠注射液或 5% 葡萄糖注射液溶解。

（3）肾功能不全患者如必需使用该药，应根据肾功能调整药物剂量，同时监测血药浓度。

（4）用药期间应定期监测听力功能、肾功能等。

（5）妊娠期患者避免应用本品；老年患者及哺乳期妇女慎用。

【用法与用量】临用前加注射用水适量使药物溶解。静脉缓慢滴注：成人每日 0.8～1.6 g（80 万～160 万单位），分 2～3 次静脉滴注；小儿每日按体重 16～24 mg/kg（1.6～2.4 万单位/kg），分 2 次静脉滴注。

【剂型与规格】注射用粉针剂：0.4 g（40 万 U），0.8 g（80 万 U）。

3. 替考拉宁

【适应证】①本品可用于治疗各种严重的革兰阳性菌感染，包括不能用青霉素类和头孢菌素类及其他抗生素者。本品可用于不能用青霉素类及头孢菌素类抗生素治疗或用上述抗生素治疗失败的严重葡萄球菌感染，或对其他抗生素耐药的葡萄球菌感染。②已证明替考拉宁对下列感染有效：皮肤和软组织感染、尿路感染、呼吸道感染、骨和关节感染、败血症、心内膜炎及持续不卧床腹膜透析相关性腹膜炎；在骨科手术具有革兰阳性菌感染的高危因素时，本品也可作预防用。③本品也可口服用于艰难梭状芽孢杆菌感染相关的腹泻和结肠炎的替代治疗。

【注意事项】

（1）替考拉宁有导致严重过敏反应的报道，一旦发生过敏反应，应立即停药并采取急救措施。替考拉宁可能与万古霉素存在交叉过敏。

（2）替考拉宁静脉注射或输注过快也能引起"红人综合征"，因此，需缓慢输注，时间超过 30 min。

（3）使用替考拉宁应考虑抗菌谱、安全性和个体患者标准治疗的使用性，一般情况不单独用于治疗某些类型的感染。

（4）因肾毒性和耳毒性，接受替考拉宁治疗同时合用或序贯有肾毒性、神经毒性及耳毒性药物的患者，用药期间应进行血液学、肾功能及听力检查；肾功能不全者应调整剂量。

（5）替考拉宁同其他抗菌药物类似，长时间使用可引起二重感染。

（6）本品可引起头晕及头痛，用药期间避免驾驶车辆和操纵机器或高空作业。

（7）妊娠及哺乳期妇女不宜应用，哺乳期妇女因需要必须使用该药，其间，应暂停哺乳。

（8）本品可用于 2 月龄以上儿童的革兰阳性菌感染。

【用法与用量】

（1）用法：本品可通过静脉注射或肌内注射给药。可通过 3～5 min 静脉推注或 30 min 静脉滴注给药。新生儿应采用静脉滴注给药。

（2）用量

①肾功能正常的成人及老年患者、复杂性皮肤和软组织感染、肺炎、复杂性尿路感染：负荷剂量每 12 h 静脉或肌内注射 400 mg（约相当于 6 mg/kg），给药 3 次；维持剂量按 6 mg/kg 进行静脉注射或肌内注射，每日 1 次。骨和关节感染、感染性心内膜炎：负荷剂量每 12 h 静脉注射 800 mg（相当于 12 mg/kg），给药 3～5 次；维持剂量按 12 mg/kg 静脉注射或肌内注射，每日 1 次。感染性骨科手术预防感染：麻醉诱导期单剂量静脉注射 400 mg，治疗持续时间根据临床反应决定。对于感染性心内膜炎，通常认为合适给药时间最少为 21 d，治疗时间不应超过 4 个月。

②肾功能不全的成人和老年患者：前 3 天未要求调整剂量，再治疗第 4 天开始调整剂量，具体剂量如下：轻度和中度肾功能不全（肌酐清除率在 30～80 ml/min）患者，维持剂量减半，即：剂量不变，每 2 天一次给药；或剂量减半，每日一次给药。重度肾功能不全患者（肌酐清除率小于 30 ml/min）和血液透析患者：剂量减为常规推荐剂量额三分之一，即：剂量不变，每 3 天一次给药；或剂量减至三分之一，每日一次给药。

③持续性非卧床腹膜透析：按 6 mg/kg 单次静脉负荷剂量给药后，在第一周中每袋透析液内按 20 mg/L 的剂量给药，在第二周中于交替的透析液中按 20 mg/L 的剂量给药，在第三周中仅在夜间的透析液袋内按 20 mg/L 的剂量给药。

④儿童：新生儿和2个月以下婴儿，负荷剂量单次16 mg/kg，第1日静脉滴注；维持剂量单次8 mg/kg，每日一次静脉滴注。2月龄至12岁儿童，负荷剂量单次10 mg/kg静脉滴注，每12 h给药一次，重复给药3次。维持剂量单次按6～10 mg/kg静脉给药，每日1次。

【剂型与规格】注射用粉针剂：0.2 g。

4. 多黏菌素E（黏菌素）

【适应证】①本品适用于由敏感菌所致的败血症、尿路感染、肺部感染，以及皮肤、眼、鼻旁窦、耳等局部感染；②铜绿假单胞菌感染，本品可作为首选药物；③肠道手术前准备或用于治疗大肠埃希菌性肠炎和对其他药物耐药的菌痢。

【注意事项】

（1）雾化吸入或气管滴入时，本品可以吸收。

（2）严重肾功能损害者慎用或禁用。

（3）妊娠及哺乳期妇女用药尚不明确。

【用法与用量】

（1）针剂可供肌内注射，静脉滴注或局部应用。肌内注射：成人剂量每日每公斤体重1万～2万单位（即100～150万单位），最大剂量不超过150万单位，分2～3次注射，一般疗程为1周，最长不宜超过2周。静脉滴注：每日每公斤体重1万～2万单位，以注射用水2毫升溶解后加入500～1000毫升葡萄糖输液中缓缓滴注。以雾化吸入或气管滴入时：每日剂量50万单位（儿童适当减量），浓度为每毫升5万单位。皮肤创面感染局部用药时：其浓度为每毫升含1万～5万单位。应用于眼、耳等器官感染的溶液浓度为每毫升1000～5000单位。

（2）口服，成人每日100万～300万单位（2～6片），分3次口服；儿童每次25万～50万单位（0.5～1片），每日3～4次。宜空腹给药。

【剂型与规格】片剂：50万U。颗粒剂：1 g：100万U。注射用粉针剂：50万U。

5. 多黏菌素B

【适应证】本品口服吸收很少，肌内注射吸收良好。临床用于抗革兰阴性杆菌主要为铜绿假单胞菌引起的感染，包括尿路感染、脑膜炎、肺部感染、败血症以及皮肤、软组织、眼、耳、关节感染等；对其他阴性菌如产气荚膜梭菌、大肠埃希菌、克雷伯菌、流感杆菌引起的感染也有较好的治疗效果。细菌对本品和多粘菌素E之间有完全交叉耐药性。

【注意事项】

（1）一般在没有证明或强烈怀疑细菌感染情况下使用多黏菌素B或预防用药患者可能不会获益，而且会增加耐药性上升风险。

（2）基础肾功能应在治疗前检测，治疗期间应密切监测肾功能和血药水平，避免与筒箭毒碱肌肉松弛药和其他神经毒性药物合用，可能导致呼吸抑制。

（3）和其他抗生素一样，使用此药可能导致二重感染，应当制订合适的治疗方案。

（4）多黏菌素B同其他抗菌药物类似，可能导致抗生素相关性腹泻。

【用法与用量】本品供肌内注射或静脉滴注用。肌内注射：每日按公斤体重1万～2万单位计算，分3次注射，以适量注射用水或氯化钠注射液溶解后应用。静脉滴注：每日50万～100万单位，分2次给药。以适量氯化钠注射液或葡萄糖注射液溶解和稀释后应用。鞘内注射：成人每日1万～5万单位，儿童每日0.5～2万单位，3～5日后改为隔日1次，疗程2～3周。以适量氯化钠注射液溶解后使用。

【剂型与规格】注射用粉针剂：50 mg（50万U）。

【同步练习】

一、A 型题（最佳选择题）

1. 大剂量长疗程使用广谱抗菌药物，导致难辨梭状芽孢杆菌感染性腹泻，首选的治疗药物是（　　）

A. 美罗培南　　　　B. 莫西沙星　　　　C. 阿米卡星　　　　D. 万古霉素

E. 氨苄西林

本题考点：万古霉素的适应证。

2. 以下哪种药品静脉滴注速度过快可能发生"红人综合征"（　　）

A. 四环素　　　　B. 左氧氟沙星　　　　C. 万古霉素　　　　D. 链霉素

E. 利奈唑胺

本题考点：万古霉素的不良反应。

3. 多黏菌素 B 的不良反应不包括（　　）

A. 尿素升高　　　　B. 肌酐升高　　　　C. 蛋白尿　　　　D. 神经肌肉阻滞

E. 癫痫

本题考点：多黏菌素类的不良反应。

4. 治疗耐甲氧西林金黄色葡萄球菌感染可选用的药物是（　　）

A. 四环素　　　　B. 克林霉素　　　　C. 万古霉素　　　　D. 林可霉素

E. 克拉霉素

本题考点：万古霉素的抗菌谱及临床应用。

二、B 型题（配伍选择题）

(5～6 题共用备选答案)

A. 替硝唑　　　　B. 利奈唑胺　　　　C. 万古霉素　　　　D. 多黏菌素

E. 红霉素

5. 属于多肽类慢性杀菌药的是（　　）

6. 可用于治疗伪膜性肠炎的是（　　）

本题考点：多肽类药物的作用特点。

三、X 型题（多项选择题）

7. 万古霉素的不良反应包括（　　）

A. 肝功能异常　　　　B. 过敏反应　　　　C. 耳损害　　　　D. 肾损害

E. 呼吸系统毒性

本题考点：考查万古霉素的不良反应。

参考答案：1. D　2. C　3. E　4. C　5. B　6. C　7. ABCD

九、酰胺醇类抗菌药物

【复习指导】本节内容历年偶考，重点考查酰胺醇类药物的作用特点和不良反应，多以 X 型题的方式出题。

（一）药理作用和临床评价

1. 分类和作用特点

（1）分类：酰胺醇类抗菌药物包括氯霉素和甲砜霉素。

（2）作用特点

氯霉素是 1947 年由委内瑞拉链丝菌分离得到的抗菌药物。甲砜霉素是氯霉素苯环上硝基被甲砜基取代而成。酰胺醇类主要为抑菌药，其作用机制为可逆性与细菌 70S 核糖体中较大的 50S 亚基上的肽酰转移酶作用位点结合，阻止 P 位肽链的末端羧基与 A 位氨基酰 tRNA 的氨基发生反应，从而阻止肽链的延长，使蛋白质合成受阻从而导致细菌死亡。氯霉素的结合位点与大环内酯类及克林霉素的作用靶点相似，因此，与这些药物合用可能出现竞争性拮抗。

氯霉素对造血系统可产生严重的毒性，可引起严重骨髓抑制、再生障碍性贫血及灰婴综合征等，很大程度上限制了其临床应用，故使用时需严格把控适应证。在可选用其他抗菌药物或感染原因不明时，避免使用氯霉素。用药期间应定期监测血常规。

药代动力学特点：口服吸收迅速而完全，广泛分布于体内，脑脊液浓度可达血药浓度的 45%～99%。氯霉素绝大部分药物与肝内的葡萄糖醛酸结合而被代谢灭活。其 80% 的代谢产物及 5%～10% 的原形药物从肾排出，极少部分药物从胆汁和粪便排出。甲砜霉素在体内不代谢，故肝功能异常时血药浓度不受影响。该药物 70%～90% 以原形经肾排泄。

2. 典型不良反应和禁忌证

（1）典型不良反应

①血液系统毒性。可逆性骨髓抑制：较常见，发生率和严重程度与剂量和疗程有关；表现白细胞减少症或血小板减少症等。再生障碍性贫血：发生率与用药量、疗程无关，一次用药亦可发生，但死亡率很高。

②灰婴综合征。早产儿或新生儿肝缺乏葡萄糖醛酸转移酶，肾排泄功能不完善，对氯霉素解毒能力差，导致氯霉素及代谢产物快速在体内蓄积，导致循环衰竭、呼吸困难、进行性血压下降、皮肤苍白和发绀的不良反应。

③其他。恶心、呕吐、腹泻等胃肠道反应；少部分患者可出现过敏反应（如皮疹、血管神经性水肿等）、视神经炎、二重感染；同时对于葡萄糖 - 6 - 磷酸脱氢酶缺乏者，还可引起溶血性贫血。

（2）禁忌证：对本类药物过敏者、肝肾功能损伤者、葡萄糖 - 6 - 磷酸脱氢酶缺乏者、新生儿、早产儿、妊娠期尤其妊娠后期妇女、哺乳期妇女应尽量避免使用。

3. 具有临床意义的药物相互作用

（1）酰胺类药物为肝药酶抑制剂，可导致抗癫痫药（乙内酰脲类）代谢降低，或替代该类药物的血清蛋白结合部位，均可增强药物的作用或毒性，故当与氯霉素合用时或在其后使用需调整抗癫痫药的剂量。

（2）本类药物与降血糖药（如甲苯磺丁脲）合用时，由于蛋白结合部位被替代，可增强其降糖作用，故需调整降糖药物剂量。

（3）本类药物具有维生素 B6 拮抗作用或增强后者经肾排泄量，可导致周围神经炎或贫血。故与本类药物合用时，维生素 B6 剂量应适当增加。

（4）长期使用含雌激素的避孕药，若同时使用氯霉素，可使避孕的可靠性降低，亦可增加经期外出血。

（5）本类药物可拮抗维生素 B_{12} 的造血作用，因此两者不宜同用。

（6）与某些骨髓抑制药（如抗肿瘤药物、保泰松、羟基保泰松、秋水仙碱、青霉胺等）合用时，可增强骨髓抑制作用。同时进行放射治疗时，亦可增强骨髓抑制作用，需调整骨髓抑制药或放射治疗的剂量。

（7）本品为肝药酶抑制药，可降低诱导麻醉药阿芬他尼的清除，延长其作用时间。

（8）本类药物与利福平、苯巴比妥等肝药酶诱导剂合用时，可增强前者代谢，致使血药浓度降低。

（9）与大环内酯类或林可霉素类抗生素合用可发生拮抗作用，因此不宜联合使用。

（二）用药监护

1. 患者用药期间密切监测周围血象　如外周血细胞降低，应及时停药，并做相应处理。避免长疗程用药。

2. 患者用药期间密切监护氯霉素相关的灰婴综合征　早产儿或新生儿肝缺乏葡萄糖醛酸转移酶，肾排泄功能不完善，对氯霉素解毒能力差，导致氯霉素及代谢产物快速在体内蓄积，导致循环衰竭、呼吸困难、进行性血压下降、皮肤苍白和发绀的不良反应。早产儿或新生儿，应避免使用氯霉素，如必须使用应进行血药浓度监测。

3. 患者用药期间需定期监测肝功能和肾功能的变化。

（三）常用药品的临床应用

1. 氯霉素

【适应证】①伤寒和其他沙门菌属感染：为敏感菌株所致伤寒、副伤寒的选用药物，由沙门菌属感染的胃肠炎一般不宜应用本品，如病情严重，有合并败血症可能时仍可选用。在成人伤寒、副伤寒沙门菌感染中，以氟喹诺酮类药物为首选（孕妇及小儿不宜用该类药）。②耐氨苄西林的 B 型流感嗜血杆菌脑膜炎或对青霉素过敏患者的肺炎链球菌脑膜炎、脑膜炎奈瑟菌脑膜炎、敏感的革兰阴性杆菌脑膜炎，本品可作为选用药物之一。③脑脓肿，尤其耳源性脑脓肿，常为需氧菌和厌氧菌混合感染。④严重厌氧菌感染，如脆弱拟杆菌所致感染，尤其适用于病变累及中枢神经系统者，可与氨基糖苷类抗生素联合应用治疗腹腔感染和盆腔感染，以控制同时存在的需氧和厌氧菌感染。⑤无其他低毒性抗菌药可替代时治疗敏感细菌所致的各种严重感染，如由流感嗜血杆菌、沙门菌属及其他革兰阴性杆菌所致败血症及肺部感染等，常与氨基糖苷类联合。⑥立克次体感染，可用于 Q 热、落基山斑点热、地方性斑疹伤寒等的治疗。

【注意事项】

（1）由于可能发生不可逆性骨髓抑制，本品应避免重复疗程使用。

（2）肝、肾功能损害患者宜避免使用本品，如必须使用时须减量应用，有条件时进行血药浓度监测，使其峰浓度在 25 mg/L 以下，谷浓度在 5 mg/L 以下。如血药浓度超过此范围，可增加引起骨髓抑制的危险。

（3）在治疗过程中应定期检查周围血象，长期治疗者尚需查网织红细胞计数，必要时作骨髓检测，以便及时发现与剂量有关的可逆性骨髓抑制，但全血象检查通常不能预测在治疗完成后发生的再生障碍性贫血。

（4）新生儿由于肝酶系统未发育成熟，肾排泄功能又差，药物自肾排泄较成人缓慢，故氯霉素应用于新生儿易导致血药浓度过高而发生毒性反应（灰婴综合征），故新生儿不宜应用本品，有指征必须应用本品时，如有条件应在监测血药浓度条件下使用。

（5）老年患者组织器官大多退化，功能减退，自身免疫功能亦降低，氯霉素可致严重不良反应，故老年患者应慎用。

（6）氯霉素可透过胎盘屏障，对早产儿和足月产新生儿均可能产生毒性反应，发生"灰婴综合征"，因此，在妊娠期，尤其是妊娠末期或分娩期不宜使用本品。本品自乳汁分泌，有引起哺乳婴儿发生不良反应的可能，包括严重的骨髓抑制反应，因此，本品不宜用于哺乳期妇女，必须应用时应暂停哺乳。

（7）服用氯霉素口服制剂时，空腹服用，即于餐前1h或餐后2h服用，以期达到有效血药浓度。

【用法与用量】

（1）口服：成人每日1.5～3g，分3～4次服用；小儿按公斤体重每日25～50mg/kg，分3～4次服用；新生儿每日不超过25mg/kg，分4次服用。

（2）稀释后静脉滴注：成人每日2～3g，分2次给予；小儿按体重每日25～50mg/kg，分3～4次给予；新生儿每日不超过25mg/kg，分4次给予。

【剂型与规格】片剂：0.25g；胶囊剂：0.25g；注射剂：0.125g（1ml），0.25g（2ml）。

2. 甲砜霉素

【适应证】用于敏感菌如流感嗜血杆菌、大肠埃希菌、沙门菌属等所致的呼吸道、尿路、肠道等感染。

【注意事项】

（1）患者在治疗期间应定期检查周围血象，疗程较长者尚需检查网织红细胞计数，以及时发现血液系统不良反应。

（2）肾功能不全者甲砜霉素排出减少，体内可有蓄积倾向，应减量应用。

（3）老年患者用药应根据肾功能调整用药。

（4）妊娠期，尤其妊娠后期妇女应尽量避免应用，哺乳期妇女用药时应暂停哺乳。

（5）新生儿避免使用。

【用法与用量】口服，成人每日1.5～3g，分3～4次服用；儿童每日25～50mg/kg，分4次服用。

【剂型与规格】片剂：0.125g，0.25g；肠溶片剂：0.125g，0.25g；胶囊剂：0.25g。

【同步练习】

一、A型题（最佳选择题）

1. 氯霉素不可作为下列哪种疾病的治疗药（　　　　）

A. 流感嗜血杆菌感染　　　　　　　B. 立克次体感染

C. 厌氧菌感染　　　　　　　　　　D. 沙门菌感染

E. 分枝杆菌感染

本题考点：考查氯霉素的适应证。

2. 氯霉素与剂量和疗程无关的严重不良反应是（　　）

A. 严重的再生障碍性贫血　　　　　B. 灰婴综合征

C. 可逆性的骨髓抑制　　　　　　　D. 二重感染

E. 诱发胃肠道出血

本题考点：考查氯霉素的不良反应。

3. 与氯霉素特点不符的是（　　）

A. 口服难吸收　　　　　　　　　　B. 易透过血脑屏障

C. 适用于伤寒的治疗　　　　　　　D. 骨髓毒性明显

E. 对早产儿、新生儿可引起灰婴综合征

本题考点：考查氯霉素的药动学特点及抗菌谱。

4. 严重损害骨髓造血机能的药物是（　　）

A. 青霉素　　　　B. 庆大霉素　　　　C. 琥乙红霉素　　　　D. 链霉素

E. 氯霉素

本题考点：考查酰胺醇类药物的不良反应。

二、B 型题（配伍选择题）

(5～6 题共用备选答案)

A. 氯霉素　　　　B. 庆大霉素　　　　C. 琥乙红霉素　　　　D. 链霉素

E. 甲砜霉素

5. 引起再生障碍性贫血和灰婴综合征的药物（　　）

6. 引起可逆性血细胞减少的药物（　　）

本题考点：酰胺醇类药物的不良反应。

三、X 型题（多项选择题）

7. 氯霉素的主要不良反应有（　　）

A. 不可逆的再生障碍性贫血　　　　B. 骨髓毒性反应

C. 抑制婴儿骨骼生长　　　　　　　D. 对早产儿和新生儿可引起循环衰竭

E. 耳毒性

本题考点：氯霉素的不良反应。

8. 氯霉素的作用特点是（　　）

A. 对厌氧菌无效

B. 可进入细胞内发挥作用抑制细胞内菌

C. 抑制肽酰基转移酶，从而抑制蛋白质合成

D. 脑脊液浓度较其他抗生素高

E. 对革兰阳性、革兰阴性菌均有抑制作用

本题考点：氯霉素的抗菌谱、作用机制及药代动力学特点。

参考答案：1. E　2. A　3. A　4. E　5. A　6. E　7. ABD　8. BCDE

十、氟喹诺酮类药物

【复习指导】本小节内容要求掌握氟喹诺酮类药物的药理作用机制、作用特点、典型不良反应、禁忌证等知识；熟悉左氧氟沙星、莫西沙星等的适应证、注意事项、药物相互作用、用法与用量和常用剂型、规格等用药知识。

（一）药理作用和临床评价

氟喹诺酮类药物为人工全合成抗菌药物，其基本结构为1，4-2氢-4氧-3喹啉羧酸，具有抗菌谱广，抗菌活性强等特点，是临床常用的抗菌药物。氟喹诺酮类药物抗革兰阴性菌作用靶点为细菌的 **DNA 旋转酶**，药物嵌入 DNA 链后，形成酶-DNA-药物三元复合物，从而抑制 DNA 旋转酶的活性，干扰 DNA 复制、转录和重组，DNA 的合成受到影响，最终致细菌死亡；**拓扑异构酶Ⅳ**是氟喹诺酮类抗革兰阳性菌的作用靶点，拓扑异构酶Ⅳ有解除 DNA 结节，解环连体和松弛超螺旋等作用，药物通过抑制拓扑异构酶Ⅳ而干扰细菌 DNA 复制。因此，该类药属繁殖期杀菌药。

1. 分类　喹诺酮类药物目前发展到第四代，第一代喹诺酮类药物以萘啶酸为代表，第二代以吡哌酸为代表，目前临床已基本不再使用。第三代特点为在 C_6 引入氟原子，同时在 C_7 引入哌嗪基，被称为氟喹诺酮类药物，包括诺氟沙星、氧氟沙星、左氧氟沙星、环丙沙星、洛美沙星、氟罗沙星和司帕沙星等；结构改变后，其抗革兰阴性菌活性显著提高，抗菌谱扩大至革兰阳性菌、厌氧菌。第四代氟喹诺酮类包括莫西沙星、加替沙星、吉米沙星和加雷沙星等；于第三代相比较在保留了抗革兰阴性菌活性的基础上，抗革兰阳性菌活性明显增强，并对军团菌、支原体、衣原体等非典型菌有较强作用，特别是提高了对厌氧菌如脆弱类杆菌、梭杆菌属等抗菌活性。总体来说，氟喹诺酮类药物对各种肠杆菌科细菌具有强大的抗菌作用，对铜绿假单胞菌、不动杆菌属亦具有抗菌活性，其中环丙沙星对铜绿假单胞菌作用最强。

2. 作用特点　药代动力学方面，氟喹诺酮类药物口服吸收良好，食物一般不影响其吸收，但富含金属离子铁、钙、镁的食物或药物会降低其生物利用度；血浆蛋白结合率均较低，加雷沙星（80%）除外；在肺、肾、前列腺、尿液、胆汁及粪便等的浓度均高于血药浓度，但脑脊液、骨组织和前列腺中浓度低于血药浓度；大多药物主要以原型经肾排泄；消除半衰期多较长，且本类药为**浓度依赖性抗菌药**，因此，给药原则应集中日剂量一次性给药。

3. 典型不良反应　氟喹诺酮类药物不良反应少，且大多轻微。常见不良反应主要为恶心、呕吐等胃肠道不适，头晕、头痛等神经系统症状及皮疹等皮肤症状。部分氟喹诺酮类药物进入皮肤，紫外线照射后能激发活性氧产生，致红斑、水肿、色素沉着等**光敏毒性**；也可引起肌腱的胶原组织的缺乏和缺血性坏死，而**致骨关节病、肌痛、跟腱断裂等**；左氧氟沙星、莫西沙星、加替沙星等能通过刺激胰岛素释放、影响葡萄糖转运等致**血糖紊乱**；该类药物能透过血脑屏障，抑制 γ-氨基丁酸（GABA）与受体结合使中枢神经系统兴奋，**致癫痫发作、神志异常或幻觉等**；除此之外，该类药物还能阻滞心肌细胞钾通道，**使 Q-T 间期延长，致心脏毒性**。

4. 禁忌证　对喹诺酮类药物**过敏者、妊娠及哺乳期妇女、18 岁以下患者禁用**。糖尿病患者慎用。

5. 具有临床意义的药物相互作用　因能与金属离子如钙、镁等螯合，不能在同一输液管中输注，口服氟喹诺酮类药物与抗酸药、硫糖铝及含铁锌的维生素制剂合用也会使前者的吸收减少，两药合用时应间隔数小时；可使茶碱类、华法林血药浓度升高，应注意监测血药浓度及 INR 值；与口服降糖药合用时可影响血糖，应监测血糖浓度；不宜与 I a 类及Ⅲ类抗心律失常药和延长心脏 Q - T 间期的药如西沙必利、红霉素、三环类抗抑郁药合用。

（二）用药监护

监护要点：出现跟腱疼痛、肿胀、断裂等情况时应及时停药，对于老年患者，或同时合用糖皮质激素，或移植病人，该风险增加，应加强监护；对伴有糖尿病的患者，使用时应注意监测血糖值，防止发生低血糖事件；患者使用该类药物后关注其是否发生红斑等光敏毒性，告知其用药期间应避免阳光的暴晒；老年患者更易发生 Q - T 间期延长，对这类患者应加强监护。

（三）常用药品的临床应用

1. 诺氟沙星

【适应证】用于治疗敏感菌所致的尿路感染、淋病、前列腺炎、肠道感染、伤寒及其他沙门菌感染、呼吸道感染。

【注意事项】

（1）目前大肠埃希菌对诺氟沙星耐药者多见，应在给药前留取尿标本培养，参考细菌药敏结果调整用药。

（2）大剂量应用或尿 pH 在 7 以上时可发生结晶尿，宜多饮水，保持 24 h 排尿量在 1200 ml 以上。

（3）肾功能减退者，需根据肾功能调整给药剂量。

（4）用药期间应避免过度暴露于阳光，避免光敏反应。

（5）葡萄糖 - 6 - 磷酸脱氢酶缺乏者服用本品，极少数可能发生溶血反应。

（6）重症肌无力患者应用时应特别谨慎。

（7）严重肝功能不全或肾功能不全可致药物清除减少，血药浓度增高，权衡利弊后调整剂量应用。

【用法与用量】

（1）口服：大肠埃希菌、肺炎克雷伯菌及奇异变形菌所致的急性单纯性下尿路感染每次 400 mg，每日 2 次，疗程 3 d；其他病原菌所致的单纯性尿路感染剂量同上，疗程 7 ～ 10 d；复杂性尿路感染剂量同上，疗程 10 ～ 21 d；单纯性淋球菌性尿道炎单次 800 ～ 1200 mg；急性及慢性前列腺炎每次 400 mg，每日 2 次，疗程 28 d；肠道感染每次 300 ～ 400 mg，每日 2 次，疗程 5 ～ 7 d；伤寒沙门菌感染每日 800 ～1200 mg，分 2 ～3 次服用，疗程 14 ～21 d。

（2）静脉滴注：0.2 g 稀释于 5% 葡萄糖注射液 250 ml 中使用，1.5 ～ 2 h 滴完，每日 2 次；严重病例 0.4 g 稀释于 5% 葡萄糖注射液 500 ml 中使用，3 ～ 4 h 滴完，每日 2 次；急性感染一般 7 ～ 14 d 为一疗程，慢性感染 14 ～ 21 d 为一疗程，或遵医嘱。

（3）经眼给药：每次 1 ～ 2 滴，每日 3 ～ 6 次。

（4）经皮肤给药：若为感染，则将乳膏或软膏涂抹于感染处，每日 2 次；若为肉芽创面，则直接涂于创面或均匀涂于无菌纱布上敷于创面。

（5）阴道给药：每晚临用前清洗外阴部，取栓剂一粒，置入阴道深部，每日 1 次，连用 7 d，或遵医嘱。

【剂型与规格】片剂：100 mg；胶囊剂：100 mg；滴眼剂：24 mg（8 ml）；乳膏：10 g：100 mg；软膏剂：10 g：100 mg；栓剂：200 mg；注射剂：100 m（2 ml），200 mg（2 ml），400 mg（5 ml），谷氨酸诺氟沙星氯化钠注射液 100 ml（含 200 mg 诺氟沙星）、诺氟沙星葡萄糖注射液 100 ml（含 200 mg 诺氟沙星）。

2. 环丙沙星

【适应证】用于敏感菌所致的下列感染：泌尿生殖系统感染，如尿路感染、细菌性前列腺炎、淋球菌性尿道炎或宫颈炎；呼吸系统感染，如支气管炎急性发作、肺部感染、急性鼻窦炎；皮肤或皮下软组织感染；骨或关节感染；复杂性腹腔内感染、胃肠道感染；发热性中性粒细胞减少的经验性治疗；吸入性炭疽（暴露于吸入雾化炭疽杆菌后降低发病率和减缓病程）；鼠疫（包括肺炎型鼠疫和败血型鼠疫）的预防和治疗；伤寒；全身感染，如败血症；眼用制剂用于外眼部感染，如结膜炎；滴耳液用于中耳炎、外耳道炎、鼓膜炎、乳突腔术后感染；阴道制剂用于细菌性阴道炎。

【注意事项】

（1）环丙沙星静脉给药时间应大于 60 min，且应缓慢输注。

（2）可能致中枢神经系统不良事件。

（3）用药期间，大量饮水以防止形成高度浓缩尿。

（4）肾功能受损者需调整给药方案。

（5）避免过度暴晒，防止光敏反应。

（6）缺少细菌感染证据的情况下可能增加耐药菌产生的风险。

【用法与用量】

（1）口服。急性单纯性下尿路感染：每日 0.5 g，分 2 次使用，疗程为 5～7 d；复杂性尿路感染：每日 1 g，分 2 次使用，疗程为 7～14 d；单纯性淋病：单剂 0.5 g；肺炎和皮肤软组织感染，每日 1～1.5 g，分 2～3 次使用，疗程为 7～14 d；骨或关节感染：每日 1～1.5 g，分 2～3 次使用，疗程大于或等于 4～6 周；肠道感染：每日 1 g，分 2 次使用，疗程为 5～7 d；伤寒：每日 1.5 g，分 2～3 次使用，疗程为 10～14 d；缓释片：①单纯性尿路感染（包括急性膀胱炎）：每次 0.5 g，每日 1 次，疗程为 3 d、②复杂性尿路感染、急性单纯性肾盂肾炎：每次 1 g，每日 1 次，疗程为 7～14 d。

（2）静脉给药。泌尿系统感染：每次 0.2～0.4 g，每 8～12 h 给药 1 次，疗程为 7～14 d；慢性细菌性前列腺炎：每次 0.4 g，每 12 h 给药 1 次，疗程为 28 d；下呼吸道感染：每次 0.4 g，每 8～12 h 给药 1 次，疗程为 7～14 d；医院获得性肺炎：每次 0.4 g，每 8 h 给药 1 次，疗程为 10～14 d；急性鼻窦炎：每次 0.4 g，每 12 h 给药 1 次，疗程为 10 d；皮肤或皮下软组织感染：每次 0.4 g，每 8～12 h 给药 1 次，疗程为 7～14 d；骨或关节感染：每次 0.4 g，每 8～12 h 给药 1 次，疗程为 4～8 周；复杂性腹腔内感染：每次 0.4 g，每 12 h 给药 1 次，与甲硝唑联用，疗程为 7～14 d；发热性中性粒细胞减少：每次 0.4 g，每 8 h 给药 1 次，与哌拉西林（一次 50 mg/kg，每 4 h 给药 1 次）联用，疗程为 7～14 d；吸入性炭疽（暴露后）：每次 0.4 g，每 12 h 给药 1 次，疗程为 60 d。

（3）经眼给药。滴眼剂：滴于眼睑内，每次 1～2 滴，每日 3～6 次，疗程为 6～14 d；眼膏：每次约 0.1 g，每日 2 次。

（4）经耳给药。滴耳剂：患侧每次 6～10 滴，点耳后进行约 10 min 耳浴，每日 2～3 次，根据症状适当增减点耳次数，疗程不超过 4 周，4 周后继续给药应谨慎。

（5）阴道给药（阴道泡腾片或栓剂）。每次 1 片（枚），每日 1 次，每晚临睡前清洁外阴后放入阴道后穹窿处，疗程为 7 d。

【剂型与规格】片剂（包含缓释片）：0.1 g，0.25 g，0.5 g；胶囊剂：0.25 g；滴眼剂：0.3%，眼膏剂：0.3%；滴耳剂：0.3%；凝胶剂：0.3%；栓剂：0.2 g；泡腾片：0.2 g；注射剂：0.2 g，0.4 g，环丙沙星葡萄糖注射液 200 ml（含 0.4 g 环丙沙星），盐酸环丙沙星葡萄糖注射液 100 ml（含 0.2 g 环丙沙星）。

3. 左氧氟沙星

【适应证】治疗敏感菌引起的下列轻、中、重度感染：医院获得性肺炎、社区获得性肺炎、急性细菌性鼻窦炎、慢性支气管炎急性发作；非复杂性皮肤及皮肤结构感染（包括脓肿、蜂窝织炎、疖、脓疱病、脓皮病、伤口感染）、复杂性皮肤及皮肤结构感染；慢性细菌性前列腺炎、复杂性尿路感染、非复杂性尿路感染、急性肾盂肾炎；吸入性炭疽（暴露后）；眼用制剂用于治疗敏感菌引起的眼睑炎、睑腺炎、泪囊炎、结膜炎、睑板腺炎、角膜炎、角膜溃疡及预防眼科围手术期感染；滴耳液用于治疗敏感菌引起的外耳道炎、中耳炎；软膏剂用于治疗敏感菌引起的化脓性皮肤病（如脓疱疮、疖疮、毛囊炎）。

【注意事项】

（1）肾功能减退者应减量或慎用。

（2）有中枢神经系统疾病及癫痫史患者慎用。

（3）可引起少见的光敏反应、肌腱炎或肌腱断裂等。

【用法与用量】

（1）口服。常用剂量为 250 mg、500 mg 或 750 mg 每 24 h 一次。

（2）静脉滴注。常用剂量为 250 mg 或 500 mg，应缓慢滴注（时间不少于 60 min），每 24 h 一次；或 750 mg，缓慢滴注（时间不少于 90 min），每 24 h 一次。

（3）经眼给药。滴眼剂：①0.3% 的浓度，每次 1～2 滴，每日 3～5 次，细菌性结膜炎疗程为 7 d，细菌性角膜炎疗程为 9～14 d。②0.488% 或 0.5% 的浓度，每次 1 滴，每日 3 次，根据症状可适当增减剂量。角膜炎急性期每 15～30 min 滴眼 1 次，严重者最初 30 min 内每 5 min 滴眼 1 次，病情控制后逐渐减少滴眼次数。眼用凝胶：涂于眼下睑穹窿处，每日 3 次（早、中、晚各 1 次）。

（4）经耳给药。滴耳剂：每次 6～10 滴，每日 2～3 次，滴耳后进行约 10 min 的耳浴。根据症状适当增减滴耳次数，疗程不超过 4 周，4 周后继续给药应谨慎。

（5）静脉滴注。根据感染情况按下列方法使用。医院内肺炎：750 mg，疗程 7～14 d；社区获得性肺炎：500 mg，7～14 d 或 750 mg，疗程 5 d；急性细菌性鼻窦炎：750 mg，疗程 5 d；复杂性皮肤及皮肤软组织感染：750 mg，疗程 5 d；非复杂性皮肤及皮肤软组织感染：500 mg，疗程 7～10 d；慢性细菌性前列腺炎：500 mg，疗程 28 d；复杂性尿路感染或急性肾盂肾炎：750 mg，疗程 5 d 或 250 mg，疗程 10 d；非复杂性尿路感染：250 mg，疗程 3 d；吸入性炭疽（暴露后）：成年和儿童患者体重＞50 kg 和≥6 个月，500 mg，疗程 60 d；或儿童患者＜50 kg 和≥6 个月，8 mg/kg（每次剂量不超过 250 mg），每 12 h 一次，疗程 60 d。

【剂型与规格】片剂：100 mg，200 mg，250 mg，500 mg；胶囊剂：100 mg，200 mg，250 mg；滴眼剂：0.3%，0.488%，0.5%；滴耳剂：0.5%；软膏剂：0.3%；凝胶剂：0.3%；注射剂：100 mg（1 ml），200 mg（2 ml），300 mg（5 ml），500 mg（5 ml），500 mg

（10 ml），100 mg，200 mg，300 mg，400 mg；左氧氟沙星葡萄糖注射液 100 ml（含 500 mg 左氧氟沙星）；左氧氟沙星氯化钠注射液：100 ml（含 300 mg 左氧氟沙星），100 ml（左氧氟沙星 500 mg）；盐酸左氧氟沙星葡萄糖注射液：100 ml（含 100 mg 左氧氟沙星），100 ml（含 200 mg 左氧氟沙星），100 ml（含 300 mg 左氧氟沙星）；盐酸左氧氟沙星氯化钠注射液：50 ml（含 200 mg 左氧氟沙星），100 ml（含 100 mg 左氧氟沙星），100 ml（含 200 mg 左氧氟沙星），100 ml（含 250 mg 左氧氟沙星），100 ml（含 300 mg 左氧氟沙星），100 ml（含 400 mg 左氧氟沙星），100 ml（含 500 mg 左氧氟沙星），200 ml（含 200 mg 左氧氟沙星），200 ml（含 300 mg 左氧氟沙星）；乳酸左氧氟沙星氯化钠注射液：100 ml（含 100 mg 左氧氟沙星），100 ml（含 200 mg 左氧氟沙星），100 ml（含 300 mg 左氧氟沙星），100 ml（含 400 mg 左氧氟沙星），100 ml（含 500 mg 左氧氟沙星），200 ml（含 200 mg 左氧氟沙星），250 ml（含 500 mg 左氧氟沙星）；甲磺酸左氧氟沙星氯化钠注射液：100 ml（含 300 mg 左氧氟沙星）。

4. 莫西沙星

【适应证】用于治疗上呼吸道和下呼吸道感染，如急性鼻窦炎、慢性支气管炎急性发作、社区获得性肺炎；皮肤和软组织感染；复杂性腹腔感染，包括腹腔脓肿。

【注意事项】

（1）可能致部分患者 Q-T 间期延长。

（2）由静脉给药转为口服给药时无须调整剂量。

（3）使用该药期间应避免过度暴露于紫外光或日光下。

（4）因可引起中枢神经系统不良反应和视力异常，故可损害患者驾驶或操作机械的能力。

（5）淋病奈瑟菌耐药率高，若不能排除为耐药菌株，则避免单用该药治疗。

【用法与用量】一次 0.4 g，每日 1 次。治疗急性细菌性鼻窦炎的疗程为 10 d；治疗慢性支气管炎急性发作的疗程为 5 d；治疗社区获得性肺炎的疗程为 7～14 d；治疗非复杂性皮肤及皮肤组织感染的疗程为 7 d；治疗复杂性皮肤和皮肤组织感染的疗程为 7～21 d；治疗复杂性腹腔感染的疗程为 5～14 d。老年人及肾功能损害 [包括肌酐清除率 ≤30 ml/（min·1.73 m²）] 者无须调整剂量；血液透析和持续腹膜透析者无须调整剂量；轻、中度肝功能损害者无须调整剂量。

【常用剂型与规格】片剂：0.4 g。注射剂：0.4 g（20 ml），盐酸莫西沙星氯化钠注射液 250 ml（含 0.4 g 莫西沙星）。

【同步练习】

一、A 型题（最佳选择题）

1. 氟喹诺酮类抗菌药物作用靶点为（   ）

A. 50S 核糖体
B. 30S 核糖体
C. 二氢叶酸合成酶
D. DNA 旋转酶和拓扑异构酶Ⅳ
E. 青霉素结合蛋白

考点：氟喹诺酮类药物的抗菌作用机制。

2. 下列抗菌药物中可发生肌腱炎或跟腱断裂的药物是（   ）

A. 氟喹诺酮类　　B. 大环内酯类　　C. 氨基糖苷类　　D. 青霉素类

E. 多肽类

考点：氟喹诺酮类药物的典型不良反应。

二、B 型题（配伍选择题）

(3～5 题共用备选答案)

A. Ⅰa 类及Ⅲ类抗心律失常药和延长心脏 Q－T 间期的药如西沙必利、红霉素、三环类抗抑郁药

B. 抗酸药、硫糖铝及含铁、锌的维生素制剂

C. 茶碱类、华法林

3. 与氟喹诺酮类药物合用时可能致心脏毒性风险增加，而不宜合用的药（　　　）

4. 与氟喹诺酮类药物合用时可致其吸收减少，而需间隔数小时后服用的药（　　　）

5. 与氟喹诺酮类药物合用时，可使该类药血药浓度升高的药是（　　　）

考点：氟喹诺酮类的药物相互作用。

三、X 型题（多项选择题）

6. 关于氟喹诺酮类抗菌药，下列说法正确的是（　　　）

A. 可致跟腱炎或跟腱断裂、血糖异常、光敏毒性等不良反应

B. 妊娠及哺乳期妇女禁用

C. 18 岁以下患者禁用

D. 对各种肠杆菌科细菌具有强大的抗菌作用，对铜绿假单胞菌、不动杆菌属亦具有抗菌活性

E. 属于时间依赖性抗菌药

考点：氟喹诺酮类药物的抗菌谱、典型不良反应、禁忌证。

7. 氟喹诺酮类药物的药代动力学特征，下列说法正确的是（　　　）

A. 消除半衰期多较长，因此给药原则应集中日剂量一次性给药

B. 体内分布广，在多数组织中药物浓度高于血药浓度

C. 富含金属离子铁、钙、镁的食物或药物会降低其生物利用度

D. 为浓度依赖性抗菌药

E. 能透过血脑屏障

考点：氟喹诺酮类药物的药代动力学特点。

参考答案：1. D　2. A　3. A　4. B　5. C　6. ABCD　7. ABCDE

十一、硝基呋喃类抗菌药物

【复习指导】本小节内容要求熟悉硝基呋喃类药物的药理作用、分类和作用特点、药物相互作用、主要不良反应、禁忌证、临床监护要点以及呋喃妥因的适应证、注意事项、用法用量和常用剂型与规格等用药知识。

(一) 药理作用和临床评价

硝基呋喃类是一类化学合成类抗菌药物，具有抗菌谱广，不易耐药，价格低廉等特点。其抗菌作用机制为干扰细菌体内氧化还原酶系统，从而阻断其代谢过程。

1. 分类和作用特点　国内应用的硝基呋喃类药物主要是呋喃妥因、呋喃唑酮和呋喃西

林，虽属于广谱抗菌药，但对铜绿假单胞菌均耐药。呋喃妥因可用于大肠埃希菌、腐生葡萄球菌、肠球菌属及克雷伯菌属等细菌敏感菌株所致的急性单纯性膀胱炎，亦可用于预防尿路感染；呋喃唑酮主要用于治疗志贺菌属、沙门菌属、霍乱弧菌引起的肠道感染；呋喃西林因吸收差，仅局部用于治疗创面、烧伤、皮肤等感染，也可用于膀胱冲洗。药代动力学方面，该类药物口服制剂吸收差，血药浓度低，部分药物通过肾排泄，呋喃妥因还可透过胎盘和血脑屏障。

2. 典型不良反应和禁忌证　常见不良反应包括：恶心、呕吐、腹泻等胃肠道反应；头痛、头晕等偶可发生；严重者可发生周围神经炎；长期服用呋喃妥因6个月以上患者偶可引起间质性肺炎或肺纤维化。过敏者、新生儿、足月孕妇、肾功能减退者禁用。

3. 具有临床意义的药物相互作用　可致溶血药物与呋喃妥因合用时，溶血风险增加；呋喃妥因与肝毒性药物合用时肝毒性风险增加，与神经毒性药物合用时神经毒性风险增加；与丙磺舒、磺吡酮合用时，呋喃妥因的肾小管分泌受到抑制，使后者血药浓度增高、半衰期延长，尿浓度降低，疗效减弱，应调整丙磺舒等的剂量；呋喃唑酮与三环类抗抑郁药使用可引起急性中毒性精神病，应避免合用；呋喃唑酮可增强左旋多巴的作用。

（二）用药监护

监护要点：出现消化系统、神经系统、血液系统等不良反应时调整治疗方案；肾功能不全者，需调整用量；服用呋喃唑酮期间和停药后5 d内，禁止饮酒，避免双硫仑样反应。

（三）常用药品的临床应用

呋喃妥因

【适应证】用于大肠埃希菌、腐生葡萄球菌、肠球菌属及克雷伯菌属等细菌敏感菌株所致的急性单纯性膀胱炎，亦可用于预防尿路感染。

【注意事项】

（1）宜与食物同服，减少胃肠道反应。

（2）疗程至少7 d，或继续用药至尿中细菌清除3 d以上。

（3）葡萄糖-6-磷酸脱氢酶缺乏症、周围神经病变、肺部疾病患者慎用。

（4）可干扰尿糖测定，因其尿中代谢产物可使硫酸铜试剂发生假阳性反应。

【用法与用量】口服。

（1）成人。尿路感染：每次50～100 mg，每日3～4次，单纯性下尿路感染用低剂量，疗程不低于1周，或用至尿培养阴性后至少3 d，不宜超过14 d；对尿路感染反复发作者，可每日50～100 mg作预防应用，临睡前服用。

（2）儿童：1个月以上儿童，每日5～7 mg/kg，分4次服用，疗程不低于1周，或用至尿培养阴性后至少3 d；预防尿路感染，每日1 mg/kg，临睡前服用。

【剂型与规格】片剂：50 mg；胶囊剂：50 mg。

【同步练习】

一、A型题（最佳选择题）

1. 硝基呋喃类药物的作用机制为（　　）

A. 干扰细菌体内氧化还原酶系统，从而阻断其代谢过程

B. 作用于核糖体30S亚基，抑制细菌蛋白质合成

C. 作用于核糖体 50S 亚基，抑制细菌蛋白质合成

D. 抑制二氢叶酸的合成

E. 抑制四氢叶酸的合成

考点：硝基呋喃类药理作用机制。

二、B 型题（配伍题）

（2～6 题共用备选答案）

A. 急性单纯性下尿路感染　　B. 金黄色葡萄球菌引起的急慢性骨髓炎

C. 军团菌病　　D. 耐甲氧西林金黄色葡萄球菌引起的感染

E. 严重沙门菌属感染合并败血症

2. 去甲万古霉素（　　）

3. 氯霉素（　　）

4. 呋喃妥因（　　）

5. 林可霉素（　　）

6. 红霉素（　　）

考点：呋喃妥因的适应证。

三、X 型题（多项选择题）

7. 下列关于呋喃妥因描述正确的是（　　）

A. 可用于大肠埃希菌、腐生葡萄球菌、肠球菌属及克雷伯菌属等细菌敏感菌株所致的急性单纯性膀胱炎

B. 与丙磺舒合用时会使呋喃妥因肾小管分泌受到抑制，尿液中浓度减小

C. 长期服用 6 个月以上偶可引起间质性肺炎或肺纤维化

D. 肾功能不全者，需调整用量

E. 新生儿及足月孕妇禁用

考点：呋喃妥因的抗菌谱、适应证、不良反应、禁忌证及药代动力学。

答案：1. A　2. D　3. E　4. A　5. B　6. C　7. ABCDE

十二、硝基咪唑类抗菌药物

【复习指导】本小节内容要求熟悉硝基咪唑类药物的药理作用、分类和作用特点、药物相互作用、主要不良反应、禁忌证、临床监护要点以及甲硝唑、替硝唑的适应证、注意事项、用法用量和常用剂型与规格等用药知识。

（一）药理作用和临床评价

硝基咪唑类药物具有抗厌氧菌广、杀菌作用强、价格低、疗效好的特点，与其他类抗菌药物联合应用治疗各个系统需氧菌和厌氧菌的混合感染。该类药物中的硝基在无氧环境中还原成氨基，产生抗厌氧菌作用；通过抑制阿米巴原虫的氧化还原反应，使原虫氮链发生断裂。

1. 分类和作用特点　目前常用的硝基咪唑类药物主要有甲硝唑、替硝唑、奥硝唑等。它们对拟杆菌属、梭杆菌属、普雷沃菌属、梭菌属等厌氧菌均具高度抗菌活性，对滴虫、阿米

巴和蓝氏贾第鞭毛虫等原虫亦具良好活性。与甲硝唑相比，替硝唑对拟杆菌属和梭杆菌属表现出更好的活性。药动学方面，甲硝唑口服或直肠给药后能迅速并完全吸收，蛋白结合率低（<5%），分布广泛，能通过血脑屏障，经肾排出 60%～80%；替硝唑口服吸收完全，蛋白结合率为 12%，分布广泛，能通过胎盘屏障和血脑屏障，但对血脑屏障的穿透性较甲硝唑高，约 16% 以原型从尿中排出；奥硝唑为第三代硝基咪唑类，抗感染方面疗效优于前两者，半衰期为 14.4h，药效持续时间长，其致畸和致突变也低于甲硝唑和替硝唑。

2. 典型不良反应和禁忌证

（1）常见不良反应：恶心、呕吐、腹痛等消化道反应；神经系统症状有头痛、眩晕，偶有感觉异常、肢体麻木、共济失调、多发性神经炎等，大剂量可致抽搐；少数病例发生荨麻疹、皮肤潮红和瘙痒、膀胱炎、排尿困难、口中金属味及白细胞减少等，停药后自行恢复。

（2）禁忌证：有活动性中枢神经系统疾患和血液病者禁用；对硝基咪唑类药物过敏者禁用；孕妇及哺乳期妇女禁用。

3. 具有临床意义的药物相互作用

（1）与华法林及其他口服抗凝药合用，使后者代谢受到抑制，引起凝血酶原时间延长。

（2）与苯妥英钠、苯巴比妥等肝药酶诱导药合用，硝基咪唑类代谢加强，血药浓度降低，并使苯妥英钠排泄减慢。

（3）与西咪替丁等肝药酶抑制药合用时，硝基咪唑类代谢及排泄减慢，半衰期延长。

（4）干扰双硫仑代谢，患者饮酒后可出现精神症状，2 周内应用双硫仑者不宜再用硝基咪唑类药物。

（二）用药监护

监护要点：出现运动失调或其他中枢神经系统症状时，应立即停药；重复一个疗程之前，应做白细胞计数。

（三）常用药品的临床应用

1. 甲硝唑

【适应证】用于治疗厌氧菌性阴道病、滴虫性阴道炎及混合感染；肠道及肠外阿米巴病（如阿米巴肝脓肿、胸膜阿米巴病）；小袋虫病、皮肤利什曼病、麦地那龙线虫感染、贾第虫病等；多种厌氧菌感染（如败血症、心内膜炎、脓胸、肺脓肿、腹腔感染、盆腔感染、妇科感染、骨和关节感染、脑膜炎、脑脓肿、皮肤软组织感染）。

【用法用量】口颊片、口腔粘贴片、含片、胶浆含漱液用于治疗牙龈炎、牙周炎、冠周炎及口腔黏膜溃疡；凝胶用于治疗炎症性丘疹、脓疱疮、酒渣鼻红斑；乳膏用于治疗玫瑰痤疮炎性皮损和红斑、毛囊虫皮炎、疥疮、痤疮；洗液用于冲洗手术后腔内及切口、深部组织脓肿经穿刺排脓后的脓腔，胆道、盆腔、腹腔、胸腔等各类伤口感染的局部用药。

【注意事项】

（1）该药可使尿液呈深红色。

（2）原有肝疾病患者应减少剂量。

（3）用药期间禁止饮酒及含酒精饮料，以免产生戒酒硫样反应。

（4）厌氧菌感染合并肾衰竭者，给药间隔时间应由 8 h 延长至 12 h。

【用法与用量】

（1）口服（成人）。滴虫病：每次 0.2 g，每日 4 次，疗程为 7 d，可同时使用栓剂；肠道阿米巴病：每次 0.4～0.6 g，每日 3 次，疗程为 7 d；肠道外阿米巴病：每次 0.6～0.8 g，每日 3 次，疗程为 20 d；贾第虫病：每次 0.4 g，每日 3 次，疗程为 5～10 d；麦地那龙线虫病：每次 0.2 g，每日 3 次，疗程为 7 d；小袋虫病：每次 0.2 g，每日 2 次，疗程为 5 d；皮肤利什曼病：每次 0.2 g，每日 4 次，疗程为 10 d，间隔 10 d 后重复一疗程；厌氧菌感染：每日 0.6～1.2 g，分 3 次服用，疗程为 7～10 d。

（2）口服（儿童）。阿米巴病：每日 35～50 mg/kg，分 3 次给药，疗程为 10 d；贾第虫病、麦地那龙线虫病、小袋虫病、滴虫病：每日 15～25 mg/kg，分 3 次给药，疗程为 10 d；厌氧菌感染：每日 20～50 mg/kg。

（3）静脉。厌氧菌感染：首次剂量为 15 mg/kg（70 kg 成人为 1 g），维持剂量为 7.5 mg/kg，每 6～8 h 给药 1 次；儿童为首次剂量为 15 mg/kg，维持剂量为 7.5 mg/kg，每 6～8 h 给药 1 次。

【剂型与规格】片剂：0.1 g，0.2 g。胶囊剂：0.2 g。口含片：2.5 mg，3 mg；阴道泡腾片：0.2 g；栓剂：0.5 g，1 g；注射剂：0.5 g（100 ml），0.5 g（250 ml），1.25 g（250 ml）；甲硝唑氯化钠注射液 100 ml（含 0.5 g 甲硝唑），250 ml（含 0.5 g 甲硝唑）；甲硝唑葡萄糖注射液 250 ml（含 0.5 g 甲硝唑）。

2. 替硝唑

【适应证】用于厌氧菌感染，如腹腔感染（腹膜炎、脓肿）、妇科感染（子宫内膜炎、输卵管–卵巢脓肿）、败血症、术后伤口感染、皮肤软组织感染、肺炎、肺部脓肿、胸腔积脓、急性溃疡性牙龈炎、鼻窦炎、骨髓炎；预防由厌氧菌引起的术后感染，如结肠、胃肠道和泌尿生殖系统术后感染；滴虫病、贾第鞭毛虫病、阿米巴病、细菌性阴道炎；与抗生素和抗酸药联用，用于根治幽门螺旋杆菌相关的十二指肠溃疡。

【注意事项】

（1）该药有致癌、致突变作用，但人体中尚缺乏资料。

（2）疗程中发生中枢神经系统不良反应，应及时停药。

（3）该药可干扰丙氨酸氨基转移酶、乳酸脱氢酶、三酰甘油、己糖激酶等的检验结果，使其测定值降至零。

（4）用药期间不应饮用含酒精的饮料，因可引起双硫仑样反应。

（5）肝功能减退者，应减量。

（6）该药可自胃液持续清除，某些放置胃管作吸引减压者，可引起血药浓度下降。

（7）血液透析时，该药及代谢物迅速被清除，故应用本品不需减量。

（8）念珠菌感染者应用该药症状会加重，需同时给抗真菌治疗。

（9）对阿米巴包囊作用不大，宜加用杀包囊药物。

（10）治疗阴道滴虫时其性伴侣需同时治疗。

【用法用量】

（1）口服给药。厌氧菌感染：第 1 日给药 2 g，之后每次 1 g，每日 1 次或每次 0.5 g，每日 2 次，疗程依据临床需要而定，通常为 5～6 d；用于急性齿龈炎时，可单次口服 2 g；阴道滴虫病：每次 2 g，顿服，性伴侣应以相同剂量同时治疗，必要时 3～5 d 可重复 1 次；滴虫感染时也可每次 1 g，每日 1 次，首剂加倍，连服 3 d；贾第鞭毛虫病：每次 2 g，顿服，必要时 3～5 d 可重复 1 次；细菌性阴道炎：每日 2 g，连用 2 d 或每日 1 g，连用 5 d；阿米巴肠病：每日 2 g，连用 3 d；肠外阿米巴病，每次 2 g，每日 1 次，疗程 3～5 d；阿米巴肝脓肿：每日 2 g，连用 3～5 d；十二指肠溃疡：每次 0.5 g，每日 2 次，连用 7 d，与奥美拉唑（每次 20 mg，每日 2 次）和克拉霉素（每次 250 mg，每日 2 次）联用；儿童每日 50 mg/kg 顿服，连续 3 d。

（2）静脉给药。预防术后感染：总量 1.6 g 分一次或二次静脉缓慢滴注，第一次手术前 2～4 h 滴注，第二次手术期间或术后 12～24 h 内滴注；厌氧菌：每日 1 次，每次 0.8 g，连用 5～6 d，疗程可视临床情况而定。

【剂型与规格】片剂：0.5 g；口含片：2.5 mg，5 mg；胶囊剂：0.2 g，0.25 g，0.5 g；阴道泡腾片：0.2 g；栓剂：0.2 g；注射液：替硝唑注射液 0.4 g（100 ml），0.4 g（200 ml），0.8 g（200 ml）；替硝唑葡萄糖注射液 100 ml（含 0.2 g 替硝唑），100 ml（含 0.4 g 替硝唑），200 ml（含 0.4 g 替硝唑），200 ml（含 0.8 g 替硝唑），400 ml（含 0.8 g 替硝唑）。

【同步练习】

一、A 型题（最佳选择题）

1. 关于硝基咪唑类药物，下列说法错误的是（　　）

A. 对厌氧菌具高度抗菌活性

B. 对滴虫、阿米巴和蓝氏贾第鞭毛虫等原虫亦具良好活性

C. 奥硝唑疗效弱于甲硝唑、替硝唑

D. 口服吸收良好

E. 可引起双硫仑样反应

二、B 型题（配伍题）

（2～4 题共用备选答案）

A. 加强硝基咪唑类代谢

B. 减缓硝基咪唑类代谢

C. 凝血酶原时间延长

2. 硝基咪唑类与西咪替丁合用（　　）

3. 硝基咪唑类与苯巴比妥合用（　　）

4. 硝基咪唑类与华法林合用（　　）

考点：硝基咪唑类药物相互作用。

三、X 型题（多项选择题）

5. 下列服用替硝唑的注意事项正确的是（　　）

A. 用药期间不应饮用含酒精的饮料

B. 念珠菌感染者应用该药症状会加重，需同时给抗真菌治疗

C. 肝功能减退者，应减量

D. 治疗阴道滴虫时需同时治疗其性伴侣

E. 对阿米巴包囊作用不大，宜加用杀包囊药物

考点：替硝唑用药注意事项。

6. 下列关于甲硝唑描述正确的是（   ）

A. 可使尿液呈深红色

B. 口服吸收好

C. 可透过血脑屏障

D. 出现运动失调或其他中枢神经系统症状时应停药

E. 可致畸、致突变

考点：甲硝唑药代动力学、不良反应等。

答案：1. C 2. B 3. A 4. C 5. ABCDE 6. ABCDE

十三、磺胺类抗菌药物及甲氧苄啶

【复习指导】本小节内容要求掌握磺胺类药物的药理作用，熟悉分类和作用特点、药物相互作用、主要不良反应、禁忌证、临床监护要点以及磺胺嘧啶等的适应证、注意事项、用法用量和常用剂型与规格等用药知识。

（一）药理作用和临床评价

磺胺类药物是对氨基苯磺酰胺衍生物，属广谱抑菌药。因其他抗菌药物的快速发展，磺胺药的不良反应成为突出问题，临床应用明显受限。但磺胺药对流行性脑脊髓膜炎、鼠疫等感染性疾病疗效显著，在抗感染治疗中仍占一定的位置。磺胺类药物与对氨基苯甲酸（PABA）的结构相似，可与之**竞争二氢叶酸合成酶**，阻止细菌二氢叶酸合成，从而发挥抑菌作用。甲氧苄啶是细菌**二氢叶酸还原酶抑制药**，与磺胺类药物合用有增效作用，如与磺胺甲噁唑组成复方制剂，通过双重阻断机制，即二氢叶酸合成酶和二氢叶酸还原酶，协同阻断细菌四氢叶酸的合成，抗菌活性是两药单独等量应用时的数倍至数十倍，甚至呈现杀菌作用，单用甲氧苄啶易引起细菌耐药。

1. **分类和作用特点** 磺胺药分为三大类，包括用于全身性感染的肠道易吸收类如磺胺嘧啶和磺胺甲噁唑，用于肠道感染的肠道难吸收类如柳氮磺吡啶，以及外用磺胺类如磺胺醋酰钠和磺胺嘧啶银。磺胺类药物对大多数革兰阳性菌和阴性菌有良好的抗菌活性，对 A 群链球菌、肺炎链球菌、脑膜炎奈瑟菌、淋病奈瑟菌、鼠疫耶菌和诺卡菌属活性最强；对沙眼衣原体、疟原虫、卡氏肺孢子虫和弓形虫滋养体有抑制作用；对支原体、立克次体和螺旋体无效。药代动力学方面，易吸收类磺胺药物在体内分布广泛，磺胺类药物在肝内代谢为无活性的乙酰化物，主要从肾以原形或代谢物形式排泄，碱性尿液中溶解度高，酸性尿液中易析出结晶。肠道难吸收类磺胺药须在肠腔内水解后才能发挥抗菌作用。

2. **典型不良反应和禁忌证**

（1）典型不良反应：磺胺类药物及其乙酰化物若在肾形成结晶，可产生尿道刺激和梗阻症状，甚至造成肾损害；局部用药易发生药物热和皮疹等过敏反应，偶见多形性红斑、剥脱性皮炎，严重时可导致死亡；长期用药可抑制骨髓造血功能，用药期间应定期检查血常规；少数患者有头晕、头痛、精神萎靡、失眠等神经系统反应；其他还包括恶心、呕吐等消化系统症状。

（2）禁忌证：对磺胺类过敏者、孕妇及哺乳期妇女、小于 2 个月婴儿、肝肾功能不良者、巨幼红细胞贫血者禁用。

3. 具有临床意义的药物相互作用

（1）不能与对氨基苯甲酸同用，后者可代替磺胺类被细菌摄取，产生拮抗作用，也不宜与含该结构的普鲁卡因、苯佐卡因、丁卡因等合用。

（2）与磺酰脲类降糖药、香豆素类抗凝药、甲氨蝶呤合用时，磺胺类药物能竞争血浆蛋白，使它们游离血药浓度升高，致毒性发生。

（3）与骨髓抑制药同用时可增强此类药物潜在的不良反应。

（4）与肝毒性药物合用可致肝毒性发生率增加。

（5）与维生素 K 合用时，后者需要量增加。

（6）与避孕药长时间合用可致避孕可能性减小，并增加经期外出血的机会。

（7）与溶栓药合用可增大其潜在的毒性作用。

（8）可能干扰青霉素类药物的杀菌作用，避免同时使用。

（二）用药监护

监护要点：长疗程用药者应做全血象检查；长疗程或高剂量治疗时，应定期检查尿液（每 2～3 d 查尿常规 1 次）；进行肝、肾功能检查；严重感染者应测定血药浓度，总磺胺血药浓度不应超过 200 μg/ml。

（三）常用药品的临床应用

1. 磺胺嘧啶

【适应证】用于预防、治疗敏感脑膜炎奈瑟菌所致的流行性脑脊髓膜炎；敏感菌所致的急性支气管炎、轻症肺炎、中耳炎及皮肤软组织感染等；星形奴卡菌病；沙眼衣原体所致宫颈炎和尿道炎的次选药物；沙眼衣原体所致的新生儿包涵体结膜炎的次选药物；对氯喹耐药的恶性疟疾治疗的辅助用药；与乙胺嘧啶联合用药治疗鼠弓形虫引起的弓形虫病。

【注意事项】

（1）服药时宜服用等量碳酸氢钠，并多饮水（成人每日保持尿量在 1200 ml 以上），以防发生结晶尿。

（2）不可任意增大剂量、增加用药次数或延长疗程，以防蓄积中毒。

（3）本药可抑制大肠埃希菌的生长，妨碍 B 族维生素在肠内的合成，用药超过 1 周以上者，应同时给予维生素 B 以预防其缺乏。

（4）服用本药对维生素 K 的需要量也增加。

（5）本药在尿中溶解度低，出现结晶尿机会多，一般不适宜用于尿路感染的治疗。

【用法与用量】

（1）口服用药。一般情况，每次 1 g，每日 2 次，首次剂量加倍；2 个月以上儿童：每次 25～30 mg/kg，每日 2 次，首次剂量加倍（总量不超过 2 g）。预防流行性脑膜炎：每次 1 g，每日 2 次，疗程 2 d；2 个月以上儿童：每日 500 mg，疗程 2～3 d。治疗流行性脑膜炎：每次 1 g，每日 4 次。

（2）静脉治疗。流行性脑脊髓膜炎：首次剂量为 50 mg/kg，维持量为每日 100 mg/kg，分 3～4 次给药；2 个月以上儿童：每日 100～150 mg/kg，分 3～4 次给药。

【剂型与规格】片剂：0.5 g；混悬液：10%；注射剂：注射用磺胺嘧啶钠 0.4 g，1 g。磺胺嘧啶钠注射液 0.4 g（2 ml），1 g（5 ml）。

2. 磺胺甲噁唑

【适应证】敏感菌所致的急性单纯性尿路感染；与甲氧苄啶合用可治疗对其敏感的流感

嗜血杆菌、肺炎链球菌和其他链球菌所致的中耳炎；星形奴卡菌病；对氯喹耐药的恶性疟疾治疗的辅助用药；与乙胺嘧啶联合用药治疗鼠弓形虫引起的弓形虫病；沙眼衣原体所致宫颈炎、尿道炎和新生儿包涵体结膜炎次选药物；杜克雷嗜血杆菌所致软下疳的次选药物；敏感脑膜炎奈瑟菌所致的流行性脑脊髓膜炎流行时可作为预防用药。

【注意事项】

（1）交叉过敏反应，对一种磺胺药呈现过敏的患者对其他磺胺药可能过敏。

（2）缺乏葡萄糖 -6 - 磷酸脱氢酶、肝功能不全、肾功能不全、血卟啉症、失水、休克和老年患者慎用。

（3）治疗中定期检查血象、尿常规、肝肾功能。

（4）疗程长，剂量大时除多饮水外宜同服碳酸氢钠。

【用法与用量】口服：成人，用于治疗一般感染，首剂 2 g，以后每日 2 g，分 2 次服用；用于治疗 2 个月以上婴儿及儿童的一般感染，首剂每日 50～60 mg/kg（总剂量不超过 2 g/d），以后每日按 50～60 mg/kg，分 2 次服用。

【剂型与规格】片剂：0.5 g。

3. 甲氧苄啶

【适应证】用于敏感的大肠埃希菌、奇异变形杆菌、肺炎克雷伯菌和某些肠杆菌属和腐生葡萄球菌等细菌所致的急性单纯性下尿路感染初发病例；目前很少单用，一般均与磺胺药如磺胺甲硝唑或磺胺嘧啶联合用药。

【注意事项】

（1）肝肾功能损害、叶酸缺乏的巨幼红细胞贫血或其他血液系统疾病者慎用。

（2）用药期间定期进行血象检查，如有骨髓抑制征象发生应立即停药。

（3）若因本品引起叶酸缺乏时，可同时服用叶酸制剂。

（4）该药可经血液透析清除，透析后需补给维持量的全量，腹膜透析对该药自血中清除无影响。

【用法与用量】

（1）口服：成人每次 0.1 g，每 12 h 给予 1 次或每次 0.2 g，每日 1 次，疗程 7～10 d；肾功能损害者需减量，肌酐清除率大于 30 ml/min 时仍用成人常用量，肌酐清除率为 15～30 ml/min 时每 12 h 给予 50 mg，肌酐清除率低于 15 ml/min 时，不宜使用。

（2）静脉滴注：每次 30～100 mg，每日 80～200 mg。

【剂型与规格】片剂：0.1 g；颗粒剂：1 g，50 mg；注射剂：0.1 g（2 ml）。

【同步练习】

一、A 型题（最佳选择题）

1. 磺胺类药物与甲氧苄啶合用抗菌的机制为（　　）

A. 抑制二氢叶酸合成酶及二氢叶酸还原酶，协同抗菌

B. 均抑制二氢叶酸合成酶，协同抗菌

C. 均抑制二氢叶酸还原酶，协同抗菌

D. 作用于细菌核糖体 50S 亚基

E. 作用于细菌核糖体 50S 亚基

考点：磺胺类药物及甲氧苄啶的抗菌作用机制。

2. 治疗流行性脑脊髓膜炎的首选药是（　　　）

A. 甲氧苄啶　　　　B. 磺胺嘧啶　　　　C. 青霉素　　　　D. 氯霉素

E. 亚胺培南西司他丁

考点：磺胺嘧啶适应证。

二、B 型题（配伍选择题）

(3～4 题共用备选答案)

A. 氯霉素　　　　B. 环丙沙星　　　　C. 磺胺嘧啶　　　　D. 红霉素

E. 呋喃妥因

3. 治疗伤寒、副伤寒的首选药物是（　　　）

4. 口服等量碳酸氢钠，增加其乙酰化代谢物溶解度的药物是（　　　）

考点：磺胺类药物的药代动力学。

三、X 型题（多项选择题）

5. 以下关于磺胺类药物说法正确的是（　　　）

A. 碱性尿液中溶解度高，酸性尿液中易析出结晶

B. 剂量大时除多饮水外宜同服碳酸氢钠

C. 严重感染者应测定血药浓度，总磺胺血药浓度不应超过 200 μg/ml

D. 孕妇及哺乳期妇女禁用

E. 长期用药可抑制骨髓造血功能，用药期间应定期检查血常规

考点：磺胺类药物药代动力学特点、注意事项、禁忌证、不良反应。

参考答案：1. A　2. B　3. A　4. C　5. ABCDE

十四、其他抗菌药物

【复习指导】 本小节内容要求掌握利奈唑胺药物的作用机制、作用特点、抗菌谱、典型不良反应。熟悉磷霉素、夫西地酸的药理作用、作用特点、不良反应等用药知识。

（一）药理作用和临床评价　本类药物包括磷霉素、利奈唑胺、夫西地酸、小檗碱 4 种抗菌药物。磷霉素通过抑制细菌细胞壁的早期合成使细菌的细胞壁合成受到阻滞而导致其死亡。利奈唑胺与细菌 50S 亚基的 23S 核糖体核糖核酸上的位点结合，阻止功能性 70S 始动复合物形成，从而抑制细菌蛋白质合成，夫西地酸干扰了 G 因子参加蛋白质合成的移位作用而抑制蛋白质合成，最终导致细菌死亡而产生杀菌作用。

1. 分类和作用特点　磷霉素抗菌谱较广，包括金黄色葡萄球菌、大肠埃希菌、痢疾杆菌、沙雷杆菌、志贺菌属、铜绿假单胞菌、肺炎克雷伯菌和产气肠杆菌等。其分子小，与血浆蛋白不结合，组织体液中分布广泛，其钠盐可与其他类抗菌药物联用治疗下呼吸道感染、尿路感染、皮肤软组织感染或重症感染如血流感染、腹膜炎、骨髓炎等。其口服钙盐吸收不完全，可用于肠道感染和单纯下尿路感染的治疗，磷霉素氨丁三醇则用于单纯下尿路感染，如急性膀胱炎等。

利奈唑胺属噁唑烷酮类抗菌药物，对耐甲氧西林金黄色葡萄球菌（MRSA）、耐万古霉素肠球菌（VRE）、耐青霉素的肺炎链球菌（PRSP）等多重耐药菌在内的革兰阳性菌有良好抗菌作用，与万古霉素相似，但对肠球菌作用更好。口服制剂吸收完全，绝对生物利用度为

100%，给药后 1～2 h 达血浆峰浓度，能快速分布于灌注良好的组织中，稳态时分布容积平均为 40～50 L。

夫西地酸对金黄色葡萄球菌、表皮葡萄球菌（包括 MRS）具有良好抗菌作用，但对腐生葡萄球菌、肺炎链球菌、其他链球菌属、肠球菌等作用较差。革兰需氧阴性菌除淋病奈瑟菌、脑膜炎奈瑟菌外均对本品耐药。其静脉制剂可用于较重感染者，但一般不作为严重感染时的首选药物，用于 MRS 感染时需与其他抗菌药物联用。夫西地酸具有极好的组织渗透能力，体内分布广泛，不仅在血供丰富的组织中有高浓度，而且在血管分布较少的组织中同样具有高浓度。经肝代谢，胆汁排出，几乎不经肾排泄。

2. 典型不良反应和禁忌证

磷霉素不良反应主要为轻度胃肠道反应，如恶心、胃纳减退、中上腹不适、稀便或轻度腹泻等，偶可发生皮疹、嗜酸粒细胞增多、丙氨酸氨基转移酶升高等，未见肾、血液系统等的毒性反应。过敏者、妊娠期妇女、5 岁以下儿童禁用。

利奈唑胺不良反应主要有腹泻、恶心、头痛、血小板减少等，<u>血小板减少与疗程相关，多发生于疗程超过 2 周者，临床有骨髓抑制的报道（包括贫血，白细胞、全血细胞和血小板减少）</u>；还可致口腔或阴道念珠菌、高血压、消化不良、腹痛、瘙痒、舌褪色；曾有周围神经病和视神经病变的报道。对利奈唑胺或其制剂中的成分过敏者禁用；正在使用任何能抑制单胺氧化酶 A 或 B 的药物（如苯乙肼、异卡波肼）的患者，或 2 周内曾经使用过这类药物的患者不应使用；除非能够对于患者可能出现的血压升高进行监测，否则不应用于高血压未控制的患者、嗜铬细胞瘤患者、甲状腺功能亢进的患者，和（或）使用以下药物的患者，包括：直接或间接拟交感神经药物（如伪麻黄碱）、血管加压药（如肾上腺素、去甲肾上腺素）、多巴胺类药（如多巴胺、多巴酚丁胺）；除非密切观察患者 5 - 羟色胺综合征的体征和（或）症状，否则利奈唑胺不应用于类癌综合征的患者和（或）使用以下药物的患者，包括：5 - 羟色胺再摄取抑制药、三环类抗抑郁药、5 - 羟色胺受体阻断滞药（阿米替林）、哌替啶或丁螺环酮。哺乳期妇女慎用；只有潜在的益处超过对胎儿的潜在风险时，才建议妊娠妇女应用。

夫西地酸静脉滴注可能致血栓性静脉炎和静脉痉挛，每日用药 1.5～3 g 时有可逆性转氨酶增高的报道，大剂量给药时个别病人出现可逆性黄疸。对夫西地酸过敏者禁用；动物试验表明本药无致畸作用，但本药可通过胎盘，且有导致胆红素脑病的危险，妊娠后 3 个月避免使用。

3. 具有临床意义的药物相互作用

磷霉素与氨基糖苷类药物合用有协同作用，与 β - 内酰胺类药合用对金黄色葡萄球菌（包括耐甲氧西林金黄色葡萄球菌）、铜绿假单胞菌具有协同抗菌作用。

利奈唑胺与利福平合用致利奈唑胺峰浓度和药时曲线下面积（AUC_{0-12}）降低；能可逆性地增加拟交感神经药物、血管加压药或多巴胺类药物的加压作用；与 5 - 羟色胺再摄取抑制药合用，有 5 - 羟色胺综合征的报告。

夫西地酸能增加香豆素类药物的抗凝作用；与他汀类合用可致两者血药浓度明显升高，引起肌酸激酶浓度上升，出现肌无力、疼痛；静脉注射液不能与卡那霉素、庆大霉素、万古霉素、头孢噻啶或羟苄青霉素混合；不可与全血、氨基酸溶液或含钙溶液混合。

（二）用药监护

监护要点如下。

磷霉素肝、肾功能减退者慎用；应用较大剂量时应监测肝功能。

利奈唑胺每周进行全血细胞计数，尤其是用药时间超过 2 周，或既往有骨髓抑制病史，或合用了其他可能致骨髓抑制作用的药物，或患慢性感染既往或目前合并接受其他抗菌药物治疗的患者；使用利奈唑胺可能致艰难梭菌相关腹泻，应采取适当的治疗措施，轻度患者停药即可，中至重度患者应给予补液、补充电解质和蛋白质，并给予临床上对艰难梭菌有效的抗菌药物治疗；也可能致乳酸性酸中毒，如发生反复恶心或呕吐，有原因不明的酸中毒或低碳酸血症，需要立即进行临床检查；利奈唑胺可能致周围神经病和视神经病变，主要为疗程超过 28 d 的患者，如出现视力损害的症状应及时进行眼科检查，对于长期（大于 3 个月）应用者，均应进行视觉功能监测，若发生周围神经病变和视神经病变，应进行用药利益与潜在风险的评价，以判断是否继续用药；利奈唑胺可能致接受胰岛素或口服降糖药的糖尿病患者低血糖，应关注此类患者血糖水平；利奈唑胺可能导致血小板减少，有血小板减少或使用可导致血小板减少的药物（如肝素）的患者用药需谨慎，应进行全血细胞计数检查。

夫西地酸长期大剂量用药或联合其他排出途径相似的药物（如林可霉素或利福平）时，对肝功能不全和胆道异常的病人应定期检查肝功；早产儿、黄疸、酸中毒及病情严重的新生儿使用时需留意有无胆红素脑病症状。

（三）常用药品的临床应用

1. 磷霉素

【适应证】用于敏感菌所致的呼吸道感染、尿路感染、皮肤软组织感染等。也可与其他抗生素合用治疗由敏感菌所致重症感染如败血症、腹膜炎、骨髓炎等。

【注意事项】静脉滴注速度宜缓慢，每次静脉滴注时间应在 1～2 h；用于严重感染时除需应用较大剂量外，尚需与其他抗生素如 β-内酰胺类或氨基糖苷类联用，用于金黄色葡萄球菌感染时，也宜与其他抗生素联合应用。

【用法与用量】

（1）口服：①成人。片剂：每日 2～4 g，分 3～4 次给药；胶囊剂：每次 0.5～1 g，每日 4 次；颗粒剂：每次 1 g，每日 3～4 次。②儿童。片剂：每日 0.05～0.1 g/kg，分 3～4 次给药；颗粒剂：1～6 个月儿童每次 62.5 mg，6～12 个月儿童一次 83 mg，1～2 岁儿童每次 125 mg，2～4 岁儿童一次 167 mg，4～6 岁儿童每次 187.5 mg，6～9 岁儿童每次 250 mg，9～14 岁儿童每次 500 mg，每日 3～4 次。

（2）静脉滴注：①成人。静脉滴注：每日 4～12 g，严重感染者可增至每日 16 g，分 2～3 次给药。②儿童。静脉滴注：每日 0.1～0.3 g/kg，分 2～3 次给药。

【剂型与规格】片剂：0.1 g，0.2 g，0.5 g；胶囊剂：0.1 g，0.2 g；颗粒剂：0.5 g；注射剂：1 g，2 g，4 g。

2. 利奈唑胺

【适应证】用于治疗由特定微生物敏感株引起的下列感染：万古霉素耐药的粪肠球菌引起的感染（包括伴发的菌血症）；金黄色葡萄球菌（甲氧西林敏感或耐药株）或肺炎链球菌[包括多药耐药株（MDRSP）]引起的院内获得性肺炎；金黄色葡萄球菌（甲氧西林敏感或耐药株）、化脓性链球菌或无乳链球菌引起的复杂性皮肤和皮肤软组织感染（包括未并发骨髓炎的糖尿病足部感染）；金黄色葡萄球菌（仅为甲氧西林敏感株）或化脓性链球菌引起的非复杂性皮肤和皮肤软组织感染。

【注意事项】利奈唑胺对革兰阴性菌无效，如确认或疑似合并革兰阴性菌感染立即开始针对性的抗革兰阴性菌治疗十分重要；不推荐利奈唑胺经验性用于儿童患者的中枢神经系统感染；可能致骨髓抑制，每周进行全血细胞计数检查；可能致艰难梭菌相关腹泻及乳酸酸中毒；可能致周围神经病和视神经病变等。

【用法与用量】

（1）万古霉素耐药的粪肠球菌引起的感染（包括伴发的菌血症）。口服或静脉：成人和 12 岁及以上儿童，每次 600 mg，每 12 h 给药 1 次，疗程 14～28 d；11 岁以下儿童，每次 10 mg/kg，每 8 h 给药 1 次，疗程 14～28 d。

（2）院内获得性肺炎、社区获得性肺炎（包括伴发的菌血症）、复杂性皮肤和皮肤软组织感染。口服或静脉：成人和 12 岁及以上儿童，每次 600 mg，每 12 h 给药 1 次，疗程 10～14 d，11 岁以下儿童，每次 10 mg/kg，每 8 h 给药 1 次，疗程 10～14 d。

（3）非复杂性皮肤和皮肤软组织感染。口服：成人，每次 400 mg，每 12 h 给药 1 次，疗程 10～14 d，5 岁以下儿童，每次10 mg/kg，每 8 h 给药 1 次，疗程 10～14 d；5～11 岁儿童，每次 10 mg/kg，每 12 h 给药 1 次，疗程 10～14 d；12 岁及以上儿童，每次 600 mg，每 12 h 给药 1 次，疗程 10～14 d。

【剂型与规格】片剂：600 mg；注射剂：200 mg（100 ml），600 mg（300 ml）。

3. 夫西地酸

【适应证】用于敏感菌（尤其葡萄球菌）引起的多种感染，如骨髓炎、败血症、心内膜炎，反复感染的囊性纤维化、肺炎、皮肤及软组织感染，外科及创伤性感染等。

【注意事项】静脉滴注时间不应少于 2～4 h，应选择血流良好，直径较大的静脉或中心静脉插管输入，以减少发生静脉痉挛及血栓性静脉炎的危险。

【用法与用量】

（1）口服：成人，每次 750 mg，每日 3 次；儿童可用混悬剂，1 岁以下儿童，每日 50 mg/kg，分 3 次给药；1～5 岁儿童，每次 250 mg，每日 3 次；5 以上儿童同成人用法用量。

（2）静脉滴注：成人，每次 500 mg，每日 3 次；儿童，每日 20 mg/kg，分 3 次给药。

【剂型与规格】片剂：250 mg；口服混悬液：2.5 g（50 ml）；注射剂：125 mg，500 mg。

4. 小檗碱

【适应证】胃肠炎、细菌性痢疾等肠道感染、眼结膜炎、化脓性中耳炎。

【注意事项】对本品过敏者、溶血性贫血患者禁用。遗传葡萄糖－6－磷酸脱氢酶缺乏的儿童应禁用，因本品可引起溶血性贫血导致黄疸。

【用法与用量】口服：成人，每次 0.1～0.4 g，每日 3 次；儿童，1 岁以下每次 0.05 g，1～3 岁每次 0.05～0.1 g，4～6 岁每次 0.1～0.15 g，7～9 岁每次 0.15～0.2 g，10～12 岁每次 0.2～0.25 g，12 岁以上每次 0.3 g，每日 3 次。

【剂型与规格】片剂：0.05 g，0.1 g；胶囊剂：0.1 g。

【同步练习】

一、A 型题（最佳选择题）

1. 可用于治疗耐万古霉素粪肠球菌的药是（　　）

A. 利奈唑胺　　　　B. 多黏菌素　　　　C. 莫西沙星　　　　D. 亚胺培南西司他丁

E. 链霉素

考点：利奈唑胺抗菌谱。

二、B 型题（配伍选择题）

（2～6 题共用备选答案）

A. VRE 引起的感染　B. 化脓性中耳炎　　C. 支原体肺炎　　　D. 阴道滴虫病

E. 结核病

2. 链霉素可用于（　　）

3. 利奈唑胺可用于（　　）

4. 小檗碱可用于（　　）

5. 替硝唑可用于（　　）

6. 阿奇霉素可用于（　　）

考点： 各类抗菌药物抗菌谱、适应证。

三、X 型题（多项选择题）

7. 关于利奈唑胺下列说法正确的是（　　）

A. 可用于治疗金黄色葡萄球菌引起的院内获得性肺炎

B. 作用机制为抑制细菌核酸合成

C. 可用于耐万古霉素的粪肠球菌引起的感染

D. 利奈唑胺是可逆、非选择性单氨氧化酶抑制药

E. 用药时间超过一周，可能会出现血小板减少症，需进行全血细胞计数检查

考点： 利奈唑胺适应证、作用机制、不良反应等。

8. 下列哪些是使用利奈唑胺时需注意的项目（　　）

A. 利奈唑胺可能导致血小板减少，每周进行全血细胞计数检查，尤其是用药时间超过 2 周

B. 疗程超过 28 d，利奈唑胺可能导致周围神经病和视神经病变

C. 使用利奈唑胺可能导致艰难梭菌相关腹泻，应采取适当的治疗措施

D. 使用利奈唑胺期间应避免食用富含酪胺的食物和饮料

E. 尿液呈红色

考点： 利奈唑胺不良反应及注意事项。

参考答案： 1. A　2. E　3. A　4. B　5. D　6. C　7. ACDE　8. ABCD

十五、抗结核分枝杆菌药

【复习指导】本节内容历年偶考，重点掌握药物作用特点、药物不良反应和用药监护，多以 A 型题的方式出题。

（一）药理作用和临床评价

1. 分类和作用特点

（1）分类：目前用于临床的抗结核药物种类很多，根据药物疗效、不良反应和患者耐受情况，分为第一线抗结核药：异烟肼、利福平及其类似物、吡嗪酰胺、乙胺丁醇和链霉素，这类药品疗效好、价廉且不良反应少；第二线抗结核药（次选）：新一代氟喹诺酮类药物（如莫西沙星、左氧氟沙星）、乙硫异烟胺、对氨基水杨酸、环丝氨酸、卷曲霉素、阿米卡星、卡那霉素。由于这些药物的价格昂贵、抗菌作用弱、毒性较大或临床经验不足，主要作为细菌对第一线抗结核药物产生耐药性或患者无法使用第一线药物时的备选药物，应用时需

掌握使用原则和适应证。

（2）作用特点

异烟肼为异烟酸的酰肼类化合物，性质稳定，易溶于水。异烟肼对结核分枝杆菌具有高度的选择性，对生长旺盛的活动期结核分枝杆菌有强大的杀菌作用，不良反应少，价格低廉且可以口服，因此活动性结核首选异烟肼。异烟肼对静止期的结核分枝杆菌无杀灭作用而仅有抑制作用。异烟肼的药理作用机制至今尚未完全阐明，目前有以下几种观点：①抑制结核分枝杆菌细胞壁的重要成分（分枝菌酸）的生物合成，阻止分枝菌酸前体物质长链脂肪酸的延伸，使结核分枝杆菌细胞壁合成受阻而导致细菌死亡。因分枝菌酸特异性仅存在于分枝杆菌中，因此，异烟肼只对结核分枝杆菌具有高度特异性而对其他细菌无效。②抑制结核分枝杆菌脱氧核苷酸（DNA）的合成发挥抗菌作用。③异烟肼与其敏感的分枝杆菌菌株中的一种酶结合，引起结核分枝杆菌代谢紊乱而死亡。异烟肼穿透性强，故对细胞内外的结核分枝杆菌均有作用，属于全效杀菌药。异烟肼是目前治疗各种类型结核病的首选药物，常与其他抗结核药联用。单用时结核分枝杆菌易产生耐药性，但停用一段时间后可恢复对药物的敏感性。结核分枝杆菌耐药机制尚未完全阐明，目前认为可能因过氧化氢酶—过氧化酶突变，使其活性下降，抑制异烟肼向其活性代谢产物的转化；另有观点认为是由于分枝菌酸生物合成的基因发生突变所致。异烟肼与其他抗结核药物之间无交叉耐药，故临床常联合用药以增加疗效和延缓耐药性的发生。异烟肼口服或注射吸收均较快，口服 1～2 h 后达血药浓度的峰值。吸收后广泛分布于全身各组织器官、体液和巨噬细胞内，脑膜炎病人脑脊液中的药物浓度与血浆中相似，容易渗入纤维化或干酪样结核病灶中。异烟肼大部分在肝中乙酰化为无效的乙酰异烟肼和异烟酸等，代谢物及少量原形药最终经肾排泄，异烟肼在肝乙酰转移酶的作用下完成乙酰化反应，一旦体内缺乏 N-乙酰转移酶，乙酰化反应将受阻，从而减慢异烟肼代谢过程，造成药物蓄积中毒。

利福平是利福霉素 SV 的人工半合成品，橘红色晶体粉末。利福平抗菌谱广且作用强大，对结核分枝杆菌和麻风分枝杆菌作用强，对静止期和繁殖期的细菌均有作用，且穿透力强，对细胞内外的结核分枝杆菌均有作用，抗结核效力与异烟肼相似，同时还能增加链霉素和异烟肼的抗菌活性。利福平对多种革兰阳性球菌和革兰阴性球菌如金黄色葡萄球菌、脑膜炎奈瑟菌等以及对革兰阴性杆菌如大肠埃希菌、变形杆菌、流感杆菌等也有抑制作用。利福平的血药浓度影响其抗菌作用强度，低浓度发挥抑菌作用，而高浓度则发挥杀菌作用。此外，高浓度的利福平对某些病毒和沙眼衣原体也有作用。利福平是通过特异性地与细菌依赖 DNA 的 RNA 多聚酶 β 亚单位结合，阻碍 mRNA 的合成，从而发挥其药理作用机制。利福平对人和动物细胞内的 RNA 多聚酶没有影响。由于存在细菌 RNA 多聚酶基因的突变，导致单独使用利福平容易产生耐药性，但与其他抗菌药无交叉耐药。利福平口服易吸收，24 h 血浆药物浓度达峰值，$t_{1/2}$ 为 1.5～5 h。食物和对氨基水杨酸钠可减少其吸收，若两药合用，应间隔 8～12 h。利福平穿透力强，体内分布广，分布部位包括脑脊液、胸腔积液、腹水、结核空洞、痰液及胎盘。该药主要在肝中代谢为去乙酰基利福平，其抗菌能力较弱，仅为利福平的 1/10。利福平从胃肠道吸收以后，由胆汁排泄进行肝肠循环。由于利福平和其代谢产物呈橘红色，故其代谢物可使唾液、痰、泪液、汗、尿和粪便等呈橘红色。利福平为肝药酶诱导药，连续服用可缩短自身的半衰期。利福喷汀为长效利福霉素类衍生物，抗菌活性强，半衰期长，一周用药 1～2 次，可替代利福平作为抗结核治疗联用药物之一。利福布汀也为利福霉素的衍生物，其特点是对鸟分枝杆菌有效。

乙胺丁醇是人工合成的乙二胺衍生物，该药为繁殖期结核分枝杆菌有较强的抑制作用。其作用机制为与二价金属离子，如 Mg^{2+} 络合，阻止菌体内亚精胺与 Mg^{2+} 结合，干扰细菌 RNA 的合成，起到抑制结核分枝杆菌的作用。乙胺丁醇对其他细菌无效。单独使用可产生耐药，疗效降低，与其他抗结核药物无交叉耐药，因此，常与其他抗结核药联合使用治疗各种结核病。临床主要用于对异烟肼和链霉素耐药或不能耐受对氨基水杨酸钠的结核病患者。乙胺丁醇口服吸收迅速，经 $2 \sim 4$ h 血浆浓度达高峰，广泛分布于全身组织和体液，但脑脊液浓度较低。乙胺丁醇大部分以原形经肾排泄，少部分在肝内转化为醛及二羧酸衍生物由尿液排出，对肾有一定不良反应，肾功能不全时应慎重使用。

链霉素是第一个有效的抗结核药，在体内仅有抑菌作用，疗效不及异烟肼和利福平。穿透能力弱，不易渗入细胞内、纤维化、干酪化病灶，也不易透过血脑屏障和细胞膜，因此对结核性脑膜炎疗效较差。结核分枝杆菌对本品易产生耐药性，长期应用耳毒性增强，故本品在抗结核药治疗中的地位日趋下降。

吡嗪酰胺属人工合成的烟酰胺类似物，性质稳定，微溶于水。吡嗪酰胺的抗结核分枝杆菌作用弱于异烟肼、利福平和链霉素，抗菌作用在酸性环境中较强，与异烟肼和利福平合用有显著的协同作用。吡嗪酰胺能进入含有结核分枝杆菌的巨噬细胞，并渗入结核菌体，菌体内的酰胺酶使其脱去酰胺基，转化为吡嗪酸而发挥作用。另外，吡嗪酰胺的作用靶点似乎是参与分枝杆菌酸生物合成的结核分枝杆菌脂肪酸合成酶 I 基因。单用吡嗪酰胺抗结核可迅速产生耐药，但与其他抗结核药物无交叉耐药现象。吡嗪酰胺口服迅速吸收，$1 \sim 2$ h 后血浆浓度达峰值，$t_{1/2}$ 约 6 h，广泛分布于全身，主要由肝代谢并经肾排泄。现临床常采用低剂量（$15 \sim 30$ mg/kg）、短疗程（6 个月）含吡嗪酰胺的三联或四联药，治疗其他抗结核药疗效不佳的患者。

对氨基水杨酸钠抗菌谱极窄，仅对细胞外的结核分枝杆菌有抑制作用，存在干酪组织及脓液时能降低其抑制作用，疗效较一线抗结核药差。其作用机制不清，一般认为是由于对氨基水杨酸钠可竞争性抑制二氢蝶酸合酶，阻止二氢叶酸的合成，从而使蛋白合成受阻，抑制结核分枝杆菌的繁殖。细菌对该药亦可产生耐药性，但较链霉素轻。对氨基水杨酸口服吸收良好，约 2 h 血浆浓度达峰值，$t_{1/2}$ 为 1 h，可分布于全身组织和体液（脑脊液除外）。对氨基水杨酸钠主要在肝代谢，大部分转化为乙酰化物，从肾排出，肝、肾功能不良者慎用。目前临床上主要与异烟肼和链霉素联合使用，延缓耐药性的产生，增加疗效。对氨基水杨酸钠不宜与利福平合用，因其可影响利福平的吸收。

2. 典型不良反应和禁忌证

（1）典型的不良反应

异烟肼：①肝毒性。如血清氨基转移酶升高、黄疸等。②神经系统毒性。周围神经炎如步态不稳、麻木针刺感、烧灼感或手脚疼痛等。③变态反应。发热、皮疹、脉管炎或淋巴结病等。④血液系统不良反应。如粒细胞和血小板减少、嗜酸性粒细胞增多、高铁血红蛋白血症等。

利福平：①消化系统：胃部烧灼感、上腹不适、恶心、呕吐、腹泻等。②肝毒性。ALT 升高、肝大、严重时出现黄疸。③肾毒性。可引起 BUN 和血尿素升高。偶有血红蛋白尿、急性肾小管坏死、急性衰竭等。④血液系统。高剂量时可出现血小板减少症。偶有暂时性白细胞和血红蛋白降低、溶血性贫血报道。⑤中枢神经系统。头痛、发烧、嗜睡、共济失调、精神错乱、行为改变、全身麻木等。⑥过敏反应。瘙痒、荨麻疹、史蒂文斯－约翰逊综合征等；⑦其他。如视觉障碍、面部及四肢浮肿。间歇治疗还可引起流感样症状（如发热、寒战等）、呼吸短促、血压降低和休克。

吡嗪酰胺：①多见。关节痛（由于高尿酸血症引起，常轻度，有自限性）。②偶见。食欲缺乏、发热、乏力或软弱、眼或皮肤黄染（肝毒性），畏寒。

乙胺丁醇：①多见视物模糊、眼痛、红绿色盲或视力减退、视野缩小（视神经炎每日按体重剂量 25 mg/kg 以上时易发生）。②畏寒、关节痛（尤其趾、踝、膝关节）、病变关节表面皮肤发热发紧感（急性痛风、高尿酸血症）发生率较低。③偶见皮疹、发热、关节痛等过敏反应或麻木、针刺感、烧灼痛或手足软弱无力（周围神经炎）。

对氨基水杨酸钠：①多见。瘙痒、皮疹、关节酸痛与发热、极度疲乏或软弱，嗜酸性粒细胞增多（较常见的原因为过敏）。②偶见。下背部疼痛、尿痛或排尿烧灼感（结晶尿）、血尿、月经失调、体重增加、眼或皮肤黄染、发热、头痛、乏力等。

（2）禁忌证

①对本品及其赋形剂过敏者禁用。

②肝功能不正常者、精神病患者和癫痫病人禁用。

③胆道阻塞、3 个月以内孕妇，或对于已接收利托那韦、沙奎那韦治疗的病人禁用利福平。

④孕妇和哺乳期妇女避免使用该类药物，应用时充分权衡利弊。哺乳期妇女用药期间需停止哺乳。

3. 具有临床意义的药物相互作用

异烟肼：①服用异烟肼期间应避免酒精性饮料。②与肾上腺皮质激素（尤其泼尼松龙）合用时，增加异烟肼在肝内的代谢和排泄，使后者血药浓度降低而影响疗效，对快乙酰化者的影响更明显，故需适当调整剂量。③本品可抑制抗凝血药（如香豆素或茚满双酮衍生物）酶代谢，使抗凝作用增强。④异烟肼为维生素 B_6 的拮抗药，使维生素 B_6 肾排出量增加，易引起周围神经炎的发生，合用维生素 B_6 药，需酌情增加用量。⑤本品不宜和其他神经毒性药物联用，以免增加神经毒性。⑥与环丝氨酸合用可增加中枢神经系统不良反应，需调整剂量，并密切监护中枢神经系统不良反应的发生。⑦与其他具有肝毒性的抗结核药物（如利福平、吡嗪酰胺、乙硫异烟胺等）合用时，可加重肝毒性，特别是已有肝功能不全或为异烟肼快乙酰化者，故应尽量避免合用，或用药前 3 个月密切随访有无肝毒性出现。⑧本品可抑制卡马西平、苯妥英钠或氨茶碱的代谢，使其血药浓度增高，引起毒性反应；卡马西平则可诱导异烟肼的微粒体代谢，增加具有肝毒性的中间代谢物。⑨与对乙酰氨基酚联用时，由于本品可诱导肝细胞色素 P450，使前者毒性代谢物量增加，可增加肝毒性和肾毒性。⑩异烟肼为肝药酶抑制药，与阿芬太尼合用时，可延长阿芬太尼的作用；与双硫仑合用可增强其中枢神经系统作用，产生眩晕、失眠、易激惹、动作不协调等；与安氟醚合用增加具有肾毒性的无机氟代谢物。⑪本品可使酮康唑或咪康唑血药浓度降低，因此不宜与上述药物合用。⑫不可与麻黄碱、颠茄同时服用，以免发生或增加不良反应。⑬含铝制酸药可延缓并减少异烟肼口服制剂的吸收，使血药浓度降低，故应避免两者同时服用，或在口服制酸剂前至少 1 h 服用异烟肼。

利福平：①利福平为肝酶诱导药，本品与抗心律失常药（如丙吡胺、美西律、奎尼丁、妥卡尼）、口服抗凝血药、抗真菌药（如氟康唑、伊曲康唑、酮康唑等）、巴比妥酸盐、β 受体阻滞药、钙离子阻滞药（如硫氮䓬酮、硝苯地平、维拉帕米等），氯霉素、克拉霉素、皮质类固醇、环孢霉素、洋地黄甙类、氯贝丁酯、激素类避孕药、氨苯砜、多西环素、氟喹诺酮类（如环丙沙星）、氟哌啶醇、口服降糖药（磺酰脲）、左甲状腺素、美沙酮、麻醉性镇痛药、去甲替林、孕激素、奎林、茶碱、他克莫司、抗肿瘤药达卡巴嗪、环磷酰胺、三环类抗抑郁药（阿米替林、去甲替林）、苯妥英、齐多夫定、地西泮等合用时，可加速这些药物的代谢，故需调整剂量；②利福平与乙硫异烟胺合用可加重其不良反应；③丙磺舒与利福平合用，可使利福平血药浓度增高并产生毒性反应。

乙胺丁醇：①铝盐，包括 DDI 缓冲液可减少本品的吸收；②本品与维拉帕米合用可减少后者的吸收；③与神经毒性药物合用可增加本品的神经毒性，如周围神经炎或视神经炎；④与乙硫异烟胺合用可增加视神经炎、黄疸型肝炎等不良反应。

吡嗪酰胺：①本品与丙磺舒、秋水仙碱、别嘌醇、磺吡酮合用，可增加血尿酸浓度而降低这些药物的疗效，故合用时应调整剂量；②与乙硫异烟胺合用时可加重不良反应；③吡嗪酰胺可能降低环孢素的血浓度，因此合用时需监测后者血药浓度，根据情况调整剂量。

对氨基水杨酸钠：①本品与对氨基苯甲酸有拮抗作用，两者不宜合用。②本品可增强抗凝药（香豆素或茚满二酮衍生物）的作用，因此两者合用时或在本品后使用时，需适当调整口服抗凝药的剂量。③与乙硫异烟胺合用时可增加不良反应。④氨基水杨酸类与丙磺舒或苯磺唑酮合用可减少前者从肾小管的分泌量，致使血药浓度增高和持续时间延长及毒性反应发生。因此，上述药物合用时或前后使用时，需适当调整对氨基水杨酸的剂量，并密切随访患者。⑤氨基水杨酸类可能影响利福平的吸收，使利福平的血药浓度降低，必须告知患者在服用上述两药时，至少间隔 6 h。

（二）用药监护

1. 用药前做痰涂片抗酸菌检查，有条件应首先做药敏实验，根据药物敏感性按照 WHO 推荐的标准化方案治疗，减少和防止严重不良反应的发生。

2. 医、药、护人员要对患者及家属进行结核药的用药指导，告知可能发生的不良反应及注意事项等。

3. 抗结核治疗前应检查患者肝、肾功能，用药期间定期（每 2～3 周）随访检测血常规、肝功能和肾功能变化，根据肝、肾功能情况调整药物治疗方案。

4. 抗结核治疗随访期间需记录患者的体重，并按照体重调整剂量。

5. 视神经损害是乙胺丁醇的主要不良反应，服用该药的患者需进行视力及辨色力检查，用药期间一旦出现视觉障碍应及时咨询医生，视情况减量或停药，发生视神经炎时需立即停药，并给予大剂量的 B 族维生素治疗。

（三）常用药品的临床应用

1. 异烟肼

【适应证】①异烟肼与其他抗结核药联合，适用于各型结核病的治疗，包括结核性脑膜炎以及其他分枝杆菌感染。②异烟肼单用适用于各型结核病的预防：新近确诊为结核病患者的家庭成员或密切接触者；结核菌素纯蛋白衍生物试验（PPD）强阳性同时胸部 X 射线检查符合非进行性结核病，痰菌阴性，过去未接受过正规抗结核治疗者；正在接受免疫抑制药或长期激素治疗的患者，某些血液病或网状内皮系统疾病（如白血病、霍奇金氏病）、糖尿病、尿毒症、硅肺或胃切除术等患者，其结核菌素纯蛋白衍生物试验呈阳性反应者；35 岁以下结核菌素纯蛋白衍生物试验阳性的患者；已知或疑为 HIV 感染者，其结核菌素纯蛋白衍生物试验呈阳性反应者，或与活动性肺结核患者有密切接触者。

【注意事项】

（1）精神病、癫痫、肝功能损害及严重肾功能损害者应慎用本品或剂量酌减。

（2）本品与乙硫异烟胺、吡嗪酰胺、烟酸或其他化学结构有关药物存在交叉过敏。

（3）异烟肼结构与维生素 B_6 相似，大剂量应用时，可使维生素 B_6 大量随尿排出，抑制脑内谷氨酸脱羧变成 γ - 氨酪酸而导致惊厥，同时也可引起周围神经系统的多发性病变。因此，成人每日同时口服维生素 B_6 50～100 mg 有助于防止或减轻周围神经炎及维生素 B_6 缺乏症状。如出现轻度手脚发麻、头晕，可服用维生素 B_1 或 B_6，若重度者或有呕血现象，应立即停药。

（4）肾功能减退但血肌酐值低于 6 mg/100 ml 者，异烟肼的用量无须减少。如肾功能减退严重或患者系慢乙酰化者则需减量，以异烟肼服用后 24 h 的血药浓度不超过 1 mg/L 为宜。在无尿患者中异烟肼的剂量可减为常用量的一半。

（5）肝功能减退者剂量应酌减。

（6）用药前、疗程中应定期检查肝功能，包括血清胆红素、AST、ALT，疗程中密切注意有无肝炎的前驱症状，一旦出现肝毒性的症状及体征时应即停药，必须待肝炎的症状、体征完全消失后方可重新应用本品，此时必须从小剂量开始，逐步增加剂量，如有任何肝毒性表现应即停药。

（7）如疗程中出现视神经炎症状，需立即进行眼部检查，并定期复查。

（8）慢乙酰化患者较易产生不良反应，故宜用较低剂量。

（9）异烟肼可透过胎盘屏障，导致胎儿血浆药物浓度高于母体血浆药物浓度。妊娠期妇女应避免应用，如确有指征应用时，须充分权衡利弊。

（10）异烟肼在乳汁浓度可达 12 μg/ml，与血浆药物浓度相近；如哺乳期间用药，则宜停止哺乳。

（11）新生儿肝乙酰化能力较差，以致消除半衰期延长，用药时应密切观察不良反应。

（12）50 岁以上患者用药引起肝炎的发生率较高，治疗时更需密切注意肝功能的变化，必要时减少剂量或同时酌情使用保肝药。

【用法与用量】①口服。预防：成人每日 0.3 g（3 片），顿服；小儿每日按体重 10 mg/kg，每日总量不超过 0.3 g（3 片），顿服。治疗：成人与其他抗结核药合用，按体重每日口服 5 mg/kg，最高 0.3 g（3 片），或每日 15 mg/kg，最高 900 mg（9 片），每周 2～3 次；小儿按体重每日 10～20 mg/kg，每日不超过 0.3 g（3 片），顿服。某些严重结核病患儿（如结核性脑膜炎），每日按体重可高达 30 mg/kg ［每日量最高 500 mg（5 片）］，但要注意肝功能损害和周围神经炎的发生。②肌内注射、静脉注射或静脉滴注。国内极少肌内注射，一般在强化期或对于重症或不能口服用药的病人采用静脉滴注的方法，用氯化钠注射液或 5% 葡萄糖注射液稀释后使用，成人每日 0.3～0.4 g 或 5～10 mg/kg；儿童每日按体重 10～15 mg/kg，每日不超过 0.3 g。急性粟粒型肺结核或结核性脑膜炎患者，成人每日 10～15 mg/kg，每日不超过 0.9 g。采用间歇疗法时，成人每次 0.6～0.8 g，每周 2～3 次。③局部用药。雾化吸入：每次 0.1～0.2 g，每日 2 次；局部注射（胸膜腔、腹腔或椎管内），每次 50～200 mg。

【剂型与规格】片剂：50 mg，100 mg，300 mg；注射剂：50 mg（2 ml），100 mg（2 ml）。

2. 利福平

【适应证】①本品与其他抗结核药联合用于各种结核病的初治与复治，包括结核性脑膜炎的治疗。②本品与其他药物联合用于麻风、非结核分枝杆菌感染的治疗。③本品与万古霉素（静脉给药）可联合用于耐甲氧西林金黄色葡萄球菌所致的严重感染。利福平与红霉素联合方案用于军团菌属严重感染。④用于无症状脑膜炎奈瑟菌带菌者，以消除鼻咽部脑膜炎奈瑟菌；但不适用于脑膜炎奈瑟菌感染的治疗。

【注意事项】

（1）酒精中毒、肝功能损害者慎用。3个月以上孕妇、哺乳期妇女、5岁以下儿童慎用。

（2）利福平可致肝功能不全，在原有肝病患者或本品与其他肝毒性药物同服时有伴发黄疸死亡病例的报道，因此，原有肝病患者仅在有明确指征情况下方可慎用，治疗开始前、治疗中严密观察肝功能变化，肝损害一旦出现，立即停药。

（3）高胆红素血症系肝细胞性和胆汁潴留的混合型，轻症患者用药中自行消退，重者需停药观察。血胆红素升高也可能是利福平与胆红素竞争排泄的结果。治疗初期2～3个月应严密监测肝功能变化。

（4）单用利福平治疗结核病或其他细菌性感染时病原菌可迅速产生耐药性，因此，本品必须与其他药物合用。治疗可能需持续6个月至2年，甚至数年。

（5）利福平可能引起白细胞和血小板减少，并导致齿龈出血和感染、伤口愈合延迟等。此时应避免拔牙等手术、注意口腔卫生、刷牙及剔牙均需慎重，直至血象恢复正常。用药期间应定期检查周围血象。

（6）利福平应于餐前1 h或餐后2 h服用，清晨空腹一次服用吸收最好，因进食影响本品吸收。

（7）肝功能减退的患者常需减少剂量，每日剂量≤8 mg/kg。

（8）肾功能减退者不需减量，在肾小球滤过率减低或无尿患者中利福平的血药浓度无显著改变。

（9）服药后尿、唾液、汗液等排泄物均可显橘红色，有发生间质性肾炎的可能。

【用法用量】①口服。抗结核治疗：成人每日0.45～0.60 g，空腹顿服，每日不超过1.2 g；1个月以上小儿每日按体重10～20 mg/kg，空腹顿服，每日量不超过0.6 g。脑膜炎奈瑟菌带菌者：成人5 mg/kg，每12 h给药1次，连续2日；1个月以上小儿每日10 mg/kg，每12 h给药1次，连服4次。老年患者：口服，按每日10 mg/kg，空腹顿服。②静脉滴注。结核病：成人每次0.6 g（10 mg/kg），每日1次，每日剂量不超过0.6 g；儿童每次10～20 mg/kg，每日1次，每日剂量不超过0.6 g。其他感染：军团病或重症葡萄球菌感染，成人建议每日剂量为0.6～1.2 g，分2～4次给药。本品仅供静脉滴注，须现用现配。输液配制方法：将10 ml注射用水加入利福平瓶中，振摇待利福平完全溶解之后，加入500毫升5%葡萄糖溶液或生理盐水中，输液应在2～3 h内完成。

【剂型与规格】片剂：0.15 g；胶囊剂：0.15 g，0.3 g；注射剂：0.3 g（5 ml）；注射用粉针剂：0.15 g，0.45 g，0.6 g。

3. 吡嗪酰胺

【适应证】本品仅对分枝杆菌有效，与其他抗结核药（如链霉素、异烟肼、利福平及乙胺丁醇）联合用于治疗结核病。

【注意事项】

（1）交叉过敏，对乙硫异烟胺、异烟肼、烟酸或其他化学结构相似的药物过敏患者可能对本品也过敏。

（2）糖尿病、痛风或严重肝功能减退者、妊娠期和哺乳期妇女慎用。肾功能不全或老年患者应用时需减量。

（3）本品可引起血尿酸增高，可导致急性痛风发作，须进行血清尿酸测定。

【用法用量】口服：成人常用量，与其他抗结核药联合，每日 15～30 mg/kg 顿服，或 50～70 mg/kg，每周 2～3 次；每日服用者最高每日 2 g，每周 3 次者最高每次 3 g，每周服 2 次者最高每次 4 g。本品亦可采用间歇给药法，每周用药 2 次，每次 50 mg/kg。

【剂型与规格】片剂：0.25 g，0.5 g；胶囊剂：0.25 g。

4. 乙胺丁醇

【适应证】本品适用于与其他抗结核药联合治疗结核分枝杆菌所致的肺结核和肺外结核，亦可用于非典型结核分枝杆菌感染的治疗。

【注意事项】

（1）痛风、视神经炎、糖尿病眼底病变、肝肾功能减退患者、妊娠期和哺乳期妇女慎用，肾功能减退和老年患者适当调整剂量。

（2）乙胺丁醇单用时细菌可迅速产生耐药性，因此，必须与其他抗结核药联合应用。本品用于曾接受抗结核药患者时，应至少与一种以上药物合用。

（3）治疗期间应检查眼部、视野、视力、红绿鉴别力等，在用药前、疗程中每月检查一次，尤其是疗程长、每日剂量超过 15 mg/kg 的患者；血清尿酸测定，由于本品可使血清尿酸浓度增高，引起痛风发作，因此在疗程中应定期测定。

（4）如发生胃肠道刺激，本品可与食物同服。一日剂量分次服用可能达不到有效血药浓度，因此本品一日剂量宜 1 次服用。

【用法与用量】①成人常用量：与其他抗结核药合用，结核初治，按体重 15 mg/kg，每日 1 次顿服；或每次口服 25～30 mg/kg，最高 2.5 g，每周 3 次；或 50 mg/kg，最高 2.5 g，每周 2 次。结核复治，按体重 25 mg/kg，每日 1 次顿服，连续 60 d，继以按体重 15 mg/kg，每日 1 次顿服。非典型分枝杆菌感染，每日 15～25 mg/kg，1 次顿服；②小儿常用量：13 岁以下不宜应用本品；13 岁以上儿童用量与成人相同。

【剂型与规格】片剂：0.25 g；胶囊剂：0.25 g。

5. 对氨基水杨酸钠

【适应证】适用于结核分枝杆菌所致的肺及肺外结核病，静脉滴注可用于治疗结核性脑膜炎及急性扩散性结核病。本品仅对分枝杆菌有效，单独应用时结核杆菌能迅速产生耐药性，因此本品必须与其他抗结核药合用。链霉素和异烟肼与本品合用时能延缓结核分枝杆菌对前二者耐药性的产生。本品对不典型分枝杆菌无效，主要用作二线抗结核药物。

【注意事项】

（1）交叉过敏反应，对其他水杨酸类包括水杨酸甲酯（冬青油）或其他含对氨基苯基团（如某些磺胺药和染料）过敏的患者对本品也可过敏。

（2）充血性心力衰竭、胃溃疡、葡萄糖 -6 -磷酸脱氢酶缺乏症、严重肝或肾功能损害患者、妊娠及哺乳期妇女慎用。

（3）静脉滴注的溶液须现用现配，滴注时应避光，溶液变色即不得使用。静脉滴注久易致静脉炎。

【用法与用量】①口服：成人每次 4～6 片，每日 16～24 片，每日 4 次；小儿按体重每日 0.2～0.3 g/kg，分 3～4 次，儿童每日剂量不超过 12 g。②静脉滴注：每日 4～12 g，临用前加灭菌注射用水适量使溶解后再用 5% 葡萄糖注射液 500 ml 稀释，2～3 h 滴完；小儿每日 0.2～0.3 g/kg。

【剂型与规格】片剂：0.5 g；肠溶片剂：0.5 g；注射用粉针剂：2 g，4 g。

【同步练习】

一、A 型题（最佳选择题）

1. 乙胺丁醇与利福平合用治疗结核病目的在于（　　）

A. 减轻注射时的疼痛　　　　　　　　B. 有利于药物进入结核感染病灶

C. 有协同作用，并能延缓耐药性的产生　D. 延长利福平作用时间

E. 加快药物的排泄速度

本题考点：联合使用抗结核药物的目的。

2. 用药期间可引起眼泪、尿、粪、痰呈橘红色的药物是（　　）

A. 利福平　　　　B. 乙胺丁醇　　　　C. 异烟肼　　　　D. 链霉素

E. 对氨基水杨酸钠

本题考点：利福平的药代动力学特点及注意事项。

3. 下列抗结核药物中也可以用于治疗麻风病的是（　　）

A. 链霉素　　　　B. 异烟肼　　　　C. 利福平　　　　D. 吡嗪酰胺

E. 乙胺丁醇

本题考点：利福平的适应证。

二、B 型题（配伍选择题）

(4～5 题共用备选答案)

A. 利福平　　　　B. 异烟肼　　　　B. 左氧氟沙星　　　　D. 对氨基水杨酸

E. 乙胺丁醇

4. 抑制细菌分枝菌酸合成（　　）

5. 抑制 RNA 多聚酶（　　）

本题考点：抗结核药物的抗菌机制。

三、X 型题（多项选择题）

6. 异烟肼的作用特点是（　　）

A. 疗效高

B. 对结核分枝杆菌有高度选择性，对其他细菌无作用

C. 对细胞内外结核分枝杆菌均有作用

D. 单用不易产生耐药性

E. 单用适用于各型结核病的预防

本题考点：异烟肼的抗菌谱、抗菌作用机制及作用特点。

7. 利福平的抗菌作用特点有（　　）

A. 对结核分枝杆菌、麻风分枝杆菌有杀菌作用

B. 抗菌谱广，对革兰阳性菌也有抗菌作用

C. 对沙眼衣原体有抑制作用

D. 结核分枝杆菌不易产生耐药性

E. 有发生间质性肾炎的可能

本题考点：利福平的抗菌谱及作用特点。

参考答案：1. C　2. A　3. C　4. B　5. A　6. ABCE　7. ABCE

十六、抗真菌药

【复习指导】本小节内容要求掌握多烯类、唑类、棘白菌素类及特比萘芬等药物的药理作用、作用特点、适应证、典型不良反应及用药注意事项；熟悉药物相互作用、用法与用量和常用剂型与规格等用药知识。

（一）药理作用和临床评价

临床常见真菌感染一般有表浅部真菌感染和深部真菌感染。前者通常为各种癣菌引起，主要侵犯皮肤、毛发、指（趾）甲、口腔或阴道黏膜等，后者多由白念珠菌和新型隐球菌引起，主要侵犯内脏器官和深部组织，病情严重，病死率高。常用抗真菌药按化学结构可分为：多烯类，如两性霉素 B、制霉菌素等；唑类，如酮康唑、氟康唑等；丙烯胺类，如特比萘芬；棘白菌素类，如卡泊芬净、米卡芬净等；嘧啶类，如氟胞嘧啶；灰黄霉素抗生素类，如灰黄霉素等。

1. 分类和作用特点

（1）多烯类：两性霉素 B，与真菌细胞膜中的麦角固醇结合，从而改变膜通透性，引起真菌细胞内物质外渗，导致真菌死亡。两性霉素 B 几乎对所有真菌均有抗菌活性，为广谱抗真菌药，主要对念珠菌、隐球菌、组织胞浆菌、酵母菌、皮炎芽生菌、球孢子菌属等有效，部分曲霉菌对本药耐药，皮肤癣菌则大多数呈现耐药。目前两性霉素 B 制剂有：两性霉素 B 脱氧胆酸盐（DAmB）、两性霉素 B 脂质体（LAmB）、两性霉素 B 脂质复合物（ABLC）、两性霉素 B 胶体分散体（ABCD），后 3 种均为含脂复合物。两性霉素 B 脱氧胆酸盐制剂，由于其毒性大（尤其肾毒性），不良反应多见，临床应用受到一定限制。含脂复合物在体内多分布于单核 - 吞噬细胞系统，如肝、脾和肺组织中，减少了在肾组织中的分布，因而降低了肾毒性，并在一定程度上减轻了静脉给药后的发热全身反应。

制霉菌素对念珠菌属的抗菌活性强，隐球菌、曲霉菌、双相真菌、皮肤癣菌等亦对其敏感，对阴道毛滴虫、利什曼原虫也有效。该药口服不吸收，可口服该药治疗食道、肠道念珠菌病，局部应用治疗口腔念珠菌病、阴道和皮肤念珠菌病。

（2）唑类：唑类药物抑制 CYP3A 依赖性酶 14α - 固醇去甲基化酶作用，从而抑制真菌细胞膜麦角固醇的生物合成，使得麦角固醇缺乏，使细胞膜屏障功能受损，发挥抗真菌作用；同时毒性中间产物 14α - 甲基固醇蓄积，导致细胞膜通透性增强和真菌生长抑制或死亡。主要包括咪唑类和三唑类，咪唑类如酮康唑、咪康唑、益康唑、克霉唑和联苯苄唑等，目前主要作为局部用药；三唑类如氟康唑、伊曲康唑、伏立康唑、泊沙康唑等。

酮康唑抗真菌谱广，对多数表浅部和深部真菌有效，在体内分布广泛，血浆蛋白结合率为 84%，15% 与红细胞结合，约 1% 呈游离型，脑脊液药物浓度低。主要经肝药酶代谢，大部分由胆汁排泄。半衰期伴随剂量增加而延长，一般剂量的半衰期为 6.5～9 h。由于其肝毒性，目前全身应用已减少。

氟康唑具有广谱抗真菌作用，但对克柔念珠菌、光滑念珠菌、曲霉属抗菌作用差。抗菌活性比酮康唑强 5～20 倍，水溶性好，口服吸收好，吸收率可达 80%。血浆蛋白结合率低，仅为 11%，穿透力强，体内分布广泛，脑脊液中药物浓度较高，可达血浆药物浓度的 50%～

90%。在肝代谢量极少，在唑类药物中，氟康唑对肝药酶的抑制能力最小。

伊曲康唑亦具有广谱抗真菌作用，对皮肤癣菌、酵母菌、曲霉菌、组织胞浆菌、巴西副球孢子菌、某些镰刀菌、分枝孢子菌、皮炎芽生菌等均具有高度抗菌活性。其口服胶囊剂吸收差，口服液生物利用度提高为55%。伊曲康唑主要经肝药CYP3A4代谢，原型药物及其主要代谢物的血浆蛋白结合率大于99%，不易进入脑脊液。伊曲康唑表观分布容积较高，在肺、肾、肝、骨骼、胃、脾和肌肉中的药物浓度至少是血浆药物浓度的2～3倍，在皮肤和角质层中药物浓度比血浆药物浓度高4倍。

伏立康唑抗菌谱广，抗菌活性为氟康唑的10～500倍，对多种耐氟康唑、两性霉素B的真菌仍有显著的抗菌活性，是**侵袭性曲霉菌病的首选**。伏立康唑口服绝对生物利用度约为96%，血浆蛋白结合率约为58%，在组织中分布广泛，能透过血脑屏障。通过肝药酶CYP2C19、CYP2C9和CYP3A4代谢，同时也是该三种酶的抑制剂，其中CYP2C19在代谢中有重要作用，具有基因多态性。代谢物约80%经肾排泄，血浆半衰期为6 h。伏立康唑在体内的代谢为非线性代谢，加之CYP2C19的基因多态性和较窄的治疗窗（1.5～5.5ug/ml），以及可能存在潜在的与其他药物的相互作用，导致伏立康唑血药浓度个体差异较大，必要时可行血药浓度监测，调整使用剂量。

（3）丙烯胺类：通过抑制真菌合成麦角固醇的关键酶——角鲨烯环氧酶，致麦角固醇合成受阻，真菌细胞膜屏障功能受损而产生抗真菌作用。此外，也因该酶被抑制，导致甾醇角鲨烯浓集，产生对真菌的毒性作用。以特比萘芬为代表，不仅可口服也可外用，特比萘芬抗菌谱广，包括皮肤癣菌（如毛癣菌、小孢子菌、絮状表皮癣菌）、念珠菌属、糠秕癣菌属的酵母菌具抗真菌活性，其中对皮肤癣菌及曲霉菌具有杀菌效应，临床作为**皮肤癣菌的首选**。特比萘芬口服吸收良好，绝对生物利用度约为50%，血浆蛋白结合率为99%。本药能迅速经真皮弥散，聚集于亲脂性的角质层；能经皮脂腺排泄，在毛囊、毛发和富含皮脂的皮肤达较高浓度，至少经7种CYP同工酶（主要为CYP2C9、CYP1A2、CYP3A4、CYP2C8、CYP2C19）代谢，代谢产物无抗真菌活性，主要随尿液排泄，终末消除$t_{1/2}$为17 h，无体内蓄积。另外，该类药还有萘替芬及布替萘芬等，主要为局部用药，用于体股癣、手足癣等的治疗。

（4）棘白菌素类：棘白菌素类通过竞争性抑制敏感真菌中的β-1，3-D-葡聚糖合酶复合物，致真菌细胞壁中β-1，3-D-葡聚糖合成减少，真菌细胞壁结构破坏，最终致真菌死亡。棘白菌素类抗菌活性强，主要对**念珠菌属和曲霉菌属**有良好的抗真菌作用，而对其他霉菌和酵母菌的活性相对较弱，其中对曲霉属为抑菌作用；对毛孢子菌属、新生隐球菌、格特隐球菌、皮炎芽生菌、荚膜组织胞浆菌等双相型真菌及卡氏肺孢子菌均无效。与其他抗真菌药物之间无交叉耐药性，因此对唑类耐药的真菌仍然有效。因人体内无β-1，3-D-葡聚糖合酶，因此对人体细胞无影响。棘白菌素类药物主要有卡泊芬净、米卡芬净、阿尼芬净，目前只有静脉剂型上市，这3种棘白菌素都与血浆蛋白的结合率较高，分布到脑脊液、尿液和眼部的药物很少。棘白菌素类的主要代谢途径不经过细胞色素P450，也不是P-糖蛋白泵的底物或抑制剂，所以与其他全身性抗真菌药相比，棘白菌素类不大容易发生药物相互作用。棘白菌素的主要清除途径并不经肾，并且不能被透析清除；因此，肾功能不全的患者无须剂量调整，包括正在接受血液透析或连续性肾替代疗法（连续性静静脉血液滤过或连续性静静脉血液透析）的患者。而阿尼芬净通过逐步自发降解而失活，不经肝代谢，无须对肝功能不全做出剂量调整。

（5）嘧啶类：通过进入真菌细胞内，在胞嘧啶脱氨酶作用下转变为具有抗代谢作用的氟尿嘧啶，后者可取代脲嘧啶进入真菌的脱氧核糖核酸，从而阻断核酸和蛋白质的合成。代表药物为氟胞嘧啶，对念珠菌、球拟酵母菌、隐球菌及地丝菌具有较高的抗菌活性，对部分曲菌、着色真菌、芽生菌、分枝芽孢菌等也有一定抗菌活性，对其他真菌和细菌作用较差。在治疗上述侵袭性真菌病时，需与两性霉素 B 联合应用，因单独用该药易致真菌耐药，氟胞嘧啶与两性霉素 B 联合用药目前仍是治疗隐球菌脑膜炎的首选治疗方案。该药口服吸收迅速而完全，广泛分布在肝、肾、脾、心和肺组织中，其浓度与血药浓度大致相等，也可进入感染的腹腔、关节腔和房水中，易通过血脑屏障，半衰期 3～6 h，最终约 90% 给药量以原形从尿液排出。

（6）灰黄霉素抗生素类：主要有灰黄霉素、克念菌素、曲古霉素等，通过干扰真菌核酸的合成而抑制其生长。以灰黄霉素为代表，主要对毛发癣菌、小孢子菌、表皮癣菌等浅部真菌有良好抗菌作用。对念珠菌属、隐球菌属、组织胞浆菌属、孢子丝菌属、芽生菌属、球孢子菌属等无抗菌作用，用于多种癣病的治疗，包括头癣、须癣、体癣、股癣等。

2. 典型不良反应和禁忌证

（1）多烯类：几乎所有患者均可出现不同程度的肾功能损害，尿中可出现红细胞、白细胞、蛋白和管型，血尿素氮及肌酐升高，肌酐清除率降低，也可引起肾小管性酸中毒，鞘内注射后可引起严重尿潴留；用药后可出现因大量钾离子排出而致的低钾血症；静脉滴注过程中或静脉滴注后发生寒颤、高热、头痛、呕吐等；致红细胞贫血，偶可有白细胞或血小板减少；肝毒性较少见；静脉滴注过快可引起心室颤动或心搏骤停；静脉滴注时易发生血栓性静脉炎。过敏者及严重肝病者禁用。

（2）唑类：患者通常能良好耐受三唑类药物。胃肠道症状最常见，包括恶心、腹痛、呕吐和腹泻；所有唑类药物都可引起肝功能异常，轻则为转氨酶轻度升高，重则为重度肝反应，包括肝炎、胆汁淤积和暴发性肝功能衰竭；长期使用大剂量氟康唑后可出现脱发和唇皲裂；伊曲康唑可引起高血压、低钾血症和外周性水肿三联征；伏立康唑可引起一些独特的不良反应，包括暂时性视力变化、幻视、光敏性皮疹、脱发及骨膜炎（骨膜炎仅见于长期接受伏立康唑治疗的患者）。

对唑类过敏者禁用；氟康唑禁止与经过 CYP3A4 酶代谢的药物，如特非那定、西沙必利、阿斯咪唑、匹莫齐特、奎尼丁、红霉素合用。

伊曲康唑禁止与引起 Q－T 间期延长的 CYP3A4 代谢底物，如阿司咪唑、苄普地尔、西沙必利、多非利特、左美沙酮、咪唑斯汀、匹莫齐特、奎尼丁、舍吲哚、特非那定，经 CYP3A4 代谢的 HMG－CoA 还原酶抑制药，如洛伐他汀或辛伐他汀合用；禁止与三唑仑和口服咪达唑仑合用；禁止与麦角生物碱，如双氢麦角胺、麦角新碱、麦角胺、甲麦角新碱合用；禁止与尼索地平合用；除治疗危及生命或严重感染的病例，禁用于有或曾有充血性心力衰竭病史的心室功能障碍的患者；禁用于妊娠期妇女。

伏立康唑禁止与特非那定、西沙必利、阿斯咪唑、匹莫齐特、奎尼丁合用；因可显著升高西罗莫司血药浓度，故禁止两药合用；因利福平，卡马西平和苯巴比妥可以显著降低伏立康唑血药浓度，故禁止合用；禁止与高剂量的利托那韦（每次 400mg，每日两次以上）合用，因可致伏立康唑的血药浓度显著降低；禁止与麦角生物碱类药物（麦角胺，二氢麦角胺）合用，麦角生物碱类为 CYP3A4 的底物，二者合用后麦角类药物的血药浓度可能会增高而导致麦角中毒；禁止与圣约翰草合用。

（3）特比萘芬：耐受性好，副作用轻度至中度，且常为一过性。最常见的有胃肠道症状或轻型的皮肤反应，有个别严重的皮肤反应如 Stevens – Johnson 综合征的报道。过敏者禁用。

（4）棘白菌素类：棘白菌素类的耐受性良好，与其他类别的全身性抗真菌药物相比，棘白菌素类较少出现需停药的严重不良反应。最常报道为转氨酶和碱性磷酸酶出现轻度无症状升高。过敏者禁用。

（5）氟胞嘧啶：不良反应可有呕吐、厌食、腹泻、皮疹、转氨酶升高、细胞及血小板减少等不良反应。禁用于肾功能不全、严重肝病患者及过敏者。

（6）灰黄霉素：头痛较为常见，少数患者会出现消化系统不适，约 3% 患者可发生皮疹，偶可发生血管神经性水肿等过敏反应。卟啉症、肝衰竭、孕妇及过敏者禁用。

3. 具有临床意义的药物相互作用

两性霉素 B：与肾上腺皮质激素合用时可加重两性霉素 B 诱发的低钾血症，一般不推荐同时应用；与洋地黄毒苷合用时可加强潜在的洋地黄毒性反应；与氟胞嘧啶合用时可增强两者药效，但也可加强氟胞嘧啶的毒性反应；与酮康唑、氟康唑、伊曲康唑等在体外具拮抗作用；与氨基糖苷类、抗肿瘤药、卷曲霉素、多黏菌素类、万古霉素等肾毒性药物合用时可增强其肾毒性；应用碱化尿液药可增强两性霉素 B 的排泄，并防止或减少肾小管酸中毒发生的可能。

氟康唑：禁止合用的药物见上述内容。与利福平合用时可使氟康唑药时曲线下面积降低 25%，半衰期缩短 20%，联合使用时应考虑适当提高氟康唑剂量；与磺酰脲类口服降糖药合用可导致临床显著的低血糖，合用时谨慎监测血糖，必要时调整磺酰脲类药的剂量；与香豆素类抗凝药合用可延长凝血酶原时间，合用时谨慎监测凝血酶原时间，必要时调整华法林的剂量；与环孢素合用时可显著升高环孢素的血药浓度，合用时谨慎监测环孢素的血药浓度和血清肌酐，可根据环孢素的血药浓度减少其剂量；与塞来昔布合用时可致塞来昔布血药浓度增加，联合用药时可将塞来昔布剂量调整为原来一半；与阿芬太尼合用可减少阿芬太尼的清除和分布容积，两者合用必要时调整阿芬太尼的剂量；与卡马西平合用可升高卡马西平的血药浓度，有出现卡马西平毒性的风险，两者合用必要时根据卡马西平的血药浓度或疗效调整其剂量。

伊曲康唑：禁止合用的药物见上述内容。与可降低胃液酸度的药物合用可降低本药的血药浓度，合用应谨慎，推荐同时给予酸性饮料，中和胃酸药应在给予本药前至少 1 h 或给予本药后至少 2 h 给予，监测抗真菌疗效，并根据需要增加本药剂量；与 CYP3A4 强抑制药如环丙沙星、克拉霉素、红霉素、利托那韦应谨慎合用，并根据需要减少氟康唑剂量。

伏立康唑：禁止合用的药物见上述内容。与经 CYP3A4 代谢的长效阿片类药（如芬太尼、阿芬太尼、羟考酮）合用时应考虑减少上述药物的剂量；已接受环孢素治疗的患者合用伏立康唑时环孢素的剂量应减半；已接受他克莫司治疗的患者合用本药时他克莫司的剂量应减至 1/3，随后应频繁监测他克莫司的血药水平；与苯二氮䓬类药物合用时应频繁监测苯二氮䓬类药物的不良反应和毒性（如镇静时间延长），可能需调整其剂量；与他汀类药、二氢吡啶类钙通道阻滞药、苯二氮䓬类药物、长春花生物碱、非甾体消炎药、奥美拉唑、磺酰脲类药物的血浆暴露量，应注意调整药物剂量。

特比萘芬：与肝药酶诱导药及抑制药合用，需调整本品剂量。

棘白菌素类：棘白菌素类不是 P 糖蛋白药物外排转运体，也不是细胞色素 P450 代谢的显著抑制药或诱导药。因此，与其他全身性抗真菌药相比，棘白菌素类发生药物相互作用的风险一般较低。大部分是卡泊芬净或米卡芬净对免疫抑制药的影响，或是其他药物通过酶诱导对卡泊芬净的影响，如环孢素、他克莫司、利福平等，联用时需注意监测及剂量调整，如卡泊芬净与利福平联用时，推荐将卡泊芬净的维持剂量增加至 70 mg/d。

氟胞嘧啶：与两性霉素 B 合用有协同作用，也可增强本药的毒性；与其他骨髓抑制药合用可增加毒性反应，尤其是造血系统的不良反应。

灰黄霉素：与乙醇同服可出现心动过速、出汗、皮肤潮红等，故不宜同服；可使香豆素类抗凝药作用减弱，需监测凝血酶原时间以调整剂量；与扑米酮、苯巴比妥合用使抗真菌作用减弱，应避免合用；与雌激素类避孕药合用可降低避孕作用，应避免合用。

（二）用药监护

两性霉素 B：治疗期间定期严密随访血、尿常规、肝肾功能、血钾、心电图等，如血尿素氮或血肌酐明显升高时，则需减量或暂停治疗，直至肾功能恢复。用药后如血尿素氮或血肌酸酐值出现具有临床意义的升高，则需减量或停药，直至肾功能改善。如发现肝功能损害（血胆红素、碱性磷酸酶、血清氨基转移酶升高等）时应停药。

唑类：对接受唑类治疗的所有患者密切监测肝酶；有条件情况下，监测唑类药物的血药浓度以确保治疗严重真菌感染的效果，同时减少毒性。

特比萘芬：用药前及用药期间定期监测肝功能；监测全血细胞计数，若中性粒细胞计数小于或等于 $1.0 \times 10^9/L$，应停药，并进行支持治疗。

棘白菌素类：棘白菌素最常报道为转氨酶和碱性磷酸酶出现轻度无症状升高，治疗期间常规监测肝转氨酶；定期监测肾功能。

氟胞嘧啶：需定期检查周围血象、血清氨基转移酶、碱性磷酸酶，测定尿常规、血尿素氮和血清肌酐。

灰黄霉素：需定期检测周围血象、肝功能、血尿素氮、肌酐及尿常规。

（三）常用药品的临床应用

1. 两性霉素 B

【适应证】敏感真菌所致的深部感染且病情呈进行性发展，如败血症、心内膜炎、脑膜炎（隐球菌及其他真菌所致）、腹腔感染（包括与透析相关者）、肺部感染、尿路感染和眼内炎等。

【注意事项】

（1）毒性大，不良反应多，但又是治疗危重深部真菌感染的唯一有效药物，选用时必须权衡利弊后作出决定。

（2）轻、中度肾功能损害的患者病情需要仍可选用，重度肾功能损害者需延长给药间期或减量应用，应用最小有效量；当治疗累积剂量大于 4 g 时可引起永久性的肾功能损害。

（3）肝病患者避免使用。

（4）为减少不良反应，给药前可使用解热镇痛药和抗组胺药，如吲哚美辛和异丙嗪等，同时给予琥珀酸氢化可的松 25～50 mg 或地塞米松 2～5 mg 一同静脉滴注，但疗程不宜太长。

（5）本品需用 5% 葡萄糖注射液稀释，**不可用氯化钠注射液**（因可产生沉淀），宜**缓慢避光滴注**，每剂滴注时间**至少 6 h**。

（6）治疗中断 7 d 以上者，需重新从小剂量（0.25 mg/kg）开始逐渐增至所需量。

（7）为防止复发，治疗孢子丝菌病或曲霉菌病时疗程需 6～12 个月。

（8）本药用于治疗患全身性真菌感染的妊娠期妇女时，对胎儿无明显影响，但妊娠期妇女用药尚缺乏良好的对照研究。妊娠期妇女如确有应用指征时方可使用。

（9）静脉滴注时应避免药液外漏，以避免局部刺激。

【用法与用量】

（1）注射用两性霉素 B

①滴注液的配制：先以灭菌注射用水 10 ml 配制本品 50 mg，或 5 ml 配制 25 mg，然后用 5% 葡萄糖注射液稀释（不可用氯化钠注射液，因可产生沉淀），滴注液的药物浓度不超过 10 mg/100 ml，避光缓慢静脉滴注，每次滴注 6 h 以上，稀释用葡萄糖注射液 pH 应在 4.2 以上。

②静脉滴注：起始剂量为 1～5 mg 或按体重每次 0.02～0.1 mg/kg，以后根据患者耐受情况每日或隔日增加 5 mg，当增加至每次 0.6～0.7 mg/kg 时即可暂停增加剂量。最高单次剂量不超过 1 mg/kg，每日或隔 1～2 d 给药 1 次，总累积量 1.5～3 g，疗程 1～3 个月，视患者病情也可延长至 6 个月。治疗白念珠菌感染，疗程总量约为 1 g；治疗隐球菌脑膜炎，疗程总量约为 3 g。对敏感真菌所致的感染宜采用较小剂量，即每次 20～30 mg，疗程也宜较长。

③鞘内注射：对隐球菌脑膜炎，除静脉滴注外尚需鞘内给药。首次剂量为 0.05～0.1 mg，以后逐渐增至每次 0.5 mg，最大量一次不超过 1 mg，每周 2～3 次，总量 15 mg 左右。鞘内给药时宜与小剂量地塞米松或琥珀酸氢化可的松同时给予，并需用脑脊液反复稀释药液，边稀释边注入以减少反应。

④雾化吸入：用于肺及支气管等呼吸道真菌感染患者，每次 5～10 mg，用灭菌注射用水溶解成 0.2%～0.3% 溶液应用；超声雾化吸入时本药浓度为 0.01%～0.02%，每日吸入 2～3 次，每次吸入 5～10 ml。

⑤膀胱冲洗：用于尿路感染，将本药 5 mg 加入 1000 ml 灭菌注射用水，按 1 h 注入 40 ml 速度进行冲洗，共 5～10 d。

（2）两性霉素 B 脂质体：起始剂量每日 0.1 mg/kg。用注射用水稀释溶解并振荡摇匀后加至 5% 葡萄糖 500 ml 内静脉滴注。滴速不得超过每分钟 30 滴，观察有无不适，前 2 h 每 1 h 测体温、脉搏、呼吸、血压一次，如无不良反应，第二日开始增加每日 0.25～0.50 mg/kg，剂量逐日递增至维持剂量：每日 1～3 mg/kg，输液浓度以不大于 0.15 mg/ml 为宜。中枢神经系统感染，最大剂量 1 mg/kg，给药前可考虑合并用地塞米松，以减少局部反应，但应注意皮质激素有引起感染扩散的可能。疗程视病种病情而定。

【剂型与规格】注射用两性霉素 B：5 mg，25 mg，50 mg；注射用两性霉素 B 脂质体：2 mg，10 mg，50 mg，100 mg。

2. 氟康唑

【适应证】念珠菌病：用于治疗口咽部和食管念珠菌感染；播散性念珠菌病，包括腹膜炎、肺炎、尿路感染等；念珠菌外阴、阴道炎；尚可用于骨髓移植患者接受细胞毒类药物或放射治疗时，预防念珠菌感染的发生。隐球菌病：用于治疗脑膜炎以外的新型隐球菌病或治疗隐球菌脑膜炎时，本品可作为两性霉素 B 联合氟胞嘧啶初治后的维持治疗药物；球孢子菌病。用于接受化疗、放疗和免疫抑制治疗患者预防念珠菌感染的治疗。亦可替代伊曲康唑用于芽生菌病和组织胞浆菌病的治疗。

【注意事项】

(1) 氟康唑主要自肾排出，因此，治疗中需定期检查肾功能，用于肾功能减退患者需减量应用。

(2) 在免疫缺陷者中的长期预防用药，已导致念珠菌属等对氟康唑等吡咯类抗真菌药耐药性的增加，故需掌握指征，避免无指征预防用药。

(3) 治疗过程中可发生轻度一过性血清氨基转移酶升高，偶可出现肝毒性症状，因此，用本品治疗开始前和治疗中均应定期检查肝功能，如肝功能出现持续异常或肝毒性临床症状时均需立即停用。

(4) 与肝毒性药物合用、需服用氟康唑两周以上或接受多倍于常用剂量的本品时，可使肝毒性的发生率增高，故需严密观察，在治疗前和治疗期间每两周进行一次肝功能检查。

(5) 疗程应视感染部位及个体治疗反应而定，一般治疗应持续至真菌感染的临床表现及实验室检查指标显示真菌感染消失为止；隐球菌脑膜炎或反复发作口咽部念珠菌病的艾滋病患者需用本品长期维持治疗以防止复发。

(6) 接受骨髓移植者，如严重粒细胞减少已先期发生，则应预防性使用本品，直至中性粒细胞计数上升至 $1 \times 10^9 /L$ 以上后 7 d。

【用法与用量】口服或静脉滴注。①播散性念珠菌：首次剂量 0.4 g，以后每次 0.2 g，每日 1 次，持续 4 周，症状缓解后至少持续 2 周；②食道念珠菌：首次剂量 0.2 g，以后每次 0.1 g，每日 1 次，持续至少 3 周，症状缓解后至少持续 2 周，根据治疗反应，也可加大剂量至每次 0.4 g，每日 1 次；③口咽部念珠菌：首次剂量 0.2 g，以后每次 0.1 g，每日 1 次，疗程至少 2 周；④念珠菌外阴阴道炎：单剂量 0.15 g；⑤隐球菌脑膜炎：每次 0.4 g，每日 1 次，直至病情明显好转，然后每次 0.2～0.4 g，每日 1 次，用至脑脊液病毒培养转阴后至少 10～12 周，或每次 0.4 g，每日 2 次，持续 2 d，然后每次 0.4 g，每日 1 次，疗程同前。

【剂型与规格】片剂：50 mg，100 mg，150 mg；分散片：50 mg，100 mg，150 mg；胶囊剂：50 mg，100 mg，150 mg；注射剂：100 mg（50 ml），200 mg（100 ml）。

3. 伊曲康唑

【适应证】全身性真菌感染，如曲霉病、念珠菌病、隐球菌病（包括隐球菌性脑膜炎）、组织胞浆菌病、孢子丝菌病、副球孢子菌病、芽生菌病和其他多种少见的全身性或热带真菌病；口腔、食管、外阴阴道念珠菌感染及真菌性角膜炎；皮肤真菌病；皮肤癣菌和（或）酵母菌所致甲真菌病。

【注意事项】

(1) 采用口服给药时，对皮肤感染患者，停药后 2～4 周可达理想的临床和真菌学疗效，对甲真菌病患者，在停药后 6～9 个月可达理想的临床和真菌学疗效。

(2) 对免疫受损的隐球菌病患者及中枢神经系统隐球菌病患者，仅在一线药物不适用或无效时方可使用本药治疗。

(3) 本药治疗可于获得实验室检查结果前进行，一旦结果可用，应对抗真菌治疗进行相应调整。

(4) 本药可引起头晕、视觉障碍和失聪，驾驶或操作机械时应注意。

(5) 不应用于患有充血性心力衰竭或有充血性心力衰竭病史的患者，除非利明显大于弊。对个体的利弊评估应考虑到的因素有病症的严重程度、给药方式（例如，日剂量）和充血性心力衰竭的个体危险因素。这些危险因素包括心脏疾病，如缺血性或瓣膜性心脏病；严重的肺部疾病，如慢性阻塞性肺疾病；肾衰竭和其他水肿性疾病。医生应告知此类患者有关充血性心力衰竭的体征和症状，并谨慎用药，且在治疗中监测其充血性心力衰竭的体征和症状。如果在治疗中出现这些体征和症状，则应停止伊曲康唑的治疗。

（6）钙通道阻滞药具有负性肌力作用，从而会加强伊曲康唑的这一作用；此外，伊曲康唑可抑制钙通道阻滞剂的代谢，当合并使用伊曲康唑和钙通道阻滞药时发生充血性心力衰竭的危险升高，需加注意。

（7）育龄妇女使用时，应采取适当的避孕措施，直至停药后的下一个月经周期。

【用法用量】

（1）口服（为达到最佳吸收，应餐后立即给药）。①外阴阴道念珠菌病：每次 0.2 g，每日 1 次，疗程 3 d 或 0.2 g，每日 2 次，疗程 1 d。②花斑癣：每次 0.2 g，每日 1 次，疗程 7 d。③皮肤真菌病：每次 0.2 g 或 0.1 g，每日 1 次，疗程 7 d 或 15 d。④高度角质化区，如足底部癣、手掌部癣需每次 0.2 g，每日 2 次，疗程 7 d 或 0.1 g，每日 1 次，疗程 30 d。⑤口腔念珠菌：每次 0.1 g，每日 1 次，疗程 15 d。⑥真菌性角膜炎每次 0.2 g，每日 1 次，疗程 21 d。⑦一些免疫缺陷病人如白血病、艾滋病或器官移植病人，本药的口服生物利用度可能会降低，因此剂量可加倍。⑧用于甲真菌病，冲击疗法为每次 0.2 g，每日 2 次，连服 1 周，指甲感染需 2 个冲击疗程，趾甲感染为 3 个冲击疗程，每个疗程之间间隔 3 周不用服药；连续治疗为每日 0.2 g，共服 3 个月。⑨系统性真菌病治疗，曲霉病：每次 0.2 g，每日 1 次，疗程 2～5 个月。⑩念珠菌病：每次 0.1～0.2 g，每日 1 次，疗程 3 周至 7 个月。⑪非脑膜部位的隐球菌病：每次 0.2 g，每日 1 次，疗程 2 个月至 1 年。⑫隐球菌性脑膜炎：每次 0.2 g，每日 2 次，疗程 2 个月至 1 年。⑬组织胞浆菌病：每次 0.2 g，每日 1 次或每日 2 次，疗程 8 个月。⑭淋巴皮肤型及皮肤型孢子丝菌病：每次 0.1 g，每日 1 次，疗程 3 个月。⑮副球孢子菌病：每次 0.1 g，每日 1 次，疗程 6 个月。⑯着色真菌病：每次 0.1～0.2 g，每日 1 次，疗程 6 个月。⑰芽生菌病：每次 0.1 g，每日 1 次或 0.2 g，每日 2 次，疗程 6 个月。

（2）静脉滴注。第 1、2 天：每次 0.2 g，每日 2 次，第 3 天起，每次 0.2 g，每日 1 次。静脉用药超过 14 d 的安全性尚不明确。

【剂型与规格】胶囊剂：0.1 g；口服液：1.5 g（150 ml）；注射剂：250 mg（25 ml）。

4. 伏立康唑

【适应证】侵袭性曲霉病；对氟康唑耐药的念珠菌（包括克柔念珠菌）引起的严重侵袭性感染；由足放线病菌属和镰刀菌属引起的严重感染；非中性粒细胞减少患者的念珠菌血症。

【注意事项】

（1）抗真菌治疗前应进行样本真菌培养及其他相关的实验研究（包括组织病理学）以确定是否为敏感菌感染，在取得实验结果前即可开始治疗，一旦结果可用，应相应调整治疗方案。

（2）接受本药长期治疗并出现光敏反应的患者，已有发生皮肤鳞状细胞癌、黑色素瘤的报道。用药期间应避免长期、强烈的阳光照射。

（3）用药期间应避免驾驶或操作机械。

（4）注射剂含磺丁倍他环糊精钠，中、重度肾功能不全（肌酐清除率＜50 ml/min）者用药可能导致体内蓄积，宜选用口服给药。静脉给药前应权衡利弊，并密切监测血清肌酐，若出现异常升高，应考虑改为口服给药。

（5）急性肝损伤者无须调整剂量，但应继续监测肝功能指标以观察是否有进一步升高。建议轻度到中度肝硬化患者（Child – Pugh A 和 B）伏立康唑负荷剂量不变，但维持剂量减半。

（6）动物试验表明本药有致畸作用和胚胎毒性，但尚无妊娠期妇女用药充分、严格的对照研究数据，妊娠期妇女用药前应权衡利弊；育龄期妇女用药期间应采取有效的避孕措施。

（7）本药可延长 Q – T 间期，有引起尖端扭转型室性心动过速的风险。

（8）用药前或用药期间应监测血电解质、肝肾功能，如连续用药超过 28 d，需监测视觉功能（包括视敏度、视力范围、色觉）。

（9）于治疗第 5 日及之后的 4～6 周每周监测血药谷浓度（C_{min}），调整剂量、治疗无效或出现毒性症状时亦应监测。

【用法与用量】

（1）口服，体重大于或等于 40 kg 的患者：①负荷剂量（第 1 个 24 h 给予）每次 400 mg，每 12 h 给药 1 次；②维持剂量（开始用药 24 h 后给予）每次 200 mg，每日 2 次，如应答欠佳，可增量至每次 300 mg，每日 2 次；如不耐受，可每次减 50 mg，逐渐减至初始维持剂量。体重小于 40 kg 的患者：①负荷剂量（第 1 个 24 h 给予）每次 200 mg，每 12 h 给药 1 次；②维持剂量（开始用药 24 h 后给予）每次 100 mg，每日 2 次，如应答欠佳，可增量至每次 150 mg，每日 2 次；如不耐受，可每次减量 50 mg，逐渐减至初始维持剂量。

（2）静脉滴注，负荷剂量（第 1 个 24 h 给予）：每次 6 mg/kg，每 12 h 给药 1 次。维持剂量（开始用药 24 h 后给予）：每次 4 mg/kg，每日 2 次。如不耐受，可减至每次 3 mg/kg，每日 2 次。

（3）序贯疗法：负荷剂量（第 1 个 24 h 给予），静脉滴注，每次 6 mg/kg，每 12 h 给药 1 次；维持剂量：口服给药，每次 200 mg（体重≥40 kg）或 100 mg（体重＜40 kg），每日 2 次。

（4）疗程视临床疗效及微生物学检测结果而定，不宜超过 6 个月，若需用药 6 个月以上，应权衡利弊。

【剂型与规格】片剂：50 mg，200 mg；注射剂：200 mg。

5. 特比萘芬

【适应证】用于毛癣菌（如红色毛癣菌、须癣毛癣菌、疣状毛癣菌、断发毛癣菌、紫色毛癣菌）、犬小孢子菌，絮状表皮癣菌引起的皮肤、毛发、指（趾）甲感染；念珠菌（如白念珠菌）引起的皮肤酵母菌感染；大面积、严重的皮肤真菌感染（如体癣、股癣、手癣、足癣、头癣）；丝状真菌引起的甲癣（甲真菌感染）。

【注意事项】肝或肾功能不全（肌酐清除率＜50 ml/min，或血清肌酐＞300 μmol/L 者），剂量应减少 50%；若出现眩晕、感觉不适，应避免驾驶和操作机械；口服对花斑癣无效；不推荐本药涂膜剂用于治疗慢性角化型足癣。

【用法与用量】

（1）片剂：口服，每次 250 mg，每日 1 次。疗程视感染程度及不同的临床应用而定，具体为：体癣、股癣 2～4 周；手足癣：2～6 周；皮肤念珠菌病 2～4 周；头癣 4 周；甲癣，多数为 6～12 周（指甲 6 周，踇趾甲 12 周），部分患者尤其是大拇指（踇趾）甲真菌感染患者可能需 6 个月或更长时间，若第 1 周治疗中甲生长缓慢，疗程可能需超过 3 个月。

（2）局部给药：适量涂于患处，每日 2 次。疗程为：体癣、股癣 2～4 周；手足癣、花斑癣 4～6 周。

【剂型与规格】片剂：0.125 g，0.25 g；喷雾剂：1%（15 ml，30 ml，60 ml）；乳膏：10 g：0.1 g，15 g：0.15 g；泡腾片：50 mg。

6. 卡泊芬净

【适应证】经验性治疗中性粒细胞减少、伴发热患者的可疑真菌感染；假丝酵母菌血症及假丝酵母菌引起的腹腔脓肿、腹膜炎、胸膜腔感染；对其他药物不能耐受或其他疗法难治的患者侵袭性曲霉菌病。

【注意事项】不得使用任何含糖溶液稀释，因为卡泊芬净在葡萄糖溶液中不稳定；不得与其他任何药物混合同时输注；用药期间，监测出现肝功能异常的患者有无肝功能恶化，并权衡继续用药的利弊；需与环孢素联用时，权衡利弊。

【用法与用量】第1日单次给予负荷剂量 70 mg，第2日开始给予一次 50 mg，每日1次。若对 50 mg 剂量的耐受性好，但缺乏有效的临床反应，可将日剂量增加至 70 mg。中度肝功能不全者，负荷剂量不变，维持剂量调整为 35 mg，重度肝功能不全者无临床用药经验。与依非韦伦、奈韦拉平、苯妥英钠、地塞米松、卡马西平合用时，成人应考虑给予本药每日 70 mg，无须根据性别、种族或肾受损情况调整剂量，老年人（65 岁或以上）无须调整剂量。

【剂型与规格】注射剂：50 mg，70 mg。

7. 米卡芬净

【适应证】用于由曲霉菌和念珠菌引起的真菌血症、呼吸道真菌病、胃肠道真菌病。

【注意事项】

（1）使用期间可能出现肝功能异常或黄疸，应严密监测患者肝功能。

（2）如确定不是曲霉菌或念珠菌感染，或使用后无效，必须采取适当措施如换药。

（3）溶解米卡芬净时切勿用力摇晃输液袋，因其容易起泡且不易消失。

（4）本品在光线下可慢慢分解，应避免阳光直射，如从配制到输液结束时间超过 6 h，应将输液袋遮光（不必将输液管遮光）。

（5）切勿使用注射用水溶解。

【用法与用量】静脉滴注，曲霉病：成人一般每日单次剂量为 50～150 mg，每日一次，严重或难治性曲霉者，根据病人情况剂量可增加至每天 300 mg；念珠菌病：成人一般每日单次剂量为 50 mg，严重或难治性曲霉者，根据病人情况剂量可增加至每日 300 mg。同时每日 300 mg 治疗严重或难治性感染的安全性尚未完全确立，在使用该剂量时必须谨慎，并密切观察患者病情。体重为 50 kg 或以下的患者，剂量不应超过每日 6 mg/kg。

【剂型与规格】注射剂：50 mg。

8. 氟胞嘧啶

【适应证】治疗念珠菌或隐球菌属所致肺部感染、尿路感染及败血症；念珠菌所致心内膜炎，隐球菌所致脑膜炎。

【注意事项】因单用本药易产生耐药性，故宜与两性霉素 B 联用以增加疗效；老年人及肾功能减退者需减量使用；用药期间需定期检查周围血象、血清氨基转移酶、碱性磷酸酶、测定尿常规、血尿素氮和血清肌酐；血液病者、肝功能减退者慎用。

【用法与用量】一次 1～1.5 g，每日 4 次，或遵医嘱。

【剂型与规格】片剂：0.25 g，0.5 g。

【同步练习】

一、A 型题（最佳选择题）

1. 以下抗真菌药因易耐药而不适宜单用的是（　　）

A. 两性霉素 B
B. 酮康唑
C. 氟胞嘧啶
D. 制霉菌素
E. 灰黄霉素

考点： 氟胞嘧啶的作用特点。

2. 皮肤癣菌病首选药为（　　）

A. 特比萘芬
B. 酮康唑
C. 制霉菌素
D. 两性霉素 B
E. 氟胞嘧啶

考点： 特比萘芬适应证。

3. 曲霉菌的首选治疗药物为（　　）

A. 卡泊芬净
B. 伊曲康唑
C. 伏立康唑
D. 两性霉素 B
E. 氟康唑

考点： 伏立康唑的适应证。

二、B 型题（配伍选择题）

（4～5 题共用备选答案）

A. 溶媒不可用氯化钠注射液
B. 溶媒不可用葡萄糖溶液
C. 以上均可
4. 两性霉素 B（　　）
5. 卡泊芬净（　　）

考点： 两性霉素 B 与卡泊芬净溶媒。

三、X 型题（多项选择题）

6. 下列说法正确的是（　　）

A. 两性霉素 B 宜缓慢避光滴注，每剂滴注时间至少 6 h
B. 两性霉素 B 脂质体的肾毒性更低
C. 棘白菌素类发生药物相互作用的风险一般较低
D. 伏立康唑血药浓度个体差异较大
E. 唑类药物抑制 CYP3A 依赖性酶 14α - 固醇去甲基化酶作用，从而抑制真菌细胞膜麦角固醇的生物合成

考点： 两性霉素 B、唑类及棘白菌素类作用特点。

参考答案： 1. C　2. A　3. C　4. A　5. B　6. ABCDE

第十一章 抗病毒药

【复习指导】本部分内容较为简单，需重点掌握抗病毒药的代表药物；熟悉抗病毒药的作用特点、不良反应、药物相互作用和用药监护。

（一）药理作用和临床评价

1. 分类和作用特点　抗病毒药可根据其作用分为以下六类。

（1）广谱抗病毒药：对 RNA 病毒和 DNA 病毒均具有治疗作用，如利巴韦林、膦甲酸钠、干扰素及其诱导剂等。①利巴韦林：对单磷酸次黄嘌呤核苷（IMP）脱氧酶有很强的抑制作用，可干扰 DNA 病毒和 RNA 病毒的合成，临床可用于甲型肝炎、单纯疱疹、麻疹、呼吸道病毒感染。②膦甲酸钠：为非核苷焦磷酸盐类似物，无须在体内激活，本身具有抗病毒活性，在焦磷酸盐结合部位非竞争性地与病毒的酶系发生作用，从而抑制病毒的复制，对单纯疱疹病毒和人巨细胞病毒抑制作用较强，也有抗 HIV 病毒的作用，但停药后对病毒无抑制作用。③干扰素：本身不能直接杀灭病毒，主要通过与细胞表面的特异性膜受体结合，使细胞内产生抗病毒蛋白，从而发挥抗 DNA 病毒和 RNA 病毒的作用，临床上可用于慢性肝炎、疱疹性角膜炎、带状疱疹等的治疗，另外还广泛用于抗肿瘤治疗。

（2）抗流感及呼吸道病毒药：如金刚烷胺，金刚乙胺，扎那米韦、奥司他韦等。①金刚烷胺和金刚乙胺：既能作用于 M_2 蛋白从而影响病毒的脱壳和复制，亦能影响血凝素从而干扰病毒的组装，二者均能特异性防治亚洲甲型流感病毒，但后者的抗病毒作用比前者强 4～10 倍。②奥司他韦：活性代谢产物是强效的选择性流感病毒（包括甲型和乙型流感病毒）神经氨酸酶抑制药，能抑制病毒的复制和致病性。

（3）抗疱疹病毒药：如阿昔洛韦、伐昔洛韦、泛昔洛韦、阿糖腺苷、膦甲酸钠等。①阿昔洛韦：是人工合成的无环鸟苷类似物，通过干扰病毒 DNA 聚合酶的活性从而抑制疱疹病毒 DNA 的合成，是一种广谱的抗 DNA 病毒药，其对单纯疱疹病毒Ⅰ型、Ⅱ型作用最强，对水痘、带状疱疹病毒、巨细胞病毒和 EB 病毒均有抑制作用，对乙型肝炎病毒也有一定的抑制作用，但对 RNA 病毒无效。伐昔洛韦为阿昔洛韦的前体药物，在体内水解成阿昔洛韦而发挥作用。泛昔洛韦的前体药物喷昔洛韦与阿昔洛韦一样，也是鸟苷类似物，具有与阿昔洛韦类似的抗病毒谱，均具有良好的抗单纯疱疹和水痘带状疱疹病毒的活性。②阿糖腺苷：是一种人工合成的嘌呤核苷类衍生物，也具有广谱抗 DNA 病毒作用，其对单纯疱疹病毒Ⅰ型、Ⅱ型均有效，对带状疱疹病毒也有抑制作用，但对巨细胞病毒无效。

（4）抗巨细胞病毒药：如更昔洛韦、膦甲酸钠等。①更昔洛韦：可在巨细胞病毒感染的细胞中转化成三磷酸盐后能竞争性抑制三磷酸脱氧鸟苷与 DNA 聚合酶结合，从而抑制 DNA 合成，其主要作用与阿昔洛韦相似，但对巨细胞病毒作用较强，对单纯疱疹病毒，EB 病毒和水痘疱疹病毒也有一定抑制作用。

（5）抗肝炎病毒药：如拉米夫定、阿德福韦、阿糖腺苷、干扰素等。①拉米夫定：其为胞嘧啶核苷类似物，磷酸化后可以竞争性抑制乙型肝炎病毒 DNA 多聚酶及 HIV 反转录酶，因而对乙型肝炎病毒和 HIV 均具有抑制作用。②阿德福韦：是一磷酸腺苷类似物，可竞争性抑制病毒 DNA 多聚酶和逆转录酶，临床用于乙型肝炎的治疗。

（6）抗反转录病毒药：主要作用于 RNA 反转录酶，包括核苷类药物如地丹诺辛、扎西他滨、齐多夫定、拉米夫定，非核苷类药物如地拉韦啶、奈韦拉平、依法韦恩茨，蛋白酶抑制药如沙奎那韦、利托那韦、吲哚那韦和奈非拉韦等。

2. 典型不良反应和禁忌证

（1）广谱抗病毒药：①**利巴韦林**。大剂量长期使用可引起白细胞减少、贫血、血清转氨酶和胆红素升高，"类流感样反应"；对利巴韦林过敏者、妊娠期妇女、治疗前6个月内不稳定和未控制的心脏病、血红蛋白异常、重度虚弱患者、重度肝功能异常或失代偿期肝硬化、自身免疫性疾病、不能控制的严重精神失常及儿童期精神病史者禁用。②**膦甲酸钠**。其不良反应主要是可逆性肾功能损害，可能出现贫血、恶心、呕吐、头痛、乏力、发热和血清谷丙转氨酶异常；对膦甲酸钠过敏者、妊娠或哺乳期妇女禁用。③干扰素。不良反应主要有发热、疲乏、肌痛、头痛等流感样症状，其次是轻度骨髓抑制；对聚乙二醇干扰素 α-2a 过敏者、对大肠埃希菌产物或聚乙二醇过敏者、自身免疫性肝炎、肝功能失代偿者禁用，严重心、肺、肝、肾功能不全者及骨髓功能抑制者应慎用。

（2）抗流感及呼吸道病毒药：①金刚烷胺和金刚乙胺。常见腹痛、头晕、高血压或直立性低血压、产后泌乳；对金刚烷胺和金刚乙胺过敏者、1岁以下婴儿、哺乳期妇女禁用；②扎那米韦和奥司他韦。常见疲乏、精神异常等，对奥司他韦过敏者禁用，妊娠及哺乳期妇女慎用。

（3）抗疱疹病毒药：①**阿昔洛韦、伐昔洛韦和泛昔洛韦**。常见有一过性血肌酐和尿素氮升高、骨髓造血功能抑制、血小板计数减少、白细胞计数减少；对阿昔洛韦过敏者禁用，妊娠期妇女慎用。②阿糖腺苷。不良反应与阿昔洛韦类似，对阿糖腺苷过敏者、妊娠初始3个月妇女禁用。

（4）抗巨细胞病毒药：①更昔洛韦。不良反应与阿昔洛韦相似，对更昔洛韦或阿昔洛韦过敏者禁用。

（5）抗肝炎病毒药：停药后易出现肝炎恶化，常见不良反应为中性粒细胞计数减少、贫血、肌痛、血尿、血肌酐升高等；对该类药物过敏者禁用，妊娠期妇女禁用拉米夫定和阿德福韦酯，儿童禁用阿德福韦酯和恩替卡韦，肾功能不全者（肌酐清除率≤30 ml/min）慎用拉米夫定。

（6）抗反转录病毒药：常见消化道症状、骨髓抑制、神经系统症状，对其过敏者、妊娠及哺乳期妇女慎用或禁用。

3. 具有临床意义的药物相互作用

（1）广谱抗病毒药：①**利巴韦林**。与去羟基苷或司坦夫定合用，利巴韦林的不良反应发生的危险性增加，且利巴韦林可能抑制司坦夫定的作用，故不宜合用。②**膦甲酸钠**。不能与其他药物混合静脉滴注；不能与其他肾毒性药同时使用；与喷他脒联合静脉注射可引起低血钙。③干扰素。与高三尖杉酯碱、阿昔洛韦合用，均具有正向协同作用；与茶碱合用，可使茶碱药物浓度增加。

（2）抗流感及呼吸道病毒药：①金刚烷胺。避免与美金刚（可增加金刚烷胺的中枢神经毒性）合用；不宜与抗胆碱药、抗精神病药、多潘立酮、甲基多巴、丁苯那嗪、甲氧氯普胺等合用。②除非临床需要，注射减毒活流感疫苗2周内，不能服用奥司他韦，在服用奥司他韦后48 h内不能使用减毒活流感疫苗（三价灭活流感疫苗可以正常使用）。

（3）抗疱疹病毒药：①**阿昔洛韦**。与齐多夫定合用可引起肾毒性，与丙磺舒合用可增加阿昔洛韦在体内的蓄积。②**阿糖腺苷**。不可与含钙剂的静脉滴注液、血液、血浆及蛋白质静脉滴注液合用；不宜与别嘌醇合用，避免加重阿糖腺苷对神经系统的毒性。

（4）抗巨细胞病毒药：①更昔洛韦。除潜在受益超过风险时，避免与亚胺培南、西司他汀、氨苯砜、喷他脒、氟胞嘧啶、长春新碱、长春碱、多柔比星、两性霉素 B、甲氧苄啶/复方磺胺甲基异恶唑或其他核苷拮抗剂合用；与齐多夫定合用可增加更昔洛韦的不良反应发生率，与丙磺舒合用可降低更昔洛韦的肾清除率。

（5）抗肝炎病毒药：①拉米夫定。避免与大剂量的甲氧苄啶/复方磺胺甲恶唑合用；不宜与恩曲他滨、膦甲酸钠注射液、更昔洛韦注射液合用。②阿德福韦。不宜与食物同服；不宜与影响肾功能的药物如环孢素、他克莫司、氨基糖苷类抗菌药物、万古霉素、非甾体抗炎药合用，否则易引起肾功能损害。

（6）抗反转录病毒药：①齐多夫定。避免与乙酰氨基酚、阿司匹林、消炎痛、西咪替丁、苯二氮卓类安定药等能抑制齐多夫定与葡萄糖醛酸的药物合用。

（二）用药监护

1. 注意阿昔洛韦的合理应用　①脱水或已有肝、肾功能不全者需慎用阿昔洛韦。②在用药期间，患者需补充充足的水分，以避免阿昔洛韦沉积在肾小管内。③长期或多次应用阿昔洛韦治疗后可引起单纯疱疹病毒和带状疱疹病毒对阿昔洛韦的耐药，因此，若单纯疱疹患者应用阿昔洛韦后皮损不见改善，应测试单纯疱疹病毒对阿昔洛韦的敏感性。④动物实验结果表明，阿昔洛韦有致突变作用以及对生育有影响，故其口服剂量和疗程均不应超过推荐标准，长疗程法也应少于 6 个月，并坚持体检。

2. 注意更昔洛韦的合理应用　①肾功能不全者应慎用。②需完全溶解后方可使用，且其遇冷易结晶，使用前应仔细检查。③一次最大剂量为 6 mg/kg，滴注速度应缓慢，时间不得少于 1 h，且需注意避免与皮肤、黏膜接触，避免液体渗漏到血管外组织。④应用过程中需监测血象，当白细胞计数低于 0.5×10^9/L 或血小板计数低于 25×10^9/L 时应暂停用药。

3. 注意拉米夫定的合理应用　①乙型肝炎病毒患者在 ALT 水平正常的情况下不宜轻易使用拉米夫定，应定期检查，斟酌是否用药。一旦在有治疗经验的医生指导下开始用药后，用药过程中需要定期检测 ALT，HBV – DNA 和 HBeAg 等指标，以确保治疗的有效性。②服用拉米夫定一段时间后，病毒可出现耐药株，此时应该考虑联合用药或者更换其他药物治疗。③拉米夫定不能根治乙型肝炎，一旦用药，不能自行停药，停药后可出现肝炎加重，因此，停药的患者必须定期检测血清、肝功能等指标。

（三）常用药品的临床应用

1. 利巴韦林

【适应证】主要用于呼吸道合胞病毒性肺炎与支气管炎，慢性丙型肝炎的治疗。

【注意事项】①治疗前和治疗期间需定期对患者进行血常规（血红蛋白水平、血细胞计数、血小板计数）和血液生化（肝功能、TSH）检查。②严重贫血患者、肝肾功能异常者慎用。③妊娠期及哺乳期妇女忌用。

【用法与用量】应尽早使用。

（1）口服：每日 800～1000 mg，分 3～4 次服用，连服 7 d。

（2）肌内注射或静脉滴注：每日 10～15 mg/kg，分 2 次给药。

（3）滴鼻：用于防止流感，0.5% 溶液，1h 给药 1 次。

（4）滴眼：用于治疗疱疹感染，0.1% 溶液，每日数次。

【剂型与规格】片剂：20 mg，50 mg，100 mg；含片：20 mg，100 mg；胶囊剂：100 mg，150 mg；口服液150 mg（5 ml）；颗粒剂：50 mg，100 mg，150 mg；注射剂：100 mg（1 ml），

100 mg（2 ml），200 mg（2 ml），250 mg（2 ml），500 mg（5 ml），1000 mg（10 ml）；注射用粉针剂：100 mg，125 mg，250 mg，500 mg；滴眼剂：0.1%；滴鼻剂：0.5%。

2. 奥司他韦

【适应证】用于成人和1岁及1岁以上儿童的甲型和乙型流感病毒引起的流行性感冒的治疗；成人和13岁及13岁以上青少年的甲型和乙型流感病毒引起的流行性感冒的预防。

【注意事项】

（1）对肌酐清除率小于30 ml/min的患者建议做剂量调整。

（2）妊娠期及哺乳期妇女慎用。

（3）不能取代流感疫苗，其使用不影响每年接种流感疫苗。

【用法与用量】①用于流感治疗：从密切接触后48 h内开始用药，成人和13岁及13岁以上的青少年每次75 mg，每日2次，连服5 d；②用于流感预防：成人和13岁及13岁以上的青少年每次75 mg，每日1次，连服7 d。

【剂型与规格】胶囊剂：75 mg。

3. 阿昔洛韦

【适应证】用于单纯疱疹病毒引起的皮肤、黏膜感染的预防和治疗，也可用于单纯疱疹性脑炎、带状疱疹、免疫缺陷者的水痘、生殖器疱疹、急性视网膜坏死的治疗。

【注意事项】

（1）儿童、妊娠期及哺乳期妇女慎用。

（2）对更昔洛韦过敏者也可能对阿昔洛韦过敏。

（3）静脉滴注后可在肾小管内沉积，导致肾功能损害，故用药前或用药期间均需监测肾功能，静脉滴注速度应缓慢（一次滴注时间应在1 h以上），同时给予患者充足水分以降低肾损害的可能性，不应快速推注，也不可皮下注射或肌内注射；应防止药液漏至血管外，以免引起疼痛及静脉炎。

（4）应尽量避免与其他注射液合用，如与丙磺舒合用，可产生排泄的竞争性抑制，将使阿昔洛韦的半衰期延长，导致其在体内蓄积。

（5）长期或多次应用治疗后可能引起单纯疱疹病毒和带状疱疹病毒对阿昔洛韦耐药。

（6）药物呈碱性，与其他药物混合容易引起pH改变，应尽量避免配伍使用。

（7）急、慢性肾功能不全者不宜应用本品静脉滴注，滴速过快可引起急性肾衰竭。

【用法与用量】

（1）口服：治疗单纯疱疹感染，每次200 mg，每4 h给药1次，夜间可不服用，连用10 d，12岁以下者减半；预防单纯疱疹复发，每次200 mg，每8 h给药1次，或者每次400 mg，每日2次，以后逐渐减量至每次200 mg，每日2次，共6个月。治疗带状疱疹，每次800 mg，每日5次，连续7～10 d。肾功能不全者，肌酐清除率低于10 ml/（m² × min），每次150 mg，每日1次；肌酐清除率10～15 ml/（m² × min）时，每12～24 h给药300 mg；肌酐清除率大于50 ml/（m² × min）时，每8 h给药300 mg。

（2）静脉滴注：药物浓度不超过7 g/L，一次滴注时间在1 h以上，对单纯疱疹和带状疱疹，按5 mg/kg的用量加至静脉滴注液中，每8 h给药1次，连用7 d；对疱疹性脑炎，每次10 mg/kg，每8 h给药1次，连续10 d；对乙型肝炎，每次7.5 mg/kg，每日2次，连用10～30 d。

对肾功能不佳者应根据肌酐清除率决定。若肌酐清除率大于50 ml/（m² × min），可按常量应用，即 5 mg/kg，每 8 h 给药 1 次；肌酐清除率为 25～50 ml/（m² × min）者，由每 8 h 给药 1 次减至每 12 h 给药 1 次；肌酐清除率为 10～25 ml/（m² × min）者，可延长至每 24 h 给药 1 次；若肌酐清除率为 0～10 ml/（m² × min）者，剂量减至 2～5 ml/（m² × min），每 24 h 给药 1 次。

（3）局部用药：每 3 h 给药 1 次，每日 6 次，连续 7 d。

【剂型与规格】片剂：200 mg，400 mg，800 mg；胶囊剂：100 mg，200mg；冻干粉针剂：250 mg，500 mg；注射剂：100 mg（100 ml），250 mg（250 ml）；软膏剂：5%；眼膏剂：3%；滴眼剂：0.1%。

4. 更昔洛韦

【适应证】用于免疫受损（如艾滋病、器官移植、恶性肿瘤等）患者的巨细胞病毒引起的相关疾病（如巨细胞病毒肺感染、巨细胞病毒视网膜炎等）的预防和治疗。

【注意事项】

（1）使用时应充分溶解，浓度不应超过 10 mg/ml，静脉滴注时间每次至少 1 h 以上，在使用期间患者应补充充足水分，避免药物结晶沉积于肾小管。

（2）可引起骨髓抑制，应定期检查血象，对中性粒细胞绝对数少于 0.5×10^9 或血小板计数少于 25×10^9 的患者应暂时不用本品。

（3）肾功能不全患者应按肌酐清除率调整剂量；妊娠期或哺乳期妇女及儿童应慎用，男性患者在用药期间及用药后 90 d 内应实施避孕。

【用法与用量】①静脉滴注。初始及诱导治疗：以 5 mg/kg 的剂量静脉滴注 1 h 以上，每 12 h 重复一次，持续 14～21 d；长期维持治疗：以 5 mg/kg 的剂量静脉滴注 1 h 以上，每日 1 次，每周 7 次，或以 6 mg/kg 的剂量，每日 1 次，每周 5 次。②口服。一次 1000 mg，每日 3 次。

【剂型与规格】①注射用粉针剂：50 mg，150 mg，250 mg，500 mg。②注射液：500 mg（10 ml），250 mg（5 ml）。③分散片剂：250 mg。④胶囊剂：250 mg。

5. 泛昔洛韦

【适应证】用于急性带状疱疹和原发性生殖器疱疹的治疗。

【注意事项】肾功能障碍患者应减量；妊娠期及哺乳期妇女慎用。

【用法和用量】口服。每次 250 mg，每 8 h 给药 1 次，连服 7 d。肾功能不全者应根据肾功能状况调整剂量，当成人患者肌酐清除率≥60 ml/min，每次 250 mg，每 8 h 给药 1 次；肌酐清除率为 40～60 ml/min，每次 250 mg，每 12 h 给药 1 次；肌酐清除率为 20～40 ml/min，每次 250 mg，每 24 h 给药 1 次；肌酐清除率＜20 ml/min，每次 125 mg，每 48 h 给药 1 次。

【常用剂型与规格】片剂：125 mg，250 mg；胶囊剂：125 mg。

6. 阿糖腺苷

【适应证】用于疱疹病毒所致的口炎、皮炎、脑炎及巨细胞病毒感染的治疗。

【注意事项】

（1）外周神经病变者、妊娠期及哺乳期妇女禁用。

（2）静脉滴注应缓慢，不宜过快。

（3）肾功能不全的患者，应根据肌酐清除率调整剂量。

（4）使用期间密切注意不良反应的发生并及时处理。

（5）配好的静脉滴注液应及时输注，冷藏会析出结晶。

【用法和用量】以 5～15 mg/kg 的剂量静脉慢滴，每日 1 次，连续 5～10 d。

【剂型与规格】注射用粉针剂：200 mg。

7. 膦甲酸钠

【适应证】用于治疗不能使用更昔洛韦的艾滋病患者并发的巨细胞病毒性视网膜炎，以及器官或组织移植患者因免疫抑制而导致的各种巨细胞病毒感染，如肺炎、胃肠炎等。

【注意事项】

（1）不能与其他药物混合进行周围静脉滴注，仅能应用 5% 葡萄糖或 0.9% 氯化钠注射液稀释后静脉滴注。

（2）毒性与其血药浓度密切相关，切勿直接推注或快速滴注，静脉滴注速度应小于 1 mg/（kg·min）。

（3）用药期间可能导致血清电解质改变，引起低钙血症、低镁血症、低钾血症，用药过程中应注意监测电解质变化。

（4）肾功能损害者慎用，应根据血清肌酐浓度调整剂量，并在用药期间应给予患者充足水分，也可适当使用噻嗪类利尿药来减轻肾毒性。

（5）儿童和老年患者应慎用；妊娠期及哺乳期妇女禁用。

【用法与用量】

（1）静脉滴注：中心静脉插管滴注，注射液可不稀释直接以 24 mg/ml 滴注给药；周围静脉滴注：必须利用 5% 葡萄糖或 0.9% 氯化钠注射液稀释至 ≤12 mg/ml 后使用。诱导治疗：初始剂量 20～60 mg/kg，每 8 h 给药 1 次，滴注时间 ≥1 h，给药剂量和推注速度视患者肾功能而定。维持治疗：静脉滴注，90 mg/（kg·d），滴注时间 ≥2 h。间歇治疗：静脉滴注，60 mg/kg，每 8 h 给药 1 次。

（2）外用：适量涂于患处，每日 3～4 次，5 d 为一疗程。

【剂型与规格】注射剂：2400 mg（100 ml），3000 mg（250 ml），6000 mg（250 ml），6000 mg（500 ml）；乳膏剂：5 g：150 mg，1 g：300 mg。

8. 拉米夫定

【适应证】用于乙型肝炎病毒感染以及与其他抗逆转录病毒药联合用于 HIV 感染的治疗。

【注意事项】

（1）用药期间应定期检测患者的临床情况及病毒学指标。

（2）患者在用药期间依然有感染他人的可能，因此应采取适当防护措施。

（3）肌酐清除率＜30 ml/min 的患者慎用。

（4）用药期间不宜怀孕，妊娠期妇女服用后仍应对新生儿进行常规的乙肝疫苗接种，哺乳期妇女在用药期间应停止哺乳。

【用法和用量】口服。12 岁以上者，每次 100 mg，每日 2 次；体重不足 50 kg 者，每次 4 mg/kg（最高剂量为 100 mg/kg），每日 2 次。

【剂型与规格】片剂：100 mg。

【同步练习】

（一）A 型题（最佳选择题）

1. 对甲型和乙型流感病毒引起的流行性感冒的治疗均有效的药物是（　　）

A. 金刚乙胺　　　　　B. 拉米夫定　　　　　C. 奥司他韦　　　　　D. 阿昔洛韦

E. 更昔洛韦

本题考点： 抗流感病毒药的代表药物及其作用特点。

2. 带状疱疹宜选用（　　）

A. 齐多夫定　　　　B. 阿昔洛韦　　　　C. 拉米夫定　　　　D. 奥司他韦

E. 金刚乙胺

本题考点： 抗疱疹病毒药的代表药物及其适应证。

3. 以下抗病毒药对巨细胞病毒无效的是（　　）

A. 阿昔洛韦　　　　B. 阿糖腺苷　　　　C. 膦甲酸钠　　　　D. 更昔洛韦

E. 泛昔洛韦

本题考点： 抗疱疹病毒药的代表药物及其作用特点。

4. 对拉米夫定耐药仍有效的抗乙型肝炎病毒药是（　　）

A. 齐多夫定　　　　B. 利巴韦林　　　　C. 扎那米韦　　　　D. 阿德福韦

E. 干扰素

本题考点： 抗乙型肝炎病毒药的代表药物及其作用特点。

5. 更昔洛韦的最大给药浓度不应超过（　　）

A. 1 mg/ml　　　　B. 2 mg/ml　　　　C. 3 mg/ml　　　　D. 5 mg/ml

E. 10 mg/ml

本题考点： 更昔洛韦的注意事项。

（二）B 型题（配伍选择题）

(6～10 题共用备选答案)

A. 利巴韦林　　　　B. 奥司他韦　　　　C. 阿昔洛韦　　　　D. 拉米夫定

E. 阿糖胞苷

6. 治疗单纯疱疹脑炎的首选药物（　　）

7. 用于治疗呼吸道合胞病毒的广谱抗病毒药物是（　　）

8. 可用于原发性生殖器疱疹的药物是（　　）

9. 临床上常用于治疗乙型肝炎的是（　　）

10. 强效选择性抗甲型和乙型流感病毒的药物是（　　）

考点： 抗病毒药的代表药物及其适应证。

（三）X 型题（多项选择题）

11. 关于更昔洛韦使用说法正确的是（　　）

A. 肾功能不全者慎用　　　　　　　　　B. 应充分溶解，缓慢静脉滴注

C. 静脉滴注时间不得少于 1 h　　　　　D. 避免与皮肤、黏膜接触

E. 遇冷易析出结晶，用前应仔细检查

本题考点： 更昔洛韦的注意事项。

12. 抗乙型肝炎病毒药常见的不良反应包括（　　）

A. 中性粒细胞减少　　　　　　　　　　B. 贫血

C. 发热　　　　　　　　　　　　　　　D. 寒战

E. 咳嗽

本题考点：抗乙型肝炎病毒药的不良反应。

13. 使用膦甲酸钠时应注意（　　　）

A. 用药期间可能导致血清电解质改变

B. 不能与其他药物混合进行周围静脉滴注

C. 不可直接推注或快速滴注

D. 用药期间应给予患者充足水分

E. 不能与噻嗪类利尿药合用

本题考点：膦甲酸钠的注意事项。

14. 静脉滴注过快易引起肾衰竭的药物是（　　　）

A. 利巴韦林　　　B. 阿昔洛韦　　　C. 更昔洛韦　　　D. 阿糖腺苷

E. 膦甲酸钠

本题考点：抗病毒药的注意事项。

参考答案： 1. C　2. B　3. B　4. D　5. E　6. E　7. A　8. C　9. D　10. B　11. ABCDE
　　　　　　12. ABCDE　13. ABCD　14. ACE

第十二章　抗寄生虫药

一、抗疟药

【复习指导】本部分内容较为简单，需重点掌握抗疟药的代表药物；熟悉抗疟药的作用特点、不良反应、药物相互作用和用药监护。

（一）药理作用和临床评价

1. 分类和作用特点　抗疟药可根据其作用性质分为以下三类。

（1）用于控制症状的抗疟药：主要作用于疟原虫的红细胞内期，可杀灭裂殖体而控制症状，如青蒿素及其衍生物、氯喹、奎宁等。①青蒿素及其衍生物：通过活化产生自由基与疟原蛋白结合，从而破坏疟原虫的生物膜来杀灭疟原虫，对各种疟原虫红细胞内期有快速的杀灭作用，但对红细胞外期无效。青蒿素是速效、高效、低毒的抗疟药，且易透过血脑屏障，故可用于脑型疟，但缺点是无法彻底杀灭疟原虫，并且易耐药，因此常与伯氨喹合用以降低复发率，与乙胺嘧啶合用以减少疟原虫耐药性的发生。临床上常用于控制间日疟和恶性疟症状以及耐氯喹恶性疟的治疗，也用于凶险型恶性疟如脑型疟和黄疸型疟疾。②氯喹：不仅可以通过降低疟原虫分解和利用血红蛋白的能力来抗疟，还可以通过抑制 DNA 的复制和转录达到抑制疟原虫繁殖来杀灭疟原虫，因而可以杀灭各种疟原虫的红细胞内期繁殖体，能根治恶性疟。氯喹具有起效快，疗效高，作用持久的特点，临床作为控制疟疾症状和根治恶性疟的首选，但其对红细胞外期的疟原虫无作用。③奎宁：抗疟机制与氯喹相似，对各种疟原虫的红细胞内期裂殖体有杀灭作用，但作用较弱，且毒性较大，因此主要用于耐氯喹恶性疟，尤其是严重的脑型疟的治疗。

（2）用于防止复发与传播的抗疟药：如伯氨喹，其对各种疟原虫的红细胞外期与配子体有较强的杀灭作用，可阻止疟疾的复发和传播，但对疟原虫红细胞内期和红细胞前期均无效，因此不能用于疟疾的症状控制和预防。临床作为控制复发和阻止性传播的首选药。

（3）用于病因性预防的抗疟药：如乙胺嘧啶，是二氢叶酸还原酶抑制药，对于原发性红细胞外期疟原虫有杀灭作用，还能抑制配子体在蚊体内的发育，因此常用于疟疾的病因性预防，常与其他抗疟药、磺胺类或砜类药物等合用，以提高其抗疟效果。

2. 典型不良反应和禁忌证

（1）不良反应：①氯喹和奎宁。常见不良反应有头晕、头痛、胃肠不适和皮疹；长期应用氯喹可致不可逆性视网膜损害，出现视力障碍、夜盲、出现暗点等，当奎宁或氯喹每日用量超过 1 g 或连用较久常致"金鸡纳反应"（常见头晕、头痛、耳鸣、眩晕、失眠、精神错乱、面部和唇周麻木等症状），当 24 h 内剂量大于 4 g 时，可直接损害神经组织并收缩视网膜血管，出现视野缩小、复视、弱视等。②青蒿素。不良反应轻，一般为消化道反应，偶见四肢麻木、心动过速。③伯氨喹。剂量较大时出现疲乏、头晕、恶心、呕吐、腹痛、发热等，葡糖糖 - 6 - 磷酸脱氢酶缺乏者可出现急性溶血性贫血。④乙胺嘧啶。长期应用（每日 25 mg，1 周以上）可致叶酸缺乏，出现骨髓抑制和消化道症状，导致巨幼红细胞贫血、白细胞减少、血小板减少等，大剂量应用可出现疲乏、头晕、恶心、呕吐、腹痛、发热等。

（2）禁忌证：妊娠期妇女禁用抗疟药；肝肾功能不全、心脏病、重症多形红斑、血卟啉病、牛皮癣及精神病患者慎用氯喹；哺乳期妇女、哮喘患者、有严重心脏疾患的患者、葡萄糖-6-磷酸脱氢酶缺乏患者、重症肌无力患者、视神经炎患者需慎用奎宁；葡萄糖-6-磷酸脱氢酶缺乏、系统性红斑狼疮及类风湿关节患者禁用伯氨喹，肝、肾、血液系统疾患、急性细菌和病毒感染、糖尿病患者及哺乳期妇女慎用；哺乳期妇女禁用乙胺嘧啶，肾功能不全者慎用。

3. 具有临床意义的药物相互作用　①氯喹：与伯氨喹合用可根治间日疟；与伯氨喹和氨苯砜合用可防止缺乏葡萄糖-6-磷酸脱氢酶患者发生溶血性贫血；与保泰松合用，易引起过敏性皮炎；与氯丙嗪等对肝有损伤的药物合用，易加重肝损害；与链霉素合用，加重对神经肌肉接头的抑制作用；洋地黄化后应用易引起心脏传导阻滞；与肝素或青霉胺合用，可增加出血概率。②奎宁：与奎尼丁合用，"金鸡纳反应"增加。③青蒿素：与伯氨喹合用根治间日疟；与甲氧苄胺嘧啶合用有增效作用，并可减少复发。④伯氨喹：不宜与其他有溶血作用和抑制骨髓造血功能的药物合用。

（二）用药监护

1. 推荐联合用药方案　①应用氯喹联合伯氨喹可用于疟疾发作期的治疗，是间日疟和三日疟的首选药。②联合使用青蒿素和甲氟喹/咯萘啶可用于耐氯喹的恶性疟疾的治疗。③伯氨喹和乙胺嘧啶联合使用可防止休止期患者的复发。④为了防止耐药，可联合应用乙胺嘧啶（或甲氧苄嘧啶）和磺胺药（磺胺多辛或氨苯砜）双重阻断疟原虫的叶酸代谢途径。

2. 注意规避"金鸡纳反应"　奎宁或氯喹每日用量超过1g或连用较久，常致"金鸡纳反应"，有耳鸣、头痛、恶心、呕吐，视力听力减退等症状，严重者产生暂时性耳聋（停药后常可恢复）、视网膜病变甚至失明。大剂量或快速滴注导致中毒时，除上述反应加重外，由于抑制心肌、扩张外周血管而致血压骤降、呼吸变慢变浅、发热、烦躁、谵妄等，可导致患者死于呼吸麻痹。奎宁致死量约8g，但少数病人对奎宁高度敏感，小量即可引起严重金鸡纳反应，因此临床应用时需控制滴速，并密切监测病人状况。

3. 伯氨喹的合理应用　伯氨喹的毒性比其他抗疟药大，缺乏葡萄糖-6-磷酸脱氢酶者可发生急性溶血性贫血，应立即停药，给予地塞米松或泼尼松可缓解，并静脉滴注5%葡萄糖氯化钠注射液，严重者需输血。如发生高铁血红蛋白血症，可静脉注射亚甲蓝$1\sim2$ mg/kg。

【同步练习】

（一）A型题（最佳选择题）

1. 青蒿素的抗疟原理是（　　）

A. 抑制疟原虫的二氢叶酸还原酶　　　　B. 损害疟原虫线粒体

C. 影响疟原虫DNA的复制与转录　　　　D. 降低疟原虫分解和利用血红蛋白的能力

E. 产生自由基破坏疟原虫的生物膜

本题考点：抗疟药的作用特点。

2. 进入疟区，用于病因性预防的首选药是（　　）

A. 青蒿素　　　　B. 氯喹　　　　C. 乙胺嘧啶　　　　D. 磺胺多辛

E. 奎宁

本题考点：抗疟药的分类和代表药物。

3. 易导致巨幼红细胞贫血的药物是（   ）
A. 伯氨喹   B. 氯喹   C. 青蒿素   D. 奎宁
E. 乙胺嘧啶
本题考点：抗疟药的不良反应。

4. 金鸡纳反应是以下哪个药物的特征不良反应（   ）
A. 青蒿素   B. 奎宁   C. 氯喹   D. 乙胺嘧啶
E. 伯氨喹
本题考点：抗疟药的不良反应。

5. 伯氨喹常与何种药物联用来根治间日疟（   ）
A. 氯喹   B. 奎宁   C. 青蒿素   D. 乙胺嘧啶
E. 磺胺多辛
本题考点：抗疟药的用药监护。

（二）B 型题（配伍选择题）
（6～9 题共用备选答案）
A. 青蒿素   B. 氯喹   C. 奎宁   D. 乙胺嘧啶
E. 伯氨喹
6. 葡萄糖 –6– 磷酸脱氢酶缺乏者禁用的药物是（   ）
7. 洋地黄化后应用可发生心脏房室传导阻滞的是（   ）
8. 速效、高效、低毒的抗疟药是（   ）
9. 长期大剂量服用可干扰叶酸代谢的是（   ）
考点：抗疟药的禁忌证、药物相互作用、作用特点和注意事项。

（三）X 型题（多项选择题）
10. 下列哪些患者禁用伯氨喹（   ）
A. 高血压   B. 系统性红斑狼疮
C. 葡萄糖 –6– 磷酸脱氢酶缺乏   D. 类风湿关节炎
E. 痛风
本题考点：伯氨喹的禁忌证。

11. 下列关于青蒿素的描述正确的是（   ）
A. 对红细胞内期裂殖体有强大而迅速的杀灭作用
B. 对耐氯喹虫株感染有良好疗效
C. 最大缺点是复发率高
D. 动物实验表明大剂量时可出现骨髓抑制、肝损害、胚胎毒性
E. 主要用于防止疟疾的复发与传播
本题考点：青蒿素的作用特点。

参考答案：1. E 2. C 3. E 4. B 5. A 6. E 7. B 8. A 9. D 10. BCD 11. ABCD

二、抗肠蠕虫药

【复习指导】本部分内容较为简单，需重点掌握抗肠蠕虫药的代表药物；熟悉抗肠蠕虫药的作用特点、不良反应、药物相互作用和用药监护。

（一）药理作用和临床评价

1. 分类和作用特点　常用的抗肠蠕虫药包括以下几类。

（1）抗线虫药：如哌嗪、甲苯咪唑、阿苯达唑、噻嘧啶等。①哌嗪：通过改变虫体肌细胞膜的离子通透性，使肌细胞超极化来麻痹虫体，使虫体肌肉松弛无法附着肠壁产生较强的驱蛔虫和蛲虫的作用，不良反应少，尤其适用于儿童。②甲苯咪唑：可选择性地使蠕虫的体被和脑细胞中的微管消失，并直接抑制虫体对葡萄糖的摄入导致虫体死亡，对蛔虫、蛲虫、钩虫和鞭虫等多种线虫的成虫和幼虫均有显著的杀灭作用，因此，是治疗蛔虫病、蛲虫病、钩虫病和鞭虫病的首选药。③阿苯达唑：其抗虫机制与甲苯咪唑相似，通过影响虫体内多种生化代谢途径从而干扰虫体的生存和繁殖导致虫体死亡，对线虫、血吸虫、绦虫均有高度抑制活性，且对虫卵发育具有显著抑制作用，是一种高效、低毒的广谱抗蠕虫药，可作为蛲虫病的首选药。④噻嘧啶：通过抑制胆碱酯酶来麻痹虫体使之止动，使其安全排出体外，不致引起胆道梗阻或肠梗阻，对蛔虫、蛲虫或钩虫均有效，对鞭虫无效，口服后吸收很少，故全身毒性很低，临床主要用于治疗蛔虫、钩虫、蛲虫的混合感染。

（2）抗血吸虫药：如吡喹酮，可通过使虫体肌肉产生兴奋、收缩和痉挛，直至痉挛性麻痹，最后随血流入肝，被肝网状内皮细胞吞噬灭活，或使虫体外皮损伤，暴露外皮抗原，导致受宿主免疫系统的攻击。吡喹酮是目前广泛应用的一种高效、低毒、口服应用的新型广谱抗吸虫和绦虫药物，对各种血吸虫、华支睾吸虫、肺吸虫、肝片吸虫、姜片虫、囊虫和绦虫及未成熟虫体（尾蚴、毛虫幼）均有很好的杀灭活性。

2. 典型不良反应和禁忌证

（1）不良反应：①哌嗪类抗肠蠕虫药。常见腹痛、腹泻、眩晕、嗜睡、幻觉、焦虑、妄想、疲乏。②咪唑类抗肠蠕虫药。十分常见头晕、失眠、口干、疲倦、药热、畏寒等，用于治疗蛔虫病时，可发生口吐蛔虫的反应。③嘧啶类抗肠蠕虫药。可能有轻度恶心、眩晕、腹痛、偶有呕吐、腹泻、畏寒、瞳孔缩小、瞳孔调节障碍等，口服噻嘧啶仅在较大剂量时才表现出毒性。④吡喹酮。常见有头昏、头痛、恶心、腹痛、腹泻、乏力、四肢酸痛等，一般程度较轻，持续时间较短，不影响治疗，不需处理。

（2）禁忌证：①哌嗪类抗肠蠕虫药。对哌嗪过敏者、肝肾功能不全者、有神经系统疾病者禁用哌嗪。②咪唑类抗肠蠕虫药。妊娠及哺乳期妇女、2岁以下儿童、严重肝肾功能不全者禁用。甲苯咪唑和阿苯达唑：对甲苯咪唑过敏者禁用甲苯咪唑；对阿苯达唑过敏者、严重心功能不全及活动性溃疡患者禁用阿苯达唑。③嘧啶类抗肠蠕虫药。1岁以下儿童、妊娠期妇女、肝功能不全者禁用噻嘧啶。④吡喹酮。眼囊虫病患者禁用，严重心、肝、肾患者及有精神病史者慎用。

3. 具有临床意义的药物相互作用

①哌嗪类抗肠蠕虫药：避免与氯丙嗪合用以免引起抽搐；与噻嘧啶合用有拮抗作用，应避免合用。②咪唑类抗肠蠕虫药：甲苯咪唑与西咪替丁合用，可能会抑制甲苯咪唑的肝代谢，故长疗程治疗中应根据血药浓度调整甲苯咪唑的给药剂量；甲苯咪唑不应与甲硝唑合用。

（二）用药监护

1. 抗肠蠕虫药使用方案推荐　①**蛔虫病和鞭虫病**：应首选阿苯达唑或甲苯咪唑，次选噻嘧啶。②**蛲虫病**：应首选阿苯达唑或甲苯咪唑，次选伊维菌素。③**钩虫病**：应首选三苯双脒，次选阿苯咪唑或甲苯咪唑。④**绦虫病**（猪、牛带绦虫病）：应首选吡喹酮，次选阿苯咪唑或甲苯咪唑。此外，在应用抗肠蠕虫药时，应注意检查粪便中虫体或虫卵，如未治愈者可服药 3 周后重复第一个疗程。同时控制感染源，注意个人和饮食卫生，勤换内衣。

2. 阿苯达唑的合理使用　大剂量长疗程应用阿苯达唑治疗囊虫病和棘球蚴病时，可能出现肝脏血清转氨酶升高，无须处理，可于停药后逐渐恢复。但应用阿苯达唑治疗脑囊虫病过程中，用药剂量较大、疗程较长，一般在服药后 2～7 d 出现头痛、发热、皮疹、肌肉酸痛、视力障碍、癫痫发作等不良反应，这些症状主要与囊虫死亡释放异性蛋白等因素有关，需进行脑脊液及眼底检查，必要时应酌情给予糖皮质激素，降颅压、抗癫痫等治疗。

3. 吡喹酮的合理使用　应用吡喹酮治疗脑囊虫病过程中，需住院治疗并辅以防治脑水肿和降低高颅压的治疗措施（如应用地塞米松和脱水剂）。

（三）常用药品的临床应用

1. 哌嗪

【适应证】用于蛔虫和蛲虫感染的治疗。

【注意事项】

（1）贫血或营养不良患者应用哌嗪驱虫前应先给予支持治疗。

（2）对人体（尤其是儿童）具有潜在的神经肌肉毒性，应避免长期或反复过量使用。

（3）对由于用药过量而引发的惊厥，应立即洗胃并吸出剩余食物，同时静脉注射地西泮 5～10 mg。

（4）治疗蛔虫病连续口服 2 d 至 2 周后检查大便，如未驱尽可重复治疗一次。

【用法与用量】

（1）口服枸橼酸哌嗪：驱蛔虫，成人按 75 mg/kg，睡前顿服，连服 2 d；小儿 80～150 mg/kg，睡前顿服或分 2 次服，每日量不得过 2.5 g，连服 2 d。驱蛲虫，成人每次 1.0～1.2 g，每日 2 次，连服 7～10 d；儿童剂量为 60 mg/kg，每日总量不超过 2.0 g，早晚分服，连服 7～10 d。

（2）口服磷酸哌嗪：驱蛔虫，成人每日 2.5～3.0 g，睡前顿服，连服 2 d；小儿每次 80～130 mg/kg，每日量不得过 2.5 g，连服 2 d。驱蛲虫，每次 0.8～1.0 g，每日 2 次，连服 7～10 d；小儿按 50 mg/kg 分二次服，每日量不得过 2.0 g，连服 7～10 d。

【剂型与规格】片剂：0.2 g，0.5 g；糖浆剂：10 ml：1 g；宝塔糖：0.2 g。

2. 阿苯达唑

【适应证】可用于钩虫、蛔虫、蛲虫、鞭虫、绦虫、旋毛虫等线虫病的治疗，也可用于治疗囊虫、包虫和粪类圆线虫病。

【注意事项】

（1）蛲虫病在治疗 2 周后应重复治疗一次以防止自身重复感染。

（2）为了防止发生意外，脑囊虫病患者必须住院治疗。

（3）合并眼囊虫病时，必须先手术摘除虫体，而后再进行药物治疗。

【用法与用量】口服，12 岁以下儿童用量减半。

（1）用于钩虫、蛔虫、蛲虫及鞭虫病：每次 400 mg，顿服或一日内分 2 次服，驱钩虫需 10 d 后重复给药。

（2）用于旋毛虫病：每日 600 或 800 mg，分两次服，7 d 为一疗程。

（3）用于囊虫病：15 ～ 18 mg/kg，每日两次，连服 10 d 为一疗程，间隔 10 ～ 20 d 再重复 2 ～ 3 个疗程。

【剂型与规格】片剂：100 mg，200 mg，400 mg；咀嚼片：100 mg；胶囊剂：100 mg，200 mg；颗粒剂：1000 mg：100 mg，2000 mg：200 mg。

3. 甲苯咪唑

【适应证】用于蛔虫、钩虫、蛲虫、粪类圆线虫、绦虫、鞭虫等感染的治疗。

【注意事项】

（1）克罗恩病及溃疡性结肠炎患者服用本品后药物易被吸收，应注意大剂量使用可引起毒性反应。

（2）少数病例，特别是蛔虫感染较重的患者服药后可引起蛔虫游走，造成腹痛或口吐蛔虫，甚至窒息，此时应加用左旋咪唑等抗肠蠕虫药以避免发生上述情况。

（3）腹泻者因虫体与药物接触少，故治愈率低，应在腹泻停止后服药。

（4）用药期间不需忌食，不用加腹泻药。

【用法与用量】口服。

（1）用于蛔虫、钩虫及鞭虫病：每次 200 mg，每日 2 次，连用 3 ～ 4 d，儿童与成人剂量相同。

（2）用于蛲虫病：顿服 100 mg，一次即可，最好在用药 2 周及 4 周后分别重复用药一次。

（3）用于绦虫及粪类圆线虫病：每次 200 mg，每日 2 次，连用 3 d，儿童剂量减半。

【剂型与规格】片剂：50 mg，100 mg；胶囊剂：50 mg，100 mg；混悬剂：2%。

4. 噻嘧啶

【适应证】用于蛔虫、蛲虫及十二指肠钩虫感染。

【注意事项】①营养不良、贫血患者应先给予支持疗法。②用药前无须空腹，也无须导泻。③片剂服用时不宜咬碎。

【用法与用量】口服。

（1）用于蛔虫感染：成人每次 10 mg/kg 顿服，每日 1 次，连服 1 ～ 2 d；儿童剂量同成人，睡前顿服，连服 2 d。

（2）用于钩虫感染，成人剂量同前，连服 3 d；儿童剂量同成人，连服 3 d。

（3）用于蛲虫感染：成人每日 5 ～ 10 mg/kg，连服 7 d；儿童每日 10 mg/kg，睡前顿服，连服 7 d。

【剂型与规格】片剂：300 mg；宝塔糖：200 mg；混悬剂：1500 mg（30 ml）。

5. 吡喹酮

【适应证】用于血吸虫、华支睾吸虫、肺吸虫、姜片虫、绦虫、囊虫（眼囊虫感染除外）等引起的感染。

【注意事项】

（1）有明显头昏、嗜睡等神经系统反应者，治疗期间与停药后 24 h 内应停止驾车及操作机器。

（2）哺乳期妇女服药期间，直至停药后72 h内不宜哺乳。

【用法与用量】口服。

（1）用于血吸虫病：10 mg/kg，每日3次，急性期连服4 d，慢性连服2 d。

（2）用于肺吸虫病：90 mg/kg，2 d分服，每日3次。

（3）用于绦虫病：10 mg/kg，清晨顿服，1 h后服用硫酸镁。

（4）用于囊虫病：120 mg/kg，4 d分服，每日3次。用于脑囊虫病时：180 mg/kg，9 d分服，每日3次（体重超过60 kg者按60 kg计算），疗程间隔3～4月。

【剂型与规格】片剂：200 mg。

【同步练习】

（一）A型题（最佳选择题）

1. 阿苯达唑的抗虫作用机制是（　　　）

A. 使虫体肌肉超极化，抑制神经—肌肉传递，使虫体发生弛缓性麻痹而随肠蠕动

B. 抑制虫体对葡萄糖的摄取，减少糖原量，减少ATP生成，妨碍虫体发育排出

C. 增加虫体对钙离子的通透性，干扰虫体钙离子平衡

D. 抑制线粒体内ADP的氧化磷酸化

E. 使虫体神经-肌肉去极化，引起痉挛和麻痹

本题考点：抗肠蠕虫药的作用机制。

2. 不能与甲硝唑合用的抗虫药是（　　　）

A. 阿苯达唑　　　　B. 甲苯咪唑　　　　C. 吡喹酮　　　　D. 哌嗪

E. 噻嘧啶

3. 猪、牛带绦虫感染首选的抗虫药是（　　　）

A. 阿苯达唑　　　　B. 甲苯咪唑　　　　C. 吡喹酮　　　　D. 三苯双脒

E. 噻嘧啶

本题考点：抗肠蠕虫药的适应证。

4. 哌嗪与何种抗虫药合用有拮抗作用（　　　）

A. 阿苯达唑　　　　B. 甲苯咪唑　　　　C. 吡喹酮　　　　D. 哌嗪

E. 噻嘧啶

本题考点：抗肠蠕虫药的药物相互作用。

5. 对人体（尤其是儿童）具有潜在的神经肌肉毒性（　　　）

A. 阿苯达唑　　　　B. 甲苯咪唑　　　　C. 吡喹酮　　　　D. 哌嗪

E. 噻嘧啶

本题考点：抗肠蠕虫药的不良反应。

（二）X型题（多项选择题）

6. 能够用于蛔虫和鞭虫感染的药物有（　　　）

A. 哌嗪　　　　　　　　　　　　B. 甲苯咪唑

C. 阿苯达唑　　　　　　　　　　D. 噻嘧啶

E. 吡喹酮

本题考点：抗肠蠕虫药的适应证。

7. 以下哪些患者需禁用阿苯达唑（　　　）

A. 孕妇

B. 哺乳期妇女

C. 2 岁以下儿童

D. 严重肝肾功能不全

E. 活动性溃疡患者

本题考点：阿苯达唑的禁忌证。

8. 猪、牛带绦虫感染可选用的药物有（　　　）

A. 哌嗪

B. 甲苯咪唑

C. 阿苯达唑

D. 噻嘧啶

E. 吡喹酮

本题考点：抗肠蠕虫药的合理应用。

参考答案：1. B　2. B　3. C　4. E　5. D　6. BCD　7. ABCDE　8. BCE

第十三章 抗肿瘤药

一、直接影响 DNA 结构和功能的药物

【复习指导】掌握直接影响 DNA 结构和功能药物的分类及代表药物；掌握烷化剂、铂类、抗肿瘤抗生素、拓扑异构酶抑制药的主要不良反应及主要禁忌证；熟悉烷化剂、铂类、抗肿瘤抗生素、拓扑异构酶抑制药的药物相互作用及用药监护。

（一）药理作用和临床评价

1. 分类和作用特点

本类药物通过破坏 DNA 结构或抑制拓扑异构酶活性，而影响 DNA 的结构和功能。包括：①烷化剂，如环磷酰胺、塞替派、卡莫司汀、白消安；②破坏 DNA 的金属配合物，如顺铂、卡铂、奥沙利铂；③破坏 DNA 的抗生素，如丝裂霉素、博来霉素；④拓扑异构酶抑制药，如喜树碱类和鬼臼毒素衍生物。

烷化剂是一类高度活泼的化合物，具有一个或两个烷基，能与细胞的 DNA、RNA 或蛋白质中的亲核基团起烷化作用，常可形成交叉联结或引起脱嘌呤，使 DNA 断裂，在下一次复制时，使得碱基配对错码，造成 DNA 结构和功能损害，严重时可致细胞死亡，属于细胞周期非特异性药物。拓扑异构酶抑制药通过干扰拓扑异构酶的作用，从而干扰 DNA 结构和功能，属细胞周期非特异性药物。喜树碱类对 S 期作用强于 G_1 和 G_2 期，鬼臼毒素类主要作用于 S 期和 G_2 期。

2. 典型不良反应和禁忌证

（1）典型不良反应

①烷化剂：骨髓抑制最为常见；也可见高尿酸血症、出血性膀胱炎；口腔炎、脱发、皮肤色素沉着；中毒性肝炎；月经紊乱、无精子或精子减少及肺纤维化等。脱发一般发生于用药后 1～2 周。

②铂类：可见肾毒性、消化系统毒性、骨髓抑制、耳毒性、神经毒性、过敏反应等，不同品种之间造成不同器官的不良反应发生率有所不同。顺铂常见的不良反应为恶心、呕吐、肾毒性和耳毒性，骨髓功能抑制相对较轻；卡铂的恶心及呕吐的严重程度及肾毒性、神经毒性、耳毒性较顺铂轻，但骨髓抑制（尤其血小板减少）比顺铂严重；急性、可逆性、以外周为主的感觉神经病变，呈剂量依赖性。暴露于低温或冰冷物体可加速或恶化这些症状。

③破坏 DNA 的抗生素：丝裂霉素，骨髓抑制（白细胞降低、血小板减少）最为常见，白细胞降低常发生于用药后 28～42 d，一般在 42～56 d 恢复；恶心、呕吐于给药后 1～2 h 发生，3～4 h 内停止，但恶心可持续 2～3 d；对局部组织有较强的刺激性，若药液漏出血管外，可引起局部疼痛、坏死和溃疡；少见的有间质性肺炎、不可逆的肾功能衰竭等。博来霉素，10%～23% 的患者可发生肺毒性，表现为咳嗽、胸痛、呼吸困难、肺部啰音等，导致非特异性肺炎和肺纤维化，严重者快速死于肺纤维化；此外，也可引起骨髓抑制、食欲缺乏、呕吐、厌食、口腔炎、静脉炎、发热、脱发，手指、脚趾、关节处皮肤肥厚和色素沉着，趾甲变色脱落等。

④拓扑异构酶抑制药：羟喜树碱可引起恶心、食欲缺乏、白细胞下降，尿急、尿痛及血尿，有少数患者可出现脱发。伊立替康，迟发性腹泻（用药 24 h 后发生）和中性粒细胞减

少是伊立替康的剂量限制性毒性，第一次稀便约发生于用药后第 5 d，有个别患者可出现假膜性结肠炎，消化道反应还表现为恶心、呕吐、厌食、腹痛及黏膜炎；9% 的患者出现短暂严重的急性胆碱能综合征，发生于用药后第一个 24 h 内，表现为早发性腹泻、腹痛、出汗、头晕、视力障碍、瞳孔缩小、流泪、流涎增多、结膜炎、鼻炎、低血压、血管舒张、寒战、全身不适，可使用阿托品进行治疗。依托泊苷，可引起骨髓抑制（白细胞降低及血小板减少），多发生于用药后 7～14 d，20 d 左右后恢复正常；也可引起恶心、呕吐、食欲缺乏、口腔炎等消化道反应；脱发亦常见；静脉滴注过快时可有低血压、喉痉挛等过敏反应。

（2）禁忌证

①环磷酰胺：对环磷酰胺过敏者禁用；严重的骨髓功能损害者［特别是已使用细胞毒性药物治疗和（或）放射治疗的患者］禁用；膀胱炎症者禁用；尿路阻塞者禁用；急性感染者禁用；怀孕和哺乳期禁用。

②塞替派：对本药过敏者、有严重肝肾功能损害、严重骨髓抑制者禁用。

③顺铂：肾损害患者、孕妇和对本品过敏者禁用。

④奥沙利铂：对本药或其他铂类衍生物过敏者、哺乳期妇女禁用。

⑤卡铂：对本品和其他含铂类化合物曾有过敏史者、严重肾功能不全者及严重骨髓抑制患者、出血性肿瘤患者、孕妇和哺乳妇女、儿童禁用。

⑥丝裂霉素：水痘或带状疱疹患者、孕妇及哺乳期妇女禁用；用药期间禁用活病毒疫苗接种和避免口服脊髓灰质炎疫苗。

⑦博来霉素：严重肺部疾患、严重弥漫性肺纤维化者禁用；对本品或类似药物（培洛霉素，peplomycin）有过敏史者、严重肾功能障碍者、严重心脏病者、胸部及其周围接受放射治疗者禁用。

⑧羟喜树碱：对本品过敏者禁用。

⑨伊立替康：慢性炎性肠病和（或）肠梗阻者禁用；对盐酸伊立替康三水合物或本品中的赋形剂有严重过敏反应史者禁用；孕期和哺乳期禁用；胆红素超过正常值上限的 3 倍者禁用；严重骨髓功能衰竭，WHO 一般状态评分＞2 者禁用。

⑩依托泊苷：骨髓抑制，白细胞、血小板明显低下者禁用；心、肝、肾功能有严重障碍者禁用。

3. 具有临床意义的药物相互作用

（1）环磷酰胺：环磷酰胺与磺胺类抗糖尿病药物同时给药时可能加强后者的降血糖作用；环磷酰胺与别嘌呤醇或氢氯噻嗪同时给药时可能加重骨髓抑制作用；由于环磷酰胺有免疫抑制作用，患者在接受疫苗接种时，对疫苗的反应降低；注射活性疫苗时，可伴有疫苗所致的感染；如果在应用去极化肌松药物（如琥珀酰胆碱卤化物）时进行环磷酰胺治疗，可降低假性胆碱酯酶水平，可能发生呼吸暂停的延长；与蒽环类和戊糖苷的合并使用，可能会加强环磷酰胺潜在心脏毒性；由于葡萄柚内含有能与环磷酰胺相互作用的化合物而降低其效用，患者应避免进食葡萄柚或含有葡萄柚的饮料。

（2）塞替派：本品与尿激酶同时应用治疗膀胱癌时，尿激酶可增加本药在肿瘤组织中的浓度；本品可抑制假性胆碱酯酶的活性，而延长琥珀胆碱的作用时间；使用本品时接种活疫苗（如轮状病毒疫苗），将增加活疫苗感染的风险。接受免疫抑制化疗的病人不能接种活疫苗。缓解期白血病病人，至少要停止化疗 3 个月，才允许接种活疫苗。

（3）顺铂：本品与氨基糖苷类抗菌药物、两性霉素 B 或头孢噻吩等联用，导致肾毒性叠加；延缓主要经肾排泄药物（氨甲蝶呤、博来霉素）的排泄，使毒性增加；与丙磺舒联用可致高尿酸血症；氯霉素或呋喃苯胺酸、利尿酸钠增加本品的耳毒性；抗组胺药可掩盖本品所致的耳鸣、眩晕等症状。

（4）奥沙利铂：在动物和人的体内研究中显示，与5-氟尿嘧啶联合应用具有协同作用。体外研究显示，在红霉素、水杨酸盐、紫杉醇和丙戊酸钠等化合物存在的情况下，本药的蛋白结合率无明显变化。

（5）卡铂：与氨基糖苷类药物联合应用时，可导致耳毒性和肾毒性增加；与其他有致呕吐作用的药物联合应用时，呕吐增加；应避免与其他有肾毒性的药物联合应用。

（6）丝裂霉素：丝裂霉素与阿霉素同时应用可增加心脏毒性，建议限制阿霉素的总用量（应<450 mg/m^2）。

（7）博来霉素：与顺铂联用时，本品的清除率可降低；本品可降低地高辛的治疗作用，继发心脏代偿失调，故对于必须合用者，须密切监测。可减少苯妥英在肠内的吸收，治疗期间应监测苯妥英的血药浓度，酌情增加苯妥英的剂量；使用本品时接种活疫苗（如轮状病毒疫苗），将增加活疫苗所致感染的危险，故接受免疫抑制化疗的患者禁止注射活疫苗；处于缓解期的白血病患者，化疗结束后至少间隔3个月才能注射活疫苗。

（8）伊立替康：伊立替康与神经肌肉阻滞药之间的相互作用不可忽视，本品具有抗胆碱酯酶活性，可延长琥珀胆碱的神经肌肉阻滞作用，而非去极化药物的神经肌肉阻滞作用可能被拮抗。

（9）依托泊苷：由于本品有明显骨髓抑制作用，与其他抗肿瘤药物联合应用时应注意。本品可抑制机体免疫防御机制，使疫苗接种不能激发人体抗体产生。化疗结束后3个月以内，不宜接种病毒疫苗。本品与血浆蛋白结合率高，因此，与血浆蛋白结合的药物可影响本品排泄。

（二）用药监护

1. 骨髓抑制的监护　骨髓抑制常发生于给药后的7～10 d（但卡莫司汀、洛莫司汀和美法仑相对较晚出现），故治疗前及治疗过程中应监测血常规。如果存在骨髓抑制，酌情减少给药剂量、推迟治疗时间或使用粒细胞集落刺激因子（G-CSF），必要时考虑给予抗菌药物治疗。

2. 口腔黏膜反应的监护　口腔黏膜反应多见于使用氟尿嘧啶、甲氨蝶呤和蒽环类抗生素时，表现为咽炎、口腔溃疡、口腔黏膜炎。出现口腔溃疡的处理措施为：使用3%碳酸氢钠、1.5%过氧化氢、0.1%氯己定溶液漱口，进行口腔护理。局部用药可给予氯己定口腔溃疡膜、口腔溃疡软膏或硫糖铝-利多卡因-苯海拉明组成的糊剂。真菌感染时可使用制霉素液（1000U/100ml）漱口。

3. 抗肿瘤药药液外渗的监护　如果怀疑抗肿瘤药药液外渗时，重点应尽量减小药物外渗的程度，立即停止输注，不要冲洗静脉管道，并避免在外渗部位施加压力，抬高患肢。给予局部冰敷或冷敷，因间歇性冷敷可收缩血管，从而减少药物扩散及局部损伤范围，同时还能减轻局部炎症和疼痛。不应立刻拔除导管/针头，而应将导管/针头保留在原位，以尝试将外渗区域的液体抽吸，并便于在合适的情况下向外渗区域注入解毒药，如果解毒药无法注入外渗部位，则在尝试抽吸皮下组织外渗液后可拔除导管/针头。根据药物渗出量和范围进行局部解毒药皮下封闭，即在疼痛或肿胀区域行多点注射：①地塞米松5 mg加利多卡因100 mg局部封闭，每日1次，连续3 d；②氢化可的松琥珀酸钠50～200 mg或5%碳酸氢钠5 ml

加地塞米松 4 mg，局部静脉注射或渗漏部位多处皮下注射；③透明质酸酶 300U 加 0.9% 氯化钠注射液 2 ml 局部注射或透明质酸酶 2 ml 加地塞米松 5 mg 加 5% 利多卡因 2 ml 局部注射。

4. **膀胱毒性的监护**　大剂量环磷酰胺静脉滴注，而缺乏有效预防措施时，可致出血性膀胱炎，系其代谢产物丙烯醛刺激膀胱所致，故应用本品时应鼓励患者多饮水，大剂量应用时应水化、补液、利尿，以保障足量的液体和尿量。美司钠可防止膀胱毒性发生，常用量为环磷酰胺、异环磷胺剂量的 20%，静脉注射或静脉滴注，给药时间为 0 h 段（用细胞抑制药的同一时间）、4 h 后及 8 h 后的时段，共 3 次。

5. **神经毒性的监护**　奥沙利铂的剂量限制性毒性反应是神经系统毒性反应，在遇冷空气后奥沙利铂也可出现急性神经感觉症状，所以使用奥沙利铂期间及其后一段时间内应避免受凉，如禁食冷饮（冷水、冰果汁）、避免接触凉物及避风等。①每一次治疗前均进行神经系统检查，以后定期复查。②当患者出现感觉障碍、痉挛等神经系统症状时，可根据症状的严重程度及持续时间调整奥沙利铂的剂量，若出现功能不全的感觉异常一直持续到下 1 个治疗周期，可考虑停药；停药后症状改善，可考虑恢复用药。③停药后，周围感觉神经病变症状可能持续存在，也可能持续 3 年以上。

（三）常用药品的临床应用

1. 环磷酰胺

【适应证】对恶性淋巴瘤、急性或慢性淋巴细胞白血病、多发性骨髓瘤有较好的疗效，对乳腺癌、睾丸肿瘤、卵巢癌、肺癌、头颈部鳞癌、鼻咽癌、神经母细胞瘤、横纹肌肉瘤及骨肉瘤均有一定的疗效。

【注意事项】

（1）本药的代谢产物对尿路有刺激性，应用时应鼓励患者多饮水，大剂量应用时应水化、利尿，同时给予尿路保护药美司钠。

（2）近年研究显示，提高药物剂量强度，能明显增加疗效，当大剂量用药时，除应密切观察骨髓功能外，尤其要注意非血液学毒性如心肌炎、中毒性肝炎及肺纤维化等。

（3）当肝肾功能损害、骨髓转移或既往曾接受多个周期放化疗时，环磷酰胺的剂量应减少至治疗量的 1/2～1/3。由于本药需在肝内活化，因此腔内给药无直接作用。

（4）环磷酰胺水溶液仅能稳定 2～3 h，最好现配现用。

2. 塞替派

【适应证】主要用于治疗乳腺癌、卵巢癌、膀胱癌（局部灌注）及癌性体腔积液（腔内注射）等，也曾用于治疗原发性肝癌、子宫颈癌、黑色素瘤、胃肠道肿瘤等。

【注意事项】用药期间及停药后 3 周内应定期监测血常规及肝肾功能。

3. 顺铂

【适应证】用于鼻咽癌、卵巢癌、膀胱癌、睾丸癌、淋巴肉瘤、网状细胞肉瘤等各种肉瘤。

【注意事项】监测末梢血象、肝肾功能、末梢神经损伤及听力表现等变化，必要时减少剂量或停药，并进行相应的治疗；避免采用与本品肾毒性或耳毒性叠加的药物，如氨基糖苷类抗生素、两性霉素 B、头孢噻吩、呋喃苯胺酸、利尿酸钠等；静脉滴注时需避光；如发现有黑点或沉淀，请勿使用；本品不能接触紫外线，医院配液室用紫外线消毒时，应将本品移开。

4. 奥沙利铂

【适应证】单用或联用氟尿嘧啶，用于经氟尿嘧啶治疗失败的转移性结、直肠癌。

【注意事项】

（1）奥沙利铂 2 h 内滴注完后，若患者出现急性喉痉挛，下次用药应将滴注时间延长至 6 h。

（2）可引起肝血管异常，极少见。

（3）本药不可与碱性药物同时使用，以免导致本药降解（特别是氟尿嘧啶、氨丁三醇的碱性溶液）。

（4）因与铝接触后会降解，故本药不能接触含铝器具。

（5）不能用含盐溶液配制和稀释。

5. 卡铂

【适应证】主要用于卵巢癌、小细胞肺癌、非小细胞肺癌、头颈部鳞癌、食管癌、精原细胞瘤、膀胱癌、间皮瘤等。

【注意事项】

（1）应用本品前应检查血象及肝肾功能，治疗期间至少每周检查 1 次白细胞与血小板。

（2）有水痘、带状疱疹、感染、肾功能减退者慎用。

（3）静脉注射时应避免漏于血管外。

（4）本品溶解后，应在 8 h 内用完。

（5）静脉滴注及存放时应避免直接日晒。

6. 丝裂霉素

【适应证】用于治疗消化道癌，如食管癌、胃癌、肝癌、胰腺癌、结直肠癌。也用于治疗肺癌、乳腺癌、卵巢癌及癌性腔内积液。

【注意事项】

（1）用药期间应密切监测血常规、血肌酐、尿素氮。

（2）由于丝裂霉素有累积性及延迟性骨髓抑制，故大剂量应用时两疗程之间的间隔应超过 6 周。

（3）长期应用本品可抑制卵巢及睾丸功能，造成闭经和精子缺乏。

（4）本品对局部组织刺激严重，若药液漏出血管外，可致局部红肿、疼痛，以致坏死溃疡。

7. 博来霉素

【适应证】适用于皮肤癌、头颈部癌（上额窦癌、咽部癌、喉癌、口腔癌如舌癌、唇癌等）、肺癌（特别是原发和转移性鳞癌）、食道癌、恶性淋巴瘤、子宫颈癌、神经胶质瘤、甲状腺癌。

【注意事项】

（1）以下患者不宜使用：70 岁以上老年患者、肺功能损害、肝肾功能损害。发热且白细胞计数低于 2.5×10^9/L。

（2）为防止发生严重的与剂量相关的肺纤维化，本品总剂量不可超过 400 mg。

（3）淋巴瘤患者易引起高热、过敏，甚至休克，用药前先服吲哚美辛 50 mg 可减轻发热反应。

（4）用药后避免日晒。

（5）肺功能较差者，间质性肺炎出现频率较高，总剂量应在 150 mg 以下。博来霉素所致间质性肺炎最初可出现捻发音，用药过程中若出现发热、咳嗽、活动性呼吸困难等症状时，应及时停药并给予糖皮质激素及抗菌药物预防继发感染。

8. 羟喜树碱

【适应证】用于原发性肝癌、胃癌、头颈部癌、膀胱癌及直肠癌。

【注意事项】

（1）用药期间应严格监测血象。

（2）为避免膀胱刺激及血尿发生，用药期间应鼓励患者多饮水。

（3）本药呈碱性，不宜用葡萄糖等酸性溶液溶解和稀释，仅限用 0.9% 氯化钠注射液稀释。

9. 伊立替康

【适应证】与 5 - 氟尿嘧啶和亚叶酸联合治疗既往未接受化疗的晚期大肠癌患者；作为单一用药，治疗经含 5 - 氟尿嘧啶化疗方案治疗失败的患者。

【注意事项】

（1）伊立替康可引起早发性和迟发性腹泻，两者由不同的机制产生：早发性腹泻（在静脉滴注盐酸伊立替康时或结束后的短时间内发生）是因为胆碱能作用所致，通常是暂时性的，可通过静脉内或皮下注射 0.25 ~ 1 mg（总剂量 ≤ 1 mg/d）的阿托品（除非有使用禁忌证）对症处理，在下次使用本药时，应预防性使用硫酸阿托品。迟发性腹泻（通常在使用本药 24 h 后发生，出现第一次稀便的中位时间为静脉滴注后第 5 d）持续时间可能较长，可能导致脱水、电解质紊乱或感染，甚至为致命性的，需要及时给予盐酸洛哌丁胺（易蒙停）治疗。应指导患者备有盐酸洛哌丁胺，一旦出现粪便不成形或稀便或排便频率比以往增多时就要开始盐酸洛哌丁胺治疗，首剂 4 mg，然后每 2 h 给予 2 mg 直至患者腹泻停止后 12 h。在晚上，患者可以每 4 h 服用盐酸洛哌丁胺 4 mg。不推荐连续使用以上剂量盐酸洛哌丁胺 48 h 以上，因为有出现麻痹性肠梗阻的风险，也不推荐使用时间少于 12 h。不推荐盐酸洛哌丁胺预防性给药。

（2）盐酸伊立替康不能用于有严重骨髓抑制的患者。

（3）肠梗阻的患者，在肠梗阻症状消除前，不能接受盐酸伊立替康治疗。

（4）尿苷二磷酸葡萄糖醛酸转移酶（UGT1A1）介导了活性代谢产物 SN - 38 的结合反应，存在基因多态性，与具有 1 或 2 条野生型等位基因的患者相比，具有 UGT1A1 * 28 等位基因纯合子（又被称为 UGT1A1 7/7 基因型）的患者观察到较高的血浆 SN - 38 浓度。初始给药时，应给予常规剂量的伊立替康，并监测血液毒性。

10. 依托泊苷

【适应证】主要用于治疗小细胞肺癌、恶性淋巴瘤、恶性生殖细胞瘤、白血病；对神经母细胞瘤、横纹肌肉瘤、卵巢癌、非小细胞肺癌、胃癌和食管癌等有一定疗效。

【注意事项】

（1）本药不宜静脉推注，静脉滴注时速度不得过快，至少 30 min，否则容易引起低血压，喉痉挛等过敏反应。

（2）不得做胸腔、腹腔和鞘内注射。

（3）本药在动物中有生殖毒性及致畸，并可经乳汁排泄，孕妇及哺乳期妇女慎用。

（4）用药期间应定期检查周围血象和肝肾功能。

（5）本药在 5% 葡萄糖注射液中不稳定，可形成微细沉淀。应使用生理盐水、无菌注射用水、苯甲醇抑菌注射液或苯甲醇抑菌注射液用氯化钠液稀释后立即使用。

【同步练习】

一、A 型题（最佳选择题）

1. 环磷酰胺抗肿瘤作用特点是（　　）

A. 在体内外均有活性 　　　　　　　B. 在体内代谢为醛磷酰胺后有抗肿瘤作用

C. 在体外有抑制、杀灭癌细胞作用 　　D. 干扰转录过程

E. 干扰有丝分裂

本题考点：环磷酰胺抗肿瘤作用的特点。

2. 下述何种药物属于周期特异性抗肿瘤药（　　）

A. 顺铂　　　　　B. 白消安　　　　　C. 丝裂霉素　　　　D. 阿糖胞苷

E. 环磷酰胺

本题考点：抗肿瘤药的作用机制及分类。

3. 可预防环磷酰胺引起的出血性膀胱炎的药物是（　　）

A. 美司钠　　　　B. 别嘌醇　　　　C. 呋塞米　　　　D. 丙烯醛

E. 普鲁卡因

本题考点：环磷酰胺出血性膀胱炎的治疗药物。

二、B 型题（配伍选择题）

（4～7 题共用备选答案）

A. 紫杉醇　　　　B. 放线菌素 D　　　C. 氟尿嘧啶　　　D. 三尖杉酯碱

E. 顺铂

4. 阻碍 DNA 合成的药物是（　　）

5. 与 DNA、RNA 或蛋白质中的亲核基团起烷化的药物是（　　）

6. 主要作用于聚合态的微管，抑制微管解聚的药物是（　　）

7. 抑制蛋白质合成的起始阶段，使核蛋白体分解的药物是（　　）

本题考点：紫杉醇、氟尿嘧啶、三尖杉酯碱、顺铂的作用机制。

（8～9 题共用备选答案）

A. 博来霉素　　　B. 白消安　　　　C. 顺铂　　　　　D. 环磷酰胺

E. 喜树碱

8. 慢性粒细胞白血病（　　）

9. 急性淋巴细胞白血病（　　）

本题考点：白消安、环磷酰胺的适应证。

（10～11 题共用备选答案）

A. 紫杉醇　　　　B. L-门冬酰胺　　C. 放线菌素 D　　D. 雄激素

E. 雌激素

以下疾病，可适用何种药物治疗

10. 绒毛膜上皮癌（　　）

11. 前列腺癌 (　　)

本题考点： 放线菌素 D、雌激素的适应证。

(12～14 题共用备选答案)

A. 氟尿嘧啶　　　　B. 巯嘌呤　　　　C. 多柔比星　　　　D. 长春碱

E. 他莫昔芬

12. 引起心脏毒性的药物是 (　　)

13. 引起高尿酸血症的药物是 (　　)

14. 引起感觉异常等神经症状的药物是 (　　)

本题考点： 巯嘌呤、多柔比星、长春碱的不良反应。

(15～17 题共用备选答案)

A. 急性非淋巴细胞白血病　　　　B. 睾丸癌

C. 卵巢癌和乳腺癌　　　　D. 急性粒细胞白血病

E. 慢性髓细胞性白血病

15. 白消安用于 (　　)

16. 顺铂、长春碱和博来霉素联合可用于 (　　)

17. 紫杉醇首选用于 (　　)

本题考点： 顺铂、长春碱和博来霉素联合方案、白消安、紫杉醇的适应证。

(18～19 题共用备选答案)

A. 顺铂　　　　B. 氟他胺　　　　C. 奥沙利铂　　　　D. 紫杉醇

E. 他莫昔芬

18. 结直肠癌的首选药之一的药物是 (　　)

19. 骨肉瘤及软组织肉瘤等实体瘤的首选药之一的药物是 (　　)

本题考点： 结直肠癌、骨肉瘤及软组织肉瘤的一线抗肿瘤药物。

(20～24 题共用备选答案)

A. 依托泊苷　　　　B. 替尼泊苷　　　　C. 喜树碱　　　　D. 羟喜树碱

E. 伊立替康

20. 小细胞肺癌化疗首选药 (　　)

21. 脑瘤首选药 (　　)

22. 引起迟发性腹泻的药物是 (　　)

23. 引起胆碱能综合征的药物是 (　　)

24. 禁止同时接种活疫苗的药物是 (　　)

本题考点： 依托泊苷的适应证及禁忌证；伊立替康的典型不良反应。

三、C 型题（综合分析选择题）

(25～26 题共用题干)

某胃癌患者术后 3～4 周选用化疗方案为：奥沙利铂 100 mg/m^2、ivgtt（2h）、d1，亚叶酸钙 400 mg/m^2、ivgtt（2h）、d1，氟尿嘧啶 400 mg/m^2、iv、d1；氟尿嘧啶 2400～3000 mg/m^2、ivgtt（连续46h）d1。

25. 在奥沙利铂神经毒性用药监护方面错误的有 (　　)

A. 治疗前都要进行神经系统检查

B. 患者出现神经系统症状后应调整剂量或者停用

C. 使用奥沙利铂期间及其后一段时间内宜食用冷饮

D. 告知患者治疗停止后周围感觉神经病变症状可能持续存在

E. 主要表现为感觉障碍、痉挛

本题考点：奥沙利铂每一次治疗前均进行神经系统检查，以后定期复查。如患者出现感觉障碍、痉挛等神经系统症状，应根据症状的严重程度和持续时间调整奥沙利铂的剂量，停药后周围感觉神经病变症状可能持续存在。停药后症状改善，恢复用药。临床使用奥沙利铂期间及其后一段时间内应避免受凉。

26. 使用奥沙利铂时需注意的有（　　　）

A. 宜与氯化钠混合

B. 宜与碱性溶液混合

C. 宜与氟尿嘧啶溶液混合后同时注射

D. 宜与氟尿嘧啶溶液混合后通过同一静脉注射

E. 不能与氟尿嘧啶溶液混合后通过同一静脉注射

本题考点：奥沙利铂与氯化钠和碱性溶液（特别是氟尿嘧啶）之间存在配伍禁忌，不能与上述制剂混合或通过同一静脉途径给药。

(27～29 题共用题干)

某非霍奇金淋巴瘤患者选用化疗方案为：环磷酰胺 600 mg/m²、iv，d1、d8；长春新碱 1.4 mg/m²、iv，d1、d8；泼尼松 40 mg/m²、po，d（1～14）。

27. 注射部位血管外渗时可采取的措施错误的为（　　　）

A. 应立即停止注射

B. 1% 普鲁卡因注射液局部封闭

C. 局部热敷

D. 多点注射地塞米松 5 mg 加利多卡因 100 mg 局部封闭，1/d，连续 3 d

E. 透明质酸酶 300U 加 0.9% 氯化钠注射液 2 ml 局部注射

本题考点：注射部位血管外渗时采取的措施：重点应尽量减小药物外渗的程度。立即停止输注，抬高患肢。给予局部冰敷或冷敷，根据药物渗出量和范围做使用局部解毒药皮下封闭，即在疼痛或肿胀区域行多点注射：①地塞米松 5 mg 加利多卡因 100 mg 局部封闭，每日 1 次，连续 3 d；②给予氢化可的松琥珀酸钠 50～200 mg 或 5% 碳酸氢钠 5 ml 加地塞米松 4 mg，局部静脉注射或渗漏部位多处皮下注射；③透明质酸酶 300U 加 0.9% 氯化钠注射液 2 ml 局部注射或透明质酸酶 2 ml 加地塞米松 5 mg 加 5% 利多卡因 2 ml 局部注射。

28. 如发生口腔黏膜反应时可采取的措施错误的为（　　　）

A. 应用氯己定口腔溃疡膜

B. 应用氯己定口腔溃疡软膏

C. 真菌感染应用制霉素液（1000 U/100 ml）漱口

D. 0.1% 氯己定溶液漱口

E. 50% 过氧化氢漱口

本题考点：口腔黏膜反应的治疗药物。

29. 为避免出现出血性膀胱炎常采取的措施错误的为（　　）

A. 鼓励患者多饮水
B. 水化、补液利尿
C. 静脉注射美司钠
D. 美司钠剂量为环磷酰胺的 20%
E. 美司钠剂量为环磷酰胺的 2 倍

本题考点： 出血性膀胱炎的治疗措施。

(30～31 题共用题干)

某睾丸肿瘤患者选用化疗方案为：长春新碱 2 mg/m^2、iv、d1，博来霉素 10 mg/m^2、iv、d1、d9、d16，顺铂 50 mg/m^2、iv、d1。

30. 监测博来霉素肺毒性时需注意的事项中错误的是（　　）

A. 捻发音是最初出现的体征
B. 出现异常时立即停药
C. 肺功能基础较差者总剂量应在 150 mg 以下
D. 用药过程中出现发热、咳嗽、活动性呼吸困难立即停药
E. 从最大剂量开始使用

本题考点： 肺功能较差者，间质性肺炎出现频率较高，总剂量应在 150 mg 以下。博来霉素所致间质性肺炎最初可出现捻发音，用药过程中若出现发热、咳嗽、活动性呼吸困难等症状时，应及时停药并给予糖皮质激素及抗菌药物预防继发感染。

31. 如出现肾毒性时可采取的措施错误的是（　　）

A. 用药后及时给予利尿药
B. 水摄入量维持在 3000～3500 ml/d
C. 定期监测血电解质、肾功能
D. 酸化尿液
E. 给予别嘌醇

本题考点： 肾毒性的处理措施。

四、X 型题（多项选择题）

32. 属于烷化剂的抗肿瘤药物有（　　）

A. 环磷酰胺　　　B. 甲氨蝶呤　　　C. 白消安　　　D. 紫杉醇
E. 他莫昔芬

本题考点： 烷化剂的代表药物。

33. 烷化剂常见的不良反应有（　　）

A. 均导致骨髓功能抑制（长春新碱和博来霉素除外）
B. 口腔黏膜反应
C. 高尿酸血症
D. 大剂量环磷酰胺易引起出血性膀胱炎
E. 脱发

本题考点： 烷化剂常见的不良反应。

34. 烷化剂临床用药监护内容包括（　　）

A. 骨髓功能抑制　　B. 口腔黏膜反应　　C. 药液外渗　　D. 监护膀胱毒性
E. 脱发

本题考点： 烷化剂的不良反应及用药监护。

35. 烷化剂注射药液外漏时采取的措施有（　　）

A. 1% 普鲁卡因注射液局部封闭

B. 地塞米松 5 mg ＋ 利多卡因 100 mg 局部封闭

C. 氢化可的松琥珀酸钠 50～200 mg 局部静脉注射

D. 5% 碳酸氢钠 5 ml 加地塞米松 4 mg 局部静脉注射

E. 透明质酸酶 2 ml 加地塞米松 5 mg 加 5% 利多卡因 2 ml 局部注射

本题考点：烷化剂注射药液外漏时的治疗药物。

36. 为预防白血病及淋巴瘤患者使用烷化剂出现尿酸性肾病采取的措施有（　　）

A. 大量补液　　　B. 碱化尿液　　　C. 使用别嘌醇　　　D. 使用氢氯噻嗪

E. 注射透明质酸酶 2 ml 加地塞米松 5 mg 加 5% 利多卡因 2 ml

本题考点：白血病及淋巴瘤患者使用烷化剂出现尿酸性肾病的处理措施。

37. 应用铂类化合物治疗肿瘤时应注意（　　）

A. 关注顺铂所致的肾毒性　　　B. 关注卡铂所致的骨髓抑制作用

C. 关注奥沙利铂所致的神经系统毒性　　　D. 采用 5% 葡萄糖注射液溶解卡铂和奥沙利铂

E. 采用 0.9% 氯化钠注射液溶解顺铂

本题考点：顺铂、卡铂、奥沙利铂的配制、不良反应。

参考答案：1. B　2. D　3. A　4. C　5. E　6. A　7. D　8. B　9. D　10. C　11. E　12. C　13. B　14. D　15. E　16. B　17. C　18. C　19. A　20. A　21. B　22. E　23. E　24. A　25. C　26. E　27. C　28. E　29. E　30. E　31. D　32. AC　33. ABCD　34. ABCD　35. ABCDE　36. ABC　37. ABCDE

二、干扰核酸生物合成的药物（抗代谢药）

【复习指导】掌握抗代谢药的分类及代表药物；掌握甲氨蝶呤、氟尿嘧啶的用药监护；熟悉氟尿嘧啶、阿糖胞苷、巯嘌呤、氨甲蝶呤的主要不良反应及禁忌证；熟悉氟尿嘧啶、巯嘌呤、氨甲蝶呤的药物相互作用。

（一）药理作用和临床评价

1. 分类和作用特点　影响核酸生物合成的药物又称抗代谢药，属于细胞周期特异性药物，主要作用于 S 期。该类药物的化学结构与机体核酸的代谢物质如叶酸、嘌呤、嘧啶等相似，因此，能与有关代谢物质发生特异性的对抗作用，从而干扰核酸的代谢，阻止细胞的分裂增殖。

（1）二氢叶酸还原酶抑制药：包括氨甲蝶呤、培美曲塞。

（2）胸苷酸合成酶抑制药：氟尿嘧啶、卡培他滨。

（3）嘌呤核苷酸互变抑制药：巯嘌呤、硫鸟嘌呤。

（4）核苷酸还原酶抑制药：羟基脲。

（5）DNA 多聚酶抑制药：阿糖胞苷、吉西他滨。

2. 典型不良反应和禁忌证

（1）典型不良反应

①氟尿嘧啶：恶心、食欲缺乏或呕吐，一般剂量多不严重；偶见口腔黏膜炎或溃疡、腹

部不适或腹泻。外周血白细胞减少常见（大多在疗程开始后2～3周内达最低点，在3～4周后恢复正常），血小板减少罕见。极少见咳嗽、气急或小脑共济失调等；长期应用可导致神经系统毒性。偶见用药后心肌缺血，可出现心绞痛和心电图的变化；如经证实心血管不良反应（心律失常、心绞痛、ST段改变）则停用。

②阿糖胞苷：阿糖胞苷最主要的不良反应为血液学毒性。骨骼抑制通常表现为巨红细胞母细胞症、白细胞减少、贫血、网织红细胞减少和血小板减少；粒细胞减少通常会引起白细胞减少；淋巴细胞很少会受影响。这些不良反应的严重程度与药物剂量以及应用方法有关。胃肠道反应常见的有恶心、呕吐，此外可损伤胃肠道黏膜引起肠壁溃疡，可继发气肿和感染，从而引起肠组织坏死和坏死性结肠炎；常规剂量下可发生皮肤毒性，表现为不规则斑点、节结状皮疹、大面积的红皮病或红斑，也可引起脱发；高剂量时出现中枢神经系统的功能失调，表现为头痛、胡思乱想、嗜睡、意志消沉、大脑和小脑的功能失调（眼球颤动、语言混乱、共济失调、陈述不清）、急性腹痛、昏迷、食欲缺乏，25%～50%的病人出现肝损伤伴酶增高，胆汁滞留和血中胆红素增加，偶有发生肌肉和（或）颈部关节和腿部关节疼痛；高剂量，有个别报道发现肝静脉栓塞（Budd－Chiari综合征）；常规剂量下偶有发现因肺泡毛细血管渗透性的增加而引起的肺水肿，而高剂量下发病率约为10%～30%，这类症状多半是可逆的，用药后也可产生呼吸困难。

③氨甲蝶呤：氨甲蝶呤的主要不良反应表现为骨髓和消化系统毒性。骨髓抑制表现为白细胞降低、血小板减少、贫血、丙种球蛋白减少、多部位出血、败血症，这些副作用与剂量和使用时间有关；消化系统反应表现为牙龈炎、咽炎、胃炎、恶心、厌食、呕吐、腹泻、呕血、黑便、消化道溃疡和出血、肠炎，肝毒性可表现为急性肝萎缩和坏死、脂肪变性、门静脉纤维化或肝硬化；毒性反应的最早期出现口腔黏膜溃疡。

④巯嘌呤：骨髓抑制较常见，表现为白细胞减少、血小板减少；肝损害，引起胆汁郁积、黄疸；消化系统毒性，较少见，出现于用量过大时，表现为恶心、呕吐、腹泻、食欲缺乏、口腔炎，但较少发生；间质性肺炎及肺纤维化少见；白血病治疗初期可出现高尿酸血症，严重者可发生尿酸性肾病。

（2）禁忌证

①氟尿嘧啶：在妊娠初期三个月内禁用本药；用药期间禁止哺乳；当伴发水痘或带状疱疹时禁用本品；禁用于衰弱病人。

②阿糖胞苷：孕妇及哺乳期妇女禁用。

③氨甲蝶呤：肾功能已受损害者、孕妇、营养不良者、肝肾功能不良者、血液病患者（如，白细胞减少、血小板减少、贫血及骨髓抑制）禁用。

④巯嘌呤：已知对本品高度过敏的患者禁用。

3. 具有临床意义的药物相互作用

（1）氟尿嘧啶：与甲氨蝶呤合用，有协同作用。应先给甲氨蝶呤4～6 h后再给予氟尿嘧啶，否则会减效。与四氢叶酸合用可减毒增效，给药顺序应先给予四氢叶酸再用氟尿嘧啶。本品能生成神经毒性代谢产物——氟代柠檬酸而致脑瘫，故不能作鞘内注射。别嘌呤醇可以减低氟尿嘧啶所引起的骨髓抑制。不宜饮酒，不宜与阿司匹林类药合用，否则可能引起消化道出血。

（2）阿糖胞苷：四氢尿苷可抑制脱氨酶，延长阿糖胞苷血浆半衰期，提高血中浓度，起增效作用；本品可使细胞部分同步化，继续应用柔红霉素、阿霉素、环磷酰胺及亚硝脲类药物可以增效；本品不应与氟尿嘧啶并用。

（3）氨甲蝶呤：与血浆蛋白结合率较高的药物合用，如水杨酸类、保泰松、磺胺类、苯妥英钠、四环素、氯霉素等降低氨甲蝶呤血浆蛋白结合率，增加游离型药物，增高血浆药物浓度；与弱酸性药（丙磺舒及水杨酸类等）合用，竞争性地抑制氨甲蝶呤由肾小管分泌，减慢其排泄，维持较高血浆浓度，易致中毒；碳酸氢钠等碱性药物可碱化尿液，增加排泄，减少毒性作用；降低肾血流的药物、非甾体抗炎药和具有肾毒性药（如顺铂）等减慢氨甲蝶呤的排泄，易导致严重的骨髓抑制；与氨基糖苷类药合用产生明显的肾毒性；与有抗叶酸作用的药物合用（氨苯蝶啶、乙胺嘧啶等）增加氨甲蝶呤的不良反应；使用氨甲蝶呤 4～6 h 后使用氟尿嘧啶，则可产生协同作用，氨甲蝶呤预先治疗后使用氟尿嘧啶；高剂量与某些非甾体抗炎药合用，导致腹泻及溃疡性口腔炎，需中止治疗，否则可发生出血性肠炎，甚至因肠穿孔死亡；与糖皮质激素合用，可升高氨甲蝶呤血浆浓度，加重毒性反应，需减少用量，长期联用可引起膀胱移行细胞癌，应定期检查尿常规；与青霉素类、头孢菌素类、羟基脲、巯嘌呤、卡那霉素、皮质激素、博来霉素等合用，减少细胞摄取氨甲蝶呤，增加其血浆药物浓度，或减少排泄，导致氨甲蝶呤中毒；大剂量应用氨甲蝶呤之后 24 h 再用门冬酰胺酶，可提高急性淋巴细胞性白血病的疗效；与阿糖胞苷、柔红霉素合用，可增加细胞摄取氨甲蝶呤；长春新碱阻止氨甲蝶呤向细胞外转运，可降低氨甲蝶呤血浆的药物浓度；与维生素 C 合用，可消除本品化疗引起的恶心，但对其在尿中的排泄无明显影响。

（4）巯嘌呤：与别嘌呤同时服用时，由于后者抑制了巯嘌呤的代谢，明显地增加巯嘌呤的效能与毒性；本品与对肝细胞有毒性的药物同时服用时，有增加对肝细胞毒性的危险；本品与其他对骨髓有抑制的抗肿瘤药物或放射治疗合并应用时，会增强巯嘌呤效应，因而必须考虑调节本品的剂量与疗程。

（二）用药监护

1. 氨甲蝶呤大剂量用药的监护　①大剂量使用氨甲蝶呤易发生严重不良反应，用药前应准备好解救药亚叶酸盐，并应充分补充液体和碱化尿液。患者须住院治疗，用药期间应密切监测血药浓度，每次滴注时间应≤6 h，滴注时间过长可增加肾毒性。治疗期间及停药后一段时间内，避免摄入酸性食物。有肾病史或发现肾功能异常者，禁用大剂量疗法。②氨甲蝶呤用药过量时可引起畏食、进行性体重减轻、血性腹泻、白细胞减少、抑郁和昏迷。亚叶酸（叶酸）是有效的解毒剂，可中和氨甲蝶呤引起的造血系统毒性。亚叶酸的剂量应≥氨甲蝶呤的相对剂量，并快速给药。氨甲蝶呤用药 12 h 内静脉输注亚叶酸（剂量应≤75 mg），然后每 6 h 给予 12 mg 肌内注射，共给药 4 次。若常规剂量下本药已产生了不良反应，可给予亚叶酸一次 6～12 mg，每 6 h 肌内注射 1 次，共给药 4 次。③我国 HD－MTX 方案中氨甲蝶呤一般静脉滴注 24 h，开始应用 36 h 后（不超过 48 h）再用亚叶酸钙解毒。亚叶酸钙解毒剂量一般不超过氨甲蝶呤总量的 10%，2%～3% 较为适合。④为预防肾毒性的发生，化疗期间充分补充液体，多饮水，大剂量应用时应水化、利尿，同时给予尿路保护药美司钠，并碱化尿液（pH≥7.0），尿量保持在每日 2000～3000 ml。

2. 氟尿嘧啶的监护　①治疗前及疗程中定期检查外周血象。②与亚叶酸钙联用，可增强疗效和不良反应，注意给药顺序，可先给予亚叶酸钙 60～300 mg 静脉滴注，再继用本品，可增强疗效。

3. 阿糖胞苷的监护　①使用本品时，应多饮水，并保持尿液呈碱性，必要时可联用别嘌醇，以防止血尿酸增高及尿酸性肾病。②如出现各种严重不良反应时，应立即停药，并立即采取各种有效措施治疗。对于中、大剂量阿糖胞苷引起的不良反应，可给予肾上腺皮质激素。

4. 巯嘌呤的监护　使用本药时，应多饮水并碱化尿液，必要时合用别嘌醇以防止血尿酸增高及尿酸性肾病的发生。如合用别嘌醇，本药剂量应减至常规剂量的 $1/4 \sim 1/3$。

5. 培美曲塞的监护　①未预服皮质类固醇药物的患者，应用本品皮疹发生率较高。预服地塞米松（或相似药物）可以降低皮肤反应的发生率及其严重程度。给药方法：地塞米松 4 mg 口服每日 2 次，给药前 1 d、给药当天和给药后 1 d 连服 3 d。②为了减少毒性反应，培美曲塞治疗必须按要求服用低剂量叶酸或其他含有叶酸的复合维生素制剂。服用时间：第一次给予培美曲塞治疗开始前 7 d 至少服用 5 次日剂量的叶酸，一直服用整个治疗周期，在最后 1 次培美曲塞给药后 21 d 可停服。患者还需在第一次培美曲塞给药前 7 d 内肌内注射维生素 B_{12} 1 次，以后每 3 个周期肌内注射 1 次，以后的维生素 B_{12} 给药可与培美曲塞用药在同一天进行。叶酸给药剂量：$350 \sim 1000$ μg，常用剂量是 400 μg；维生素 B_{12} 剂量 1000 μg。

（三）常用药品的临床应用

1. 氟尿嘧啶

【适应证】本品的抗瘤谱较广，主要用于治疗消化道肿瘤，较大剂量氟尿嘧啶治疗绒毛膜上皮癌。亦常用于治疗乳腺癌、卵巢癌、肺癌、宫颈癌、膀胱癌及皮肤癌等。

【注意事项】

（1）除单用本药较小剂量作放射增敏剂外，一般不宜和放射治疗同用。

（2）用本药时不宜饮酒或同用阿司匹林类药物，以减少消化道出血的可能。

（3）开始治疗前及疗程中应定期检查外周血象。

（4）本药能生成神经毒性代谢产物——氟代柠檬酸而致脑瘫，故不能作鞘内注射。

（5）有下列情况慎用：肝功能明显异常者、白细胞计数低于 $3.5 \times 10^9/L$、血小板低于 $50 \times 10^9/L$ 者、感染、出血（包括皮下和胃肠道）或发热超过 38 ℃者、明显胃肠道梗阻者、脱水或电解质、酸碱平衡失调者。

2. 阿糖胞苷

【适应证】适用于急性白血病的诱导缓解期及维持巩固期。对急性非淋巴细胞白血病效果较好，对慢性粒细胞白血病的急变期、恶性淋巴瘤也有效。

【注意事项】

（1）用本药治疗期间，不能接种活菌疫苗。

（2）监测血常规、肝、肾功能以及血清尿酸水平。建议对非霍奇金淋巴瘤的患者进行高尿酸血症的预防。支持疗法也应采用。

（3）避孕措施：阿糖胞苷有诱变作用，因此，建议男性患者接受本药治疗期间和治疗6 个月内不要生育。由于本药治疗后可能产生不可逆的不育，因此，劝告男性患者在治疗前保存精液。

3. 氨甲蝶呤

【适应证】氨甲蝶呤（MTX）具有广谱抗肿瘤活性，可单独应用或与其他化疗药物联合使用。具体适应证如下：①抗肿瘤治疗，单独使用：乳腺癌、妊娠性绒毛膜癌、恶性葡萄胎或葡萄胎。②抗肿瘤治疗，联合使用：急性白血病（特别是急性淋巴细胞白血病或急性髓细胞性白血病）、Burketts 淋巴瘤、晚期淋巴肉瘤（Ⅲ 和 Ⅳ 期，Peter 氏阶段系统）和晚期蕈样真菌病。③大剂量治疗：大剂量氨甲蝶呤单独应用或与其他化疗药物联合应用治疗下列肿瘤：成骨肉瘤、急性白血病、支气管肺癌或头颈部上皮癌，大剂量氨甲蝶呤应用时，必须应用甲酰四氢叶酸进行解毒。甲酰四氢叶酸（叶酸）是四氢叶酸酯的衍生物，可与氨甲蝶呤竞争进入细胞内，这种"甲酰四氢叶酸解毒"可在大剂量氨甲蝶呤应用时保护正常组织细胞免受损害。④银屑病化疗：氨甲蝶呤可用于治疗严重、已钙化性、对常规疗法不敏感的致残性银屑病。但因使用时有较大危险，应在经过活检及皮肤科医生确诊后使用。

【注意事项】

（1）为防止 MTX 及其代谢物肾内沉积及高尿酸血症的发生，MTX 使用前 24 h 及使用后 24 h 需输注碳酸氢钠注射液以碱化尿液。必要时可用乙酰唑胺每日 $150\sim220$ mg/m^2 或别嘌醇每日 8 mg/kg。如尿 pH＜7 时，禁止使用高或中剂量 MTX。尿液的碱化须在 MTX 给药后 24 h 内完成，pH＞6.8 重复上述尿液碱化措施。

（2）停止 MTX 给药后 24 h、48 h、72 h 须立即检测血清 MTX 水平，并以此作毒性指标及 CF 解毒依据。

（3）胸腔积液或腹水的患者应在 MTX 治疗前进行适当的引流，或中止 MTX 治疗。

（4）用药期间应密切监测血象。

4. 巯嘌呤

【适应证】①主要用于急性白血病的维持治疗，也曾用于治疗绒毛膜癌、恶性葡萄胎、恶性淋巴瘤。②国外也试用于克罗恩病（Crohndisease）、溃疡性结肠炎等免疫性疾病。

【注意事项】用药期间应注意每周检查血常规（包括白细胞计数及分类、血小板计数、血红蛋白）及肝肾功能 $1\sim2$ 次，对血细胞在短期内急骤下降者，应每日观察血象。

【同步练习】

一、A 型题（最佳选择题）

1. 对成人急性非淋巴细胞白血病有特效的药物是（ ）
A. 他莫昔芬　　　B. 巯嘌呤　　　C. 氨甲蝶呤　　　D. 羟基脲
E. 阿糖胞苷
本题考点：阿糖胞苷的适应证。

2. 可用于疱疹病毒感染的药物是（ ）
A. 长春碱　　　B. 地塞米松　　　C. 氟他胺　　　D. 羟基脲
E. 阿糖胞苷
本题考点：阿糖胞苷的适应证。

3. 可用于自身免疫性疾病以及器官移植的药物是（ ）
A. 长春碱　　　B. 巯嘌呤　　　C. 氨甲蝶呤　　　D. 羟基脲
E. 阿糖胞苷
本题考点：巯嘌呤的适应证。

二、B 型题（配伍选择题）
（4～8 题共用备选答案）
A. 甲氨蝶呤　　　B. 氟尿嘧啶　　　C. 巯嘌呤　　　D. 羟基脲
E. 阿糖胞苷

4. 属于二氢叶酸还原酶抑制药的药物是（ ）

5. 属于胸腺核苷合成酶抑制药的药物是（　　）

6. 属于嘌呤核苷合成酶抑制药的药物是（　　）

7. 属于核苷酸还原酶抑制药的药物是（　　）

8. 属于 DNA 多聚酶抑制药的药物是（　　）

本题考点：氨甲蝶呤、氟尿嘧啶、巯嘌呤、羟基脲、阿糖胞苷的作用机制。

三、C 型题（综合分析选择题）

（9～10 题共用题干）

某胃癌患者术后 3～4 周选用化疗方案为：奥沙利铂 100 mg/m^2、ivgtt（2h）、d1，亚叶酸钙 400 mg/m^2、ivgtt（2h）、d1，氟尿嘧啶 400 mg/m^2、iv、d1；氟尿嘧啶 2400～3000 mg/m^2、ivgtt（连续 46h）、d1。

9. 使用氟尿嘧啶时注意事项中错误的有（　　）

A. 白细胞计数低于 3.5×10^9/L 者慎用　　B. 不宜与放疗同用

C. 发热超过 38 ℃者慎用　　　　　　　　D. 明显肠道梗阻者慎用

E. 用药期间可服用阿司匹林类药

本题考点：有下列情况时应慎用氟尿嘧啶：肝功能明显异常者、白细胞计数低于 3.5×10^9/L、血小板计数低于 50×10^9/L 者、感染、出血（包括皮下和胃肠道）或发热超过 38 ℃者、明显胃肠道梗阻者、脱水或电解质、酸碱平衡失调者。

10. 关于氟尿嘧啶药物相互作用错误的有（　　）

A. 先给予氨甲蝶呤，4～6h 后再给予氟尿嘧啶

B. 先给予四氢叶酸，再给予氟尿嘧啶

C. 西咪替丁可增加氟尿嘧啶首关效应

D. 与阿司匹林类药合用可能引起消化道出血

E. 与氨甲蝶呤合用可能改进治疗指数

本题考点：氟尿嘧啶的药物相互作用：与甲氨蝶呤合用，有协同作用，但应注意给药顺序。应先给甲氨蝶呤 4～6 h 后再给予氟尿嘧啶，否则会减效。与四氢叶酸合用可减毒增效，给药顺序为先给予四氢叶酸再给予氟尿嘧啶。因本品能生成神经毒性代谢产物——氟代柠檬酸而致脑瘫，故不能作鞘内注射。别嘌呤醇可以减轻氟尿嘧啶所导致的骨髓抑制。不宜饮酒，不宜与阿司匹林类药合用，否则可能引起消化道出血。

四、X 型题（多项选择题）

11. 周期特异性的抗肿瘤药物有（　　）

A. 巯嘌呤　　　　B. 氨甲蝶呤　　　　C. 羟基脲　　　　D. 放线菌素 D

E. 阿糖胞苷

本题考点：抗肿瘤药物的作用机制。

12. 干扰核酸生物合成的抗肿瘤药物有（　　）

A. 巯嘌呤　　　　　B. 氨甲蝶呤　　　　C. 羟基脲　　　　D. 氟尿嘧啶

E. 阿糖胞苷

本题考点：干扰核酸生物合成的抗肿瘤药物的代表药物。

13. 用于绒毛膜上皮癌的药物有（　　　）

A. 巯嘌呤　　　　　B. 氨甲蝶呤　　　　C. 放线菌素 D　　　　D. 长春碱

E. 环磷酰胺

本题考点：巯嘌呤、氨甲蝶呤、放线菌素 D、长春碱、环磷酰胺的适应证。

14. 关于氨甲蝶呤药物相互作用正确的有（　　　）

A. 与丙磺舒合用血浆浓度升高　　　　B. 与碳酸氢钠合用血浆浓度升高

C. 与氨基糖苷类药合用肾毒性增强　　D. 与氨苯蝶啶合用毒性增强

E. 与氟尿嘧啶合用疗效增高

本题考点：氨甲蝶呤的药物相互作用。

15. 对氨甲蝶呤肾毒性可采取的措施有（　　　）

A. 化疗期间充分补充液体　　　　　　B. 给予尿路保护药美司钠

C. 碱化尿液　　　　　　　　　　　　D. 酸化尿液

E. 同时服用庆大霉素

本题考点：氨甲蝶呤肾毒性的处理措施：化疗期间应摄入充足的液体，鼓励患者多饮水，尤其大剂量应用时应水化、利尿并碱化尿液（pH≥7.0），尿量保持在每日 2000～3000ml，同时给予尿路保护药美司钠。

参考答案：1. E　2. E　3. B　4. A　5. B　6. C　7. D　8. E　9. E　10. C　11. ABCE
12. ABCDE　13. ABCDE　14. ACD　15. ABC

三、干扰转录过程和阻止 RNA 合成的药物（作用于核酸转录药物）

【复习指导】掌握蒽环类药物的典型不良反应（心脏毒性、骨髓抑制）；熟悉蒽环类药物的禁忌证及用药监护；了解蒽环类药物的药物相互作用及注意事项。

（一）药理作用和临床评价

1. 分类和作用特点

作用于核酸转录的药物属于细胞周期非特异性药物，通过嵌入 DNA 碱基对之间，干扰 DNA 的模板功能，干扰转录过程，阻止 mRNA 的形成，从而起到抗肿瘤作用。如柔红霉素、多柔比星等能嵌入 DNA 碱基对之间并与之形成复合物，抑制 RNA 转录酶的活性，感染转录，妨碍 mRNA 的合成。

蒽环类药物包括：柔红霉素（DNR）、阿霉素（ADM）又称多柔比星、表阿霉素（EPI）又称表柔比星、吡喃阿霉素（THP）又称吡柔比星、米托蒽醌（MIT）等。1968 年 ADM 问世，其具有同时抑制 RNA 与 DNA 合成作用，对 RNA 的抑制作用最强，抗瘤谱最广，对各种生长周期的肿瘤细胞均有效。THP、EPI 与 ADM 相比，其疗效相当，心脏毒性更低，获得广泛应用。蒽环类药物广谱、有效且广泛地用于治疗血液系统恶性肿瘤和实体肿瘤，包括急性白血病、淋巴瘤、乳腺癌、卵巢癌、胃癌及软组织肉瘤等。其不良反应主要表现为脱发、骨髓抑制、胃肠道反应和心脏毒性。

蒽环类药物主要在肝代谢，经胆汁排泄。48h 内少于给药量的 10% 由尿排出，4d 内约给药量的 40% 由胆汁排出。对有肝转移和肝功能受损的患者，在血浆中的浓度维持时间延长，肾功能正常与否对该药物的药代动力学特性影响较小。

2. 典型不良反应和禁忌证

（1）典型不良反应

①多柔比星：主要的不良反应包括骨髓抑制和心脏毒性。骨髓抑制表现为白细胞降低、中性粒细胞降低、贫血和血小板减少。心脏毒性可表现为心电图改变、心动过速（包括室上性心动过速、窦性心动过速）、充血性心力衰竭、房室传导阻滞和束支传导阻滞。大约86%接受多柔比星治疗的患者会出现脱发。偶见过敏性症状，并伴有发热、寒战、和（或）风疹。多柔比星给药时漏出静脉会造成组织损伤甚至坏死，小静脉注射或反复注射同一血管可造成静脉硬化。给药1～2 d后可使尿液呈红色，可告知患者不必紧张，膀胱内给药可引起血尿、膀胱及尿道烧灼感、排尿困难、尿痛、尿频，这些症状均是轻微且短暂的。给药后5～10 d可出现口腔炎。

②柔红霉素：骨髓抑制，表现为贫血、中性粒细胞减少、血小板减少、出血。口腔溃疡多发生于骨髓毒性之前，若出现应即停药。心脏毒性，可表现为心电图异常、心动过速、心律失常；严重者可发生心力衰竭；累积药量超过25 mg/kg时可致严重心肌损伤，静脉注射太快时也可出现心律失常。胃肠道反应表现为溃疡性口腔炎、恶心、呕吐、腹痛、食欲缺乏等。肝肾功损害，表现为GOT、GPT、ALP升高，黄疸，尿素氮升高，蛋白尿。药物溢出血管可导致局部组织坏死。也可引起倦怠、头痛、眩晕等精神症状，发烧、皮疹、畏寒、呼吸困难等过敏症状。

（2）禁忌证

①多柔比星：曾用其他抗肿瘤药物或放射治疗已引起骨髓抑制的病人禁用；心肺功能失代偿患者、严重心脏病患者禁用；孕妇及哺乳期妇女禁用；明显感染或发热、恶液质、失水、电解质或酸碱平衡失调者禁用；胃肠道梗阻、明显黄疸或肝功能损害者禁用；水痘或带状疱疹患者禁用。

②柔红霉素：对本药有严重过敏史者禁用；持续的骨髓抑制者禁用；存在严重感染者禁用；严重肝或肾功能损伤者禁用；心肌功能不全者禁用；近期发生过心肌梗死者禁用；严重心律失常者禁用；妇女在治疗期间不得哺乳；如既往使用过最大累积剂量的盐酸柔红霉素（成人500～600 mg/m^2，2岁及以上儿童为300 mg/m^2，2岁以下儿童为10 mg/m^2）或其他蒽环类药物，则不得继续使用盐酸柔红霉素。否则，患者发生致命性的心脏毒性的风险将显著增加。

3. 具有临床意义的药物相互作用

（1）多柔比星：各种骨髓抑制药特别是亚硝脲类、大剂量环磷酰胺或氨甲蝶呤、丝裂霉素或放射治疗，如与阿霉素同用，后者一次量与总剂量均应酌减；本品如与链佐星（Streptozotocin）同用，后者可延长阿霉素的半衰期，因此前者剂量应予酌减；任何可能导致肝损害的药物如与本品同用，可增加阿霉素的肝毒性；与阿糖胞苷同用可导致坏死性结肠炎；与肝素、头孢菌素等混和应用易产生沉淀；本品与柔红霉素呈交叉耐药性，与氨甲蝶呤、氟尿嘧啶、阿糖胞苷、氮芥、丝裂霉素、博来霉素、环磷酰胺以及亚硝脲类等则不呈交叉耐药性，且与环磷酰胺、氟尿嘧啶、氨甲蝶呤、顺铂以及亚硝脲类药物同用，有不同程度的协同作用。用药期间慎用活病毒疫苗接种。

（2）柔红霉素：柔红霉素与其他细胞毒药物联合治疗，可增加不良反应的发生，尤其是骨髓抑制和胃肠道反应。盐酸柔红霉素与可能影响肝功能的药物（如氨甲蝶呤）联合使用时，可能损害肝的代谢功能和（或）盐酸柔红霉素的胆汁排泄，导致毒性增加；与可导致尿酸排泄延迟的药物（如磺胺类药物及某些利尿药）合用时可导致高尿酸血症；与抗血小板聚集药（如阿司匹林）合用时，可增加血小板减少患者的出血倾向；与有心脏毒性和作用于心脏的药物合用（如氧烯洛尔），可加重心脏毒性，应在治疗过程中特别监测心功能；与多柔比星存在交叉耐药性；与具有相似药理作用的药物配伍，增加骨髓抑制等毒性；与阿糖胞苷、氨甲蝶呤、环磷酰胺和亚硝酸脲类药物无交叉耐药性；使用盐酸柔红霉素治疗时，不得接种活疫苗。

（二）用药监护

1. 心脏毒性的监护

（1）多数患者给药后可较快地发生心肌损伤，且随着时间的延长反应愈加明显。在给予蒽环类药物的数年后，超过50%患者可发生左心室组织和功能亚临床心脏超声变化（如，后负荷的增加或收缩能力的下降）。按照发生的时间分类，蒽环类药物导致的心脏毒性可以分为急性、慢性和迟发性。急性心脏毒性在给药后的几小时或几天内发生，常表现为心脏传导紊乱和心律失常，极少数病例表现为心包炎和急性左侧心力衰竭。慢性心脏毒性在给药后1年内发生，表现为左心室功能障碍，最终可导致心力衰竭。蒽环类药物的慢性和迟发性心脏毒性与其累积剂量呈正相关。蒽环类药物推荐最大累积剂量为：柔红霉素 550 mg/m²，多柔比星（ADM）550 mg/m²（放射治疗或合并用药时 <350～400 mg/m²），表柔比星（EPI）900～1000 mg/m²（用过 ADM，<800 mg/m²），吡柔比星（THP）950 mg/m²，米托蒽醌（MIT）160 mg/m²（用过多柔比星等药物时 <120 mg/m²）。一般认为，表柔比星和吡柔比星的心脏毒性低于多柔比星。

（2）积极、有效地监测患者的心脏功能变化，可以有助于指导临床用药、优化治疗方案。目前，监测心脏毒性的方法包括心电图、超声心动图、心内膜心肌活检、生化标记物等。

（3）蒽环类药物引起的心力衰竭，临床上通常使用 β–受体阻滞药对症治疗；因为蒽环类药物引起的心力衰竭/心肌病伴有快速性心律失常。

（4）右丙亚胺为心脏毒性保护药物，可有效预防蒽环类药物亚临床心脏毒性的发生。右丙亚胺是螯合剂 EDTA 的类似物，容易穿透细胞膜并在细胞内发生酶催化和非酶催化水解反应，终产物与一些中间体均有铁螯合作用，不仅可以与游离态铁离子螯合，而且可以从 Fe^{3+}–蒽环类螯合物中夺取 Fe^{3+}，从而抑制 Fe^{3+}.蒽环类螯合物诱导的自由基的产生，进而抑制蒽环类药物的心脏毒性。

2. 骨髓抑制的监护　　骨髓抑制是蒽环类药物常见的不良反应。患者中性粒细胞低于 1.0×10^9/L 时应给予重组人粒细胞集落刺激因子（rhG–CSF），血小板数低于 20×10^9/L 时需静脉输注血小板，也可使用促血小板生成素（TPO）等促进血小板恢复。在使用 rhG–CSF、rhGM–CSF 时应在化疗结束后 24～48h 开始使用，不在化疗前或化疗过程中使用。

3. 膀胱局部反应的监护　　膀胱癌患者接受蒽环类药物膀胱灌注时，蒽环类药物的膀胱黏膜渗透性较少，进入全身血液循环量少，因此不良反应主要以膀胱局部表现为主；膀胱灌注所致化学性膀胱炎的严重程度与灌注剂量、频率相关，少数患者可出现尿道狭窄或过敏反应。

（三）常用药品的临床应用

1. 多柔比星

【适应证】用于急性白血病（淋巴细胞和粒细胞）、恶性淋巴瘤、乳腺癌、肺癌（小细胞和非小细胞肺癌）、卵巢癌、骨及软组织肉瘤、肾母细胞瘤、神经母细胞瘤、膀胱癌、甲状腺癌、前列腺癌、头颈部鳞癌、睾丸癌、胃癌、肝癌等。

【注意事项】

（1）使用蒽环类药物可发生心脏毒性，表现为急性（即早期）或迟发性（即晚期）事件。迟发性心脏毒性通常发生于多柔比星治疗后期，或者在治疗终止后 2～3 个月。发生充血性心力衰竭的风险随累积剂量增加而增高，建议最大累积剂量不超过 550 mg/m^2。

（2）老年、2 岁以下幼儿或原有心脏病者特别慎用；肝功能不全者应减量或慎用。

（3）给药 1～2 d 后可使尿液呈红色，可告知患者不必紧张。肾功能不全者，注意高尿酸血症。

（4）肝功能不全者，用量酌减。

（5）痛风患者，应增加别嘌醇用量。

（6）纵隔或胸腔放疗期间禁用，以往接受过纵隔放射治疗者，适当减少一次用量和总剂量。

（7）可浆膜腔内给药和膀胱灌注，不能鞘内注射。

（8）外渗后可引起局部组织坏死，需确定静脉通畅后才能给药。

2. 柔红霉素

【适应证】①急性粒细胞白血病：无论是单一使用柔红霉素或者与其他抗肿瘤药物合用，柔红霉素均适用于治疗该病的各个分期。亦用于治疗早幼粒细胞白血病。②急性淋巴细胞白血病：用柔红霉素治疗该病，缓解率很高，但由于其副作用大且有其他有效治疗方法，故柔红霉素只适用于那些对其他药物已产生耐药的病例。在急性淋巴细胞白血病急性期联合使用柔红霉素，强的松和长春新碱已证实十分成功。③其他肿瘤：已观察到柔红霉素对神经母细胞瘤及横纹肌肉瘤有良好的疗效。

【注意事项】

（1）因有引起骨髓抑制，心脏毒性等严重不良反应的情况，应特别观察患者状况，定期检查血常规、肝肾功能、心肌功能等。如有异常，给予减量或停药。长期应用不良反应可增加，并有延迟性进行性心肌病变进展的风险，故应慎用。注意对于未用过蒽环类药物的患者，如本品累积剂量超过 25 mg/kg，发生心脏毒性的风险增加。

（2）有感染、出血倾向或病情恶化，应慎用。

（3）本药只能用于静脉注射或静脉滴注。为防止输液引起的血管疼痛、静脉炎和血栓，静脉注射时应注意部位和方法，应缓慢给药。并防止药液漏出血管外，以免引起组织损坏和坏死。

（4）与酸性或碱性药物配伍易失效。

【同步练习】

一、A 型题（最佳选择题）

1. 可减轻多柔比星引起的心脏毒性的药物是（ ）

A. 别嘌醇   B. 美司钠   C. 呋塞米   D. 右雷佐生

E. 氧烯洛尔

本题考点：多柔比星心脏毒性的治疗药物。

二、B 型题（配伍选择题）

（2～5 题共用备选答案）

A. 大剂量环磷酰胺 　　　　　　B. 普萘洛尔

C. 阿糖胞苷　　　　　　　　　　D. 肝素

E. 放线菌素 D

2. 多柔比星与其合用剂量应减少的药物是（　　）

3. 多柔比星与其合用心脏毒性增加的药物是（　　）

4. 多柔比星与其合用可导致坏死性结肠炎的药物是（　　）

5. 多柔比星与其合用易产生沉淀的药物是（　　）

本题考点：多柔比星的药物相互作用。

三、C 型题（综合分析选择题）

（6～7 题共用题干）

某患者 65 岁，患有急性髓细胞性白血病（AML），采用柔红霉素 + 阿糖胞苷（DA 化疗）化疗方案：柔红霉素 30 mg/（m² · d），d（1～3）；同时给予阿糖胞苷 100 mg/（m² · d），d（1～7）。

6. 应用柔红霉素时在心脏毒性方面需注意（　　）

A. 慎用于有心脏病、高血压、高龄和接受过心脏介入的患者

B. 用药期间监测心功能、心电图、超声心动图、血清酶学等

C. 静脉滴注右雷佐生

D. 可导致剂量累积性心肌炎

E. 多柔比星毒性大于表柔比星

本题考点：柔红霉素心脏毒性的监护。

7. 柔红霉素在药物合用方面正确的说法是（　　）

A. 与氧烯洛尔合用心脏毒性减轻 　　B. 用药期间可接种轮状病毒

C. 与多柔比星间无交叉耐药性　　　　D. 与阿糖胞苷间有交叉耐药性

E. 与氧烯洛尔合用心脏毒性加重

本题考点：柔红霉素的药物相互作用。

四、X 型题（多项选择题）

8. 应用多柔比星时需注意（　　）

A. 肝功能不全者用量酌减

B. 尿液呈红色，肾功能不全者注意高尿酸血症

C. 痛风患者增加别嘌醇用量

D. 鞘内注射

E. 纵隔或胸腔放疗期间联合应用

本题考点：多柔比星的用药注意事项。

参考答案：1. D　2. A　3. B　4. C　5. D　6. A　7. B　8. ABC

四、抑制蛋白质合成与功能的药物

【复习指导】掌握长春碱类、紫杉醇、多西他赛的作用机制；掌握各类药物的典型不良反应与主要的禁忌证；熟悉紫杉醇、多西他赛的药物相互作用；熟悉紫杉醇、多西他赛的用药监护。

（一）药理作用和临床评价

1. 分类和作用特点

该类药物通过干扰微管蛋白聚合功能、干扰核糖体的功能或影响氨基酸的供应而产生抗肿瘤作用。包括：①影响纺锤丝形成的药物，如紫杉烷类（紫杉醇、多西他赛）、长春碱类等；②干扰核糖体功能的药物，如三尖杉生物碱类；③影响氨基酸供应的药物，如门冬酰胺酶。前两类药物通过干扰有丝分裂起到抗肿瘤作用，主要作用于有丝分裂 M 期，通过影响微管蛋白装配、干扰有丝分裂中纺锤体的形成，使细胞生长停滞于分裂中期。门冬酰胺酶通过影响氨基酸供应、阻止蛋白质合成。

（1）长春碱类：静脉注射后在肝及神经系统分布较多，很少通过血脑屏障。神经毒性是该类药物的剂量限制性毒性。长春碱类极易被氧化，应避光保存；静脉滴注时应避免日光直接照射。

（2）紫杉烷类：是一类新型抗微管药物，可促进微管双聚体装配成微管并通过干扰去多聚化过程使微管稳定，从而抑制微管网正常动力学重组导致细胞分裂受阻。它是一类广谱抗肿瘤药，包括紫杉醇和多西他赛。紫杉醇注射液需避光 $2\sim8$ ℃保存，注射液中含有聚环氧化蓖麻油等助溶剂，引起过敏反应及降低血压。

（3）高三尖酯碱：是从三尖杉属植物提出有抗癌作用的生物酯碱，能抑制真核细胞蛋白质的合成，使多聚核糖体解聚，干扰蛋白核体糖功能。本品对细胞内 DNA 的合成亦有抑制作用。

2. 典型不良反应和禁忌证

（1）典型不良反应

①长春碱类：具有剂量限制性神经毒性，主要表现为四肢麻木，腱反射迟钝或消失，腹痛和便秘、甚至麻痹性肠梗阻等。也可见骨髓抑制、消化道反应、血栓性静脉炎、脱发等。

②紫杉烷类：紫杉醇因其以特殊溶媒聚氧乙烯蓖麻油进行溶解而可能导致严重的超敏反应，需常规给予糖皮质激素、抗组胺药和组胺 H_2 受体拮抗药进行预处理，以防止严重超敏反应的发生。外周神经毒性较为常见；心脏毒性为紫杉醇重要的不良反应之一，常表现为心动过缓和无症状的低血压。与多西他赛相比，神经毒性和心脏毒性都较重，但其骨髓抑制较轻，为主要剂量限制性毒性，多西他赛可导致持续的液体滞留，也会发生超敏反应，因此，建议口服地塞米松预处理以减少液体潴留和超敏反应。

③高三尖酯碱：骨髓抑制，主要表现为粒细胞减少；心脏毒性，较常见的有窦性心动过速、房性或室性期前收缩及心电图出现 S-T 段变化，以及 T 波平坦等心肌缺血表现；低血压；消化系统，常见的症状为厌食、恶心、呕吐；个别病人可产生脱发、皮疹。

④门冬酰胺酶：过敏反应、肝损害、胰腺炎、食欲缺乏，凝血因子V、Ⅶ、Ⅷ、Ⅸ及纤维蛋白原减少等较常见。过敏反应主要表现为皮疹、皮肤瘙痒、面部水肿、关节肿痛、突发性呼吸困难，严重者可发生呼吸窘迫、休克甚至死亡。少见的有高热、血糖升高、高尿酸血

症、精神及神经毒性等。罕见的有因低纤维蛋白原血症及凝血因子减少的出血、低脂血症、颅内出血或血栓形成、下肢静脉血栓及骨髓抑制等。凝血因子减少与本品抑制蛋白质合成有关。除此之外，也可引起脱发、血小板减少、贫血、血氨过高等。

（2）禁忌证

①长春新碱：本品不能作为肌内、皮下或鞘内注射。

②长春碱：白细胞减少者禁用。

③紫杉醇：白细胞数低于 $1.5 \times 10^9/L$ 严重骨髓抑制者禁用；孕妇和哺乳期妇女禁用。

④多西他赛：白细胞数低于 $1.5 \times 10^9/L$ 的患者禁用；肝功能有严重损害的患者禁用。

⑤高三尖杉酯碱：严重或频发的心律失常及器质性心血管疾病患者禁用。

⑥门冬酰胺酶：对本品有过敏史或皮试阳性者禁用；有胰腺炎病史或发现患胰腺炎者禁用；患水痘、广泛带状疱疹等严重感染者禁用。

3. 具有临床意义的药物相互作用

①长春新碱：吡咯系列抗真菌药（伊曲康唑），增加肌肉神经系统的副作用，如发现有副作用，应进行减量、暂停或停药等适当处理；伊曲康唑有阻碍肝细胞色素 P450 3A 的作用，长春新碱通过肝细胞染色素 P450 3A 代谢，合用可使长春新碱代谢受抑制；与苯妥英钠合用，降低苯妥英钠吸收，或使代谢亢进；与含铂的抗亚、恶性肿瘤药合用，可能增强第 8 对脑神经障碍；与 L-天冬酰胺酶合用，可能增强神经系统及血液系统的障碍，为将毒性控制到最小，可将硫酸长春新碱在 L-天冬酰胺酶给药前 12～24 h 以前使用；与异烟肼、脊髓放射治疗合用可加重神经系统毒性；本品可阻止氨甲蝶呤从细胞内渗出，提高后者的细胞内浓度，故常先注射本品，再用氨甲蝶呤。

②长春碱：与丝裂霉素联合应用时，会导致急性呼吸窘迫及肺浸润。

③紫杉醇：由于奎奴普丁/达福普汀是细胞色素 P4503A4 酶抑制药，同时给药可增加本药的血药浓度；顺铂可使本药的清除率降低约 1/3，为避免产生更为严重的骨髓抑制，应先使用本药后再给予顺铂；与阿霉素合用，研究表明先给本药 24 h 持续滴注，再 48 h 持续滴注阿霉素，可明显降低阿霉素的清除率，加重中性粒细胞减少和口腔炎；使用本药后立即给予表阿霉素，可加重本药毒性；酮康唑可抑制本药的代谢；磷苯妥英、苯妥英钠可通过诱导细胞色素 P450 而降低本药作用；使用本药时接种活疫苗（如轮状病毒疫苗），可增加活疫苗感染的危险，国外资料建议使用本药时禁止接种活疫苗；处于缓解期的白血病患者，化疗结束后间隔至少 3 个月才能接种活疫苗。

④多西他赛：体外研究表明细胞色素 P4503A4 酶（CYP3A4）抑制药（如酮康唑、红霉素、环孢素等）可能干扰本品的代谢，因此当与此类药物合用时应格外小心。

⑤高三尖杉酯碱：本品与其他可能抑制骨髓功能的抗癌药物或放射疗法合并应用时，应调节本品的剂量与疗程。蒽醌类抗生素有慢性心肌毒性作用，因此，在本品用量偏大或用于老年患者时会产生急性心肌毒性，应避免对已反复采用阿霉素或柔红霉素等蒽醌类抗生素治疗的患者应用高三尖杉酯碱，以免增加心脏毒性的可能。

⑥门冬酰胺酶：泼尼松或促皮质素或长春新碱与本品合用，会增强本品的致高血糖作用，并可能增强本品引起的神经病变及红细胞生成紊乱的危险性，但有报道如先用前述各药后再用本品，则毒性似较先用本品或同时用两药者为轻；由于本品可增高血尿酸的浓度，故当与别嘌醇或秋水仙碱、磺吡酮等抗痛风药合用时，要调节上述抗痛风药的剂量以控制高尿酸血症及痛风；糖尿病患者用本品时及治疗后，均须注意调节口服降糖药或胰岛素的剂量；

本品与硫唑嘌呤、苯丁酸氮芥、环磷酰胺、环孢素、巯嘌呤、单克隆抗体 CD3 或放射疗法合用时，可提高疗效，因而应考虑减少化疗药物、免疫抑制药或放射疗法的剂量；本品与氨甲蝶呤同用时，可通过抑制细胞复制的作用而阻断氨甲蝶呤的抗肿瘤作用，有研究表明如门冬酰胺酶在给氨甲蝶呤 9～10 d 前应用或在给氨甲蝶呤后 24 h 内应用，可以避免产生抑制氨甲蝶呤的抗肿瘤作用，并可减少氨甲蝶呤对胃肠道和血液系统的不良反应。

（二）用药监护

1. 长春碱类　静脉反复注药，可致血栓性静脉炎；药液溢出血管外可造成局部坏死，应立即停止注射，并用氯化钠注射液稀释局部；或用 1% 普鲁卡因注射液局部封闭，温湿敷或冷敷；若发生皮肤破溃则按溃疡处理。

2. 紫杉烷类

（1）紫杉醇：①为减少紫杉醇严重超敏反应的发生风险，需常规进行糖皮质激素、抗组胺药和组胺 H_2 受体阻滞药预处理。可采用地塞米松 20 mg 口服，通常在用紫杉醇之前 12 h 及 6 h 给予，苯海拉明（或其同类药）50 mg 在紫杉醇之前 30～60 min 静脉注射，以及在注射紫杉醇之前 30～60 min 给予静脉注射西咪替丁（300 mg）或雷尼替丁（50 mg）。②低血压、心动过速、高血压等均可出现于紫杉醇治疗过程中，用药期间应给予心电监护，尤其是输注的第 1 个小时，若患者未出现严重的传导异常，则不需要持续的心电监护。③紫杉醇引起的外周神经毒性，可能与剂量累积和溶剂的神经毒性有关。

（2）多西他赛：骨髓抑制明显；可致持续的体液潴留及超敏反应。可口服地塞米松预处理。①在多西他赛使用的前一天、当天和用后第 1 天服用地塞米松片，每天 16 mg（例如：每日 2 次，每次 8 mg），共 3 d。②治疗前列腺癌时，同时给予强的松或强的松龙，推荐化疗前用药剂量及方案为：患者在接受多西他赛治疗前 12 h、3 h 及 1 h，口服地塞米松片 8 mg。

（三）常用药品的临床应用

1. 长春新碱

【适应证】急性白血病，尤其是儿童急性白血病，对急性淋巴细胞白血病疗效显著。恶性淋巴瘤、生殖细胞肿瘤、小细胞肺癌、尤文肉瘤、肾母细胞瘤、神经母细胞瘤、乳腺癌、慢性淋巴细胞白血病、消化道癌、黑色素瘤及多发性骨髓瘤等。

【注意事项】

（1）用药期间应定期检查外周血象、肝、肾功能。注意观察心率、肠鸣音及肌腱反射等。

（2）用药过程中，出现严重四肢麻木、膝反射消失、麻痹性肠梗阻、腹痛、心动过速、脑神经麻痹、白细胞降低、肝功能损害，应停药或减量。

（3）注入静脉时避免日光直接照射。

（4）肝功能异常时减量使用。

2. 长春碱

【适应证】主要用于实体瘤的治疗。对恶性淋巴瘤、睾丸肿瘤、绒毛膜癌疗效较好，对肺癌、乳腺癌、卵巢癌、皮肤癌、肾母细胞瘤及单核细胞白血病也有一定疗效。亦可用于治疗霍奇金病及绒毛膜上皮癌。

【注意事项】

（1）存在细菌感染时，待感染控制后才可开始使用。

（2）用药期间应严密监测血象。

3. 紫杉醇

【适应证】卵巢癌、乳腺癌及非小细胞肺癌（NSCLC）的一线和二线治疗。以及头颈癌、食管癌，精原细胞瘤，复发非霍奇金淋巴瘤等的治疗。

【注意事项】

（1）治疗前应用地塞米松、苯海拉明和 H_2 受体阻滞药进行预处理，预防可能发生的过敏反应。

（2）开始滴注 1 h 内，密切监测血压、心率和呼吸，注意过敏反应。

（3）本药应采用非聚氯乙烯材料的输液瓶和输液器，并通过小于 0.22 微米孔膜滤过。

4. 多西他赛

【适应证】用于治疗乳腺癌、非小细胞肺癌、前列腺癌、胃癌、头颈部鳞癌。

【注意事项】

（1）为了减少液体潴留，应预防性使用皮质类固醇。

（2）由于可能发生较严重的过敏反应，应具备相应的急救设施，注射期间建议密切监测主要功能指标。

（3）多西他赛治疗期间可能发生外周神经毒性，如果反应严重，则建议在下一个疗程中减低剂量。

5. 高三尖杉酯碱

【适应证】适用于各型急性非淋巴细胞白血病的诱导缓解期及继续治疗阶段，尤其对急性早幼粒细胞白血病、急性单核细胞白血病、急性粒细胞白血病疗效更佳，对慢性粒细胞白血病及真性红细胞增多症等亦有一定疗效。

【注意事项】

（1）用药期间应严密监测血常规、肝肾功能、心电图和心脏体征。

（2）原有心律失常及各类器质性心血管疾病患者应慎用或禁用本药。对严重或频发的心律失常及器质性心血管疾病患者则不宜选用本药。

6. 门冬酰胺酶

【适应证】常用于治疗急性白血病、恶性淋巴瘤、肾母细胞瘤、尤因肉瘤、儿童横纹肌肉瘤、神经母细胞瘤、多发性骨髓瘤和绒毛膜癌。也用于乳腺癌、小细胞肺癌、宫颈癌、睾丸肿瘤、卵巢癌、消化道癌、恶性黑色素瘤、慢性淋巴细胞白血病和软组织肉瘤的治疗。

【注意事项】

（1）用药期间因进行纤维蛋白原、纤维蛋白溶酶原、AT-Ⅲ（抗凝血酶Ⅲ）、蛋白 C 等检查，以监测脑出血、脑梗死、肺出血等严重凝血异常，若出现则及时处理。

（2）可能会引起严重急性胰腺炎、严重糖尿病，故用药期间应密切观察患者情况。

（3）重视感染症、出血倾向的出现或恶化。

（4）小儿及育龄患者需用药时，应考虑对性腺的影响。

【同步练习】

一、A 型题（最佳选择题）

1. 治疗乳腺癌和卵巢癌的一线药物为（　　　）

A. 紫杉醇　　　　B. 环磷酰胺　　　　C. 顺铂　　　　D. 氟尿嘧啶

E. 博来霉素

本题考点：乳腺癌和卵巢癌的一线药物。

2. 作用于微管应用于儿童急性淋巴细胞白血病的药物是（ ）

A. 长春新碱   B. 巯嘌呤   C. 氨甲蝶呤   D. 羟基脲

E. 阿糖胞苷

本题考点：作用于微管应用于儿童急性淋巴细胞白血病的药物。

3. 与顺铂和博来霉素合用首选用于睾丸癌治疗的药物是（ ）

A. 长春碱   B. 巯嘌呤   C. 氨甲蝶呤   D. 羟基脲

E. 阿糖胞苷

本题考点：与顺铂和博来霉素合用首选用于睾丸癌治疗的药物。

二、B 型题（配伍选择题）

（4～5 题共用备选答案）

A. 门冬酰胺酶   B. 紫杉醇   C. 羟基喜树碱   D. 他莫昔芬

E. 氟他米特

4. 影响氨基酸供应、阻止蛋白质合成（ ）

5. 促进微管的装配，抑制其解聚（ ）

本题考点：门冬酰胺酶、紫杉醇的作用机制。

三、C 型题（综合分析选择题）

（6～7 题共用题干）

某卵巢癌患者选用化疗方案为：紫杉醇 135 mg/m^2、iv、d1，顺铂 75 mg/m^2、iv、d1。

6. 使用紫杉醇时注意事项中错误的是（ ）

A. 治疗前使用地塞米松、苯海拉明和 H$_2$ 受体阻滞药预防过敏反应

B. 出现传导异常时应密切观察

C. 肝功能不全者慎用

D. 可以使用聚氯乙烯塑料（PVC）装置

E. 静脉滴注时先经 0.22 μm 孔膜滤过

本题考点：紫杉醇的用药注意事项。

7. 紫杉醇与其他药物合用时（ ）

A. 与顺铂合用增加清除率   B. 与顺铂合用加重骨髓抑制

C. 增加多柔比星清除率   D. 减少多柔比星所致骨髓抑制

E. 表柔比星减轻本品毒性

本题考点：紫杉醇的药物相互作用。

四、X 型题（多项选择题）

8. 阻止微管解聚的抗癌药有（ ）

A. 紫杉醇   B. 长春碱   C. 多西他赛   D. L－门冬酰胺酶

E. 喜树碱

本题考点：紫杉醇、多西他赛的作用机制。

9. 影响蛋白质合成的抗肿瘤药物是（　　）
A. 长春碱类　　　　B. 放线菌素D　　　　C. 三尖杉酯碱　　　　D. L-门冬酰胺酶
E. 阿霉素
本题考点：三尖杉酯碱、L-门冬酰胺酶的作用机制。

10. 易引起心脏毒性的药物有（　　）
A. 多柔比星　　　　B. 紫杉醇　　　　C. 三尖杉酯碱　　　　D. 他莫昔芬
E. 氟他安
本题考点：多柔比星、紫杉醇、三尖杉酯碱的不良反应。

11. 用于急性淋巴细胞白血病的药物有（　　）
A. 长春碱　　　　B. 门冬酰胺酶　　　　C. 环磷酰胺　　　　D. 阿糖胞苷
E. 氟他安
本题考点：急性淋巴细胞白血病的治疗药物。

12. 抑制微管蛋白聚合的药物有（　　）
A. 长春碱　　　　B. 氨甲蝶呤　　　　C. 紫杉醇　　　　D. 氟尿嘧啶
E. 长春新碱
本题考点：长春碱、长春新碱的作用机制。

13. 长春新碱与其他药物合用时需注意（　　）
A. 与铂类化合物合用可能增强第Ⅷ对脑神经障碍
B. 可升高细胞内氨甲蝶呤浓度
C. 可同时注射轮状病毒疫苗
D. 与替尼泊苷合用可增强神经毒性
E. 与维拉帕米合用可增强本品细胞内浓度
本题考点：长春新碱的药物相互作用。

14. 预防紫杉醇超敏反应时常规使用（　　）
A. 地塞米松　　　　B. 苯海拉明　　　　C. H_2受体阻滞药　　　　D. 肾上腺素
E. 麻黄碱
本题考点：紫杉醇的预处理：为减少紫杉醇严重超敏反应的发生风险，需常规进行糖皮质激素、抗组胺药和组胺 H_2 受体阻滞药预处理。可采用地塞米松20 mg 口服，通常在用紫杉醇之前12 h 及6 h 给予，苯海拉明（或其同类药）50 mg 在紫杉醇之前30～60 min 静脉注射，以及在注射紫杉醇之前30～60 min 给予静脉注射西米替丁（300 mg）或雷尼替丁（50 mg）。

参考答案：1. A　2. A　3. A　4. A　5. B　6. D　7. A　8. AC　9. CD　10. ABC
　　　　　　11. ABC　12. AE　13. ABDE　14. ABC

五、调节体内激素平衡的药物

【复习指导】熟悉抗雌激素类药物的药物相互作用、监护要点；熟悉他莫昔芬、托瑞米芬、氟他胺的适应证、注意事项。

（一）药理作用和临床评价

1. **分类和作用特点** 不少与内分泌有关的组织在癌变之后仍保留与其原发组织相类似的激素依赖性，如乳腺癌、前列腺癌、甲状腺癌、宫颈癌、卵巢癌和睾丸肿瘤均与相应的激素失调相关。用某些激素或激素对抗药改变体内激素的水平可以抑制某些肿瘤的生长。因此，应用某些激素或拮抗药来改变激素平衡失调状态，以抑制某些激素依赖肿瘤的生长，而无骨髓抑制等不良反应，但激素作用广泛，使用不当也会对机体产生不良影响。

调节体内激素平衡药物可分为：雌激素类；抗雌激素类；孕激素类；雄激素类；抗雄激素类。

（1）雌激素类：利用雌激素对下丘脑 – 垂体 – 性腺轴的负反馈作用。目前已很少用于治疗前列腺癌，偶用于治疗绝经后乳腺癌。代表药物：己烯雌酚、炔雌醇。

（2）抗雌激素类：主要包括他莫昔芬和托瑞米芬。其中他莫昔芬是目前临床上最常用的内分泌治疗药物，主要用于治疗乳腺癌（ER 阳性患者，绝经前、后均可使用）、化疗无效的晚期卵巢癌和晚期子宫内膜癌。

（3）孕激素类：主要包括甲羟孕酮及甲地孕酮。主要适应证为乳腺癌、子宫内膜癌、前列腺癌、肾癌，也可用于改善晚期肿瘤患者的恶病质。

（4）雄激素类：用于晚期乳腺癌，基本被替代。药物包括丙酸睾酮等。

（5）抗雄激素类：代表药氟他胺。用于晚期前列腺癌患者。

2. **典型不良反应和禁忌证**

（1）典型不良反应

①他莫昔芬：他莫昔芬通常耐受良好。治疗初期骨和肿瘤疼痛可一过性加重，继续治疗可逐渐减轻。少数病人有不良反应，胃肠道反应：食欲缺乏、恶心、呕吐、腹泻；生殖系统：月经失调、闭经、阴道出血、外阴瘙痒、子宫内膜增生、内膜息肉和内膜癌；皮肤颜面潮红、皮疹、脱发。骨髓：偶见白细胞和血小板减少；肝功能偶见异常；眼睛：长时间（17个月以上）大量（每天 240～320 mg）使用可出现视网膜病或角膜浑浊。罕见的需引起注意的不良反应：精神错乱、肺栓塞（表现为气短）、血栓形成、无力、嗜睡。

②托瑞米芬：常见的不良反应为面部潮红、多汗、阴道出血、白带、疲劳、恶心、皮疹、瘙痒、头晕及抑郁。这些不良反应通常很轻微，主要因为托瑞米芬的激素样作用。血栓栓塞事件包括深静脉栓塞及肺栓塞。用本品治疗有肝酶水平改变（转氨酶升高）及在非常罕见情形下出现严重肝功能异常（黄疸）。由于本品的部分类雌激素作用，子宫内膜增厚可能在治疗期间发生，子宫内膜的改变包括增生、息肉及肿瘤的风险增加，这可能是由于潜在的机制/类雌激素刺激有关。

③氟他胺：有关本品不良反应的最常见报道是男子乳房发育和（或）乳房触痛，有时伴溢乳，这些不良反应会随减少用药剂量或停药而消失。本品对心血管的潜在性影响小，和己烯雌酚比较，此影响显得更小。少见的不良反应有：恶心、呕吐、食欲增强、失眠和疲劳，暂时性肝功能异常和肝炎。罕见的不良反应有：性欲减退、胃不适、厌食、溃疡痛、胃灼热、便秘、浮肿、瘀斑、带状疱疹、瘙痒、狼疮样综合征、头痛、头晕、乏力、不适、视物模糊、口渴、胸痛、忧虑、压抑、淋巴水肿。精子数减少很少报道。

（2）禁忌证

①他莫昔芬：有眼底疾病者禁用；妊娠或哺乳期妇女禁用。

②托瑞米芬：预先患有子宫内膜增生或严重肝衰竭患者禁止长期服用托瑞米芬。

③氟他胺：对本品过敏者禁用。

3. 具有临床意义的药物相互作用

（1）他莫昔芬：他莫昔芬可能会增强华法林或其他香豆素衍生物的抗凝作用；与多柔比星、长春新碱、氨甲蝶呤、环磷酰胺、氟尿嘧啶等抗肿瘤药合用，可增强疗效，应注意调整剂量；不宜与雌激素合用；与抑酸药（西咪替丁、法莫替丁、雷尼替丁）等合用，应间隔1～2 h，因抑酸药可改变胃内的 pH，导致他莫昔芬肠衣片提前崩解，对胃产生刺激作用；不宜与华法林或其他芳香豆素类抗凝血药合用，因合用可使抗凝作用显著升高，应密切监测患者可能导致出血的风险；与环磷酰胺、氟尿嘧啶、氨甲蝶呤等细胞毒性药合用可增加血栓栓塞风险；与依托泊苷合用毒性增加；骨转移的患者使用他莫昔芬治疗初期使用噻嗪类利尿药等降低肾钙排泄的药物，可增加高钙血症的风险。

（2）托瑞米芬：本品与使肾排泄钙减少的药物如噻嗪类药物合用后有增加高钙血症的危险；酶诱导药如苯巴比妥，苯妥英和卡马西平可增加本品的代谢率，使其在血清中达稳态时的浓度下降，出现这种情况时应将本品的日剂量加倍；已知抗雌激素药物与华法林类抗凝药合用后可导致出血时间过度延长，因此本品应避免与上述药物合用；本品主要通过 CYP3A 酶系统进行代谢，因此，CYP3A 酶系统抑制药如酮康唑及类似的抗真菌药、红霉素及三乙酰夹竹桃霉素在理论上抑制本品的代谢，故本品与此类药物合用时需慎重。

（3）氟他胺：一些病人接受新双香豆素与本品合并用药时，可见凝血酶原时间延长，因此，必须监测凝血酶原时间，以此决定首剂和维持抗凝药的用量。曾有报道当本品与茶碱合用时会出现茶碱血浆浓度的增加。CYP1A2 是茶碱主要代谢酶，同样也是氟他胺转化成其性物质 2 – 羟基氟他胺的主要代谢酶。

（二）用药监护

1. 用前须监测雌激素受体表达和肝药酶的多态性　他莫昔芬 Z 型进入细胞内与雌激素受体竞争性结合，形成受体复合物，抑制雌激素作用和乳腺癌细胞增殖。对雌激素受体或孕激素受体阳性者易出现疗效。他莫昔芬为前药，主要在肝经 CYP2D6 代谢，为乳腺癌患者开具他莫昔芬处方以前应先监测 CYP2D6 的基因多态性。

2. 用药期间避免怀孕

（1）他莫昔芬可促进排卵，患有乳腺癌绝经前妇女不宜应用。如需使用须同服抗促性腺激素类药。

（2）治疗期间和停药后 2 个月，严格避孕、禁用雌激素类避孕药。

（3）如患者子宫异常出血，应立即进行检查。

（三）常用药品的临床应用

1. 他莫昔芬

【适应证】治疗女性复发、转移乳腺癌；用作乳腺癌手术后转移的辅助治疗，预防复发。

【注意事项】

（1）用药期间若出现异常阴道出血，建议立即联系医生，明确出血原因。

（2）对于绝经期前的妇女，在开始他莫昔芬治疗前必须排除妊娠，并且在治疗期间应采取有效的非激素避孕措施。

（3）有与他莫昔芬治疗有关的子宫内膜良性和恶性病变的发生率增高的报告。

2. 托瑞米芬

【适应证】适用于治疗绝经后妇女雌激素受体阳性或不详的转移性乳腺癌。

【注意事项】

（1）治疗前进行妇科检查，严谨检查是否已预先患有子宫内膜异常，之后最少每年进行1次妇科检查。附加子宫内膜癌风险患者，例如高血压或糖尿病患者，或肥胖高体重指数（＞30）患者，或有用雌激素替代治疗病史患者应严密监测。

（2）既往有血栓性疾病病史的患者一般不接受枸橼酸托瑞米芬治疗。

（3）对非代偿性心功能不全、严重心绞痛、骨转移（可能出现高钙血症）患者，应密切监测。

（4）运动员慎用。

3. 氟他胺

【适应证】本品适用于以前未经治疗，或对激素控制疗法无效或失效的晚期前列腺癌病人，可单独使用（睾丸切除或不切除）或与促黄体生成激素释放激素（LHRH）激动药合用。作为治疗局限性 B2－C2（T2b－T4）型前列腺癌的一部分，本品也可缩小肿瘤体积和加强对肿瘤的控制以及延长无病生存期。

【注意事项】

（1）本药可能造成肝功能损害，转氨酶高于正常值 2～3 倍的患者不能服用本药，患者必须定期检查肝功能，如黄疸加重或氨基转移酶高于正常值 2～3 倍停用。

（2）与 LHRH 激动药联合用药治疗时，患者不可以随意停药或改变剂量方案。

（3）未接受药物或手术去势的患者，长期使用本品应定期进行精子计数检查，发生异常应减量或停药。

（4）与华法林同服时调整华法林的剂量。

（5）可增加睾酮和雌二醇的血浆浓度引起液体潴留。

【同步练习】

一、A 型题（最佳选择题）

1. 停经后晚期乳腺癌的首选药物是（　　）

A. 他莫昔芬　　　　B. 巯嘌呤　　　　C. 氨甲蝶呤　　　　D. 羟基脲

E. 阿糖胞苷

本题考点： 他莫昔芬的适应证。

2. 不能用于绝经前乳腺癌患者的药物是（　　）

A. 阿那曲唑　　　　B. 己烯雌酚　　　　C. 炔雌醇　　　　D. 托瑞米芬

E. 他莫昔芬

本题考点： 阿那曲唑的适应证。

3. 不宜与他莫昔芬合用的药物是（　　）

A. 多柔比星　　　　B. 长春新碱　　　　C. 氨甲蝶呤　　　　D. 环磷酰胺

E. 雌激素

本题考点： 他莫昔芬的药物相互作用。

二、B 型题（配伍选择题）

（4～5 题共用备选答案）

A. 氟他胺　　　　B. 他莫昔芬　　　　C. 氨鲁米特　　　　D. 紫杉醇

E. 阿糖胞苷

4. 竞争性拮抗雌激素受体的药物是（ ）

5. 竞争性拮抗雄激素受体的药物是（ ）

本题考点： 氟他胺、他莫昔芬的作用机制。

三、C型题（综合分析选择题）

（6～7题共用题干）

某乳腺癌患者雌激素受体（ER）阳性，术后选用化疗方案为：口服他莫昔芬20 mg/d。

6. 他莫昔芬与其他药物合用时注意事项中错误的是（ ）

A. 与雌激素合用疗效增强

B. 他莫昔芬肠衣片与西咪替丁间隔1～2 h服用

C. 与华法林合用抗凝作用增强

D. 与环磷酰胺合用血栓栓塞风险增加

E. 与噻嗪类利尿药合用高钙血症风险增加

本题考点： 他莫昔芬与其他药物合用时注意事项。

7. 他莫昔芬的用药监护要点错误的是（ ）

A. 雌激素受体阳性者及阴性患者均易出现疗效

B. 乳腺癌应用他莫昔芬前应监测CYP2D6基因多态性

C. 可促进排卵

D. 治疗期间和停药后2个月患者不得使用雌激素类药避孕

E. 发现子宫异常出血，应立即进行检查

本题考点： 他莫昔芬的用药监护。

四、X型题（多项选择题）

8. 他莫昔芬用于治疗（ ）

A. 雌激素受体阳性的晚期乳腺癌　　B. 晚期卵巢癌

C. 宫体癌　　　　　　　　　　　　D. 转移性前列腺癌

E. 前列腺增生

本题考点： 他莫昔芬的适应证。

9. 使用托瑞米芬时应注意（ ）

A. 治疗前检查是否有子宫内膜异常　　B. 严重心绞痛患者密切观察

C. 骨转移患者用药后可能出现高钙血症　D. 运动员慎用

E. 肝功能损害患者慎用

本题考点： 托瑞米芬的用药注意事项。

10. 使用氟他胺时应注意（ ）

A. AST及ALT高于正常值2～3倍的患者不能服用

B. 氨基转移酶高于正常值2～3倍应停药

C. 与LHRH激动药联合用药时患者不可随意停药

D. 心脏病患者慎用

E. 可增加睾酮和雌二醇血浆浓度

本题考点： 氟他胺的用药注意事项。

参考答案： 1. A 2. A 3. E 4. B 5. A 6. A 7. A 8. ABC 9. ABCDE 10. ABCDE

六、靶向抗肿瘤药

【复习指导】熟悉和掌握靶向抗肿瘤药物的分类及代表药物；熟悉各类药物的典型不良反应与主要禁忌证；熟悉酪氨酸激酶抑制药及单克隆抗体的监护要点；了解吉非替尼、厄洛替尼、利妥昔单抗、曲妥珠单抗、西妥昔单抗的适应证及注意事项。

（一）药理作用和临床评价

1. 分类和作用特点

靶向抗肿瘤药包括：小分子靶向药物（主要包括酪氨酸激酶抑制药）和单克隆抗体药物。

酪氨酸激酶抑制药通过直接作用于表皮生长因子受体（EGFR）的细胞内 ATP 结合位点而抑制其酶氨酸激酶活性，起到阻断信号传导和抑制肿瘤细胞增殖的作用。单克隆抗体药物以肿瘤细胞或肿瘤微环境中特定的受体或基因表达产物作为靶点，能特异性地与靶细胞表面或循环中的配体结合，影响与该配体相关的功能，选择性杀伤特定细胞。曲妥珠单抗、利妥昔单抗、西妥昔单抗主要通过上述机制发挥作用，贝伐珠单抗作用机制较为特殊，主要通过与循环中血管内皮生长因子（VEGF）结合，阻碍 VEGF 与其受体在内皮细胞表面药物相互作用而起作用。

2. 典型不良反应和禁忌证

（1）典型不良反应

①吉非替尼和厄洛替尼：最常见的不良反应为腹泻和皮肤反应（包括皮疹、痤疮、皮肤干燥和瘙痒），一般见于服药后的第一个月内，通常是可逆性的。吉非替尼和厄洛替尼治疗期间有发生间质性肺炎的可能，表现为呼吸困难、咳嗽、低热和血氧饱和度降低，治疗过程中也应密切监测有无间质性肺病发生的可能性。

②索拉非尼和舒尼替尼：最常见的不良反应为腹泻和皮肤反应，但发生率较吉非替尼和厄洛替尼低。除此之外，二者可引起手足综合征，严重时可引起明显的疼痛并影响患者的日常生活。同时由于其抗血管生成作用，可引起高血压。此外，此类药物也可引起骨髓抑制，Q-T 间期延长、有症状的心功能不全和甲状腺功能减退。因此，治疗前及治疗过程中应严密监测血常规、心功能和甲状腺功能。

③单克隆抗体：可引起轻、中度的过敏反应，表现为发热、寒战、头痛、皮疹等，少数患者可发生严重过敏反应，出现血压下降、气管痉挛、呼吸困难等。多发生于第一次用药时，尤其是首次剂量较高时。肺功能不全或高肿瘤负荷者发生严重的细胞因子释放综合征或肿瘤溶解综合征的风险增高，临床表现为严重的呼吸困难（常伴支气管痉挛和低氧血症）、发热（可能出现高热惊厥）、寒战、荨麻疹和血管性水肿为特征。

西妥昔单抗治疗的皮肤反应较常见（约80%），其中约15%症状严重，且皮肤反应的严重程度与疗效呈正相关。曲妥珠单抗常见的不良反应包括：皮疹、输液反应、发热、恶心、呕吐、腹泻、感染、咳嗽加重、头痛、乏力、呼吸困难、中性粒细胞减少、贫血和肌痛。

应重视曲妥珠单抗的心脏毒性，在治疗过程中应密切观察有无心脏功能减退的症状和体征，定期评估左心室功能，若患者出现临床显著的左心室功能减退应考虑停用曲妥珠单抗。

（2）禁忌证

①吉非替尼：对本品严重过敏者禁用。

②厄洛替尼：对本品过敏者禁用。

③利妥昔单抗：严重活动性感染或免疫应答严重损害（如低 γ 球蛋白血症，CD4 或 CD8 细胞计数严重下降）的患者禁用；严重心力衰竭（NYHA 分类 IV）患者禁用；妊娠期间禁止利妥昔单抗与氨甲蝶呤联合用药。

④曲妥珠单抗：对本品过敏者禁用。

⑤西妥昔单抗：对本品有严重超敏反应（3 级或 4 级）者禁用。

3. 具有临床意义的药物相互作用

（1）吉非替尼：吉非替尼主要通过肝细胞色素 P450 系统的 CYP3A4 代谢。所以吉非替尼可能会与诱导、抑制或为同一肝酶代谢的药物发生相互作用。在健康志愿者中将吉非替尼与伊曲康唑（一种 CYP3A4 抑制药）合用，吉非替尼的平均曲线下面积（AUC）升高 80%。由于药物不良反应与剂量及暴露量相关，该升高可能有临床意义。与能明显持续升高胃 pH ≥5 的药物合用，可使吉非替尼的平均 AUC 降低 47%，这可能降低吉非替尼疗效。将吉非替尼与利福平（已知的强 CYP3A4 诱导药）同时给药，吉非替尼的平均 AUC 比单服时降低 83%。诱导 CYP3A4 活性的物质可增加吉非替尼的代谢并降低其血浆浓度。因此，与 CYP3A4 诱导药（如苯妥英、卡马西平、巴比妥类或圣约翰草）合用可降低疗效。在 II 期临床研究中，将本品与长春瑞滨同时服用，显示本品可能会加剧长春瑞滨引起的中性白细胞减少作用。

（2）厄洛替尼：体外研究发现，厄洛替尼是 CYP1A1 的强效抑制药、CYP3A4 和 CYP2C8 的中度抑制药、UGT1A1 诱导的葡萄苷酸化的强抑制药。任何通过这些酶代谢的药物或者酶的抑制药或诱导药均有可能与厄洛替尼发生相互作用。本品与他汀类药物合用可能增加他汀类药物引起的肌病包括罕见的横纹肌溶解症的发生率。已知吸烟会诱导 CYPIA1 和 CYPIA2，导致厄洛替尼暴露量减少 50%～60%，建议吸烟者戒烟。

（3）利妥昔单抗：利妥昔单抗与顺铂、多柔比星、紫杉醇、拓扑替康、伊立替康、吉西他滨联合应用增强抗肿瘤疗效。利妥昔单抗用药期间禁止接种活疫苗，因可能增加活疫苗感染的危险性。在治疗前 12 h 及治疗过程中应避免应用抗高血压药。利妥昔单抗与顺铂联合应用，可致严重的肾毒性。既往有心血管病的患者在使用利妥昔单抗治疗过程中应严密监测并调整抗心绞痛药剂量。

（4）曲妥珠单抗：在临床试验中，曲妥珠单抗与紫杉醇联用时，曲妥珠单抗血清浓度相对基线升高 1.5 倍。

（5）西妥昔单抗：与伊立替康联用，未见安全性和药动学参数的相互影响。本药与其他药物的相互作用尚未进行研究。

（二）用药监护

1. 酪氨酸激酶抑制药

（1）基因检测：吉非替尼和厄洛替尼在用药前建议进行 EGFR 基因检测，观察是否存在基因突变，EGFR 突变型的患者为使用吉非替尼、厄洛替尼的优势人群。

（2）皮肤反应：皮疹往往为痤疮样，其严重程度与疗效相关。轻、中度皮疹无须特殊处理，应避免日晒，涂抹润肤露和含糖皮质激素软膏或口服抗过敏药氯苯那敏、阿司咪唑和氯雷他定等，伴发感染时可局部涂抹抗生素软膏或口服抗生素。

（2）腹泻：轻、中度腹泻者可口服蒙脱石散或洛哌丁胺，同时补充液体和电解质，严重者宜短暂停药以利于恢复。

（3）肺毒性：虽然间质性肺炎的发生率极低但可致死，可出现呼吸困难、咳嗽、低热和血氧饱和度降低，影像学上有肺间质的毛玻璃样改变等症状，治疗期间应监测患者呼吸、血氧饱和度并给予肺影像学检查，一旦确认为间质性肺炎应立即停用予以治疗。

（4）肝功能异常：吉非替尼和厄洛替尼均经肝代谢，可以引起无症状的肝转氨酶 AST、ALT 升高。

（5）注意肝药酶的相互作用：多数酪氨酸激酶抑制药通过肝药酶 CYP3A4 代谢，与 CYP3A4 抑制药（胺碘酮、氟康唑、酮康唑、伊曲康唑、西咪替丁、环丙沙星、克拉霉素、地那韦定、地尔硫、多西环素、依诺沙星、红霉素、氟伏沙明等）联合应用，可增加伊马替尼、厄洛替尼、吉非替尼的 AUC。与 CYP3A4 诱导药（利福平、巴比妥类、波生坦、卡马西平、糖皮质激素、莫达非尼、奈韦拉平、奥卡西平、苯妥英钠、苯巴比妥、扑米酮、吡格列酮）联合应用，可降低上述药的 AUC。

2. 单克隆抗体

（1）输液反应：一般在开始治疗前 30～60 min 给予解热镇痛药和抗组胺药，也可考虑应用糖皮质激素，以预防过敏反应发生。首次用药时应缓慢输注，并密切观察血压、呼吸、心率、体温等，不能直接静脉注射或通过其他途径给药。如出现轻度过敏反应，可不必停药，减慢输注速度或暂停输注多可缓解，缓解后可继续用药，但须密切观察。如发生严重过敏反应即刻永久停药，立即使用肾上腺素、抗组胺药和皮质激素等对症处理，在缓解后继续密切监护足够长的时间。

（2）皮肤反应：使用西妥昔单抗发生严重的皮肤反应时必须停药；当皮肤反应恢复到 2 级后，才能重新开始治疗。

（3）心脏毒性：给予首剂曲妥珠单抗之前，尤其是先前使用过蒽环类抗肿瘤抗生素的患者，均应进行心脏基线评估，包括病史、体格检查、心电图（ECG）、超声心动图。基线时进行心脏评估，治疗期间每 3 个月重新评估一次，中止治疗后每 6 个月重新评估一次，直至停止曲妥珠单抗给药治疗后 24 个月。若左心射血分数（LVEF 值）相对基线下降 10 个百分点，或下降至 50% 以下，则应暂停使用曲妥珠单抗，并在约 3 周内重复评估 LVEF。若 LVEF 无改善，或进一步下降，除非认为患者的获益大于风险，否则强烈建议终止曲妥珠单抗用药。对于发生无症状心功能不全的患者，应增加监测频率（如每 6～8 周一次）。若患者的左心室功能持续减退，但仍保持无症状，在观察不到曲妥珠单抗临床获益时，应考虑中断治疗。

（4）细胞因子释放综合征：利妥昔单抗可致细胞因子释放综合征，淋巴瘤患者循环中有大量恶性肿瘤细胞或高肿瘤负荷者，发生严重的细胞因子释放综合征或肿瘤溶解综合征的风险较高，反应重者可出现严重的呼吸困难（常伴支气管痉挛和低氧血症）、发热（可能出现高热惊厥）、寒战、荨麻疹和血管性水肿为特征。还可伴随出现一些肿瘤溶解综合征的特征，如高尿酸血症、高钾血症、低钙血症、LDH 升高、急性肾衰竭危及生命的呼吸衰竭。这类患者在第一次静脉滴注利妥昔单抗时应考虑减慢滴注速度。肿瘤溶解综合征危险因素患者（肿瘤负荷大、增殖比率高而对化疗药敏感的患者）在进行放化疗前即采取充分水化、利尿、碱化尿液、服用别嘌醇等措施。

（5）胃肠道穿孔：在应用贝伐珠单抗的过程中，如果患者出现腹痛，在进行鉴别诊断时应考虑胃肠道穿孔的可能。对于发生了胃肠道穿孔的患者，贝伐珠单抗应永久停用。

（6）手术和伤口愈合并发症：使用贝伐珠单抗可能出现伤口愈合及手术并发症（包括严重及致命的）的概率会增加。为了避免出现影响伤口愈合/伤口开裂的风险，在贝伐珠单抗治疗停止后和进行择期手术之间的最适当的间隔时间，目前还没有定论。手术前至少停药28 d。手术后至少28 d及伤口完全恢复之前不能使用贝伐珠单抗。

（7）出血：有严重出血或者近期曾有咯血的患者（≥1/2茶匙鲜血）不应该接受贝伐珠单抗治疗。治疗中出现 NCI – CTC 3 级或 4 级出血的患者应永久停用贝伐珠单抗。

3. 特殊人群用药注意事项

（1）妊娠期妇女：免疫球蛋白 IgG 可透过胎盘屏障，权衡利弊后再决定是否应用。

（2）育龄期妇女：在使用单抗的过程中及治疗后的 12 个月，应采取有效的避孕措施。

（3）哺乳期妇女：母体的 IgG 可由乳汁分泌，使用单抗类药物治疗期间和最后 1 次用药后 1 个月内不应哺乳。

（4）老年患者：无须调整剂量。

（三）常用药品的临床应用

1. 吉非替尼

【适应证】本品单药适用于表皮生长因子受体（EGFR）基因具有敏感突变的局部晚期或转移性非小细胞肺癌（NSCLC）患者的一线治疗。两个大型的随机对照临床试验结果表明：吉非替尼联合含铂化疗方案一线治疗局部晚期或转移性非小细胞肺癌（NSCLC）未显示出临床获益，所以不推荐此类联合方案作为一线治疗。本品单药可试用于治疗既往接受过至少一次化学治疗失败的局部晚期或转移性非小细胞肺癌（NSCLC）。不推荐本品用于 EG-FR 野生型非小细胞肺癌（NSCLC）患者。

【注意事项】

（1）可能引起间质性肺病，可急性发作，表现为急性的呼吸困难，伴有咳嗽、低热、呼吸道不适和动脉血氧饱和度低。

（2）用药期间，患者如果出现任何眼部症状、严重或持续的腹泻、恶心、呕吐或厌食等加重的情况，需给予处理。

（3）用药期间，可出现乏力的症状，出现这些症状的患者不宜驾驶或操纵机器。

（4）有报道，在本药治疗期间合用华法林的患者出现国际标准化比值（INR）增高和（或）出血事件，故应定期监测其凝血酶原时间或 INR。

2. 厄洛替尼

【适应证】用于局部晚期或转移的非小细胞肺癌的二线治疗；与吉西他滨联合治疗局部晚期、不可切除或转移性的胰腺癌。

【注意事项】

（1）pH 升高时，厄洛替尼的溶解度降低，故影响上消化道 pH 的药物（如：质子泵抑制药、雷尼替丁）可能会影响厄洛替尼的溶解度，进而影响其生物利用度。可在 H_2 受体阻断药给药前 2 h 或给药后 10 h 给予本药。

（2）已知吸烟会诱导 CYPIA1 和 CYPIA2，导致厄洛替尼暴露量减少 50%～60%，建议吸烟者戒烟。

3. 利妥昔单抗

【适应证】本品适用于：复发或耐药的滤泡性中央型淋巴瘤（国际工作分类 B、C 和 D

亚型的 B 细胞非霍奇金淋巴瘤）的治疗。先前未经治疗的 CD20 阳性Ⅲ–Ⅳ期滤泡性非霍奇金淋巴瘤，患者应与标准 CVP 化疗（环磷酰胺、长春新碱和强的松）8 个周期联合治疗。CD20 阳性弥漫大 B 细胞性非霍奇金淋巴瘤（DLBCL）应与标准 CHOP 化疗（环磷酰胺、阿霉素、长春新碱、强的松）8 个周期联合治疗。

【注意事项】

（1）严重输液反应通常出现在利妥昔单抗输注开始后的 0.5~2 h，其特征为肺部事件的发生，表现为组织缺氧、肺浸润和急性呼吸衰竭，应立即终止输液，并给予对症处理。

（2）本药输注过程中可能会发生低血压，故在输液之前 12 h 以及输注过程中，应该考虑停用抗高血压药物。

（3）本药不用于治疗同时患有严重活动性感染的患者。

（4）本药治疗后，不建议使用活病毒疫苗进行接种。

（5）严重细胞因子释放综合征的患者：停止滴注，并予以对症治疗，严密监护至症状和体征消失。

（6）严重的皮肤黏膜反应：对症治疗。

（7）骨髓功能差的患者：慎用。

（8）超敏反应：密切注意观察，及时处理。

4. 曲妥珠单抗

【适应证】

（1）转移性乳腺癌：本品适用于原癌基因人类表皮生长因子受体 2（HER2）过度表达的转移性乳腺癌；作为单一药物治疗已接受过 1 个或多个化疗方案的转移性乳腺癌；与紫杉醇或者多西他赛联合，用于未接受化疗的转移性乳腺癌患者。

（2）乳腺癌辅助治疗：本品单药适用于接受了手术、含蒽环类抗生素辅助化疗和放疗后的 HER2 过度表达乳腺癌的辅助治疗。

（3）转移性胃癌：本品联合卡培他滨或 5–氟尿嘧啶和顺铂适用于既往未接受过针对转移性疾病治疗的 HER2 过度表达的转移性胃腺癌或胃食管交界腺癌患者；曲妥珠单抗只能用于 HER2 过度表达的转移性胃癌患者。HER2 过度表达的定义为使用已验证的检测方法得到 IHC3 + 或 IHC2 +/FISH + 结果。

【注意事项】

（1）心脏毒性：曲妥珠单抗可引起左心室功能不全、心律失常、高血压、有症状的心力衰竭、心肌病、心源性死亡，也可引起有症状的左心室射血分数（LVEF）降低。可见于接受曲妥珠单抗单药或蒽环类（多柔比星或表柔比星）化疗序贯曲妥珠单抗联合紫杉类治疗的患者。应尽量避免停用曲妥珠单抗后 27 周内给予蒽环类药物治疗，若必须用药，则应密切监测患者的心脏功能。治疗前应进行全面的基础心脏评价，治疗中应评估左心室功能，若出现显著的左心室功能减退应考虑停药。

（2）无菌注射用水中的防腐剂苯甲醇，可致新生儿和 3 岁以下儿童的毒性反应。对苯甲醇过敏的患者，应使用注射用水重新配制，且仅限当次用药，弃去未使用部分。

（3）不能使用 5% 的葡萄糖溶液，因其可使蛋白聚集。

5. 西妥昔单抗

【适应证】本品单用或与伊立替康（irinotecan）联合用于表皮生长因子（EGF）受体过度表达的、对以伊立替康为基础的化疗方案耐药的转移性直肠癌的治疗。

【注意事项】

（1）轻至中度皮肤毒性反应无须调整剂量，发生重度皮肤毒性反应者，应酌情减量。

（2）严重的输液反应发生率为3%，以突发性气道梗阻、荨麻疹和低血压为特征。发生轻至中度输液反应时，可减慢输液速度或服用抗组胺药物，若发生严重的输液反应需立即停止输液，静脉注射肾上腺素、糖皮质激素、抗组胺药物并给予支气管扩张药及吸氧等治疗。

【同步练习】

一、A型题（最佳选择题）

1. 不属于单克隆抗体的药物是（　　）

A. 厄洛替尼　　　B. 西妥昔单抗　　　C. 贝伐珠单抗　　　D. 利妥昔单抗

E. 曲妥珠单抗

本题考点： 肿瘤治疗中的单克隆抗体药物品种。

2. 靶向治疗表皮生长因子受体-2过度表达的转移性乳腺癌的药物为（　　）

A. 雌激素　　　B. 利妥昔单抗　　　C. 贝伐珠单抗　　　D. 他莫昔芬

E. 曲妥珠单抗

本题考点： 曲妥珠单抗的适应证。

3. 靶向肿瘤细胞酪氨酸激酶的药物为（　　）

A. 吉非替尼　　　B. 紫杉醇　　　C. 环磷酰胺　　　D. 白消安

E. 氨甲蝶呤

本题考点： 属于酪氨酸激酶抑制药的药物。

二、B型题（配伍选择题）

（4～6题共用备选答案）

A. 曲妥珠单抗　　　B. 利妥昔单抗　　　C. 吉非替尼　　　D. 氟他胺

E. 门冬酰胺酶

4. 转移性非小细胞肺癌（　　）

5. CD20阳性弥漫大B细胞性非霍奇金淋巴瘤（　　）

6. 表皮生长因子受体-2过度表达的转移性乳腺癌（　　）

本题考点： 转移性非小细胞肺癌、非霍奇金淋巴瘤、转移性乳腺癌的靶向治疗。

三、C型题（综合分析选择题）

（7～8题共用题干）

某乳腺癌患者术后选用化疗方案为：曲妥珠单抗2 mg/kg加多西他赛100 mg/m^2，iv。

7. 曲妥珠单抗临床监护要点错误的是（　　）

A. 治疗前筛查雌激素受体，阳性患者进行治疗

B. 首次用药，开始时应缓慢滴注

C. 观察有无心脏功能减退等症状

D. 治疗前筛查雌激素受体，阴性患者进行治疗

E. 注意肿瘤溶解综合征

本题考点： 曲妥珠单抗的监护要点。

8. 曲妥珠单抗的注意事项中错误的是（　　）

A. 不能使用 5% 葡萄糖注射液为溶药　　B. 可用 0.9% 氯化钠注射液为溶媒配制

C. 不可与其他药物混合输注　　D. 对新生儿安全有效

E. 出现显著的左心室功能减退时不必停药

本题考点：曲妥珠单抗的用药注意事项。

四、X 型题（多项选择题）

9. 酪氨酸激酶抑制药的主要不良反应有（　　）

A. 皮肤毒性　　B. 腹泻

C. 间质性肺炎　　D. 男子乳房发育

E. 无症状的肝转氨酶 AST 及 ALT 升高

本题考点：酪氨酸激酶抑制药的主要不良反应。

10. 可增加吉非替尼的代谢并降低其血浆浓度的药物有（　　）

A. 苯妥英钠　　B. 卡马西平　　C. 利福平　　D. 圣约翰草

E. 伊曲康唑

本题考点：吉非替尼的代谢及药物相互作用。吉非替尼：通过 CYP3A4 酶代谢。CYP3A4 活性诱导药（如苯妥英钠、卡马西平、利福平、巴比妥类或圣约翰草）可增加吉非替尼的代谢并降低其血浆浓度，降低其疗效。

11. 可增加厄洛替尼血药浓度的药物有（　　）

A. 酮康唑　　B. 环丙沙星　　C. 卡马西平　　D. 利福平

E. 苯妥英钠

本题考点：厄洛替尼的药物相互作用。CYP3A4 抑制药：酮康唑、环丙沙星增加厄洛替尼血药浓度。

12. 利妥昔单抗与其他药物合用时（　　）

A. 与顺铂联合应用有严重肾毒性

B. 治疗前 12 h 及治疗过程中禁用抗高血压药

C. 既往有心血管病的患者应调整抗心绞痛药剂量

D. 增加活疫苗感染率

E. 与顺铂联合用药使肾毒性减弱

本题考点：利妥昔单抗与顺铂、多柔比星、紫杉醇、拓扑替康、伊立替康、吉西他滨联合应用增强抗肿瘤疗效。利妥昔单抗用药期间禁止接种活疫苗，因可能增加活疫苗感染的危险性。在治疗前 12 h 及治疗过程中应避免应用抗高血压药。利妥昔单抗与顺铂联合应用，可致严重的肾毒性。既往有心血管病的患者在使用利妥昔单抗治疗过程中应严密监测并调整抗心绞痛药剂量。

13. 利妥昔单抗的适应证包括（　　）

A. 复发或耐药的滤泡性中央性淋巴瘤

B. CD20 阳性Ⅲ～Ⅳ期滤泡性非霍奇金淋巴瘤

C. CD20 阴性Ⅲ～Ⅳ期滤泡性非霍奇金淋巴瘤

D. CD20 阳性弥漫大 B 细胞性非霍奇金淋巴瘤

E. CD20 阴性弥漫大 B 细胞性非霍奇金淋巴瘤

本题考点： 利妥昔单抗的适应证为未经治疗的 CD20 阳性 Ⅲ～Ⅳ 期滤泡性非霍奇金淋巴瘤联合 CVP（环磷酰胺、长春新碱和泼尼松）治疗 8 个周期；CD20 阳性弥漫大 B 细胞性非霍奇金淋巴瘤（DLBCL），联合 CHOP 标准（环磷酰胺、多柔比星、长春新碱、泼尼松）治疗 8 个周期。

14. 利妥昔单抗的注意事项包括（　　）
A. 出现严重细胞因子释放综合征时停药
B. 注意超敏反应
C. 有心脏病史患者滴注前 12 h 及滴注期间应考虑停用抗高血压药
D. 出现严重的皮肤黏膜反应
E. 适用于骨髓功能差的患者

本题考点： 利妥昔单体的注意事项。

15. 曲妥珠单抗的适应证包括（　　）
A. 表皮生长因子受体 -2 过度表达的转移性乳腺癌
B. 表皮生长因子受体 -2 阴性的转移性乳腺癌
C. 已接受过 1 个或多个化疗方案的转移性乳腺癌
D. 联合紫杉类药治疗未接受过化疗的转移性乳腺癌
E. 前列腺癌

本题考点： 曲妥珠单抗的适应证包括：表皮生长因子受体 -2 过度表达的转移性乳腺癌；已接受过 1 个或多个化疗方案的转移性乳腺癌；联合紫杉类药治疗未接受过化疗的转移性乳腺癌。

参考答案： 1. A　2. E　3. A　4. C　5. B　6. A　7. A　8. E　9. ABCE　10. ABCD
　　　　　　11. AB　12. ABCD　13. ABD　14. ABCD　15. ACD

七、放疗与化疗止吐药

【复习指导】掌握止吐药的分类及代表药物；熟悉各类止吐药典型的不良反应及主要禁忌证；熟悉昂丹司琼、阿瑞吡坦的药物相互作用；熟悉昂丹司琼、阿瑞吡坦的适应证及注意事项。

（一）药理作用和临床评价

1. 分类和作用特点

（1）化疗药所致恶心、呕吐的机制：化疗药物刺激胃和近段小肠黏膜，肠嗜铬细胞释放神经递质刺激肠壁上的迷走神经和内脏神经传入纤维，将信号传入到脑干直接刺激呕吐中枢的神经核，或间接通过化学感受器触发区启动呕吐反射。与化疗所致恶心、呕吐关系最密切的神经递质为 5 - 羟色胺（5 - HT）、P 物质和大麻素，其他还包括多巴胺、乙酰胆碱和组胺等。

（2）抗肿瘤药物的致吐性分级：一般可将抗肿瘤药物分为高度、中度、低度和轻微 4 个致吐风险等级，是指如不予以预防处理呕吐发生率分别为高度（＞90%）、中度（30%～90%）、低度（10%～30%）和轻微（＜10%）。

①高度致吐级别：包括顺铂、卡莫司汀（＞250 mg/m²）、环磷酰胺（≥1500 mg/m²）、

异环磷酰胺（$\geq 2\ g/m^2$）、多柔比星（$> 60\ mg/m^2$）、表柔比星（$> 90\ mg/m^2$）、达卡巴嗪、丙卡巴肼、六甲蜜胺、氮芥及 AC 方案（阿霉素或表阿霉素＋环磷酰胺）。

②中度致吐级别：包括多柔比星（$\leq 60\ mg/m^2$）、表柔比星（$\leq 90\ mg/m^2$）、伊达比星、异环磷酰胺（$< 2\ g/m^2$）、伊立替康、美法仑、柔红霉素、卡铂、奥沙利铂、苯达莫司汀、卡莫司汀（$\leq 250\ mg/m^2$）、环磷酰胺（$\leq 1500\ mg/m^2$）、阿糖胞苷（$> 200\ mg/m^2$）、氨甲蝶呤（$\geq 250\ mg/m^2$）、白介素－2 > 1200 万～1500 万 U/m^2、α－干扰素≥ 1000 万 IU/m^2。

③低致吐级别：多西他赛、阿霉素（脂质体）、依托泊苷、5－氟尿嘧啶、氟尿苷、吉西他滨、丝裂霉素、米托蒽醌、紫杉醇、白蛋白紫杉醇、培美曲塞、塞替派、拓扑替康、卡培他滨、替加氟、氟达拉滨、沙利度胺、来那度胺、阿糖胞苷（低剂量 $100 \sim 200\ mg/m^2$），甲氨蝶呤（$50\ mg \sim 250\ mg/m^2$），α－干扰素（500 万～1000 万 U/m^2）。

④轻微致吐级别：门冬酰胺酶、博来霉素（平阳霉素）、克拉屈滨、阿糖胞苷（$< 100\ mg/m^2$）、长春瑞滨、地西他滨、右雷佐生、氟达拉滨、α－干扰素≤ 500 万 U/m^2、苯丁酸氮芥、羟基脲、美法仑、硫鸟嘌呤。

（3）止吐药物分类

①多巴胺受体阻滞药：通过阻断多巴胺 D_2 受体，轻度抑制 5－HT_3 受体，作用于延髓 CTZ 多巴胺受体发挥中枢性止吐作用。代表药物有甲氧氯普胺。

（2）5－HT_3 受体阻滞药：通过拮抗外周和中枢神经 5－HT_3 受体，阻断胃肠道嗜铬细胞释放的 5－HT 与 5－HT_3 受体的结合，起到止吐作用。代表药物有昂丹司琼、格雷司琼、托烷司琼以及第二代的长效药物帕洛诺司琼。

（3）神经激肽－1 受体（NK－1 受体）阻滞药：主要存在于胃肠道与中枢神经系统中的 P 物质有致吐作用，NK－1 受体阻滞药通过抑制 P 物质起到止吐作用。代表药物：阿瑞吡坦、福沙吡坦。

2. 典型不良反应和禁忌证

（1）典型不良反应

①昂丹司琼：可有头痛、腹部不适、便秘、口干、皮疹、偶见支气管哮喘或过敏反应、短暂性无症状转氨酶增加。偶见运动失调、癫痫发作、胸痛、心律不齐、低血压及心动过缓等罕见报告。

②阿瑞吡坦：常见嗜睡和疲乏、虚弱；偶见史蒂文斯－约翰综合征、血管神经水肿和风疹。

（2）禁忌证

①昂丹司琼：对本品过敏者、胃肠梗阻者禁用。

②阿瑞吡坦：本品不应与匹莫齐特、特非那定、阿司咪唑、西沙比利同时使用。阿瑞匹坦可对细胞色素 P450 的同工酶 3A4（CYP3A4）产生剂量依赖性抑制，而使这些药物的血药浓度升高，从而有可能引起严重的或危及生命的不良反应。

③甲氧氯普胺：普鲁卡因或普鲁卡因胺过敏者、癫痫患者禁用；胃肠道出血者、机械性肠梗阻或穿孔者禁用；嗜铬细胞瘤患者、乳腺癌患者禁用。

3. 具有临床意义的药物相互作用

（1）昂丹司琼：与地塞米松合用可加强止吐效果。据报道，钙拮抗药与异羟基洋地黄毒苷或西咪替丁合用时，降压作用有所增强。本药与其他降压药合用时，降压作用也有增强的可能，故用药时应注意。

（2）阿瑞吡坦：阿瑞吡坦是 CYP3A4 的底物、较轻度至中度（剂量依赖性）抑制药和诱导药。阿瑞吡坦也是 CYP2C9 诱导药。①本品不得与匹莫齐特、特非那定、阿司咪唑、或西沙必利联合使用；②与 CYP3A4 抑制药（如酮康唑、伊曲康唑、奈法唑酮、奈非那韦、利托那韦）合用可能升高本品的血浆浓度；③与经 CYP3A4 代谢的药物（如多西他赛、紫杉醇、长春碱、伊立替康、阿夫唑嗪、阿司咪唑、克拉霉素、依托泊苷、异环磷酰胺、伊马替尼、伊立替康、匹莫齐特、特非那定、长春碱、长春新碱、长春瑞滨）合用可能增加上述药物的血浆浓度；④与 CYP3A4 强效诱导药（如利福平、卡马西平、苯妥英钠）合用，可能会降低本品的血浆浓度；⑤与通过 CYP2C9 代谢的药物（如甲苯磺丁脲、华法林）合用，可降低此类药物的血浆浓度。

（二）用药监护

1. 化疗药所致恶心与呕吐的分级

（1）急性恶心与呕吐：应用化疗药后 24 h 内发生，在用药后 5～6 h 达高峰，可持续 18 h。该类型恶心、呕吐与肠嗜铬细胞 5-HT 释放有关，如不能适当及时控制会增加迟发性恶心、呕吐发生的风险，降低止吐药疗效。

（2）迟发性恶心与呕吐：应用化疗药 24 h 后出现，其中 40%～50% 发生于化疗后 24～48 h。该类型恶心、呕吐与 P 物质介导、血脑屏障破坏、胃肠动力破坏及肾上腺激素分泌等多因素有关。持续时间较长，对患者的治疗、营养状况及生活质量影响较大。

（3）预期性恶心与呕吐：主要由精神心理因素所致，既往接受过化疗的患者再次接受化疗前由于精神紧张导致条件反射性地出现恶心与呕吐症状，与化疗药使用无关。预防途径：尽可能在每周期化疗中控制急性和迟发性恶心、呕吐的发生；行为治疗，尤其是渐进式肌肉放松训练、系统脱敏疗法和催眠，可用于治疗预期性恶心和呕吐；苯二氮䓬类可以降低预期性恶心和呕吐的发生，但其有效性随化疗的持续而倾向于下降。可用药物有阿普唑仑和劳拉西泮等。

（4）严重呕吐或处理效果不佳者：给予 5-HT$_3$ 受体阻滞药，包括昂丹司琼、格雷司琼、托烷司琼；化疗后的急性或延迟性恶心与呕吐发作者可给予奥氮平或 NK-1 受体阻滞药阿瑞吡坦，提高对恶心和呕吐的控制。

（5）预防迟发症状：口服地塞米松，可以单独使用，也可与甲氧氯普胺、苯海拉明联合应用。

2. 预防化疗所致恶心、呕吐的药物选择

（1）高度致吐性化疗药所引起恶心、呕吐的治疗：化疗第 1 d，化疗前 1 h，联合应用 5-HT$_3$ 受体拮抗药、口服地塞米松 12 mg 和阿瑞吡坦 125 mg；化疗第 2 d 到第 4 d，口服地塞米松每次 4 mg，每日 2 次，以及第 2～3 d 口服阿瑞吡坦 80mg。

联合化疗方案中如果含有糖皮质激素（如：AC、CHOP、R-CHOP 方案），化疗后不再用地塞米松。

（2）中度致吐性化疗药所引起恶心、呕吐的治疗：每日化疗前，联合应用 5-HT$_3$ 受体拮抗药和口服地塞米松 12 mg；化疗后，从第 2～3 d 口服地塞米松或应用 5-HT$_3$ 受体拮抗药。

（3）低度致吐性化疗药所引起恶心与呕吐的治疗：每日化疗前，应用 5-HT$_3$ 受体拮抗药或地塞米松口服，化疗后停止。

（4）微弱致吐性化疗药所引起恶心与呕吐：可不需预防性给予止吐药。若出现恶心、呕吐症状，可应用 5 – HT₃ 受体拮抗药对症处理。

（三）常用药品的临床应用

1. 昂丹司琼

【适应证】止吐药。用于细胞毒性药物化疗和放射治疗引起的恶心、呕吐；预防和治疗手术后的恶心、呕吐。

【注意事项】对肾损害患者，无须调整剂量、用药次数和用药途径。对肝功能损害患者，肝功能中度或严重损害患者体内廓清本品的能力显著下降，血清半衰期也显著延长，因此，用药剂量每日不应超过 8 mg；腹部手术后不宜使用本品，以免掩盖回肠或胃扩张症。

2. 阿瑞吡坦

【适应证】阿瑞匹坦胶囊与其他止吐药物联合给药，适用于预防高度致吐性抗肿瘤化疗的初次和重复治疗过程中出现的急性和迟发性恶心和呕吐。

【注意事项】

（1）本品是一种剂量依赖性 CYP3A4 抑制药，与主要通过 CYP3A4 代谢的药物联用时应慎用，严重肝功能不全的患者必须慎用。

（2）阿瑞匹坦 125 mg/80 mg 疗法对 CYP3A4 的中度抑制作用可使这些同时服用药物的血药浓度升高。

（3）本品与华法林同时使用时，可导致凝血酶原时间的国际标准化比值（INR）明显降低，正接受华法林抗凝治疗的患者应考虑调整华法林剂量；需要长期服用华法林治疗的患者，在每个化疗周期开始使用本品的 3 d 给药方案后的两周时间内，特别是在第 7～10 d，应该密切监测 INR。

（4）在本品服药期间和服药后 28 d 内，可使性激素避孕药的疗效减低。因此，在使用本品治疗期间和在本品最后一次给药后的 1 个月内，应该选择其他避孕措施或使用补救方法进行避孕。

【同步练习】

一、A 型题（最佳选择题）

1. 化疗后的急性或延迟性恶心与呕吐选用的药物是（　　）

A. 阿瑞吡坦　　　B. 昂丹司琼　　　C. 甲氧氯普胺　　　D. 苯海拉明

E. 多潘立酮

本题考点：化疗相关性恶心、呕吐的治疗药物。

二、B 型题（配伍选择题）

(2～3 题共用备选答案)

A. 顺铂　　　　　　　　　　　　B. 表柔比星（≤90 mg/m²）

C. 多西他赛　　　　　　　　　　D. 博来霉素

E. 氟尿嘧啶

2. 属于高度致吐级别药物的是（　　）

3. 属于中度致吐级别药物的是（　　）

本题考点：抗肿瘤药物的致吐级别。

（4～5 题共用备选答案）

A. 甲氧氯普胺　　　B. 帕洛诺司琼　　　C. 昂丹司琼　　　D. 托烷司琼

E. 阿瑞吡坦

4. 属于多巴胺受体阻滞药的是（　　　）

5. 属于神经激肽－1 受体阻滞药的是（　　　）

本题考点： 化疗相关性恶心、呕吐治疗药物的类别。

三、C 型题（综合分析选择题）

（6～7 题共用题干）

某卵巢癌患者选用化疗方案为：紫杉醇 135 mg/m^2、iv、d1，顺铂 75 mg/m^2、iv、d1。

6. 出现呕吐时错误的说法是（　　　）

A. 每天化疗前，联合应用 5－HT$_3$ 受体拮抗药、口服地塞米松 12 mg 和阿瑞吡坦 125 mg

B. 化疗后第 2～4 d，口服地塞米松每次 4 mg

C. 第 2～3 d 口服阿瑞吡坦 80 mg

D. 肾功能不全者使用昂丹司琼时无须调整剂量

E. 腹部手术后患者最好使用昂丹司琼镇吐

本题考点： 化疗相关性恶心、呕吐的止吐方案。

7. 使用阿瑞吡坦时注意事项中错误的是（　　　）

A. 严重肝功能不全者慎用

B. 服药期间和服药后 28 d 内，可使性激素避孕药的疗效增加

C. 正接受华法林抗凝治疗的患者应考虑调整华法林剂量

D. 对顺铂所诱发的呕吐常与地塞米松合用

E. 用于化疗后的急性、延迟性恶心或呕吐发作

本题考点： 使用阿瑞吡坦时注意事项。

四、X 型题（多项选择题）

8. 化疗止吐药中（　　　）

A. 昂丹司琼属于 5－HT$_3$ 受体阻滞药

B. 阿瑞吡坦属于神经激肽－1 受体阻滞药

C. 甲氧氯普胺多属于多巴胺受体阻滞药

D. 帕洛诺司琼属于 5－HT$_3$ 受体阻滞药

E. 托烷司琼属于 5－HT$_3$ 受体阻滞药

本题考点： 化疗相关性恶心、呕吐的止吐药分类及代表药物。

9. 甲氧氯普胺禁用于（　　　）

A. 普鲁卡因或普鲁卡因胺过敏者　　　B. 癫痫患者

C. 胃肠道出血者　　　D. 嗜铬细胞瘤患者

E. 乳腺癌患者

本题考点： 甲氧氯普胺的禁忌证。

10. 阿瑞吡坦与其他药物合用时需注意（　　　）

A. 酮康唑可升高本品血浆浓度　　　B. 紫杉醇可升高本品血浆浓度

C. 与地塞米松合用剂量需增加　　　　D. 利福平可降低本品血浆浓度

E. 与华法林合用降低其血浆浓度

本题考点： 阿瑞吡坦的药物相互作用：阿瑞吡坦是 CYP3A4 的底物、较轻度至中度（剂量依赖性）抑制药和诱导药。阿瑞匹坦也是 CYP2C9 诱导药。①本品不得与匹莫齐特、特非那定、阿司咪唑、或西沙必利联合使用。②与 CYP3A4 抑制药（如酮康唑、伊曲康唑、奈法唑酮、奈非那韦、利托那韦）合用可能升高本品的血浆浓度。③与经 CYP3A4 代谢的药物（如多西他赛、紫杉醇、长春碱、伊立替康、阿夫唑嗪、阿司咪唑、克拉霉素、依托泊苷、异环磷酰胺、伊马替尼、伊立替康、匹莫齐特、特非那定、长春碱、长春新碱、长春瑞滨）合用可能增加上述药物的血浆浓度。④与 CYP3A4 强效诱导药（如利福平、卡马西平、苯妥英钠）合用，可能会降低本品的血浆浓度。⑤与通过 CYP2C9 代谢的药物（如甲苯磺丁脲、华法林）合用，可降低此类药物的血浆浓度。

11. 治疗高度致吐性化疗药所引起恶心、呕吐时（　　　）

A. 每天化疗前联合应用 5-HT₃ 受体阻滞药、口服地塞米松 12 mg 和阿瑞吡坦 125 mg

B. 化疗后第 2～4 d，口服地塞米松每次 4 mg、每日 2 次

C. 化疗后第 2～3 d 口服阿瑞吡坦 80 mg

D. 利福平可降低本品血浆浓度

E. 与华法林合用降低其血浆浓度

本题考点： 高度致吐性化疗药所引起恶心、呕吐的止吐方案。

参考答案： 1. A　2. A　3. B　4. A　5. D　6. E　7. B　8. ABCDE　9. BCDE　10. ADE
11. ADE

第十四章　眼科疾病用药

一、抗眼部细菌感染药

【复习指导】本部分内容较为简单，需重点掌握抗眼部细菌感染药的代表药物。

（一）药理作用和临床评价

1. **分类和作用特点**　抗眼部细菌感染药主要分为以下几类。大环内酯类：代表药物为红霉素；氯霉素类：代表药物为氯霉素；喹诺酮类：代表药物为氧氟沙星和左氧氟沙星；四环素类：代表药物为四环素可的松；氨基糖苷类：代表药物为妥布霉素、庆大霉素；其他：如利福平、夫西地酸等。

（1）大环内酯类抗生素作用特点

大环内脂类抗生素的抗菌谱比较窄。第一代大环内酯类抗生素，是指红霉素及其酯类衍生物，产品包括红霉素、琥乙红霉素、硬脂酸红霉素、红霉素碳酸乙酯、醋硬脂红霉素、乳糖酸红霉素、依托红霉素等。第一代药物对革兰阳性菌和革兰阴性菌均有效，尤其对大多数革兰阳性菌、厌氧球菌和部分革兰阴性菌有强大的抗菌活性；对原体、衣原体、嗜肺军团菌、弯曲菌、弓形虫、非典型分枝杆菌等细菌也有较强的抗菌作用；另外对产生 β-内酰胺酶的金黄色葡萄球菌和耐甲氧西林金黄色葡萄球菌（MRSA）有一定抗菌活性。第二代大环内酯类抗生素品种包括阿奇霉素、罗红霉素、克拉霉素、地红霉素和氟红霉素等，其抗菌谱有所增大，对革兰阴性菌的抗菌活性有增强。另外，普通浓度的大环内脂类抗生素表现为抑菌功效，药物高浓度时则具有杀菌作用。

大环内酯类抗生素的作用机制主要是抑制细菌的蛋白质合成从而使细菌死亡。大环内酯类抗生素可以不可逆地结合到细菌核糖体 50S 亚基 23SrRNA 的特殊靶位，阻止肽酰基 tRNA 从 mRNA 的"A"位移向"P"位，使氨酰基 tRNA 不能结合到"A"位，从而选择抑制细菌蛋白质的合成；或与细菌核糖体 50S 亚基的 L22 蛋白质结合，导致核糖体结构破坏，使肽酰 tRNA 在肽键延长阶段较早地从核糖体上解离。在联合用药过程中，氯霉素、林可霉素和克林霉素与大环内脂类抗生素作用位点相同或相近，都在细菌核糖体 50S 亚基上，所以当这些药物合用时可发生相互拮抗作用，同时也容易使细菌产生耐药性。细菌的 70S 核糖体（由 50S 和 30S 亚基构成）和哺乳动物的 80S 核糖体（由 60S 和 40S 亚基构成）不同，因此大环内酯类抗生素基本不会影响哺乳动物核糖体的正常生理功能。

红霉素抗菌特点：红霉素的抗菌谱和青霉素相似，对革兰阳性菌的葡萄球菌、白喉杆菌、绿色链球菌、肺炎链球菌、粪链球菌、溶血性链球菌、化脓性链球菌、梭状芽孢杆菌、炭疽杆菌等抗菌活性较强；对部分革兰阴性菌，如淋病奈瑟菌、脑膜炎奈瑟菌、百日咳鲍特菌、流感杆菌、布鲁菌、军团菌等高度敏感。除此之外，红霉素对支原体、诺卡菌、放线菌、螺旋体、立克次体、衣原体、少数分枝杆菌和阿米巴原虫也具有抗菌活性。

（2）氯霉素类抗生素作用特点

氯霉素对革兰阳性、阴性细菌均有抑制作用，且对后者的作用较强。其中对伤寒杆菌、流感杆菌、副流感杆菌和百日咳杆菌的作用比其他抗生素强，对立克次体感染如斑疹伤寒也有效，但对革兰阳性球菌的作用不及青霉素和四环素。氯霉素的抗菌机制是使细菌的蛋白质合成受阻；通过可逆地与 50S 亚基结合，阻断转肽酰酶的作用，干扰带有氨基酸的氨基酸-

tRNA 终端与 50S 亚基结合，从而使新肽链的形成受阻，抑制蛋白质合成。联合用药方面，大环内酯类和林可霉素类抗生素的抗菌作用机理与氯霉素相似，可替代或阻止氯霉素与细菌核糖体的 50S 亚基结合，故两者同用可发生拮抗而不宜联合应用。革兰阳性菌和阴性菌均可通过突变、接合或转导机制，获得氯霉素耐药基因，但耐药性产生较慢。革兰阳性菌中，由耐药金葡菌分离出 5 种氯霉素转乙酰基酶（如 catA）等，该酶使药物转变为一乙酰氯霉素或二乙酰氯霉素而失活。革兰阴性菌中，流感嗜血杆菌或伤寒沙门菌等通过染色体突变造成特异性外膜蛋白质缺失，铜绿假单胞菌 cmlA 基因突变造成外膜蛋白 OmpA 和 OmpC 表达减少，导致外膜对氯霉素的通透性降低，药物无法进入胞内发挥抗菌作用。

氯霉素的抗菌特点：氯霉素对革兰阳性、革兰阴性细菌都有一定抑菌作用，且对革兰阴性菌的作用较强。氯霉素对伤寒杆菌、副流感杆菌、流感杆菌和百日咳杆菌的抑菌作用比其他抗生素强，对立克次体感染如斑疹伤寒也有效，但相比青霉素和四环素，氯霉素对革兰阳性球菌的抑菌作用稍弱。

（3）喹诺酮类抗生素作用特点

喹诺酮类抗生素分子都具有氮（杂）双并环结构的基本骨架，喹诺酮类对细菌的作用位点和其他抗菌药不同，喹诺酮类抗生素的靶点是细菌的脱氧核糖核酸（DNA）。细菌的双链脱氧核糖核酸相互扭曲形成螺旋状或者袢状（称为超螺旋），促使脱氧核糖核酸形成超螺旋结果的酶叫作 DNA 回旋酶。喹诺酮类抗生素通过阻滞 DNA 回旋酶，可以进一步给细菌的脱氧核糖核酸造成不可逆伤害，从而使细菌细胞停止分裂，防止病情延伸。喹诺酮类抗生素对细菌具有选择性毒性。目前，由于质粒的传导，许多细菌对抗生素的耐药性广泛。此类药物不受质粒传导耐药性的影响，所以喹诺酮类药物与许多抗菌药物间没有交叉耐药性。

氧氟沙星抗菌特点：广谱抗菌作用，抗菌作用强，对多数肠杆菌科细菌，如大肠埃希菌、克雷伯菌属，变形杆菌属、沙门菌属、志贺菌属和流感嗜血杆菌、嗜肺军团菌、淋病奈瑟菌等革兰阴性菌有较强的抗菌活性。对金黄色葡萄球菌、肺炎链球菌、化脓性链球菌等革兰阴性菌和肺炎支原体、肺炎衣原体也有抗菌作用，但对厌氧菌和肠球菌的作用较差。

左氧氟沙星的抗菌特点：左氧氟沙星抗菌谱广、抗菌作用强，此药的抗菌活性是氧氟沙星的两倍，对多数肠杆菌科细菌，如肺炎克雷伯菌、志贺菌属、流感杆菌、变形杆菌属、伤寒沙门菌属、部分大肠埃希菌、铜绿假单胞菌、淋病奈瑟菌等有较强的抗菌活性，对部分葡萄球菌、肺炎链球菌、衣原体等也有良好的抗菌作用。

（4）四环素类抗生素的作用特点

四环素类抗生素的作用机制：此类药物可以和细菌核糖体的 30S 亚基的 A 位特异性结合，阻止在此位点上氨基酰 tRNA 的联结，从而达到抑制肽链的延伸和抑制细菌蛋白质合成的目的。

四环素作用特点：四环素类抗生素是广谱抑菌剂，高浓度时具杀菌作用。除了常见的革兰阳性菌、革兰阴性菌以及厌氧菌外，多数立克次体属、支原体属、衣原体属、非典型分枝杆菌属、螺旋体也对四环素类康舒素敏感。四环素对革兰阳性菌的抑制作用强于革兰氏阴性菌，但相比青霉素类和头孢菌素类抗生素，四环素对革兰阳性菌的作用较弱，四环素对革兰阴性菌的抑菌作用弱于氯霉素类抗生素和氨基苷类抗生素。其作用机制在于药物能特异性地与细菌核糖体 30S 亚基的 A 位置结合，阻止氨基酰-tRNA 在该位上的联结，从而抑制肽连的增长和影响细菌蛋白质的合成。

（5）氨基糖苷类抗生素作用特点：氨基糖苷类抗生素为细菌静止期速效杀菌药。氨基糖苷类药物具有如下特征：药物的杀菌速度和药物效力持续时间与浓度成正比；氨基糖苷类药物对非需氧菌无效，并且其抗菌活性明显强于其他类药物；氨基糖苷类药物抗生素后效应（PAE）长，且持续时间与浓度呈正比，这种特征表明氨基糖苷类药物一天内多次给药的药效与一天给药一次相同；有初次接触效应，即细菌初次接触氨基糖苷类抗生素就能被快速杀死，没有被杀死的细菌再次或多次接触同种药物时，被杀灭的效果显著下降；氨基糖苷类抗菌活性可在碱性环境中增强；容易出现耐药现象。

（6）利福平作用特点：利福平属于利福霉素类抗生素，属于半合成广谱抗生素，对多种病原微生物都有抗菌活性。利福平对在宿主细胞内外的结核分枝杆菌和部分非结核分枝杆菌（包括麻风分枝杆菌等）都有明显的杀菌作用。利福平对需氧型革兰阳性菌有优良的抗菌作用，包括葡萄球菌产酶株及肺炎链球菌、其他链球菌属、厌氧球菌、炭疽杆菌、甲氧西林耐药株、肠球菌属、李斯特菌属、白喉杆菌、产气荚膜杆菌等。利福平对需氧型革兰阴性菌（比如脑膜炎奈瑟球菌、淋病奈瑟球菌、流感嗜血杆菌）也有良好的抗菌活性。除此之外，利福平对军团菌属有很好的抗菌活性，利福平大部分时间表现为抑菌作用，高浓度时具有杀菌功效。

2. 典型不良反应和禁忌证

（1）大环内酯类抗生素：大环内酯类抗生素（例如红霉素）的不良反应主要是胃肠道反应。患者用药后可能出现的不良症状主要有呕吐、腹泻、恶心、中上腹部痛、食欲缺乏等胃肠道症状，不良反应发生概率与用药剂量相关。部分患者用药后偶可出现乏力、黄疸、肝大等肝损伤，一般停药数日后可恢复。个别患者可有耳鸣、药物热、皮疹等过敏反应。

（2）氯霉素类抗生素：氯霉素不良反应主要是抑制骨髓造血功能。

可逆性血细胞减少：较常见，这一反应与剂量和疗程有关；首先表现为粒细胞下降，如若发现，应及时停药，可以恢复。

不可逆的再生障碍性贫血：此不良反应出现概率较低，但死亡率高。此反应属于变态反应，与剂量、疗程都没有关系，仅一次给药就能发生。发病机制尚不明确，普遍认为可能是由于氯霉素抑制了骨髓造血细胞线粒体与细菌相同的70S核蛋白体诱发的。

③喹诺酮类抗生素：氧氟沙星可致肾功能障碍、转氨酶升高、血细胞血小板减少等。患者对左氧氟沙星耐受良好，在第四代喹诺酮类药物中，不良反应发生率相对较少而且轻微。

④四环素类抗生素：偶见局部过敏反应、药疹。长期频繁使用，可引起青光眼、白内障。

⑤利福平：不良反应主要为胃肠道反应，口服给药后可能出现食欲缺乏、恶心、上腹部不适、呕吐、腹泻等消化道反应，发生率为 1.7%～4.0%，但上述反应都能耐受。

肝毒性：长期大量使用利福平可出现黄疸、肝大、肝功能减退等症状，严重时可致死亡。此种不良反应在慢性肝病患者、酒精中毒患者、老年患者或使用异烟肼者发生率明显增加，其机制尚不清楚。故用药期间应定期复查肝功能，严重肝病、胆道阻塞患者禁用。

⑥环丙沙星可致跟腱炎或跟腱断裂。

⑦氨基糖苷类抗生素：所有氨基糖苷类抗生素都会可逆或不可逆地损伤第八对脑神经（前庭、耳蜗神经）和肾毒性。

耳毒性：是最严重的毒性反应。由于药物在内耳蓄积，可使感觉毛细胞发生退行性和永久性改变，但程度不一。前庭神经损害表现为眩晕、恶心、呕吐、眼球震颤、平衡失调等。耳蜗神经损害表现为耳鸣、听力减退或耳聋，反应严重者可致永久性耳聋。一旦听力丧失，即使停止用药也不能恢复。

肾毒性：由于氨基糖苷类抗生素的代谢途径主要是经肾排泄，尿药浓度较高，并且药物容易在肾蓄积，氨基糖苷类药物具有肾毒性，可导致肾小管，尤其是近曲小管上皮细胞溶酶体破裂，线粒体损害，钙调节转运过程受阻，轻则引起肾小管肿胀，重则产生急性坏死。临床表现为蛋白尿、管型尿、血尿，重者可导致无尿甚至肾衰竭。因此肾功能不良者慎用。

3. 具有临床意义的药物相互作用

（1）利福平：由于利福平是肝药酶的诱导药，能够加速自身及其他药物在体内的代谢速度，如洋地黄毒苷、奎尼丁、普萘洛尔、维拉帕米、巴比妥类药物、口服抗凝血药及口服避孕药、糖皮质激素和茶碱等。利福平与这些药物合用时注意调整剂量。

（2）红霉素：与其他肝毒性药物合用可能增强肝毒性。与阿司咪唑、特非那定等抗组胺药合用可增加心脏毒性，引起心律失常。与氯霉素和林可霉素类合用，有拮抗作用。

（二）监护要点

多种抗眼部细菌感染制剂中常加入糖皮质激素，有诱发真菌或病毒感染、延缓创伤愈合、升高眼压和导致晶状体浑浊等风险，不应随意使用。

（三）常用药品的临床应用

1. 氯霉素

【适应证】由于氯霉素能诱发严重的不良反应，故临床应用已进行严格控制。氯霉素具有血液系统毒性，可造成可逆性血细胞减少以及再生障碍性贫血，临床应用需严格掌握适应证。因为氯霉素可导致严重不良反应，临床建议如果有其他可供选择的抗菌药物或者是患者感染原因尚不明确时，不使用氯霉素进行治疗。而所有采用氯霉素疗法的患者在接受给药治疗前必须检查白细胞、血小板和网织红细胞等血象，并且在用药期间每 3～4 d 复查一次，如果患者血象出现白细胞减少必须马上停止用药。因为氯霉素可能导致严重的不良反应，临床仅用于敏感伤寒菌株引起的伤寒感染、重症脆弱拟杆菌感染、脑膜炎球菌性脑膜炎、脑脓肿、流感杆菌感染、肺炎链球菌或同时对青霉素过敏的病人。其他应用：可与其他抗菌药联合用药，用于治疗腹腔或盆腔的厌氧菌感染；也可作为眼科的局部用药，安全有效地治疗敏感菌引起的眼内感染、全眼球感染、沙眼和结膜炎。

【制剂及用法】口服每日每次 1.5 g。肌内注射、静脉注射或静脉滴注 0.5 g 或 1 g，每 12 h 给药 1 次。

【注意事项】

（1）因在使用本品后可能发生不可逆性骨髓抑制，本品应避免进行多疗程使用。

（2）肝、肾功能损伤患者宜避免使用本品，如须使用时，应减量使用，有条件时应进行血药浓度检测，使其峰浓度保持在 25 mg/L 以下，谷浓度保持在 5 mg/L 以下。

（3）当血药峰浓度和谷浓度超过 5 mg/L 和 25 mg/L 时，将会增加引起骨髓移植的风险。

（4）在治疗过程中，应定期检查外周血象，疗程长的患者尚须查网织红细胞计数，必要时应作骨髓检查，以便及时发现与剂量有关的可逆性骨髓抑制，应当注意的是，全血象检查不能预测出通常在治疗完成后发生的再生障碍性贫血。

（5）当采用硫酸铜法对尿糖进行测定时，使用氯霉素的患者可能产生假阳性反应。

2. 红霉素

【适应证】红霉素的抗菌活性弱于青霉素，临床多用于治疗耐青霉素的金黄色葡萄球菌感染的患者以及对青霉素过敏的患者。还可以用于治疗上述菌类所致的各种感染。

【剂型及用法】片剂、软膏剂、眼膏、栓剂。成人：口服给药，每次 0.25～0.5 g，每日 3～4次；儿童：口服给药，30～50 mg/kg，每日 3～4 次。

【注意事项】

（1）红霉素为抑菌性药物，应当按照一定时间间隔进行给药，以保持体内药物浓度，利于发挥作用。

（2）红霉素片在使用时应整片吞服；若服用的是粉剂，则会因受到胃酸破坏而降低药效。

（3）幼儿用药时，可服用对酸稳定的酯化红霉素。

（4）静脉滴注时易引起静脉炎，滴注速度宜缓慢。

3. 氧氟沙星

【适应证】氧氟沙星主要用于敏感菌所致的呼吸道感染、尿路（包括前列腺）感染、皮肤及软组织感染、泪囊感染、肠道感染等。

【制剂及用法】成人口服给药每次 0.3 g，每日 2 次。静脉滴注每次 200 mg，每日 2～3 次。

【注意事项】

（1）18 岁以下儿童不宜使用，如细菌仅对此类药物敏感应权衡利弊后使用。

（2）严重肾功能不全者、有癫痫病及脑动脉硬化者慎用。

（3）患者应用氧氟沙星时应避免过度在阳光下暴露，如果发生光敏反应或其他过敏症状需立即停止用药。

4. 左氧氟沙星

【适应证】左氧氟沙星因其抗菌谱广、作用强的特点，常用于治疗眼部浅层感染。此外，左氧氟沙星还可用于治疗敏感菌引起的泌尿生殖系统感染、消化道感染、呼吸道感染等疾病。

【制剂及用法】成人口服给药每次 0.1 g，每日 3 次。

【注意事项】

（1）对于确诊肾功能衰退的患者，应当根据其肾功能实际情况调整给药剂量。

（2）在使用本药物时，患者应当避免过度在阳光下暴露，如果发生光敏反应，或其他过敏症状时，应当立即停止用药。

（3）若患者肝衰退，如果情况严重（例如肝硬化腹水），体内药物清除会减少、血药浓度升高，此种情况在肝、肾功能均有衰退者更易发生和症状明显，用药时应当综合考虑利弊，调整合适的剂量使用。

（4）已有用药后发生跟腱炎或跟腱断裂的报告，当发现上述症状时，应当立即停止用药，直到症状消失。

5. 利福平

【适应证】

（1）利福平可以与其他抗结核药联合用于各种结核病的初发患者治疗初治与复发患者的治疗复治。与异烟肼合用治疗初发患者可降低结核性脑膜炎的病死率，减少后遗症的发生；与乙胺丁醇及嗪酰胺合用对复治患者产生良好的治疗效果。

（2）利福平与其他药物联用可用于麻风分枝杆菌、非结核分枝杆菌感染的治疗。

（3）利福平与万古霉素可联合用于治疗耐甲氧西林金黄色葡萄球菌所致的严重感染。

（4）局部用药可用于沙眼、急性结膜炎及病毒性角膜炎的治疗。

【制剂及用法】每日 450～600 mg/kg，清晨空腹顿服。儿童用量为每日 20 mg/kg。眼部疾病可采用局部给药。

【注意事项】

（1）酒精中毒以及肝功能受损的患者慎用本品。

（2）婴儿、妊娠3个月以上及哺乳期妇女慎用本品。

（3）本药物可能会使血小板和白细胞减少，同时可见牙龈出血和感染、伤口不易愈合等症状。此时应当避免拔牙等手术，并且需要注意口腔卫生，刷牙和剔牙时均需要慎重，直到血象恢复正常。

（4）在使用本品期间，应定期检查周围血象。

（5）肾功能衰退患者无须减小用药剂量，在肾小球滤过率减低，或无尿患者中，利福平的血药浓度无显著改变。

6. 四环素

【适应证】用于沙眼、结膜炎等眼病，对过敏性眼炎有显著效果。

【制剂及用法】口服给药：每次0.25～0.5 g，每日3～4次。

【注意事项】

（1）四环素有局部刺激作用，口服可引起恶心、呕吐、腹泻等症状；餐后服用可减轻刺激症状，但影响药物吸收。

（2）四环素类药物经血液循环到新形成的牙齿组织，与其中的羟磷灰石晶体结合形成四环素－磷酸钙复合物，四环素－磷酸钙复合物呈淡黄色，可造成恒齿永久性棕色色素沉着，牙釉质发育不全。

（3）同时对新形成的骨组织也有相同作用，可抑制胎儿、婴幼儿骨骼发育。

7. 庆大霉素

【适应证】用于革兰阴性菌所致的重症感染，如尿路、肺炎等；与青霉素合用用于肠球菌性心内膜炎；与羧苄西林联用用于铜绿假单胞菌感染；口服用于肠道感染、肠道术前准备或局部用于皮肤感染。

【制剂及用法】口服给药：每次80～160 mg，每日3～4次。肌内注射或静脉滴注：每次80 mg，每日2～3次。外用：0.5%软膏；0.5%滴眼剂。

【注意事项】

（1）患者应用本品时应摄入充足的水分，用以减少药物对肾小管的损伤。

（2）长期应用本品可能导致耐药菌过度生长。

（3）有抑制呼吸作用，不得静脉推注。

（4）对链球菌感染无效；由链球菌引起的上呼吸道感染不应使用。

8. 妥布霉素

【适应证】妥布霉素主要用于铜绿假单胞菌引起的各种感染以及敏感革兰阴性菌所致的感染。

【制剂及用法】肌内注射或静脉滴注：每次80 mg，每日2～3次。疗程不超过10 d。

二、降低眼压药

（一）药理作用和临床评价

1. 分类和作用特点 降低眼压药主要分为以下几类。M胆碱受体激动药：代表药物为毛果芸香碱；β肾上腺素受体阻滞药：代表药物为卡替洛尔、美替洛尔和噻吗洛尔；前列腺素类似物：代表药物为拉坦前列素、曲伏前列素和比马前列素；肾上腺素受体激动药：代表药物为地匹福林、溴莫尼定。

（1）M 胆碱受体激动药共有胆碱酯类和天然形成的拟胆碱生物碱两类。胆碱受体激动药与胆碱受体结合后可激动受体，产生的受体激动作用与乙酰胆碱相似。大多数胆碱酯类药物可同时激动 M、N 胆碱受体，但主要以 M 胆碱受体为主，而拟胆碱生物碱以兴奋 M 胆碱受体为主。毛果芸香碱属于拟胆碱生物碱胆碱受体激动药。

毛果芸香碱可选择性作用于副交感神经（包括支配汗腺的交感神经）节后纤维支配的效应器官的 M 胆碱受体，对眼和腺体作用最为显著。

①引起缩瞳：人体眼睛虹膜内共有两种平滑肌，其中一种是由胆碱能神经（眼神经的副交感纤维）支配的瞳孔括约肌，兴奋时瞳孔括约肌收缩，导致瞳孔缩小；另外一种是受去甲肾上腺素能神经支配的瞳孔开大肌，兴奋的时候瞳孔开大肌会向外周收缩，导致瞳孔扩大。毛果芸香碱可以激动瞳孔括约肌的 M 胆碱受体，使瞳孔缩小，患者局部给药后药效可持续几小时到一天。

②降低眼内压：房水是充满在眼前、后房内的一种透明清澈液体。房水是由睫状体上皮细胞分泌产生再从血管渗出产生的，再经过虹膜流入前房，到达前房角间隙，主要经滤帘流入巩膜静脉窦，最后进入血液循环。毛果芸香碱使眼压下降的主要机制是通过其缩瞳作用拉动虹膜向中心伸缩，此时虹膜根部变薄，从而使虹膜周围的前房角间隙变大，使房水更容易从滤帘流入巩膜静脉窦，从而达到使眼内压下降的效果。

③调节痉挛：眼调节作用是眼睛在看近处物体时，会通过改变晶状体的凹凸度，使物体的影像能在视神经网膜上成像，从而看清楚物体。由此可见，眼的调节作用主要通过眼睛晶状体曲度变化来实现。晶状体囊是有弹性的组织，此种形状可使晶状体倾向于略呈球形，但由于晶状体同时受到悬韧带向外拉伸，在两种力的作用下，可使晶状体较为扁平的状态下维持。同时，悬韧带又受睫状肌控制，睫状肌由两种平滑肌纤维组成，一种是环状、另一种是辐射状，其中以动眼神经支配的环状肌纤维为主。动眼神经兴奋时或通过毛果芸香碱的作用，环状肌会向瞳孔中心方向收缩，放松悬韧带，晶状体由于本身弹性变凸，屈光度增加，在这种情况下，眼睛适合看近处物体，而难以看清远物。这种药的这种作用可称为调节痉挛，给药后药效可在 2 h 内消失。

④增加外分泌腺分泌：毛果芸香碱兴奋 M 胆碱受体对汗腺和唾液腺的作用最明显，同时还可以增加泪液、肠液、胃液、胰液及呼吸道黏液细胞的分泌。

⑤对平滑肌的作用：引起肠道平滑肌兴奋、肌张力增加，支气管平滑肌、尿道、膀胱及胆道肌张力也增加。

⑥对心血管系统的作用：毛果芸香碱 0.1 mg/kg 静脉注射时，可使心率和血压短暂下降，如先用 N 受体阻断药，则可产生明显的升压作用。上述两种作用均可被阿托品对抗而消失。

（2）β 肾上腺素受体阻滞药作用特点：β 受体阻滞药是能选择性地结合 β 肾上腺素受体的一种药物；此类药物可以拮抗神经递质和儿茶酚胺对 β 受体的激动作用。

①β 受体阻断作用：a. β 受体阻滞药的作用机制主要由机体去甲肾上腺素能神经张力、和药物对 β 受体亚型的选择性决定。比如，β 受体阻滞药在正常人休息时对心脏的作用比较弱，但是当心脏交感神经的张力升高时，β 受体阻滞药对心脏具有明显抑制作用，临床表现主要为心率减慢、心排出量减少、心肌收缩力减弱、心肌耗氧量下降及血压下降。β 受体阻滞药还

能延缓心房和房室结的传导，延长心电图的 P－R 间期。b. 非选择性的 β 受体阻滞药可以增加呼吸道的张力，其机制是阻断支气管平滑肌的 β_2 受体，使支气管平滑肌收缩。由于这种作用比较微弱，对正常人影响轻微，但是当患有支气管哮喘或患有慢性阻塞性肺疾病的患者用药时偶可诱发或加重哮喘。选择性 β_1 受体阻滞药对支气管平滑肌的收缩作用比较微弱。

②**内在拟交感活性**：少部分 β 受体阻滞药除了具有阻断 β 受体的作用外，对 β 受体也具有部分激动作用。

③**膜稳定作用**：经过实验证明，有些 β 受体阻滞药具有局部麻醉作用和奎尼丁样作用，这两种作用都是由于 β 受体阻滞药会降低细胞膜对离子的通透性，所以叫作膜稳定作用。实验发现 β 受体阻滞药在人体心肌细胞上的膜稳定作用仅在高于临床有效血药浓度几十倍时产生，同时，没有膜稳定作用的 β 受体阻滞药对心律失常仍然有效。

④**对眼的作用**：降低眼压，减少房水的生成，促进房水引流和排出，可治疗青光眼。

（3）前列腺素类似物（拉坦前列素）作用特点：拉坦前列素是一种新型的苯基替代的丙基酯前列腺素 F2α，可以选择性的激动 F2α 受体。拉坦前列素没有活性，但能迅速渗透到角膜里，其在角膜和血浆中可以水解为有活性的游离酸。拉坦前列素可以增加房水的流出量，给药剂量小，但可促进大量房水流出，同时药液能渗透到眼球脉络膜上层，因此拉坦前列素具有良好的降眼压效果。青光眼患者的眼球小梁筛网结构通常会被堵塞，此药物还可使其通畅。

（4）肾上腺素受体激动药（地匹福林）：此药物本身没有生物活性，药物进入眼组织后迅速水解成肾上腺素，从而发挥药物作用，减少房水生成、增加房水外流，从而达到降低眼压的作用。

2. 典型不良反应和禁忌证

（1）M 胆碱受体激动药（毛果芸香碱）：用药后可出现瞳孔缩小及调节痉挛，可使视力下降，产生暂时性近视，并可出现眼痛、眉弓部疼痛等症状。

（2）β 肾上腺素受体阻滞药：较大剂量给患者应用 β 受体阻滞药可能导致一些严重不良反应，这些不良反应如下。

①中枢神经系统：服用 β 受体阻滞药可使患者容易产生身体疲劳、失眠、多梦、头痛、睡眠紊乱和压抑等多种中枢神经系统反应。

②代谢系统：由于 β 受体阻滞药会引发心房颤动、心动过速，会掩盖部分 1 型糖尿病患者发病症状，故 1 型糖尿病患者应用本品时需注意。

③呼吸系统：由于应用本类药物可导致气道阻力增加，所以患有哮喘或支气管痉挛性慢性阻塞性肺病的患者禁用此类药。

④心血管系统：窦房结和房室结功能受损的患者应用此类药物可能使心率减慢，严重者甚至出现严重的心动过缓和房室传导阻滞。

⑤撤药综合征：长期应用 β 受体阻滞药进行治疗后突然停药，可发生撤药综合征，患者临床表现为高血压、心绞痛恶化、心律失常等。

禁用于严重左室心功能不全、窦性心律过缓、支气管哮喘的患者。

（3）前列腺素类似物（拉坦前列素）：偶见视力模糊、烧灼痛、刺痛、结膜充血、短暂点状角膜糜烂和异物感。某些患者还会出现虹膜的棕色色素沉着（6 个月后有 7%，12 个月后达 16%）。急性眼部感染患者禁用。不适用于闭角型或先天性青光眼、色素沉着型青光眼。

3. 具有临床意义的药物相互作用

M胆碱受体激动药：毛果芸香碱与β受体阻滞药、碳酸酐酶抑制药、α和β肾上腺能受体激动药或高渗脱水药联合使用有协同作用。

（二）用药监护

β肾上腺素受体阻滞药：此类药品对哮喘、有气道阻塞病史者禁用，注意监护卡替洛尔的缩瞳副作用。

（三）常用药品的临床应用

1. 毛果芸香碱

【适应证】

（1）青光眼：青光眼为常见的眼科疾病，患者以特征性视神经萎缩和视野缺损为主要特征，并伴有眼压增高症状，严重者可致失明。低浓度的毛果芸香碱（2%以下）滴眼，可治疗闭角型青光眼。用药后可使患者瞳孔缩小，前房角间隙扩大，房水回流通畅，眼压下降。但高浓度药物可使患者症状加重，不宜使用。本品对开角型青光眼的早期也有一定疗效，但机制未明。毛果芸香碱易透过角膜进入眼房，用药后数分钟即可使眼压下降，作用持续 $4 \sim 8$ h。

（2）虹膜睫状体炎：与扩瞳药交替使用，以防止虹膜与晶状体粘连。

（3）其他：口服可用于治疗口腔干燥，但在增加唾液分泌的同时，汗液分泌也明显增加。本品还可用于抗胆碱药阿托品中毒的解救。

【注意事项】

（1）应用本品会导致瞳孔缩小，此种情况下常使患者较难适应暗环境，应提醒服药后还需在晚间驾驶车辆或者在光线不足环境下工作的高危职业患者要特别小心。

（2）应提醒服用本品的患者定期检查眼压。如果患者出现视力改变，需再查视力、眼压描记、视野和房角等指标，根据患者的病情改变调整给药方案及治疗方案。

（3）本品吸收过多可能导致全身性的不良反应，为避免此种情况，建议患者用药后用手指轻轻压迫眼睛泪囊部位 $1 \sim 2$ min。

（4）如果不慎意外服用了本品，需立即采取催吐或者洗胃的方式。如救治不及时或者身体过多吸收以导致全身出现不良中毒反应，应立即使用阿托品类抗胆碱药物进行对抗治疗、解毒。

【制剂及用法】本品为滴眼剂，浓度为1%～2%，按患者需要或遵医嘱决定滴眼次数。

2. 卡替洛尔

【适应证】卡替洛尔对原发性开角型青光眼具有良好的降低眼压疗效。联合用药方面，加用卡替洛尔滴眼，针对高眼压症、某些继发性青光眼，经手术后并未完全控制病情的闭角型青光眼以及对其他药物和手术无效的青光眼，可进一步加强降低眼压的效果。

【注意事项】

（1）本品应慎用于已确诊为β肾上腺素受体阻滞药禁忌证的患者，包括一度以上房室传导阻滞，异常心动过缓。

（2）对有明显心脏疾病患者应监测心率。

（3）已有肺功能低下的患者慎用。

（4）慎用于自发性低血糖患者及接受胰岛素或降糖药治疗的患者，因β受体阻滞药可掩盖低血糖症状。

（5）不宜单独用于治疗闭角型青光眼。

（6）定期复查眼压，根据眼压变化调整用药方案。

【制剂及用法】滴眼，1% 或 2% 滴眼剂，每次 1 滴，每日 2 次。

3. 拉坦前列素

【适应证】适用于开角型青光眼，以及用其他药物难以治疗或耐受的眼压过高患者的局部治疗。

【注意事项】

（1）不建议儿童应用本药物。

（2）先天性青光眼、闭角型青光眼、假晶状体的开角型青光眼和色素沉着性青光眼不适用于本品进行治疗。

（3）药物协同作用：由于应用拉坦前列素与药物联合应用抗青光眼会产生药物协同作用，所以与其他治疗青光眼滴眼药合用时，用药应至少间隔 5 min 以上再给药。

（4）如果患者有佩戴接触眼角膜的镜片，应先摘掉镜片后再滴入药物，用药至少 15 min 后才能再戴上镜片。

【制剂及用法】滴眼剂，每天 1 次，每次 1 滴。

4. 地匹福林

【适应证】主要适用于控制慢性开角型青光眼的眼内压，常使用于其他药物疗效不佳的病人。

【注意事项】未经手术的闭角型青光眼、甲状腺功能亢进、高血压、冠状动脉供血不足和心律失常者禁用。

【制剂及用法】0.1% 滴眼剂，每次 1 滴，每 12 h 滴 1 次。

5. 噻吗洛尔

【适应证】对青光眼，特别是原发性、开角型青光眼有良好效果，优于传统的降眼压药，其特点为起效快、不良反应小、耐受性好。滴眼后 20 min 眼压即开始下降，经 1～2 h 达最大效应，作用可持续 24 h。对瞳孔大小、对光反应及视力无影响。此外，对无晶状体性青光眼、某些继发性青光眼、高眼压症以及其他对药物和手术无效的青光眼也有一定的疗效。

【注意事项】哮喘和心力衰竭者慎用。滴眼时可被吸收而产生全身作用，故不宜与其他 β 受体阻滞药合用。

【制剂及用法】滴眼，0.25% 滴眼剂，每日 2 次。

6. 曲伏前列素

【适应证】降低开角型青光眼或高眼压症患者的眼压，这些患者对使用其他降眼压药不耐受或疗效不佳。

【注意事项】患者虹膜棕色素可能逐步增加，应用本品的患者应根据病人情况进行定期眼部检查，如果发现虹膜加深逐渐明显发生色素沉着应停止治疗；具有眼部感染史（如虹膜炎/葡萄膜炎）患者应谨慎使用本品；急性眼部感染的患者应禁止使用本品。

三、抗眼部病毒感染药

（一）药理作用和临床评价

1. 分类和作用特点　抗眼部病毒感染药的代表药有利巴韦林、阿昔洛韦、更昔洛韦和碘苷。其中利巴韦林为广谱抗病毒药，阿昔洛韦、更昔洛韦和碘苷为抗疱疹病毒药。

（1）利巴韦林作用特点：利巴韦林在体外具有抑制腺病毒、呼吸道合胞病毒、甲型肝炎病毒、流感病毒等多种病毒生长的作用，但其抑制机制尚不明确。利巴韦林不会影响病毒的吸附、侵入和脱壳的过程，也不会诱导产生干扰素。本品进入被病毒感染的细胞后会迅速磷酸化，其产物作为病毒合成酶的竞争性抑制剂，抑制肌苷单磷酸脱氢酶、流感病毒 RNA 多聚酶和 mRNA 鸟苷转移酶，从而引起细胞内鸟苷三磷酸的减少，损害病毒 RNA 和蛋白合成，使病毒的复制与传播受抑制。即其可抑制病毒合成酶，减少病毒核糖核酸和蛋白合成，破坏病毒的复制与传播。

（2）阿昔洛韦作用特点：阿昔洛韦是抗病毒药，具有广谱、高效的特点。本品是目前市面上抗Ⅰ型和Ⅱ型单纯疱疹病毒最有效的药物之一，同时对水痘－带状疱疹病毒（VZV）和 EB 病毒等其他疱疹病毒也有效。阿昔洛韦对正常细胞几乎没有负面影响，但是其在被病毒感染的细胞内部，本品通过病毒细胞激酶以及腺苷激酶的催化作用，会转化为三磷酸无环鸟苷，此产物有强大的抑制病毒脱氧核糖核酸多聚酶的作用，从而抑制病毒 DNA 的合成。单纯疱疹病毒（HSV）或 VZV 可通过改变病毒疱疹胸苷酸激酶或 DNA 多聚酶而对阿昔洛韦产生耐药性。即其可终止病毒脱氧核糖核酸的合成。

（3）更昔洛韦作用特点：更昔洛韦对 HSV 和 VZV 的抑制作用于阿昔洛韦相似，但对巨细胞病毒抑制作用较强，约为阿昔洛韦的 100 倍。

（4）碘苷作用特点：碘苷又名疱疹净，能够抑制病毒 DNA 的增殖。其作用机制是通过竞争性地抑制病毒胸苷酸合成酶，使病毒 DNA 合成受阻，如 HSV 和牛痘病毒的生长。本品对 RNA 病毒无效。

2. 典型不良反应和禁忌证

（1）利巴韦林：患有心脏疾病的患者慎用本品。由于利巴韦林会在体内红细胞中产生反应，可能会诱发严重不良反应，即溶血性贫血。同时，由于利巴韦林具有抑制谷胱甘肽的作用，会导致红细胞的细胞膜受损，致使有氧的红细胞裂解。在此基础上，由于红细胞数量逐渐减少，本品还可能诱发贫血。如患者出现贫血症状，可通过减少给药剂量来减轻症状。另外，应用利巴韦林偶见致畸作用。

服用本品可致的已知不良反应如下。一般全身不良反应：身体疲倦、头晕、头痛、身体虚弱、乏力、发热、寒颤、流感、偶见胸部疼痛等症状；神经系统不良反应：服用本品偶可见眩晕、失眠、易情绪化、易怒、心悸、注意力集中障碍、烦躁不安、抑郁等；呼吸系统不良反应：呼吸困难、偶发鼻炎等；消化系统不良反应：胃部胀气、食欲缺乏、便秘、恶心、呕吐、轻度腹泻以及消化不良等症状；肌肉骨骼系统不良反应：肌肉痛、关节痛；皮肤及附属器官不良反应：皮疹、脱发、瘙痒等；除此之外，还可能发生味觉异常、听力异常等表现。

（2）阿昔洛韦：本品最多见的不良反应是引起注射部位产生炎症或静脉炎，或出现荨麻疹、皮肤瘙痒。少见的不良反应有口服给药后皮肤瘙痒，长疗程给药偶见有月经紊乱。注射给药，特别是静脉注射时，少见有血尿、低血压和急性肾功能不全。

（3）更昔洛韦：最常见的不良反应有白细胞和血小板减少，少见的不良反应有贫血、发热、皮疹、肝功能异常、浮肿、感染、乏力；心律失常、高/低血压；思维异常或噩梦、共济失调、昏迷、头昏、头痛、紧张、感觉障碍、精神病、嗜睡、震颤；恶心、呕吐、腹泻、胃肠道出血、腹痛；血尿及尿素氮升高；有巨细胞病毒感染性视网膜炎的艾滋病患者，可能出现视网膜剥离；注射部位可见感染、疼痛、静脉炎。

（4）碘苷：不良反应主要有水肿、畏光、充血、瘙痒或疼痛等，也可能引发眼睑水肿等变态反应；长疗程用药时，可诱发产生接触性皮炎、泪点闭塞、滤泡性结膜炎、点状角膜病变等症状；若全身用药可产生明显不良反应，如食欲缺乏、口腔炎、脱发、呕吐、腹泻、恶心、肝功能受损等；除此之外，全身应用本品还可抑制骨髓，致使白细胞和血小板减少，所以此药临床全身应用受限。

3. 具有临床意义的药物相互作用

（1）利巴韦林：由于利巴韦林可抑制齐多夫定转变成活性型的磷酸齐多夫定，所以与齐多夫定联合用药时有拮抗作用。

（2）阿昔洛韦：在和头孢菌素类、青霉素类，以及丙磺舒联合用药时，可能导致血药浓度升高。

（3）更昔洛韦：丙磺舒以及其他一些可以抑制肾小管分泌和重吸收的药物，会降低肾对本药的清除率，并延长其半衰期。本药与抑制细胞快速分裂复制的药物在同时使用时，可产生协同效应。

（4）碘苷：可与抗生素、肾上腺皮质激素及睫状肌麻痹剂合用。因激素能促使病毒感染扩散，故禁用于浅层角膜炎，但可用于虹膜炎、基质性角膜炎和角膜水肿。

（二）常用药品的临床应用

1. 利巴韦林

【适应证】

用于防治流行性感冒（流感）、副流感、甲型肝炎、乙型肝炎、丙型肝炎、麻疹、腮腺炎、水痘、单纯疱疹、带状疱疹、病毒性眼角膜炎、疱疹性口腔炎、小儿腺病毒肺炎。对急性甲型和丙型肝炎有一定疗效，治疗呼吸道合胞病毒性肺炎和支气管炎效果最佳，通常以小颗粒气雾剂给药。流感也用气雾剂给药，而其他大多数病毒感染则通过静脉注射进行治疗。利巴韦林临床多用于单纯疱疹性角膜炎。

【注意事项】大剂量应用可致心脏损害，对有呼吸道疾病患者可致呼吸困难、胸痛等。

【制剂及用法】口服给药：每日 0.8～1.0 g，分 3～4 次服用。肌内注射或静脉滴注：每日 10～15 mg/kg，分 2 次给予，静脉滴注宜缓慢。滴眼剂为 0.1%，滴鼻剂为 0.5%。

2. 阿昔洛韦

【适应证】

（1）带状疱疹：免疫功能正常的带状疱疹患者以及免疫缺陷带状疱疹轻症患者，可口服本品治疗。免疫缺陷带状疱疹重症患者用本品注射剂进行治疗。

（2）单纯疱疹病毒感染：口服本品可用于治疗初发性生殖疱疹病毒感染以及复发的患者；如果单纯疱疹病毒感染反复发作，可口服本药物用以预防。本品对单纯疱疹性脑炎治疗有效。本品还可用于治疗初发的黏膜、皮肤感染以及复发患者的治疗，此病反复发作的患者可用本品作为预防。用于治疗单纯疱疹性角膜炎。本品注射剂可用于有免疫缺陷的患者。

（3）阿昔洛韦还可以用于免疫缺陷患者的水痘治疗。局部用药可用于治疗单纯疱疹病毒所致的早期生殖疱疹感染，可用于免疫缺陷患者初发性、自限性黏膜皮肤单纯疱疹的治疗和复发患者的治疗。

（4）阿昔洛韦钠盐可用于治疗急性视网膜坏死。主要用于单纯疱疹病毒及带状疱疹病毒引起的浅、深层角膜炎。

【注意事项】

（1）急、慢性肾功能不全的成人患者不建议用本品静脉注射，如滴速过快，容易引起肾衰竭。

（2）若患者患有严重的免疫功能缺陷，长期用药或者多次使用阿昔洛韦治疗可能会使带状疱疹病毒以及单纯疱疹病毒产生对本药的耐药性，故若单纯疱疹患者使用阿昔洛韦后病情改善不明显应该测试该患者单纯疱疹病毒对阿昔洛韦是否已产生耐药性。

【制剂及用法】成人口服给药：每次 200 mg，每 4 h 给药 1 次。静脉滴注：每次 5 mg/kg，加入静脉滴注液中，1 h 滴完，每 8 h 给药 1 次，疗程 7 d。另有眼霜、霜剂供外用。

3. 更昔洛韦

【适应证】因更昔洛韦骨髓抑制等不良反应发生率较高，只用于艾滋病、器官移植、恶性肿瘤时严重巨细胞病毒（CMV）感染性肺炎、肠炎及视网膜炎等；可用于单纯疱疹性角膜炎。

【注意事项】

（1）因其具有致癌、致畸性，故本品对孕妇及哺乳期妇女以及对本药或阿昔洛韦过敏者禁用。

（2）本药可以引起精子减少、突变、致畸及致癌，在停止治疗的 90 d 内应采取避孕措施。

（3）10%～40% 接受治疗的患者出现白细胞减少，因此本药应慎用于有白细胞减少病史的患者。

（4）10% 接受本药治疗的患者出现血小板减少（少于 50×10^9/L），接受免疫抑制药物治疗的患者比艾滋病患者下降得更低。当患者的血小板计数少于 100×10^9/L 时，发生血小板减少的风险也增大。

4. 碘苷

【适应证】若在全身范围应用碘苷会引起较大的全身毒性反应，故临床仅限于局部用药，用于治疗眼部或皮肤疱疹病毒和牛痘病毒的感染。本品对急性上皮性疱疹性角膜炎具有良好疗效。

【注意事项】

（1）因碘苷能抑制角膜组织脱氧核糖核酸的合成，所以长疗程用药可能造成角膜上皮损伤，减缓溃疡的修复进度，使用时应注意，一般疗程不宜超过 3 周，痊愈后如继续使用，一般不宜超过 3～5 d。

（2）短时间内高频次用本品滴眼可造成角膜上皮点状剥脱，并且不能避免再次复发。

（3）本品可穿透胎盘组织。

【制剂及用法】白天 1 h 滴眼 1 次，夜间每 2 h 滴眼 1 次，症状显著改善后，改为白天每 2 h 滴眼 1 次，夜间 4 h 滴眼 1 次。

四、眼用局部麻醉药

（一）药理作用和临床评价

1. 分类和作用特点　局部麻醉药又称局麻药，是一类以适当的浓度应用于局部神经末梢或神经干周围，可逆性地阻断感觉神经冲动发生与传递，用药者在保持一定清醒的情况下使局部痛觉等感觉暂时消失的药物。局部麻醉药能够暂时、完全和可逆性地阻断神经冲动的产生和传导，使局部组织痛觉消失，局麻作用会随着药物从给药部位扩散而消失，此后神经功能可完全恢复，同时此作用不会损伤各类组织器官的正常作用。代表药物有普鲁卡因、丁卡因、奥布卡因、丙美卡因、利多卡因。

（1）局部麻醉作用：局麻药注入神经周围（不可注入神经内），经过弥散作用于神经组织，提高兴奋阈电位、降低动作电位、减慢传导速度，甚至使神经细胞完全丧失兴奋性和传导性，从而阻断神经冲动的传导。局麻药的作用与神经细胞或神经纤维直径大小及神经组织的解剖特点有关。一般规律是神经纤维末梢、神经节及中枢神经系统的突触部位对局麻药最为敏感，细神经纤维比粗神经纤维更易被阻断。对无髓鞘的交感、副交感神经节后纤维在低浓度时可显效；对有髓鞘的感觉和运动神经纤维则需高浓度才能产生作用。对混合神经产生作用时，首先消失的是持续性钝痛（如压痛），其次是短暂性锐痛，继之依次为冷觉、温觉、触觉、压觉消失，最后发生运动麻痹。进行蛛网膜下腔麻醉时，首先阻断自主神经，继而按上述顺序产生麻醉作用。神经冲动传导的恢复则按相反的顺序进行。如局麻药在低浓度时对感觉与运动神经阻滞的分离程度大，有利于术后患者在无痛状态下早期活动、促进机体康复。

（2）抗心律失常作用：部分局麻药具有抗心律失常作用，如利多卡因是临床常用的抗心律失常药，可用于治疗强心苷引起的严重室性心动过速和心室颤动。

（3）作用机制：关于局麻药发挥作用的机制有多种说法，目前公认的是局麻药阻断神经细胞膜上的电压门控 Na^+ 通道，使 Na^+ 在其作用期间内不能进入细胞内，抑制膜兴奋性，发生传导阻滞，产生局麻作用。实验证明，用 4 种局麻药进行乌贼巨大神经轴索内灌流给药时，可产生传导阻滞，而轴索外灌流则不引起明显作用。进一步研究认为本类药物不是作用于细胞膜的外表面，而是以其非解离型进入神经细胞内，以解离型作用在神经细胞膜的内表面，与 Na^+ 通道的一种或多种特异性结合位点结合，产生 Na^+ 通道的阻滞作用。因此，具有亲脂性、非解离型是局麻药透入神经的必要条件，而透入神经后则须转变为解离型带电的阳离子才能发挥作用。局麻药属于弱碱性药物，不同局麻药的解离型/非解离型的比例各不相同。

2. 典型不良反应和禁忌证　局麻药的不良反应可分为局部和全身性两方面。一般局麻药在给药局部较少产生不良反应，但当给药部位接近脊髓或其他主要神经干时可产生直接的神经毒性；此外，药物对支配血管神经的麻醉作用可致血压下降、影响体内主要器官的血流量而产生不良反应。全身性不良反应除了高敏性与过敏反应外，多与药物的血药浓度水平有关。过量的局麻药从给药局部快速吸收进入血液循环系统并到达体内各器官后，可干扰所有能产生电兴奋的组织细胞，尤其是易兴奋的大脑神经细胞和心肌细胞，产生各种不良反应。临床主要表现为中枢神经系统和心血管系统的毒性反应。用药剂量、用药途径和注射部位的血管分布等都可影响局麻药的血药浓度。

（1）毒性反应：局麻药的剂量或浓度过高或误将药物注入血管时会引起患者的全身作用，主要表现为中枢神经和心血管系统的毒性。

①中枢神经系统：由于中枢神经系统里的抑制性神经元比兴奋性神经元对局麻药更敏感，局麻药会先兴奋后抑制中枢神经系统。给药后，中枢神经系统先被抑制，中枢神经系统脱抑制，表现为兴奋的症状。患者初期可见眩晕、震颤、心悸、惊恐不安、多言和焦虑，严重者甚至可见精神错乱和阵挛性惊厥。此后，中枢神经系统过度兴奋的状态会变为被抑制，用药者可进入昏迷和呼吸衰竭状态。上述局部麻醉药物诱发的阵挛性惊厥是由于边缘系统兴

奋灶向外周扩散，为避免惊厥产生，可选择用静脉注射地西泮（静脉注射地西泮能够使边缘系统 GABA 能神经元的抑制作用增强）。患者在中毒晚期保持其呼吸功能至关重要。由于普鲁卡因对中枢神经系统的影响较大，临床常用利多卡因代替普鲁卡因。服用可卡因能够使人产生欣快感，也能在一定程度上影响用药者的情绪及行为。

②心血管系统：局部麻醉药对心肌细胞可产生膜稳定作用，细胞吸收药物后会使心肌兴奋性降低，减弱心肌的收缩力、减缓心肌传导、使不应期延长。大部分局部麻醉药具有使小动脉扩张的作用，因此，在高剂量用药时可能会使患者血压下降，严重者甚至发生休克等心血管不良反应，如果误将药物注入血管内更容易引发休克。应用高浓度局麻药对中枢神经系统的影响往往先与其对心血管的作用，临床偶见少数患者应用小剂量局部麻醉药突发心室颤动致死。局部麻醉药中，利多卡因可发挥抗室性心律失常的作用，而应用丁哌卡因则常见心室颤动、室性心动过速。

（2）过敏反应：临床较少发生，少数患者在低剂量给药则马上出现类似过量用药中毒的症状，例如：出现荨麻疹、喉头肿大以及呼吸困难、支气管痉挛等症状。酯类局麻药相比酰胺类局麻药发生过敏反应的概率更高，如果患者对酯类过敏，建议用酰胺类局麻药代替。

防治方法：在给药前询问患者过敏反应史和家庭过敏反应史，若应用普鲁卡因，麻醉前要先做皮试，若无异常可先小剂量给药，如果患者无不良反应和异常再以标准剂量给药。除此之外，局麻前可适量给患者巴比妥类药物，可以加快局麻药的分解速度；一旦患者出现过敏反应应立即停止用药，并视情况给予肾上腺皮质激素、肾上腺素以及抗组胺药。

（3）其他：局麻药用于椎管内阻滞时浓度过高或时间过长可能诱发神经损害，原有神经系统疾病、脊髓外伤或炎症等可能会加重。

（二）常用药品的临床应用

1. 丁卡因

【适应证】为长效酯类局麻药。本品主要在肝经（羧酸）酯酶代谢，其代谢速度较慢，加之吸收快，易发生毒性反应。本品脂溶性高，穿透力强，表面麻醉效果较好，主要用于眼科和耳鼻喉科的黏膜麻醉。局麻作用强度为普鲁卡因的 8～10 倍，毒性也为普鲁卡因的 10 倍以上。作用起效慢，维持时间长。常与利多卡因混合应用于传导麻醉和硬膜外麻醉，使其起效快、作用时效延长，并减少毒性反应。

【注意事项】丁卡因毒性反应发生率高于普鲁卡因，应严格掌握使用剂量；此外，对普鲁卡因过敏者，也可能对本药过敏。丁卡因盐酸盐水溶液有抑菌作用，但稳定性差，久贮后溶液变浑浊时不能再用。

【制剂及用法】注射剂：50 mg/ml；黏膜表面麻醉剂：常用浓度 1%，眼科用 1% 等渗溶液，耳鼻喉科用 1%～2% 溶液，每次限量为 40 mg。

2. 普鲁卡因

【适应证】毒性较小，是常用的局麻药之一。普鲁卡因的特点为短效、低亲脂性、不易穿透黏膜。普鲁卡因一般较少用于表面麻醉，临床主要以局部注射的方式用于浸润性麻醉。一般局部注射给药后 1～3 min 内发挥药效，药效可维持 30～40 min，如需延长时间，可与肾上腺素联合用药（药效时长可延长 20%）。

【注意事项】

（1）普鲁卡因进入血液中，在血浆中经酯酶水解生成二乙氨基乙醇和对氨基苯甲酸（PABA）。

（2）由于对氨基苯甲酸能与磺胺类药物的抗菌作用产生对抗，所以联合用药方面应当避免同时使用普鲁卡因与磺胺类药物。

（3）普鲁卡因局部应用于损伤部位的局部封闭。

（4）大剂量使用普鲁卡因可能会影响患者的心血管系统和中枢神经系统。

（5）偶见变态反应，所以在给药前应先做皮试，但是皮肤测试结果呈阴性患者仍然可能出现变态反应。

（6）少数患者用药后会发生高铁血红蛋白血症。

【制剂及用法】注射剂：25 mg/10 ml，50 mg/10 ml，40 mg/2 ml；粉针剂：每支 150 mg；浸润麻醉剂：用 0.25%～0.5% 水溶液，每小时不得超过 1.5 g；阻滞麻醉剂：用 1%～2% 水溶液，每小时不得超过 1.0 g；硬膜外麻醉剂：用 2% 水溶液，每小时不得超过 0.75 g，一次极量 1000 mg。

3. 利多卡因

【适应证】利多卡因属于中效酰胺类局麻药，盐酸盐溶液稳定，经高压蒸汽消毒不易分解变质。结构中的酰胺键较稳定，在肝的代谢速度较慢，维持时间较长。本品局麻作用强度为普鲁卡因的 2 倍，具有穿透力强、弥散广、起效快、无明显扩张血管作用等特点。利多卡因黏膜吸收速度几乎与静脉注射相似，适用于表面麻醉。利多卡因还是临床常用的抗心律失常药，系治疗室性心律失常的常用药物。

【注意事项】

（1）浸润麻醉时，由于利多卡因弥散广，吸收面积大，可加用肾上腺素，延缓药物吸收、减少毒性反应；传导麻醉与硬膜外麻醉是本药常用的给药途径。

（2）利多卡因的过敏反应极为罕见，对普鲁卡因过敏者可改用利多卡因；但利多卡因毒性反应发生率比普鲁卡因高，如注射误入静脉，有致心脏停搏的危险，故临床上的用量控制比普鲁卡因严格。

【制剂及用法】注射剂：200 mg/10 ml，400 mg/20ml；浸润麻醉剂：用 0.25%～0.5% 溶液；表面麻醉剂：用 2%～4% 溶液，一次不超过 100 mg；硬膜外麻醉剂：用 1%～2% 溶液。每次限量，不加肾上腺素为 200 mg（4 mg/kg），加肾上腺素为 300～350 mg（6 mg/kg）。

4. 丙美卡因

【适应证】眼科表面麻醉，如：眼压计测量眼内压；手术缝合及取异物；结膜及角膜刮片；前房角膜检查；三面镜检查以及其他需表面麻醉的操作。

【注意事项】已确诊为心脏病以及甲状腺功能亢进的患者慎用本药物。表面麻醉剂不宜过长时间使用，长期使用可能损害角膜、损伤视力或使伤口不易愈合。在应用本药物时应防止异物进入眼内并禁止揉擦眼睛。

五、散瞳药

（一）药理作用和临床评价

1. 分类和作用特点

临床上主要使用 M 胆碱受体阻滞药作为散瞳药，代表药物为阿托品。但由于阿托品的作用面广，副作用多，用于眼科时作用持久，影响患者正常视力的恢复。针对这些缺点进行改造后合成了一些副作用较少的代用品，其中合成散瞳药有后马托品、托吡卡胺、复方托吡卡胺等。这些药品与阿托品比较，其扩瞳作用时间短暂，适合于一般的眼科检查。

阿托品作用机制：此药是选择性 M 受体阻滞药，其作用特点是 M 胆碱受体的亲和力较高，内在活性小，在一般剂量下不产生受体激动效应，但是可以通过抑制拟胆碱药和乙酰胆碱与 M 受体的结合，从而拮抗上述两者对 M 受体的激动作用。阿托品对 M 受体的选择性较高，但对 M 受体各种亚型的选择性较低，且大剂量应用时对 α_1 受体和神经节 N_N 受体也有阻断作用。因此，阿托品的药理作用非常广泛，组织选择性不高，但各器官对其的敏感性各异，主要作用于心血管、平滑肌、眼和腺体等组织器官。此外，大剂量时也可作用于中枢神经系统。阿托品对眼睛的作用主要为阻断眼部所有的 M 胆碱受体，主要表现为扩瞳、眼内压升高和调节麻痹三种效应。无论局部滴眼或全身给药，均可出现上述效应。

（1）扩瞳：阻断虹膜环状肌（瞳孔括约肌）上的 M 受体，致瞳孔括约肌松弛，使肾上腺素能神经支配的瞳孔开大肌功能占优势，瞳孔扩大。

（2）眼内压升高：由于扩瞳作用，虹膜退向四周边缘，压迫前房角，使前房角间隙变窄，阻碍房水回流进入巩膜静脉窦，而房水的产生是正常的，从而导致眼内压力升高。因此，禁用于青光眼患者。

（3）调节麻痹：阻断睫状肌的 M 受体，使睫状肌松弛而退向外缘，因而使悬韧带拉紧，致晶状体处于扁平状态，屈光度降低，不能将近物清晰成像于视网膜上，故视近物模糊不清，视远物清晰，这种不能调节视力作用的状态，称为调节麻痹。

2. 典型不良反应和禁忌证

阿托品对组织器官的选择性不高，具有多种药理作用，常见不良反应有口干、视物模糊、心率加快、瞳孔扩大及皮肤潮红等。随着剂量增大，不良反应逐渐加重，甚至出现明显的中枢中毒症状。阿托品的最低致死量成人为 80～130 mg，儿童约为 10 mg。

青光眼及前列腺肥大者禁用阿托品，阿托品可能加重前列腺肥大者排尿困难。

（二）用药监护

阿托品引起的一般不良反应于停药后可逐渐消失，无须特殊处理。对阿托品不良反应的处理主要是对症处理。如果是口服阿托品引起的不良反应，应立即给予患者洗胃、导泻，以此来促进有毒物质排出体外，同时可以使用毒扁豆碱缓慢的静脉注射（成人剂量 1～4 mg，儿童剂量 0.5 mg），此法可以有效快速地解除阿托品中毒症状（包括谵妄与昏迷）。但由于毒扁豆碱在体内的代谢速度较快，患者在用药后可能在 1～2 h 内再次出现中毒症状、昏迷，所以需要重复给药。若患者出现明显中枢兴奋症状时，可给予地西泮进行对抗，给药剂量不能太大，避免与阿托品所致的中枢抑制作用产生协同作用，加重病情。

（三）常用药品的临床应用

1. 阿托品

【适应证】

（1）虹膜睫状体炎：应用 0.5%～1% 的阿托品滴眼液滴眼，可使虹膜括约肌和睫状肌松弛而得以充分休息，有利于控制炎症。与缩瞳药交替使用可预防虹膜与晶状体的粘连和发生瞳孔闭锁。

（2）验光、检查眼底：本品能使睫状肌松弛，具有调节麻痹作用，晶状体相对固定，此时能准确检测晶状体的屈光度，亦可利用其扩瞳作用检查眼底。

2. 其他散瞳药

【适应证】见表 14 - 1。

表 14 - 1　常用散瞳药、特点及适应证

代表药物	主要适应证及特点
托吡卡胺	作用时间短、作用相对弱，用于眼底检查
阿托品	可引起睫状肌麻痹，适用于青少年的屈光检查，治疗前葡萄膜炎
后马托品	作用时间较短，可作为治疗眼前节炎症的首选药

【制剂及用法】

（1）硫酸阿托品，片剂：0.3 mg，口服，每次 0.3～0.6 mg，每日 3 次。注射剂：0.5 mg/ml，1 mg/ml，5 m/ml；肌内或静脉注射：每次 0.5 mg。滴眼剂：0.5%，1%；眼膏剂：1%。极量：口服，每次 1 mg，每日 3 mg；皮下注射或静脉注射，每次 2 mg。

（2）氢溴酸后马托品，滴眼剂：1%～2%。

（3）托吡卡胺，滴眼剂：0.5%，每次 1～2 滴，如需产生调节麻痹作用，可用 1% 浓度，1～2 滴，5 min 后重复 1 次，20～30 min 后可再给药 1 次。

【同步练习】

一、A 型题（最佳选择题）

1. 治疗单纯疱疹性角膜炎不宜选用的药品是（　　）

A. 利巴韦林滴眼液　　　　　　　　B. 更昔洛韦滴眼液

C. 碘苷滴眼液　　　　　　　　　　D. 四环素可的松眼膏

E. 阿昔洛韦滴眼液

本题考点：抗眼部病毒感染药的代表性药物。

2. 可导致跟腱炎或跟腱断裂不良反应的药品是（　　）

A. 克林霉素　　　　B. 美罗培南　　　　C. 阿米卡星　　　　D. 头孢哌酮

E. 环丙沙星

本题考点：环丙沙星不良反应。

3. 5 岁以下儿童首选的散瞳剂是（　　）

A. 10% 去氧肾上腺素滴眼剂　　　　B. 1% 硫酸阿托品眼膏剂

C. 2% 后马托品眼膏剂　　　　　　D. 四环素可的松眼膏剂

E. 3% 氧氟沙星眼膏剂

本题考点：散瞳剂代表药物适应证及适应人群。

4. 散瞳药阿托品滴眼液的禁用人群是（　　）

A. 青光眼患者　　　　　　　　　　B. 眼底检查者

C. 虹膜睫状体炎患者　　　　　　　D. 睫状肌麻痹患者

E. 角膜炎患者

本题考点：散瞳药代表药物适应证及适应人群。

二、B 型题（配伍选择题）

(5～7 题共用备选答案)

A. 左氧氟沙星滴眼液   B. 复方托吡卡胺滴眼液

C. 毛果芸香碱滴眼液   D. 碘苷滴眼液

E. 阿昔洛韦滴眼液

5. 散瞳和调节睫状肌麻痹宜选用 （　　）

6. 治疗青光眼宜选用 （　　）

7. 治疗细菌性结膜炎宜选用 （　　）

本题考点：眼科疾病用药的代表药物。

参考答案：1. D　2. E　3. B　4. A　5. B　6. C　7. A

第十五章　耳鼻喉科疾病用药

一、消毒防腐药

（一）药理作用和临床评价

1. **分类和作用特点**　消毒防腐药的代表药物主要有硼酸、酚甘油、过氧化氢和苯酚，主要用于外耳道炎及中耳炎的治疗。

（1）硼酸：硼酸为弱防腐药，对细菌和真菌有弱的抑制作用，刺激性小，用于治疗细菌和真菌感染。

（2）酚甘油：能使细胞的原生质蛋白发生凝固或变性，杀死细菌及其芽孢，为作用较强的龋洞消毒药。

2. **典型不良反应和禁忌证**

硼酸：如用于外用毒性轻微，一般用于大面积受损。身体吸收以后有发生急性中毒反应的可能，前期症状多为呕吐、腹泻、皮肤丘疹、人体中枢神经系统先兴奋后抑制，偶发刺激脑膜症状和肾毒性，情况严重患者可见循环衰竭或休克，发病 3～5 d 后死亡。成人致死量为 15～20 g，小儿 3～6 g。因为硼酸在体内代谢、排泄较慢，若反复给药，可发生药物在体内蓄积，导致慢性中毒，中毒症状为食欲缺乏、月经不调、乏力、皮炎、脱发等。

（二）常用药品的临床应用

1. **硼酸**

【适应证】耳内消炎止痛药。慢性外耳道炎时局部应用，促使耳道干燥。

【制剂及用量】3%～4% 溶液用于伤口的清洁、冲洗，使用部位多为黏膜、皮肤、膀胱等；如果用于口腔炎症和咽喉炎症时，采用含漱的方法；急性湿疹和皮炎并伴随大量渗液时用湿敷。

2. **酚甘油**

【适应证】对鼓室黏膜及鼓膜有腐蚀作用，适用于鼓膜未穿孔的中耳炎，外耳道红肿局部治疗。

【制剂及用量】2% 油剂，每次 1～2 滴，每日 3 次。

二、减鼻充血药

（一）药理作用和临床评价

1. **分类和作用特点**　减鼻充血药物主要有以下类型：α、β 肾上腺素受体激动药，代表药物为麻黄碱；α 肾上腺素受体激动药，代表药物为羟甲唑啉和赛洛唑啉。

（1）麻黄碱作用特点：麻黄碱能直接或间接激动肾上腺素受体，可直接作用于不同身体组织，激动肾上腺素 α_1、α_2、β_1 和 β_2 受体。除此以外，麻黄碱间接作用表现在促进肾上腺素能神经末梢释放去甲肾上腺素。相比肾上腺素麻黄碱特点主要包括：化学性质稳定且口服具有有效性；拟肾上腺素作用较微弱但持续时间久；具有明显兴奋中枢作用；使身体产生快速耐受性。

①对心血管的作用：麻黄碱可使心脏兴奋，提升心排血量、加强心肌的收缩力；麻黄碱具有升压作用，出现缓慢且作用持久，并且由于其升高血压的作用，可导致心率反射性减

低，这个反应会削减麻黄碱使心率加快的直接作用，所以心率变化不明显。

②支气管平滑肌松弛：麻黄碱具有舒缓、松弛支气管平滑肌的作用，效力比肾上腺素弱，作用缓慢且持续时间久。

③中枢神经系统兴奋：麻黄碱具有明显的中枢兴奋性，大剂量麻黄碱可使大脑和皮质下中枢兴奋，使神经振奋、心悸不安和失眠。

④快速耐受性：麻黄碱具有快速耐受性，短时间内反复给药，可使麻黄碱作用减弱。这种耐受性可在停药后恢复，若每天给药少于3次快速耐受性出现不明显。其脱敏反应产生的机制，学术界一般认为原因有两方面：受体饱和、递质渐耗损。

（2）羟甲唑啉作用特点：羟甲唑啉属于α受体激动剂，可以很好地收缩外周血管。羟甲唑啉可以直接激动血管的α_1受体，使鼻黏膜血管产生收缩，在一定程度上减轻炎症导致的充血和水肿。羟甲唑啉起效快，给药数分钟内就可发挥作用，且药效可维持几个小时，是有效的缓解鼻充血的药物。本品尚能抑制组胺等致敏、致炎物质的释放，具有抗组胺作用，能抑制鼻、喉黏膜腐生菌生长，具有较强的抑菌消炎作用。

2. 典型不良反应和禁忌证

（1）麻黄碱：偶见因兴奋中枢导致的心悸、失眠、不安等，夜间用药宜加镇静催眠药防止失眠。连续滴鼻治疗过久，可产生反跳性鼻黏膜充血或萎缩。较严重的不良反应尚有心律失常，甚至可出现心室颤动，故须严格控制剂量。禁用于高血压、器质性心脏病、冠状动脉粥样硬化、脑动脉硬化、甲状腺功能亢进症及糖尿病患者。老年人慎用。

（2）羟甲唑啉：喷雾或滴用药过频易致反跳性鼻充血，久用可致药物性鼻炎。少数人有轻微灼烧感、针刺感、鼻黏膜干燥，以及头痛、头晕、心率加快等反应。罕见过敏反应。

3. 具有临床意义的药物相互作用

麻黄碱：与巴比妥类、苯海拉明、氨茶碱合用，可产生中枢抑制、抗过敏、抗胆碱，解除支气管痉挛及减少腺体分泌作用。忌与优降宁等单胺氧化酶抑制药合用，以免引起血压过高。

（二）常用药品的临床应用

1. 麻黄碱

【适应证】预防支气管哮喘发作和缓解轻度哮喘发作，对急性重度哮喘发作效果不佳。用于蛛网膜下腔麻醉或硬膜外麻醉引起的低血压及慢性低血压。治疗各种原因引起的鼻黏膜充血、肿胀引起的鼻塞。临床常用0.5%～1.0%溶液滴鼻，可明显改善黏膜肿胀。

【注意事项】

交叉过敏反应：若患者对其他拟交感肾上腺素药（如肾上腺素等）有过敏反应，则对麻黄碱也可产生过敏反应。若短时间内反复给药，麻黄碱药效会逐渐减弱（快速耐受），此种症状在停药几小时后可以恢复。

【制剂及用法】滴鼻剂，以0.5%～1%溶液滴鼻。

2. 羟甲唑啉

【适应证】滴鼻用于治疗鼻黏膜充血和鼻炎。

【注意事项】2岁以下小儿、孕妇禁用，有冠心病、高血压、甲状腺功能亢进症、糖尿病的患者慎用。

【制剂及用法】滴鼻，成人和6岁以上儿童每次1～3滴，早晨和睡前各1次。

【同步练习】

一、A 型题（最佳选择题）

1. 运动员慎用的外用药是（　　）

A. 1% 麻黄碱滴鼻液　　　　　　　　B. 3% 过氧化氢滴耳液

C. 2% 酚甘油滴耳液　　　　　　　　D. 0.1% 阿昔洛韦滴眼液

E. 0.1% 利福平滴眼液

本题考点：麻黄碱具有较显著的中枢神经兴奋作用。

2. 羟甲唑啉滴鼻剂使用期间，可能发生的不良反应是（　　）

A. 流泪　　　　　B. 鼻血　　　　　C. 心率加快　　　　　D. 血压下降

E. 鼻黏膜肿胀

本题考点：羟甲唑啉不良反应。

3. 减鼻充血药物通常用于缓解鼻塞症状，其所激动的受体是（　　）

A. M 受体　　　　B. N 受体　　　　C. H_1 受体　　　　D. α 受体

E. β 受体

本题考点：减鼻充血药物作用机制。

4. 用于治疗鼓膜未穿孔的急性中耳炎、外耳道炎的药品是（　　）

A. 过氧乙酸溶液　　B. 酚甘油滴耳液　　C. 高锰酸钾溶液　　D. 苯酚溶液

E. 碳酸氢钠滴耳液

本题考点：耳鼻喉科消毒防腐药的代表性药物。

5. 减鼻充血药所致的典型不良反应是（　　）

A. 心率减慢　　　　B. 血管舒张　　　　C. 血压升高　　　　D. 共济失调

E. 面部涨红

本题考点：减鼻充血药物的典型不良反应。

参考答案：1. A　2. C　3. D　4. B　5. C

第十六章 皮肤科疾病用药

一、皮肤寄生虫感染治疗药

【复习指导】本部分内容较为简单，需重点掌握皮肤寄生虫感染治疗药的代表药物；熟悉皮肤寄生虫感染治疗药的作用特点、不良反应、药物相互作用和用药监护。

（一）药理作用和临床评价

1. 分类和作用特点　疥疮和虱病是皮肤科常见的寄生虫感染性疾病，其治疗主要应用外用药。局部应用杀灭疥虫药，以林旦（疥灵霜、γ-666霜）疗效较好，其次是克罗米通（优力肤）、苯甲酸苄酯、升华硫，均是公认的特效药。

（1）林旦：不仅可有效杀灭疥虫，还具有杀灭虱和虱卵的作用，其通过与疥虫和虱体体表直接接触后透过其体壁进入体腔和血液，引起虫体神经系统麻痹而死。

（2）克罗米通：可作用于疥螨的神经系统，使疥螨麻痹死亡，因而具有特异性杀灭疥螨的作用。克罗米通还具有局部麻醉作用，故可用于治疗各种瘙痒症。克罗米通对链球菌和葡萄球菌的生长也有抑制作用，其易于透过皮肤，作用迅速，可持续作用6 h。

（3）苯甲酸苄酯：高浓度时可杀灭疥虫，作用优于升华硫。

（4）升华硫：与皮肤及组织分泌物接触生成硫化氢与五硫黄酸而对疥虫、真菌和细菌有杀灭作用，并能除去油脂及软化表皮、溶解角质。

2. 典型不良反应和禁忌证

（1）不良反应：应用本类药物后均有轻度刺激症状：如灼热感、瘙痒、皮疹等，而使用克罗米通后还偶见过敏反应。长期大量使用林旦后，可能由于药物经皮肤吸收后，对中枢神经系统产生毒性作用，可能诱发癫痫等。

（2）禁忌证：①对相应药物过敏者禁用。②有癫痫病史/中枢神经系统器质性病变者、妊娠及哺乳期妇女、12岁以下儿童禁用林旦、苯甲酸苄酯。③急性渗出性皮肤病禁用克罗米通。

3. 具有临床意义的药物相互作用

升华硫：因与其他治疗痤疮药、脱屑药、清洁剂、维A酸，以及其他含酒精的制剂并用，可增加对皮肤的刺激，使皮肤干燥，故尽量避免合用；避免与含汞制剂共用，否则易变质，且增加刺激性。

（二）用药监护

注意药品的合理应用

（1）林旦：除头、面颈部不可用药之外，全身可用。一定要从颈部以下全身涂擦30g，经24h后，用温水洗去残留药物，一般经1次治疗痊愈率可达90%～95%。1周后重复治疗一次。

（2）克罗米通：应自颈以下全身涂擦，第1次用2～3支为宜。

（3）升华硫：一般成人用10%硫软膏，不主张用20%软膏，因易引起皮肤刺激性，儿童宜用5%软膏，4岁以下儿童最好现用2.5%软膏。

（4）治疗疥疮的药物需涂抹在全身，特别是皮肤褶皱部位均需涂药。有的患者在治疗后，虽已无疥疮的特征性皮疹，亦不再能查到疥螨，但仍感瘙痒，可用10%克罗米通软膏或丁香罗勒软膏外用，睡前可服有镇静作用的抗过敏药。

（三）常用药品的临床应用

1. 升华硫

【适应证】用于疥疮、头癣、痤疮、脂溢性皮炎、酒渣鼻、单纯糠疹、慢性湿疹等的治疗。

【注意事项】

（1）家庭成员、集体宿舍成员中密切接触者均应同时接受治疗。

（2）不得与铜制品接触。

（3）长时间使用可引起皮肤瘙痒、刺激等不适。

（4）长期大量局部用药，具有刺激性，可引起接触性皮炎，在用药数天内可能出现皮肤发红和脱屑。

（5）避免与口、眼及其他黏膜接触，以防发生刺激反应。

（6）能污染衣物，气味不佳。

【用法与用量】外用。治疗疥疮时应涂抹在全身，成人应用 10% 升华硫软膏，每晚涂 1 次，连用 3 d，3 d 后洗澡、更衣。换下的衣服及床单等均应煮沸消毒，必要时在停用 3 d 后，可重复第 2 个疗程。

【剂型与规格】软膏剂：5%，10%；洗剂：10%。

2. 林旦

【适应证】用于疥疮和阴虱病的治疗。

【注意事项】

（1）家庭成员、集体宿舍成员中密切接触者均应同时接受治疗。

（2）擦药前勿用热水和肥皂洗澡，并且洗去药物时水温不要过热，以免增加吸收，避免眼睛和黏膜与药物接触。

（3）使用中若出现过敏症状或中枢神经系统产生不良反应，应立即停药。

（4）避免与碱性物质或铁器接触。

【用法与用量】外用。①用于疥疮：应自颈部以下涂抹全身各部位，成人一次用药量不超过 30 g，并于用药 24 h 后洗去药液，儿童用药量减半，且应在 6 h 后洗去药液。②用于虱病：将药液涂于干燥头发和头皮上，保留 3～5 min 后清洗，24 h 重复涂药一次。③用于阴虱病：应剃去阴毛后涂擦，每日 3～5 次。

【剂型与规格】乳膏剂：1%。

3. 克罗米通

【适应证】用于痤疮及皮肤瘙痒的治疗。

【注意事项】

（1）配偶及家中患者应同时治疗。

（2）不能大面积用于婴儿及低龄儿童的皮肤。

（3）避免接触眼睛及其他黏膜（如口、鼻等）。

【用法与用量】外用。①用于疥疮：从颈部以下涂擦全身皮肤，特别是皱褶处、手足、指趾间、腋下和腹股沟，24 h 后涂第二次，再隔 48 h 后洗去药液，一周后可重复一次。②用于止痒：局部涂于患处，每日 3 次。

【剂型与规格】乳膏剂：10%，10 g：1 g；20 g：2 g。

【同步练习】

一、A 型题（最佳选择题）

1. 下述关于抗皮肤寄生虫感染药物的描述中，不正确的是（　　）
A. 林旦是杀灭疥虫的有效药物，但不能杀灭虱卵
B. 克罗米通具有局部麻醉作用
C. 升华硫具有杀灭细菌、真菌及寄生虫的作用
D. 克罗米通能特异性杀灭疥螨
E. 苯甲酸苄酯高浓度时可杀灭疥虫
本题考点：抗皮肤寄生虫感染药物的作用特点。

2. 下述药物中不可用于治疗疥疮的是（　　）
A. 硫软膏　　　　　B. 林旦霜　　　　　C. 苯甲酸苄酯　　　D. 过氧苯甲酰
E. 克罗米通
本题考点：抗皮肤寄生虫感染药物的常用药物。

3. 长期大量使用林旦乳膏的毒性作用是（　　）
A. 血管刺激性　　　B. 心脏毒性　　　　C. 骨骼疏松　　　　D. 神经毒性
E. 生殖系统毒性
本题考点：林旦的不良反应。

二、B 型题（配伍选择题）

（4～7 题共用备选答案）
A. 林旦　　　　　　B. 升华硫　　　　　C. 克罗米通　　　　D. 苯甲酸苄酯
4. 能特异性杀灭疥虫的外用药（　　）
5. 通常应用 25% 乳剂（　　）
6. 不得与铜制品接触（　　）
7. 疗效较好的杀灭疥虫的外用药（　　）
考点：抗皮肤寄生虫感染药物常用药物的作用特点和注意事项。

三、X 型题（多项选择题）

8. 下述关于皮肤寄生虫感染治疗药的禁忌证叙述正确的是（　　）
A. 有癫痫病史患者禁用苯甲酸苄酯
B. 妊娠及哺乳期妇女禁用林旦
C. 中枢神经系统器质性病变者禁用苯甲酸苄酯
D. 12 岁以下儿童禁用林旦
E. 急性渗出性皮肤病禁用克罗米通
本题考点：抗皮肤寄生虫感染药物的禁忌证。

9. 下述硫软膏的使用正确的是（　　）
A. 不主张使用 20% 的硫软膏　　　　B. 一般成人用 5% 硫软膏
C. 4 岁儿童宜用 2.5% 软膏　　　　　D. 不得与铜制品接触
E. 家庭成员、集体宿舍成员中密切接触者均应同时接受治疗

本题考点：硫软膏的用药监护和注意事项。

参考答案： 1. A　2. D　3. D　4. C　5. D　6. B　7. A　8. ABCDE　9. ACDE

二、痤疮治疗药

【复习指导】本部分内容较为简单，需重点掌握痤疮治疗药的代表药物；熟悉痤疮治疗药的作用特点、不良反应、药物相互作用和用药监护。

（一）药理作用和临床评价

1. 分类和作用特点　轻、中度痤疮一般采用局部治疗；中、重度痤疮，除局部用药外，可配合系统治疗，如口服**抗生素**（四环素、米诺环素等），女性患者可口服激素如孕酮和炔雌醇；结节及囊肿性痤疮患者可在皮肤科医师指导下口服**异维 A 酸**等，故痤疮治疗药可根据其作用分为以下两类。

（1）非抗生素类抗菌药：如过氧苯甲酰和壬二酸等。①**过氧苯甲酰**：是强氧化剂，极易分解，遇有机物分解出新生态氧而发挥杀菌除臭作用，可杀灭痤疮丙酸杆菌，并有使皮肤干燥和脱屑作用。②**壬二酸**：pH 低时能较快进入细胞内，通过抑制蛋白质的合成而直接抑制和杀灭皮肤表面和毛囊内的细菌，消除病原体，对皮肤上的各种需氧菌和厌氧菌（包括痤疮丙酸杆菌和表皮葡萄球菌）均具有抑制和杀灭作用，局部使用能显著减少皮肤细菌和滤泡内丙酸杆菌类细菌的生长。壬二酸还可竞争性抑制产生二氢睾酮的酶过程，减少二氢睾酮因素所诱发的皮肤油脂过多，使皮肤表面脂质的游离脂肪酸含量下降。此外，壬二酸还具有抗角质化作用，可减少滤泡过度角质化，从而降低色素沉着和减少黑斑病损伤。

（2）抗角化药：如维 A 酸、阿达帕林和异维 A 酸等。①**维 A 酸**：是维生素 A 的代谢中间体，可调节表皮细胞的有丝分裂和表皮的细胞更新，使病变皮肤的增生和分化恢复正常，促进毛囊上皮细胞的更新，抑制角蛋白的合成，防止角质栓的形成。②**阿达帕林**：是维 A 酸类化合物，具有强大抗炎作用，可抑制外周血液中多形白细胞的化学趋化，并抑制花生四烯酸经脂氧化反应转化为炎症介质白三烯的形成，抑制多核型白细胞的代谢，缓解由细胞介导的炎性反应。③**异维 A 酸**：是维 A 酸的光学异构体，具有缩小皮脂腺，抑制皮脂腺活性，减少皮脂分泌，以及减轻上皮细胞分化和减少毛囊中痤疮丙酸杆菌的作用。服用后皮肤，尤其是头面部的油脂分泌会明显减少，对严重的结节状痤疮有高效。

2. 典型不良反应和禁忌证

（1）不良反应：①非抗生素类抗菌药。**过氧苯甲酰**可能出现过敏性接触性皮炎和干燥现象；**壬二酸**有局部刺激反应，偶见皮肤脱色，罕见光敏感。②**抗角化药**。局部反应包括烧灼感、红斑、刺痛、瘙痒、皮肤干燥或脱屑，对紫外光敏感性增加；可出现一过性皮肤色素沉着；用于眼周可出现局部刺激、水肿和脱屑。口服**异维 A 酸**后，皮肤或黏膜（口唇、眼、鼻黏膜）可出现干燥、脱皮、鼻出血、头痛、肌肉与关节痛、血脂升高、肝转氨酶 AST 及 ALT 升高；可能出现精神变化，如抑郁、焦虑、自杀倾向、脱发；偶见过敏反应及光敏反应；妊娠期妇女服药后可致自发性流产及胎儿发育畸形。

（2）禁忌证：①非抗生素类抗菌药。对相应药物过敏者及皮肤急性炎症或破溃者禁用。②抗角化药。对相应药物过敏者、妊娠及哺乳期妇女禁用。眼部、急性或亚急性皮炎、湿疹类皮肤病患者禁用**维 A 酸**。肝肾功能不全、维生素 A 过高及高脂血症患者禁用**异维 A 酸**。

3. 具有临床意义的药物相互作用

（1）**维A酸**：避免与含脱屑药制剂如过氧苯甲酰、雷琐辛、水杨酸、升华硫等，以及异维A酸等合用以免加剧皮肤刺激或干燥作用；避免与光敏感药合用，以防增加光敏感的危险性。

（2）**阿达帕林**：不宜同时使用其他有相似作用机制的药物（如维A酸等）；不应与含硫、间苯二酚或水杨酸的制剂合用，且应在这类药物作用消退后再开始应用本药。

（3）**异维A酸**：与四环素类抗生素合用，可导致假"脑瘤"产生而引起良性脑压升高；与维生素A同时使用，可产生与维生素A超剂量时相似的症状；与卡马西平同时应用，可导致卡马西平的血药浓度降低；与氨甲蝶呤同时使用，可增加氨甲蝶呤的血药浓度而增加对肝的损害；与华法林同时使用，可增强华法林的治疗效果。

（二）用药监护

1. 针对痤疮的不同类型选择用药

（1）对皮脂腺分泌过多所致的寻常痤疮，首选2.5%～10%**过氧苯甲酰**凝胶涂覆患部，每日1～2次。

（2）对轻、中度寻常痤疮可选0.025%～0.03%**维A酸**乳膏剂或0.05%维A酸凝胶剂外擦，每日1～2次。

（3）对炎症突出的痤疮，轻、中度者可选**维A酸**和**克林霉素磷酸酯**凝胶外用。

（4）对痤疮伴细菌感染显著者，可应用**红霉素－过氧苯甲酰**凝胶、**克林霉素磷酸酯**凝胶或溶液涂敷，每日1～2次。

（5）对中、重度痤疮伴感染显著者推荐涂敷0.1%**阿达帕林**凝胶，每日1次。

（6）对囊肿性痤疮推荐口服**维胺酯胶囊**，每次50 mg，每日3次，可促进上皮细胞分化。或服用**异维A酸**，推荐剂量为每日0.1 mg/kg，连续用药4～6月后，改用涂敷维持以控制复发。

2. 注意用药部位的保护

（1）**过氧苯甲酰**、红霉素－过氧苯甲酰凝胶对皮肤有急性炎症及破损者禁用。

（2）**维A酸**应避免用于皮肤较薄的皱褶部位，注意避免浓度过高（0.3%以下较为适宜），以免引起红斑、脱皮、灼热感及微痛等局部刺激。这些反应若轻微可继续治疗，如反应严重应立即停药。在治疗严重类型的皮肤病时，可与其他药物如糖皮质激素、抗菌药物合用以增加疗效。

（3）**维A酸**与**过氧苯甲酰**联用时，在同一时间，同一部位应用有物理性配伍禁忌，应早、晚交替使用，即夜间睡前使用维A酸凝胶或乳膏，晨起洗漱后使用过氧苯甲酰凝胶。

3. 注意规避细菌耐药性　为减少痤疮丙酸杆菌等的耐药性，应做到：①尽可能使用非抗生素类抗菌药，如过氧苯甲酰或壬二酸；②如果某种抗生素有效，可重复使用该药物数疗程，疗程的间歇期配合使用过氧苯甲酰或壬二酸；③外用抗生素的疗程为4～8周，在此基础上一旦没有用药指征，应立即停药。

（三）常用药品的临床应用

1. 过氧苯甲酰

【适应证】用于寻常痤疮的治疗。

【注意事项】

（1）若出现严重刺激反应应立即停药并予以适当治疗。症状消退后可重新恢复治疗，注意开始时用药次数要减少。

（2）不得用于眼睛周围或黏膜处。

（3）不宜用于有毛发的部位以避免漂白毛发，此外，与有颜色物品接触也可能出现漂白或褪色现象。

（4）避免用药部位过度日光照晒。

【用法与用量】外用，每日 1～2 次涂抹于患处。

【剂型与规格】乳膏或凝胶剂：2.5%，10 g：0.25 g，5%，10 g：0.5 g，10%，10 g：1.0 g。复方凝胶剂：含过氧苯甲酰 5%，红霉素 3%。

2. 维 A 酸

【适应证】用于寻常痤疮（尤其是粉刺类损害）、扁平疣、皮肤及毛囊角化异常性病变、寻常性银屑病的治疗。

【注意事项】

（1）湿疹、晒伤、急性和亚急性皮炎、酒渣鼻患者不宜使用。

（2）不宜用于皮肤皱褶部位。

（3）用药期间勿用其他可导致皮肤刺激及破损的药物、化妆品（如含磨砂剂或有收敛作用）或清洁剂，以免加重皮肤反应、导致药物吸收增加及引起系统不良反应。

（4）最宜在晚间及睡前应用，治疗过程应避免日晒，或采用遮光措施。

（5）不宜大面积应用，且应避免接触眼、鼻、口腔黏膜。

（6）育龄妇女使用时需采取避孕措施。

【用法与用量】外用，涂于患处，每晚 1 次，日用量不应超过 20 g。

【剂型与规格】乳膏、软膏或凝胶剂：0.1%，0.025%。

3. 阿达帕林

【适应证】用于以粉刺、丘疹和脓疱为主要表现的寻常痤疮，面部、胸和背部痤疮的治疗。

【注意事项】

（1）如出现过敏或严重刺激反应，应立即停药。

（2）用药期间应避免过量日晒和紫外线照射。

（3）有创伤、擦伤、湿疹或晒伤的皮肤不宜使用，也不得用于十分严重的痤疮患者或患有湿疹样的皮肤创面，且应避免与眼、口腔、鼻等黏膜接触。

（4）避免与其他可使皮肤干燥或刺激皮肤的外用制剂（如药皂、清洁剂、有干燥作用的肥皂或化妆品及高浓度乙醇制剂、收敛剂、香料或石灰制剂等）合用，以免产生局部刺激，且应避免同时使用"蜡质"脱毛方法。

（5）治疗开始的前几周可使痤疮显著加剧，不应视为停药指征，应在 8～12 周后观察疗效。

【用法与用量】外用，涂于患处，每晚 1 次。

【剂型与规格】凝胶剂：0.1%。

4. 异维 A 酸

【适应证】用于重度痤疮（尤其是结节囊肿性痤疮）、毛发红糠疹的治疗。

【注意事项】

（1）不良反应较大，有致畸作用，故育龄期妇女及其配偶服药期间及服药前、停药后 3

个月内应严格避孕，接受治疗 2 周前作妊娠试验，以后每月 1 次，确保无妊娠。

（2）治疗后一个月及之后每 3 个月检查肝功能和血脂，如血脂或肝转氨酶 AST 及 ALT 持续升高应减量或停药；若在治疗期间出现精神紊乱等表现，应立即停药。

（3）治疗初期痤疮症状或许有短暂性加重现象，若无其他异常情况，可在严密观察下继续用药。

（4）用药期间，应避免太阳光及紫外线过度照射。

【用法与用量】口服，开始剂量为 0.1～1 mg/kg，一般推荐开始剂量为每日 0.5 mg/kg，分 2～3 次口服，4 周后改用维持剂量。维持量视患者耐受情况决定，但每日最高剂量不得超过 1 mg/kg，餐中或餐后服用，一般 6～8 周为一疗程，疗程之间可停药 8 周。

【剂型与规格】胶囊剂：5 mg，10 mg。

【同步练习】

（一）A 型题（最佳选择题）

1. 下述关于痤疮治疗药的描述中，正确的是（   ）

A. 维 A 酸可用于大面积严重痤疮

B. 过氧苯甲酰对严重的结节状痤疮有高效

C. 使用非抗生素类抗菌药可增加痤疮丙酸杆菌耐药性

D. 皮肤有破损者禁用维 A 酸

E. 对痤疮伴细菌感染显著者可加用红霉素

本题考点：痤疮治疗药的用药监护。

2. 下列不能用于治疗痤疮的药物是（   ）

A. 壬二酸　　　　B. 异维 A 酸　　　　C. 过氧苯甲酰　　　D. 苯甲酸苄酯

E. 阿达帕林

本题考点：痤疮治疗药的常用药物。

3. 使用痤疮治疗药不会出现（   ）

A. 红斑　　　　　B. 皮肤色素沉着　　C. 眼周局部刺激　　D. 胃肠道反应

E. 光敏反应

本题考点：痤疮治疗药的不良反应。

（二）B 型题（配伍选择题）

（4～8 题共用备选答案）

A. 过氧苯甲酰　　B. 壬二酸　　　　　C. 维 A 酸　　　　　D. 异维 A 酸

E. 阿达帕林

4. 具有抗角化和抗炎双重作用（   ）

5. 具有抗角化和杀菌双重作用（   ）

6. 具有抗角化和减少皮脂分泌双重作用（   ）

7. 不能与过氧苯甲酰同时在同一部位使用（   ）

8. 能够漂白毛发，不宜用于有毛发的部位（   ）

考点：痤疮治疗药的作用特点、用药监护和注意事项。

（三）X 型题（多项选择题）

9. 维 A 酸类药物可用于治疗下述哪些疾病（　　）

A. 银屑病　　　　　　　　　　B. 光敏性皮肤病

C. 角化性皮肤病　　　　　　　D. 扁平疣

E. 痤疮

本题考点： 维 A 酸类药物的适应证。

10. 下述关于痤疮治疗用药注意事项，描述正确的是（　　）

A. 痤疮伴感染显著者应联用抗菌药物联合治疗

B. 对林可霉素磷酸酯凝胶过敏者禁用

C. 维 A 酸的用药部位要避免强烈的日光照射，宜在晚间睡前应用

D. 维 A 酸与过氧苯甲酰联合应用在同一时间、同一部位有物理性配伍禁忌

E. 过氧苯甲酰凝胶合用维 A 酸乳膏可加强疗效

本题考点： 痤疮治疗药的用药监护。

11. 下述关于过氧苯甲酰的描述中，正确的是（　　）

A. 为强还原剂，极易分解　　　　B. 可分解出新生态氧而发挥作用

C. 可杀灭痤疮丙酸杆菌　　　　　D. 可导致皮肤干燥、脱屑

E. 具有杀菌除臭作用

本题考点： 痤疮治疗药的作用机制和特点。

参考答案： 1. E　2. D　3. D　4. E　5. B　6. D　7. C　8. A　9. ACDE　10. ABCD
　　　　　　11. BCDE

三、皮肤真菌感染治疗药

【复习指导】本部分内容较为简单，需重点掌握皮肤真菌感染治疗药的代表药物；熟悉皮肤真菌感染治疗药的作用特点、不良反应、药物相互作用和用药监护。

（一）药理作用和临床评价

1. 分类和作用特点　临床上常用的皮肤真菌感染治疗药可分为以下五类。

（1）抗生素类抗真菌药：分为多烯类抗生素（如两性霉素 B 和制霉菌素等）与非多烯类抗生素（如灰黄霉素）。①**两性霉素 B**：抗真菌活性最强，是唯一可用于治疗深部和皮下真菌感染的多烯类药物。②**制霉菌素**：抗真菌作用和机制与两性霉素 B 相似，对念珠菌属的抗菌活性较高，且不易产生耐药性，局部外用治疗皮肤、黏膜浅表真菌感染，口服吸收很少，仅适用于治疗肠道白念珠菌感染。③**灰黄霉素**：能干扰真菌 DNA 合成，阻止真菌细胞分裂，对皮肤癣菌有抑制作用，主要用于治疗头癣。

（2）唑类抗真菌药：一类人工合成的广谱抗真菌药，能选择性抑制依赖细胞 P_{450} 的 $14-\alpha-$去甲基酶，使真菌细胞膜麦角固醇的合成受阻，膜通透性增加而导致真菌死亡，可分为咪唑类（如**克霉唑、益康唑、咪康唑、酮康唑和联苯苄唑**等）和三唑类（如**氟康唑、伊曲康唑**等）。本章主要介绍前者，作用机制详见第 10 章十六节抗真菌药。

（3）丙烯胺类抗真菌药：如**特比萘芬**，可在真菌细胞内聚集，抑制皮肤癣菌中麦角固醇的合成，干扰细胞膜的功能及细胞壁的形成，从而导致真菌死亡，可杀死各种浅部真菌如表

皮癣菌属、小孢子菌属、毛癣菌属等，对白念珠菌也有抑制作用，具有作用快、疗效高、复发少、毒性低等特点。

（4）吗啉类抗真菌药：如**阿莫罗芬**，为局部抗真菌药，通过干扰真菌细胞膜麦角固醇的合成导致真菌死亡。

（5）吡啶酮类抗真菌药：如**环吡酮胺**，其作用于真菌细胞膜，高浓度时使细胞膜的渗透性增加，钾离子和其他内容物漏出，细胞死亡。因渗透性强，可渗透过甲板，故可用于甲癣。

2. 典型不良反应和禁忌证

（1）不良反应：①抗生素类抗真菌药。外用制霉菌素偶见接触性皮炎、局部发红、刺痛等刺激症状，阴道片或阴道栓可引起白带增多。②唑类抗真菌药。外用偶见局部刺激、瘙痒、烧灼感、接触性皮炎，皮肤可出现红斑、丘疹、水疱、脱屑等。③丙烯胺类抗真菌药。外用可出现局部刺激症状，如红斑、烧灼、干燥、瘙痒等，偶可引起接触性皮炎。④吗啉类抗真菌药。阿莫罗芬偶见局部刺激症状。⑤吡啶酮类抗真菌药。偶见局部发红、刺痛、瘙痒等刺激症状、接触性皮炎。

（2）禁忌证：①制霉菌素。对制霉菌素药物过敏者禁用。②唑类抗真菌药。对本类药过敏者禁用，妊娠及哺乳期妇女禁用益康唑；1岁以下儿童、妊娠期妇女禁用咪康唑。③特比萘芬。对特比萘芬及其同类药物过敏者、严重肝肾功能不全者禁用。④阿莫罗芬。对阿莫罗芬过敏者、儿童（尤其是婴幼儿）禁用。⑤环吡酮胺。对环吡酮胺过敏者、儿童禁用。

3. 具有临床意义的药物相互作用

（1）**益康唑**：与两性霉素B在药效上有拮抗作用；与多非利特合用，可抑制细胞色素P450 3A4介导的多非利特代谢，增高多非利特的血药浓度。

（2）**咪康唑**：避免与西沙必利、阿司咪唑或特非那定合用，以免发生心律失常的危险；避免与利福平合用，以免治疗失败；与香豆素或茚满二酮衍生物等抗凝药、环孢素、苯妥英钠合用时，应严密观察其反应；与异烟肼合用时亦可降低该品的血药浓度，故应谨慎合用；降糖药合用时，可由于抑制降糖药的代谢而致严重低血糖症。

（3）**酮康唑**：禁止与阿司咪唑、特非那定、西沙必利合用，以免导致心律失常；尽量避免与抗酸药、抗胆碱能药、镇静药、组胺H_2受体拮抗药、奥美拉唑、硫糖铝、去羟基苷等合用，必须合用时需间隔2h以上；避免与利福平、异烟肼合用，以免导致治疗失败或疾病复发；与肝毒性药物、抗凝药、华法林、环孢素、苯妥英等合用时，应严密监控。

（4）**联苯苄唑**：不得与含铁等金属的药物并用。

（5）**特比萘芬**：不宜与口服避孕药合用；与唑类抗真菌药和两性霉素B合用有一定协同作用；肝药酶诱导药（如苯巴比妥、利福平等）可加快本药的血浆清除；肝药酶抑制药（如西咪替丁等）可抑制本药的血浆清除。

（二）用药监护

1. 注意与糖皮质激素的适宜联合应用 ①在体、股、足癣尚未根治之前，原则上禁止应用糖皮质激素制剂，如曲安奈德（去炎松）乳膏、氟西奈德（肤轻松）乳膏，以免加重病情。②为防止复发，治疗在感染症状消失后需持续1～2周。③为减轻炎症和过敏反应，可使用抗真菌药与糖皮质激素的复合制剂，如益康唑曲安奈德软膏、复方酮康唑软膏等。④对于顽固、泛发或有免疫功能缺陷的患者，可选用系统抗真菌药治疗，如伊曲康唑。

（三）常用药品的临床应用

1. 制霉菌素

【适应证】用于白念珠菌、隐球菌和球孢子菌等引起的皮肤、口腔、阴道、消化道感染的治疗。

【注意事项】

（1）妊娠及哺乳期妇女、5 岁以下儿童慎用。

（2）为防止复发，患者用药至症状消失后 48 h。

（3）对全身真菌感染无治疗作用。

【用法与用量】

（1）用于消化道念珠菌感染：口服，成人每次 50～100 万单位，每日 3 次，儿童每日 5～10 万单位/kg，分 3～4 次服。

（2）用于阴道及外阴感染：使用前先用 2%～3% 苏打液冲洗外阴或坐浴，拭干后用戴塑料指套的手指将本品塞入阴道，每次 10 万单位，每日 1～2 次，2 周为 1 疗程，必要时可重复。

【剂型与规格】片剂：50 万单位/片；泡腾片：10 万单位/片；栓剂：20 万单位/粒。

2. 克霉唑

【适应证】用于体癣、股癣、手癣、足癣、花斑癣、头癣及念珠菌性甲沟炎和念珠菌性外阴阴道炎的治疗。

【注意事项】

（1）妊娠及哺乳期妇女、过敏者慎用。

（2）月经期停用。

（3）避免接触眼睛黏膜。

【用法与用量】外用。①用于皮肤感染：涂于患处，每日 2～3 次；②用于阴道炎：每晚一次，连用 7 d。

【剂型与规格】霜剂：1%～3%；栓剂：1%～3%。

3. 益康唑

【适应证】用于皮肤、黏膜、腔道的真菌感染及念珠菌阴道炎的治疗。

【注意事项】①急性肝病或肝功能不全者慎用；②对有肝病史者必须应用本品时，治疗初期应监测肝酶水平。

【用法与用量】外用。①皮肤感染：喷于或涂于患处，每日 2～3 次；②用于念珠菌阴道炎：每日 50 mg（栓剂或霜剂），2 周为一疗程，或每日 150 mg（栓剂），3 d 为一疗程。

【剂型与规格】霜剂：1%～3%；栓剂：1%～3%。

4. 咪康唑

【适应证】用于浅表真菌感染、皮肤念珠菌感染、念珠菌性外阴阴道炎的治疗。

【注意事项】

（1）有心律失常者慎用。

（2）要警惕该品肝毒性，出现肝损害症状要及时停药。

（3）其他同克霉唑。

【用法与用量】外用。

（1）用于体癣、股癣和足癣：宜用气雾散布剂，早晚各 1 次，连续用药至少 4 周。

（2）用于皮肤念珠菌感染：宜用乳膏剂，早晚各 1 次。

（3）用于花斑癣：宜用乳膏剂，每日 1 次。

（4）如皮肤有糜烂面，应首先应用该品洗剂（不用霜剂），每日 2 次，连续 2 周。

（5）用于阴道或外阴、龟头感染：宜用霜剂或栓剂，每晚 1 次，每次霜剂 3～5 g 或栓剂 1 枚，涂于或塞入阴道内，连续 7～14 d。

（6）用于甲癣：宜用乳膏，早晚各 1 次，连用 6 个月。

【剂型与规格】针剂：10 mg/ml；霜剂/洗剂：2%；栓剂：100 mg/粒。

5. 酮康唑

【适应证】用于手癣、足癣、体癣、股癣、花斑癣以及皮肤念珠菌感染的治疗。

【注意事项】

（1）使用 2～4 周后，症状无改善或加重，应停药并咨询医师或药师。

（2）不得用于皮肤破溃处。

（3）避免接触眼睛和其他部位黏膜。

（4）用药部位如有烧灼感、红肿等情况应停药，并将局部洗净。

【用法与用量】外用，涂于患处，每日 2～3 次。为减少复发，体癣、股癣、花斑癣及皮肤念珠菌病，应连续使用 2～4 周，手足癣应连续使用 4～6 周。

【剂型与规格】乳膏剂：10 g：0.2 g。

5. 联苯苄唑

【适应证】用于手癣、足癣、体癣、股癣、花斑癣、阴囊癣以及皮肤褶皱部分的真菌感染的治疗。

【注意事项】

（1）避免接触眼睛和其他黏膜（如口、鼻等）。

（2）用药部位如有烧灼感、红肿等情况应停药，并将局部药物洗净，必要时向医师咨询。

（3）妊娠 3 个月内慎用。

【用法与用量】外用，涂敷患处，每日 1 次，2～4 周为一疗程。

【剂型与规格】乳膏剂：1%。

5. 特比萘芬

【适应证】用于手癣、足癣、体癣、股癣、花斑糠疹及皮肤念珠菌感染的治疗。

【注意事项】

（1）口服避孕药妇女、妊娠及哺乳期妇女、2 岁以下儿童慎用。

（2）避免接触眼睛。

（3）用药过程中一旦局部皮肤过敏、皮疹加重、瘙痒，应立即停药。

【用法与用量】

（1）外用，涂于患处。用于体癣、股癣：每日 2 次，连用 1～2 周；用于手足癣、花斑癣：每日 2 次，连用 2～4 周。

（2）用于皮肤黏膜真菌感染：口服 250 mg，每日 1 次，连用 1～6 周；局部应用 1% 霜剂每日 1～2 次，连用 1～2 周。

（3）治疗甲癣：口服每次 250 mg，每日 1 次，连用 6～12 周。

【剂型与规格】片剂：125 mg，250 mg；胶囊剂：250 mg；霜剂/乳膏剂/凝胶剂/溶液剂：1%。

5. 环吡酮胺

【适应证】用于浅部皮肤真菌感染，如体癣、股癣、手癣、足癣（尤其是角化增厚型）、花斑癣、甲癣及皮肤念珠菌感染的治疗。

【注意事项】

（1）应避免同时使用其他外用皮肤制剂，尤其禁止合用其他外用抗真菌药物。

（2）妊娠及哺乳期妇女慎用。

（3）不可用于眼睛黏膜。

（4）其他同克霉唑。

【用法与用量】外用，每日 2 次，涂擦于患处，用后轻搓数分钟，2 周为一疗程。

【剂型与规格】乳膏剂：1%；栓剂：100 mg/粒。

【同步练习】

（一）A 型题（最佳选择题）

1. 下述关于制菌霉素的描述不正确的是（　　　）

A. 局部应用不良反应少见

B. 口服吸收很少

C. 局部外用治疗浅表真菌感染

D. 对念珠菌属抗菌活性较高，但易产生耐药性

E. 作用机制与两性霉素 B 相似

本题考点： 制菌霉素的作用特点。

2. 深部真菌感染的治疗药物不包括（　　）

A. 制菌霉素　　　　　B. 两性霉素 B　　　　　C. 灰黄霉素　　　　　D. 酮康唑

E. 伊曲康唑

本题考点： 皮肤真菌感染治疗药的作用特点。

3. 下列对皮肤真菌感染治疗药叙述错误的是（　　　）

A. 特比萘芬是丙烯酰胺类抗真菌药　　　B. 阿莫罗芬是唑类的局部抗真菌药

C. 环吡酮胺是吡啶酮类抗真菌药　　　　D. 酮康唑是咪唑类抗真菌药

E. 灰黄霉素是非多烯类抗生素类抗真菌药

本题考点： 皮肤真菌感染治疗药的作用特点。

（二）B 型题（配伍选择题）

（4～8 题共用备选答案）

A. 两性霉素　　　　　B. 咪康唑　　　　　C. 联苯苄唑　　　　　D. 特比萘芬

E. 环吡酮胺

4. 治疗甲癣首选的药物是（　　　）

5. 唯一可用于治疗深部和皮下真菌感染的多烯类药物是（　　　）

6. 与唑类抗真菌药和两性霉素 B 合用有一定协同作用的药物是（　　　）

7. 不能与含铁等金属的药物并用的药物是（　　　）

8. 用于浅表真菌感染，有心律失常者慎用的药物是（　　　）

考点： 皮肤真菌感染治疗药的作用特点、注意事项。

（三）X 型题（多项选择题）

9. 下列有关皮肤真菌感染治疗药物的描述中，正确的是（　　　）

A. 与糖皮质激素联用时，感染症状消失后即可停用

B. 对于有免疫功能缺陷的患者，可选用系统抗真菌药治疗

C. 在体、股、足癣尚未根治之前，原则上禁止应用糖皮质激素制剂

D. 对于顽固、泛发皮肤真菌感染的患者，可选用伊曲康唑

E. 为减轻炎症和过敏反应，可使用抗真菌药与糖皮质激素复合制剂

本题考点： 皮肤真菌感染治疗药的用药监护。

10. 以下患者禁用咪康唑（　　　）

A. 对咪唑类药物过敏者 　　　　　B. 1 岁以下儿童

C. 妊娠期妇女 　　　　　D. 肝、肾功能不全者

E. 有心律失常者

本题考点： 咪康唑的禁忌证。

参考答案： 1. D　2. C　3. B　4. E　5. A　6. D　7. C　8. B　9. BCDE　10. ABC

四、外用糖皮质激素

【复习指导】 本部分内容较为简单，需重点掌握外用糖皮质激素的代表药物；熟悉外用糖皮质激素的作用特点、不良反应、药物相互作用和用药监护。

（一）药理作用和临床评价

1. 分类和作用特点　外用糖皮质激素主要有消炎、止痒和抑制皮损发作的作用，按照其作用强度可分为以下四类。

（1）弱效糖皮质激素：如醋酸氢化可的松。

（2）中效糖皮质激素：如醋酸地塞米松、丁酸氢化可的松、醋酸曲安奈德。

（3）强效糖皮质激素：如糠酸莫米松、二丙酸倍氯米松、氟轻松、哈西奈德（0.025%）。

（4）超强效糖皮质激素：如卤米松、哈西奈德（0.1%）、丙酸氯倍他索。

2. 典型不良反应和禁忌证

（1）不良反应：常见播散或加重用药局部的皮肤感染、皮肤萎缩、毛细血管扩张、接触性皮炎、口周皮炎、痤疮、色素沉着或减退及多毛等。长期外用，尤其外用强效药者，可引起激素依赖性皮炎，多见于面部，可见红斑、毛细血管扩张和痤疮、丘疹似酒渣鼻样，伴有瘙痒或灼热感。

（2）禁忌证：①对糖皮质激素或其赋形剂过敏者禁用。②不能用于皮肤溃疡或有皮肤萎缩的部位。③不能用于局部有明显细菌、真菌及病毒感染的疾病。④不应长期、大面积使用。

（二）用药监护

1. 严格控制外用糖皮质激素的应用指征　糖皮质激素并不对抗细菌、真菌等病原微生物，患有活动性肺结核及肺部真菌、病毒感染者慎用。如皮肤合并感染时，应联合应用抗菌药物；并发全身过敏时，应同服抗过敏药。在某些感染时应用激素可减轻组织的破坏、减少

渗出、减轻感染中毒症状，但必须同时用有效的抗菌药物治疗、密切观察病情变化，在短期用药后，即应迅速减量、停药。含有抗菌或抗真菌药物的复方糖皮质激素制剂，可外用于合并细菌、真菌等感染的皮肤病。应根据所合并皮肤微生物感染的种类和对药物的敏感性，选择相应的复方制剂，应短期、规律应用，每日2次，连续1周，应用时间较长可能导致对抗菌药物的耐药性。

2. 外用糖皮质激素的用量控制　初始剂量宜小而停药应缓慢，即初始用药时可涂一层薄膜，每日1～2次，一旦病情控制，用药次数即应减至最小量，以防再发。

3. 注意外用糖皮质激素用药部位　①面部、阴部等皮肤柔嫩及皱褶部位应避免长期外用糖皮质激素制剂。②儿童使用强效激素制剂，连续使用不应超过2周。③婴儿尿布皮炎慎用，外用激素制剂应限于5～7 d。④超强效激素制剂通常只用于严重、顽固的皮炎、湿疹及银屑病皮损，而且只能短期使用，皮损消退后即可停药，再发再用；或以弱效糖皮质激素制剂或非糖皮质激素类抗炎药维持治疗。

（三）常用药品的临床应用

1. 醋酸氢化可的松

【适应证】用于过敏性、非感染性皮肤病和一些炎症性皮肤疾病，如皮炎、湿疹、神经性皮炎、脂溢性皮炎及瘙痒症的治疗。

【注意事项】

（1）不宜长期、大面积使用，否则部分患者可能会出现库欣综合征、高血糖等。

（2）用药1周后症状未能缓解，应向医生咨询。

（3）用药部位如有烧灼感、瘙痒、红肿等情况应停药，并将局部药物洗净，必要时向医师咨询。

【用法与用量】外用，涂于患处，并轻揉片刻，每日2～4次。

【剂型与规格】乳膏剂：1%。

2. 丁酸氢化可的松

【适应证】用于对糖皮质激素有效的皮肤病的治疗，如接触性皮炎、特应性皮炎、脂溢性皮炎、湿疹、神经性皮炎、银屑病等瘙痒症及非感染性、炎症性皮肤病。

【注意事项】

（1）婴儿、儿童、妊娠和哺乳期妇女应在医师指导下使用。

（2）避免与眼睛接触。

（3）用药部位如有烧灼感、红肿等情况应停药，并将局部药物洗净，必要时向医师咨询。

（4）不宜大面积、长期使用。

（5）用药1周后症状未缓解，请咨询医师。

【用法与用量】外用，涂于患处，每日2次。

【剂型与规格】乳膏剂：0.1%。

3. 地塞米松

【适应证】用于对糖皮质激素有效的非感染性、炎症性及瘙痒性皮肤病的治疗，如接触性皮炎、特应性皮炎、脂溢性皮炎、湿疹、神经性皮炎及局限性瘙痒症等。

【注意事项】

（1）不宜长期、大面积使用，否则部分患者可能会出现库欣综合征、高血糖等。

（2）面部、皮肤皱褶部位如腹股沟、腋窝及儿童连续使用不应超过2周。

（3）用药部位如有烧灼感、瘙痒、红肿等情况应即停药。

（4）不可用于眼部。

【用法与用量】外用，涂于患处，每日 2～3 次。

【剂型与规格】软膏剂：0.025%～0.075%。

4. 醋酸曲安奈德

【适应证】用于接触性皮炎、脂溢性皮炎、神经性皮炎、湿疹、银屑病、盘状红斑狼疮等糖皮质激素外用有效的皮肤病的治疗。

【注意事项】

（1）不宜长期、大面积使用，否则部分患者可能会出现库欣综合征、高血糖等。

（2）面部、腋下、腹股沟等皮肤细嫩部位慎用，长期使用可发生皮肤萎缩变薄和毛细血管扩张。

（3）儿童慎用，婴儿不宜使用。

（4）患处涂药后不需封包，封包疗法只适用于掌趾及肥厚部位的皮损。

（5）皮肤有化脓感染和真菌感染时需同时使用抗感染药物。

【用法与用量】外用，涂于患处，并轻揉片刻，每日 2～3 次。

【剂型与规格】软膏剂/乳膏剂：0.05%。

5. 糠酸莫米松

【适应证】用于湿疹、神经性皮炎、异位性皮炎及皮肤瘙痒症的治疗。

【注意事项】

（1）用药 1 周后症状未缓解，应咨询医师或药师。

（2）避免接触眼睛和其他黏膜（如口、鼻）。

（3）用药部位如有烧灼感、红肿情况应停药，并将局部药物洗净，必要时向医师咨询。

【用法与用量】外用，涂于患处，并轻揉片刻，每日 1 次。

【剂型与规格】凝胶剂：0.1%。

6. 卤米松

【适应证】用于对糖皮质激素有效的非感染性、炎症性皮肤病的治疗，如亚急性和慢性湿疹、接触性皮炎、特应性皮炎、脂溢性皮炎、局限性神经性皮炎、寻常银屑病和扁平癣等。

【注意事项】

（1）长期应用可出现皮肤萎缩、毛细血管扩张、色素沉着及毛发增生等。

（2）大面积使用、皮肤破损、封包治疗可造成大量吸收，引起全身性反应。

（3）不可用于眼部。

（4）慎用于面部或皱褶部位如腋下、腹股沟等，且仅能短期使用。

（5）妊娠及哺乳期妇女、儿童慎用，治疗不应超过 7 d。

（6）如伴有皮肤感染，必须同时使用抗感染药物。

【用法与用量】外用，以薄层涂于患处，每日 1～2 次，并缓和地摩擦。

【剂型与规格】乳膏剂/软膏剂：0.05%。

【同步练习】

（一）A 型题（最佳选择题）

1. 以下是超强效外用糖皮质激素的是（　　　）

A. 卤米松
B. 丁酸氢化可的松
C. 醋酸氢化可的松
D. 醋酸地塞米松
E. 糠酸莫米松
本题考点： 外用糖皮质激素的分类及代表药物。

2. 治疗盘状红斑狼疮应选（　　）
A. 醋酸曲安奈德
B. 糠酸莫米松
C. 醋酸氢化可的松
D. 丁酸氢化可的松
E. 卤米松
本题考点： 外用糖皮质激素的适应证。

（二）X 型题（多项选择题）
3. 外用糖皮质激素的不良反应包括（　　）
A. 加重用药局部皮肤感染
B. 毛细血管收缩
C. 色素沉着
D. 多毛
E. 痤疮
本题考点： 外用糖皮质激素的不良反应。

4. 使用外用糖皮质激素时应注意（　　）
A. 病情控制后用药次数应减至最小量
B. 如皮肤合并感染需联合使用抗菌药物
C. 避免面部等皮肤柔嫩处长期使用
D. 婴儿尿布皮炎慎用
E. 超强激素只能短期使用
本题考点： 外用糖皮质激素的用药监护。

5. 外用糖皮质激素的禁忌证有（　　）
A. 对糖皮质激素过敏者禁用
B. 不能用于皮肤溃疡部位
C. 不能用于有皮肤萎缩的部位
D. 不能用于局部有明显细菌、真菌及病毒感染的疾病
E. 不应长期、大面积使用
本题考点： 外用糖皮质激素的禁忌证。

参考答案： 1. A　2. A　3. ACDE　4. ABCDE　5. ABCDE